농약·산업용 화학물질/화학작용제의
급성중독 초기 대응 매뉴얼

농약·산업용 화학물질/화학작용제의

급성중독 초기 대응 매뉴얼

공익재단법인 일본중독정보센터 엮음 | 요시오카 도시하루 총감수 | 시마즈 다케시·미즈타니 다로·
오쿠무라 데쓰 감수 | 화학사고·테러 건강영향조사 지원센터 기획 | 최성용 옮김 | 이지호·윤성용 번역감수

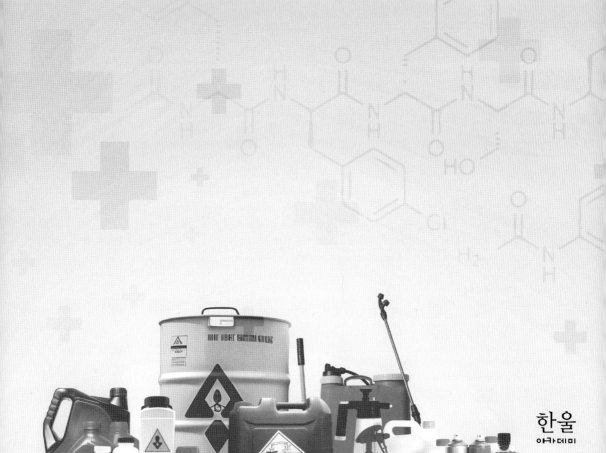

한울
아카데미

| 일러두기 |

- 이 책에 나오는 법령과 기준 등은 모두 일본의 지침을 따른 것입니다.
- 이 책에서 말하는 '연령'은 '만 나이' 기준입니다.

이 책은 환경부(화학물질안전원)의 운영예산으로 발간되었습니다.

발간사

화학자 중에는 화학물질의 특성과 체내동태, 합성과 분석 전문가도 많고, 약리학자는 인체에 대한 약물 동태와 대사, 작용 메커니즘 등에 상세한 지식을 가지고 있지만, 어느 분야의 전문가도 중독환자 진단이나 치료의 경험은 없습니다. 중독환자를 치료하고, 그 치료를 책임지는 임상의, 약리학자, 독물학자를 연결해 중독을 학문적 임상의학으로 발전시키는 것은 일본중독정보센터에 부여된 가장 중요한 역할입니다.

일본중독정보센터는 설립 30주년을 맞이하여 그동안 축적해 온 중독정보 데이터베이스를 다시 한번 재검토하고, 일상진료의 실용서뿐만 아니라 교과서로 활용할 수 있는 출판물을 만들고자 전 직원이 하나가 되어 발간에 힘써 왔습니다. 앞서 발간된 제1권 『생활화학제품의 급성중독 초기 대응 매뉴얼(発生状況からみた急性中毒初期対応のポイント: 家庭用品編)』은 의사, 약사, 연구자 등 많은 분들이 구입해 주셨고, 전문 서적으로서 큰 호평을 얻어 감사드립니다.

전년도에 이어 의약품, 농약, 자연독, 공업용품에 대해 출판을 준비해 왔지만 항목 수, 페이지수 등 분량이 매우 많아 이를 제2권 『의약품·자연독 편(医薬品·自然毒編)』과 제3권 『농약·공업용품 편[農薬·工業用品 編]』으로 나누고, 제3권의 마지막에는 도쿄올림픽·패럴림픽을 염두해 『화학작용제 편(化学剤編)』을 추가하기로 하였습니다.

독극물을 포함한 화학물질은 현대사회와 긴밀하게 관련되어 있으며, 법적 규제와 관리를 철저히 하더라도 사회에서 완전히 격리·배제할 수 있는 물질은 아닙니다. 화학물질이 재해를 일으키는 것은 폭발이나 화재, 노후 시설의 누출사고 등을 들 수 있으나, 우리 생활환경과 화학물질의 접점은 더 가까운 곳에 있습니다. 독극물의 유통 조사에 따르면 수산화나트륨의 1일 일본 내 운송량은 1,400만 톤, 운송 횟수는 1,000회를 초과하며, 시안화물만 하더라도 3만 톤/일, 50회/일에 이릅니다. 유해 산업화학물질(TICs)이라고 하는 독성이 강한 농약·공업용품의 잘못 사용, 잘못 삼킴·잘못 섭취, 자살 기도, 또 '독' 마크가 붙은 탱크로리의 전복 사고에 대한 대비는 현대사회에서 필수적입니다.

한편 1994년부터 1995년에 걸쳐 발생한 마쓰모토 및 도쿄 지하철 사린 사건을 배경으로 2000년에 개최된 규슈·오키나와 정상회의에서, 일본에서는 처음 본격적으로 화학작용제에 대한 대책이 책정되었습니다. 일본중독정보센터는 이때 수집하고 정리한 화학작용제의 데이터베이스를 토대로, 후생노동성의 위탁사업을 통해 화학재해 연수 '독극물 테러 대책 세미나'를 의료기관을 대상으로 매년 개최하여 데이터베이스의 충실화를 도모해 왔습니다. 최근에는 세계 각지에서 테러가 끊임없이 발생하고 있어서, 일본에서도 테러에 대한 대책 강화가 한층 더 요구되고 있습니다. 이러한 상황에서 2006년부터는 'NBC 재해·테러 대책 연수'로 명칭을 변경해 지금도 매년 2회 실시하는 중입니다. 이 책에서 다루는 화학작용제에 관한 정보는 이 연수의 백보드가 되는 것입니다. 일단 화학테러가 발생하면 피해자는 누구나 다 병원에서 진료를 받습니다. 따라서 이 책은, 세미나에 참석한 수강생뿐만 아니라 많은 의료기관 관계자께서 꼭 읽어주셨으면 좋겠습니다.

『농약·산업용 화학물질 편』은 제1권과 마찬가지로 언급한 화학물질군별 개요, 초기 대응을 위한 확인 사항, 초기 대응 포인트, 해설의 순으로 기재했습니다. 개요와 초기 대응을 위한 확인 사항, 초기 대응 포인트를 정독하면 일반 시민의 문의에는 대부분 정보를 제공할 수 있습니다. 뒤이어 해설에는 의료기관에서의 치료에 관해서도 비교적 상세하게 기재했는데, 지금까지 의사가 문의한 내용을 돌이켜 보면 실제 치료하는 데 반드시 충분한 정보라고는 할 수 없습니다. 따라서, 상세 정보가 필요할 시 일본중독정보센터의 중독110번에 문의해 주시기 바랍니다.

「화학작용제 편」은 「농약·산업용 화학물질 편」과는 다르며, 제1장 총론에서는 세계의 최신 테러 정세와 함께 화학테러의 현황, 검지 및 현황 파악(재해 발생 현장에서의 감별진단, 현지조정소의 역할), 일본중독정보센터의 화학테러·화학재해 대응 체제, 구역 설정, 개인보호장비, 구출·구조, 환자 분류, 현장 긴급 처치, 제염, 대피 유도에 대해 지금까지의 지식을 상세하게 해설했습니다. 제2장은 화학작용제 중에서도 테러 등에 사용될 가능성이 가장 높은 사린을 중심으로 신경작용제 대응 매뉴얼을 기술했으며, 제3장은 신경작용제와 마찬가지로 테러 등에 사용될 가능성이 높은 수포작용제 대응 매뉴얼을 기술했습니다. 모두 근래의 새로운 식견을 바탕으로, 매우 상세한 내용으로 구성했습니다. 재해 거점병원의 의사 선생님께서는 꼭 정독하시면 피해자 치료에 많은 도움이 되리라 생각됩니다. 제4·5장은 제2차 세계대전까지 개발된 7 유형 25 종류의 화학작용제와, 전후 개발되어 최근에 사용된 것으로 알려진 리신, 노비촉, 펜타닐을 추가해 이 개별 화학작용제의 '물성', '독성', '중독 작용', '체내동태', '중독 증상', '치료'에 대한 데이터베이스를 구축했습니다. 또한 이 책의 발간을 즈음하여 지금까지의 데이터베이스에 '개요'와 '개발의 역사적 배경'을 추가했습니다.

이 책은 일본중독정보센터 설립 30주년을 기념해 발간한 것으로, 앞서 발간한 제1권『생활화학제품의 급성중독 초기 대응 매뉴얼』, 또 현재 편집 중인 제2권『의약품·자연독 편』과 함께 활용하시기 바랍니다.

2020년 6월

공익재단법인 일본중독정보센터 이사장

모리노미야의료대학 부학장

요시오카 도시하루

옮긴이의 글
국내 급성중독 대응을 위하여

2015년부터 화학물질안전원의 화학사고 및 테러 건강영향조사 지원센터 연구사업 수행과정 중독성 유해물질 및 화학작용제와 관련된 자료를 수집·정리하면서, 화학물질에 대한 자료 수집에는 어려움이 없었으나 이를 체계적으로 정리하고 적절한 사례를 제공하기란 쉽지 않았다.

특히 화학작용제는 인명 살상을 목적으로 사용될 수 있으며, 이러한 사고의 발생빈도는 매우 낮지만, 치명적인 동시에 다수의 환자가 발생할 수 있다. 따라서 지역사회의 의료 대응 능력의 한계를 넘어서는 경우가 많고, 피해자의 신체적·정신적 후유증과 더불어 뒤따르는 사회적 파장도 심대하다.

이번에 번역·출간하게 된 『농업·산업용 화학물질 / 화학작용제의 급성중독 초기 대응 매뉴얼』은 '급성중독 초기 대응 매뉴얼'의 두 번째 영역으로 농업 및 산업 현장에서 사용되는 화학제품과 전쟁이나 테러 발생 시 살상 목적으로 사용하는 화학작용제를 분류해 각 물질별로 사고 유형 사례를 수록하고 초기 대응에 필수적인 내용들을 알기 쉽게 설명했다.

특히, 사고 현장이나 응급조치 과정에서는 실제 노출 물질의 정보를 정확히 파악하기 어려우므로, 피해자 증상에 기반하여 초동 대응에서 활용할 수 있는 toxidrome(독성증후학)을 소개했다. 이러한 증상 기반의 감별진단 방법은 해독제가 있는 중독을 우선적으로 구분해, 해독제 사용의 적절한 시기를 놓치지 않고 조기 치료함으로써 사상자 수 감소와 치료 방향의 오류를 최소화할 방안으로서 현장에 큰 도움이 될 것이다.

화학사고는 비슷한 사례를 다른 나라의 보고서로 접할 수 있고 실제 현장에서 훈련 과정을 통해 경험을 축적할 수 있으나, 화학테러의 경우에는 발생 사례 보고서를 구하는 것이 어려웠으며 사건의 일련 과정을 설명하고 실제 건강영향조사까지 진행한 사례는 일본의 사린 사건을 제외하고는 드물었다. 우리나라는 다행히도 테러와 관련된 사건을 경험하지 않았지만, 세계적 동향에 대한 전문가의 견해를 고려한다면 그 대응과 준비는 필요한 실정이다. 새롭게 개발되는 테러 물질과 그 적용 방식이 다양화되는 상황에서 이번에 관련 정보를 폭넓게 정리한 이 책이 번역된 것은 실로 다행스럽다.

실제 사고 현장을 수습하는 과정에서 소방관과 경찰관 등 관계자나 환자를 상대하는 의사와 간호사 등 의료인은 스스로를 보호하면서 상황을 객관적으로 파악하고, 발생할 수 있는 위험을 상정해 명확히 판단하고 대응해야 한다. 이 책은 일본중독정보센터의 30년 경험을 바탕으로 집필되었다. 현장 관계자가 숙지해야 할 주의사항, 피해자가 병원에 도착하기 전 취해야 하는 응급처치와 의료기관에 도착한 후 취해야 할 초기 대응에 필요한 표준 지침서로서 적절한 정보를 제공해 준다.

최근에는 신종 화학물질이 농업 및 산업 현장에 지속적으로 도입되고 있으나 관련 정보는 충분히 제공되지 않고 있다. 또한 산업용 물질들은 테러에도 사용될 수 있다. 따라서 이 물질들에 의한 우발적 사고와 의도적 사용에 대응하기 위해 데이터베이스를 확보하고, 관련 정보를 지속적으로 최신화해야 한다.

화학독성 물질 및 화학작용제에 관한 보고서 대부분이 화학물질사고나 테러 발생 시 초동 대응에 초점을 맞추어 기술되고 있다. 그러나 환자 상태에 따른 전문 진료 및 건강영향평가뿐만 아니라 피해 추산에도 물질에 대한 이해가 필요하므로, 이 책이 널리 보급되어 우리나라의 현장 실정에 맞게 활용되기를 바란다.

울산대학교 의과대학 직업환경의학과 교수
이지호

|차 례|

화학작용제 편

이 책의 사용 방법 화학작용제 편 / 519

화학무기 대응 매뉴얼 | 신경작용제

화학무기 대응 매뉴얼 | 혈액작용제

화학무기 대응 매뉴얼 | 질식작용제

급성중독 초기 대응 매뉴얼:

농약·산업용 화학물질(TICs) 편

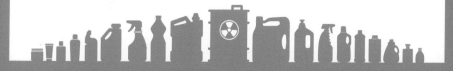

총감수

요시오카 도시하루(吉岡敏治)
공익재단법인 일본중독정보센터 대표이사(이사장)
모리노미야 의료대학 부학장

감수

시마즈 다케시(嶋津岳士)
공익재단법인 일본중독정보센터 업무집행이사(전무이사)
오사카대학 대학원 의학계연구과 응급의학 교수

미즈타니 다로(水谷太郎)
공익재단법인 일본중독정보센터 업무집행이사(상무이사)
지쿠세이시 의료감

오쿠무라 데쓰(奧村徹)
공익재단법인 일본중독정보센터 업무집행이사(메디컬 디렉터)

집필자 일람

....

공익재단법인 일본중독정보센터(가나다순)

가지하라 지카라(梶原力)	**구로가와 유리아**(黒川友里亜)
구로키 유미코(黒木由美子)	**기모토 에미**(木元衣美)
다카노 히로노리(高野博徳)	**다케우치 아키코**(竹内明子)
도요오카 아쓰시로(豊岡淳代)	**모리야 노조무**(森家望)
무라카미 사치코(村上幸子)	**미세 마사시**(三瀬雅史)
시바타 미카(柴田実香)	**야마나카 다이스케**(山中大輔)
엔도 요코(遠藤容子)	**와타나베 아키코**(渡辺晶子)
요네야 료(米谷亮)	**이마다 유코**(今田優子)
이마베후 후미아키(今別府文昭)	**이다 가오루**(飯田薫)
자이쓰 가코(財津佳子)	**하시모토 유키**(橋本祐樹)
하타노 야요이(波多野弥生)	

이 책의 사용 방법
농약·산업용 화학물질 편
/
각론의 구성과 기재 내용

『급성중독 초기 대응 매뉴얼』 총서는 공익재단법인 일본중독정보센터(JPIC) 운영 '중독110번'의 30년 이상 경험을 바탕으로 병원 가기 전 대응과 의료기관에서의 초기 대응 및 그 해설을 정리한 것이다. 「농약·산업용 화학물질 편」에서는 농약과 유해 산업화학물질(TICs)의 사고 발생 상황에 알맞은 초기 대응 포인트를 농약 용도별 제품군 또는 물질별(성분) 그리고 산업용 화학물질별로 정리했다.

농약과 산업용 화학물질 등의 TICs에 의한 중독은 발생빈도가 높지 않지만 심각한, 때로는 치명적인 중독이 될 수 있으며, 2차 노출이나 2차 피해의 위험도 존재한다. 실제로 사고가 발생했을 때 환자를 대응하는 의사나 간호사, 약사, 또 사고 발생 현장에서 대응하는 초기 대응자, 소방 및 경찰 등 관계자가 '스스로 몸을 보호하면서' '상황을 객관적으로 파악'하고 '발생할 수 있는 위험을 고려'해 '명확하게 판단하여 대응'하기 위한 정보를 정리했다.

또한 이 책의 내용은 2019년 현재의 정보를 바탕으로 정리했다. 모든 물질·제품을 망라할 수 없으므로, 실제 급성중독 환자가 발생 혹은 그럴 우려가 있는 긴급 상황에서 책의 내용에 해당하지 않거나 판단이 어려운 경우 '중독110번'으로 문의하기 바란다.

▌ 중독110번 전화번호

- 일반 시민 전용 전화(정보 제공료 무료, 통화료만 부담)
  오사카 072-727-2499(365일, 24시간)
  쓰쿠바 029-852-9999(365일, 9~21시)

- 의료기관 전용 전화(정보 제공료: 1건당 2,000엔)
  오사카 072-726-9923(365일, 24시간)
  쓰쿠바 029-851-9999(365일, 9~21시)

- 찬조회원 전용 전화(연회비제)
  비공개

1. 「농약·산업용 화학물질 편」의 구성

「농약·산업용 화학물질 편」은 평소 자주 사용하지 않는 농약과 TICs에 대응하는 것을 전제로, 다음과 같이 총 31항목으로 구성했다.

> 제1장 유해 산업화학물질(TICs) 대응을 위한 정보
>
> TICs에 의한 사고 발생상황, 중독 발현 메커니즘과 증상(toxcidrome), 화학적/물리적 성질, 독성치, 대응에 대한 유용한 자료, 보호장비에 관한 해설이다. TICs에 의한 중독을 파악하기 위해서는, 먼저 눈대중으로 살펴보고 전체를 파악하기를 권장한다.
>
> 농약(2~15장)
>
> 농약취급법에서 '농약'으로 등록된 제품 및 성분을 용도별(일부는 성분별)로 정리했다. 먼저 2, 3, 6, 8, 10장에서 전반 정보를 살펴보고, 여기에 중독110번으로 문의가 많았던 물질에 대한 상세 각론을 기록한 4, 5, 7, 9, 15장을 확인하면 이해가 쉬울 것으로 생각된다.
>
> 제2장 농약 전반
>
> 제3장 살충제 전반
>
> 제4~7장 살충제 각론(유기인, 피레트로이드, 훈증제, 클로로피크린)
>
> 제8장 살균제 전반
>
> 제9장 살균제 각론(다황화칼슘 함유 살균제)
>
> 제10장 제초제 전반
>
> 제11~13장 제초제 각론(파라콰트, 글리포세이트, 글루포시네이트)
>
> 제14~15장 기타(전착제, 살서제)
>
> 산업용 화학물질(16~31장)
>
> 농약 이외의 TICs에 대해서 화학적·물리적 성질, 생체에서의 작용을 기초로 정리했다.
>
> 제16장 가스 전반
>
> 제17~20장 가스 각론(일산화탄소, 황화수소, 염소, 시안)
>
> 제21~23장 금속 등 각론(비소, 금속, 퓸)
>
> 제24~26장 부식성 물질 각론(불화물, 산, 알칼리)
>
> 제27~29장 용제 등 각론(탄화수소류, 알코올류, 계면활성제)
>
> 제30~31장 기타(메트헤모글로빈혈증을 일으키는 물질, 전신독성이 문제가 되는 물질)
>
> 참고 | 주요 산업(업종)별 사고발생 화학물질 정리

산업(업종)별로 사용되는 화학물질의 사례를 들었다. 어디까지나 사례이며, 이 책에서 모든 물질을 망라하는 것은 어렵다. 실제로 사고가 발생했을 때는 사용했던 화학물질의 명칭 및 사고 상황 등 구체적인 정보 확인이 필요하다.

2. 각 항목의 구성

항목별로 '개요', '초기 대응을 위한 확인 사항', '초기 대응 포인트', '해설' 순서로 기재했다.

'개요', '초기 대응을 위한 확인 사항', '초기 대응 포인트'는, 실제로 사고가 발생했을 때 이 부분을 읽으면 병원 가기 전 및 의료기관의 초기 대응 포인트를 파악할 수 있도록 고안했다.

'해설'은 보다 이해를 돕고자 상세하게 기재했다. TICs의 초기 대응에는 상황에 따라서 환자 본인뿐만 아니라 주위 및 대응자 자신의 몸을 보호하는 것이 중요하다. 현장(노출 장소 및 재해 발생 장소 등) 또는 현장 이외 장소에서 2차 재해나 2차 피해가 발생하지 않도록, 안전 확보는 '대응'의 첫 부분과 '현장 내 2차 피해 방지 대책'에 각각 기재했다. 실제 대응에서는 판단을 내리지 못하는 상황도 일어날 수 있으므로, 필요하면 중독110번에 문의하기를 바란다.

3. 각 항목에 대하여

화학물질명은 원칙적으로 IUPAC 명명법, 법령 등에 의거해 기재했다.

▌ 개요

각 항목의 급성중독에 관한 개요를 물질·제품, 문제가 되는 성분과 증상, 일본중독정보센터의 접수 상황(JPIC 접수 상황)으로 나누어 정리했다. 급성중독의 개요 파악을 위해서 대응 전에 살펴보기를 권장한다.

【물질·제품】 물질 또는 그 물질을 함유하는 제품군에 대한 화학적·물리적 성질, 용도, 발생원 등의 개요를 정리했다.

【문제가 되는 성분과 증상】 급성중독의 관점에서 문제가 되는 성분과 중독 발현 메커니즘, 일어날 수 있는 증상을 정리했다.

[JPIC 접수 상황] 사고 발생에 관한 정보로서, JPIC의 연간 접수 건수와 주요 사고 상황을 정리했다.

▌ 초기 대응을 위한 확인 사항

평소 JPIC에서 문의 접수 시 주의해서 확인해야 할 사항을 실었다.

1) 물질 · 제품
- 중독 원인을 특정하기 위해 물질명·제품명 이외에 확인해야 할 항목을 정리했다.
- TICs에 의한 중독에서는 물질·제품의 성상·외관 등 화학적·물리적 성질의 파악도 중요하다.

2) 노출 상황 · 경로
- 나타날 수 있는 건강 피해를 예상하기 위해 필요한 항목을 정리했다.
- TICs에 의한 중독에서는 원인물질을 곧바로 특정할 수 없는 경우가 있다. 또 사고 발생 직후에는 당황하여 냉정하게 판단할 수 없는 경우도 있다. 이런 경우에는, 이 항목을 당황하지 말고 하나씩 확인하면 된다.

3) 환자의 상태 · 증상
- 환자의 상태를 확인하여 긴급도를 판단하기 위해서 필요한 항목을 정리했다.
- 증상과 함께, 부상 후의 제염 상황도 확인할 필요가 있다.

▌ 초기 대응 포인트

초기 대응 시 환자 및 대응자 자신의 안전을 확보하기 위해 필요한 최소한의 정보를 정리했다.

【진찰과 의료기관의 대응】
의료기관에서의 진찰 기준과 대응 요점을 정리했다.

【경과관찰】
진찰은 필요 없고 가정에서 경과관찰이 가능한 경우의 판단 기준을 들었다. 경과관찰이 가능하다는 것은, 건강 피해가 나타날 가능성이 낮은 경우 및 건강 피해가 있더라도 매우 경미하고 자연히 호전될 것으로 예상되어, 진찰의 필요성이 없다고 판단되는 경우를 상정한다. 이 경우도 환자의 상태나 상황에 따라서는 진찰을 받을 필요가 있다.

▌해설

'개요', '초기 대응을 위한 확인 사항', '초기 대응 포인트' 기재의 기초가 된 정보를 항목별로 정리했다.

1) 물질·제품에 대하여

- 물질 및 제품군의 화학적·물리적 성질, 용도, 발생원, 법적 규제 등에 관해 행정기관이나 사업자 단체가 작성한 자료, 각종 서적을 바탕으로 중독을 대비하는 관점에서 정리했다.
- 특히 TICs에 의한 중독에서는 화학적·물리적 성질이 노출 경로나 독성에 크게 영향을 주는 경우가 있으므로, 정보가 있으면 최대한 기재하기 위해 노력했다.

2) 사고 발생상황

일본중독정보센터의 접수 상황(일부는 통계 자료)과 문헌 보고(증례 보고)의 개요를 제시했다.

【JPIC 접수 상황】

연간 건수: 2007~2016년(10년간)의 문의 건수, 조회자 구분(의료기관, 일반, 기타)

환자 연령층: 연령층별 비율

사고 상황: 사고 발생 현황(노출 경로, 주요 사고 사례)

증상 출현율: 중독110번 접수 상황에서 증상이 나타난 비율

【문헌 보고 예】

이 책에 기재한 물질 중 참고해야 할 문헌 보고(증례 보고)의 개요를 해당 서적 정보와 함께 기재했다. 증례에 대한 자세한 내용은 각 문헌을 참조하기 바란다.

3) 독성

중독 관련 각종 서적이나 자료를 기초로 하고, 사람에 관한 독성 정보가 있을 경우 되도록이면 기재했다. 급성중독에서 독성치(중독량, 치사량)가 확립되지 않은 물질이 많으므로, 섭취량이나 노출량이 명확한 사망 사례 보고는 문헌의 서적 정보와 함께 '독성' 항에 기재했다.

또한, 독성을 나타낼 때 시궁쥐(rat)나 생쥐(mouse)의 경구 반수 치사량(LD_{50})이 쓰인 경우가 있는데, 이것은 어디까지나 동물실험 수치다. 약리 작용 및 체내동태에서 종차는 불분명하며, 그대로 사람에게 외삽하는 것은 적절하지 않다. 또 부식성 물질과 같이 양뿐만 아니라 농도, 점도, pH, 접촉 시간 등 여러 요인이 생체 작용에 미치는 부분도 있으며, 중독량이란 개념 자체가 건강 피해의 실태 파악에 적합하지 않는 경우도 있다. 이와 같은 이유로, 이 책에서 LD_{50}은 필요한 것만 최소

한으로 기재했다. 구체적인 수치를 제시한 것에서도, 어디까지나 하나의 기준으로 생각해야 한다.

참고: 규제값, 허용농도 등

독성에 관련된 참고 정보로 일본산업위생학회 권고 허용농도[없는 경우 ACGIH(American Conference of Governmental Industrial Hygienists: 미국산업위생전문가회의)가 권고하는 허용 한계치], 전미AEGL개발자문위원회(National Advisory Committee for the Development of Acute Exposure Guideline Levels for Hazardous Substances)가 책정하는 AEGL(Acute Exposure Guideline Level: 급성노출 가이드라인 농도) 등을 기재했다[허용농도 및 가이드라인 농도의 위상에 대해서는 1장 '유해 산업화학물질(TICs) 대응을 위한 정보' 27쪽 참조].

4) 중독 발현 메커니즘

앞선 **3) 독성**에서 다룬 물질(또는 제품)에 대한 중독 발현 메커니즘을 기재했다.

5) 체내동태

앞선 **3) 독성**에서 다룬 물질의 정보를 기재했다. 사람에 대한 정보를 우선했으며, 동물실험 데이터에 대해서는 요지를 기재했다.

6) 증상

나타날 수 있는 증상을 기재했다. 가능한 경로별로, 또 일반적 증상 및 심각한 증상으로 나누어 기재했다.

7) 대응

먼저 초기 대응의 요점을 기재하고, 대응자의 안전 확보도 포함해 간결하게 기재했다.

(1) 병원 가기 전 케어

현장에서의 대피와 제염에 대해, 물질의 물리적·화학적 성질 및 생체 흡수도 고려하여 기재했다.

(2) 의료기관에서의 처치

중독에서의 기본적 치료 요점을 금기와 함께 기재했다. 또 병원 가기 전 단계에서 고려해야 할 정보로 해독제 유무(있으면 해독제 명칭), 확인이 필요한 검사 항목도 기재했다.

8) 치료상의 주의사항

주로 의료기관 관계자를 대상으로 가정해 입원 및 경과관찰 기준, 해독제 사용법, 기타 주의점에 대하여 최소한의 필요 정보를 기재했다.

9) 현장에서의 2차 피해 방지 대책

현장(노출 장소, 재해 현장)에서 대응하는 소방·경찰, 경우에 따라서는 의료종사자 등 소위 초기 대응자가 자신의 몸을 보호하면서 대응하기 위해 필요한 대책을 정리했다.

(1) 주의사항

현장(노출 장소, 재해 현장)에서 개인 보호에 관한 정보와, 그 밖에 특별히 기재해야 할 주의사항이 있으면 기재했다.

(2) 초기 격리 및 보호 활동의 거리

물질별 ERG 2016(2016 Emergency Response Guidebook: 긴급대응지침)에서 초기 격리와 보호 활동의 거리를 발췌하여 게재했다[ERG의 자세한 내용은 1장 '유해 산업화학물질(TICs) 대응을 위한 정보' 27쪽 참조].

(3) 누출물 처리

국제화학물질 안전성카드(ICSCs)가 공개한 물질에 대해서는 누출물 처리에 참고될 ICSC 번호를 게재했다. 구체적인 누출물 처리 방법은 ICSCs 사이트(https://www.ilo.org/dyn/icsc/showcard.list cards3)에서 검색해 직접 확인할 수 있다[ICSC의 자세한 내용은 1장 '유해 산업화학물질(TICs) 대응을 위한 정보' 27쪽 참조].

4. 참고 자료

이 책을 집필하면서 참고한 자료를 기재했다(URL은 2020년 2월 현재). 또, 이와 별도로 증례 보고 등을 소개한 문헌은 기재 부분 끝에 괄호로 기재했다.

1) 법률 · 공정서 · 행정기관 자료 등

【일본 국내】

• 후생노동성

독극물 취급법(법령).

https://elaws.e-gov.go.jp/search/elawsSearch/elaws_search/lsg0500/detail?lawId=325AC0000000303

독극물 안전대책(의약·생활위생국 화학물질안전대책실).

http://www.nihs.go.jp/mhlw/chemical/doku/dokuindex.html

일본약국방.

  http://www.mhlw.go.jp/stf/seisakunitsuite/bunya/0000066530.html

산소결핍증·황화수소중독에 의한 노동재해발생상황.

  https://www.mhlw.go.jp/stf/newpage_05929.html

직장안전사이트.

  https://anzeninfo.mhlw.go.jp/

GHS 지원 모델 라벨·모델 SDS 정보.

  https://anzeninfo.mhlw.go.jp/anzen_pg/GHS_MSD_FND.aspx

노동재해통계.

  https://anzeninfo.mhlw.go.jp/user/anzen/tok/toukei_index.html

독립행정법인 의약품의료기기종합기강(PADA).

  https://www.pmda.go.jp/

- 농림수산성

  독립행정법인 농림수산소비안전기술센터(FAMIC).

  http://www.famic.go.jp

- 경제산업성

  독립행정법인 제품평가기술기반기강(NITE) 화학물질종합정보제공시스템(CHRIP).

  https://www.nite.go.jp/chem/chrip/chrip_search/systemTop

  일본산업표준조사사회(JISC) 일본산업규격(JIS).

  https://www.jisc.go.jp/app/jis/general/GnrJISSearch.html

- 총무성

  통계국 인구동태조사 인구동태통계(확정 수).

  https://www.e~stat.go.jp/stat-search/files?page=1&layout=datalist&toukei=00450011&bunya_
  1=02&tstat=000001028897&cycle=7&tclass1-000001053058&tclass2=000001053061&tclass3=
  000001053072

  소방청 2013년도 소방·구조 기술의 고도화 등 검토회 보고서 제2편「화학재해 또는 생물재해 시
  소방기관이 실시히는 활동 매뉴얼(化学災害又は生物災害時における消防機関が行う活動マニュアル)」.

  https://www.fdma.go.jp/singLkento/kento/kento113.html

- 중앙노동재해방지협회 안전위생정보센터

  "화학방호장갑의 선택, 사용 등에 대하여(化学防護手袋の選択, 使用等について)".

  https://www.jaish.gr.jp/anzen/hor/hombun/hor1-58/hor1-58-2-1-0.htm

【해외】

- The World Health Organization(WHO) and The International Labour Organization(ILO)

  국제 화학물질 안전성 카드(ICSCs).

  https://www.ilo.org/dyn/icsc/showcard.listcards3

- The Organization for Economic Co-operation and Development(OECD)

  OECD Guidelines for the Testing of Chemicals.

  https://www.oecd-ilibrary.org/environment/oecd-guidelines-for-the-testing-of-chemicals_72d
  77764-en

- United States National Institute of Justice(NIJ)

  Guide for the Selection of Chemical and Biological Decontamination Equipment for Emergency
  First Responders. NIJ Guide 103-00, Volume 1(2001, October).

  https://www.ncjrs.gov/pdffiles1/nij/189724.pdf

- United States Department of Labor

  Occupational Safety and Health Administration(OSHA).

  Toxic Industrial Chemicals(TICs) Guide.

  https://www.osha.gov/SLTC/emergencypreparedness/guides/chemical.html

- United States Environmental Protection Agency(US EPA)

  AEGL(Acute Exposure Guideline Level).

  https://www.epa.gov/aegl/access-acute-exposure-guideline-levels-aeglsvalues#chemicals

  Emergency Response Personal Protective Equipment.

  https://www.epa.gov/emergency-response/epas-response-equipment

- United States Department of Transportation(DOT)

  Pipeline and Hazardous Materials Safety Administration(PHMSA).

  ERG 2016(2016 Emergency Response Guidebook).

  https://www.phmsa.dot.gov/hazmat/erg/emergency-response-guidebook-erg

- United States National Institutes of Health(NIH)

  National Library of Medicine(NLM).

  Web WISER.

  https://webwisernlm.nih.gov/knownSubstanceSearch

【데이터베이스】

• 공익재단법인 일본중독정보센터: 중독정보데이터베이스 시스템 JP-M-TOX, Ver. 25.0(DVD-ROM), 2019.

• POISINDEX® System(electronic version). IBM Watson Health Greenwood Village, Colorado, USA.
  https://www.micromedexsolutions.com/

【서적】

• 고토 쓰요시(後藤稠) 외 엮음. 1981. 『산업중독편람: 증보판(産業中毒便覧: 増補版)』(제2판). 도쿄: 医歯薬出版.

• 국립천문대(国立天文台) 엮음. 2011. 『이과연표 제85책: 2012년(理科年表 第85冊: 平成 24年)』. 도쿄: 丸善出版.

• 마샤 포드(Marsha D. Ford)·캐슬린 딜레이니(Kathleen A. Delaney)·루이스 링(Louis J. Ling) 외 엮음. 2001. *Clinical Toxicology*. Philadelphia: W. B. Saunders[나이토 히로시(内藤裕史)·요코테 노리코(横手規子) 감역. 2002·2003. 『화학물질 독성 핸드북: 임상 편(化学物質毒性ハンドブック: 臨床編)』(도쿄: 丸善出版)].

• 미국심장협회(American Heart Association). 2013. *ACLS for Experienced Providers: Manual and Resource Text*. Dallas: American Heart Association[일본ACLS협회(日本ACLS協会)·일본순환기학회(日本循環器学会) 감수. 2014. 『매뉴얼·리소스 텍스트(ACLS EPマニュアル·リソーステキスト)』일본어판(도쿄: バイオメディスインターナショナル)].

• 미나가와 모토이(皆川基)·후지이 후미코(藤井富美子)·오야 마사루(大矢勝) 엮음. 2007. 『세제·세척백과사전(洗剤·洗浄百科事典)』신장판(新装版). 도쿄: 朝倉書店.

• 쓰치야 겐자부로(土屋健三郎) 감수. 1983 『금속중독학(金属中毒学)』. 도쿄: 医歯薬出版.

• 오노 야스오(大野泰雄) 엮음. 2018. 『신 독극물 취급 안내(新 毒物劇物取扱の手引)』. 도쿄: 時事通信出版局.

• 일본식물방역협회 엮음. 2016. 『농약 핸드북(農薬ハンドブック)』2016년판. 도쿄: 日本植物防疫協会.

• 일본식물방역협회(日本植物防疫協会) 엮음. 2019. 『농약요람 2019(農薬要覧 2019)』. 도쿄: 日本植物防疫協会.

• 일본중독학회(日本中毒学会) 엮음. 2008. 『급성중독 표준진료 가이드(急性中毒標準診療ガイド)』. 도쿄: じほう.

- 프랭크 패티(Frank A. Patty) · 루이스 크랠리(Lewis J. Cralley). 1994. *Patty's industrial Hygiene and Toxicology*. 4th ed. New York: Wiley[나이토 히로시 · 요코테 노리코 감역. 1999 『화학물질 독성 핸드북(化学物質毒性ハンドブック)』. 도쿄: 丸善雄松堂].
- 화학공업일보사(化学工業日報社) 엮음. 2019. 『17,019개의 화학상품(17019の化学商品)』 2019년 판. 도쿄: 化学工業日報社.
- Dart, Richard C. 2003. *Medical Toxicolog*, 3rd ed. Philadelphia: Lippincott Williams & Wilkins.
- Ellenhorn, Matthew J. and Donald G. Barceloux. 1988. *Medical Toxicology: Diagnosis and treatment of human poisoning*. New York: Elsevier Science.
- Ellenhorn, Matthew J. 1997. *Ellenhorn's Medical Toxicology: Diagnosis and Treatment of human poisoning*. Baltimore: Williams & Wilkins.
- Jameson, J. Larry, Anthony S. Fauci and Dennis L. Kasper et al.(eds.). 2018. *Harrisons Principles of Internal Medicine*. 20th ed. New York: McGraw-Hill education.
- Nelson, Lewis S., Mary Ann Howland and Neal A. Lewin et al.(eds.). 2019. *Goldfrank's Toxicologic Emergencies*. 11th ed. New York: McGraw-Hill education.

【문헌】
- 일본산업위생학회(日本産業衛生学会). 2018. 「허용농도 등의 권고: 2018년도(許容濃度等の勧告: 2018年度)」. ≪산업위생학잡지(産業衛生学雑誌)≫, 60, pp.116~148.
- Cox, Robert D. 1994. "Decontamination and management of hazardous materials exposure victims in the emergency department." *Annals of Emergency Medicine*, Vol.23, pp.761~770.

【각종 공업회 자료 · 웹사이트 등】
- 위험물종합포털사이트[마루젠(丸善) 운영]
  http://www.e-kikenbutu.com/index.html
- 일본호흡용보호구공업회
  http://japanmask.jp/
- 농약공업회
  https://www.jcpa.or.jp/
- 클로로피크린공업회
  http://www.chloropicrin.jp/

- 일본비누세제공업회

  http://jsda.org/w/index.html

- 일본계면활성제공업회

  http://www.jp-surfactant.jp/

- 일본계면활성제공업회기술위원회. ≪계면활성제의 안전성 및 생분해성에 관한 데이터시트집 (界面活性劑の安全性および生分解性に関するデータシート集)≫, 4(1988).

- 일본가스협회

  http://www.gas.or.jp/

- 석유학회

  http://www.sekiyu-gakkai.or.jp/

- 윤활유협회

  http://www.jalos.or.jp/

- 일본도료공업회

  http://www.toryo.or.jp/

- 수계도막박리제공법등연구회

  https://www.c-wra.jp/

01

유해 산업화학물질(TICs) 대응을 위한 정보

▌개요

물질·제품 중독사고, 화학재해에서, 원인이 되는 물질에는 여러 가지가 있으며, 이 물질들을 유해 산업화학물질(TICs: Toxic Industrial Chemicals) 또는 위험성 물질(HAZMAT: Hazardous Materials) 등으로 부른다.

문제가 되는 성분과 증상 중독증후학(toxidrome)은 화학물질을 증상 및 징후, 병태생리에서 대략적으로 그룹을 나누는 개념이다. TICs에 의한 중독 영역에는 AHLS(Advanced Hazmat Life Support)에 의한 toxcidrome(중독증후학)이 알려져 있으며, 이에 따라 분류하면 자극성 가스, 질식성 물질, 콜린작용성 물질, 부식성 물질, 탄화수소로 나뉜다.

① 자극성 가스: 암모니아, 염화수소, 염소, 포스겐, 이산화질소 등

② 질식성 물질(생체의 산소 이용을 억제하는 물질): 일산화탄소, 시안화물, 황화수소, 아지드화물 등

③ 콜린작용성 물질: 유기인, 카바메이트, 신경작용제 등

④ 부식성 물질: 산, 알칼리, 산화제 등

⑤ 탄화수소, 할로겐화 탄화수소: 가솔린, 톨루엔, 메탄, 프로판, 디클로로메탄 등

또, 상기 물질 이외에도 세포독으로 작용하는 물질(비소, 탈륨, 황린, 붕산, 페놀 등), 세포 호흡이나 신경전달 등 정상적인 생체반응을 방해하는 물질(아크릴아미드, 포름산, 수산화테트라메틸암모늄, 히드라진, 모노클로로아세트산, 디나이트로페놀 등), 생체 내 전해질과 결합하는 물질(옥살산, 불화수소 등), 막의 성질을 바꾸는 물질(계면활성제) 등 AHLS가 제창하는 toxidrome에 분류되지 않은 독성물질도 많이 존재한다.

1. 물질·제품

- 원인물질을 알고 있는 경우 물질명, 제품명, 성분명, 농도, 제조·판매 회사명 등. 취급 중 및 운송 중 사고인 경우 '독', '극'의 표시, 물질안전보건자료(MSDS), 옐로카드 등도 확인한다.
- 원인물질이 불분명한 경우는 성상·외관. 상태(고체, 액체, 기체), 색깔, 냄새, 맛 등
- 현장 감식 결과

2. 노출 상황·경로

- 발생 일시: 연월일(계절), 시각(주간, 야간). 발생 이후 경과 시간
- 기상 조건: 날씨, 기온, 풍향
- 장소: 실내인가, 옥외인가?

  구체적인 장소: 공장, 창고, 실험실, 주택, 상업 시설, 지하, 도로, 터널, 선박. 하천 등

  실내인 경우: 건물의 규모(층수, 면적 등). 폐쇄 공간인 경우: 환기 상태
- 경로: 입에 들어갔다, 피부에 부착했다, 눈에 들어갔다 등
- 사고 상황: 취급 중 사고인가, 수송 중 사고인가, 화재·폭발·누출인가, 의도적 섭취인가?

  취급 중 사고일 경우: 업종, 작업 내용. 보호구 착용 여부, 노출량

  테러 등 고의적인 가능성은 있는가?

3. 환자 상태·증상

- 피해자 수, 피해자가 있는 범위(특정 실내 및 건물 내 등의 폐쇄 공간인가, 옥외를 포함한 광범위한 범위인가).
- 환자 상태, 증상, 증상의 출현 시간
- 환자가 다수인 경우는, 증상의 출현 빈도(대부분의 환자에서 나타나는 증상인가, 일부 환자에서만 나타나는 증상인가)
- 검사치 이상 유무(혈액가스 분석, CO헤모글로빈(COHb) 농도, 메트헤모글로빈 농도, 흉부 X선, 심전도, 간 기능, 신장 기능, 콜린에스테라아제 수치 등)
- 부상 후 제염 상황(탈의·세정 시간, 세정 방법 등)

1. 경구 노출

- 유해 산업화학물질(TICs)에 의한 중독이나 화학재해에 대응하기 위해서는 '작용'과 '화학적/물리적 성질' 각각의 측면에서 화학물질을 이해할 필요가 있다.
- 원인물질이 불분명한 경우에는 '초기 대응을 위한 확인 사항'에서 제시한 피해자에 관한 정보 등을 바탕으로 toxidrome의 개념에 따라 대응을 개시하는 것이 환자의 구명이나 2차 피해 방지의 관점에서 중요하다.

▌해설

중독사고 및 화학재해에서 원인이 되는 화학물질에는 여러 가지가 있으며, 이 물질들을 유해 산업화학물질(TICs: Toxic Industrial Chemicals, 또는 TIMs: Toxic Industrial Materials), 위험성 물질(HAZMAT: Hazardous Materials) 등으로 부른다. 100만 종류 이상의 화학물질이 존재하며, 일상적으로 사용하는 화학물질만도 5만 종류가 넘는다.

　미국 OSHA(Occupational Safety and Health Administration)는 TICs를 전 세계적으로 제조, 보관, 수송, 사용되는 공업화학물질이며, 테러리스트가 입수해 방출시키면 노출된 개인에게 매우 심각한 영향을 미칠 가능성이 있는 물질로 정의했다. 또 위험성별로 구분한 NIJ(United States National Institute of Justice) 가이드에는 가장 일반적인 TIMs로서 고위험(High Hazard) 21물질, 중위험(Medium Hazard) 38물질, 저위험(Low Hazard) 39물질이 수록되어 있다(https://www.ncjrs.gov/pdffilesl/nij/189724.pdf).

　TICs에 의한 중독 및 화학재해에 대응하기 위해서는 화학물질이 어떻게 생체에 작용하는지, 어떤 증상이 나타나는지 등의 정보가 필요하다. 또, 동일한 작용을 하는 화학물질이라도 물질별 화학적/물리적 성질에 따라 노출 경로나 사고 발생 시의 대응이 다를 수 있다. 즉, TICs에 의한 중독 및 화학재해에 대응하기 위해서는 '작용'과 '화학적/물리적 성질' 각각의 측면에서 화학물질을 이해하는 것이 중요하다.

1. 유해 산업화학물질(TICs)에 의한 사고 발생 현황

TICs에 의한 중복 및 화학재해는 화학물질의 사용 및 저장, 수송에 따라 발생하는 누출, 폭발, 화학반응 등 사고 외에 환경오염, 의도적 혼입 및 살포 등을 포함해 다양한 경우에 일어날 수 있다. 다음에서는 원인물질을 파악한 경우와 그렇지 못한 경우로 나눠 화학재해의 큰 원인과 과거의 사례를 제시한다.

1) 원인물질을 알고 있는 경우, 어느 정도의 정보가 있는 경우
산업사고 및 수송 중 사고에서는 보통 관리 기업이 화학물질을 파악하고 있기 때문에, 원인물질 특정은 비교적 쉽다. 그러나 화재나 폭발이 일어나면 연소에 의한 연기인지, 화학물질이 반응하고 있는지 등을 알기 어려운 경우도 있다. 또 화학반응으로 일어난 사고에서는 사용한 화학물질뿐만 아니라, 반응으로 발생한 화학물질도 중독의 원인이 될 수 있다. 운송 중의 사고에서도 상황에 따라 적재된 화학물질이 즉각 판명되지 않을 수도 있다.

(1) 산업사고

공장 화재나 폭발, 누출 사고 등이 있다. 또, 지진이나 풍수해 등 자연재해에 의한 공장에서의 누출 사고 등 2차 피해도 일어난다.

【1984년 12월 인도 보팔 메틸이소시아네이트 분출 사고 사례】

농약 제조 공장에서 메틸이소시아네이트 탱크에 물이 유입되며 일어난 발열반응으로 온도가 상승해, 30~40t의 메틸이소시아네이트가 가스로 방출되었다. 사망 2,500~6,000명, 부상 20만여 명으로 사상 최대의 화학재해로 알려져 있다.

【1990년 5월 도쿄 과산화벤조일 폭발·화재 사례】

과산화벤조일 제조 공정 중 정제에 사용한 메탄올이 정전기 불꽃에 의해 발화되어 화재가 발생해, 다량으로 보관된 과산화벤조일이 폭발했다. 작업자 4명 사망, 공장 파괴, 인근 민가에까지 피해가 미쳤다.

【2001년 10월 오사카 불화수소에 의한 사망 사례】

불화수소 제조 공장에서 저장탱크에 들어 있던 불화수소를 소분하는 작업 중, 조작하던 플라스틱 밸브가 파손됐다. 뿜어 나온 불화수소산에 작업자의 상반신이 노출되어 약 30분 만에 심폐 정지, 사망했다.

【2015년 3월 아키타현 온천지에서 작업 중 황화수소에 의한 사망 사례】

시에서 관리하던 온천 공급 설비 중 온천수 수송관의 공기를 빼기 위해 눈에 묻힌 공기 밸브 설치 추정 장소에서 작업했다. 작업 중이었던 2명과 구조하러 들어간 1명이 사망했다.

【2019년 10월 후쿠시마현 태풍 피해에 의한 시안화나트륨 유출 사례】

태풍 19호에 의한 아부쿠마강의 범람으로 금속표면처리 공장이 수몰되어, 시안화나트륨이 유출되었다. 도랑에서 배수기준의 100배 이상의 시안화합물이 검출되었으나, 건강 피해는 확인되지 않았다.

(2) 수송 중 사고

고속도로 위 교통사고가 원인으로, 화학물질이 누출된 사례 등이 있다. 화학물질이 관련된 사고는 일반적인 교통사고 이상으로 처리에 시간이 걸리고, 장시간에 걸쳐 통행금지가 내려지기도 한다.

【1993년 4월 아이치현 도메이 고속도로 사례】

다중충돌 사고로 차량 화재가 발생해, 적재된 클로로피크린 20L 드럼통 약 200개가 파열되며 유출되었다. 1명이 사망했고(후속 차량 운전자, 유독가스 흡입에 따른 폐부종), 고속도로는 상하선 최장 16시간 동안 통제되었다.

【1997년 8월 시즈오카현 도메이 고속도로 사례】

대형 유조차가 전복 사고를 일으켜, 적재된 스테아린산클로라이드(물과의 반응으로 염화수소 발생) 2,710L가 유출되었다. 고속도로는 상하선이 최장 15시간 통제되었다.

2) 원인물질을 알 수 없는 경우

식품에 혼입되거나 화학테러인 경우 원인물질의 특정에는 분석이 필요하며 확정까지 시간이 걸린다. 또, 이른바 공해병 등을 포함한 환경오염에서도 원인이 판명될 때까지 시간이 걸리는 경우가 있다.

(1) 식품으로 혼입

제조 과정에서 의도하지 않게 혼입되는 경우 외에 의도적으로 혼입하는 경우가 있다. 의도적인 혼입에는 위장해 판매하려는 불량식품의 경우와 상해 및 살인을 의도한 악의적인 경우가 있다.

【1955년 모리나가 비소 우유 중독 사건(의도치 않게 혼입) 사례】

분유의 유질안정제로 사용된 공업용 인산수소2나트륨에 비소화합물이 불순물로 혼입되어 있었다. 영유아에게 비소 중독이 발생해 약 12,300명의 환자와 사망자 130명이 발생했다.

【1998년 7월 와카야마 독극물 카레 사건(악의에 의한 혼입) 사례】

지역의 여름 축제에서 제공된 카레에 비소가 혼입되었다. 카레를 먹은 67명이 비소 중독을 일으켜 4명이 사망했다.

【2007~2008년 중국산 냉동 만두 유기인계 살충제 혼입(악의에 의한 혼입) 사례】

지바현 및 효고현에서 동일 제조업자의 냉동 만두를 먹은 가정에서 유기인 중독이 발생해 메타미도포스 및 디클로르보스(DDVP)가 검출되었다. 일본 내에서 원인이 확정된 환자는 10명으로, 중국 제조업체의 종업원이 의도적으로 살충제를 혼입한 것이 판명되었다.

【2008년 중국 분유에 혼입된 멜라민에 의한 건강 피해(식품 위장) 사례】

멜라민이 혼입된 분유가 원인으로, 영유아에게 신장결석 등의 건강 피해가 발생했다. 분유 원료인 생우유를 증량할 목적으로 물을 첨가하고, 단백질 함량을 높이고자 다량의 질소가 함유된 멜라민을 첨가한 것이 원인으로, 피해자 53,000명, 사망 5명이 발생했다.

(2) TICs 및 화학작용제를 이용한 테러

【1995년 3월 도쿄 지하철 사린 사건 사례】

아침 출근 시간대 도쿄 시내 3개 노선 5편성 지하철 안에서, 옴진리교가 비닐봉투에 든 순도 낮은 사린을 살포했다. 승객 및 승무원 등 13명이 사망했고, 부상자 수는 약 6,300여 명에 달했다.

(3) 환경오염

【비소에 의한 오염 사례】

1920년대 미야자키현 도로쿠 광독: 비석 정련 중 생긴 아비산을 함유한 연기로 인해 건강 피해가 발생했다.

2003년 이바라키현 가미스시: 우물물이 디페닐아르신산에 오염되어 건강 피해가 발생했다.

【수은에 의한 오염 사례】

1950년대 후반 미나마타병: 유기수은에 오염된 어패류 섭식으로 건강 피해가 발생했다.

2. 유해 산업화학물질(TICs)에 의한 중독 발현 메커니즘과 증상

화학물질의 '작용'에 관한 사고방식으로서 toxidrome을 소개한다. 또, TICs에서는 AHLS(Advanced Hazmat Life Support)에 의한 다섯 가지 toxidrome이 알려졌지만, 그 외 작용으로도 중독이 일어날 수 있으므로 주의가 필요하다.

1) toxidrome이란

toxidrome이란 중독 원인물질을 증상이나 징후, 병태생리에서 대략적으로 그룹화해 분류하는 개념이다. 임상중독학적으로 toxidrome은 2차 평가에 포함된다. 즉, 원인 제거 → 1차 평가와 소생 → 정보 수집 → 2차 평가 → 치료라는 중독 진료의 흐름에서, 치료로 이어지는 2차 평가의 중심을 차지하는 것이 toxidrome이다. toxidrome은 이른바 원인물질이 특정되지 않더라도 대략적인 독물 그룹을 파악해 큰 실수 없이 치료하는 데 목적이 있다.

급성중독의 근본 치료는 약물 분석을 통한 확진 결과를 근거로 실시하는 것이 이상적이지만, 대부분의 의료기관에서는 치료 시간에 맞추어 분석 결과를 내놓기가 어렵다. 따라서 증상이나 징후, 병태생리로부터 대략적으로 그룹화한 물질에 맞춰 치료를 시작한다. 특히 중독 치료의 대원칙으로서 해독제 투여의 타이밍을 놓치지 않도록 해독제가 있는 중독부터 감별해야 한다. 바꾸어 말하면 해독제가 있는 toxidrome부터 우선 감별해 진단해야 한다.

한편, 특이적 치료뿐만 아니라 중독물질을 제거하는 소화관제염, 강제 이뇨나 혈액 정화법 석용 판단에는 toxidrome과 병력만으로는 불충분한 것도 많고, 물질의 물리적·화학적 성질(물에 대한 용해도, 증기압, 녹는점, 끓는점 등. 37쪽 '3. 유해 산업화학물질(TICs)의 화학적/물리적 성질' 참조), 체내동태, 분석 결과를 포함한 종합적인 진단 능력이 요구된다.

toxidrome에 관해서는 여러 가지가 알려져 있지만, 의약품 중독 및 불법 약물 중독을 고려한

toxidrome은 『해리슨 내과학(Harrison's Principles of Internal Medicine)』 최신판(20판)에서 자극계, 억제계, 질식계, 중추신경계 네 가지로 분류한다. AHA(American Heart Association)에서 발행한 『ACLS EP 매뉴얼·리소스 텍스트(ACLS EP Manual and Resource Text)』에서는 교감신경 작동성, 콜린작용성, 항콜린, 오피오이드, 진정/최면성 다섯 가지를 제시한다.

2) 유해 산업화학물질(TICs) 중독에서의 toxidrome(중독증후학, 중독의 견해)

TICs에 의한 중독 영역에서는 AHLS에 의한 toxidrome이 알려져 있다. AHLS는 화학재해 대응의 기본적인 지식을 정리한 과정으로, 애리조나 대학교와 AACT(American Academy of Clinical Toxicology: 미국 임상중독학회)가 중심이 되어 1997년에 시작되었다. 대상은 파라메딕(paramedic: 일본의 구급구명사), 간호사, 중독학자, 의사, 피지션 어시스턴트(Physician Assistant), 약사, 공업위생사, 군인으로, 미국 전역은 물론 세계 각지에서 개최된다.

AHLS 코스의 가장 특징적이고 기초적인 개념이 이 toxidrome이다. AHLS에서는 자극성 가스, 질식성 물질, 콜린작용성 물질, 부식성 물질, 탄화수소계 물질의 다섯 가지 toxidrome으로 나누어 중독을 해독해 나간다. AHLS의 toxidrome을 **표 1**에 나타냈다.

표 1 AHLS에서의 toxidrome

서브 그룹	물질	주요 노출 경로	주요 표적 장기	임상증상
자극성 가스 toxidrome				
높은 수용성	암모니아, 포름알데하이드, 염화수소, 이산화황	흡입	기도	기침, 재채기, 콧물, 호흡곤란 등
중간 수용성	염소	흡입	기도, 호흡	
낮은 수용성	포스겐, 이산화질소	흡입	호흡	
질식성 가스 toxidrome				
단순성 질식	이산화탄소, 메탄, 프로판	흡입	심혈관계, 뇌신경계	서맥, 저혈압, 청색증, 호흡곤란 등
화학성질식성 물질	일산화탄소, 시안화수소, 황화수소, 아지드화물	흡입	심혈관계, 뇌신경계	
콜린작용성 toxidrome				
살충제	유기인, 카바메이트	피부, 점막, 경구	뇌신경계	축동, 침흘림, 눈물흘림, 기도분비 항진, 경련, 근연축,

신경작용제	사린, 소만, 타분, VX	흡입, 피부, 점막	뇌신경계	소화관의 연동항진에 의한 구토, 설사, 변실금, 요실금, 급성췌장염, 서맥, 저혈압 등
부식성 toxidrome				
	산, 알칼리	피부, 점막	기도, 심혈관계	점막 자극 증상, 기도 자극 등
탄화수소, 할로겐화 탄화수소 toxidrome				
	가솔린, 톨루엔	흡입	심혈관계, 뇌신경계	착란, 초조, 경련, 혼수 등

다음은 각각의 toxidrome에 대한 해설이다.

(1) 자극성 가스 toxidrome

자극성 가스는 물에 녹아서 자극성을 발현하므로, 수용성 정도에 따라 세 종류로 분류한다. 수용성이 높은 그룹은 암모니아, 포름알데하이드, 염화수소, 이산화황이며, 중간 정도의 수용성 그룹은 염소, 수용성이 낮은 그룹은 포스겐, 이산화질소다.

【노출 경로, 주요 표적기관·장기】 노출 경로는 흡입이 가장 많으며, 표적기관·장기는 기도와 호흡기다. 수용성이 높을수록 보다 상기도에, 수용성이 낮을수록 보다 하기도에 병변이 나타난다.

【증상】 호흡기계의 초기 증상은 작열감, 콧물 과다, 상기도 부종, 기침, 발성 장애, 흡기성 천명, 후두경련이다. 악화되면 폐부종, 저산소혈증, 빈호흡이 진행된다. 순환기계는 저산소혈증에 의한 빈맥·빈맥성 부정맥, 허혈성 변화·심근경색을 일으키고, 최악의 경우 심장마비를 초래한다. 중추신경계는 저산소혈증에 의한 불안, 초조, 착란, 경련, 의식 수준 저하, 혼수상태를 보이며, 경우에 따라서 사망한다. 피부는 차갑고 창백하며 땀을 많이 흘린다. 수용성이 높은 가스는 눈과 코 등의 점막을 자극해 콧물, 눈물흘림, 결막 염증에 의한 안통을 일으킨다. 소화기계는 수용성이 높으면 인두 점막에 장애를 초래해 통증, 구역질, 구토가 나타난다. 간에 대한 직접적인 장애는 없지만, 저산소혈증으로 간세포 괴사, 응고 장애가 일어난다. 신요관 생식계에는 직접적인 장애가 없지만, 저산소혈증으로 간세포 괴사, 응고 장애가 일어난다. 신요로 생식계에는 직접적인 장애는 없지만, 저산소혈증으로 급성뇨세관괴사, 급성신부전이 나타날 수 있다.

【치료】 기도 관리, 호흡 관리가 중심이 된다.

(2) 질식성 toxidrome

질식성 toxidrome은 작용 형식에서 다음 두 가지로 나눌 수 있다. 하나는 단순성 질식을 초래하는 것으로 이산화탄소, 메탄, 프로판이 대표적인 물질이며, 단순히 공기 중의 산소와 치환되어 산소 농도를 떨어뜨리는 물리적인 질식성 물질이다. 단, 이산화탄소는 산소 농도가 낮아지는 것 이외에 생체에 대한 복잡한 중독 작용을 나타낸다. 다른 하나는 전신성의 화학성질식성 물질이다. 일산화탄소, 시안화수소, 황화수소, 아지드화수소가 대표적이며 화학적 질식을 일으킨다.

【노출 경로, 주요 표적기관·장기】 노출 경로는 흡입이 가장 많고, 주요 표적기관·장기는 순환기·중추신경계다.

【증상】 호흡기계는 빈호흡이 나타나지만, 중추신경계 장애가 발생하면 최종적으로는 호흡이 정지된다. 순환기계에는 빈맥, 허혈성 변화·심근경색, 심장마비를 일으킨다. 또 아질산염·질산염·아지드화물은 혈관 확장으로 인한 두통, 저혈압, 반응성 빈맥, 실신, 심근허혈, 말초혈관 저항저하에 의한 혈액분포이상성 쇼크를 초래하고, 메트헤모글로빈을 형성하는 물질에 의해 청색증을 초래한다. 중추신경계에는 두통, 현기증, 피로감, 착란, 초조, 경련을 일으킨다. 피부는 차갑고 창백하며 땀을 많이 흘린다. 소화기 증상으로 구역질, 구토가 나타나며, 간은 저산소혈증으로 간세포 괴사, 응고 장애를 일으킨다. 신요로생식계도 저산소혈증으로, 급성 세뇨관 괴사, 급성신부전을 초래한다.

【치료】 일산화탄소 중독은 산소 투여, 시안화수소는 하이드록소코발라민이나 티오황산나트륨, 아질산나트륨 등의 특이적 해독제가 있다. 메트헤모글로빈혈증은 메틸렌블루 투여와 교환수혈 등이 이루어진다. 기타 대증치료를 한다.

(3) 콜린작용성 toxidrome

유기인 및 카바메이트계 살충제, 사린으로 대표되는 신경작용제에 의한 중독이 포함된다.

【노출 경로, 주요 표적기관·장기】 노출 경로는 흡입, 피부·점막, 경구이며, 주요 표적기관·장기는 중추 및 말초신경계다.

【증상】 호흡기계에서는 무스카린 작용에 의한 콧물 과다, 기도분비 증가와 기관지경련에 의한 빈호흡이 발생하고, 뒤이어 호흡이 정지된다. 순환기계에서는 교감신경계 자극 증상으로 빈맥성 부정맥, 고혈압이 일어나며, 부교감신경계 우위가 되면 서맥, 저혈압이 된다. 중추신경계에서는 교감신경계, 부교감신경계 모두 자극되어 증상이 나타난다. 무스카린 증상으로 인한 눈물흘림, 축동을 초래한다. 소화기 증상으로는 복통, 구역질, 구토, 설사가 나타난다. 신요로생식계에서는 무스카린 증상으로 소변량이 증가한다.

- 무스카린 증상: 미국에서는 무스카린 증상을 'SLUDGE'나 'DUMBELS' 등의 어조로 기억하기 쉬운 형태로 정리했다.

  SLUDGE: 침흘림(salivation), 눈물흘림(lacrimation), 배뇨(urination), 배변(defecation), 위장염(gastroen teritis), 구토(emesis)

DUMBELS: 설사(diarrhea), 배뇨(urination), 축동(miosis), 서맥·기관지루·기관지경련(bradycardia, bronchorrhea, broncho spasm), 구토(emesis), 눈물흘림(lacrimation), 침흘림 및 발한(sweating)

• 니코틴 증상: 미국에서는 "Monday, Tuesday, Wednesday, H(T)hursday, Friday"의 어조로 기억한다.

산동(mydriasis), 빈맥(tachycardia), 탈진(weakness), 고혈압·고혈당(hypertension·hyperglycemia), 근섬유속성연축(fasciculation)

【치료】 무스카린성 아세틸콜린 수용체 억제제인 황산아트로핀, 아세틸콜린에스테라아제 활성을 회복시키는 PAM 등의 옥심제가 특이적 해독제다. 그 밖에 호흡·기도 관리, 순환 관리, 경련 관리가 중요하다.

(4) 부식성 toxidrome

산, 알칼리, 산화제 등의 부식성 물질에 의한 toxidrome이다. 산에는 염산, 질산, 황산, 아세트산이 대표적이며, 알칼리에는 수산화암모늄, 수산화나트륨, 수산화칼륨 등이 있다.

【노출 경로, 주요 표적기관·장기】 노출 경로는 피부·점막이 가장 많고, 흡입 및 경구 섭취에서도 일어난다. 주요 표적기관·장기는 피부·점막, 기도와 심혈관계다.

【증상】 호흡기 증상은 물질의 크기(액적, 에어로졸 포함)에 따라 다르며, 10μ 이하는 기도 깊숙이 침입해 후두경련, 기관지경련이, 상기도 부종으로 발성 장애, 기침 등이 나타난다. 순환기계는 화학 손상으로 피부 등에 장애가 나타나고, 조직 부종으로 순환혈액량이 감소해 빈맥성 부정맥, 심근허혈이 나타난다. 중추신경계 증상은 저산소혈증의 결과로 나타난다. 피부 점막에는 화학 손상에 의한 국소증상을 동반하고 결국 괴사를 일으킨다. 소화기계에는 삼킴곤란, 구역질, 구토, 침흘림을 초래하고, 소화관 천공을 일으키면 흉통, 복통이 나타난다. 신요로생식계에는 직접적인 장애가 없으며, 저산소혈증과 순환혈액량 감소로 인한 2차 신장 손상을 일으킨다.

【치료】 화학 손상의 관리, 호흡·순환 관리가 중심이 된다.

(5) 탄화수소, 할로겐화 탄화수소 toxidrome

【노출 경로, 주요 표적 기관·장기】 노출 경로는 주로 흡입이며, 주요 표적기관·장기는 심혈관계와 중추신경계다.

【증상】 호흡기 증상은 기도 점막 자극에 의한 기관지경련이나 천명이다. 가솔린 등 탄화수소 노출은 화학성 폐렴을 일으킨다. 순환기계에는 빈맥성 부정맥, 심장마비를 일으킨다. 저산소혈증에 의해 빈맥, 부정맥, 허혈을 초래한다. 중추신경계는 전신 마취 작용이 발생해 혼수 상태에 빠지거나 사망할 수도 있다. 저산소혈증으로 인해 통증, 현기증, 탈진감, 착란, 초조, 경련, 혼수상태를 일으킨다. 피부·점막에는 피부염이나 화학 손상을 일으키고, 소화기계에는 섭취할 시 소화관을 자극해 구역질, 구토, 설사를 일으킨다. 다량의 할로겐화 탄화수소는 시토크롬 산화효소로 대

사되어 간 장애의 원인이 될 수 있다. 신요로생식계에는 저산소혈증에 의한 장애를 일으킨다.
【치료】호흡·순환 관리가 중심이 된다.

3) AHLS에 의한 toxidrome에 분류되지 않는 독성물질

특히 분자량이 작고 비교적 단순한 화합물 중에는 체내에 쉽게 유입되어 기질에 치환을 일으키
거나 효소 억제 등을 통해 정상적인 생체반응을 방해하는 물질이 있다.

- 세포독으로 작용하는 물질(비소, 탈륨, 황린, 붕산, 페놀 등)
- 기질에 치환을 일으키거나 효소 억제 등을 통해 세포 호흡 및 신경전달 등 정상적인 생체반응을 방해하는 물질(아크릴아미드, 포름산, 수산화테트라메틸암모늄, 히드라진, 모노클로로아세트산, 디나이트로페놀 등)
- 생체 내의 전해질과 결합하는 물질(옥살산, 불화수소 등)
- 막의 성질을 바꾸는 물질(계면활성제)

3. 유해 산업화학물질(TICs)의 화학적/물리적 성질

전술한 바와 같이, TICs에 의한 중독 및 화학재해는 다양한 상황에서 일어날 수 있다. 노출 경로
도 경구에 한정되지 않고 흡입, 피부와 눈 노출 등 상황에 따라 다양하며, 경우에 따라서는 전신
노출도 일어날 수 있다. 가스의 경우는 흡입이, 액체는 경구 및 피부가 주요 노출 경로이며, 화
학물질별 화학적/물리적 성질과 노출 경로는 밀접한 관계가 있다.

또, 실제로 TICs에 따른 화학재해 대응에서는 1차 재해에 대한 대응은 물론 피해 확대와 2차 피
해 방지를 위해서도 원인물질의 동정(同定), 오염구역 설정(조닝)과 출입금지 조치, 원인물질 처
리(중화 등), 피해자 대피와 제염, 구조자 자신의 안전 확보 등을 신속하고 정확하게 실시할 필요
가 있다.

이러한 관점에서 TICs에 의한 중독 및 화학재해에 대응하기 위해서는, 화학물질별 화학적/물
리적 성질에 관한 정보는 필수적이다. 다음으로 판단 자료가 될 수 있는 화학적/물리적 성질을
예시와 함께 제시한다.

1) 화학식(분자식, 시성식, 구조식)

구조식 파악은 물질의 화학적/물리적 성질을 이해하는 데 기본이 된다.

예: 에틸알코올 CH_3CH_2OH

불화수소	HF
불화수소산(70%)	HF
클로로피크린	CCl_3NO_2
에틸렌글리콜	$HOCH_2CH_2OH$

2) 분자량(MW: molecular weight)

예: 에틸알코올	46.1
불화수소	20.0
불화수소산(70%)	20.0
클로로피크린	164.4
에틸렌글리콜	62.1

3) 물질의 상태(고체, 액체, 기체), 색, 냄새, 맛

노출 경로에 영향을 준다. 특유의 색이나 냄새가 있으면 원인물질 동정에 도움이 될 수 있다.

예: 에틸알코올	특징적인 냄새가 있는 무색 액체
불화수소	자극성 냄새의 무색 기체, 또는 무색 발연성 액체
불화수소산(70%)	자극성 냄새의 무색 발연성 액체
클로로피크린	자극성 냄새가 약간 있는 오일 형태, 무색 액체
에틸렌글리콜	무취·무색의 점성·흡습성 액체

4) 끓는점, 녹는점

물질의 상태(녹는점 이하는 고체, 끓는점 이상은 기체)와 관련된다.

예: 에틸알코올	끓는점 78℃	녹는점 -114℃
불화수소	끓는점 20℃	녹는점 -83℃
불화수소산(70%)	끓는점 66.4℃	녹는점 -69℃
클로로피크린	끓는점 112℃	녹는점 -64℃
에틸렌글리콜	끓는점 197℃	녹는점 -13℃

5) 밀도(g/cm^3) / 비중(물 = 1): 물보다 무거운가

고체와 액체의 경우 비중이 1보다 더 크면 물보다 무겁고, 물에 가라앉는다.

예: 에틸알코올	비중 0.79

불화수소	비중 1.0
불화수소산(70%)	비중 1.23
클로로피크린	비중 1.7
에틸렌글리콜	비중 1.1

6) 상대증기밀도(공기 = 1): 공기보다 무거운가

기체(증기)의 경우 1보다 크면 공기보다 무겁고, 개방계(야외)라도 지면 가까이에 고인다. 1 이
하에서는 빠르게 확산한다.

예: 에틸알코올	1.6(공기보다 약간 무겁다)
불화수소	2.6(20℃)
불화수소산(70%)	1.86(25℃)
클로로피크린	5.7
에틸렌글리콜	2.1

7) 증기압(Pa 또는 mmHg): 기화하기 쉬운가

노출 경로에 영향을 준다. 증기압이 대기압 1atm = 1.01×10^5Pa = 760mmHg보다 높으면 기본
적으로 상온 상압에서 기체다. 증기압이 10^5Pa 이하고, 상온 상압에서 액체 및 고체라도 수치가
크면 기화하기 쉬우므로, 흡입 노출의 가능성을 고려할 필요가 있다. 증기압이 1Pa보다 낮으면
"증기압이 낮고, 잘 기화하지 않는다"라고 생각해도 사실상 문제없다.

예: 이산화탄소	5.7×10^6Pa = 42,903mmHg(20℃)	기체
불화수소	1.2×10^5Pa = 900mmHg(25℃)	기체
가솔린	4.1×10^4Pa = 304mmHg(38.7℃)	쉽게 기화
불화수소산(70%)	2.0×10^4Pa = 150mmHg(25℃)	쉽게 기화
아세톤	2.4×10^4Pa = 180mmHg(20℃)	쉽게 기화
에틸알코올	5.8×10^3Pa = 43.5mmHg(20℃)	기화
클로로피크린	2.7×10^3Pa = 20.3mmHg(20℃)	기화
물	2.3×10^3Pa = 17mmHg(20℃)	기화
사린	3.9×10^2Pa = 2.9mmHg(20℃)	금방 기화
등유	6.4×10^1Pa = 0.48mmHg(20℃)	방치 시 곧 기화
나프탈렌	1.1×10^1Pa = 0.083mmHg(25℃)	방치 시 기화
		폐쇄 공간에서 재결정화

에틸렌글리콜	6.5Pa = 0.049mmHg(20℃)	일반적으로 기화 불가능
마라손	2.3×10^{-4}Pa(20℃)	거의 기화 불가능
파라콰트	$< 1.0 \times 10^{-5}$Pa(25℃)	거의 기화 불가능

8) 용해도(특히 물에 대한 용해도): 물에 잘 녹는가

제염에 영향을 준다. 물에 잘 녹거나 또는 혼화하는 경우에는 물만으로 제염이 가능하지만, 물에 잘 녹지 않는 물질은 비누 사용을 고려할 필요가 있다. 가스(기체)는 물에 대한 용해도 차이에 따라 장애가 나타나는 호흡기 부위 및 증상 출현 시간이 다를 수 있다.

예: 에틸알코올	물과 혼화
불화수소	물에 잘 용해
불화수소산(70%)	물과 혼화
클로로피크린	0.162g/100mL(25℃)
에틸렌글리콜	물과 혼화

9) 옥탄올/물분배계수(log Kow)

값이 클수록 유지(油脂)에 친화성이 있다. 값이 큰 물질은 물만으로는 제염이 불충분하므로, 비누 사용을 고려할 필요가 있다.

예: 에틸알코올	-0.32
불화수소산(70%)	0.23(어림치)
클로로피크린	2.1
에틸렌글리콜	-1.36

10) 전해정수, 산해리정수(pKa)

pKa는 물에서의 해리 용이성을 나타낸다. 수치가 작을수록 수소 이온이 많아 강산을 띤다.

| 예: 염화수소 | 해리정수 1×10^8 mol/L, pKa -8.0(거의 완전히 해리) |
| 불화수소 | 해리정수 6.72×10^{-4} mol/L, pKa 3.17(일부 해리) |

11) pH

수용액에 녹아 있는 수소이온 농도의 지수를 말하며, 수치가 작을수록 수소이온 농도가 높다. 일반적으로 pH < 2(산성) 또는 pH > 11(알칼리성)의 경우는 부식성이 있다.

예: 염화수소(염산)　　　pH 0.1(1.0mol/L=3.3w/w%), pH 1.1(0.1mol/L=0.3w/w%)

수산화나트륨   pH 13(0.5w/w%), pH 14(5w/w%)

12) 기타 화학적/물리적 성질

분해성 및 분해생성물, 화학 반응성 및 반응 생성물, 연소성 및 연소 가스 등이 있다. 분해, 화학 반응, 연소에 의해 유독가스가 발생한 경우에는 호흡기 보호 대책이 필요하다.

예: 에틸알코올   인화점 12.0℃, 발화 온도 400℃

폭발한계 3.1~27.7vol%

화재·폭발 위험 존재, 질산·질산은·질산제이수은·과염소산마그네슘 등 강한 산화제와 격렬하게 반응

불화수소   약산

많은 화합물과 격렬하게 반응해, 화재·폭발 위험 존재

염기와 격렬하게 반응해 대부분의 일반 금속에 부식성을 띠며, 인화성/폭발성 가스(수소)를 생성

유리, 특정 종류의 플라스틱, 고무, 피복제를 침투

클로로피크린   가열하거나 충격을 가하면 폭발 위험 존재

가열과 빛에 분해되어 염화수소 및 질소산화물 등 유독 품 생성

알코올성 수산화나트륨, 나트륨메톡시드, 브롬화프로파르길 및 열아닐린과 격렬하게 반응

에틸렌글리콜   연소하면 유독 가스를 생성

강산화제·강산 및 강염기와 반응, 화재·폭발 위험 존재

4. 유해 산업화학물질(TICs)의 독성치

TICs의 생체에 대한 영향의 기준으로 독성치 및 허용농도 등의 정보가 있다. 급성중독의 관점에서 자주 사용되는 정보를 용어와 함께 해설한다.

1) 독성치

주로 동물실험을 통해 구한 값으로, 물질의 상대적인 독성에 대한 평가를 추정할 수 있다. 현재 실시된 급성독성시험은 OECD(Organization for Economic Co-operation and Development: 경제협력개발기구)의 OECD 화학물질 독성시험 가이드라인(Guidelines for the Testing of Chemicals)에 규

정된 시험법(시험 동물종의 선택, 사육 조건, 동물 수 및 투여 용량, 시험 절차, 관찰 항목, 평가 등)을 근거로 시행한다.

독성치의 해석에서는 약리 작용 및 체내동태에는 종차가 있으므로, 동물의 급성 독성시험의 결과와 LD_{50}값을 그대로 사람에게 외삽하는 것은 반드시 적절하지 않고, 어디까지나 참고치다.

(1) 치사량

- LD_{50}(Lethal Dose 50: 반수 치사량): 1회 투여로 동물실험군의 50%가 사망하는 통계학적 예상 투여량. 동물 체중 1kg당 양(mg/kg)으로 나타낸다.

- LC_{50}(Lethal Concentration 50: 반수 치사농도): 단시간 흡입 노출(보통 1~4시간)에서 동물실험군의 50%가 사망하는 예상 농도. mg/m^3, mg/L, ppm 등의 단위로 나타낸다.

- LDLo(Lethal Dose Lowest: 최소치사량): 사람 또는 동물이 사망하는, 흡입 노출 이외 경로에 따른 투여량 최소치. 보고된 치사량에서 최소치(Lowest Published Lethal Dose)를 나타내기도 한다.

- LCLo(Lethal Concentration Lowest: 최소치사농도): 특정 노출 시간 흡입하면, 인간 또는 동물이 사망하는 노출 농도의 최소치. 보고된 치사농도에서 최소치(Lowest Published Lethal Concentration)를 나타내기도 한다.

(2) 중독량

- TDLo(Toxic Dose Lowest: 최소중독량): 사람 또는 실험동물에서 중독 증상을 일으켰던, 흡입 노출 이외의 경로에 따른 투여량 최소치

- TCLo(Toxic Concentration Lowest: 최소 중독 농도): 흡입 시 사람/동물에게 중독 증상을 일으키는 노출 농도 최소치

- ICt_{50}(Incapacitating Concentration Time: 반수무능화량): 화학무기로 무방비 상태의 인원 50%를 무력화할 수 있는 사용량이나 농도

(3) 자극성·부식성

OECD 가이드라인의 급성 피부 자극성/부식성 시험, 급성 눈 자극성/부식성 시험을 바탕으로, 토끼를 사용해 실험한다.

- 피부 부식성(skin corrosion, dermal corrosion): 시험 물질을 4시간 이내에 적용해, 피부에서 불가역적인 손상이 발생하는 것을 말한다.

- 피부 자극성(skin irritation, dermal irritation): 시험 물질을 4시간 이내에 적용해, 피부에서 가역적인 손상이 발생하는 것을 말한다.

- 눈에 대한 심각한 손상성(serious eye damage): 눈 앞 표면이 시험 물질에 노출되어 눈 조직 손상 또는 심각한 시력 저하가 발생해 노출로부터 21일 이내 완전히 회복되지 않는 것을 말한다.

- 눈 자극성(eye irritation): 눈 앞 표면에 시험 물질을 노출시킨 후 발생한 눈의 변화로, 노출로부터 21일 이내에 완전히 회복되는 것을 말한다.

2) 허용농도, 가이드라인 농도

(1) 일본산업위생학회의 허용농도 등의 권고

https://www.sanei.or.jp/

직장에서 작업자의 건강장애를 예방하기 위한 안내서로서 사용하고자 작성되었다. 일본산업위생학회가 권고하는 내용이며, 물질별 허용농도가 일람표에 정리되어 있다. 사용 시 오해·오용을 피하기 위해 「허용농도 등의 성격 및 사용상 주의」 및 「화학물질의 허용농도」 등에 기술된 정의 등을 미리 이해할 필요가 있다.

- 노출 농도

  호흡기 보호구를 장착하지 않은 상태에서, 작업자가 작업 중 흡입하는 공기 내 해당 물질 농도 (기체: ppm, 미립자 등: mg/m^3)

- 허용농도

  작업자가 1일 8시간, 주 40시간 정도, 육체적으로 힘들지 않은 노동강도에서 유해물질에 노출되는 경우 해당 유해물질의 평균 노출 농도가 이 수치 이하이면, 거의 모든 작업자에게 건강상 나쁜 영향을 미치지 않는다고 판단되는 농도. 노출 시간이 짧거나 노동강도가 약한 경우에도 허용농도를 초과하는 노출은 피해야 한다.

- 최대허용농도

  작업 중 어느 시간을 측정해도 노출 농도가 이 수치 이하이면, 거의 모든 노동자에게 건강상 나쁜 영향을 미치지 않는다고 판단되는 농도

  또한 화학물질의 허용농도는 경피 흡수가 없다는 것을 전제로 제안되었다. 피부 접촉 시 경피로 흡수되는 양이 전신에 건강 영향을 미치거나, 그 흡수량이 무시할 수 없는 정도에 이를 수 있는 물질은, 경피 흡수가 있다는 요지의 주의사항(도표 내용 중 경피 흡수란의 '피부')이 있으므로 주의해야 한다.

(2) ACGIH TLVs(Threshold Limit Values)

ACGIH(American Conference of Governmental Industrial Hygienists: 미국 산업위생전문가 회의)가 권고하는 화학물질의 허용 한계치

- TLV-TWA(Time Weighted Average: 시간 가중 평균값)

  작업자가 1일 8시간, 주 40시간 정도 일하며 반복 노출되었을 때, 대부분의 작업자에게 영향을 미치지 않는 대기 중의 물질 농도

- TLV-STEL(Short Term Exposure Limit: 단시간 노출 한계치)

  TWA가 허용범위 내에 있더라도, 작업자가 작업 중 임의의 시간에 이 값을 초과해서 노출해서는 안 되는 15분간의 시간 가중 평균값

- TLV-C(Ceiling value: 천정치)

  작업 중 어느 시점에서도 초과해서는 안 되는 값

(3) AEGL(Acute Exposure Guideline Level: 급성노출 가이드라인 농도)

https://www.epa.gov/aegl

전미AEGL개발자문위원회(National Advisory Committee for the Development of Acute Exposure Guideline Levels for Hazardous Substances)가 책정하는 대기 중에 방출된 화학물질의 역치농도로, 그 농도를 초과하면 일반 사람들의 건강에 영향을 미칠 가능성이 있다. 기체 또는 휘발성 급성 독성 물질을 대상으로 하며, 공장의 폭발·화재 등 사고나 자연재해 및 어떠한 사건을 통해 유해 물질이 대기로 방출될 때, 이에 따른 단기 노출 건강 피해 대응을 구축하는 근거가 된다.

특정 화학물질에 대해 다섯 가지의 노출 시간(10분, 30분, 60분, 4시간, 8시간)당 각각 예상되는 일반인 건강 피해를 3단계 수준(AEGL-1, AEGL-2, AEGL-3)으로 분류하며, 그 역치를 공기 중 농도(기체는 ppm 또는 mg/m^3, 액체는 mg/m^3)로 나타낸다.

- AEGL-1(불쾌 수준: 불쾌감, 자극 등의 영향, 단 일과성 및 가역적)

  현저한 불쾌감이나 자극, 또는 무증상으로 본인도 느끼지 못할 정도의 영향을 미치는 수준. 영향은 일시적이고 노출이 중단되면 회복된다.

- AEGL-2(장애 수준: 불가역적, 중증, 장기 건강에 미치는 영향)

  불가역적 또는 심각하고 장기간에 걸쳐 건강에 영향을 주는, 또는 대피가 불가능한 수준

- AEGL-3(치사 수준: 생명을 위협하는 영향이나 사망)

  생명과 관계되는 건강에 영향을 주는, 또는 사망하는 수준

- AEGL-1 보다 낮은 농도(감지 수준)

  공기 중 농도가 상승하면 서서히 불쾌한 냄새, 미각, 감각 자극이 나타나거나, 또는 무증상으로 본인도 느끼지 못하는 정도의 영향이 있는 수준

AEGL은 감수성이 높은 소집단, 예를 들어 유아, 소아, 노인, 천식 환자 및 지병을 가진 사람을 포함한 일반 주민의 역치 수준을 나타내나, 극히 드문 반응 및 특이체질 반응을 일으키기 쉬운 사람은 해당 AEGL 미만의 농도에서도 영향이 나타나는 경우가 있다.

2019년 현재, 471물질이 수록되어 있고, 'Final: 설정치', 'Interim: 잠정치', 'Proposed: 제안치', 'Holding Status Chemicals: 보류'로 분류된다. 'Final: 설정치'는 NRC/NAS(National Academy of Sciences의 National Research Council)가 공개한 것, 'Interim: 잠정치'는 NAC/AEGL(National

Advisory Committee for AEGLs)가 리뷰 및 검토 후 확립한 것, 'Proposed: 제안치'는 퍼블릭 코멘트(public comment)로 모집 중인 것, 'Holding Status Chemicals: 보류'는 AEGL 값을 제안하기 위한 데이터가 불충분한 것이다.

3) GHS(The Globally Harmonized System of Classification and Labelling of Chemicals: 화학제품 분류 및 표시에 관한 세계 조화 시스템)

(1) GHS란

화학제품의 위험 유해성을 세계적으로 통일된 일정 기준에 따라 분류하고, 라벨 및 물질안전보건자료(MSDS)에 심벌을 포함한 그림 등으로 알기 쉽게 표시하기 위한 시스템이다. 재해 방지 및 사람의 건강과 환경보호에 도움을 주고자 2003년에 유엔 권고로 채택되어, 이후 2년마다 재검토가 이루어지고 있다.

화학제품의 제조업자 및 수입업자 등은 GHS에서 정한 기준에 따라 화학제품의 위험 유해성 구분을 분류해 표시한다. 이 표시를 통해 판매업자 및 소비자 등은 주변 화학제품의 위험 유해성을 보다 정확하게 알고, 정확하게 취급할 수 있다.

(2) 위험 유해성

위험 유해성은 크게 '물리화학적 위험성(폭발물, 인화성, 산화성 등)', '건강에 대한 유해성(급성독성, 피부 부식성, 감작성, 변이원성, 발암성 등)', '환경에 대한 유해성' 세 종류로 분류된다. 급성중독에서는 건강에 대한 유해성으로 **표 2**의 항목을 참고할 수 있다.

표 2 GHS에서 건강에 대한 유해성(일부 발췌)

위험 유해성	심벌	주의 환기어	위험 유해성 정보
급성중독(경구, 경피, 흡입: 기체, 흡입: 증기, 흡입: 분진, 흡입: 액적)			
1·2	해골	위험	삼키면(피부에 접촉하면·흡입하면) 생명에 위험
3	해골	위험	삼키면(피부에 접촉하면·흡입하면) 유해
4	느낌표	경고	삼키면(피부에 접촉하면·흡입하면) 유해
5	-	경고	삼키면(피부에 접촉하면·흡입하면) 유해 우려
피부위험성/자극성			
1A·1B·1C	부식성	위험	심각한 피부 약상(藥傷)·눈 손상
2	느낌표	경고	피부 자극
3	-	경고	가벼운 피부 자극

눈에 대한 심각한 손상/눈 자극성			
1	부식성	위험	심각한 눈 손상
2A	느낌표	경고	강한 눈 자극
2B	-	경고	눈 자극
특정 표적 장기/전신독성(1회 노출)			
1	건강 유해성	위험	장기 장애
2	건강 유해성	경고	장기장애 우려
3(기도자극성)	느낌표	경고	호흡기 자극 우려
3(마취 작용)	느낌표	경고	졸음 또는 현기증 우려
특정 표적 장기/전신독성(반복 노출)			
1	건강 유해성	위험	장기(長期) 또는 반복 노출에 의한 장기 장애
2	건강 유해성	경고	장기 또는 반복 노출에 의한 장기 장애 우려
흡인성 호흡기 유해성			
1	건강 유해성	위험	삼킴, 기도에 침범하면 생명의 위험 우려
2	건강 유해성	경고	삼킴, 기도에 침범하면 생명의 유해 우려

위험 유해성을 나타내는 그림(심벌을 알기 쉽게 한 것)

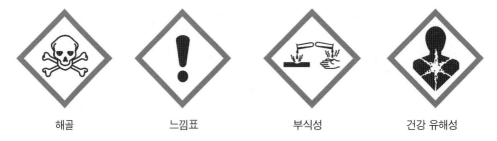

| 해골 | 느낌표 | 부식성 | 건강 유해성 |

(3) GHS 분류 예시

예: 에틸알코올

    눈에 대한 심각한 손상성/눈 자극성   구분 2B

    특정 표적 장기 독성(1회 노출)   구분 3(기도자극성, 마취 작용)

    특정 표적 장기 독성(반복 노출)   구분 1(간장)

                                        구분 2(중추신경계)

예: 불화수소

급성독성(흡입: 가스)	구분 3
피부부식성/자극성	구분 1
눈에 대한 손상성/눈 자극성	구분 1
특정 표적 장기 독성(1회 노출)	구분 1(호흡기, 심혈관계)
특정 표적 장기 독성(반복 노출)	구분 1(신경계, 치아, 뼈, 호흡기)

예: 클로로피크린

급성독성(경구)	구분 3
급성독성(흡입: 가스)	구분 1
피부부식성/자극성	구분 1
눈에 대한 심각한 손상성/눈 자극성	구분 1
특정 표적 장기 독성(1회 노출)	구분 1(호흡기, 혈액계)
특정 표적 장기 독성(반복 노출)	구분 1(호흡기, 간장, 혈관계)

예: 에틸렌글리콜

급성독성(흡입: 분진, 액적)	구분 4
피부부식성/자극성	구분 2
눈에 대한 심각한 손상성/눈 자극성	구분 2B
특정 표적 장기 독성(1회 노출)	구분 1(중추신경계, 혈액계, 신장)
	구분 3(기도자극성, 마취 작용)

4) 독극물 취급법상의 독물, 극물

일반적으로 유통되는 유용한 화학물질 중, 주로 급성독성에 의해 건강 피해가 발생할 우려가 높은 물질은 '독극물 취급법'에 의해 독물 또는 극물로 지정되었다. 독극물 취급법은 독물 또는 극물의 부적절한 유통이나 누출 등이 일어나지 않도록 하기 위해서 독극물 영업자의 등록제도, 용기 등에의 표시, 판매(양도) 시 절차, 도난·분실·누출 등의 방지 대책, 운반·폐기 시 기준 등을 규정한다.

독물 또는 극물로 지정된 물질에 '의약용 외 독물'·'의약용 외 극물' 표시를 해야 하며, 독물 또는 극물의 명칭 등을 표시하고, 이 외에도 운반 시 '독'·'극' 표식을 차량 전후 잘 보이는 장소에 걸어야 한다는 내용 등이 규정되어 있다.

5. 유해 산업화학물질(TICs) 대응에 유용한 자료

TICs의 화학적/물리적 성질과 독성, 건강 피해 및 대응에 관한 정보와 자료가 인터넷에도 많이 공개되어 있다. 그중에서 특히 유용한 정보나 자료를 몇 가지 소개 및 사용되는 용어도 아울러 해설한다. 또 이 책의 각론에서 일부의 데이터를 발췌해 게재했다.

1) ICSC(International Chemical Safety Cards: 국제 화학물질 안전성카드)

화학물질이 건강에 미치는 영향과 안전성에 관한 중요 정보를 물질에 따라 카드 형식(A4 양면 1장 정도)으로 정리한 데이터 시트이며, 물성, 노출 시 증상 및 예방법, 응급처치, 누출물 처리 등이 게재되었다. EU의 협력으로 WHO와 ILO가 공동으로 실시한 프로젝트이며, ILO의 웹사이트(www.ilo.org/dyn/icsc/showcard.listcards3, 일본어를 포함한 10개 국어 대응)에서는 약 1,700물질의 ICSC를 화학물질명 및 CAS 번호로 검색할 수 있다.

2) GHS 대응 물질안전보건자료(MSDS)

물질안전보건자료(MSDS)는 화학물질의 물리화학적 성질과 위험성, 유해성, 취급에 관한 정보를 제공하기 위한 문서이며, MSDS(Material Safety Data Sheet)라고 부르기도 한다. 노동안전위생법에서는 화학물질을 안전하게 취급하고 재해를 미연에 방지할 목적으로 화학물질을 양도·제공하는 경우에 SDS를 교부하는 등 정보 제공이 의무화되어 있다.

표준 서식으로서 일본산업규격 JIS Z 7252: 2019 'GHS에 의거한 화학품 분류 방법', JIS Z 7253: 2019 'GHS에 근거한 화학제품의 위험 유해성 정보 전달방법-라벨, 작업장 내 표시 및 물질안전보건자료(MSDS)'가 있으며, 다음 항목을 기재하도록 규정된다.

① 화학제품 및 회사 정보(화학제품의 명칭, 공급자의 회사 명칭, 주소 및 전화번호 등)

② 위험 유해성의 요약

③ 조성 및 성분 정보(화학명 또는 일반명 및 농도 또는 농도 범위 등)

④ 응급조치

⑤ 화재 시 조치

⑥ 누출 시 조치

⑦ 취급 및 보관상 주의사항

⑧ 노출 방지 및 보호 조치

⑨ 물리적 및 화학적 성질

⑩ 안정성 및 반응성

⑪ 유해성 정보

⑫ 환경영향 정보

⑬ 폐기상 주의

⑭ 수송상 주의

⑮ 적용 법령

⑯ 기타 정보(훈련의 필요성, 취급상 권장 사항, 제약 사항, 출처 기재 등)

위험 유해성에 관해서는 앞서 설명한 GHS 근거에 따라 세계적으로 통일된 일정 기준으로 분류하고, 그림 등을 사용해 알기 쉽게 표시하고 있다. 후생노동성 운영 '직장의 안전 사이트'(https://anzeninfo.mhlw.go.jp)에서는 GHS 및 노동안전위생법 제57조의 2항에 따른 통지 대상 물질 및 통지 대상 외 물질의 모델 SDS 정보를 검색할 수 있다.

3) 옐로카드

일반사단법인 일본화학공업협회(일화협)는 화학물질 및 고압가스의 육상 수송 시 만일의 사고에 대비해 트럭 운전자 및 소방, 경찰 등 관계자가 행동해야 할 조치를 기재한 '옐로카드'(긴급 연락 카드) 활용을 추진 중이다. A4 1장(앞/뒤)의 노란색 용지에 품명, 유엔 번호, 해당 법규, 사고 발생 시 응급조치, 화물주 및 운송회사의 긴급연락처, 재해 확대 방지 조치 등이 기재되고, 위험물 운반 차량의 운전자가 휴대한다.

4) ERG(Emergency Response Guidebook: 긴급 시 대응 지침)

https://www.phmsa.dot.gov/hazmat/erg/emergency-response-guidebook-erg

캐나다 운수부(TC), 미국 교통부(DOT) 및 멕시코 통신교통부(SCT)가 공동 책정한 위험물질별 긴급 시 대응에 관한 지침이다. 주로 고속도로 및 철도 등을 이용한 위험물 운송 시 발생하는 사고 현장에서 소방, 경찰, 구급 등 초기 대응자가 사고 발생 직후 첫 30분 동안 대응하기 위해 작성된 가이드북이다.

ERG 2016은 유엔 번호순 인덱스(Yellow Page), 물질명순 인덱스(Blue Page), 가이드 본문(Orange Page, GUIDE 111~174), '초기 격리'와 '보호 활동'의 거리를 정리한 표(Green Page)로 구성된다.

(1) 가이드 본문(Orange Page)

- 물질의 상태 및 성질(가연성, 산화물질 등)별로 GUIDE 111~174가 작성되어 있다.
- 각 GUIDE에 대해서, 다음 각 항목이 좌우 양 페이지로 정리되어 있다.

  POTENTIAL HAZARDS(위험 유해성)

  - HEALTH(건강에 대하여), FIRE OR EXPLOSION(화재 또는 폭발 위험)

  PUBLIC SAFETY(공공안전 확보)

  - PROTECTIVE CLOTHING(보호구), EVACUATION(대피)

  EMERGENCY RESPONSE(긴급 시 대응)

  - FIRE(화재), SPILL OR LEAK(누출), FIRST AID(응급처치)

(2) '초기 격리'와 '보호 활동'의 거리(Green Page)

- 일부 물질은 유출량(대규모 또는 소규모) 및 주야별로 'First ISOLATE(초기 격리)'와 'Then PROTECT(그 이후 보호 활동)' 거리가 표시되어 있다.
- First ISOLATE(초기 격리 거리, 단위 m 또는 feet): 그 범위에 있는 모든 사람이 대피해야 할 거리를 나타낸다.
- 인체가 위험에 노출되고(풍상측), 생명이 위협받을(풍하측) 가능성이 있는 범위를 주위 전 방향을 대상으로 반경으로써 나타낸다.
- Then PROTECT(보호 활동의 거리, 단위 km 또는 mile): 1차 대응자와 시민의 건강과 안전을 지키고자 측정하는 유출/누출원에서의 풍하측 거리. 이 범위에 있는 사람들은 즉시 대피나 보호의 대상이 될 가능성이 있다. 유출량과 발생 시간(낮 또는 밤)에 따라 거리가 다르다.
- 염화수소, 이산화황, 산화에틸렌, 암모니아, 염소, 불화수소의 6물질에 대한 대규모 유출은 별지로 용기 용량 및 풍속도 고려해 자세히 나타내었다.

6. 유해 산업화학물질(TICs) 대응을 위한 보호구, 개인보호장비(PPE: Personal Protective Equipment)

노동위생에서 TICs가 체내에 침입해 건강장애를 일으키는 경로는 흡입 노출과 피부 및 눈 흡수에 의한 노출이 있으며, 신체 보호를 위해서는 보호구가 필요하다. 흡입 노출을 막는 보호구로서 호흡용 보호구, 경피 흡수 및 눈 노출을 막는 보호구로서 화학방호장갑, 화학보호복, 보안경이 있다. 물질의 유해성과 성질, 건강장애를 일으키는 노출 경로 등을 근거로 적절한 보호장비를 선택해야 한다.

1) 호흡용 보호구

작업환경 내 공기에 포함된 유해물질을 제거하는 '여과식'과, 작업환경과는 독립된 공기원에서 안전한 공기를 공급하는 '급기식'으로 나눌 수 있다.

(1) 여과식

● 방진마스크: 여과재로 입자상 물질(분진·퓸·액적 등)을 제거해, 착용자가 흡입하는 공기를 정화한다.

● 방독마스크: 면체와 흡수 캔으로 구성된다. 흡수 캔으로 유독가스 및 입자상 물질을 제거하고, 착용자가 흡입하는 공기를 정화한다. 흡수 캔은 가스의 종류 및 농도에 적합한 것을 사용해야 하며, 일본산업규격 JIS T 8152: 2012 '방독마스크'에는 15종류의 흡수 캔[할로겐 가스용, 산성 가스용, 유기 가스용, 일산화탄소용, 일산화탄소 및 유기 가스용, 암모니아용, 이산화황(아황산가스)용, 시안화수소용, 황화수소용, 브롬화메틸용, 수은용, 포름알데하이드용, 인화수소용, 산화에틸렌용, 메틸알코올용]이 규정된다.

● 전동팬 장착 호흡용 보호구: 착용자가 휴대하는 전동팬으로, 필터를 통한 청정한 공기를 착용자에게 송기한다. 방독마스크와 마찬가지로 가스의 종류 및 농도에 적합한 흡수 캔을 사용해야 한다.

(2) 급기식

● 송기마스크: 호스를 사용해 착용자에게 청정한 공기를 공급한다. 고압공기용기(공기봄베) 및 컴프레서 등의 압축공기를 사용하는 에어라인 마스크와, 작업환경 밖의 신선한 공기를 보내는 송풍기, 착용자의 폐 흡입력으로 공기를 들이마시는 호스마스크가 있다.

● 자급식 호흡기(SCBA, self-contained breathing apparatus): 착용자가 휴대하는 공기봄베 등에서 공기(산소)를 흡입한다. 고압공기용기(공기봄베)에서 압축공기를 사용하는 공기호흡기와 고압산소용기(산소봄베)의 압축 산소를 감압해서 공급하는 산소호흡기가 있다.

2) 화학방호장갑

화학물질의 투과 및 침투 방지를 목적으로 사용하는 장갑으로 산, 알칼리, 유기약품, 기타 기체 및 액체, 입자상의 유해화학물질을 취급할 때 착용한다. 재질에 따라 방호성능, 작업성, 기계적 강도 등이 다르기 때문에, 대상 화학물질을 고려해 작업에 적합한 장갑을 선택해야 한다. 재질은 폴리에틸렌, 니트릴, 부틸고무, 네오프렌, 천연고무 라텍스, 불소고무, 우레탄 등이 있으며 화학물질 내투과성 시험 결과를 기준으로 선택해 사용한다.

3) 화학보호복

산, 알칼리, 유기약품으로 대표되는 화학물질 투과와 침투를 방지할 목적으로 기체, 액체, 입자상의 화학물질 취급 작업 시 착용한다. 전신캡슐형 보호복, 액체 또는 스프레이방호용 밀폐복, 작업복(원피스), 재킷, 바지, 에프론, 스목, 후드, 슬리브, 풋웨어 커버 등이 있으며, 일본산업규격 JIS T 8115: 2015 '화학보호복'은 다음과 같이 분류된다. 또 화학보호복과는 별도로, 화학방호장화와 안전모도 필요하다.

(1) 전신 화학보호복

신체의 전부 또는 대부분을 방호하는 화학보호복이며, JIS T 8115: 2015에 따라 타입 1~6으로 분류된다.

- 기밀복(타입 1): 손, 발 및 머리를 포함하여 전신을 방호하는 의복으로, 의복 내부에 공기가 들어가지 않도록 하는 구조의 전신 화학보호복. la~lc의 세 타입이 있다.
  자급식 호흡기 내장형 기밀복(타입 la): 자급식 호흡기를 의복 안에 장착한다.
  자급식 호흡기 외장형 기밀복(타입 lb): 자급식 호흡기를 의복 밖에 장착한다.
  송기형 기밀복(타입 lc): 의복 밖으로 호흡용 공기를 들이마시는 구조(호흡용 보호구 병용형 포함)
- 양압복(타입 2): 손, 발 및 머리를 포함해 전신을 방호하는 의복이며, 외부로부터 의복 내부를 양압으로 유지하는 호흡용 공기를 도입하는 구조로서 기밀성(氣密性)은 없다.
- 액체 보호용 밀폐복(타입 3): 액체 화학물질로부터 착용자를 보호하기 위한 구조로, 기밀성은 없다.
- 스프레이 방호용 밀폐복(타입 4): 스프레이 액체 화학물질로부터 착용자를 보호하기 위한 구조로, 기밀성은 없다.
- 부유 고체 분진 방호용 밀폐복(타입 5): 부유 고체 분진으로부터 착용자를 보호하기 위한 구조로, 기밀성은 없다.
- 미스트(액적) 방호용 밀폐복(타입 6): 액적상 액체 화학물질로부터 착용자를 방호하기 위한 구조로, 기밀성은 없다.

(2) 부분 화학보호복(타입 PB)

신체 일부분을 방호하는 구조의 화학보호복으로서 에프론, 풋웨어 커버, 가운, 후드, 재킷, 실험복, 팔토시, 스목 등이 있다.

4) 보안경

눈을 보호한다. 고글형, 스펙터클(안경)형, 방재면 등이 있다.

5) 화학재해 발생 시 개인보호장비(PPE; Personal Protective Equipment)

화학재해 발생 시에도 현장(노출 장소, 재해 발생 장소)에 진입하는 경우 적절한 보호구(자급식 호흡기, 화학보호복 등)를 착용하고 눈·피부 접촉 및 기체·분진·품·액적 흡입을 피해야 한다. 또, 현장 이외의 장소에서 환자와 접촉하는 경우도 충분히 주의하고, 필요에 따라서 적절한 보호장비를 착용해야 한다.

화학재해 발생 시의 PPE에 대하여, EPA(United States Environmental Protection Agency: 미국 환경보건국) 및 총무성 소방청의 「2013년도 소방·구조기술의 고도화 등 검토회 보고서(平成 25 年度 消防救助技術の高度化等検討会報告書): 제2편 화학재해 또는 생물재해 시 소방기관의 활동 매뉴얼(第2編 化学災害又は生物災害時における消防機関が行う活動マニュアル)」은 다음과 같이 레벨 A~레벨 D의 4단계로 구분하며, PPE 선택 시 참고할 수 있다.

(1) 레벨 A

유해물질의 농도가 높을수록 위험에 노출될 가능성이 높고, 최대한 호흡기, 눈, 피부를 보호할 필요가 있는 경우. 또 원인물질이 불분명한 경우에 해당한다.

자급식 호흡기를 장착하고, 그 위에 전신 화학보호복(기밀복)을 착용한다.

【장비의 예】
- 자급식 호흡기(SCBA: 공기호흡기)
- 전신 화학보호복(자급식 호흡기 내장형 기밀복)
- 이중층 화학방호장갑(내피·외피 모두 내약품성)
- 화학방호장화
- 안전모

(2) 레벨 B

호흡기는 최대한 보호해야 하지만, 피부의 위험성은 낮은 경우에 해당한다.

전신 화학보호복(밀폐복) 및 자급식 호흡기를 착용한다.

【장비의 예】

- 자급식 호흡기(SCBA: 공기호흡기·산소호흡기)
- 전신 화학보호복(액체방호용 밀폐복)
- 이중층 화학방호장갑(내피·외피 모두 내약품성)
- 화학방호장화
- 안전모

(3) 레벨 C

공기 중의 물질 종류와 농도가 판명되고, 방독마스크의 사용 기준이 충족된 경우에 해당한다.

전신 화학보호복(밀폐복)을 착용하고, 전면체의 방독마스크를 착용한다.

【장비의 예】

- 전면체 방독마스크
- 전신 화학보호복(밀폐복)
- 화학방호장갑(외피는 내약품성)
- 화학방호장화
- 안전모

(4) 레벨 D

필요 최소한의 보호장비를 착용한다. 화학물질에 대한 노출 위험이 없는 경우에 해당한다.

화학보호복 및 호흡용 보호구는 필요 없지만, 보통 작업에 사용하는 마스크, 장갑, 보안경 등은 착용한다.

【장비의 예】

- N95 또는 감염방지 마스크, 방진마스크
- 작업복(원피스)
- 장갑
- 내약품성 안전화 또는 안전화
- 보안경
- 안전모

02
농약 전반

▌ 개요

물질·제품 농약은 농작물을 해충, 질병, 잡초 등으로부터 보호하기 위해 사용하는 약제로 살충제, 살균제, 제초제, 전착제, 살서제 등이 있다. 농약은 '농약취급법'에 의해 규제되며, 농림수산성에 등록된 제제만이 농약으로 제조, 판매, 사용할 수 있다. 농약 상표에는 '등록 번호(농림수산성 등록 제○○○호)', '농약의 종류(유효성분의 일반명과 제형)', '성분(유효성분의 화학명과 함량)' 등을 의무적으로 표시해야 한다. 또한 일부는 농약으로 등록되지 않고 비농경지용으로 판매되는 제초제가 있다.

문제가 되는 성분과 증상 농약 중독에서는 심각한 전신증상이 나타나는 경우도 적지 않다. 그 중에는 살충제의 유기인, 클로로페나필, 제초제의 파라콰트, 글루포시네이트 등 잘못 섭취한 사고라도 생명에 치명적인 농약도 있다. 또 유효성분뿐만 아니라 유기용제 및 계면활성제 등이 문제가 되기도 하며, 제형에 따라 중독위험은 다르다.

JPIC 접수 상황 사용 중 노출, 소아 및 치매 환자의 잘못 섭취, 용기 교체에 의한 잘못 섭취, 의도적 섭취 등이 있다.

농약 중독 대응 시에는, 먼저 '농약의 종류', '농약의 명칭'을 특정한다.

1. 물질·제품

● 농약 상표에는 유효성분, 함량, 제형, 용량 등이 기재되어 있고, '농약의 종류'(유효성분의 일반명과 제형, 예: MEP 유제), '농약의 명칭'(상품명, 예: 스미티온® 유제)과, 등록번호에서도 제품을 특정할 수 있다.

2. 노출 상황·경로

● 상황(사용 중 노출인가, 잘못 섭취인가, 의도적 섭취인가). 경로(입에 들어갔다, 삼켰다, 흡입했다, 눈에 들어갔다, 피부에 부착되었다 등).

● 노출 후 경과 시간(환자의 의식이 없는 경우, 최종 확인부터 발견까지의 시간). 증상 출현까지의 시간

● 사용 중 노출인 경우: 사용 농도, 살포 방법, 보호구 착용 유무, 장소(비닐하우스 및 창고 등 폐쇄 공간은 아닌지), 날씨(기온, 바람 등) 등

● 잘못 섭취 등인 경우: 핥은 정도인가, 다량 섭취는 아닌가? 농약이 묻은 농작물을 먹은 정도인가?

● 의도적 섭취인 경우: 섭취량(용기의 잔량에서 추측되는 최다량 등).

3. 환자의 상태·증상

● 바이탈 사인, 전신 징후·증상.

● 농약의 경우 용제로 탄화수소를 함유한 제제, 사용 및 다른 제제와의 혼합으로 가스가 발생하는 제제 등이 있으며, 다음의 toxidrome 시점에서 환자의 전신 상태를 관찰할 필요가 있다.

  ① 자극성 가스(클로로피크린 등)에 의한 기침, 재채기, 콧물, 호흡곤란 등

  ② 질식성 물질(황화수소 등 세포 호흡을 억제하는 물질)에 의한 빈맥, 저혈압, 청색증, 호흡곤란, 의식장애 등

  ③ 콜린작용성 물질(유기인·카바메이트)에 의한 축동, 침흘림, 눈물흘림, 기도의 분비 항진, 경련, 근연축, 소화관의 연동항진에 의한 구토, 설사, 변실금, 요실금, 서맥, 저혈압 등

  ④ 부식성 물질(산, 알칼리 등)에 의한 점막 자극 증상, 기도 자극 등

  ⑤ 탄화수소(자일렌, 등유 등)에 의한 착란, 초조, 경련, 혼수, 부정맥 등

  * 상기 ①~⑤의 분류는, AHLS(Advanced Hazmat Life Support)의 toxidrome 개념에 의한 것이다. 자세한 내용은 1장 '유해 산업화학물질(TICs) 대응을 위한 정보'의 2절 1항 'toxidrome이란' 32쪽 참조

● 부상 후 제염 상황(탈의·세정 타이밍, 세척 방법 등)

4. 농약을 특정할 수 없는 경우

- 상표가 없고, 용기가 없으며, 용기를 옮겨 담는 등, 농약을 특정할 수 없는 경우, 다음의 항목에 따라 가능한 한 확인한다.

1) 파라콰트 중독 감별

파라콰트 중독은 치사율이 높아서, 다른 농약과는 대응이 다르므로(호흡 상태가 나빠도 산소 투여는 제한한다), 먼저 다음의 항목을 확인한다(자세한 내용은 11장 '파라콰트·다이쿼트 제제' 184쪽 참조).

- 피부 및 의복에 청록색이 착색, 청록색의 토사물, 구강 내 수포가 있는 경우, 파라콰트 중독의 가능성이 있다.
- 파라콰트 소변 정성시험이 양성인 경우, 파라콰트 중독으로 보고 치료한다. 단, 섭취 후 조기에는 파라콰트가 소변으로 배출되지 않을 가능성이 있으며, 음성이라도 파라콰트의 섭취를 고려해야 한다.

2) 제제의 특징

- 용도: 살충제, 살균제, 제초제, 전착제, 살서제 등
- 제형: 액체, 과립, 분말. 물에 대한 혼화·용해 상황[물에 녹는가, 유화(乳化)하는가, 완전히 분리하는가].
- 냄새: 유기인 냄새, 유황 냄새, 유기용제 냄새 등. 파라콰트에는 잘못 섭취를 방지하기 위하여, 피리딘과 유사한 냄새(썩은 생선 냄새)가 나도록 기능을 부가한다.
- 색: 청색 등에 착색되어 있는 제제도 있으나, 색만으로는 제품을 특정하기 어렵다.

3) 제형 특유의 소견

- 날숨의 유기용제 냄새, 위세척액이 백탁인 경우: 유제의 가능성이 있다.
- CT에서 식도 및 위벽에 고흡수가 확인된 경우: 과립제의 가능성이 있다.

4) 증상

- toxidrome의 개념도 고려하면서, 증상을 확인한다.

5) 검사치

- 콜린에스테라제 수치가 저하된 경우, 유기인, 카바메이트의 가능성이 있다(자세한 내용은 4장 '유기인계 살충제·카르바메이트계 살충제' 84쪽 참조).
- 고칼륨혈증인 경우, 글리포세이트칼륨염 등 칼륨염 제제의 가능성이 있다(자세한 내용은 12장 '글리포세이트 제제' 196쪽 참조).

지연성의 심각한 중독으로 주의가 필요한 농약

지연되어 심각한 증상이 나타나기 때문에, 초기에 경증이라도 충분한 경과관찰이 필요한 농약이 있다.

예시

- 글루포시네이트(제초제): 4~60시간 정도의 잠복기를 거쳐, 갑자기, 혼수에 이르는 의식 수준 저하, 전신경

련, 호흡정지 등 심각한 증상이 나타날 수 있다(자세한 내용은 13장 '글루포시네이트 제제' 205쪽 참조).

- 클로로페나필(살충제): 섭취 직후는 소화기 증상 및 발한 등의 가벼운 증상이 나타나지만, 그 후 고열, 빈맥, 의식장애, 경련, 혈압 저하 등이 나타나는 경우가 있다(자세한 내용은 3장 '살충제(농약)' 64쪽 참조).

2차 피해에 주의가 필요한 농약

휘발성이 높은 농약 및 화학반응으로 가스가 발생하는 농약은, 환자의 호흡 및 토사물에서 발생한 가스를 구조자나 의료종사자가 흡입하면 2차 피해의 가능성이 있다. 또, 경피로 흡수되어 전신증상이 나타나는 농약은 환자에 묻은 농약이나 구토물에 접촉하면 2차 피해의 가능성이 있다. 환자를 치료할 때는 마스크(필요에 따라 방독마스크), 보안경, 장갑, 화학보호복 등의 보호구 착용, 실내 환기가 필요하다. 휘발성이 높은 농약은 야외에서 치료하는 것도 고려한다. 또한 방독마스크에 장착하는 흡수 캔은 원인물질에 대응하는 것을 사용한다.

예시

- 석회유황합제: 위산과 반응해 황화수소가 발생한다[자세한 내용은 9장 '다황화칼슘(CaS_X) 함유 살균제' 156쪽 참조].
- 클로로피크린: 휘발성이 매우 높고 토사물에서도 가스가 발생한다[자세한 내용은 7장 '클로로피크린(농약 클로루피크린)' 131쪽 참조].
- 인화알루미늄: 위 내 수분 및 산과 반응해 포스핀이 발생한다[자세한 내용은 6장 '훈증제(농약)' 113쪽 참조].
- 인화아연: 위 내 수분 및 산과 반응해 포스핀이 발생한다[자세한 내용은 15장 '살서제(농약)' 226쪽 참조].
- 파라콰트: 증기압이 낮아 기화하지 않지만, 용액이 피부에 묻은 경우 경피 흡수되어 전신증상이 나타날 가능성이 있다(자세한 내용은 11장 '파라콰트·다이쿼트 제제' 184쪽 참조).
- 유기인: 환자의 초진을 맡은 의료종사자가 구역질 등을 호소할 수 있다. 현재 범용되는 유기인은 DDVP(디클로르보스) 이외에는 증기압이 낮아 기화가 잘 안되므로, 강한 악취에 의한 증상으로 알려져 있다.

▌ 해설

1. 물질 · 제품에 대하여

1) 농약의 용도별 분류

용도별 분류	작용	중독에 관한 정보
살충제 (살진드기제 포함)	농작물에 해로운 곤충·진드기 종류를 방제한다.	3장 '살충제(농약)' 64쪽 참조

살균제	식물병원균으로부터 농작물을 보호한다.	8장 '살균제(농약)' 142쪽 참조
살충·살균제	살충 성분과 살균 성분을 혼합하여 해충, 병원균을 동시에 방제한다. 파종 전 씨앗에 사용하는 종자분제, 씨앗소독제도 있다.	살충 성분은 3장 '살충제(농약)' 64쪽 참조 살균 성분은 8장 '살균제(농약)' 142쪽 참조
제초제	잡초류를 방제한다.	10장 '제초제(농약)' 168쪽 참조
살서제	농작물에 해로운 설치류를 없앤다.	15장 '살서제(농약)' 226쪽 참조
식물성장조절제	식물의 생리 기능을 증진 또는 억제해, 결실을 증가시키거나 나무가 쓰러지는 것을 경감한다.	• 심각한 중독 사례는 파악되지 않았다. • 음식물 용기에 보관 중의 희석액을 잘못 섭취하는 사고가 많다.
유인제	성페로몬 등에 이끌리는 성질을 이용하여 해충을 일정한 장소에 모은다.	• 심각한 중독 사례는 파악되지 않았다.
전착제	약제가 해충의 몸이나 작물의 표면에 잘 부착되도록 살충제, 살균제, 제초제 등에 첨가한다.	14장 '전착제(농약)' 215쪽 참조
생물농약	천적 곤충이나 미생물을 이용해 유해 생물을 방제한다.	• 심각한 중독 사례는 파악되지 않았다. • 경구 섭취의 가능성은 낮다. • 농약은 아니지만 화분에 이용되는 벌(호박벌 등)은 쏘임에 주의가 필요하다.

2) 주요 제형

제형	특징	중독 리스크
분제	유효성분, 증량제(클레이 등) 등으로 이루어진 가루 모양의 제제. 입자 지름 45μm 이하. 그대로 사용한다.	• 살포 시 흡입 사고의 위험이 있다. • 분제는 일반적으로 유효성분 함량이 적다. • 물에 녹지 않아, 다량 경구 섭취는 어렵다.
과립제	유효성분, 증량제(클레이 등), 결합제 등으로 이루어진 입자 상태의 제제. 입자 지름 300~1,700μm. 그대로 사용한다.	• 입자 지름이 크기에 흡입 위험은 낮다. • 물에 녹지 않아, 다량 경구 섭취는 어렵다. • 경구 섭취 후, 식도나 위벽에 부착할 수 있고, 증상 발현이 늦거나 지연될 수 있다.
수화제	유효성분, 계면활성제, 전착제로 이루어진 미세한 가루 제제. 물에 녹여서 사용한다.	• 물에 녹인 것을 경구 섭취할 가능성이 있다.
유제 (乳劑)	유효성분을 계면활성제와 함께 유기용제에 녹인 제제. 물로 희석해 사용한다.	• 유효성분 이외에 유기용제, 계면활성제의 독성도 고려할 필요가 있다. • 유기용제를 함유하므로 잘못 삼킬 위험이 높다.
액제	수용성의 유효성분을 액체 제제로 한 것. 원액 또는 물로 희석하여 사용한다.	• 유효성분 이외에 계면활성제 및 알코올류의 독성도 고려할 필요가 있다.

유제 (油劑)	오일성 액체의 유효성분 제제 또는 유효성분을 유기용제에 녹인 제제. 그대로 사용한다.	• 유효성분 이외에 유기용제의 독성도 고려할 필요가 있다. • 유기용제를 함유하므로 잘못 삼킬 위험이 높다.
AL제	Applicable Liquid의 약자로, 그대로 사용할 수 있는 농도에 미리 희석시킨 물 베이스의 제제. 가정원예용 제품.	• 희석되어 있기 때문에 중독의 가능성은 낮다.
훈증제	유효성분을 토양 속이나 창고 등 밀폐된 공간에서 기화시키는 제제.	• 사용 시 흡입할 가능성이 있다.

3) 상표

농약의 상표에는 다음 항목이 기재되며, 농약의 유효성분, 함량, 제형, 용량 등을 확인할 수 있다(기재순은 제품에 따라 다를 수 있다).

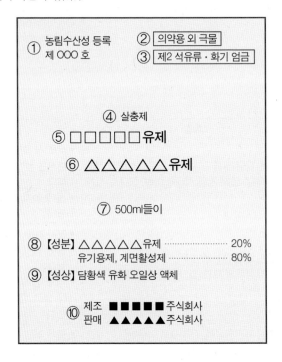

① 등록번호: 농림수산성에 등록되어 있는 번호

이 번호를 알면 독립행정법인 농림수산소비안전기술센터(FAMIC) 홈페이지(http://www.famic.go.jp)에서 유효성분명, 함량, 제형 등을 확인할 수 있다. 또, 농약으로 등록되지 않고 비농경지용으로 판매되는 제초제는 이 번호가 기재되어 있지 않다.

② 독물, 극물: 독극물 취급법에서 독물에 해당하는 농약은 '의약용 외 독물', 극물에 해당하

는 농약은 '의약용 외 극물'을 표시.

③ 위험물: 유기용제를 함유하는 농약 등, '소방법'의 위험물에 해당하는 농약에 표시

④ 용도별 분류: 살충제, 살균제, 제초제 등의 용도

⑤ 농약의 명칭(상품명): 판매를 위해 제조사에서 붙인 이름. '⑥ 농약의 종류'가 동일해도 상품명은 다른 경우가 있다.

⑥ 농약의 종류: 유효성분의 일반명에 제형을 붙인 명칭

⑦ 내용량: 포장 내용량(중량 또는 용량)

⑧ 성분: 유효성분의 화학명(일반명이 병기되어 있는 경우가 많다)와 함량(%), 기타 성분과 함량(%)

⑨ 성상: 제제의 물리적·화학적 성상(색상, 형상 등)

⑩ 회사명: 제조사, 판매회사

2. 사고 발생 상황

▌JPIC 접수 상황

【접수 건수】 2007~2016년 10년간 5,956건(복합제제를 포함한 약제의 수는 총 6,765 제품). 2007년 815건, 2016년 450건으로 10년간 감소 경향. 의료기관 3,425건(57.5%), 일반 2,337건(39.2%), 기타 194건(3.3%)

【물질】 살충제 2,802건, 살충·살균제 270건, 살균제 899건, 제초제 2,218건, 전착제 142건, 살서제 41건, 기타·불명 393건

【사고 상황】 사용 중 노출 2,013건, 잘못 마심 1,442건, 의도적 섭취 2,022건, 기타·불명 479건

1) 사용 중 노출

【환자 연령층】 만 0~5세 121건, 6~12세 24건, 13~19세 13건, 20~64세 1,118건, 65세 이상 553건, 불명 184건

【사고 상황】 사용 중 본인이 흡입하거나 피부에 묻은 사고 외에 살포 중 가까이 지나가서 흡입했다, 피부에 묻었다, 인근에서 사용한 농약이 바람을 타고 넘어와 흡입했다 등

【증상 출현률】 81.4%(증상 있음 1,638건)

2) 잘못 마심

【환자 연령층】 0~5세 669건, 6~12세 51건, 13~19세 9건, 20~64세 214건, 65세 이상 447건, 불명 52건

【사고 상황】 소아나 치매 환자의 잘못 마심, 페트병에 옮겨놓은 농약을 잘못 마시는 사고 등

【증상 출현율】 0~5세에서 13.2%(증상 있음 88건), 치매 환자는 59.7%(증상 있음 129건 중 77건)

3) 의도적 섭취

【환자 연령층】 13~19세 10건, 20~64세 1,085건, 65세 이상 859건, 불명 68건

【사고 상황】 경구 섭취가 대부분이지만, 다황화칼슘 함유 살균제와 산성 화장실용 세정제의 혼합에 의한 황화수소 자살도 가끔 발생한다.

【증상 출현율】 81.4%(증상 있음 1,645건)

3. 독성

유효성분뿐만 아니라, 유기용제나 계면활성제 등의 영향도 고려할 필요가 있다.

사람의 독성에 대한 정보는 증례 보고만 있다.

독성의 지표로 시궁쥐 및 생쥐의 경구 반수 치사량(LD_{50})은 물질안전보건자료(MSDS), 농약 등록 시 농약 초록, 식품안전위원회의 농약 평가서에서 확인할 수 있는 경우가 있다.

단, 다음과 같은 사항은 주의가 필요하다.

• 어디까지나 동물실험의 값이며, 약리 작용 및 체내동태에서의 종차는 불명확하므로, 결과를 그대로 사람에 외삽하는 것은 적절하지 않다.

• 원체(유효성분만)와 제제(용제 등을 포함)의 LD_{50}은 다르다. 농약에 따라서는 제제 쪽이 원체보다 LD_{50}이 적은(독성이 높다) 경우도 있다.

4. 중독 발현 메커니즘

유기인 및 카바메이트, 파라콰트 등 일부 농약을 제외하면 사람에 대한 중독 발현 메커니즘이 명확하게 밝혀진 농약은 적다.

5. 체내동태

증례 보고에서 혈중농도를 제외하면 사람에 대한 체내동태 데이터는 없다. 동물실험에서 체내동태는 농약 초록 및 농약 평가서에서 확인할 수 있으나, 종차를 고려할 필요가 있다.

6. 인터넷으로 확인 가능한 농약 중독에 관한 정보처

• 독립행정법인 농림수산소비안전기술센터(FAMIC) 홈페이지

  http://www.famic.go.jp

  '농약등록정보제공시스템(農藥登録情報提供システム)'에서 농약의 유효성분 및 함량 등을 확인할 수 있다. '농약 초록 및 평가서 등(農藥抄録及び評価書等)'에서는 내각부 식품안전위원회 등에서 평가 종료된 농약의 농약 초록 및 농약평가서를 확인할 수 있다.

• 농약공업회 홈페이지

  https://www.jcpa.or.jp/labo/anzen/a.html

  '농약 안전성 정보: 공개정보 일람(農藥安全性情報 : 公開情報一覧)'에서는 농약의 성분에 대해 농약 등록 시 실시된 체내동태 및 독성시험 등의 결과를 정리한 문헌을 열람할 수 있다.

• 농약 중독 증상과 치료법(의료종사자 대상, 농약공업회)

• https://www.jcpa.or.jp/labo/poisoning/

  농림수산성 소비·안전국 농산안전관리과가 감수하고(제17판부터 일본중독정보센터가 감수), 농약공업회가 간행한 의사용 자료의 PDF다. 농약 성분별로 중독 증상과 치료법을 정리했다.

• 각 기업의 홈페이지

  제품 요람(카탈로그), 물질안전보건자료(MSDS), 제품 사진이 공개되어 있는 경우가 있다.

03
살충제(농약)

▌ 개요

물질·제품 농작물을 곤충, 진드기 등 해충으로부터 보호하고자 사용되며, 해충이 약제에 직접 접촉하거나, 약제로 처리된 식물을 섭취함으로써 살충 작용을 발휘한다. 유효성분의 작용 메커니즘에 따라, '신경 및 근육을 표적으로 하는 약제', '세포 호흡을 표적으로 하는 약제', '생육 및 발달을 표적으로 하는 약제', '중장(中腸)을 표적으로 하는 약제' 등으로 분류된다. 제형은 액제, 유제, 과립제 등 다양하며, 복수의 유효성분을 함유하는 혼합제도 있다(제형에 대해서는 2장 '농약 전반' 55쪽 참조).

문제가 되는 성분과 증상 '신경 및 근육을 표적으로 하는 약제', '세포 호흡을 표적으로 하는 약제'는, 사람의 효소 및 수용체, 채널, 전자전달계, 산화적 인산화에 작용할 가능성이 있다. 유기인계, 카바메이트계, 피레트로이드계, 클로로피크린은 사용 빈도가 높고, 중독 사례 보고도 많다. 그 외에도 벤조에핀, 네오니코티노이드계(아세타미프리드, 이미다클로프리드, 클로티아니딘 등), 황산니코틴, 칼탑, 아미트라즈, 클로란트라닐프롤, 클로로페나필, METIS제(테부펜피라드, 톨펜피라도, 펜피록시메이트 등), 메타알데하이드 등은 사망 사례를 포함한 심각한 중독 보고가 있으며 전신 관리를 고려할 필요가 있다. 한편 '생육 및 발달을 표적으로 하는 약제', '중장을 표적으로 하는 약제'는 곤충에 대한 선택성이 높고 사람에 대한 독성은 낮다. 또, 유기용제 및 계면활성제 등을 함유한 제품은 유효성분 이외의 영향도 고려해야 할 필요가 있다.
* 유기인, 카바메이트는 4장 '유기인계살충제·카바메이트계살충제' 84쪽, 피레트로이드계는 5장 '피레트로이드계 살충제' 103쪽, 클로로피크린은 7장 '클로로피크린(농약 클로루피크린)' 131쪽, 훈증제는 6장 '훈증제(농약)' 113쪽 참조

JPIC 접수 상황 연간 250건 정도의 문의가 있으며, 사용 중 노출 및 용기 교체 등에 의한 잘못 섭취, 의도적 섭취 등이 있다.

제품에 따라 유효성분, 함량, 기타 성분들이 다르므로 제품 표시, 제형, 사용 방법 등 상세한 확인이 필요하다.

1. 물질·제품

- 제품 상표에서 '농약의 명칭(제품명)', '농약의 종류(유효성분의 일반명과 제형)', '성분(농도)', '등록번호'를 확인한다(상표의 기재 사항은 2장 '농약 전반' 55쪽 참조).
- 성상·외관: 액체, 고체(분말 등). 색, 냄새. 용기, 용량

2. 노출 상황·경로

- 경로: 입에 들어갔다, 삼켰다, 들이마셨다, 눈에 들어왔다, 피부에 부착했다 등
- 장소: 농경지(야외, 비닐하우스 안), 창고, 도로, 주택 등
- 상황: 취급 중 사고인가, 운송 중 사고인가? 잘못 마심인가, 의도적 섭취인가?
   취급 중 사고일 경우: 농도(희석률), 작업 내용(살포 방법), 보호구 착용 상황
   잘못 마심 및 의도적 섭취일 경우는 섭취량(용기 잔량으로 추정되는 최다량)
- 노출 후 경과 시간(의식이 없는 경우, 최종 확인에서 발견까지의 시간), 증상 출현까지의 시간

3. 환자 상태.증상

- 의식장애, 쇼크, 경련, 청색증 등이 없는가?
- 기침, 호흡 곤란 등이 없는가, 기관에 들어간 양상은 없는가?
- 구역질, 구토, 설사 등 소화기 증상은 없는가?
- 눈 위화감(이물감), 통증, 충혈, 눈물흘림, 축동(어두워지는 느낌)이 없는가?
- 피부 통증, 발적, 발진, 수포 등은 없는가?
- 부상 후 제염 상황(탈의·세정 타이밍, 세정 방법 등)

- 살충제의 성분에 따라 생명에 직결된다.
- 2차 피해 방지: 기체·분진·품·액적 흡입, 눈·피부 접촉을 피한다.
- 현장(노출 장소, 재해 발생 장소)에 진입하는 경우 적절한 보호구(훈증제는 자급식호흡기, 화학보호복 등)가 필요하다.
- 즉시 현장에서 벗어나 공기가 신선한 장소로 이동한다.
- 전신 상태가 불량한 경우는 즉시 구급 요청을 한다. 심폐 정지 시 심폐소생술을 실시한다.

진찰과 의료기관의 대응

- 의도적인 경구 섭취 및 잘못 마셨더라도 삼켰을 가능성이 있는 경우, 경로에 상관없이 증상이 있으면 진찰을 받는다.
- 유효성분명을 확인할 수 없는 경우는, 증상이 없어도 반드시 진찰을 받는다(살충제 성분에 따라서는 잘못 섭취 정도라도 지연되어 심각한 증상이 나타나 사망할 수 있다).
- 경구 섭취한 경우 유기인계, 카바메이트계, 피레트로이드계, 클로로피크린 외에도 심각한 중독 증례가 보고된 벤조에핀, 네오니코티노이드계(아세타미프리드, 이미다클로프리드, 클로티아니딘 등), 황산니코틴, 칼탑, 아미트라즈, 클로란트라닐프롤, 클로로페나필, METIS제(테부펜피라드, 톨펜피라드, 펜피록시메이트 등), 메타알데하이드 등은 가능한 한 조기에 소화관제염(필요에 따라서 활성탄의 반복 투여)을 충분히 한다. 기타 성분에 대해서도 필요에 따라 소화관제염을 하고, 호흡·순환 관리, 경련 대책을 중심으로 한 대증치료를 한다.
- 흡입, 눈·피부 노출인 경우는 탈의와 물 세척(피부는 비누 사용)을 한 후 호흡·순환 관리, 대증치료를 한다.

경과관찰

- 농약 살포 직후 채소 및 과일을 손으로 만지거나 먹은 정도여서 증상이 없으면 집에서 경과를 관찰한다.

▌해설

1. 물질·제품에 대하여

- 농약으로 사용하는 살충제는 농작물을 곤충, 진드기 등 해충으로부터 보호하기 위한 약제로, 해충이 약제에 직접 접촉하거나 약제로 처리된 식물을 섭취함으로써 살충 작용을 발휘한다.
- 제형은 액제, 유제, 과립제 등 다양하다(제형에 대해서는 2장 '농약 전반' 55쪽 참조). 또, 복수의 유효성분을 함유하는 혼합제도 있다.
- 유효성분의 작용 메커니즘에 따라 '신경 및 근육을 표적으로 하는 약제', '세포 호흡을 표적으로 하는 약제', '생육 및 발달을 표적으로 하는 약제', '중장을 표적으로 하는 약제' 등으로 분류한다.

▌작용 메커니즘에 의한 살충제의 분류

크롭라이프 인터내셔널(CropLife International)의 IRAC(Insecticide Resistance Action Committee)의 살충제 작용 기구 분류(ver.8.4, 2018년 7월판)에서 발췌했다.

1) 신경 및 근육을 표적으로 하는 약제

주요 그룹 및 1차 작용 부위	서브 그룹 또는 대표적 유효성분	유효성분 예 (대표적 상품명®)	비고
1 아세틸콜린에스테라아제 (AChE) 억제제	1A: 카바메이트계	● BPMC(페노브칼프) ● NAC(카르발릴) ● 메소밀(란네이트 K)	4장 '유기인계살충제· 카바메이트계살충제' 84쪽 참조
	1B: 유기인계	● MEP(페니트로티온, 스미티온®) ● 아세페이트(올트랑) ● 다이어디논 ● 마라손	4장 '유기인계살충제· 카바메이트계살충제' 84쪽 참조
2 GABA 작동성 염소이온 채널 블로커	2A: 환상체인 유기염소계	● 벤조에핀 (티오단®, 마릭스®)	심각한 중독 증례 보 고가 있음
	2B: 비닐 피라졸계	● 피프로닐	
3 나트륨 채널 모듈레이터	3A: 피레트로이드계	● 에토펜프록스 ● 피레트린 ● 페메트린	5장 '피레트로이드계 살충제' 103쪽 참조
4 니코틴성 아세틸콜린 수용체(nAChR) 경합적 모듈레이터	4A: 네오니코티노이드계	● 아세타미프리드 (모스피란®) ● 이미다크로프리드 (아드마이야®) ● 클로티아니딘(단토쓰®)	심각한 중독 증례 보 고가 있음
	4B: 니코틴	● 황산니코틴	심각한 중독 증례 보 고가 있음
5 니코틴성 아세틸콜린 수용체(nAChR) 알로스테릭 모듈레이터	스피노신계	● 스피노사드	
6 글루탐산 작동성 염소이온 채널(GluCl) 알로스테릭 모듈레이터	아베르멕틴계 밀베마이신계	● 에마멕틴 안식향산염 ● 밀베멕틴	
9 현음기관 TRPV 채널 모듈레이트	9B: 피리딘아조메틴 유도체	● 피메트로진	
14 니코틴성 아세틸콜린 수용체(nAChR) 채널 블로커	네라이스톡신류 연체	● 칼탑(파단®)	심각한 중독 증례 보 고가 있음
19 옥토파민 수용체 아고니스트	아미트라즈	● 아미트라즈(다니 컷®)	심각한 중독 증례 보 고가 있음
22 전위 의존성 나트륨 채널 블로커	22A: 옥사디아진	● 인독사카브	
	22B: 세미카르바존	● 메타플루미존	
28 리아노진 수용체 모듈레이터	디아미드	● 클로란트라닐리프롤 (프레바손®)	심각한 중독 증례 보 고가 있음
29 현음기관 모듈레이트 표적부위 미특정	플로니카미드	● 플로니카미드	

2) 세포 호흡을 표적으로 하는 약제

	주요 그룹 및 1차 작용 부위	서브 그룹 또는 대표적 유효성분	유효성분 예 (대표적 상품명®)	비고
12	미토콘드리아 ATP 합성 효소 억제제	12A: 디아펜티우론	• 디아펜티우론	
		12C: 프로파르기트	• BPPS(프로파르기트)	
13	프로톤 구배를 교란하는 산화적 인산화 탈공역제	피롤 외	• 클로로페나필(고테쓰®)	심각한 중독 증례 보고가 있음
20	미토콘드리아 전자 전달계 복합체 III 억제제	20B: 아세키노실	• 아세키노실	
21	미토콘드리아 전자 전달계 복합체 I 억제제(METI)	21A: METI 제	• 펜피록시메이트 (다니트론®) • 테브펜피라드(피라니카®) • 톨펜피라드(하치하치®)	심각한 중독 증례 보고가 있음
24	미토콘드리아 전자 전달계 복합체 IV 억제제	24A: 포스핀계	• 인화알루미늄(훈증제)	6장 '훈증제(농약)' 113쪽 참조
		24B: 시아니드	• 청산(훈증제)	20장 '시안화수소·시안화합물' 303쪽 참조
25	미토콘드리아 전자 전달계 복합체 II 억제제	25A: β-케토니트릴 유도체	• 사이에노피라펜 • 사이플루메토펜	
		25B: 카르복실아닐리드	• 피플루뷰마이드	

3) 생육 및 발달을 표적으로 하는 약제

	주요 그룹 및 1차 작용 부위	서브 그룹 또는 대표적 유효성분	유효성분 예 (대표적 상품명®)	비고
7	유약 호르몬 유사제	12C: 프로파르기트	• 피리프록시펜	
10	진드기생장억제제	10A: 크로펜테진	• 크로펜테진	
		10B: 에톡사졸	• 에톡사졸	
15	키틴 생합성 억제제, 타입0	벤조일 요소계	• 플루페녹슬론	
16	키틴 생합성 억제제, 타입1	부프로페진	• 부프로페진	
17	탈피 억제제 파리목 곤충	사이로마진	• 사이로마진	
18	탈피 호르몬(엑디손) 수용체 어거니스트	디아실히드라진	• 크로마페노자이드	
23	아세틸 CoA 카르복실라아제 억제제	테트론산 및 테트라민산 유도체	• 스피로디클로펜	

4) 중장을 표적으로 하는 약제

	주요 그룹 및 1차 작용 부위	서브 그룹 또는 대표적 유효성분	유효성분 예 (대표적 상품명®)	비고
11	미생물 유래 곤충 중장 내 막 파괴제	11A: Bacillus thuringiensis 와 생산 살충 단백질	• B.t. subsp. aizawai, B.t. subsp. kurstaki	

5) 기타

	주요 그룹 및 1차 작용 부위	서브 그룹 또는 대표적 유효성분	유효성분 예 (대표적 상품명®)	비고
8	기타 비특이적 (멀티사이트) 억제제	8A: 할로겐화알킬	• 브롬화메틸 • 요오드화메틸 • D-D(훈증제)	6장 '훈증제(농약)' 113쪽 참조
		8B: 클로로피크린	• 클로로피크린(훈증제)	7장 '클로로피크린 (농약 클로루피크 린)' 131쪽 참조
		8C: 플루오라이드계	• 설포닐 플루오라이드 (훈증제)	6장 '훈증제(농약)' 113쪽 참조
		8F: 메틸이소티오시아네이트 제너레이터	• 다조멧 • 카르바마제핀(훈증제)	6장 '훈증제(농약)' 113쪽 참조
			• 메타알데하이드	심각한 중독 증례 보고가 있음
UN	작용 메커니즘이 불명 또는 불명확한 약제	피리달릴	• 피리달릴	

- 상기 분류 이외에 곤충의 기문을 피복해 질식시키는 등 물리적 작용에 의한 살충제로 전분, 머신유, 계면활성제 등이 있다(머신유는 27장 '탄화수소류(연료류, 유기용제)' 414쪽, 계면활성제는 29장 '계면활성제' 445쪽 참조).
- 이미 농약 등록이 실효된 성분이나 제제는 유효 기간이 끝나면 농약으로 사용할 수 없으나, 창고 등에 보관하다가 잘못 섭취 및 의도적 섭취의 원인이 될 수 있다.

▮ 특히 주의해야 할 살충제(심각한 중독 증례 보고가 있다)

• 농약 작용으로 '신경 및 근육을 표적으로 하는 약제', '세포 호흡을 표적으로 하는 약제'는, 사람의 효소나 수용체, 채널, 전자 전달계, 산화적 인산화에도 작용할 가능성이 있다.

• 유기인계, 카바메이트계, 피레트로이드계 외에 벤조에핀, 네오니코티노이드계(아세타미프리드, 이미다클로프리드, 클로티아니딘 등), 황산니코틴, 칼탑, 아미트라즈, 클로란트라닐리프롤, 클로로페나필, METI제(테브펜피라드, 톨펜피라드, 펜피록시메이트 등), 메타알데하이드 등은 사망 사례를 포함한 심각한 중독 보고가 있다.

1) 벤조에핀

• 유기염소계 살충제로, 농작물에 해를 끼치는 해충 대부분에 살충력을 띠며 잔효성이 있다.

• 증기압은 낮다(1×10^{-3}Pa, 25℃). 수용성이 낮고(22℃, 0.03mg/100mL) 대부분의 유기용매에 녹는다.

• 1960년 농약 등록, 2010년에 농약 등록이 실효되어 현재는 판매되지 않는다.

• 제제는 수화제(48%), 유제(乳劑)(30%), 분제(5%), 과립제(3%, 1%) 외에 유기인계 및 카바메이트계 살충제와의 혼합제도 판매되었다.

• 사람 및 가축에 강한 급성독성을 띠고, 독극물 취급법에 독물로 지정되었다.

2) 네오니코티노이드계(아세타미프리드, 이미다클로프리드, 클로티아니딘 등)

• 1992년에 이미다클로프리드, 1995년에 아세타미프리드, 2000년에 클로티아니딘이 농약으로 등록되었다.

• 니코틴과 같은 니코틴 작동성 아세틸콜린 수용체에 결합하여 신경 흥분과 시냅스 전달을 차단해 살충 작용을 나타낸다. 살충 작용 외에 섭취·흡즙 행동을 억제해 생육 불량과 교미 및 산란에도 영향을 미치므로 잔효성이 있다.

• 증기압은 낮으며 아세타미프리드 $< 1 \times 10^{-6}$Pa(25℃), 이미다클로프리드 2×10^{-7}Pa(25℃), 클로티아니딘 1.3×10^{-10}Pa(25℃)이다. 물에 대한 용해도는 아세타미프리드 4.25g/L(25℃), 이미다클로프리드 0.51g/L(20℃), 클로티아니딘 0.327g/L(20℃)이다.

• 제제는 액체(액제), 고체(분제, 과립제, 수화제, 수용제) 외에 훈증제 등도 있다.

3) 황산니코틴

• 니코틴은 아세틸콜린 수용체와 결합해 신경에 흥분을 일으키지만, 분해되지 않고 흥분이 지

속되어 살충 작용을 나타낸다. 해충의 입과 외피에서 흡수 및 휘발하여 기체가 기문으로 침입해 효과가 빠르다.

- 니코틴의 증기압은 6Pa(20℃)이며 어느 정도 기화한다. "살포 중 컨디션이 저하되면, 통풍이 잘되는 그늘에서 안정을 취하게 하고, 의사를 부른다"[농약핸드북2001년판편집위원회(農藥ハンドブック2001年版編集委員会) 엮음, 『농약 핸드북: 2001(農藥ハンドブック: 2001)』(도쿄: 日本植物防疫協会, 2001), p.152]라고 주의를 환기하고 있다.
- 1948년 농약 등록, 2006년 농약 등록 실효되어 현재는 판매되지 않는다.
- 제제는 황산니코틴 40%와 비누를 함유한, 특이한 냄새가 있는 암갈색의 알칼리성 액제다. 황산니코틴은 비휘발성이지만, 알칼리성으로 하면 니코틴이 유리된다.
- 급성독성이 강해 니코틴, 황산니코틴과 함께 독극물 취급법에서 독물로 지정되었다.

4) 칼탑
- 해산동물 갯지렁이가 생산하는 네라이스톡신의 유도체로서 일본에서 개발되어, 식해성 해충에 효과가 있다.
- 증기압은 낮다(2.5×10^{-5}Pa, 25℃). 분해되므로 용해성은 측정 불가능이다.
- 제제는 수용제(75%, 50%), 분제(2%), 과립제(14%, 4%) 그리고 복합비료(칼탑 0.4%, 0.6%), 다른 살충 성분 및 살균 성분 간의 혼합제(주로 분제, 과립제)도 있다.
- 독극물 취급법에 극물로 지정되었다.

5) 아미트라즈
- 진드기제로, 진드기가 접촉하면 cAMP의 과잉 생산을 일으켜 인산화, 탈인산화의 밸런스를 무너뜨린다. 성충, 유충, 알에 효과가 빠르다.
- 증기압 0.34mPa(25℃). 물에 대한 용해성은 낮고(< 0.1mg/L, 20℃) 유기용매에 녹는다.
- 제제는 유제(20%)와 타 성분 간의 혼합제가 판매된다.

6) 클로란트라닐리프롤
- 안트라닐릭디아미드 골격을 가진 디아미드계 살충제로, 2009년에 농약으로 등록된 비교적 새로운 약제다. 곤충의 근육세포 내 칼슘 채널에 작용해 칼슘이온을 방출시켜, 근육수축을 일으킴으로써 곤충은 빠르게 섭식 활동을 멈추고 죽는다.
- 증기압은 6.804×10^{-7}Pa 이하(80℃)이다. 물에 대한 용해성은 낮다(1,023mg/L, 20℃).
- 제제는 수화제(18.4%, 10%, 5%), 과립제(0.75%) 그리고, 타 살충 성분이나 살균 성분 간의 혼합

제(주로 분제, 과립제)도 있다.

7) 클로로페나필

- 피롤 고리에 브롬, 벤젠 고리에 염소가 결합된 살충·진드기로, 미토콘드리아에서의 산화적 인산화의 공역 억제제다. 진드기류 등의 난방제 해충에 탁월한 효과가 있으며 효과가 빠르다.
- 증기압 < 1.33×10^{-5}Pa(25℃). 물에 대한 용해성은 낮고(0.12mg/L, 25℃), 유기용매에 녹는다.
- 제제로서 수화제(10%) 이외에도, 과거에는 혼합제가 판매되었다.
- 독극물 취급법에서 극물로 지정되었다.

8) METI제(테브펜피라드, 톨펜피라드, 펜피록시메이트 등)

- 모두 일본에서 개발했다. 피라졸 골격을 가지는 약제로, 미토콘드리아 전자 전달계 복합체 1을 억제한다. 채소, 차, 과수 등에 사용하며 살충제로서 톨펜피라드는 풍뎅이, 진딧물 등의 난방제 해충에도 효과가 있다. 테브펜피라드, 펜피록시메이트는 기존 진드기제에 저항성을 보이는 등에도 효과가 있다.
- 증기압은 낮다[테브펜피라드 < 1.0×10^{-5}Pa(25℃), 톨펜피라드 5×10^{-7}Pa(20℃), 펜피록시메이트 7.4×10^{-6} Pa(25℃)]. 물에 대한 용해성도 낮으며 유기용매에 녹는다.
- 제제의 경우 테브펜피라도는 수화제와 유제(모두 10%), 톨펜피라드는 수화제와 유제(모두 15%), 펜피록시메이트는 수화제(5%)가 있다. 그 외에 테브펜피라드, 톨펜피라드는 혼합제도 있다.
- 테브펜피라드, 톨펜피라드는 독극물 취급법에서 극물로 지정되었다.

9) 메타알데하이드

- 아세트알데하이드가 중합된 4량체로, 고형연료 등에도 이용된다. 증기압은 4.4 ± 0.2Pa(20℃), 물에 대한 용해도는 222mg/L(20℃)이다.
- 민달팽이류, 달팽이류의 구제에 사용하며 1958년에 농약으로 등록되었다. 연체동물 복족류(민달팽이, 달팽이 등)가 섭취하면 복족부의 근육이 수축하고, 다량의 점막분비물을 분비해 마비가 일어나 몸이 극도로 수축하여 죽음에 이른다.
- 수%~10% 함유하는 과립제와 30% 함유하는 수화제(액체 제품)도 있다.

2. 사고 발생 상황

■ JPIC 접수 상황

【접수 건수】 살충제(살충·살균제 포함, 훈증제 제외) 농약 사고는 2007~2016년 10년간 2,673건 (혼합제를 포함한 약제의 수는 총 2,906개 제품). 2007년 369건, 2016년 198건으로 10년간 감소세. 의료기관 1,562건(58.4%), 일반 1,028건(38.5%), 기타 83건(3.1%)

【환자 연령층】 0~5세 354건, 6~19세 47건, 20~64세 1,160건, 65세 이상 933건, 불명 179건

【물질】 유기인계 1,536건, 카바메이트계 206건, 피레트로이드계 463건. 기타로는 벤조에핀 3건, 네오니코티노이드계(아세타미프리드, 이미다클로프리드, 클로티아니진, 지노테프란) 145건, 황산니코틴 1건, 칼탑 22건, 아미트라즈 1건, 클로란트라닐리프롤 10건, 클로로페나필 36건, METI 제(테브펜피라드, 톨펜피라드, 펜피록시메이트) 28건, 메타알데하이드 24건, 기타·불명 431건

【사고 상황】 사용 중 노출 954건, 잘못 마심 557건, 의도적 섭취 968건, 기타·불명 194건. 사용 중 노출은 사용 중 작업자 본인을 제외하면, 살포 중 근처를 지나가거나 인근에서 사용된 농약이 바람을 타고 넘어와 흡입하는 등이 있다. 잘못 섭취는 소아나 치매가 있는 고령자의 잘못 섭취와 페트병에 옮겨둔 농약을 잘못 섭취한 사고 등이다. 의도적 섭취는 경구가 대부분이다.

【증상 출연율】 71.0%(증상 있음 1,898건)

3. 독성

유효성분뿐만 아니라 유기용제나 계면활성제 등의 영향도 고려할 필요가 있다.

1) 벤조에핀

- 사람 추정 경구치사량은 50~500mg/kg 범위다. 제제를 100mL(벤조에핀 18.8g 상당) 섭취해 사망한 성인 사례가 있다[F. T. Boereboom et al., *Clinical Toxicology*, Vol.36(1998), pp.345~352].

2) 네오니코티노이드계(아세타미프리드, 이미다클로프리드, 클로티아니진 등)

- 척추동물의 니코틴 작동성 아세틸콜린 수용체에 대한 작용은 약하고 사람에 대한 독성은 낮다고 알려져 있지만, 이미다클로프리드 20% 제제 60mL를 경구 섭취해 호흡정지 및 경련 발

작을 일으킨 사례[단노 쇼고(丹野翔五) 외, ≪일임구급의회지(日臨救急医会誌)≫, 16(2013), p.428], 아세타미프리드 2% 액제를 약 100mL 섭취하고 경련, 빈맥, 저혈압, 저체온 등이 발생한 사례 [이마무라 토모노리(今村友典) 외, ≪중독연구(中毒研究)≫, 23(2010), p.358] 등의 보고가 있다.

3) 황산니코틴
• 사람의 경우 추정되는 니코틴의 경구치사량은 성인이 30~60mg(0.5~1.0mg/kg)이다.

4) 칼탑
• 칼탑 염산염 75%를 함유된 수용제(분말)를 약 13g 섭취하고, 자발호흡의 감약, 강직간대경련, DIC를 초래해 사망한 사례가 있다[E. Kurisaki et al., *Clinical Toxicology*, Vol.48(2010), pp.153~155].

5) 아미트라즈
• 20% 유제를 약 200mL 섭취하고 서맥, 의식장애, 축동이 발생한 사례가 있다[오타니 나오쓰구(大谷直嗣) 외, ≪일구급의회지(日救急医会誌)≫, 16(2005), p.489].

6) 클로란트라닐리프롤
• 포유류 등에 대한 영향은 거의 없지만(원체의 급성 경구 독성 LD_{50} 시궁쥐 > 5,000mg/kg 우, 경피 LD_{50}, 시궁쥐 > 5,000mg/kg), 18.4% 함유 제제 10mL 섭취해 서맥, 방실블록이 발생한 사례가 있다[A. K. Mishra et al., *Indian Journal of Critical Care Medicine*, Vol. 20(2016), pp.742~744].

7) 클로로페나필
• 10% 수화제 약 80mL 섭취해 사망한 사례가 있다[엔도 요코(遠藤谷子) 외, ≪중독연구≫, 17(2004), pp.89~93].

8) METI제(테브펜피라드, 톨펜피라드, 펜피록시메이트 등)
• 테브펜피라드 10% 유제 100mL 섭취해 대사성 산성혈액증, 호흡정지, 혈압 저하가 나타나 사망한 사례가 있다[기리우 노부아키(霧生信明) 외, ≪일구급의회관동지(日救急医会関東誌)≫, 22(2001), pp.262~263].

9) 메타알데하이드
• 체중당 섭취량과 증상

수mg/kg: 구역질, 구토, 복부 경련, 발열, 안면 홍조, 침흘림

50mg/kg까지: 상기 증상과 함께 경면, 빈맥, 과민증, 근경련

50mg/kg 이상: 상기 증상과 함께 근육 긴장 증대, 운동 실조, 경련, 반사 항진, 근연축, 혼수

4. 중독 발현 메커니즘

1) 벤조에핀

- 눈에 대한 자극성이 있다.
- 유기염소계 살충제로서 신경축색독, GABA 길항제다.

2) 네오니코티노이드계(아세타미프리드, 이미다클로프리드, 클로티아니진 등)

- 시냅스 후막에 존재하는 니코틴 수용체와 결합해 자율신경, 중추신경, 골격근에 작용하며, 처음에는 자극, 나중에 억제를 초래한다. 단, 네오니코티노이드는 척추동물의 니코틴 작동성 아세틸콜린 수용체에 대한 작용은 약하다.

3) 황산니코틴

- 시냅스 후막에 존재하는 니코틴 수용체에 결합하고 자율신경, 중추신경, 골격근에 작용하며, 처음에는 자극, 나중에 억제를 초래한다.

4) 칼탑

- 눈과 피부에 강한 자극성이 있다.
- 시냅스 후막에서 아세틸콜린과 경합하여, 니코틴성 아세틸콜린 수용체를 차단한다. 특히 신경근 접합부에서 차단 작용을 한다.

5) 아미트라즈

- 중추성 아드레날린 α_2 수용체 자극 작용이 있다.

6) 클로란트라닐리프롤

- 눈에 대해서 가벼운 자극성이 있다.
- 곤충에 대해서는 근육세포 내의 칼슘 채널에 작용해 근수축을 일으키지만, 사람에 대한 작용

은 명확하지 않다.

7) 클로로페나필

- 눈에 대해 원체는 중간 정도의 자극성, 10% 수화제는 가벼운 자극성이 있다.
- 미토콘드리아에서 산화적 인산화의 공역 억제 작용을 한다.

8) METI제(테브펜피라드, 톨펜피라드, 펜피록시메이트 등)

- 모두 눈에 가벼운 자극성이 있고, 톨펜피라드는 피부에도 가벼운 자극성이 있다.
- 미토콘드리아 전자전달복합체 1의 억제 작용을 한다.

9) 메타알데하이드

- 생쥐에서 뇌 내 전달물질(GABA, 노르아드레날린, 세로토닌 등)의 유의한 감소가 보고되었다.

5. 체내동태

1) 벤조에핀

- 유기염소계 살충제는, 소화관에서 잘 흡수된다.
- 반감기: 몇 시간~2, 3일
- 분해되어 안전한 엔도설판 알코올로 대사되어 배출되기 쉽고, 사람과 가축 체내에서의 축적성은 낮다.

2) 네오니코티노이드계(아세타미프리드, 이미다클로프리드, 클로티아니진 등)

- 혈액뇌관문을 통과하기 어렵다.

3) 황산니코틴

- 니코틴은 소화관, 폐, 피부에서 빠르게 흡수된다.
- 니코틴의 약 80~90%는 주로 간, 일부는 폐와 신장에서 분해되고, 10~20%는 미변화체 그대로 유지된다.
- 소변으로 완전히 배출되며, 다량 섭취한 경우에도 16~24시간 이내에 완전히 배출된다.

4) 칼탑

- 사람에 대한 흡수는 매우 빠르다. 체내에서 빠르게 대사하기에 칼탑 및 대사물 모두 48시간 이내에 대부분이 소변으로 배출되어 장기(臟器) 축적성은 낮다[기요다 가즈야(淸田和也) 외, ≪중독연구≫, 7(1994), pp.263~270].

5) 아미트라즈

- 경구, 경피에서 신속하게 잘 흡수된다. 대사물은 소변으로 배출된다.

6) 클로란트라닐리프롤

- 동물실험에서는 신속하게 흡수되어, 투여 후 48~72시간까지 주로 대변으로 배출되었다.

7) 클로로페나필

- 동물실험에서는 소화관에서 흡수되어 조직(특히 지방조직)에 분포된 후 담즙으로 배출되고, 장간 순환을 통해 대부분은 대변으로 배출되었다. 투여 후 168시간까지의 소변·대변에서의 총 배출률은 투여량의 90% 이상이었다.

8) METI제(테브펜피라드, 톨펜피라드, 펜피록시메이트 등)

- 동물실험에서 톨펜피라드는 소화관에서 신속하게 흡수되고 대사되어, 투여 후 168시간까지 90% 이상이 주로 대변으로 배출되었다.

9) 메타알데하이드

- 신속하게 흡수된다.
- 민달팽이 구제제(메타알데하이드 20%)를 35~50mL 경구 섭취한 사례에서 혈중 반감기는 26.9시간이었다[J. P. Moody et al., *Human and Experimental Toxicology*, Vol.11(1992), pp.361~362].

6. 증상

1) 벤조에핀

- 중추신경 자극 작용에 의한 간질성 경련, 의식소실이 특징적이다. 호흡억제, 저혈압, 부정맥 등이 나타날 수 있다.

2) 네오니코티노이드계(아세타미프리드, 이미다클로프리드, 클로티아니진 등)

- 니코틴과 마찬가지로 구역질, 구토 외에 심각한 경우는 빈맥, 경련, 혈압 상승 등이 나타날 가능성이 있다.

3) 황산니코틴

- 경증~중경증으로는 구역질, 구토, 두통, 현기증, 진전, 발한, 빈맥, 혈압 상승 등, 중증으로는 경련, 서맥, 혈압 저하, 호흡근 마비 등이 나타날 수 있다.

4) 칼탑

- 축동, 침흘림, 구토, 설사 등이 나타나며, 중경증~중증에서는 산동, 경련, 혈압 저하, 호흡근 마비 등이 나타날 수 있다.

5) 아미트라즈

- 주요 증상으로 의식장애, 서맥, 저혈압, 축동 등이 나타난다.

6) 클로란트라닐리프롤

- 서맥, 방실 블록을 확인한 사례, 심정지가 발생한 사례가 있다.

7) 클로로페나필

- 구토, 설사, 발한, 고열(40℃ 이상), 빈맥, 경련, 근경직, 혈압 저하 등이 나타나며, 사망 사례도 있다.
- 사망 사례의 임상 경과는 초기부터 경련, 고열, 혈압 저하, 근경직이 나타나 사망한 경우와 섭취 직후는 소화기 증상이나 발한 등의 가벼운 증상만 있었는데, 며칠 후에 고열, 빈맥이 나타나 급격한 의식장애, 경련, 혈압 저하 등으로 사망한 사례가 있다.

8) METI제(테브펜피라드, 톨펜피라드, 펜피록시메이트 등)

- 섭취 후 몇 시간 내에 의식장애, 혈압 저하, 호흡억제, 대사성 산성혈액증으로 사망할 수 있다.

9) 메타알데하이드

- 보통 섭취 1~3시간 후부터 구역질, 구토, 심한 복통 등의 소화기 증상이 출현한다. 심각한 경우에는 중추억제, 경련, 긴장 항진, 호흡억제 등이 나타날 수 있다.

【기타 살충제】

- 상기를 제외한 경우는 중증화될 가능성도 있으므로 주의가 필요하다.
- 유기용제 및 계면활성제 등을 함유한 제품은 소화관 점막의 자극에 의한 소화기 증상, 잘못 삼킴에 의한 폐렴 등이 발생할 가능성이 있다.

7. 대응

성분에 따라서는 생명과 직결되는 경우가 많으므로, 심각한 노출인 경우 의료기관의 대응이 필요하다.

대응자의 안전 확보와 환자 상태 안정화(기도확보, 호흡 관리)를 우선해 제염(탈의, 오염 부위 세정), 대증치료를 한다.

* 안전 확보: 기체·분진·품·액적 흡입, 눈·피부 접촉을 피한다.

현장(노출 장소, 재해 발생 장소) 이외에서 환자와 접촉하는 경우도 충분히 주의하고, 필요에 따라 적절한 보호장비를 착용한다.

▌프리호스피털 케어(prehospital care, 병원 가기 전 응급처지)

- 즉시 현장에서 벗어나 공기가 신선한 장소로 이동한다.
- 전신 상태가 안 좋은 경우 즉시 구급 요청을 한다. 심폐 정지 시 심폐소생술을 실시한다(구강 인공호흡은 피한다).
- 경구: 토하게 해서는 안 된다(성분에 따라 경련을 유발할 수 있으며, 또 잘못 삼키면 화학성 폐렴을 일으키기 쉽다). 입안에 남아 있는 것은 게워내고 입을 헹군다. 농약은 구토하기 쉽고, 대응에는 주의가 필요하다.
- 흡입: 즉시 공기가 신선한 장소로 옮기고, 탈의 및 피부를 물로 씻는다.
- 눈: 눈을 비비지 않도록 주의하고, 즉시 물(실온)로 15분 이상 충분히 세정한다. 콘택트렌즈를 착용한 경우 가능하면 뺀 후 세정한다.
- 피부: 오염된 의복 및 신발은 주의 깊게 벗기고 밀봉한다. 비누와 물로 충분히 세정한다.
- 니코틴 제제 및 유기용제를 함유제제는 이송 도중 기화해 차량이 오염될 가능성이 있으므로, 환기 등을 충분히 한다.

▌ 의료기관에서의 처치

해독제·길항제는 없으며, 호흡·순환 관리를 중심으로 한 대증치료를 한다. 특히 주의해야 할
살충제(벤조에핀, 네오니코티노이드계, 황산니코틴, 칼탑, 아미트라즈, 클로란트라닐리프롤, 클로로페나
필, METI제, 메타알데하이드 등)는 사망 사례 등 심각한 중독 증례 보고가 있기 때문에 전신 관리를
고려할 필요가 있다.

1) 경구의 경우
• 치료 시에는 적절한 보호구를 착용하고 실내를 환기한다.
• 해독제: 없다.
• 호흡·순환 관리: 호흡장애의 대응으로 기도확보, 산소 투여, 인공호흡, 저혈압에 대해서 수액,
  승압제 투여, 필요 시 기계적 순환 보조를 한다. 경련 대책 외에도 클로로페나필일 경우 체온
  관리, 근육경직에 대한 대증치료를 한다.
• 소화관제염: 토하게 하지 않는다.
  주의해야 할 살충제(벤조에핀, 네오니코티노이드계, 황산니코틴, 칼탑, 아미트라즈, 클로란트라닐리프
  롤, 클로로페나필, METI제, 메타알데하이드 등)는 가능한 한 조기에 충분히 소화관제염(필요에 따라
  활성탄을 반복 투여)을 한다. 기타 살충제에 대해서도 필요에 따라 기도확보, 경련 대책을 세운
  후 위세척, 활성탄을 투여한다.
• 유제, 액제 등 제제에 따라서는 다른 배합 성분(유기용제, 계면활성제 등)에 대한 치료가 필요할
  수 있다.
• 확인이 필요한 검사: 흉부·복부X선 검사, 심전도 검사, 혈액 가스 분석, 혈액검사(전혈구 계산
  치, 혈청전해질, 신장 기능, 간 기능)를 시행한다.

2) 흡입한 경우
• 흉부 X선 검사, 혈액 가스 분석, 폐기능 검사 등 호흡 기능을 평가한다.
• 호흡 관리: 호흡기 증상이 있으면 산소를 투여하고, 필요에 따라 기관 삽관 및 인공호흡을 실
  시한다.

3) 눈에 들어간 경우
• 진찰 전 눈 세척이 불충분한 경우는, 즉시 다량의 미온수로 15분 이상 눈을 씻는다.
• 안과 진찰로 화학 손상의 유무를 평가한다. 화상에 준하여 치료한다.

4) 피부 노출의 경우

- 화학 손상에 대한 치료나 가압용기 사고인 경우는 동상에 대한 치료를 한다.

8. 치료 시 주의점

1) 입원 및 경과관찰 기준

(1) 주의해야 할 살충제

(벤조에핀, 네오니코티노이드계, 황산니코틴, 칼탑, 아미트라즈, 클로란트라닐리프롤, 클로로페나필, METI제, 메타알데하이드 등)

- 사망 사례 등 심각한 중독 증례 보고가 있으므로 전신 관리가 필요하며, 섭취 가능성이 있으면 반드시 진찰한다. 전신 상태가 좋지 않으면 입원한다.
- 클로로페나필은 며칠에서 몇 주 정도 지연되어 심각한 증상이 나타날 수 있다. 일단 호전되어 퇴원한 후 재진 시 사망한 사례도 있으므로, 초기에 경증이라도 충분한 경과관찰이 필요하다. 전신 상태가 개선되어 퇴원한 경우라도 2~3개월 정도 관찰이 필요하다.

(2) 기타 살충제

- 어떠한 증상이 있는 경우 진찰한다. 전신 상태가 좋지 않으면 입원한다.

2) 특히 주의가 필요한 살충제에 대한 주의점

- 아미트라즈: 서맥, 축동 등의 증상에서, 유기인 및 카바메이트 중독으로 오인할 수 있다. 유기인 등의 감별진단에는 콜린에스테라아제 활성 측정이 유용하다.
- 네오니코티노이드계 및 황산니코틴 등, 니코틴성 아세틸콜린 수용체(nAChR)에 작용하는 약제: 부교감신경 자극 증상에 대응해 아트로핀 투여를 고려한다.
- 클로로페나필: 아스피린, 아트로핀 투여는 금기 사항이다(아스피린은 산화적 인산화 억제 작용, 아트로핀은 항콜린 작용으로 인해 체온 상승을 일으킨다).
- 메타알데하이드: 중증 사례에서도 몇 시간의 잠복 기간이 있으므로, 섭취한 사실이 확실하면 증상이 없어도 빨리 치료를 한다. 단, 위세척은 경련을 유발할 수 있으므로 신중하게 해야 한다.

9. 현장에서 2차 피해의 방지 대책

▌주의사항

• 현장(노출 장소, 재해 발생 장소)에 진입할 경우 적절한 보호구(훈증제는 자급식 호흡기, 화학보호복 등)를 착용하고, 눈·피부 접촉 및 기체·분진·퓸·액적 흡입을 피한다. 방독마스크를 사용하는 경우에는 원인물질에 대응하는 흡수 캔을 적절히 장착해야 한다.

• 허가 없이 진입해서는 안 된다.

• 바람이 통하는 높은 곳에 머무른다.

• 황산니코틴은 유리된 니코틴이 기화하므로, 폐쇄 공간에서 누출된 경우는 환기가 필요하다.

▌초기 격리 및 방호조치 거리

ERG 2016(2016 Emergency Response Guidebook)에 의거한다.

　자세한 내용은 『2016 유해물질 비상대응 핸드북(2016 Emergency Response Guidebook)』 또는 '웹 와이저(Web WISER)' 참조

　https://www.phmsa.dot.gov/hazmat/erg/emergency-response-guidebook-erg

　https://webwiser.nlm.nih.gov/knownSubstanceSearch.do

1) 벤조에핀

유기염소계 살충제(유엔 번호 2761, ERG GUIDE 151)

• 초기 격리: 유출 또는 누출 장소에서 전 방향으로 액체인 경우 최소 50m, 고체인 경우 최소 25m

2) 황산니코틴

황산니코틴(고체·액체, 유엔 번호 1658, ERG GUIDE 151)

• 초기 격리: 유출 또는 누출 장소에서 전 방향으로 액체인 경우 최소 50m, 고체인 경우 최소 25m

3) 메타알데하이드

메타알데하이드(유엔 번호 1332, ERG GUIDE 133)

• 초기 격리: 유출 또는 누출 장소에서 전 방향으로 최소 25m

▌ 누출물 처리

다음 물질은 '국제 화학물질 안전성 카드 ICSCs' 참조

https://www.ilo.org/dyn/icsc/showcard.listCards3

① 벤조에핀   ICSC: 0742
② 이미다클로프리드   ICSC: 1501
③ 황산니코틴   ICSC: 0520
④ 아미트라즈   ICSC: 0098

04
유기인계 살충제·카바메이트계 살충제

▌ 개요

물질·제품   유기인계 살충제는 인산에스테르 결합을 가진 화합물, 카바메이트계 살충제는 카르바민산의 에스테르를 함유한 화합물이다. 모두 콜린작용성 시냅스에 존재하는 아세틸콜린에스테라아제(AChE)에 억제 작용을 하여, 해충이 약제로 직접 접촉하거나 약제 처리된 식물을 섭취하면 살충 작용을 발휘한다. 제제는 유기용제 및 계면활성제를 함유한 액상 제제(乳劑, 油劑), 물에 녹여 사용하는 수화제, 그대로 사용하는 과립제나 분제 등과 다양한 제형이 있다. 같은 제형이더라도 함량이 다른 경우나 복수의 성분을 함유한 혼합제도 있다.

문제가 되는 성분과 증상   유기인계 살충제, 카바메이트계 살충제 모두 화학구조에 따라 물성, 작용 특성, 독성이 크게 차이 나지만, 모두 체내에서 AChE와 결합해 활성을 저하시켜 아세틸콜린 분해를 억제한다. 콜린작용성 신경 말단에서 아세틸콜린이 축적되면 무스카린 유사 증상(서맥, 침흘림, 눈물흘림, 발한, 구토, 설사, 배뇨, 축동 등), 니코틴 유사 증상(빈맥, 고혈압, 산동, 근경련 등), 중추신경 증상(의식 수준 저하, 초조, 건망, 혼수, 경련 등) 등의 콜린작용성 증후가 나타나며, 사망할 수도 있다. 일반적으로 카바메이트계 살충제는 유기인계 살충제에 비해 증상 출현이 빠르고, 회복도 빠르다. 유기용제 및 계면활성제 등을 함유하는 제제는, 유기용제나 계면활성제의 영향도 고려할 필요가 있다.

JPIC 접수 상황   농약의 유기인계 살충제, 카바메이트계 살충제는 연간 160건 정도의 문의가 있으며, 사용 중 노출 외에도 소아나 치매가 있는 고령자의 잘못 섭취, 용기 교체에 의한 잘못 섭취, 의도적 섭취 등이 있다.

제품에 따라 유효성분(유기인 및 카바메이트 종류), 함량, 기타 성분들이 다르므로 제품 표시, 제형, 사용 방법 등 상세한 확인이 필요하다.

1. 물질·제품

- 제품 상표에서 '농약의 명칭(제품명)', '농약의 종류(유효성분의 일반명과 제형)', '성분(농도)', '등록번호'를 확인한다(상표의 기재 사항은 2장 '농약 전반' 55쪽 참조).
- 성상·외관: 액체, 고체(분말 등), 색, 냄새. 용기, 용량

2. 노출 상황·경로

- 경로: 입에 들어갔다, 삼켰다, 들이마셨다, 눈에 들어갔다, 피부에 부착했다 등
- 장소: 농경지(야외, 비닐하우스 안), 창고, 도로, 주택 등
- 상황: 취급 중 사고인가, 운송 중 사고인가, 잘못 삼킴인가, 의도적 섭취인가?
  취급 중 사고일 경우: 농도(희석률), 작업 내용(살포 방법), 보호구 착용 상황, 노출량
  잘못 삼킴 및 의도적 섭취일 경우는 섭취량(용기 잔량으로 추정되는 최다량)
- 노출 후 경과 시간(의식이 없는 경우, 최종 확인에서 발견까지의 시간), 증상 출현까지의 시간
- 2차 피해 가능성의 유무(유기인계 살충제는 환자 대응 시 의료 종사자에게 구역질, 두통 및 머리 무거움, 전신 권태감, 눈 및 목에서 위화감 등이 나타난 사례가 있다)

3. 환자의 상태·증상

- 의식장애, 쇼크, 경련 등은 없는가?
- 기침, 호흡곤란 등은 없는가, 기관지에 침투한 기색은 없는가?
- 구역질, 구토, 설사 등의 소화기 증상은 없는지, 침흘림, 발한은 없는가?
- 눈 위화감, 통증, 충혈, 눈물흘림, 축동은 없는가?
- 피부 통증, 발적, 발진 등은 없는가?
- 부상 후 제염 상황(탈의·세정 타이밍, 세정 방법 등)

다량으로 경구 섭취하면 생명이 위험하다.
- 2차 피해 방지: 기체·분진·퓸·액적 흡입, 눈·피부 접촉을 피한다.
  현장(노출 장소, 재해 발생 장소)에 진입하는 경우 적절한 보호구가 필요하다.

- 즉시 현장에서 벗어나 공기가 신선한 장소로 이동한다.
- 전신 상태가 불량한 경우 즉시 구급 요청을 한다. 심폐 정지 시 심폐소생술을 실시한다.

진찰과 의료기관의 대응
- 삼켰을 가능성이 있다면 추정 섭취량, 증상의 유무와 관계없이 진찰을 받는다. 눈·피부 노출도 포함해 어떠한 증상이 계속되면 반드시 진찰을 받는다.
- 6~12시간 정도는 의료기관에서 관찰하며, 콜린에스테라아제(ChE) 값이 기준치 범위 내에서 증상이 나타나지 않으면 귀가할 수 있다.
- 콜린작용성 증후가 나타난 경우 적어도 24시간은 입원해 경과를 관찰한다. 기도분비 과다 및 기관지경련 등 호흡 관리가 필요한 상태, 니코틴 유사 증상(빈맥, 고혈압, 산동, 근경련 등), 중추신경계 증상(의식수준 저하, 초조, 건망, 혼수, 경련 등)이 나타난 경우 증상들이 소실될 때까지 중환자실에 입원한다.
- 중증 사례에서는 우선 호흡·순환 관리를 하지만, 특히 중요한 것은 호흡부전에 대한 기관삽관·호흡 관리. 경구 섭취한 경우 가능한 한 빨리 소화관제염을, 흡입하거나 눈·피부에 노출된 경우 탈의와 세정(피부는 비누 사용)을 하고, 증상에 따라 무스카린 작용에 대한 길항제로 아트로핀, 유기인은 해독제인 프랄리독심(PAM)을 투여한다. 환자의 의류는 밀봉한다.

경과관찰
- 취급 중 사고, 분제 및 과립제를 핥았거나 희석해서 사용하는 제품의 희석액을 핥았거나, 농약을 살포한 후 채소 및 과일을 손으로 만지거나 먹었더라도 증상이 없으면 가정에서 경과관찰을 한다.

▌해설

1. 물질 · 제품에 대하여

유기인계 살충제, 카바메이트계 살충제 모두 콜린작용성 시냅스에 존재하는 아세틸콜린에스테라아제(AChE) 억제 작용을 하여, 해충이 약제에 직접 접촉하거나 약제로 처리된 식물을 섭취하면 살충 작용을 발휘한다. IRAC(IInsecticide Resistance Action Committee)에 의한 살충제의 작용기구 분류에서는 '1: 아세틸콜린에스테라아제(AChE) 억제제'로 분류된다.

1) 화학구조와 물성 · 작용 특성
- 유기인 화합물은 인 'P'를 함유하는 유기화합물의 총칭이다. 그중에서도 5가의 P 원자를 중심으로 한 인산에스테르 결합을 가지는 화합물 중 AChE 억제 작용을 하는 것이 유기인계 살충

그림 1 유기인계 살충제의 기본 구조

$$R1=O \quad \diagdown \quad \diagup \quad O \text{ 또는 S}$$
$$P$$
$$R2=O \quad \diagup \quad \diagdown \quad O \text{ 또는 N 또는 S} - \text{이탈기}$$

그림 2 카바메이트계 살충제의 기본 구조

$$R1 \quad \diagdown \quad \diagup \quad O$$
$$N-C$$
$$R2 \quad \diagup \quad \diagdown \quad O-R3$$

제로 많이 이용된다(그림 1). 화학무기에 사용되는 신경작용제도 유사한 화학구조와 작용을 가진다.

• 카바메이트 화합물은, 카르바민산[H_2N-C(=O)OH]의 에스테르를 가지는 물질이다. AChE 억제 작용을 하는 것이 카바메이트계 살충제로 이용된다(그림 2)(살균제 및 제초제로 사용되는 유기인 화합물이나 제초제로 사용되는 카바메이트 화합물은, AChE 억제 작용이 없거나 매우 약하다).

• 유기인계 살충제, 카바메이트계 살충제 모두, 화학구조에 따라 물성이나 작용 특성이 크게 차이 난다. 유기인계 살충제의 화학구조에 따른 분류는 **그림 3**에서 참고할 수 있다.

그림 3 유기인계 살충제의 화학구조

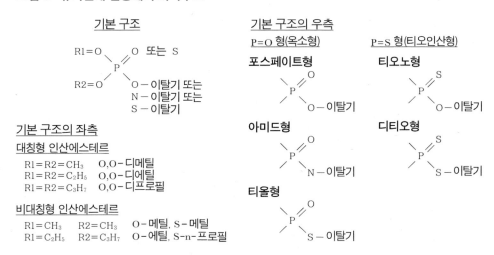

• 기본 구조의 우측: 작용 발현 시간에 영향을 준다.

P=O형(옥소형): 그대로 AChE 억제 작용을 나타낸다.

　　포스페이트형(P−O−이탈기): DDVP(디클로르보스) 등

　　아미드형(P−O−이탈기): 아세페이트 등

　　티올형(P−O−이탈기): 카두사포스 등

P=S형(티오인산형): 체내에서 P=O형으로 대사되어 AChE 억제 작용을 발휘한다.

　　티오노형(P-O-이탈기): EPN, MEP, MPP, 클로르피리포스, 다이아지논 등

　　디티오형(P-S-이탈기): 마라손, 에틸티오메톤 등

- 기본 구조의 좌측: 작용 특성, 탈알킬화(에이징)의 발생 용이성, 해독제인 프랄리독심(PAM)과의 친화성에 영향을 준다.

대칭형 인산에스테르: R1과 R2가 동일

　　O,O-디메틸기(디메톡시) 타입: DEP, DDVP, MEP, MPP, 마라손 등

　　O,O-디에틸기(디에톡시) 타입: 에틸티오메톤, 클로르피리포스, 다이아지논 등

비대칭형 인산에스테르: R1과 R2가 상이, 난방제(難防除) 해충이나 저항성 해충에 효력을 띤다.

　　O-메틸, S-메틸기(메톡시·티오메틸) 타입: 아세페이트 등

　　O-에틸, S-n-프로필기(에톡시·티오프로필) 타입: 프로티오포스, 프로페노포스 등

- 지용성: 유기인, 카바메이트 모두 구조에 벤젠 고리를 가지는 종류는 지용성이 높은 경향이 있다.

옥탄올/물 분배계수(log Kow, 지용성의 기준)가 2를 초과하는 물질 예시:

유기인: EPN, MEP, MPP, 클로르피리포스, 마라손 등

카바메이트: BPMC, NAC 등

- 휘발성: 살충제로 사용되는 유기인, 카바메이트의 대부분은 증기압이 낮아 휘발되기 어렵다. 증기압이 비교적 높고, 휘산제로 이용되는 DDVP라 하더라도 한순간에 기화하는 것은 아니다.

증기압 예시:

유기인: DDVP 1.6Pa(20℃), DEP 2.1×10^{-4}Pa(20℃), MEP 1.57×10^{-3}Pa(25℃), 아세페이트 2.26×10^{-4}Pa(24℃), 마라손 2.28×10^{-4}Pa(20℃)

카바메이트: NAC 4.16×10^{-5}Pa(23.5℃), 메소밀 7.2×10^{-4}Pa(25℃)

- 유기인계 살충제, 카바메이트계 살충제 모두 독극물 취급법에서 독물 및 극물에 해당하는 물질이 있다.

- 예: 특정 독물(파라티온)

　　독물: EPN(1.5% 이하 극물), 에틸티오메톤(5% 이하 극물), 옥사밀(0.8% 이하 극물), 메소밀(45% 이하 극물)

　　극물: DDVP, DEP(10% 이하 제외), MPP(2% 이하 제외), 다이아지논(3% 이하 제외), NAC(5% 이하 제외), 벤프라캅

2) 농약

- 2019년 현재 유기인계 살충제 18물질, 카바메이트계 살충제 9물질이 농약으로 등록되어 있다.

  유기인계 살충제: CYAP(시아노포스), DEP(일명 트리클로르폰), DMTP(메티다티온), EPN, MEP(페니트로티온), MPP(펜티온), PAP(펜토에이트), 아세페이트, 이속사티온, 카두사포스, 클로르피리포스, 디메토에이트, 다이아지논, 피리미포스, 프로티오포스, 프로페노포스, 포스티아제이트, 마라손(마라티온)

  카바메이트계 살충제: BPMC(페노브칼브), MIPC(이소프로칼브), NAC(카바릴), 아라니칼브, 옥사밀, 카보설판, 티오디카브, 벤프라칼브, 메소밀

  대표적인 상품명으로 유기인은 스미티온®(MEP), 올트란®(아세페이트), 카바메이트는 란네이트®(메소밀) 등이 있다.

  또, 이미 농약 등록이 실효된 성분은 농약으로 사용할 수 없지만, 창고 등에 보관하다가 잘못 섭취 및 의도적 섭취의 원인이 될 가능성이 있다.

- 제제: 유기용제(자일렌, 메틸알코올 등)나 유화제(계면활성제)를 함유한 액상제제[유제(乳劑) 및 유제(油劑)], 물에 녹여 사용하는 수화제, 그대로 사용하는 과립제 및 분제 등 다양한 제형이 있다. 또 동일 성분·제형에서도 함량이 다른 제제나 혼합제도 있으며, 성분 이름만으로 제품을 특정할 수는 없다.

  MEP 함유 농약 예시: 스미티온 분제 2(MEP 2%), 스미티온 분제 3(MEP 3%), 스미티온 과립제 F(MEP 3%), 스미티온 수화제 40(MEP 40%), 스미티온 분제(MEP 20%), 스미티온 분무제(MEP 0.1%), 스미티온 유제(MEP 50%), 스미티온 유제 70(MEP 70%), 스미티온 유제(MEP 35%, 마라손 15%) 등

3) 농약 이외의 용도

- 일반용 의약품이나 동물용 의약품, 불쾌 해충용 살충제의 일부 중 유기인계 살충제(DDVP, MEP, MPP, 다이아지논, 프로페탐포스 등) 및 카바메이트계 살충제(프로폭서 등)가 사용되는 것이 있다.
- 과거에는 목재 해충(흰개미) 방제에 유기인계 살충제를 사용했으나, 2019년 현재 일본목재보존협회 인정 목재방충제는 접착제 혼입용 페니트로티온(MEP 마이크로 캡슐제)뿐이다.
- 카바메이트는 의약품의 콜린에스테라아제 억제제로도 사용되며, 배뇨 곤란 및 중증의 근육무력증 치료제로 네오스티그민, 디스티그민, 피리도스티그민, 치매 치료제로 리바스티그민 등이 있다. 해외에서는 녹내장 치료제로서 피조스티그민도 사용한다.

4) 기타

【식품에 의도적인 혼입 사례】

2007~2008년 중국산 냉동 만두에 혼입(메타미도포스, 디클로르보스)되었고, 2013~2014년 일본에서 제조된 냉동식품 혼입(말라티온)에 인한 건강 피해 사건이 발생했다.

【동물 중독 사례】

카바메이트계 살충제의 메소밀을 식품에 섞어 만든 독미끼를 개나 고양이, 들새 등이 섭취해 죽은 사례가 보고되었다.

2. 사고 발생 상황

▌JPIC 접수 상황

【접수 건수】 유기인계, 카바메이트계 살충제 농약 사고는 2007~2016년 10년간 1,651건(혼합제 포함한 약제의 수는 총 1,742개 제품. 유기인계 살충제 1,529개 제품, 카바메이트계 살충제 206개 제품, 유기인과 카바메이트 혼합제 7개 제품). 2007년 237건, 2016년 100건으로 10년간 감소세. 의료기관 967건(58.6%), 일반 626건(37.9%), 기타 58건(3.5%)

【환자 연령층】 0~5세 195건, 6~19세 29건, 20~64세 688건, 65세 이상 621건, 불명 118건

【사고 상황】 사용 중 노출 585건, 잘못 섭취 326건, 의도적 섭취 608건, 기타 132건

사용 중 노출은 살포 작업자 본인을 제외하면, 살포 중 근처를 지나가거나 인근에서 사용된 농약이 바람을 타고 넘어와서 흡입하는 등이 있다. 잘못 섭취하는 경우는 소아나 치매가 있는 고령자가 페트병에 옮겨둔 농약을 잘못 섭취했다, 살포 직후인 채소를 먹었다 등이다.

【증상 출현율】 73.5%(증상 있음 1,213건)

▌문헌 보고 예

1) 유기인계 살충제 경구 섭취 사례

- MPP 유제(MPP 50%)를 약 500mL 섭취했다. 약 6시간 후 내원한 당시 의식장애, 축동, 근섬유속성 연축, 구강 및 기관 내 분비항진, 혈청 ChE 값 저하가 나타났다. 위세척, 활성탄·하제 투여, 아트로핀과 PAM 투여, 인공호흡 관리(15일 간)를 하고, 제27일째 호전되어 퇴원했다[일본중독정보센터(日本中毒情報センター) 엮음, 『증례에서 배우는 중독사고와 그 대책(症例で学ぶ中毒事故

とその対策)』(도쿄: じほう, 2000), pp.180~185].

2) 카바메이트계 살충제 경구 섭취

• 메소밀 수화제(분말, 메소밀 45%)를 잘못하여 술안주로 2번 정도 먹고, 우유를 마시고 즉시 진찰을 받았다. 내원 당시 가벼운 의식장애, 안면 창백, 빈맥, 설사, 발한 현저, 혈청 ChE 활성 저하가 나타났고, 30분 후 축동되었다. 위세척, 활성탄·하제를 투여하고 경과를 살펴본 결과 다음 날 증상이 호전되어 퇴원했다[일본중독정보센터 엮음, 『증례로 배우는 중독사고와 그 대책』(도쿄: じほう, 2000), pp.186~190].

3. 독성

• 유기인계 살충제, 카바메이트계 살충제 모두 그 화학구조에 따라 독성이 다르다.
• 예: 시궁쥐 경구 반수 치사량(LD_{50})

유기인	파라티온(특정 독물):	♂ 13mg/kg	♀ 3.6mg/kg
	에틸티오메톤(독물, 5% 이하는 극물):	♂ 12.5mg/kg	♀ 2.6mg/kg
	DDVP(극물):		♀ 50~300mg/kg
	MEP:	♂ 330mg/kg	♀ 800mg/kg
	마라손:	♂ 1,390mg/kg	♀ 1,450mg/kg
카바메이트	메소밀(독극물, 45% 이하는 극물):	♂ 34mg/kg	♀ 30mg/kg
	NAC(극물, 5% 이하 제외):	614mg/kg	

또한 상기 수치는 어디까지나 시궁쥐의 수치이며, 약리 작용이나 체내동태에서 종차는 불명확하므로, 그 수치를 사람에게 외삽하는 것은 적절하지 않다.
• 제제로서의 독성은 유효성분의 함량뿐 아니라 유기용제(자일렌, 메틸알코올 등) 및 계면활성제 등 유효성분 이외의 성분에도 영향을 미치기 때문에, 유기인계 살충제나 카바메이트계 살충제의 독성만으로 제제의 독성을 판단해서는 안 된다.
• 유기용제를 함유하는 제제는 잘못 삼키면 1mL 이하에서도 심각한 화학성 폐렴이 발생할 수 있다. 계면활성제를 함유하는 제제는 계면활성제의 영향을 고려할 필요가 있다.

참고: 규제값, 허용농도 등

- 일본산업위생학회 권고 허용농도(2018년 허용, 이와 별도로 모두 피부 흡수 가능성이 있다)

    유기인계 살충제　　　　DEP(트리클로르폰): $0.2mg/m^3$　　　MEP(페니트로티온): $1mg/m^3$

    　　　　　　　　　　　　MPP(펜티온): $0.2mg/m^3$　　　　다이아지논: $0.1mg/m^3$

    　　　　　　　　　　　　파라티온: $0.1mg/m^3$　　　　마라손(마라티온): $10mg/m^3$

    카바메이트계 살충제　　BPMC(페노부칼브): $5mg/m^3$　　NAC(카바릴): $5mg/m^3$

- ACGIH 권고 TLV(Threshold Limit Values: 허용농도)

    TWA(Time Weighted Average: 시간가중평균값), 이와 별도로 모두 피부 흡수 가능성이 있다.

    유기인계 살충제　　　　DDVP: $0.1mg/m^3$

    카바메이트계 살충제　　메소밀: $0.2mg/m^3$

- 급성 노출 가이드라인 농도(AEGL: Acute Expose Guideline Level)

    대기 중으로 방출된 화학물질의 임계농도. 이 농도를 초과하면 일반 인구 집단의 건강에 영향을 미칠 수 있다.

【유기인계 살충제】

DDVP(Proposed: 제안치)

노출 시간	10분	30분	60분	4시간	8시간
AEGL-1 (불쾌감, 자극 등의 영향, 단, 일과성, 가역적)	0.11ppm	0.11ppm	0.11ppm	0.11ppm	0.11ppm
AEGL-2(불가역적, 위중, 장기적인 건강 영향)	0.56ppm	0.56ppm	0.56ppm	0.56ppm	0.56ppm
AEGL-3(생명을 위협하는 영향이나 사망)	8.0ppm	8.0ppm	8.0ppm	8.0ppm	8.0ppm

마라손(interim: 잠정치 2009.09.21)

노출 시간	10분	30분	60분	4시간	8시간
AEGL-1	$15mg/m^3$	$15mg/m^3$	$15mg/m^3$	$15mg/m^3$	$15mg/m^3$
AEGL-2	$150mg/m^3$	$150mg/m^3$	$120mg/m^3$	$77mg/m^3$	$50mg/m^3$
AEGL-3	$500mg/m^3$	$500mg/m^3$	$390mg/m^3$	$250mg/m^3$	$140mg/m^3$

【카바메이트계 살충제】

메소밀(Proposed: 제안치)

노출 시간	10분	30분	60분	4시간	8시간
AEGL-1	NR	NR	NR	NR	NR
AEGL-2	$7.0mg/m^3$	$7.0mg/m^3$	$5.7mg/m^3$	$3.3mg/m^3$	$1.7mg/m^3$
AEGL-3	$21mg/m^3$	$21mg/m^3$	$17mg/m^3$	$10mg/m^3$	$5.2mg/m^3$

NR: 데이터 부족으로 권장농도 설정 불가.

4. 중독 발현 메커니즘

1) 유기인계 살충제, 카바메이트계 살충제(그림 4)

아세틸콜린에스테라아제(AChE, 진성콜린에스테라아제, 적혈구콜린에스테라아제) 억제 작용

- 유기인 중독에서는 유기인의 인산기가 AChE의 에스테르 분해 부위와 결합해 AChE를 인산화하고, 또 카바메이트 중독에서는 카르바모일기가 AChE와 느슨하게 결합해 AChE 활성을 억제한다. 그 결과 신경전도로 생긴 아세틸콜린 분해가 억제되고, 축적된 아세틸콜린에 의해 부교감신경(절전, 절후섬유), 교감신경(절전섬유), 신경근 접합부, 중추신경계에서 신경수용체의 과잉 자극이 일어난다. 또 카바메이트계 살충제는 혈액뇌관문을 쉽게 통과하지 않기 때문에 중추신경 독성은 거의 없는 것으로 알려져 있다.

그림 4 유기인계 살충제 중독의 발현 메커니즘

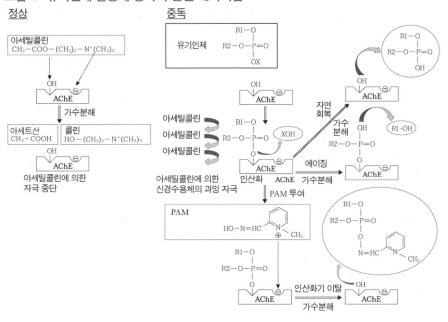

- 시간이 경과할수록 AChE와 결합한 인산기 및 카르바모일기는 자연적으로 가수분해되고 AChE의 활성은 회복한다. 카바메이트 중독에서는 카르바모일기와 AChE의 결합이 불안정하며 24시간 이내에 자연 회복되는 반면, 유기인 중독에서는 인산기의 알킬기 종류에 따라 시간이 걸리는 것이 있다.

- 해독제로 사용되는 PAM은 인산화 AChE의 인산기를 제거해, AChE 활성을 회복시키는 작용을 한다. 단, 시간 경과에 따라 인산기의 알킬기 1개가 제거되어 탈알킬화가 일어나면 PAM은 인

산기를 제거할 수 없게 된다. 탈알킬화가 쉽게 일어나는 정도는 알킬기 종류에 따라서 다르다.

2) 유기용제(자일렌, 메틸알코올 등)

(1) 자일렌(자세한 내용은 27장 '탄화수소류(연료류, 유기용제)' 414쪽 참조)

- 피부·점막 자극 작용, 피부 탈지 작용, 중추신경의 억제 작용
- 잘못 삼킴에 의한 화학성 폐렴

(2) 메틸알코올(자세한 내용은 28장 '알코올류' 428쪽 참조)

- 점막 자극 작용, 중추신경 억제 작용
- 대사물(포름알데하이드 및 개미산)에서 기인한 산성혈액증(음이온 갭 최대), 시신경 장애

3) 계면활성제

- 피부·점막의 자극 작용
- 체내순환에 들어간 경우, 혈관투과성 항진과 세포 팽윤 작용 등 전신 작용

5. 체내동태

1) 흡수 · 분포

(1) 유기인계 살충제

- 경구, 경피 및 흡입에 의해 흡수된다.
- 과립제는 결합제 등을 함유하므로, 위에서 굳어 덩어리가 형성되는 경우가 있어 흡수가 늦어질 수 있다.
- 지용성이 높은 물질은 지방조직에 축적되어 시간과 함께 천천히 방출된다.

(2) 카바메이트계 살충제

- 폐, 소화관, 피부에 빠르게 흡수된다.
- 혈액뇌관문을 쉽게 통과하기 어렵다.

2) 대사

(1) 유기인계 살충제

- P=S형은 P=O형으로 대사되며, AChE 억제 작용을 하는 활성체가 된다.
- 간에서 대사되어 황산포합, 글루쿠론산포합을 받거나 또는 가수분해된다.

(2) 카바메이트계 살충제
• 간효소에 의해 신속하게 가수분해된다.

3) 배출
(1) 유기인계 살충제
• 대사물은 일반적으로 빠르게 분변·소변으로 배출된다.
• 지용성이 높은 물질은 일단 지방조직으로 이행되기 때문에, 배출되는 데 시간이 걸릴 수 있다.
(2) 카바메이트계 살충제
• 대사물은 며칠 이내에 소변을 통해 배출된다.

6. 증상

AChE 활성 저하와 함께 다양한 콜린작용성 증상이 나타난다(그림 5).

1) 경구
• 무스카린 유사 증상으로 서맥, 침흘림, 눈물흘림, 발한, 구토, 설사, 배뇨, 축동 등이 나타나고, 니코틴 유사 증상으로 빈맥, 고혈압, 산동, 근경련 등이 나타난다.
• 중증인 경우 무스카린 유사 증상으로 기관지 누공, 기관지경련, 폐부종, 니코틴 유사 증상으로 근섬유속성연축, 탈진, 호흡부전이 나타나고, 중추신경 증상으로 의식 수준 저하, 초조, 건망, 혼수, 경련 등도 발생한다. 저혈압, 심실부정맥, 대사성 산성혈액증, 췌장염, 고혈당 등이 나타날 수도 있다.
• 증상 발현 시간: 유기인 중독은 보통 24시간 이내(대부분은 6시간 이내)에 증상이 출현하지만 지연될 수도 있으며, MEP, 마라손, 다이아지논 등에서 보고가 있다. 증상이 지연되며 호흡 마비나 심폐 정지가 출현한 증례 보고는, MEP 제제를 섭취 48시간 후[T. Sakamoto et al., *Archives of Toxicology*, Vol.56(1984), pp.136~138], MPP 제제는 섭취 5일 후[D. G. Merrill et al., *Critical Care Medicine*, Vol.10(1982), pp.550~551] 등이 있다. 카바메이트 중독은 유기인 중독에 비해 증상 출현이 빠르고(보통 몇 분에서 1~2시간 이내), 회복도 비교적 빠르다.

그림 5 유기인제의 신경계에 대한 작용과 급성중독 증상

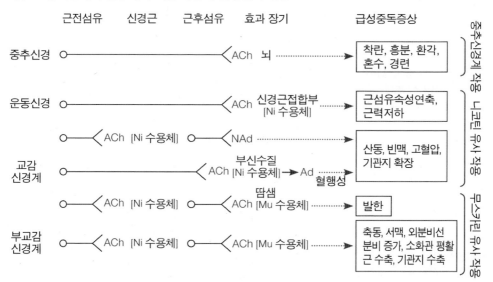

자료: ACh: acetylcholine, Ni: nicotine, Mu: muscarine, NAd: noradrenaline, Ad: adrenaline.
　　　[Aaron C. K. et al., "Insecticides: Organophosphates and Carbamates." in L. R. Goldfrank et al.(eds.),
　　　Goldfrank's Toxicologic Emergencies. 6th ed.(Connecticut: Appleton&Lange, 1998), p.1433].

- 증상 지연: 유기인 중독에서는 증상이 지연되는 경우가 있다. 예를 들어 소화관제염이 충분하지 않으면, 특히 과립제가 위에서 덩어리를 형성하거나 소화관 벽에 부착된 경우 서서히 흡수되어 증상이 지연될 가능성이 있다. 또 지용성이 높은 물질은 지방조직에 축적되어 시간 경과에 따라 천천히 방출되기 때문에 증상이 지연될 수 있다.

- 증상 재발: 유기인 중독에서는 일단 증상이 회복된 후에 재발하는 경우가 있으며, MEP, 마라손, DEP, EPN, ESP, MPP, 피리미호스메틸, 피리다펜티온 등에서 재발한 보고가 있다. 노출 후 2~23일에 발현하며 초기 증상과 재발 증상에는 상관관계가 없고, 재발 증상 중에서는 호흡장애의 빈도가 높다. 카바메이트 중독은 재발 보고가 거의 없다.

- 중간기증후군(intermediate syndrome): 1987년에 세나나야케(Nimal Senanayake) 등이 보고한 현상으로, 급성기를 극복한 후 24~96시간(12시간~7일)에 거쳐 체간 부근의 사지근육 및 호흡근, 뇌에서 운동신경 마비가 일어난다. 유기인계 살충제 중 디메트에이트, 메타미드포스, 파라티온, 다이아지논, 마라손, MEP 등에서 나타난다.

- 지연성 말초신경 장애: 급성기를 지난 노출 1~3주 후에 하지에서 지각이상, 저림, 운동마비가 나타날 수 있다. 회복하는 데 몇 달에서 몇 년이 걸리며, 완쾌되지 않고 근육 위축이 남을 수도 있다. CYP, DDVP, DEPN, EPN, MPP, 이소펜포스, 클로르피리포스, 마라손, 카밤, 메틸파라

티온 등의 유기인계 살충제뿐 아니라 카바메이트계 살충제에서도 보고가 있다. 뇌척수의 신경세포 세포막에 존재하는 신경독 에스테라아제(NTE)와 인산이 결합하여 탈알킬화가 일어나면 신경세포에 장애를 일으킨다고 생각되지만, 자세한 메커니즘은 불분명하다.

- 유제(乳劑)나 유제(油劑) 등 유기용제를 함유하는 제제는 잘못 삼킴에 의한 화학성 폐렴을 일으키기 쉽다.

2) 흡입한 경우

- 유기인계 살충제, 카바메이트계 살충제 대부분은 증기압이 낮아 기화되기 어려우므로 기체 흡입은 불가능하지만, 액적이나 에어로졸 상태로 흡입한 경우 점막이나 상기도 자극, 기관지 경련을 일으킬 수 있다. 심각한 노출은 경구와 마찬가지로 무스카린 유사 증상, 니코틴 유사 증상, 중추신경계 증상이 발생할 수 있다.
- 분제 등 미세한 분말을 흡입한 경우 후두 자극 증상, 기침, 발한, 빈호흡이 나타날 수 있다.
- 유기인계 살충제는 유기인 화합물의 특이한 냄새와 제제에 함유된 유기용제 흡입 등으로 인해 구역질, 두통과 머리 무거움, 전신 피로감, 눈과 목의 위화감이 나타날 수 있다.
- 환자의 초기 진료를 담당해 두통 등을 호소한 의료종사자 8명에게는 흡입에 의한 혈청 중 부틸콜린에스테라아제 수치 이상이 확인되지 않았다[요시하라 가쓰노리(吉原克則) 외, ≪일본구급의회지(日本救急医学会誌)≫, 20(2009), pp.93~98].

3) 눈에 들어간 경우

- 현저한 축동, 안통, 결막충혈, 모양체 경련 등이 나타난다.

4) 피부 노출의 경우

- 보통 전신증상은 초래하지 않는 것으로 보인다.
- 액체 제제의 경우는 발적, 동통 등 국소 자극 증상 외에도 노출 부위에 국한된 발한, 근섬유속성연축이 나타날 수 있다.

7. 대응

성분에 따라서는 생명과 직결되는 경우가 많으므로, 경구 섭취한 경우에는 의료기관의 대응이 필요하다.

대응자의 안전 확보와 환자 상태 안정화(기도확보, 호흡 관리)를 우선해 제염(탈의, 오염 부위 세정), 대증치료를 하고, 필요에 따라서는 해독제를 투여한다.

  * 안전 확보: 기체·분진·품·액적 흡입, 눈·피부 접촉을 피한다.

현장(노출 장소, 재해 발생 장소) 이외에서 환자와 접촉하는 경우도 충분히 주의하고, 필요에 따라 적절한 보호장비를 착용한다.

▌프리호스피털 케어(prehospital care, 병원 가기 전 응급처지)

- 즉시 현장에서 벗어나 공기가 신선한 장소로 이동한다.
- 전신 상태가 안 좋은 경우 즉시 구급 요청을 한다. 심폐 정지 시 심폐소생술을 실시한다(구강 인공호흡은 피한다).
- 경구: 토하게 해서는 안 된다(성분에 따라 경련을 유발할 수 있으며, 또 잘못 삼키면 화학성 폐렴을 일으키기 쉽다). 입안에 남아 있는 것은 게워내고 입을 헹구고 양치시킨다.
- 흡입: 즉시 공기가 신선한 장소로 옮기고, 탈의 및 피부를 물로 씻는다.
- 눈: 눈을 비비지 않도록 주의하고, 즉시 물(실온)로 15분 이상 충분히 세정한다. 콘택트렌즈를 착용한 경우 가능하면 뺀 후 세정한다.
- 피부: 오염된 의복 및 신발은 주의 깊게 벗기고 면밀하게 밀봉한다(유기인계 살충제는 특이한 냄새로 인해 구역질이 나타날 수 있다). 비누와 물로 충분히 세정한다.
- 이송 도중 차량이 오염될 가능성이 있으므로 환기 등을 충분히 한다.

▌의료기관에서의 처치

중증인 경우에는 먼저 호흡·순환 관리를 한다. 특히 호흡부전은 기관 삽관·호흡 관리의 필요성이 높다. 이어서 경구 섭취한 경우 가능한 한 빨리 소화관제염을 한다. 또 해독제인 PAM을 조기 투여하고, 무스카린 유사 증상은 증세에 따라 길항제인 아트로핀도 투여한다.

1) 경구의 경우
금기: 석시니콜린 및 기타 콜린작동제는 사용하지 않는다.

- 호흡·순환 관리: 정맥로를 확보하고, 필요에 따라 수액, 호흡, 순환 동태를 모니터링한다. 분비 과다, 후두부종, 협착음, 호흡곤란 등이 있으면 기관삽관(경우에 따라서는 기관절개, 분비 과다로 삽관이 어려운 경우는 아트로핀 투여를 고려)을 한다. 혈압 저하가 나타난 경우 다량의 수액과

승압제를 투여한다.

- 소화관제염: 토하게 하지 않는다. 섭취가 불분명한 경우는 기도확보, 경련 대책을 세운 후 위 내용물 흡입, 위세척을 가능한 한 빨리 실시한다. 활성탄은 투여하지만 하제는 투여하지 않는 다(무스카린 작용으로 설사가 나올 수 있다).
- 해독제: PAM, 아트로핀
  ① PAM: AChE의 활성을 회복시키는 해독제이며, 심각한 유기인 중독이 의심되는 경우 가능 한 한 빨리 투여한다. 카바메이트 중독은 일반적으로 PAM을 투여할 필요가 없다.
  ② 아트로핀: 유기인, 카바메이트의 무스카린 유사 증상에 대한 길항제이며, 특히 기도분비 물의 증가, 기관지경련, 현저한 서맥이 나타난 경우에 투여한다.
- 확인이 필요한 검사: 흉부·복부X선 검사, 혈액 가스 분석, 심전도 검사, 전혈구계산치, 생화학 검사(ChE, 가능하면 AChE, 혈청전해질, 신장 기능, 간 기능)를 시행한다.

2) 흡입한 경우

- 호흡기 증상이 있으면, 흉부 X선 검사, 혈액 가스 분석, 호흡 관리를 한다.
- 유기인계 살충제를 흡입하고 콜린작용성 증후가 보이는 경우 필요에 따라 아트로핀, PAM 투 여를 고려한다.

3) 눈에 들어간 경우

- 진찰 전 눈 세척이 불충분한 경우는 의료기관에서 충분히 눈을 씻는다. 증상이 남아 있으면 안과 진찰로 화학 손상 유무를 평가한다.

4) 피부 노출의 경우

- 노출된 피부는 비누와 물을 이용해 충분히 세정한다. 증상이 있으면 대증치료를 한다.

8. 치료 시 주의점

1) 입원 및 경과관찰 기준

- 삼켰을 가능성이 있으면 섭취량에 관계없이 6~12시간 정도 의료기관에서 관찰한다. ChE 값 이 기준치 범위이고 증상이 없으면 퇴원할 수 있다.
- 콜린작용성 증후가 나타난 경우는 적어도 24시간 입원한다. 기도분비 과다 및 기관지경련 등

호흡 관리가 필요한 상태, 니코틴 유사 증상(빈맥, 고혈압, 산동, 근경련 등), 중추신경 증상(의식 수준 저하, 초조, 섬망, 혼수, 경련 등)이 나타난 경우는 증상들이 소실될 때까지 중환자실에 입원한다.

2) 해독제

(1) PAM(유기인 중독에 대해서)

- 옥심제는 인산화된 AChE의 인산기와 결합해 인산기를 제거함으로써 AChE 활성을 회복시킨다. 일본에서는 프랄리독심요오드화물의 제제다. PAM 정맥 주사 500mg이 승인되어 있다.
- 적용 기준: 중증의 유기인 중독이 의심되는 경우(니코틴 유사 증상이 나타난 경우, ChE 값이 극단적으로 낮은 수치, 희석하지 않은 제제를 의도적으로 섭취한 경우 등)는 가능한 한 조기에 투여해 유효 혈중농도를 유지하도록 충분한 양을 사용하고, 충분한 기간에 걸쳐 투여를 지속할 것을 권장한다.
- 사용 방법: 일본중독학회가 권장하는 성인의 용법·용량은 "첫 회 양 1~2g(20~40mg/kg)을 15~30분에 걸쳐 정맥 주사한 후, 1시간당 500mg의 비율로 지속해 정맥 주사한다. 투여 기간은 일률적인 기준은 없고, 중독 증상 정도 등에 따라 개별적으로 조절한다"이다.
- 투여법·투여량·투여 기간에 대해서는 다양한 의견이 있으나, 통일된 견해는 아직 없다. 예를 들어 투여 시기는 "24~48시간 이상 경과해도 PAM의 사용을 제한하는 것은 아니다"라는 의견, 종료 시기는 "임상적으로는 근력저하나 섬유속성연축이 소실된 시점에서 투여를 중지한다"라는 의견도 있다.

(2) 아트로핀(유기인 중독, 카바메이트 중독의 무스카린 유사 증상에 대해서)

- 적용 기준: 호흡장애로 이어지는 기도분비 과다 및 기관지경련, 심기능 저하 징후가 현저한 서맥이 나타난 경우.
- 사용 방법: 아트로핀의 투여량 및 투여 기간에는 명확한 기준이 없다. 일본중독학회가 권장하는 성인의 용법·용량은 "첫 회 1~2mg(소아 0.05mg/kg)을 정맥 주사한다. 이 용량에서 아트로핀 부작용(갈증, 빈맥, 산동, 복부 팽만, 배뇨 장애 등)이 나타나면 해당 환자는 유기인 중독으로, 아트로핀이 필요 없는 가벼운 중독으로 판단해도 좋다. 중증 사례에 2mg을 15~30분마다 정맥 주사, 또는 동일 용량을 지속적으로 정맥 주사한다. 단, 증례에 따라 증량/감량/중지를 고려한다"이다.
- 주의: 아트로핀의 다량 투여로 인해 장관의 연동운동이 억제되고, 장관에 약제가 정체되면 증상이 지연될 수 있다.

(3) 제제의 제형 관련 주의점

- 과립제는 결합제 등을 함유하기 때문에, 위에서 굳어 덩어리를 형성하거나 소화관 벽에 부착해 제거할 수 없는 경우, 흡수가 늦어져 중독 증상이 지연될 가능성이 있다. 복부 X선 검사에

서 위 및 장관에 이물질이 확인된 경우, 과립제가 소화관 벽에 부착되어 통상적인 세척으로 제거할 수 없는 경우는 필요에 따라 내시경, 또는 십이장 튜브 등을 사용해 소장을 세정하는 방법도 고려한다.

- 유기용제를 함유하는 제제, 특히 유제와 같이 유기용제와 계면활성제를 함유하는 제제는 소화관의 자극 작용 탓에 구토하면 잘못 삼킴에 의한 화학성 폐렴이 일어나기 쉬우므로 주의가 필요하다.

(4) 흡입의 감별

- 유기인계 살충제, 카바메이트계 살충제 대부분은 일반적으로 증기압이 낮으므로 순식간에 기화되기 어렵지만, 액적(미스트) 및 유기용제는 흡입할 수 있다. 유기인 화합물의 특이한 냄새로 인해 불쾌감이 나타날 수도 있다.

- 취급 중 액적 및 분말 흡입이 의심되는 경우 마스크 등의 보호구 착용 상황, 기침과 같은 호흡기 증상 유무를 확인하고 기후나 상황에 따라 열사병이나 다른 원인이 되는 질환이 없는지 등을 감별할 필요가 있다.

9. 현장에서 2차 피해의 방지 대책

▌ 주의사항

- 현장(노출 장소, 재해 발생 장소)에 진입할 경우 적절한 보호구를 착용해 눈·피부 접촉 및 기체·분진·품·액적 흡입을 피한다. 증기압이 비교적 높은 DDVP의 경우에는 자급식 호흡기 부착 화학보호복, 기타 필요에 따라 유독가스 및 증기용 필터 부착 마스크를 사용한다.
- 허가 없이 진입해서는 안 된다.
- 바람이 통하는 높은 곳에 머무른다.

▌ 초기 격리 및 방호조치 거리

ERG 2016(2016 Emergency Response Guidebook)에 의거한다.

자세한 내용은 『2016 유해물질 비상대응 핸드북』 또는 '웹 와이저' 참조

https://www.phmsa.dot.gov/hazmat/erg/emergency-response-guidebook-erg

https://webwiser.nlm.nih.gov/knownSubstanceSearch.do

파라티온과 고압가스의 혼합물(유엔 번호 1967, ERG GUIDE 123)

소규모 유출(208L 이하) (소용기 또는 대용기에서의 소량 유출)			대규모 유출(208L 이상) (대용기 또는 다수의 소량용기에서 유출)		
초기 격리 (전 방향)	보호 활동(풍하측)		초기 격리 (전 방향)	보호 활동(풍하측)	
	주간	야간		주간	야간
100m	1.0km	3.4km	500m	4.4km	9.6km

기타

유기인계 살충제(인화성 액체, 유엔 번호 2784, 3017, ERG GUIDE 131)

유기인계 살충제(액체, 유엔 번호 3018, ERG GUIDE 152)

유기인계 살충제(고체, 유엔 번호 2783, ERG GUIDE 152)

카바메이트계 살충제(인화성 액체, 유엔 번호 2758, 2991, ERG GUIDE 131)

카바메이트계 살충제(액체, 유엔 번호 2992, ERG GUIDE 151)

카바메이트계 살충제(고체, 유엔 번호 2757, ERG GUIDE 151)

• 초기 격리: 유출 또는 누출 장소에서 전 방향으로 액체인 경우 최소 50m, 고체인 경우 최소 25m

▌ 누출물 처리

'국제 화학물질 안전성 카드 ICSCs' 참조

   https://www.ilo.org/dyn/icsc/showcard.listCards3

1) 유기인계 살충제
   ① DDVP   ICSC: 0690
   ② DEP   ICSC: 0585
   ③ MEP   ICSC: 0622
   ④ MPP   ICSC: 0655
   ⑤ 다이아지논   ICSC: 0137
   ⑥ 파라티온   ICSC: 0006
   ⑦ 마라손   ICSC: 0172

2) 카바메이트계 살충제
   ① NAC   ICSC: 0121
   ② 메소밀   ICSC: 0177

05
피레트로이드계 살충제

▌개요

물질·제품   피레트로이드는 제충국(除虫菊)에 함유된 피레트린과, 그 구조를 바탕으로 합성된 살충 작용을 하는 화합물의 총칭이다. 곤충의 중추 및 말초신경막 내 나트륨 채널에 작용해서 정상적인 자극 전달을 억제한다. 농약 제제는 사용 시 물로 희석해 사용하는 제품이나 희석 없이 그대로 사용할 수 있는 제품 외에도 온실 및 비닐하우스 등에서 사용하는 훈증제도 있다. 또 유기인 및 카바메이트 등 다른 살충 성분을 함유한 혼합제도 있다.

문제가 되는 성분과 증상   경구 섭취하면 구강 작열감, 구역질, 구토, 설사를 비롯해 두통 및 현기증 등 신경 증상이 나타나며, 중증에서는 흥분성 항진, 경련, 혼수 증상이 출현할 수 있다. 피부 노출인 경우 몇 분~1시간 정도에서 국소의 감각 이상(짜릿함, 저림, 열감 등)이 나타나며 24시간 정도 지속될 수 있다. 유기인 및 카바메이트 등을 배합한 제제 및 유기용제를 함유한 제제는, 그 영향도 고려할 필요가 있다.

JPIC 접수 상황   연간 40건 정도의 문의가 있으며, 사용 중 노출로 인한 사고 외에도 소아나 치매가 있는 고령자의 잘못 섭취, 의도적 섭취 등이 있다.

초기 대응을 위한 확인 사항

제품에 따라 유효성분(피레트로이드 종류), 함량, 기타 성분들이 다르므로 제품 표시, 제형, 사용 방법 등 상세한 확인이 필요하다.

1. 물질·제품
- 제품 상표에서 '농약의 명칭(제품명)', '농약의 종류(유효성분의 일반명과 제형)', '성분(농도)', '등록번호'를 확인한다(상표의 기재 사항은 2장 '농약 전반' 55쪽 참조).
- 성상·외관: 액체, 고체(분말 등). 색, 냄새. 용기, 용량

2. 노출 상황·경로
- 경로: 입에 들어갔다, 삼켰다, 들이마셨다, 눈에 들어갔다, 피부에 부착했다 등
- 장소: 농경지(야외, 비닐하우스 안), 창고, 도로, 주택 등
- 상황: 취급 중 사고인가, 운송 중 사고인가? 잘못 삼킴인가, 의도적 섭취인가?
    취급 중 사고일 경우: 농도(희석률), 작업 내용(살포 방법), 보호구 착용 상황, 노출량
    잘못 삼킴 및 의도적 섭취일 경우는 섭취량(용기 잔량으로 추정되는 최다량)
- 노출 후 경과 시간(의식이 없는 경우, 최종 확인에서 발견까지의 시간), 증상 출현까지의 시간

3. 환자의 상태·증상
- 안면 창백, 의식장애 및 경련이 있는가?
- 기침, 호흡곤란 등은 없는가, 천식 등 기저질환은 없는가?
- 구역질, 구토, 구강·인후의 위화감 및 통증 등 소화기 증상은 없는가?
- 눈의 위화감, 통증, 충혈, 눈물흘림은 없는가?
- 피부의 감각이상, 통증, 발적, 발진 등은 없는가?
- 부상 후 제염 상황(탈의·세정 타이밍, 세정 방법 등)

초기 대응 포인트

다량으로 경구 섭취한 경우에는 의료기관의 대응이 필요하다.
- 2차 피해 방지: 기체·분진·품·액적 흡입, 눈·피부 접촉을 피한다.
  현장(노출 장소, 재해 발생 장소)에 진입하는 경우 적절한 보호구가 필요하다.
- 즉시 현장에서 벗어나 공기가 신선한 장소로 이동한다.
- 전신 상태가 불량한 경우는 즉시 구급 요청을 한다. 심폐 정지 시 심폐소생술을 실시한다.

진찰과 의료기관의 대응

- 의도적 섭취, 잘못하여 핥은 정도보다 양이 많고, 어떠한 증상이 있으면 진찰을 받는다.
- 눈·피부 노출도 포함하여, 증상이 계속되면 진찰을 받는다.
- 적어도 4~6시간 정도는 의료기관에서 관찰하고, 증상이 소실하면 귀가할 수 있다.
- 심각한 증상이 나타난 경우, 또는 6~12시간의 관찰에서 증상이 소실되지 않으면 입원한다.
- 경구 섭취한 경우 소화관제염과 흡입을, 눈·피부에 노출된 경우는 탈의와 세정(피부는 비누 사용)을 하고, 호흡·순환 관리, 경련 대책, 알레르기 대책을 중심으로 대증치료를 한다. 제제에 따라서는 다른 배합 성분(유기인 및 카바메이트, 유기용제 등)에 대한 치료를 우선한다.

경과관찰

- 취급 중 사고나 잘못 핥은 정도인 경우 무증상 또는 가벼운 두통, 현기증, 구강 위화감 등 가벼운 증상만 있으면 치료는 필요하지 않고 가정에서 경과관찰이 가능하다.
- 피부에 부착되어 부착 부위가 따끔거림 등 감각 이상만 있는 경우, 감각 이상은 보통 24시간 정도 경과하면 호전되므로 가정에서 경과관찰을 한다.

▌해설

1. 물질 · 제품에 대하여

- 피레트로이드는 제충국에 함유된 피레트린과 그 구조를 바탕으로 합성된 화합물의 총칭이다.
- 곤충의 중추 및 말초신경막의 나트륨 채널 폐쇄를 지연시킴으로써 정상적인 자극 전달을 억제하며, IRAC(Insecticide Resistance Action Committee)에 의한 살충제의 작용 기구 분류에서는 3A: 나트륨 채널 모듈레이터로 분류된다. 곤충의 신경계에 작용하면 반복 흥분에 의한 이상 흥분, 흥분 전달 억제가 일어나며, 곤충은 경련, 기절 후 마비되어 죽는다. 유기인 및 카바메이트과는 작용 메커니즘이 다르기 때문에, 이들 살충제에 저항성을 가진 해충에 대해서도 높은 살충 효과를 나타낸다.
- 피레트로이드는 구조 중에 시아노기 '-CN'이 없는 타입 1과 시아노기를 지닌 타입 2으로 크게 나뉘며, 농업용 살충제로서 2019년 현재 17개 성분이 농약으로 등록되었다.
  타입 1: 제충국(피레트린), 알레슬린, 페르메트린, 비펜트린, 테플루트린, 에토펜프록스, 시라플오펜
  타입 2: 시페르메트린, 사이할로트린, 사이플루트린, 트랄로메트린, 펨프로파트린, 펜발레레

이트, 플루시트리네이트, 플루시트리네이트, 플루발리네이트, 아크리나트린, 시클로 프로트린

- 피레트로이드는 일반적으로 증기압이 낮기 때문에, 순식간에 기화하지 않지만, 피레트로이드 중에서는 비교적 증기압이 높은 성분(피레트린, 알레슬린, 테플루트린 등)은 상온에서 방치하면 서서히 휘발한다.

- 농약의 제제는 피레트로이드(수%~30% 정도), 용제 및 계면활성제를 함유하고, 사용 시에 물로 희석하는 제품이 많다. 희석하지 않고 그대로 사용할 수 있는 에어로졸 및 펌프식 스프레이 타입의 제품, 온실이나 비닐하우스 등 밀폐 장소에서 사용하는 훈증제(점화해 발연시키고 하룻 밤 훈증한다)도 있다. 또 유기인 및 카바메이트 등 다른 살충 성분 간의 혼합제도 있다.

- 가정용 살충제는 분해를 늦출 목적으로 피페로닐부톡시드 등 공력제를 배합한 제품이 많다.

- 의료용 의약품의 구충약(옴 치료약)과 일반용 의약품의 이 구제제에도 함유된다.

2. 사고 발생 상황

▌ JPIC 접수 상황

【접수 건수】 피레트로이드계 살충제 농약 사고는 2007~2016년 10년간 423건(혼합제를 포함한 약제의 수는 총 463개 제품), 의료기관 222건(52.5%), 일반 189건(44.7%), 기타 12건(2.8%)

【환자 연령층】 0~5세 59건, 6~19세 5건, 20~64세 198건, 65세 이상 141건, 불명 20건

【사고 상황】 사용 중 노출 160건, 잘못 섭취 95건, 의도적 섭취 144건, 기타 24건. 사용 중 노출은 조제 및 살포 시 작업자 본인의 눈에 들어갔다, 피부에 부착되었다, 흡입했다 등 외에도 훈증 중의 비닐하우스에 들어갔다, 인근에서 살포된 농약이 바람에 흘러들어 흡입했다 등의 사고가 있다. 잘못 섭취는 소아가 핸드 스프레이의 분사구를 핥았다, 치매가 있는 고령자가 잘 못 섭취했다, 살포 직후의 채소 및 과일을 채취해 먹었다, 음료 용기에 옮겨 담은 것을 잘못 섭 취했다 등의 사고가 있다.

【증상 출현율】 65.2%(증상 있음 276 건)

▌ 문헌 보고 예

• 피레트로이드 혼합제(비펜트린 5%, 에스비오트린 3%, 피페로닐부톡시드 7% 함유)를 유아가 잘못 삼켰다. 9시간 후에 강직간대경련과 혼수 증상이 나타나, 내원해 48시간 동안 경련 발작을 반복했다. 4일째에 발관했으며 12일 후 후유증 없이 퇴원했다. 혈중에서 비펜트린이 검출되었다[A. Giampreti et al., *Clinical Toxicology*, Vol.51(2013), pp.497~500].

3. 독성

• 사람에 대한 독성은 꽤 낮아 매우 안전한 살충제 중 하나지만, 고농도 제품을 다량 섭취(200~500mL)한 경우 20분~1시간 정도에 경련이나 혼수상태를 일으킬 수 있다.
• 일반적으로 타입 2가 타입 1보다 독성이 높다.
• 유기용제를 함유하는 제제(유제 등)는 피레트로이드가 빠르게 흡수되고, 독성이 강하게 나타날 가능성이 있다. 또 유기용제의 독성도 고려할 필요가 있다.

참고: 규제값, 허용농도 등
• 일본산업위생학회 권고 허용농도(2018년도): 에토펜프록스 $3mg/m^3$

4. 중독 발현 메커니즘

1) 피레트로이드
• 신경 축색의 일시적인 과잉흥분과 자극전도의 억제 작용
  신경 축색의 세포막에 존재하는 나트륨 채널의 폐쇄를 늦추고, 지속적인 탈분극이 일어난다. 동물실험에 따르면 시아노기가 없는 타입 1(피레트린, 페르메트린, 레스메트린 등)은 진전 및 탈력 저하를 일으키고, 시아노기를 가진 타입 2(펜발레레이트, 시페르메트린 등)는 무도병(chorea)과 유사한 운동 실조 및 침흘림을 일으키지만, 사람에게는 뚜렷한 특징이 나타나지 않는다.
• 노출 부위의 감각 이상
  피부 내 신경 종말에 대한 직접 작용으로, '찌르는 듯한' 또는 '타는 듯한'으로 표현되는 피부 감각 이상, 입술 및 혀의 일시적인 저린감이 나타난다.
• 알레르기 반응(즉시형·지연형)

제충국의 추출물인 피레트린에서는 흔히 나타나지만, 정제된 피레트린 및 합성 피레트로이드는 알레르기를 거의 유발하지 않는다.

2) 유기용제(등유, 자일렌 등)
- 피부·점막의 자극 작용, 피부의 탈지 작용. 중추신경의 억제 작용
- 잘못 삼킴에 의한 화학성 폐렴

5. 체내동태

1) 피레트로이드
- 흡수: 소화관에서 빠르게 흡수된다. 경피 흡수는 일반적으로 완만하다.
- 대사: 주로 간에서 가수분해되어 산화한다.
- 배출: 주로 소변으로 배출된다.

6. 증상

1) 경구의 경우
- 구강 작열감, 인두염, 후두염, 구역질, 구토, 설사, 복통, 위염 등의 소화기 증상이 나타나고, 두통, 현기증 등이 일어난다.
- 중증인 경우 흥분성 항진, 경련, 혼수 증상이 출현한다. 다량 섭취 시 복통이나 구토 후 20분~1시간 정도에 경련, 혼수상태를 초래할 가능성이 있다.
- 잘못 삼키면 화학성 폐렴을 일으킬 가능성이 있다.

2) 흡입한 경우
- 두통, 현기증, 구역질, 구토, 안면 감각 이상(작열감, 소양), 목과 코의 자극 등이 나타난다.
- 천식 등 기저질환이 있는 경우 발작이 유발될 수 있다.

3) 눈에 들어간 경우
- 자극감, 통증, 충혈, 눈물흘림 등

4) 피부 노출의 경우

- 피레트로이드에 의한 피부 감각 이상(작열감, 소양), 발적, 통증, 발진 등이 나타난다.
- 국소의 따끔거림, 저림, 열감 등의 감각 이상은 몇 분~1시간 정도에서 나타나지만, 보통 24시간이 지나면 호전된다.
- 유기용제가 함유된 제제와 장시간 접촉하면 탈지 작용에 의한 건조, 수포, 습진, 피부염을 일으킬 수 있다.

7. 대응

다량으로 경구 섭취한 경우에는 의료기관의 대응이 필요하다.

대응자의 안전 확보와 환자 상태 안정화(기도확보, 호흡 관리)를 우선해 제염(탈의, 오염 부위 세정), 대증치료를 하고, 필요에 따라서는 해독제를 투여한다.

* 안전 확보: 기체·분진·흄·액적 흡입, 눈·피부 접촉을 피한다.

현장(노출 장소, 재해 발생 장소) 이외에서 환자와 접촉하는 경우도 충분히 주의하고, 필요에 따라 적절한 보호장비를 착용한다.

▌프리호스피털 케어(prehospital care, 병원 가기 전 응급처지)

- 즉시 현장에서 벗어나 공기가 신선한 장소로 이동한다.
- 전신 상태가 안 좋은 경우 즉시 구급 요청을 한다. 심폐 정지 시 심폐소생술을 실시한다(구강 인공호흡은 피한다).
- 경구: 토하게 해서는 안 된다(경련을 유발할 수 있으며, 또 잘못 삼키면 화학성 폐렴을 일으키기 쉽다). 입안에 남아 있는 것은 게워내고 입을 헹구고 양치시킨다.
- 흡입: 즉시 공기가 신선한 장소로 옮기고, 탈의 및 피부를 물로 씻는다.
- 눈: 눈을 비비지 않도록 주의하고, 즉시 물(실온)로 충분히 세정한다. 15분 이상 세정해야 한다. 콘택트렌즈를 착용한 경우 가능하면 뺀 후 세정한다.
- 피부: 오염된 옷이나 신발은 조심스럽게 벗기고 많은 양의 물과 비누로 세정한다. 뜨거운 물로 씻는 것은 피부 감각 이상을 악화시킬 수 있다.

비타민 E를 함유한 연고제 또는 비타민 E를 많이 함유한 식물 오일(해바라기 오일, 목화씨 오일, 홍화 오일, 쌀기름 등) 도포는 피부 감각 이상에 대한 효과를 기대할 수 있다. 세척 후 최대한 빨리 도포한다.

▌ 의료기관에서의 처치

해독제·길항제는 없으며, 호흡·순환 관리, 경련 대책, 알레르기 대책을 중심으로 대증치료를 한다. 제제에 따라서는 다른 배합 성분(유기인이나 카바메이트, 유기용제 등)에 대한 치료를 우선한다.

1) 경구의 경우
• 해독제: 없다.
• 호흡·순환 관리: 정맥로를 확보하고 필요에 따라 수액, 호흡 및 순환 동태를 모니터링한다. 혈압 저하가 나타나면 다량 수액 및 승압제를 투여한다. 후두부종, 협착음, 호흡곤란 등이 있으면 기관삽관(경우에 따라서는 기관절개)을 한다.
• 소화관제염: 구토는 권장하지 않는다. 자살 기도 등으로 다량 섭취한 경우 희석, 위 내용물 흡입, 위 세척을 고려한다. 소화관제염 시 기도확보, 경련 대책을 하고 주의 깊게 제염한다.
• 확인이 필요한 검사: 흉부 X선 검사, 혈액 가스 분석, 혈액검사(전혈구 계산치, 혈청 전해질, 신장 기능, 간 기능)를 시행한다.

2) 흡입한 경우
• 호흡기 증상이 있으면 흉부 X선 검사, 필요한 경우에는 혈액 가스 분석, 호흡 관리를 한다.

3) 눈에 들어간 경우
• 진찰 전 눈 세척이 불충분한 경우 의료기관에서 충분히 눈을 씻는다. 증상이 남아 있으면 안과 진료로 화학 손상 유무를 평가한다.

4) 피부 노출의 경우
• 노출된 피부는 비누와 물을 이용해 충분히 세정한다. 증상이 있으면 대증치료를 한다.
• 비타민E를 함유한 연고제나 식물 오일 도포를 고려한다.

8. 치료 시 주의점

1) 입원 및 경과관찰 기준
• 의도적 섭취 및 잘못 마신 정도보다 양이 많거나 어떤 증상이 나타날 시 적어도 4~6시간은 의료기관에서 관찰하고 증상이 없어지면 귀가할 수 있다.
• 위중한 증상이 나타나거나 6~12시간 관찰로 증상이 사라지지 않으면 입원시킨다.

2) 흡입의 감별
• 피레트로이드는 일반적으로 증기압이 낮으므로 순식간에 기화되지 않지만, 액적 및 유기용제는 흡입할 수 있다.
• 취급 중에 액적 및 분말 흡입이 의심되는 경우 마스크를 비롯한 보호구 착용 상황, 기침과 같은 호흡기 증상 유무를 확인하고, 기후나 상황에 따라 열사병이나 다른 원인이 되는 질환이 없는지 등을 감별할 필요가 있다.

3) 기타
• 피레트로이드로 인한 피부 감각 이상은 보통 24시간 정도면 호전된다. 증상을 악화시키는 요인으로는 빛, 바람, 열 등이 있으며, 땀을 흘리거나 뜨거운 물로 세정하면 증상을 악화시킬 수 있으므로 상온의 물로 세정한다.

9. 현장에서 2차 피해의 방지 대책

▌주의사항

• 현장(노출 장소, 재해 발생 장소)에 진입할 경우 적절한 보호구를 착용해 눈·피부 접촉 및 기체·분진·품·액적 흡입을 피한다.
• 허가 없이 진입해서는 안 된다.
• 바람이 통하는 높은 곳에 머무른다.

▌초기 격리 및 방호조치 거리

ERG 2016(2016 Emergency Response Guidebook)에 의거한다.

자세한 내용은 『2016 유해물질 비상대응 핸드북』 또는 '웹 와이저' 참조

https://www.phmsa.dot.gov/hazmat/erg/emergency-response-guidebook-erg

https://webwiser.nlm.nih.gov/knownSubstanceSearch.do

피레트로이드계 살충제(가연성, 유엔 번호 3350, 3351, ERG GUIDE 131)

피레트로이드계 살충제(불연성, 유엔 번호 3349, 3352, ERG GUIDE 151)

• 초기 격리: 유출 또는 누출 장소에서 전 방향으로, 액체는 적어도 50m, 고체는 적어도 25m

▌ 누출물 처리

'국제 화학물질 안전성 카드 ICSCs' 참조

https://www.ilo.org/dyn/icsc/showcard.listCards3

① 알레트린   ICSC: 0212

② 사이할로트린   ICSC: 0858

③ 사이플루트린   ICSC: 1764

④ 사이퍼메트린   ICSC: 0246

⑤ 펜발레레이트   ICSC: 0273

⑥ 퍼메트린   ICSC: 0312

⑦ 레스메트린   ICSC: 0324

06
훈증제(농약)

█ 개요

물질·제품   농경지 등의 토양, 창고, 사일로, 컨테이너, 선박 등의 밀폐공간에서 휘산시켜 토양, 수확 후의 농작물, 농산 가공품, 검역 대상인 수출입 식물이나 목재, 문화재 등을 살충·살균 처리한다. 기체 외에도 증기압이 높고 기화하기 쉬운 성분이나 반응·분해되면 기체가 발생하는 성분을 사용하며, 토양 훈증제는 클로로피크린, D-D, 메틸이소티오시아네이트, 다조메트, 카밤을, 창고 훈증제는 브롬화메틸, 요오드화메틸, 인화알루미늄, 청산, 이산화탄소를 쓰며, 문화재용 훈증제는 불화설퍼릴이 농약으로 등록되어 있다. 봄베에 충전된 기체 제제 외에도 액체, 고체(과립제, 정제, 테이프 등)가 있다. 사용 시에는 누출 방지를 위한 피복이나 밀폐, 훈증 후의 가스 제거 작업 등이 필요하며, 작업에 적절한 보호구를 착용해야 한다.

문제가 되는 성분과 증상   클로로피크린(클로루피크린) 및 시안화수소(청산) 이외에도 1,3-디클로로프로펜(D-D 성분), 메틸이소티오시아네이트(다조메트 및 카밤의 분해물), 브롬화메틸, 요오드화메틸, 포스핀(인화알루미늄과 물의 반응으로 발생), 불화설퍼릴은 모두 눈과 피부, 점막에 대한 자극 작용이 있고, 흡입하면 기침과 호흡곤란, 심각한 경우 폐부종, 경련, 혼수 등을 일으킬 수 있다. 또한 흡수되어 전신 작용을 일으킬 수도 있으며, 경구 섭취 및 고농도의 기체 흡입은 치명적일 수 있다.

* 클로로피크린은 7장 '클로로피크린(농약 클로루피크린)' 131쪽, 시안화수소는 20장 '시안화수소·시안화합물' 303쪽, 이산화탄소는 16장 '가스 전반' 242쪽 참조

JPIC 접수 상황   연간 20건 정도의 문의가 있으며, 농가에서 사용하는 토양 훈증제에 의한 사고가 대부분이다. 사용 및 폐기 시 흡입 외에도 발생한 가스를 인근 주민이 흡입, 자살 기도에 의한 경구 섭취, 환자의 토사물에 의한 의료종사자의 2차 노출도 있다.

제품에 따라 유효성분, 함량, 기타 성분이 다르므로 제품 표시, 제형, 사용 방법 등 상세한 확인이 필요하다.

1. 물질·제품

- 제품 상표에서 '농약의 명칭(제품명)', '농약의 종류(유효성분의 일반명과 제형)', '성분(농도)', '등록번호'를 확인한다(상표의 기재 사항은 2장 '농약 전반' 55쪽 참조).
- 성상·외관: 액체, 고체(분말 등). 색, 냄새. 용기, 용량
- 현장 검지 결과(검지관에 의한 농도 등)

2. 노출 상황·경로

- 경로: 들이마셨다, 눈에 들어갔다, 피부에 부착했다, 입에 들어갔다, 삼켰다 등
- 장소: 농경지(야외, 비닐하우스 안), 창고, 도로, 주택 등
- 상황: 취급 중 사고인가, 운송 중 사고인가, 의도적 섭취인가?
    취급 중 사고일 경우: 작업 내용(약제 주입, 가스 제거 등), 보호구(보안경, 보호마스크) 착용 현황, 노출량
- 피해 인원, 노출 후 경과 시간(환자의 의식이 없는 경우, 최종 확인에서 발견까지의 시간), 증상 출현까지의 시간
- 2차 노출의 가능성 유무(경구의 경우 숨이나 토사물에서 기화할 수 있다)

3. 환자의 상태·증상

- 기침, 호흡곤란, 구역질, 구토, 두통은 없는가?
- 의식장애, 경련 등은 없는가?
- 눈 자극, 통증, 충혈, 눈물흘림은 없는가?
- 피부 자극, 통증, 수포, 미란 등은 없는가?
- 부상 후 제염 상황(탈의·세정 타이밍, 세정 방법 등).

초기 대응 포인트

고농도에 노출하면 치명적일 수도 있다.

- 2차 피해 방지: 기체·분진·품·액적 흡입, 눈·피부 접촉을 피한다.
    현장(노출 장소, 재해 발생 장소)에 진입하는 경우 적절한 보호구(자급식 호흡기, 화학보호복)가 필요하다.
    경구 섭취했을 시 위 내용물에서 훈증제 성분이 기화하거나, 인화알루미늄으로 인해 위에서 유독한 포스핀(기체)이 발생할 가능성이 있으므로, 현장 이외의 장소에서 환자와 접촉하는 경우도 충분히 주의하고 적절한 보호구를 착용한다.

- 즉시 현장에서 벗어나 공기가 신선한 장소로 이동한다.
- 전신 상태가 불량한 경우는 즉시 구급 요청을 한다. 심폐 정지 시 심폐소생술을 실시한다.

진찰과 의료기관의 대응
- 경구 섭취한 가능성이 있는 경우 원칙적으로 의료기관에서 진찰을 받는다.
- 인화알루미늄에서 발생한 포스핀, 불화설퍼릴을 흡입한 경우, 브롬화메틸, 요오드화메틸 등을 흡입해 어떠한 증상이 있는 경우, D-D, 메틸이소티오시아네이트를 흡입해 흉부 압박감, 호흡곤란, 기침, 불안 등 호흡기·눈에서 가벼운 자극 이상의 증상이 있는 경우에는 치료와 경과관찰을 위해 의료기관에서 진찰을 받는다.
- 경구 섭취로 인해 증상이 있는 경우, 심각한 호흡곤란, 저산소증, 폐부종, 혈류 상태 불안 등 전신 상태가 나쁜 경우, 심각한 화학 손상이 나타난 경우는 입원한다.
- 경구 섭취한 경우는 소화관제염을(단, 인화알루미늄은 물과 접촉하면 포스핀이 발생하므로 위세척은 하지 않는다), 흡입하거나 눈·피부에 노출된 경우는 탈의와 세정(피부는 비누 사용)을 하고 호흡·순환 관리, 대증치료를 한다. 의류는 밀봉한다.

경과관찰
- 브롬화메틸, 요오드화메틸을 흡입하여 증상이 없는 경우에는 가정에서 경과관찰한다.
- 토양 훈증제(D-D, 메틸이소티오시아네이트, 다조메트, 카밤) 사용 중 흡입해 무증상 또는 눈 통증이나 가벼운 기침, 피부의 통증 등 눈·피부·호흡기의 가벼운 자극 정도면, 보통 치료는 필요하지 않고 가정에서 경과관찰하면 된다.

▌해설

1. 물질 · 제품에 대하여

농경지 등의 토양, 창고, 사일로, 컨테이너, 선박과 같은 밀폐공간에서 휘산시켜 토양, 수확 후의 농작물, 농산 가공품, 검역 대상인 수출입 식물이나 목재, 문화재 등을 살충·살균 처리하는 약제다.
- 기체 외에도 증기압이 높고 기화하기 쉬운 성분, 반응·분해되어 기체가 발생하는 성분을 사용한다.
- 기체는 봄베 충전, 성분 자체가 기화하는 제제는 액체, 정제, 테이프 등이, 반응·분해함으로써 기체가 발생하는 제제는 과립제 및 정제 등으로 유통된다.
- 누출 방지를 위한 피복이나 밀폐, 훈증 후의 가스 제거 작업 등이 필요하며, 작업에 적절한 보호를 필요로 한다.

농약으로 등록된 훈증제(2019년 현재)

사용 목적	농약 종류 (대표적인 상품명®)	제제 형태	작용 성분	비고
토양 훈증제 (파종 전 토양처리)	클로루피크린(도로크롤®)	액체, 고체	클로로피크린	7장 '클로로피크린 (농약 클로루피크린)' 131쪽 참조
	D-D(테론®)	액체	1,3- 디클로로프로펜	
	메틸이소티오시아네이트 (MITC)(에코 품®)	액체, 기체	MITC	창고 훈증제로도 사용
	다조메트 (바스아미드®, 가스타드®)	고체	MITC	
	카밤(킬파®, NCS®)	액체	MITC	
창고 훈증제 (수확 후 농작물 처리, 검역용 등)	브롬화메틸	기체	브롬화메틸	
	요오드화메틸	기체, 고체	요오드화메틸	
	인화알루미늄 (포스트키신®, 후미트키신®)	고체	포스핀	
	청산(치바크론®)	기체	시안화수소	20장 '시안화수 소·시안화합물' 303쪽 참조
	이산화탄소(액화탄산가스)	기체	이산화탄소	16장 '가스 전반' 242쪽 참조
문화제용 훈증제	불화설퍼릴(바이켄®)	기체	불화설퍼릴	

1) D-D

• 자극적인 냄새가 나는 담황색에서 갈색 액체로 토양 훈증제에 사용된다. 주성분인 1,3-디클로로프로펜($ClCH_2CHCl$)은 특징적인 냄새가 나는 무색 액체로서 증기압 3.7kPa(20℃)이며 휘발성이 높다. 공기보다 무겁고(상대증기밀도 3.9) 물에 잘 녹지 않는다(20℃: 물 1L에 대해 2g).

• 단제(1,3-디클로로프로펜 97% 함유) 극물에 해당한다. 클로로피크린과 메틸이소시아네이트의 혼합제도 있다.

• 파종 전의 농지에 약제를 주입해 즉시 복토(흙은 덮는다), 진압(밟아 다진다)해 토양에서 기화·확산되어 살충 효과를 발휘한다. 일정 기간 후 쟁기질해 토양 속의 가스를 제거할 필요가 있다. 작업 시에는 흡수 캔 부착 보호마스크를 착용하고 바람 방향에 주의하면서 작업한다.

2) 메틸이소티오시아네이트(MITC), 다조메트, 카밤

- 메틸이소티오시아네이트(MITC, CH_3NCS)는 특징적인 냄새가 있는 무색 고체로, 녹는점 35~ 36℃, 끓는점 118~119℃, 증기압 2.7kPa(25℃)이며 휘발성이 높다. 물에 잘 녹지 않는다(20℃: 물 1L에 대해 8.2g).
- 토양 훈증제, 검역용 목재 훈증제로 사용한다. 토양 훈증용에는 MITC 유제(단제 및 D-D 혼합 제)가 있다. 목재 훈증제는 MITC 30%, 액화탄산가스 70%의 혼합물이 봄베에 충전되어 있다. 메틸이소티오시아네이트는 독극물 취급법에서 극물로 지정되었다.
- 다조메트(테트라히드로-3,5-디메틸-1,3,5-티아디아진-2-티온) 및 카밤(N-메틸디티오카르바민산암모늄) 은 물과 반응해 MITC로 분해되고, 기화되어 살충·살균·제초 작용을 발휘한다. MITC 분해는 산성 조건에서 촉진된다. 다조메트 미립제, 카밤 액제, 카밤나트륨염 액제가 있다. 다조메트는 독극물 취급법에서 극물로 지정되었다.
- 모두 경작 전 농지에 약제를 주입한 뒤 복토를 하고, 진압 또는 살포 후 혼화해 발생한 폴리에 틸렌 시트 등으로 피복하여, 토양 속에서 MITC가 기화·확산해 효과를 발휘한다. 일정 기간 후 쟁기질해 토양 속의 가스를 제거한다. 작업 시에는 흡수 캔 부착 방독마스크(창고 등 밀폐공 간에서는 전면 격리식 방독마스크)를 착용하고 바람 방향에 주의해 작업한다.

3) 브롬화메틸, 요오드화메틸

(1) 브롬화메틸(CH_3Br)

- 무색무취의 기체로서 토양 훈증제 및 창고 훈증제로 사용했으나, 1987년 「오존층 파괴물질에 관한 몬트리올 의정서(Montreal Protocol on Substances that Deplete the Ozone Layer)」에 따라 생 산·사용이 단계적으로 감축되어 2019년 현재는 식물검역용으로만 사용한다.
- 액화가스로 봄베 충전되어 있고, 작업자는 브롬화메틸용 전면 격리식 방독마스크를 착용한다.

(2) 요오드화메틸(CH_3I)

- 무색 액체로서 끓는점 42℃, 증기압 39.4kPa(20℃)로 기화하기 쉽다. 2019년 현재 브롬화메틸 의 대체물질로서 목재나 목재 포장재의 검역 훈증, 수확 후 밤 훈증용 농약으로 등록되어 있다.
- 목재 포장재용은 요오드화메틸 50%, 액화탄산가스 50%의 혼합물로 봄베에 충전되어 있다.
- 목재용, 밤용은 요오드화메틸 99%를 함유하는 액체 제제로서 플라스틱병에 용착 밀봉되어 있다. 전용 투약기에 장착해 온수 등으로 간접적으로 따뜻하게 하여 기화시킨다.
- 훈증 후에는 가스를 개방해 검지관 등으로 안전을 확인한다. 작업자는 요오드화메틸용 전면 격리식 방독마스크를 착용한다.

4) 인화알루미늄

- 인화알루미늄(AlP)는 고체 제제로서 물과 반응해 포스핀(인화수소, PH_3)이 발생하므로, 수확 후 농작물이나 식물검역을 위한 훈증제로 사용한다. 포스핀은 썩은 생선 냄새가 나는 기체로 서 공기보다 약간 무겁고(상대증기밀도 1.18), 물에 잘 녹지 않는다.
- 인화알루미늄 55~57% 및 카르바민산암모늄 25%를 함유하는 정제와 카르바민산암모늄 비함 유 과립제가 있고, 훈증시설에서 적당량을 균등하게 배치해 사용한다.
- 인화알루미늄은 공기 중의 수분을 흡수하여 서서히 분해하고($AlP + 3H_2O \rightarrow Al(OH)_3 + PH_3$), 발생한 포스핀이 살충 효과를 나타낸다. 정제는 직후부터 카르바민산암모늄이 분해되어(NH_2 $COONH_4 \rightarrow 2NH_3 + CO_2$), 발생한 암모니아와 이산화탄소가 포스핀 연소를 방지하며 동시에 경계 냄새로 작용한다.
- 훈증 후에는 가스를 개방하고 검지관으로 안전을 확인한다. 사용 조건(온도, 습도)에 따라 잔재 에서 미분해된 인화알루미늄이 남는 경우가 있으므로, 잔재는 적절하게 처리한다. 작업자는 인화수소용 전면 격리식 방독마스크를 착용한다.
- 독극물 취급법에서 "인화알루미늄과 그 분해 촉진제를 함유하는 제제"는 특정 독물에 해당하 며, 사용자 및 용도가 규정되어 있다.

5) 불화설퍼릴

- 불화설퍼릴(SO_2F_2)은 무색무취의 기체로 문화재 충균해 방제 인정 약제로서 문화재 훈증 처리 에 사용한다.
- 기온과 훈증 시간에 따라 표준 약량이 설정되어 있고, 훈증 중에는 정기적으로 불화설퍼릴 농 도를 측정하면서 추가 투약을 한다. 훈증 종료 후에는 배기하고, 검지기로 5ppm 이하임을 확 인한다. 투약 시나 5ppm을 초과하는 구역에 출입하는 경우 자급식 호흡기 또는 송기마스크 를 장착한다.
- 제품은 봄베에 충전되어 있고, 독극물 취급법에서 독물에 해당한다.

2. 사고 발생 상황

▌ JPIC 접수 상황

【접수 건수】 훈증제 농약 사고는 2007~2016년 10년간 207건(혼합제를 포함한 약제의 수는 총 215

개 제품). 의료기관 87건(42.0%), 일반 104건(50.2%), 기타 16건(7.7%)

【물질】클로로피크린 92건, 다조메트 49건, D-D 48건, 기타 26건

【환자 연령층】0~5세 6건, 6~19세 6건, 20~64세 125건, 65세 이상 46건, 불명 28건

【사고 상황】사용 중 노출 179건, 잘못 복용 5건, 의도적 섭취 6건, 기타·불명 17건. 사용 중 본인의 흡입 및 피부 부착 사고, 발생한 가스를 인근 주민이 흡입했다 등, 사용 중 노출이 많았다. 환자의 토사물에 의한 의료종사자의 2차 피해 사례도 있었다.

【증상 출현율】88.9%(증상 있음 184건)

▌문헌 보고 예

1) 브롬화메틸 흡입 사례(3명)

• 박물관에서 86% 브롬화메틸과 14 % 산화에틸렌을 함유한 훈증제를 사용하다가, 인접한 방에서 몇 시간 있었던 3명에게 증상이 발현했다. 1명은 다음 날 구역질, 2일 후 가벼운 의식장애가 나타났고, 나머지 2명은 2일 후 경련이 발생했다. 모두 전신 상태는 개선되었지만, 경련이 발생한 2명은 퇴원 후에도 동작성 마이오클로누스가 지연하여, 일상생활을 하는 데 타인의 도움이 필요했다[Yamano Y. et al., *Journal of Occupational Health*, Vol.48(2006), pp.129~133].

3. 독성

1) D-D

참고: 규제값, 허용농도 등

• ACGIH 권고 TLV(Threshold Limit Values: 허용농도)

  TWA(Time Weighted Average: 시간가중평균값): 1ppm(이와 별도로 피부 흡수 가능성이 있다)

2) 메틸이소티오시아네이트(MITC), 다조메트, 카밤

[MITC]

참고: 규제값, 허용농도 등

• 급성노출가이드라인 농도(AEGL: Acute Expose Guideline Level)(Final: 설정치)

  대기 중으로 방출된 화학물질의 임계농도. 이 농도를 초과하면 일반 인구 집단의 건강에 영향을 미칠 수 있다.

노출 시간	10분	30분	60분	4시간	8시간
AEGL-1 (불쾌감, 자극 등의 영향, 단, 일과성, 가역적)	0.27ppm	0.27ppm	0.27ppm	0.27ppm	0.27ppm
AEGL-2(불가역적, 위중, 장기적인 건강 영향)	21ppm	21ppm	17ppm	10ppm	5.3ppm
AEGL-3(생명을 위협하는 영향이나 사망)	63ppm	63ppm	50ppm	31ppm	16ppm

3) 브롬화메틸, 요오드화메틸

【브롬화메틸】

참고: 규제값, 허용농도 등

- 일본산업위생학회 권고 허용농도(2018년도): 1ppm(이와 별도로 피부 흡수 가능성이 있다)
- 급성노출가이드라인 농도(AEGL; Acute Expose Guideline Level)(Final: 설정치)

노출 시간	10분	30분	60분	4시간	8시간
AEGL-1	NR	NR	NR	NR	NR
AEGL-2	940ppm	380ppm	210ppm	67ppm	67ppm
AEGL-3	3,300ppm	1,300ppm	740ppm	230ppm	130ppm

NR: 데이터 부족으로 권장농도 설정 불가.

【요오드화메틸】

참고: 규제값, 허용농도 등

- ACGIH 권고 TLV(Threshold Limit Values: 허용농도)

  TWA(Time Weighted Average: 시간가중평균값): 2ppm(이와 별도로 피부 흡수 가능성이 있다)

- 급성노출가이드라인 농도(AEGL; Acute Expose Guideline Level)(Proposed: 제안치)

노출 시간	10분	30분	60분	4시간	8시간
AEGL-1	54ppm	31ppm	22ppm	11ppm	11ppm
AEGL-2	200ppm	120ppm	82ppm	41ppm	29ppm
AEGL-3	670ppm	400ppm	290ppm	150ppm	98ppm

4) 인화알루미늄

【인화알루미늄】

참고: 규제값, 허용농도 등

- 급성노출가이드라인 농도(AEGL; Acute Expose Guideline Level)(Final: 설정치 2007.11.1)

노출 시간	10분	30분	60분	4시간	8시간
AEGL-1	NR	NR	NR	NR	NR
AEGL-2	$9.5mg/m^3$	$9.5mg/m^3$	$4.7mg/m^3$	$1.2mg/m^3$	$0.59mg/m^3$
AEGL-3	$17mg/m^3$	$17mg/m^3$	$8.5mg/m^3$	$2.1mg/m^3$	$1.1mg/m^3$

NR: 데이터 부족으로 권장농도 설정 불가.

【포스핀】

- 포스핀 특유의 생선 썩는 냄새는, 허용농도를 초과해도 악취를 충분히 느낄 수 없다(감지 최소 농도: 1~3ppm)

참고: 규제값, 허용농도 등

- 일본산업위생학회 권고 허용농도(2018년도): 0.3ppm

- 급성노출가이드라인 농도(AEGL: Acute Expose Guideline Level)(Final: 설정치)

노출 시간	10분	30분	60분	4시간	8시간
AEGL-1	NR	NR	NR	NR	NR
AEGL-2	4.0ppm	4.0ppm	2.0ppm	0.50ppm	0.25ppm
AEGL-3	7.2ppm	7.2ppm	3.6ppm	0.90ppm	0.45ppm

NR: 데이터 부족으로 권장농도 설정 불가.

5) 불화설퍼릴

참고: 규제값, 허용농도 등

- ACGIH 권고 TLV(Threshold Limit Values: 허용농도)

  TWA(Time Weighted Average: 시간가중평균값): 5ppm

- 급성노출가이드라인 농도(AEGL; Acute Expose Guideline Level)(Final: 설정치)

노출 시간	10분	30분	60분	4시간	8시간
AEGL-1	NR	NR	NR	NR	NR
AEGL-2	27ppm	27ppm	21ppm	13ppm	6.7ppm
AEGL-3	81ppm	81ppm	64ppm	40ppm	20ppm

NR: 데이터 부족으로 권장농도 설정 불가.

4. 중독 발현 메커니즘

1) D-D
- 피부·점막의 강한 자극 작용
- 흡수에 의한 전신 작용으로, 단백질의 설프하이드릴기(-SH)를 알킬화에 의한 세포 장애가 고려된다.

2) 메틸이소티오시아네이트(MITC), 다조메트, 카밤
- 피부·점막의 강한 자극 작용
- 알레르기 반응

(3) 브롬화메틸, 요오드화메틸
- 피부·점막의 자극 작용
- 흡수에 의한 전신 작용으로, 단백질의 설프하이드릴기(-SH)를 알킬화에 의한 세포 장애 및 대사물의 S-메틸시스테인의 GABA 유사성에 의한 신경독성이 고려된다.
- 액화가스에 의한 동상(가압용기 사고인 경우)

(4) 인화알루미늄
물이나 위산과 접촉하면 포스핀이 발생한다.
- 피부·점막의 자극 작용
- 흡수에 의한 전신 작용으로, 세포 호흡의 억제(시토크롬산화효소 억제에 의한 미토콘드리아 전자전달계복합체 IV의 억제)

5) 불화설퍼릴
물이나 위산과 접촉하면 포스핀이 발생한다.
- 피부·점막의 자극 작용
- 흡수된 불화물에 의한 전신 작용으로, 저칼슘혈증, 세포 장애 등
- 액화가스에 의한 동상(가압용기 사고인 경우)

5. 체내동태

1) D-D
- 경구, 흡입, 경피에서 흡수된다.
- 동물실험(시궁쥐 경구)에 의하면, 24시간 이내에 투여량의 약 90%가 소변, 날숨 중으로 배출된다.

2) 메틸이소티오시아네이트(MITC), 다조메트, 카밤
- 정보 없음

3) 브롬화메틸, 요오드화메틸
- 경구, 흡입으로 흡수된다. 동물실험에서 전신의 조직에 분포한다.

4) 인화알루미늄
- 경구, 흡입으로 흡수된다.

5) 불화설퍼릴
- 복수의 사망 사례에서 불화물의 혈중농도 상승이 보였고, 흡입으로도 흡수된다(Scheuerman E. H, *Journal of Forensic Sciences*, Vol.31(1986), pp.1154~1158).

6. 증상

1) D-D
- 경구: 구역질, 구토, 소화관 출혈, 빈맥, 혈압 저하, ARDS, 간 장애, 신장 손상, 응고 이상 등
- 흡입: 기침, 호흡곤란, 구역질, 구토, 두통 등
- 눈 노출: 강한 눈 자극에 의한 눈물흘림, 결막충혈, 각막 손상 등
- 피부 노출: 강한 피부 자극에 의한, 화학 손상(수포, 미란 등), 접촉피부염 등

2) 메틸이소티오시아네이트(MITC), 다조메트, 카밤
- 경구: MITC 용액(MITC 50g)을 섭취해 혈압 저하, 혼수, 경련이 나타나 8시간 후 사망했으며, 부검에서 식도, 위, 십이지장의 괴사를 확인[B. K. Sharma et al., *British Medical Journal*, Vol.283

(1981), pp.18~19]

- 흡입: 코 및 목의 자극, 기침, 구역질, 구토, 두통, 흉통, 천식 증상, 폐부종, 경련, 혼수 등. 다조 메트 사용 후 의식소실, 혈압 저하, 급성신부전이 나타난 사례가 있다[미야자키 사토시(宮崎聡) 외, ≪일직재의회지(日職災医会誌)≫, 58(2010), 181].
- 눈 노출: 강한 눈 자극에 의한 눈물흘림, 결막충혈, 각막 손상 등
- 피부 노출: 강한 피부 자극에 의한 화학 손상(수포, 미란 등), 접촉피부염 등

3) 브롬화메틸, 요오드화메틸

증상 출현은 몇 시간~며칠 지연될 수 있다. 또 후유증으로 신경 증상이 남을 수 있다.

- 초기 증상: 현기증, 두통, 구역질, 구토, 시각 변화(눈 침침함 등) 정도다. 기침, 빈호흡, 의식장애(비틀거림, 몽롱 상태, 의식소실 등), 복시, 안진, 운동 실조 등이 나타날 수 있다.
- 고농도 노출 등 중증인 경우는 폐부종, 저혈압, 부정맥, 경련, 혼수 등이 일어나며, 폐부종, 순환부전, 다장기부전으로 며칠 내로 사망할 수 있다.
- 몇 주~몇 개월 후: 급성기에 초기 증상 정도라도 우울증, 언어장애, 보행장애, 시력장애, 기억장애 등이 나타나며 장기간 지속될 수 있다.
- 눈 노출: 눈 자극에 의한 충혈, 안통 등
- 피부 노출: 피부 자극에 의한 발적, 종창, 심각한 경우는 화학 손상(수포, 미란 등). 액화가스에 의한 동상

4) 인화알루미늄

포스핀에 의한 전신성 증상이 나타난다. 산소 감수성이 높은 장기(중추신경, 호흡기, 심근)가 장애를 일으키기 쉽다. 포스핀의 눈·피부 노출은 보통 전신증상이 출현하지 않는다.

- 경구: 구역질, 구토, 복통, 두통, 불안, 초조 등이 나타난다. 중증인 경우에는 혼수, 저혈압, 대사성 산성혈액증, 경련, 부정맥 등을 보이며 사망할 수 있다.
- 흡입: 전신증상 외에 점막 자극성에 의한 인한 기침, 호흡곤란, 중증인 경우 지연되어 폐부종 등이 나타날 수 있다.
- 눈 노출: 눈 자극에 의한 충혈, 안통이 나타날 수 있다.
- 피부 노출: 피부 자극에 의한 발적, 종창, 수포 등이 나타날 수 있다.

5) 불화설퍼릴

- 흡입: 기침, 호흡곤란, 구역질, 구토 등이 나타난다. 중증에서는 폐부종, 저혈압 외에 흡수된

불화물에 의해 저칼슘혈증, 테타니, 경련, 부정맥 등이 나타날 가능성이 있다.

- 눈 노출: 눈 자극에 의한 충혈, 안통 등
- 피부 노출: 액화가스에 의한 동상

7. 대응

고농도로 노출되면 생명과 직결되므로, 심각한 노출인 경우 의료기관의 대응이 필요하다.

대응자의 안전 확보와 환자 상태 안정화(기도확보, 호흡 관리)를 우선해, 제염(탈의, 오염 부위 세정), 대증치료를 하고, 필요에 따라서는 해독제를 투여한다.

* 안전 확보: 기체·분진·품·액적 흡입, 눈·피부 접촉을 피한다.

현장(노출 장소, 재해 발생 장소) 이외에서 환자와 접촉하는 경우도 충분히 주의하고, 필요에 따라 적절한 보호장비를 착용한다(경구 섭취 시 위 내에서 훈증 성분이 기화하거나, 인화알루미늄일 경우 위에서 유독한 포스핀이 발생할 수 있다).

▌프리호스피털 케어(prehospital care, 병원 가기 전 응급처지)

- 즉시 현장에서 벗어나 공기가 신선한 장소로 이동한다.
- 전신 상태가 안 좋은 경우 즉시 구급 요청을 한다. 심폐 정지 시 심폐소생술을 실시한다(구강 인공호흡은 피한다).
- 경구: 토하게 해서는 안 된다. 입안에 남아 있는 것은 게워내고 입을 헹군다. 구토하기 쉽고 토사물에 함유된 훈증 성분이 기화할 위험이 있으므로, 대응에는 특별한 주의가 필요하다.
- 흡입: 즉시 공기가 신선한 장소로 옮기고, 탈의 및 피부를 물로 씻는다.
- 눈: 눈을 비비지 않도록 주의하고 즉시 물(실온)로 15분 이상 충분히 세정한다. 콘택트렌즈를 착용한 경우 가능하면 뺀 후 세정한다.
- 피부: 오염된 의복 및 신발은 주의 깊게 벗기고, 이중 비닐봉지에 밀봉한다(훈증 성분이 기화할 가능성이 있다). 비누와 물로 충분히 세정한다.
- 이송 도중 차량이 오염될 가능성이 있으므로, 환기 등을 충분히 한다.

▌의료기관에서의 처치

해독제·길항제는 없으며, 호흡·순환 관리를 중심으로 대증치료를 한다.

1) 경구의 경우

환자의 위 및 토사물에서 훈증 성분이 기화할 가능성이 있으므로, 치료 시에는 적절한 보호구를 착용하고 실내를 환기한다.

- 해독제: 없다.
- 호흡·순환 관리: 호흡장애에 대응해 기도확보, 산소 투여, 인공호흡을 실시한다. 저혈압은 수액, 승압제 투여, 필요에 따라 기계적 순환 보조를 한다.
- 소화관제염: 인화알루미늄은 물과 접촉하면 포스핀을 발생하므로 위세척은 위험하며, 신속하게 시행할 수 있으면 내시경을 통한 정제나 과립제 적출을 고려한다. 토하게 하지 않는다.
- 기타 성분에 대해서는 필요에 따라 기도를 확보해 위세척, 활성탄을 투여한다.
- 확인이 필요한 검사: 흉부·복부 X선 검사, 심전도 검사, 혈액 가스 분석, 혈액검사(전혈구 계산치, 혈청전해질, 응고능, 신장 기능, 간 기능)를 시행한다.

2) 흡입한 경우

- 흉부 X선 검사, 혈액 가스 분석, 폐기능 검사 등의 호흡 기능을 평가한다.
- 호흡 관리: 호흡기 증상이 있으면 산소 투여, 필요에 따라 기관삽관 및 인공호흡을 한다.
- 불화설퍼릴에 대응해 심전도 및 혈청 전해질을 모니터하고, 필요에 따라 저칼슘혈증, 저마그네슘혈증의 보정, 부정맥 치료를 한다.

3) 눈에 들어간 경우

- 진찰 전 눈 세척이 불충분한 경우는, 즉시 다량의 따뜻한 물로 15분 이상 눈을 씻는다.
- 안과 진찰로 화학 손상의 유무를 평가한다. 화상에 준하여 치료한다.

4) 피부 노출의 경우

- 진찰 전 세척이 불충분한 경우는, 즉시 부착 부위를 비누와 물로 충분히 씻는다.
- 화학 손상에 대한 치료나 가압용기 사고인 경우는 동상 치료를 한다.

8. 치료 시 주의점

1) 입원 및 경과관찰 기준

(1) D-D, 메틸이소티오시아네이트(MITC), 다조메트, 카밤

- 전신 상태가 좋지 않으면 입원한다.

(2) 브롬화메틸, 요오드화메틸

- 전신 상태가 좋지 않으면 입원한다.
- 급성기에는 경증이라도 후유증으로 신경 증상이 잔존할 수 있으며, 임상적으로 안정될 때까지 경과관찰한다.

(3) 인화알루미늄

- 중증인 경우 및 증상이 악화하면 입원한다.
- 증상이 없어도 적어도 6~8시간은 의료기관에서 경과관찰이 필요하다. 경과관찰 후에 증상이 없으면 지연되어 나타나는 호흡기 증상을 주의하며 유사시 재진하도록 한 뒤 귀가할 수 있다.

(4) 불화설퍼릴

- 불화물에 의한 증상이 출현할 가능성이 있으므로 전신 징후 및 증상을 신중하게 관찰하며, 필요에 따라서 대증치료를 한다.
- 심각한 노출인 경우 긴 기능, 신장 기능, 혈청 불화물 및 칼슘 농도를 확인한다.

9. 현장에서 2차 피해의 방지 대책

▌ 주의사항

- 현장(노출 장소, 재해 발생 장소)에 진입할 경우 적절한 보호구(자급식 호흡기, 화학보호복 등)를 착용해 눈·피부 접촉 및 기체·분진·퓸·액적 흡입을 피한다. 원인물질에 대한 흡수 캔(D-D와 메틸이소티오시아네이트는 '유독가스용', 브롬화메틸은 '브롬화메틸용', 인화알루미늄은 '인화수소용')을 적절하게 장착해야 한다.
- 허가 없이 진입해서는 안 된다.
- 바람이 통하는 높은 곳에 머무른다.
- 인화알루미늄은 물과 접촉하면 포스핀이 발생하므로, 용기에 물을 넣지 않는다.

▌ 초기 격리 및 방호조치 거리

ERG 2016(2016 Emergency Response Guidebook)에 의거한다.

자세한 내용은『2016 유해물질 비상대응 핸드북』또는 '웹 와이저' 참조

https://www.phmsa.dot.gov/hazmat/erg/emergency-response-guidebook-erg

https://webwiser.nlm.nih.gov/knownSubstanceSearch.do

1) D-D

디클로로프로펜류(유엔 번호 2047, ERG GUIDE 129)

• 초기 격리: 유출 또는 누출 장소에서 전 방향으로, 최소 50m

2) 메틸이소티오시아네이트(MITC)

메틸이소티오시아네이트(유엔 번호 2477, ERG GUIDE 131)

소규모 유출(208L 이하) (소용기 또는 대용기에서의 소량 유출)			대규모 유출(208L 이상) (대용기 또는 많은 소량용기에서)		
초기 격리 (전 방향)	보호 활동(풍하측)		초기 격리 (전 방향)	보호 활동(풍하측)	
	주간	야간		주간	야간
30m	0.1km	0.1km	30m	0.2km	0.3km

3) 브롬화메틸, 요오드화메틸

브롬화메틸(유엔 번호 1062, ERG GUIDE 123)

소규모 유출(208L 이하) (소용기 또는 대용기에서의 소량 유출)			대규모 유출(208L 이상) (대용기 또는 많은 소량용기에서)		
초기 격리 (전 방향)	보호 활동(풍하측)		초기 격리 (전 방향)	보호 활동(풍하측)	
	주간	야간		주간	야간
30m	0.1km	0.1km	150m	0.3km	0.7km

요오드화메틸(유엔 번호 2644, ERG GUIDE 151)

소규모 유출(208L 이하) (소용기 또는 대용기에서의 소량 유출)			대규모 유출(208L 이상) (대용기 또는 많은 소량용기에서)		
초기 격리 (전 방향)	보호 활동(풍하측)		초기 격리 (전 방향)	보호 활동(풍하측)	
	주간	야간		주간	야간
30m	0.1km	0.2km	60m	0.3km	0.6km

4) 인화알루미늄

인화알루미늄(수중 유출, 유엔 번호 1397, ERG GUIDE 139)

소규모 유출(208L 이하) (소용기 또는 대용기에서의 소량 유출)			대규모 유출(208L 이상) (대용기 또는 많은 소량용기에서)		
초기 격리 (전 방향)	보호 활동(풍하측)		초기 격리 (전 방향)	보호 활동(풍하측)	
	주간	야간		주간	야간
60m	0.2km	0.9km	500m	2.0km	7.1km

인화알루미늄 농약(수중 유출, 유엔 번호 3048, ERG GUIDE 157)

소규모 유출(208L 이하) (소용기 또는 대용기에서의 소량 유출)			대규모 유출(208L 이상) (대용기 또는 많은 소량용기에서)		
초기 격리 (전 방향)	보호 활동(풍하측)		초기 격리 (전 방향)	보호 활동(풍하측)	
	주간	야간		주간	야간
60m	0.2km	0.9km	500m	2.0km	7.0km

포스핀(유엔 번호 2199, ERG GUIDE 119)

소규모 유출(208L 이하) (소용기 또는 대용기에서의 소량 유출)			대규모 유출(208L 이상) (대용기 또는 많은 소량용기에서)		
초기 격리 (전 방향)	보호 활동(풍하측)		초기 격리 (전 방향)	보호 활동(풍하측)	
	주간	야간		주간	야간
60m	0.2km	1.0km	300m	1.3km	3.8km

5) 불화설퍼릴

불화설퍼릴(유엔 번호 2191, ERG GUIDE 123)

소규모 유출(208L 이하) (소용기 또는 대용기에서의 소량 유출)			대규모 유출(208L 이상) (대용기 또는 많은 소량용기에서)		
초기 격리 (전 방향)	보호 활동(풍하측)		초기 격리 (전 방향)	보호 활동(풍하측)	
	주간	야간		주간	야간
30m	0.1km	0.5km	300m	1.9km	4.4km

▌ 누출물 처리

'국제 화학물질 안전성 카드 ICSCs' 참조

https://www.ilo.org/dyn/icsc/showcard.listCards3

① D-D　　　　　　ICSC: 0995

② 브롬화메틸　　　ICSC: 0109

③ 요오드화메틸　　ICSC: 0509

④ 인화알루미늄　　ICSC: 0472

　　포스핀　　　　ICSC: 0694

⑤ 불화설퍼릴　　　ICSC: 1402

07
클로로피크린(농약 클로루피크린)

▌개요

물질·제품　특유의 자극적인 냄새와 최루성을 가진 휘발성이 높은 액체로, 과거 화학무기(질식
작용제)로 사용한 물질이다. 일본에서는 일반명 '클로루피크린'으로 농약에 등록되었다. 살충·
살균·제초를 목적으로 토양 훈증제로 사용되며, 토양 안에서 기화해 확산하며 효과를 발휘한
다. 농약으로 액제, 정제, 테이프제가 있으며, 경작 전의 농지에 주입 또는 설치한 뒤 피복, 훈증
후 가스 제거 작업이 필요하다. 취급 시에는 흡수 캔 부착 방호마스크 등의 적절한 보호구를 착
용하고, 풍향에 주의해서 작업할 필요가 있다.

문제가 되는 성분과 증상　알칼리와 유사한 강한 부식성과, 체내에 흡수된 클로로피크린의 전
신 작용이 문제가 된다. 경구 섭취한 경우에는 소화관의 화학 손상 외에, 전신의 모세혈관 투과
성이 항진해 급격한 폐부종, 쇼크를 초래하여 사망할 수 있다. 기화된 클로로피크린에 노출되면
기침, 구역질, 구토, 두통, 안통, 눈물흘림, 신가한 경우에는 호흡곤란, 폐부종, 경련, 혼수 등이
일어난다. 고농도의 클로로피크린을 흡입하면 치명적이 될 수 있으며, 대응 시에는 기화된 클로
로피크린에 의한 2차 피해에도 주의를 기울일 필요가 있다.

JPIC 접수 상황　농작업 중 및 농지에서의 누출로 인한 흡입이 많다. 폐기물 처리장에서 용기
파손으로 인해 종업원이 노출된 사례나 환자의 위 내용물에 의한 의료종사자의 2차 피해 사례
도 있다.

초기 대응을 위한 확인 사항

1. 물질·제품

- 제품 상표에서 '농약의 명칭(제품명)', '농약의 종류(유효성분의 일반명과 제형)', '성분(농도)', '등록번호'를 확인한다(상표의 기재 사항은 2장 '농약 전반' 55쪽 참조).
- 성상·외관: 액체, 고체(분말 등). 색, 냄새. 용기, 용량
- 현장 검지 결과(검지관에 의한 클로로피크린 농도 등)

2. 노출 상황·경로

- 경로: 들이마셨다, 눈에 들어갔다, 피부에 부착했다, 입에 들어갔다, 삼켰다 등
- 장소: 농경지(야외, 비닐하우스 안), 창고, 도로, 주택 등
- 상황: 취급 중 사고인가, 운송 중 사고인가, 의도적 섭취인가?
  취급 중 사고일 경우: 작업 내용(약제 주입, 가스 제거 등), 보호구(보안경, 보호마스크) 착용 상황, 노출량
- 피해 인원, 노출 후 경과 시간(의식이 없는 경우, 최종 확인에서 발견까지의 시간)
- 2차 피해의 가능성 유무(경구 섭취의 경우는 위 토사물에서 기화하거나, 날숨에 함유될 가능성이 있다)

3. 환자의 상태·증상

- 기침, 호흡곤란, 구역질, 구토, 두통 등은 없는가?
- 의식장애, 경련 등은 없는가?
- 눈 자극, 통증, 충혈, 눈물흘림은 없는가?
- 피부 자극, 통증, 수포, 미란 등은 없는가?
- 부상 후 제염 상황(탈의·세정 타이밍, 세정 방법 등)

초기 대응 포인트

고농도에 노출하면 생명과 직결된다.

- 2차 피해 방지: 기체·분진·퓸·액적 흡입, 눈·피부 접촉을 피한다.

  현장(노출 장소, 재해 발생 장소)에 진입하는 경우 적절한 보호구(자급식 호흡기, 화학보호복)가 필요하다.

  경구 섭취: 위 내용물에서 클로로피크린이 기화하므로, 현장 이외에서 환자와 접촉하는 경우도 충분히 주의하고, 적절한 보호구를 착용한다.

- 즉시 현장에서 벗어나 공기가 신선한 장소로 이동한다.
- 전신 상태가 불량한 경우는 즉시 구급 요청을 한다. 심폐 정지 시 심폐소생술을 실시한다.

진찰과 의료기관의 대응

• 부식성이 있는 알칼리에 준하여 대응하지만, 기화한 클로로피크린에도 주의해야 한다.

• 경구 섭취한 가능성이 있는 경우는 원칙적으로 의료기관에서 진찰을 받는다. 기화된 클로로피크린에 노출된 경우에는 호흡기 및 눈의 가벼운 자극을 초과하는 증상(흉부 압박감, 호흡곤란, 기침, 불안 등)이 있으면, 치료와 경과관찰을 위해 의료기관에서 진찰을 받는다. 액체가 눈에 들어간 경우와 피부에 부착한 경우도 만약을 위해 진찰을 받는다.

• 경구 섭취해 증상이 있는 경우, 내시경으로 점막의 부종 및 충혈을 초과하는 장애가 나타난 경우, 심각한 호흡곤란, 저산소증, 폐부종, 혈류 상태 불안 등 전신 상태가 나쁜 경우, 심각한 화학 손상이 나타난 경우는 입원한다.

• 경구 섭취한 경우는 클로로피크린의 기화에 주의하여 소화관제염을, 흡입했거나 눈·피부에 노출된 경우는 탈의와 세정(피부는 비누 사용)을 하고 호흡·순환 관리, 대증치료를 한다. 의류는 밀봉한다.

경과관찰

• 기화한 클로로피크린에 노출되어 무증상 또는 눈·피부·호흡기에 가벼운 자극에 의한 증상(눈 통증 및 가벼운 기침, 피부 통증 등)만 나타난 정도인 경우, 현장에서 이탈하면 보통 1주일 정도에서 증상은 소실된다. 치료를 필요하지 않고, 가정에서 경과관찰하면 된다.

▌해설

1. 물질 · 제품에 대하여

• 클로로피크린(클로루피크린, CCl_3NO_2)는 특유한 자극적인 냄새와 최루성을 가진 무색투명한 액체이며, 증기압 3.72 kPa(25℃)로 휘발성이 높다. 상대증기밀도 5.7로 공기보다 무겁고 물에 잘 녹지 않는다(25℃: 물 1L에 대해 1.62g).

• 1848년에 영국에서 처음으로 합성되어 1917년부터 살충제로 사용했다. 과거에 화학무기(질식작용제)로도 사용한 적이 있다.

• 일본에서는 1948년에 일반명 '클로루피크린'으로 농약에 등록되어 살충·살균·제초를 위해 토양 훈증제로 사용했으며, 1970년까지는 창고 훈증제로도 사용했다.

• 액제·정제·테이프제가 있으며, 독극물 취급법에서는 극물에 해당한다. 액제는 99.5% 제제, 80% 제제가 있다. 정제는 고형화한 클로로피크린을 수용성 필름으로 포장한 제품이며 1정 4g 당 클로로피크린 1.7mL를 함유한다. 테이프제는 클로로피크린을 분해성이 좋은 당류 분말에

함침시켜 수용성 필름 봉지에 넣어 테이프 모양으로 늘어놓은 제품으로, 1봉지(9g)당 클로로피크린 3mL를 함유한다.

- 경작 전의 농지에 약제를 주입 또는 설치하고 폴리에틸렌 시트 등으로 피복해, 토양 안에서 클로로피크린이 기화하고 확산해 효과를 발휘한다. 일정 기간 후에 피복을 제거하고 쟁기질해 가스를 제거한다.
- 취급 시에는 흡수 캔 부착 방호 마스크, 고글형 보안경을 착용하고, 풍향에 주의해서 작업한다. 정제 및 테이프제는 수용성 필름에 들어 있으며 젖은 손으로 취급하지 않는다.
- 사용 후의 빈 병이나 빈 캔은 마개를 제거해, 악취가 없어질 때까지 토양에 거꾸로 세워 방치한 후, 산업 폐기물로서 처분한다.
- 또 클로로피크린의 중독예방에 관해서는 클로로피크린공업회 홈페이지에 자세한 정보가 게재되어 있다(http://www.chloropicrin.jp/).

2. 사고 발생 상황

▮ JPIC 접수 상황

【접수 건수】 2007~2016년 10년간 92건. 의료기관 43건(46.7%), 일반 42건(55.7%), 기타 7건(7.6%)

【환자 연령층】 0~5세 6건, 6~19세 2건, 20~64세 54건, 65세 이상 19건, 불명 11건

【사고 상황】 사용 중 노출 7건, 잘못 섭취 5건, 기타·불명 12건

취급 중 본인의 흡입 및 피부 부착 사고나 농지에서 누출한 기체를 인근 주민이 흡입하는 등 사용 중 노출이 많았다. 그 외 용기 교체 과정에서의 잘못 섭취나 폐기물처리과정에서 용기 파손으로 종업원이 노출된 사례, 환자의 토사물에 의한 의료종사자의 2차 피해 사례도 있었다.

【증상 출현율】 89.1%(증상 있음 82건)

▮ 문헌 보고 예

1) 고속도로 유출 사고(1993년 4월: 아이치현)
- 도메이고속도로에서 클로로피크린 20L 드럼통 400캔을 적재한 트럭이 교통사고로 인해 화재가 발생했다. 화염으로 200캔이 파열되어 유출되었고, 주위에 유독가스가 퍼졌다. 클로로피크린

운반 차량에 충돌한 후 운전자 1명이 유독가스를 흡입해 폐부종으로 사망했다. 근처 공원 직원들이 두통을 호소했고, 다수의 소방관도 치료를 받았다[시시야마 유호(獅山有邦), ≪안전공학(安全工学)≫, 32(1993), pp.350~352].

2) 의료기관에서의 2차 피해(2008년 5월: 구마모토현)

• 자살 기도로 클로로피크린을 경구 섭취한 환자가 응급 이송되었다. 의료진은 고글, 서지컬 마스크, 보호복, 장갑을 착용하고 처치실에서 치료를 시작했다. 위관을 삽입해 내용물을 흡인한 후 구토했고, 토사물에서 강렬한 자극 냄새가 주위에 가득 찼으며, 주위 사람들은 눈물흘림, 기침, 호흡곤란 등의 증상이 나타났다. 환자 및 보호자, 의료진 54명이 피해를 입었다[고야마 히로시(小山洋史) 외, ≪중독연구(中毒研究)≫, 22(2008), pp.25~31].

3. 독성

• 기화한 클로로피크린에 노출된 경우의 증상은 농도에 의존한다.
• 1ppm에서 눈 자극을 일으키고 노출 경고의 지표가 될 수 있다. 후각 역치는 1.1ppm이다.
• 20ppm에서 1~2분간 흡입하면 기관지 또는 폐 병변이 일어날 수 있다.
• 2mg/L(297.6ppm) 10분간 또는 0.8mg/L(119ppm) 30분간에서 치명적일 수 있다.

참고: 규제값, 허용농도 등

• 일본산업위생학회 권고 허용농도(2018년도): 0.1ppm(0.67mg/m^3)
• 급성노출가이드라인 농도(AEGL; Acute Expose Guideline Level)(Final: 설정치)
  대기 중으로 방출된 화학물질의 임계농도. 이 농도를 초과하면 일반 인구 집단의 건강에 영향을 미칠 수 있다.

노출 시간	10분	30분	60분	4시간	8시간
AEGL-1 (불쾌감, 자극 등의 영향, 단, 일과성, 가역적)	0.050ppm	0.050ppm	0.050ppm	0.050ppm	0.050ppm
AEGL-2(불가역적, 위중, 장기적인 건강 영향)	0.15ppm	0.15ppm	0.15ppm	10ppm	0.15ppm
AEGL-3(생명을 위협하는 영향이나 사망)	2.0ppm	2.0ppm	1.4ppm	0.79ppm	0.58ppm

4. 중독 발현 메커니즘

활성화 할로겐기를 가진 알킬화제로 설프하이드릴기(-SH)와 강하게 결합한다.

1) 국소 작용
- 피부·점막의 강한 자극·부식 작용.
- 지각신경 말단에서 SH기 함유 효소를 억제하고 통증, 눈물흘림을 일으킨다.
- 물에 잘 녹지 않기에 흡입한 경우 상기도보다 기관지·세기관지에 장애를 일으킨다.

2) 흡수된 클로로피크린에 의한 전신 작용
- 헤모글로빈의 SH기와 반응해 산소운반능을 억제한다.
- 골격근(특히 늑간근)에 대한 직접 작용으로 횡문근 융해를 일으킬 가능성이 있다.

3) 포스겐 생성
- 광분해되어 독성이 더 강한 포스겐(CCl_2O)이 생성될 수 있다.

5. 체내동태

- 폐에서 빠르게 흡수된다. 소화관에서의 흡수는 적다.

6. 증상

1) 경구
경구 섭취한 사례 보고는 적다. 부식성으로 인한 증상 외에도 소화관에서 기화된 클로로피크린이 흡수되어, 흡입한 경우와 같은 전신증상이 나타난다.
- 경미한 경우는 구강 내 발적, 종창 등이며, 장애는 표층에 국한된다. 구역질, 구토, 설사를 동반하는 심각한 위장염, 복통 등이 일어난다.
- 다량 섭취한 경우 소화관의 화학 손상에 의한 미란, 출혈성 궤양 등이 나타나고, 전신의 모세혈관 투과성이 항진하여 급격하게 폐부종, 쇼크를 초래해 사망할 수 있다. 또 흡입과 마찬가

지로 흉통, 호흡곤란, 천명, 천식성 발작, 후두경련, 기관지폐렴, 폐부종, 혈압 저하, 기면, 경련, 간·신장 기능 장애 등이 나타날 수 있다.

- 장기적 합병증으로 식도 협착, 식도 기관루 및 대동맥 식도루 등이 생길 가능성이 있다.

2) 흡입

- 기침, 인두통, 콧물, 구역질, 구토, 두통이 일반적으로 나타난다.
- 중증 사례에서는 흉통, 호흡곤란, 천명, 천식성 발작, 후두경련, 기관지폐렴, 폐부종(24~72시간 지연되어 나타날 수 있다), 혈압 저하, 기면, 경련, 간·신장 기능 장애 등이 나타날 수 있다.

3) 눈에 들어간 경우

- 강한 눈 자극성이 있고, 안통, 눈물흘림, 결막충혈 등이 나타난다. 각막 손상을 일으킬 수 있다.

4) 피부 노출

- 강한 피부 자극성에 의한 통증, 수포, 미란 등의 화학 손상이 나타날 수 있다.

7. 대응

고농도로 노출되면 생명과 직결되므로, 심각한 노출이 경우에는 의료 기관의 대응이 필요하다.
대응자의 안전 확보와 환자 상태 안정화(기도확보, 호흡 관리)를 우선해 제염(탈의, 오염 부위 세정), 대증치료를 한다.
* 안전 확보: 기체·분진·품·액적 흡입, 눈·피부 접촉을 피한다.
현장(노출 장소, 재해 발생 장소) 이외에서 환자와 접촉하는 경우도 충분히 주의하고, 필요에 따라 적절한 보호장비를 착용한다(경구 섭취 시 위 내에서 클로로피크린이 기화한다).

■ 프리호스피털 케어(prehospital care, 병원 가기 전 응급처지)

- 즉시 현장에서 벗어나 공기가 신선한 장소로 이동한다.
- 전신 상태가 안 좋은 경우 즉시 구급 요청을 한다. 심폐 정지 시 심폐소생술을 실시한다(구강 인공호흡은 피한다).
- 경구: 토하게 해서는 안 된다. 입안에 남아 있는 것은 게워내고 입을 헹군다. 구토하기 쉽고,

토사물에 함유된 클로로피크린이 기화할 위험이 있으므로, 대응에는 특별한 주의가 필요하다.

- 흡입: 즉시 공기가 신선한 장소로 옮기고, 탈의 및 피부를 물로 씻는다.
- 눈: 눈을 비비지 않도록 주의하고, 즉시 물(실온)로 15분 이상 충분히 세정한다. 콘택트렌즈를 착용한 경우 가능하면 뺀 후 세정한다.
- 피부: 오염된 의복 및 신발은 주의 깊게 벗기고, 이중 비닐봉지에 밀봉한다(클로로피크린이 기화할 가능성이 있다). 비누와 물로 충분히 세정한다.
- 이송 도중 차량이 오염될 가능성이 있으므로, 환기 등을 충분히 한다.

▌ 의료기관에서의 처치

해독제·길항제는 없으며, 호흡·순환 관리를 중심으로 대증치료를 한다.

1) 경구의 경우

소화관의 부식성 장애, 쇼크, 폐부종을 고려해 대처한다.

위 내용물의 클로로피크린에 의한 2차 피해를 주의해야 한다. 처치실은 가능한 한 환기하고, 장갑, 방독마스크(눈 자극이 강하므로, 눈 피복형 방독마스크가 좋다), 고글, 보호복을 착용한다. 다량 섭취한 경우에는 소화관제염을 포함한 초진은 옥외에서 하는 것도 고려한다.

- 해독제: 없다.
- 호흡·순환 관리: 후두부종, 협착음, 호흡곤란 등이 있으면 기관삽관(경우에 따라서는 기관절개)을 한다. 정맥로를 확보하고 호흡·순환 동태를 모니터링한다. 혈압 저하가 나타난 경우는 다량의 수액 및 승압제를 투여한다. 폐부종 예방을 위해 강제 이뇨를 실시한다.
- 소화관제염: 구토, 활성탄·하제 투여는 금기 사항이다. 중화도 권장하지 않는다.
  희석 시 우유나 물로 실시하며, 이 경우 구토의 위험이 높아지므로 주의 깊게 시행한다. 식도 천공이 의심된다면 희석은 금기 사항이다.
  위 내용물 세척 시도 시 유용성과 출혈·천공의 위험을 충분히 검토해야 한다. 자살 기도 목적의 다량 섭취는 천공을 일으킬 위험성이 높다. 실시할 경우 기도확보, 경련 대책, 2차 피해 대책을 수립한 후 주의 깊게 시행한다.
- 내시경검사: 구강 및 인두에 화학 손상이 없어도 식도나 위에 심각한 화학 손상이 없다고 말할 수 없으므로, 장애의 정도 평가와 치료 방침 결정, 예후 예측을 위해 섭취한 4~6시간 이후 12시간 이내(늦어도 24시간을 넘지 않는다)에 내시경검사를 한다.
- 확인이 필요한 검사: 흉부·복부 X선 검사, 심전도 검사, 혈액 가스 분석, 혈액검사(전혈구 계산

치, 혈청전해질, 응고능, 신장 기능, 간 기능)를 하며, 소화관 천공이 의심되면 변 잠혈검사를 한다.

2) 흡입한 경우
- 흉부 X선 검사, 혈액 가스 분석, 폐기능 검사 등 호흡 기능을 평가한다.
- 호흡 관리: 호흡기 증상이 있으면 산소 투여를, 필요에 따라 기관삽관 및 인공호흡을 한다.

3) 눈에 들어간 경우
- 진찰 전 눈 세척이 불충분한 경우는, 즉시 다량의 따뜻한 물로 15분 이상 눈을 씻는다.
- 안과 진찰로 화학 손상의 유무를 평가한다. 화상에 준하여 치료한다.

4) 피부 노출의 경우
- 진찰 전 세척이 불충분한 경우는 즉시 부착 부위를 비누와 물로 충분히 씻는다.
- 화학 손상에 대한 치료를 한다.

8. 치료 시 주의점

1) 입원 및 경과관찰 기준
【경구의 경우】
- 부식성의 알칼리에 준하게 의료기관에서 내시경 검사를 받아야 한다. 입원 및 퇴원은 자갈 (Abid Showkat Zargar) 등의 내시경 소견에 의한 화학 손상의 중증도 분류[S. A. Zargar et al., *Gastrointestinal Endoscopy*, Vol.37(1991), p.165]를 토대로 판단한다.

  그레이드 0: 정상 소견

  그레이드 1: 점막의 부종 및 충혈

  그레이드 2a: 취약화, 출혈, 미란, 수포, 백색화된 막 조직, 침출액, 표층성 궤양

  그레이드 2b: 2a와 더불어, 심부 이산 및 원주형 궤양

  그레이드 3: 다발성 궤양 및 괴사(흑갈색 및 회색을 띠는 변색 부위는 괴사의 증거)

     그레이드 3a: 작은 괴사 조직이 산발

     그레이드 3b: 광범위한 괴사

  ① 중환자실 입원: 호흡곤란, 내시경에서 그레이드 3 소견을 보이며, 산성혈액증, 혈액순환 동태 불안정, 소화관 출혈이 있는 경우, 다량 섭취한 경우 중환자실 입원한다.

② 입원: 중상이 있는 경우, 내시경에서 그레이드 2 이상일 경우 입원한다.

③ 귀가 가능: 그레이드 0~1의 경우나 액체를 삼킬 수 있고, 내과적·정신과적으로 문제가 없으면 4~6시간 경과관찰 후 귀가할 수 있다.

【흡입의 경우】

• 호흡곤란, 저산소증, 폐부종, 혈액순환 불안정, 심각한 화학 손상이 있는 환자는 입원한다.

9. 현장에서 2차 피해의 방지 대책

▌ 주의사항

• 현장(노출 장소, 재해 발생 장소)에 진입할 경우 적절한 보호구(자급식 호흡기, 화학보호복 등)를 착용해 눈·피부 접촉 및 기체·분진·품·액적 흡입을 피한다. 방독마스크를 착용하는 경우 원인 물질에 대응하는 흡수 캔(클로로피크린은 '유독가스용')을 적절하게 장착해야 한다.

• 허가 없이 진입해서는 안 된다.

• 바람이 통하는 높은 곳에 머무른다.

▌ 초기 격리 및 방호조치 거리

ERG 2016(2016 Emergency Response Guidebook)에 의거한다.

자세한 내용은 『2016 유해물질 비상대응 핸드북』 또는 '웹 와이저' 참조

https://www.phmsa.dot.gov/hazmat/erg/emergency-response-guidebook-erg

https://webwiser.nlm.nih.gov/knownSubstanceSearch.do

클로로피크린(유엔 번호 1580, ERG GUIDE 154)

소규모 유출(208L 이하) (소용기 또는 대용기에서의 소량 유출)			대규모 유출(208L 이상) (대용기 또는 많은 소량용기에서)		
초기 격리 (전 방향)	보호 활동(풍하측)		초기 격리 (전 방향)	보호 활동(풍하측)	
	주간	야간		주간	야간
60m	0.5km	1.2km	200m	2.2km	3.6km

▌ 누출물 처리

'국제 화학물질 안전성 카드 ICSCs' 참조

https://www.ilo.org/dyn/icsc/showcard.listCards3

① 클로로피크린   ICSC: 0750

08
살균제(농약)

▌개요

물질·제품 병원균에 의한 식물의 병해를 방제하는 약제로, 식물에 직접 살포하거나 육묘함 살포, 종자의 침지 처리, 도말 처리, 토양의 훈증 등의 방법으로 사용한다. 유효성분 작용 메커니즘에 따라 '병원균에 대해 직접 살균 작용 및 제균 작용을 나타내는 약제', '병원균 감염에 관여하는 매카니즘을 억제하는 약제', '작물의 저항성을 유도하는 약제' 등으로 분류되며, 복수의 유효성분을 함유하는 혼합제도 있다. 제형은 액제, 유제, 과립제 등 다양하다. 농업 자재용 소독제로서 육묘함 등의 침지 처리에 사용되는 살균제는 농약으로 등록이 되어 있지 않다(제형에 대해서는 2장 '농약 전반' 55쪽 참조).

문제가 되는 성분과 증상 특히 주의가 필요한 살균제는, 사망 사례를 포함한 심각한 중독 보고가 있는 다황화칼슘 함유 살균제와, 블라스티사이딘S, 무기 구리(염기성 염화구리, 염기성 황산구리, 수산화제이구리, 황산구리), 이미녹타진, 벤조티아졸 등이 있다. 유효성분 외에도 유기용제 및 계면활성제의 영향을 고려할 필요가 있다.
* 다황화칼슘 함유 살균제는 9장 '다황화칼슘(CaS_X) 함유 살균제' 156쪽, 훈증제는 6장 '훈증제 (농약)' 113쪽 참조

JPIC 접수 상황 연간 80건 정도의 문의가 있으며, 사용 중 노출 및 용기 교환 등에 의한 잘못 섭취, 약제 처리된 종자의 잘못 섭취, 의도적 섭취 등이 있다.

제품에 따라 유효성분, 함량, 기타 성분들이 다르므로 제품 표시, 제형, 사용 방법 등 상세한 확인이 필요하다.

1. 물질·제품

- 제품 상표에서 '농약의 명칭(제품명)', '농약의 종류(유효성분의 일반명과 제형)', '성분(농도)', '등록번호'를 확인한다(상표의 기재 사항은 2장 '농약 전반' 55쪽 참조).
- 성상·외관: 액체, 고체(분말 등). 색, 냄새. 용기, 용량

2. 노출 상황·경로

- 경로: 입에 들어갔다, 삼켰다, 들이마셨다, 눈에 들어왔다, 피부에 부착했다 등
- 장소: 농경지(야외, 비닐하우스 안), 창고, 도로, 주택 등
- 상황: 취급 중 사고인가, 운송 중 사고인가? 잘못 마셨는가, 의도적 섭취인가?
  취급 중 사고일 경우: 농도(희석률), 작업 내용(살포 방법), 보호구 착용 상황.
  잘못 삼킴 및 의도적 섭취일 경우는 섭취량(용기 잔량으로 추정되는 최다량)
- 노출 후 경과시간(의식이 없는 경우, 최종 확인에서 발견까지의 시간), 증상 출현까지의 시간

3. 환자의 상태·증상

- 의식장애, 쇼크, 경련 등은 없는가?
- 기침, 호흡곤란 등은 없는가, 기관지에 침투한 기색은 없는가?
- 구역질. 구토, 설사 등의 소화기 증상은 없는가?
- 눈 위화감, 통증, 충혈, 눈물흘림은 없는가?
- 피부 통증, 발적, 발진, 수포 등은 없는가?
- 부상 후 제염 상황(탈의·세정 타이밍, 세정 방법 등)

살균제의 성분에 따라, 생명과 직결된다.

- 2차 피해 방지: 기체·분진·품·액적 흡입, 눈·피부 접촉을 피한다.
  현장(노출 장소, 재해 발생 장소)에 진입하는 경우 적절한 보호구(훈증제는 자급식호흡기, 화학보호복 등)가 필요하다.
- 즉시 현장에서 벗어나 공기가 신선한 장소로 이동한다.
- 전신 상태가 불량한 경우는 즉시 구급 요청을 한다. 심폐 정지 시 심폐소생술을 실시한다.

진찰과 의료기관의 대응

- 의도적인 경구 섭취 및 잘못 섭취했더라도 삼켰을 가능성이 있는 경우, 경로에 상관없이 증상이 있으면 진찰을 받는다.
- 유효성분명을 확인할 수 없는 경우 증상이 없어도 반드시 진찰을 받는다(살균제 성분에 따라서는 잘못 섭취한 정도라도 지연되어 심각한 증상이 나타나 사망할 수 있다).
- 경구 섭취한 경우 다황화칼슘 함유 살균제 외, 심각한 중독 증례가 보고된 블라스티사이딘S, 무기 구리, 이미녹타진, 벤조티아졸 등은, 가능한 한 조기에 소화관제염(필요에 따라서 활성탄의 반복 투여)을 충분히 한다. 기타 성분에 대해서도 필요에 따라 소화관제염을 하고, 호흡·순환 관리, 경련 대책을 중심으로 한 대증치료를 한다.
- 흡입, 눈·피부 노출인 경우는 탈의와 물 세척(피부는 비누 사용)을 한 후 호흡·순환 관리, 대증치료를 한다.

경과관찰

- 농약 살포 후 채소 및 과일을 손으로 만지거나 먹은 정도로 어떠한 증상이 없으면 집에서 경과를 관찰한다.

▌해설

- 살균제는 병원균에 의한 식물의 병해를 방제하는 약제로, 식물에 직접 살포하거나 육묘함 살포, 종자의 침지 처리, 도말 처리, 토양의 훈증 등의 방법으로 사용한다. 유효성분 작용 메커니즘에 따라 '병원균에 대해 직접 살균 작용 및 제균 작용을 나타내는 약제', '병원균 감염에 관여하는 메커니즘을 억제하는 약제', '작물의 저항성을 유도하는 약제' 등으로 분류된다. 복수의 유효성분을 함유하는 혼합제도 있다(훈증제에 대해서는 6장 '훈증제(농약)' 113쪽 참조).
- 제형은 액제, 유제, 과립제 등 다양하다(제형에 대해서는 2장 '농약 전반' 55쪽 참조). 또 복수의 유효성분을 함유하는 혼합제도 있다.

▌작용 메커니즘에 의한 살균제의 분류

* CLI(CropLife International)의 IRAC(Insecticide Resistance Action Committee)가 제공한 살균제 작용 기구 분류 2018년 2월판 발췌

1) 병원균에 대해 직접 살균 작용 및 제균 작용을 나타내는 약제

작용 메커니즘		표적 부위와 코드	유효성분 예	비고
A	핵산합성대사	A3: DNA/RNA 생합성(제안중)	• 하이드록시이소옥사졸	
B	세포골격과 모터 단백질	B1: β-튜브린 중합 억제	• 베노밀 • 티오파네이트메틸(벤즈이미다졸)	JPIC 문의 많음
C	호흡	C2: 복합체 2: 숙신산탈수소효소	• 플루톨라닐	
		C5: 산화적 인산화의 탈공역	• 플루아지남	
D	아미노산 및 단백질 생합성	D2: 단백질 합성(리보솜 전사 종료 단계)	• 블라스티사이딘S	심각한 중독 증례 보고가 있음
		D4: 단백질 합성(리보솜 전사 종료 단계)	• 스트렙토마이신	
E	시그널 전달	E2: 삼투압 시그널 전달에서 MAP/히스티딘인산화효소(os-2, HOG1)	• 플루디옥소닐	
F	지질 생합성 또는 수송 / 세포막의 구조 또는 기능	F2: 인지질 생합성, 메틸전달효소	• IBP(이프로벤포스)	
G	세포막 스테롤 생합성	G1: 스테롤 생합성의 C14 위치의 탈메틸화효소(erg11/cyp51)	• 트리포린 • 트리플루미졸(SBI제)	JPIC 문의 많음

2) 병원균 감염에 관여하는 메커니즘을 억제하는 약제

작용 메커니즘		표적 부위와 코드	유효성분 예	비고
I	세포벽의 멜라닌 생합성	I1: 멜라닌 생합성의 환원 효소	• 프탈리드	
		I2: 멜라닌 생합싱의 탈수효소	• 디클로사이메트	

3) 작물의 저항성을 유도하는 약제

작용 메커니즘		표적 부위와 코드	유효성분 예	비고
P	숙주식물의 저항성 유도	P2: 살리실산 시그널 전달	• 프로베나졸	
		P3: 살리실산 시그널 전달	• 티아디닐	

4) 기타

작용 메커니즘		표적 부위와 코드	유효성분 예	비고
U	작용 메커니즘 불명	불명	• 사이목사닐	
		불명(트레할라아제억제)	• 발리다마이신	
NC	미분류	불명	• 탄산수소칼륨 • 탄산수소나트륨	

M	다작용점 접촉활성	다작용점 접촉활성	• 염기성 염화구리 • 염기성 황산구리 • 수산화제이구리 • 황산구리(볼드®)	심각한 중독 증례 보고가 있음
			• 다황화칼슘 함유 살균제	9장 '다황화칼슘 함유 살균제' 156쪽 참조
			• 아모밤 • 만제브 • 티우람(디티오카바메이트제)	JPIC 문의 많음
			• 캅탄	
			• TPN(클로로탈로닐)	JPIC 문의 많음
			• 이미녹타딘 아세트산염 • 이미녹타딘알베실레이트산염	심각한 중독 증례 보고가 있음

- 이미 농약 등록이 실효된 성분이나 제제는 유효 기간이 끝나면 농약으로 사용할 수 없으나, 창고 등에 보관하다가 잘못 섭취 및 의도적 섭취의 원인이 될 수 있다.
- 농약 등록은 되어 있지 않지만, 농업 자재용 소독제로 사용되는 살균제는 육묘함 등의 침지 처리에 사용한다. 성분은 벤조티아졸(액체), 차아염소산칼슘(과립) 등이 있으며, 희석액 또는 용해액을 육묘함이나 육묘포트에 살포 또는 침지해서 사용한다.

■ 특히 주의해야 할 살균제(심각한 중독 증례 보고가 있다)

- 다황화칼슘 함유 살균제 외에 블라스티사이딘S, 무기 구리(염기성 염화구리, 염기성 황산구리, 수산화제이구리, 황산구리), 이미녹타진, 벤조티아졸 등은 사망 사례를 포함한 심각한 중독 보고가 있다.

1) 블라스티사이딘S
- 일본에서 방선균에서 분리된 도열병에 유효한 항생물질로서, 벼도열병균의 리보솜의 서브유닛에 결합해 단백질 생합성 과정에서 펩티드 사슬의 신장을 억제한다.
- 1962년 농약으로 등록, 2004년에 농약 등록 실효, 현재는 판매되지 않는다.
- 제제는 블라스티사이딘S벤질아미노벤젠설폰산염이 사용되며, 블라스티사이딘S로서 2% 수화제, 1% 유제, 0.08% 분제 등이 판매되었다.
- 독극물 취급법에서, 블라스티사이딘S는 극물로 지정되었다.

2) 무기 구리

- 19세기 초기부터 살균제로 사용되었으며, 특히 보르도액(황산구리와 석회의 혼합액)은 포도의 노균병에 유효하다.
- 물에 불용성의 구리 화합물을 식물에 미립자로 고착시키면, 서서히 방출된 구리 이온이 병원 균체에 흡착, 투과해 원형질의 설프하이드릴기(-SH)를 가지는 화합물과 반응함으로써 효소계 억제 등을 일으킨다.
- 염기성 염화구리[$Cu_2Cl(OH)_3$], 염기성 황산구리[$CuSO_4 \cdot 3Cu(OH)_2$], 수산화제이구리[$Cu(OH)_2$], 황산구리[$CuSO_4 \cdot 5H_2O$]가 사용된다. 모두 청색에서 청록색 분말로, 황산구리는 물에 녹지만, 나머지는 물에도 유기용매에도 잘 녹지 않는다.
- 제제는 수화제, 분제가 있으며, 무기 구리염의 종류 및 함량은 다양하다. 보르도액은 생석회를 물에 녹인 석회유와 황산구리수용액을 혼합하여 조제하는데, 미리 조제된 제제도 판매한다.
- 무기 구리염류는 독극물 취급법에서 극물(단, 雷銅은 제외)로 지정되었다.
- 제제는 액체(액제), 고체(분제, 과립제, 수화제, 수용제) 외에도 훈증제 등이 있다.

3) 이미녹타진

- 일본에서 개발된 구아니딘 골격을 가지는 살균제로서 막지질의 이중층 구조를 파괴하고, 병원균의 포자 발아, 부착기 형성, 침입 균사의 신장을 억제한다. 아세트산염, 도데실벤젠설폰 산염의 알베실산염이 있다.
- 증기압은 낮고(아세트산염 < 3.98×10^{-4}Pa, 알베실산염 60℃, < 1.6×10^{-4}Pa) 물에 잘 녹는다.
- 제제는 이미녹타진아세트산염은, 도포제(3%), 액제(5%, 12.5%, 25%), 이미녹타진알베실산염은 수화제(30% 액체, 40% 분말) 외에도 다른 성분 간의 혼합제로서 분제, 수화제가 있다.
- 이미녹타진은 독극물 취급법에서 극물(3.5% 이하 함유 제제, 이미녹타진알베실산염 제외)로 지정되었다.

4) 벤조티아졸(농업용 자재 소독제)

- 벤조티아졸[2-(티오시아노메틸티오) 벤조티아졸]은 종자소독용 살균제로 개발된 물질이며, SH기 효소와 반응해 해당(解糖) 및 TCA 사이클을 억제하고, ATP 생성을 방해하여 살균 효과를 발휘한다.
- 과거에는 벼 종자 소독제로서 농약 등록되었지만 2003년에 실효되었다.
- 현재 판매되는 것은 농업용 자재 소독제인 벤조티아졸 30% 유제로, 농작물에 사용할 수 없다.

■ JPIC에 문의가 많은 살균제

• 심각한 중독 사례는 드물지만, JPIC 문의가 많은 살균제는 벤조이미다졸제, SBI제, 디티오카바메이트제, TPN가 있다.

2. 사고 발생 상황

■ JPIC 접수 상황

【접수 건수】 살균제(훈증제 제외) 및 농업용 자재 소독용 농약 사고는 2007~2016년 10년간 785건(혼합제를 포함한 약제의 수는 총 850 제품). 의료기관 442건(56.3%), 일반 302건(38.5%), 기타 41건(5.2%)

【환자 연령층】 0~5세 113건, 6~19세 25건, 20~64세 350건, 65세 이상 248건, 불명 49건

【물질】 다황화칼슘 함유 살균제 99건, 무기 구리 35건, 이미녹타진 5건, 벤조티아졸 12건, 벤조일이미다졸제 70건, SBI제 70건, 디티오카바메이트제 228건, TPN 89건, 기타·불명 322건.

【사고 상황】 사용 중 노출 327건, 잘못 섭취 228건, 의도적 섭취 180건, 기타·불명 50건

사용 중 노출은 사용 중 작업자 본인을 제외하면, 살포 중 근처 통행자가 흡입하거나 피부에 부착되었다, 인근에서 사용된 농약이 바람을 타고 넘어와 흡입했다 등이 있다. 잘못 섭취는 소아나 치매가 있는 고령자의 잘못 섭취와 페트병에 옮겨둔 농약을 잘못 섭취했다, 살균 처리된 종자를 먹었다 등이 있다. 의도적 섭취는 경구가 대부분이지만, 다황화칼슘 함유 살균제와 화장실용 산성 세정제를 혼합해 발생한 황화수소 흡입 사례도 있다.

【증상 출현율】 68.5%(증상 있음 538건)

3. 독성

유효성분뿐만 아니라 유기용제나 계면활성제 등의 영향도 고려할 필요가 있다.

1) 블라스티사이딘S
• 유제의 사람 추정 치사량은 50~250mL이다.

- 유제 100mL를 섭취해 간 장애, 의식장애, DIC, 쇼크를 일으켜 사망한 사례가 있다[일본중독정보센터 엮음, 『증례로 배우는 중독 사고와 그 대책』(도쿄: じほう, 2000), pp.200~204].

2) 무기 구리(염기성 염화구리, 염기성 황산구리, 수산화제이구리, 황산구리)
- 구리는 인체의 필수 원소 중 하나지만 혈청 구리 농도 500μg/dL 이상에서 심각한 중독을 일으킨다.

3) 이미녹타진
- 25% 함유 제제 60mL를 섭취하고 쇼크, 폐부종, 신장 손상, 간 장애가 나타나 사망한 사례가 있다[고야마 간지(小山完二) 외, ≪월간약사(月刊藥事)≫, 43(2001), pp.1363~1368].

4) 벤조티아졸
- 30% 제제 30mL를 섭취하고 소화관 및 기도 점막 출혈, 궤양, 일과성 신장 손상, 심실부정맥이 출현한 사례가 있다[코메노 타쿠야(米野琢哉) 외, ≪일본구급의회지≫, 2(1991), p.899].
- 200mL 정도 섭취하고, 24시간 이내에 사망한 사례를 JPIC에서 복수 파악했다.

4. 중독 발현 메커니즘

1) 블라스티사이딘S
- 피부·점막에 강한 자극 작용을 한다.
- 사람에게도 리보솜 서브유닛과 결합해 단백질 합성 억제를 유발할 가능성이 있다.

2) 무기 구리(염기성 염화구리, 염기성 황산구리, 수산화제이구리, 황산구리)
- 구리는 1가(Cu^+)와 2가(Cu^{2+}) 형태를 취하는 전이금속이며, 생체 내의 산화 환원 반응에 관여한다. 세포막 및 효소의 설프하이드릴기(SH기)를 산화시키고, 활성산소인 슈퍼옥사이드 음이온 라디칼($\cdot O_2^-$)을 생성한다. 그 결과 용혈이나 간 장애, 신장 손상을 일으킨다.
- 피부·점막의 자극, 부식 작용을 한다.

3) 이미녹타진
- 평활근 이완에 의한 혈관 확장 작용을 한다.

• 간 장애, 신장 손상을 일으킨다(동물실험에서 이미녹타진의 직접 작용이 고찰되었다).

4) 벤조티아졸

• 피부·점막의 자극 작용을 한다.
• SH기 효소 억제 작용을 한다(해당계 및 TCA 사이클을 억제할 가능성이 있다).

5. 체내동태

1) 블라스티사이딘S

• 소화관 흡수는 느리다. 배출은 빠르며, 주요 배출 경로는 신장이다.
• 사람에게서 리보솜 서브유닛과 결합해 단백질 합성 억제를 유발할 가능성이 있다.

2) 무기 구리(염기성 염화구리, 염기성 황산구리, 수산화제이구리, 황산구리)

• 황산구리를 경구 섭취한 경우 약 30%는 소화관에서 흡수된다.
• 흡수된 구리는 빠르게 적혈구 속으로 들어가 각종 단백질과 결합한다.
• 주로 담즙을 통해 분변으로 배출된다.

3) 이미녹타진

• 소화관에서 흡수되기 어렵다. 흡수된 이미녹타진은 대사되어 소변으로 배출된다.

4) 벤조티아졸

• 동물실험에 따르면 소화관에서 흡수되어 대부분 소변으로 배출된다.

6. 증상

1) 블라스티사이딘S

• 섭취 직후부터 소화관 점막 미란, 구강통·인두통, 극심한 구토, 설사(며칠간 지속) 등이 나타난다. 의식장애, 빈맥, 혈압 저하, 소변량 감소, 쇼크 등이 나타나 사망할 수 있다.
• 강한 점막 자극 작용으로 흡입하면 호흡기 장애, 눈에 들어가면 결막염이나 각막 미란, 피부

에 부착된 경우는 피부염 등이 나타날 가능성이 있다.

2) 무기 구리(염기성 염화구리, 염기성 황산구리, 수산화제이구리, 황산구리)

• 구역질, 구토, 상복부 작열감, 점막 미란을 수반하는 출혈성 위장염, 혈성 설사, 용혈성 빈혈, 혈압 저하, 경련, 혼수 등이 나타난다. 토사물 및 위장 점막이 녹색으로 착색될 수 있다.
• 섭취 후부터 1일~며칠 후에 간부전(황달 등), 신부전(핍뇨, 무뇨 등)이 출현할 수 있다.

3) 이미녹타진

• 섭취 직후~몇 시간 안에 저혈압, 카테콜아민 저항성의 쇼크가 나타나고, 며칠 후에 간 장애, 신장 손상이 출현할 수 있다. 그 외에도 구토, 빈맥, 의식장애, 경련 등이 나타날 가능성이 있다.

4) 벤조티아졸

• 구강~위점막의 미란, 연하장애, 간 장애, 신장 손상 등이 나타날 수 있다.
• JPIC에서 파악한 사망 사례에서는 몇 시간 만에 의식장애, 혈압 저하, 호흡부전, 현저한 대사성 산성혈액증 등이 나타났다.

【기타 살균제】

• 블라스티사이딘S, 무기 구리, 이미녹타진, 벤조티아졸 이외라도, 중증화될 가능성은 부정할 수 없으므로 주의가 필요하다.
• 유기용세 및 계면활성제 등을 함유한 제품은 소화관 점막의 자극에 의한 소화기 증상, 잘못 삼킴에 의한 폐렴 등이 나타날 가능성이 있다.

7. 대응

성분에 따라서는 생명과 직결되는 경우가 많으므로, 심각한 노출인 경우 의료기관의 대응이 필요하다.

　대응자의 안전 확보와 환자 상태 안정화(기도확보, 호흡 관리)를 우선해 제염(탈의, 오염 부위 세정), 대증치료를 한다.

　* 안전 확보: 기체·분진·품·액적 흡입, 눈·피부 접촉을 피한다.

　현장(노출 장소, 재해 발생 장소) 이외에서 환자와 접촉하는 경우도 충분히 주의하고, 필요에 따라 적절한 보호장비를 착용한다.

▍프리호스피털 케어(prehospital care, 병원 가기 전 응급처지)

- 즉시 현장에서 벗어나 공기가 신선한 장소로 이동한다.
- 전신 상태가 안 좋은 경우 즉시 구급 요청을 한다. 심폐 정지 시 심폐소생술을 실시한다(구강 인공호흡은 피한다).
- 경구: 토하게 해서는 안 된다(성분에 따라 경련을 유발할 수 있으며, 또 잘못 삼키면 화학성 폐렴을 일으키기 쉽다). 입안에 남아 있는 것은 게워내고 입을 헹군다. 농약은 구토하기 쉽고, 대응에는 주의가 필요하다.
- 흡입: 즉시 공기가 신선한 장소로 옮기고, 탈의 및 피부를 물로 씻는다.
- 눈: 눈을 비비지 않도록 주의하고, 즉시 물(실온)로 15분 이상 충분히 세정한다. 콘택트렌즈를 착용한 경우 가능하면 뺀 후 세정한다.
- 피부: 오염된 의복 및 신발은 주의 깊게 벗기고 밀봉한다. 비누와 물로 충분히 세정한다.

▍의료기관에서의 처치

호흡·순환 관리를 중심으로 한 대증치료를 한다. 블라스티사이딘S, 무기 구리(염기성 염화구리, 염기성 황산구리, 수산화제이구리, 황산구리), 이미녹타진, 벤조티아졸 등은 사망 사례를 포함한 심각한 중독 증례 보고가 있기 때문에, 전신 관리를 고려할 필요가 있다.

1) 경구의 경우
- 치료 시에는 적절한 보호구를 착용하고 실내를 환기한다.
- 해독제: 무기 구리 제제를 섭취해 증상이 있을 경우 킬레이트제 치료를 고려한다. 2019년 현재 구리중독에 적용할 수 있는 것은 디메르카프롤(BAL)과 페니실라민이다.
- 호흡·순환 관리: 호흡장애에 대응해 기도확보, 산소 투여, 인공호흡, 저혈압에 대해서 수액, 승압제 투여, 필요 시 기계적 순환 보조를 한다.
  블라스티사이딘S는 탈수에 대응해 다량의 수액과 순환 관리가 필요하다.
  이미녹타진은 철저한 순환 관리가 필요하며, 카테콜아민에 반응하지 않는 쇼크일 경우 경피적 심폐보조장치(PCPS) 등을 통한 치료를 검토한다.
- 소화관제염: 토하게 하지 않는다.

특히 주의해야 할 살균제(블라스티사이딘S, 무기 구리, 이미녹타진, 벤조티아졸 등)는 가능한 한 조기에 충분히 소화관제염(필요에 따라 활성탄을 반복 투여)을 한다. 블라스티사이딘S, 황산구리 등 점막 부식 작용이 있는 물질인 경우 위장관 천공의 위험을 고려해 실시할지를 판단하지만, 활성탄 투여는 내시경검사에 방해가 되므로 권장하지 않는다.

기타 성분에 대해서도 필요 시 기도확보, 경련 대책을 세운 후 위세척, 활성탄을 투여한다.

- 내시경검사: 블라스티사이딘S, 무기 구리 등 점막 부식 작용이 있는 물질은 섭취 24시간 이내에 내시경으로 소화관 장애를 평가한다.
- 유제, 액제 등 제제에 따라서는 다른 배합 성분(유기용제, 계면활성제 등)에 대한 치료가 필요할 수 있다.
- 확인이 필요한 검사: 흉부·복부X선 검사, 심전도 검사, 혈액 가스 분석, 혈액검사(전혈구 계산치, 혈청전해질, 신장 기능, 간 기능)를 시행한다.

2) 흡입한 경우

- 흉부 X선 검사, 혈액 가스 분석, 폐기능 검사 등 호흡 기능을 평가한다.
- 호흡 관리: 호흡기 증상이 있으면 산소를 투여하고, 필요에 따라 기관 삽관 및 인공호흡을 실시한다.

3) 눈에 들어간 경우

- 진찰 전 눈 세척이 불충분한 경우는, 즉시 다량의 따뜻한 물로 15분 이상 눈을 씻는다.
- 안과 진찰로 화학 손상의 유무를 평가한다. 화상에 준하여 치료한다.

4) 피부 노출의 경우

- 화학 손상에 대한 치료를 한다.

8. 치료 시 주의점

1) 입원 및 경과관찰 기준
【주의해야 할 살충제】

블라스티사이딘S, 무기 구리, 이미녹타진, 벤조티아졸 등
- 사망 사례 등 심각한 중독 증례 보고가 있으므로 전신 관리가 필요하며, 섭취 가능성이 있으면 반드시 진찰한다. 전신 상태가 좋지 않으면 입원한다.

【기타 살균제】

• 어떠한 증상이 있는 경우 진찰한다. 전신 상태가 좋지 않으면 입원한다.

2) 해독제

구리 해독제는 디메르카프롤(BAL 근육 주사)이 있다.

• 작용 메커니즘: 금속과 안정하게 결합하는 티올 화합물 중에서도 디티올체인 BAL은 금속이온에 대한 친화성이 높고, 구리와 결합해 수용성인 디메르카프탄-구리복합체를 만들어 체외로 배출을 촉진한다.

• 사용 방법(BAL 근육 주사 100mg): 1회 2.5mg/kg, 제1일차는 6시간 간격으로 4회, 제2일차 이후 6일차는 1일 1회 근육 주사(적절 증감)

• 페니실라민도 구리 중독에 적용 가능하지만, 첨부 문서에서 "구리 중독에서 평가, 투여 개시·투여 중지에 관한 혈중구리 농도의 지표는 명확하지 않으므로, 임상증상, 건강에 미치는 영향도를 충분히 검토할 것"이라고 되어 있다.

9. 현장에서 2차 피해의 방지 대책

▌ 주의사항

• 현장(노출 장소, 재해 발생 장소)에 진입할 경우, 적절한 보호구(훈증제는 자급식 호흡기, 화학보호복 등)를 착용하고, 눈·피부 접촉 및 기체·분진·품·액적 흡입을 피한다. 방독마스크를 사용하는 경우에는 원인물질에 대응하는 흡수 캔을 적절히 장착해야 한다.

• 허가 없이 진입해서는 안 된다.

• 바람이 통하는 높은 곳에 머무른다.

▌ 초기 격리 및 방호조치 거리

ERG 2016(2016 Emergency Response Guidebook)에 의거한다.

자세한 내용은 『2016 유해물질 비상대응 핸드북』 또는 '웹 와이저' 참조

https://www.phmsa.dot.gov/hazmat/erg/emergency-response-guidebook-erg

https://webwiser.nlm.nih.gov/knownSubstanceSearch.do

1) 무기 구리(염기성 염화구리, 염기성 황산구리, 수산화제이구리, 황산구리)

구리를 주성분으로 하는 농약(가연성, 유엔 번호 2776, 3009, ERG GUIDE 131)

구리를 주성분으로 하는 농약(불연성, 유엔 번호 2775, 3010, ERG GUIDE 151)

• 초기 격리: 유출 또는 누출 장소에서 전 방향으로, 액체의 경우 최소 50m, 고체의 경우 최소 25m

▌ 누출물 처리

'국제 화학물질 안전성 카드 ICSCs' 참조

  https://www.ilo.org/dyn/icsc/showcard.listCards3

  ① 블라스티사이딘S   ICSC: 1758

  ② 황산구리   ICSC: 1416

09
다황화칼슘(CaSx) 함유 살균제

▌ 개요

물질·제품   다황화칼슘(CaS_x)을 유효성분으로 하는 농업용 살균제로서, 특유의 불쾌한 냄새(썩은 달걀 냄새)를 가진 알칼리성 황적색 맑은 액체다. 2019년 현재 농약으로 등록된 것은 다황화칼슘 27.5% 제제만 있다. 동일한 다황화칼슘을 성분으로 하는 제품으로는 땀, 습진, 무좀, 옴 등에 대한 외피용약이 일반의약품으로 2008년까지 판매되었고, 유사 제품이 의약외품의 입욕제로서 2019년 현재도 판매되고 있다.

문제가 되는 성분과 증상   알칼리의 부식성 이외에도 산성 물질과 혼합 시 발생하는 황화수소가 문제가 되며, 농도에 따라서는 치명적일 수 있다. 경구 섭취한 경우 부식 작용에 의한 심각한 소화관 손상뿐 아니라 위산과 반응하여 발생한 황화수소에 의해 의식장애, 호흡억제, 고젖산혈증을 동반하는 대사성 산성혈액증이 나타날 수 있다. 피부나 점막에 부착한 경우, 원액이나 고농도의 액체 상태에서는 부식 작용으로 심각한 피부 자극, 화학 손상, 비후 외에도 유백색 물질의 고착이 나타난다.
* 황화수소는 18장 '황화수소' 283쪽 참조

JPIC 접수 상황   연간 10건 정도의 문의가 있으며, 의료기관의 문의가 50% 이상을 차지한다. 사용 중 노출이 많고, 용기 교체 등에 의한 잘못 삼킴, 산성 물질과 혼합되어 발생한 황화수소를 흡입한 사례도 있다.

1. 물질·제품

- 제품 상표에서 '농약의 명칭(제품명)', '농약의 종류(유효성분의 일반명과 제형)', '성분(농도)', '등록번호' 를 확인한다(상표의 기재 사항은 2장 '농약 전반' 55쪽 참조).
- 성상·외관: 색(황적색 투명), 냄새(특유의 불쾌냄새, 썩은 달걀과 같은 냄새), 용기, 용량
- 황화수소의 발생이 의심되는 경우, 현장 검지 결과(황화수소 농도)

2. 노출 상황·경로

- 경로: 입에 들어갔다, 삼켰다, 들이마셨다, 눈에 들어갔다, 피부에 부착했다 등
- 장소: 농경지(야외, 비닐하우스 안), 창고, 도로, 주택 등
- 상황: 취급 중 사고인가, 운송 중 사고인가, 의도적 섭취인가?

  취급 중 사고일 경우: 작업 내용. 사용농도, 보호구 착용 상황, 노출량

  잘못 섭취 및 의도적 섭취일 경우는 섭취량(용기의 잔량에서 추정할 수 있는 최다량)
- 피해 인원, 노출 후 경과 시간
- 2차 피해의 가능성 유무(경구 섭취는 날숨 및 토사물에서 황화수소가 발생할 가능성이 있다)

3. 환자의 상태·증상

- 의식장애(착란, 혼수 등), 쇼크, 호흡곤란, 경련 등은 없는가?
- 경구 섭취한 경우 구강 점막의 발적 및 종창, 통증 등은 없는가, 구토(오염 리스크의 유무), 복통, 출혈은 없는가?
- 눈 자극, 통증, 충혈, 눈물흘림은 없는가?
- 피부 발적, 미란 등은 없는가? 부상 면적, 심각한 경우 화학 손상의 부상 깊이
- 부상 후 제염 상황(탈의·세정 타이밍, 세정 방법 등)

초기 대응 포인트

경구 섭취하거나 산성 물질과 반응해 발생한 황화수소를 흡입하면, 생명과 직결된다.

- 2차 피해 방지: 기체·분진·품·액적 흡입, 눈·피부 접촉을 피한다.

  황화수소 발생이 예상되는 상황에 현장(노출 장소, 재해 발생 장소)으로 진입하는 경우 적절한 보호구(자급식 호흡기, 화학보호복)가 필요하다.

  경구 섭취: 위에서 황화수소가 발생할 가능성이 있으므로, 현장 이외에서 환자와 접촉하는 경우도 충분히 주의하고, 적절한 보호구를 착용한다.
- 즉시 현장에서 벗어나 공기가 신선한 장소로 이동한다.

- 전신 상태가 불량한 경우는 즉시 구급 요청을 한다. 심폐 정지 시 심폐소생술을 실시한다.
- 급성기의 응급처치는 중증도에 크게 좌우하므로, 가능한 한 빨리 제염(탈의, 오염 부위 물 세척)을 실시한다.

진찰과 의료기관의 대응
- 부식성의 알칼리성 치료법으로 대응하지만, 산과 반응해 발생한 황화수소에도 주의해야 한다.
- 경구 섭취한 가능성이 있는 경우 원칙적으로 의료기관에서 진찰을 받는다. 산과 반응해 발생한 황화수소를 흡입하거나 눈·피부에 노출된 경우도 증상이 있으면 진찰을 받는다.
- 경구 섭취한 경우는 소화관제염을, 눈·피부에 노출된 경우와 황화수소를 흡입하면 탈의와 세정을 하고, 호흡·순환 관리, 대증치료를 한다.

경과관찰
- 흡입, 눈·피부가 노출되어도 증상이 없으면, 충분히 세정하고, 가정에서 경과관찰하면 된다.

▌해설

- 다황화칼슘 함유 살균제는 황적색의 맑고, 특유의 불쾌한 냄새(썩은 달걀 냄새)가 나는 수용성 액체이다. 다황화칼슘(CaS_x)을 함유하고 알칼리성이 강하다. 다황화칼슘 27.5%(전황화태황으로서 22%) 제제의 원액은 pH > 11, 10배 희석액은 pH 11.5, 100배 희석액은 pH 11.0이다.
- 산과 반응하면 황화수소(H_2S)가 발생한다. 또 경구 섭취한 경우 위산과 반응·해 황화수소가 발생한다. 다황화칼슘 함유 살균제 및 다황화칼슘을 함유하는 입욕제와 산성세정제 그리고 산성비료를 혼합해 황화수소가 발생한 사례가 있다.

1) 농약
- 농업용 살균제로서 다황화칼슘 27.5%의 제제가 판매되며, 과거에는 45%, 13.7%의 제제도 농약으로 등록되었다.
- 진드기나 흰가루병 등에 대해서 7~200배로 희석해서 살포한다.
- 2008년 무렵, 의도적으로 산성 물질과 혼합해 황화수소를 발생시키는 사례가 많이 발생함에 따라, 부적정 사용 목적으로 구입하는 것을 방지하고자 500mL 및 1L의 소용량 포장 형태 제품은 2010년 5월까지 농약 등록이 말소되었다.

2) 의약품

- 일반용 의약품으로 다황화칼슘 콜로이드액(유황 202.5g, 생석회 67.5g, 카제인 0.12g, 황화칼륨 0.15g을 수돗물 729.73g에 가열 용해해 농축 여과한 것)을 약효성분으로 하는 외피용 약이 있으며, 땀띠, 습진, 무좀, 여드름, 옴 등에 사용되었으나 2008년에 판매 중지되었다.
- 입욕제로서 온수 180L에 13~17g 첨가하면 pH는 7.0~7.5가 된다. 그 외에도 5배 희석하여 도포하거나 또는 500배 희석해 찜질 용도로 사용했다.
- 외피용 약과 동일한 제품이 의약외품 입욕제로서 2019년 현재도 판매된다.

2. 사고 발생 상황

▌JPIC 접수 상황

【접수 건수】다황화칼슘 함유 살균제 농약 사고는 2007~2016년 10년간 116건. 의료기관 76건(65.5%), 일반 31건(26.7%), 기타 9건(7.8%)

【환자 연령층】0~5세 4건, 6~19세 2건, 20~64세 58건, 65세 이상 36건, 불명 16건

【사고 상황】사용 중 노출 62건, 잘못 섭취 15건, 의도적 32건, 기타·불명 7건

사용 중 노출은, 약제가 담긴 용기 및 호스의 누수, 보호구와 같은 장비의 불충분 등으로 인해 사용 중 본인이 흡입하거나 피부에 부착된 사고, 살포 중 근처를 지나가다가 흡입 또는 피부 노출, 인근에서 사용한 농약이 바람에 흘러나와 흡입하는 등이 있다. 잘못 섭취는 페트병에 옮겨 담은 농약을 잘못 삼킴 및 살포 직후의 채소 섭취 등의 사고가 있다.

의도적 사례는 경구 외에도 다황화칼슘 함유 살균제와 산성 화장실 세정제를 혼합해 발생한 황화수소를 흡입한 사례가 있다.

【증상 출현율】83.6%(증상 있음 97건)

▌문헌 보고 예

1) 경구 섭취(사망 사례)

- 자살 목적으로 다황화칼슘 함유 살균제 100mL 이하를 섭취했다. 섭취 30분 후에 내원했는데, 의식장애, 저혈압, 빈맥, 청색증, 높은 수치의 설프헤모글로빈, 대사성 산성혈액증, 내시경으로 식도의 전주성 미란과 부종, 식도 하단 폐색을 확인해 승압제 투여, 아질산 치료를 했으나,

섭취 4.5시간 후 사망했다[기요타 가즈야(清田和也) 외, ≪중독연구≫, 15(2002), pp.171~176].

2) 피부 노출

• 다황화칼슘 함유 살균제를 살포했는데, 하반신에 약제가 부착되었다. 몇 시간 후부터 통증이 생겨 진찰받았는데, 유백색 부스럼 딱지의 고착을 확인했다. 괴사가 진행되어 괴사조직제거술 (Debridement)과 극박분층 식피(極薄分層植皮)를 실시했다. 2~3개월 후부터 비후성 반흔이 발견되었으나, 호전되었다[스노다 다카히코(角田老彦) 외, ≪야마가타시립병원 제생관의학잡지(山形市立病院済生館医学雑誌)≫, 25(2000), pp.105~108].

3. 독성

• 알칼리에 의한 화학 손상을 일으킬 수 있다.
• 피부에 고착되기 쉽고 심달성 궤양을 형성한다. 괴사를 일으켜 비후성 반흔을 남긴다.
• 유황은 성인이 10~15g을 경구 섭취하면 황화수소에 의한 중독을 일으킨다.
• 황화수소는 1ppm 미만이라도 특유의 썩은 달걀 냄새가 나며, 50ppm에서 눈 및 호흡기의 자극 증상이 나타난다(18장 '황화수소' 283쪽 참조).

참고: 규제값, 허용농도 등

【황화수소】

• 일본산업위생학회 권고 허용농도(2018년도): 5ppm
• 급성노출가이드라인 농도(AEGL; Acute Expose Guideline Level)(Final: 설정치)
대기 중으로 방출된 화학물질의 임계농도. 이 농도를 초과하면 일반 인구 집단의 건강에 영향을 미칠 수 있다.

노출 시간	10분	30분	60분	4시간	8시간
AEGL-1 (불쾌감, 자극 등의 영향, 단, 일과성, 가역적)	0.75ppm	0.60ppm	0.51ppm	0.36ppm	0.33ppm
AEGL-2(불가역적, 위중, 장기적인 건강 영향)	41ppm	32ppm	27ppm	20ppm	17ppm
AEGL-3(생명을 위협하는 영향이나 사망)	76ppm	59ppm	50ppm	37ppm	31ppm

4. 중독 발현 메커니즘

- 알칼리에 의한 부식 작용(화학 손상). 방치하면 접촉 부위에서 보다 심부에 장애가 진행된다.
- 삼키면 위나 장에서 황화수소가 발생한다. 황화수소는 미토콘드리아의 시토크롬산화수소의 3가 철이온(Fe^{3+})과 결합해 효소를 억제하여 세포 호흡을 방해하고, 저산소증, 중추신경의 장애를 일으킨다.

5. 체내동태

1) 다황화칼슘
- 흡수: 불분명하나, 일부는 그대로 소화관 점막에서 흡수된다.
- 대사: 장내 세균에 의해 황화물로, 이어서 황산염으로 대사된다.
- 배출: 황산염으로서 소변으로 배출된다.

2) 황화수소
- 흡수: 주요 흡수 경로는 폐이며 수용성은 그다지 높지 않으므로, 기도를 통과하여 폐 전역에 분산해 흡수된다. 소화관 점막에서도 쉽게 흡수된다. 황화수소는 지질에 잘 녹기 때문에, 생체막을 쉽게 통과해 세포 내로 흡수된다. 피부의 흡수는 거의 무시할 수 있는 정도다.
- 대사: 1시간 이내에 산화되어 티오황산으로 대사된다.
- 배출: 티오황산은 빠르게 신장에서 배출된다.

6. 증상

1) 경구
　부식성의 알칼리로서 소화관의 화학 손상에 의한 홍반이나 발적, 부종이 일어나고, 이어서 보통 24시간 이내에 미란이나 궤양이 형성된다.
- 소량 섭취한 경우는 구강·인두의 발적, 구역질, 구토 등이 나타난다. 위장관 점막에 부착하면 미란, 궤양을 일으키며, 반흔 위축이 생길 수 있다.
- 다량 섭취한 경우는 침흘림, 구역질, 구토, 삼킴 장애, 상복부 통증, 기침, 소화관 출혈에 의한

토혈·하혈 등이 나타난다. 중증에서는 괴사나 천공을 일으킨다. 출혈에 의한 이차적 증상으로 빈맥, 혈압 저하, 대사성 산성혈액증, 쇼크가 나타날 수 있다.

- 소화관에서 고농도로 발생한 황화수소의 영향으로 의식 수준 저하, 호흡억제, 경련, 고젖산혈증을 동반한 대사성 산성혈액증, 설프헤모글로빈혈증, 간 장애, 신장 손상 등이 나타나며, 조기에 사망할 수도 있다.

2) 흡입

- 다황화칼슘은 잘 기화되지 않으므로, 흡입은 하기 어렵다.
- 산과 반응해 발생한 황화수소를 흡입한 경우는 청색증, 의식장애, 호흡억제, 혈압 저하, 경련, 빈맥, 폐부종 등이 일어날 가능성이 있다.
- 황화수소 농도와 증상에는 어느 정도의 양적 반응 관계를 보이며, 50ppm을 초과하면 점막 자극에 의한 눈 통증, 기침, 인두통, 구역질, 구토 등이 출현하고, 250ppm을 초과하면 호흡곤란, 빈호흡 후, 폐부종이 출현한다. 500ppm을 초과하면 경련, 혼수, 혈압 저하, 빈맥, 부정맥, 고젖산혈증을 동반하는 대사성 산성혈액증이 나타날 수 있다. 1,000ppm에서는 한두 번의 호흡으로 즉사할 가능성이 있다. 녹다운이라고 불리는 급격한 의식소실을 초래하는 경우도 있다.

3) 눈에 들어간 경우

- 눈 자극감, 충혈, 통증 등이 나타난다. 원액이나 고농도에서는 부식 작용에 의한 각막이나 결막의 손상, 시력장애를 일으킬 가능성이 있다.

4) 피부 노출

- 원액이나 고농도에서는 부식 작용에 의한 심각한 피부 자극, 화학 손상, 비후가 나타나기도 한다.
- 접촉 시에는 통증이 없으며, 이에 세정하지 않고 방치해 유백색 물질이 피부에 고착되면, 심달성 궤양을 형성하고 치유에 어려움이 있을 수 있다.

7. 대응

경구 섭취, 또는 산성 물질과 반응해 발생한 황화수소를 흡입하면 생명과 직결될 수도 있다. 급성기의 응급처치가 중증도를 크게 좌우하므로, 가능한 한 빨리 제염(탈의, 오염 부위의 세정)한다. 대응자의 안전 확보와 환자 상태 안정화(기도확보, 호흡 관리)를 우선해 대증치료를 한다.

* 안전 확보: 기체·분진·퓸·액적 흡입, 눈·피부 접촉을 피한다.

　현장(노출 장소, 재해 발생 장소) 이외에서 환자와 접촉하는 경우도 충분히 주의하고, 필요에 따라 적절한 보호장비를 착용한다(경구 섭취 시 위에서 발생하는 황화수소에 노출될 가능성이 있다).

■ 프리호스피털 케어(prehospital care, 병원 가기 전 응급처치)

- 즉시 현장에서 벗어나 공기가 신선한 장소로 이동한다.
- 전신 상태가 안 좋은 경우 즉시 구급 요청을 한다. 심폐 정지 시 심폐소생술을 실시한다(구강 인공호흡은 피한다).
- 경구: 토하게 해서는 안 된다. 입안에 남아 있는 것은 게워내고 입을 행군다. 구토하기 쉽고, 토사물에 함유된 클로로피크린이 기화할 위험이 있으므로, 대응에는 특별한 주의가 필요하다.
- 흡입: 즉시 공기가 신선한 장소로 옮기고, 탈의 및 피부를 물로 씻는다.
- 눈: 눈을 비비지 않도록 주의하고, 즉시 물(실온)로 15분 이상 충분히 세정한다. 콘택트렌즈를 착용한 경우 가능하면 뺀 후 세정한다.
- 피부: 오염된 옷 및 신발은 주의 깊게 벗기고 밀봉한다. 다량의 물로 세정한다.
- 이송 도중 차량이 오염될 가능성이 있으므로, 환기 등을 충분히 한다.

2) 의료기관에서의 처치
(1) 경구의 경우

부식성의 알칼리성 치료법으로 대응해야 하며, 위산과 반응해 발생한 황화수소에도 주의가 필요하다.

- 호흡·순환 관리: 후두부종, 협착음, 호흡곤란 등이 있으면 기관삽관(경우에 따라서는 기관절개)을 한다. 정맥로를 확보하고 필요하면 수액 처방을 한다. 호흡·순환 동태를 모니터링한다.
- 소화관제염: 구토, 활성탄·하제 투여는 금기 사항이다. 중화도 권장하지 않는다.
　희석할 경우 우유 또는 물로 실시한다(위산과의 반응에 의한 황화수소의 발생을 경감한다). 구토의 위험이 높아지므로, 주의 깊게 시행한다. 식도 천공이 의심된다면 희석은 금기 사항이다.
　위 내용물 흡입·세척 시 소화관에서 황화수소가 발생하는 것을 막고자 소화관제염을 서둘러 실시해야 하는데, 2차 피해를 피하기 위해 비위관 등으로써 체외로(가능하다면 폐쇄적으로) 유도하고 동시에 처치실을 충분히 환기한다. 점막면에 고착되었는지 확인해 고착물을 제거한다.
- 해독제: 위에서 발생한 황화수소 피해에 대응해 아질산화합물, 고기압 산소 치료로 해독한다. 효과는 명확하지는 않지만, 중증의 경우에는 고려한다(해독제 사용에 대해서는 18장 '황화수소' 283쪽 참조).
- 내시경검사: 구강 및 인두에 화학 손상이 없어도 식도나 위에 심각한 화학 손상이 없다고 말

할 수 없으므로, 장애의 정도 평가와 치료 방침 결정, 예후 예측을 위해 섭취하고 4~6시간 이후, 12시간 이내(늦어도 24시간을 넘지 않는다)에 내시경검사를 한다.

- 확인이 필요한 검사: 혈액 가스 분석(특히 젖산치, 산성혈액증 확인), 흉부 X선 검사(폐부종), 심전도 검사(심근허혈의 심전도 변화나 심부전), 혈액검사(전혈구 계산치, 혈청전해질, 응고능, 신장 기능, 간 기능)가 요구되며, 소화관의 천공이 의심될 경우 변 잠혈검사를 시행한다.

(2) 산과 반응해 발생한 황화수소를 흡입한 경우

- 호흡·순환 관리: 즉시 산소 투여 및 지지치료를 한다. 호흡 상태가 나쁜 경우는 기도를 신속하게 확보하고, 산소 투여 및 필요에 따라 인공호흡을 한다. 혈압 저하에 대한 수액, 산성혈액증 보정, 경련 대책 등을 시행한다.
- 해독제: 아질산화합물, 고기압 산소 치료로 해독한다. 효과는 명확하지는 않지만 중증인 경우에는 고려한다(해독제 사용에 대해서는 18장 '황화수소' 283쪽 참조).
- 확인이 필요한 검사: 혈액 가스 분석(특히 젖산치, 산성혈액증 확인), 흉부 X선 검사(폐부종, 노출로부터 몇 시간 이상, 경우에 따라서는 3일 후에 발생할 수도 있다), 심전도 검사(심근허혈의 심전도 변화나 심부전), 두부 CT, MRI(중증에서는 몇 주~몇 개월 후에 기질적 변화가 나타날 수 있다)를 시행한다.

(3) 눈 노출의 경우

부식성의 알칼리로서 대응한다.

- 즉시 생리식염수로 20~30분 세정하고, pH가 중성이 되어 눈 안에 다황화칼슘 함유 살균제(입상 이물질)가 잔존하지 않는지 확인한다.
- 모든 환자는 안과 진찰을 받고 화학 손상 유무를 평가한다. 화상에 준하여 치료한다.

(4) 피부 노출의 경우

부식성의 알칼리로 대응한다. 부착 후 2~3시간만에 유백색 물질이 피부에 고착되어 심달성 궤양을 형성하면 치유가 어려우므로, 조기에 제거할 필요가 있다.

- 즉시 오염된 의복을 제거하고, 피부에 부착된 물질을 제거한다. 다량의 물로 최소 15분 이상 세척한다.
- 알칼리에 의한 피부 손상 치료를 하고, 필요에 따라 괴사조직절제술, 피부이식을 고려한다.

8. 치료 시 주의점

1) 입원 및 경과관찰 기준

【경구의 경우】

- 부식성의 알칼리에 준하여, 의료기관에서 내시경 검사를 한다. 입원 및 퇴원은 자갈 등의 내시경 소견에 의한 화학 손상의 중증도 분류[S. A. Zargar et al., *Gastrointestinal Endoscopy*, Vol.37 (1991), p.165]를 토대로 판단한다.

  그레이드 0: 정상 소견

  그레이드 1: 점막의 부종 및 충혈

  그레이드 2a: 취약화, 출혈, 미란, 수포, 백색화된 막 조직, 침출액, 표층성 궤양

  그레이드 2b: 2a와 더불어, 심부 이산 및 원주형 궤양

  그레이드 3: 다발성 궤양 및 괴사(흑갈색 및 회색을 띠는 변색 부위는 괴사의 증거)

    그레이드 3a: 작은 괴사 조직이 산발

    그레이드 3b: 광범위한 괴사

  ① 중환자실 입원: 호흡곤란, 내시경에서 그레이드 3, 산성혈액증, 혈액순환 동태 불안정, 소화관 출혈이 있는 경우, 다량 섭취한 경우 중환자실에 입원한다.

  ② 입원: 증상이 있는 경우, 내시경에서 그레이드 2 이상일 경우 입원한다.

  ③ 귀가 가능: 그레이드 0~1의 경우, 음식물을 삼킬 수 있고 내과적·정신과적으로 문제가 없으면 4~6시간 경과관찰 후 귀가할 수 있다.

- 소화관에서 고농도로 발생한 황화수소로 인해 의식장애 등이 나타난 경우 1주일 이내에 검사를 하고, 지연성의 신경학적 후유증 여부를 확인한다.

【산과 반응해 발생한 황화수소를 흡입한 경우】

- 무증상 또는 악취로 인한 불쾌감 정도는 노출 후 6~8시간 동안 관찰하고, 증상이 호전되면 귀가시킬 수 있다.

- 눈 통증, 기침 등의 점막 자극 증상이 나타난 환자는 모두 입원하고, 48시간 정도 경과관찰한다.

- 초기에 의식불명이었던 환자는 1주일 이내에 검사를 하여 지연성 신경학적 후유증 유무를 확인한다.

▌ 주의사항

- 현장(노출 장소, 재해 발생 장소)에 진입할 경우 적절한 보호구(자급식 호흡기, 화학보호복 등)를 착용해 눈·피부 접촉 및 기체·분진·품·액적 흡입을 피한다. 황화수소 발생이 예상되는 상황에서는 자급식호흡기, 화학보호복 등을 착용한다. 방독마스크를 착용하는 경우 원인물질에 대응하는 흡수 캔(황화수소는 '황화수소용')을 적절하게 장착해야 한다.
- 황화수소는 공기보다 무거우므로 체류하는 가스에 주의가 필요하다.
- 허가 없이 진입해서는 안 된다.
- 바람이 통하는 높은 곳에 머무른다.
- 다황화칼슘 함유 살균제는 산과 반응해 황화수소가 발생하므로, 용기에는 산성 물질을 넣지 않는다.

▌ 초기 격리 및 방호조치 거리

ERG 2016(2016 Emergency Response Guidebook)에 의거한다.

자세한 내용은 『2016 유해물질 비상대응 핸드북』 또는 '웹 와이저' 참조

https://www.phmsa.dot.gov/hazmat/erg/emergency-response-guidebook-erg

https://webwiser.nlm.nih.gov/knownSubstanceSearch.do

황화수소(유엔 번호 1053, ERG GUIDE 117)

소규모 유출(208L 이하) (소용기 또는 대용기에서의 소량 유출)			대규모 유출(208L 이상) (대용기 또는 많은 소량용기에서)		
초기 격리 (전 방향)	보호 활동(풍하측)		초기 격리 (전 방향)	보호 활동(풍하측)	
	주간	야간		주간	야간
30m	0.1km	0.4km	400m	2.1km	5.4km

▌ 누출물 처리

'국제 화학물질 안전성 카드 ICSCs' 참조

https://www.ilo.org/dyn/icsc/showcard.listCards3

① 다황화칼슘   ICSC: 1038

② 황화수소   ICSC: 0165

• 오사카시 소방국은 황화수소를 흡착할 수 있는 특수한 활성탄을 이용해 간이형 황화수소 제거 장치를 개발했다[기타구치 타다시(北口正), ≪월간소방(月刊消防)≫, 30(2008), pp.9~12]. 황화수소는 일반 활성탄에는 흡착하지 않지만, 특수 촉매[요오드([HIO$_3$)]을 첨착한 특수 활성탄에는 흡착된다.

10
제초제(농약)

▋ 개요

물질·제품 잡초를 제거하기 위한 약제로, 잡초에 직접 살포해 시들게 하는 줄기잎 처리제와 토양에 살포해 잡초가 자라는 것을 방지하는 토양 처리제가 있다. 또, 흡수나 대사의 차이를 이용해 잡초만 시들게 하는 선택성 제초제와 선택성이 없는 비선택성 제초제로 나뉜다. 작용 메커니즘은 광합성 억제, 성장호르몬의 교란, 아미노산이나 지방산의 생합성 억제, 세포분열 억제 등이 있으며, 복수의 유효성분을 함유하는 혼합제도 있다. 제형은 액제, 유제, 과립제 등 다양하다. 또, 도로 및 주차장 등 농경지 이외에서의 제초를 목적으로 비농경지용으로서 판매하는 제초제에는 농약으로 등록되지 않은 것도 있다(제형에 대해서는 2장 '농약 전반' 55쪽 참조).

문제가 되는 성분과 증상 제초제로서 작용 메커니즘과 사람에 대한 중독의 발현 메커니즘은 다르다. 특히 주의해야 할 제초제는 사망 사례를 포함한 심각한 중독 보고가 있는 파라콰트, 글리포세이트, 글루포시네이트 외에, DCPA, DCMU, 벤타존, 아라크롤, 부타클로로, 2,4-PA, 염소산염, PCP(펜타클로로페놀) 등이다. 또, 유효성분이 칼륨염인 경우는 흡수된 칼륨에 의해 고칼륨혈증이 나타날 수도 있다. 유효성분 이외에 유기용제 및 계면활성제의 영향도 고려해야 한다.
* 파라콰트는 11장 '파라콰트·다이쿼트 제제' 184쪽, 글리포세이트는 12장 '글리포세이트 제제' 196쪽, 글루포시네이트는 13장 '글루포시네이트 제제' 205쪽 참조

JPIC 접수 상황 연간 200건 정도의 문의가 있으며, 사용 중 노출 및 용기 교환 등에 의한 잘못 섭취, 의도적 섭취 등이 있다.

제품에 따라 유효성분, 함량, 기타 성분들이 다르므로 제품 표시, 제형, 사용 방법 등 상세한 확인이 필요하다.

1. 물질·제품

- 제품 상표에서 '농약의 명칭(제품명)', '농약의 종류(유효성분의 일반명과 제형)', '성분(농도)', '등록번호'를 확인한다(상표의 기재 사항은 2장 '농약 전반' 55쪽 참조).
- 성상·외관: 액체, 고체(분말 등). 색, 냄새. 용기, 용량

2. 노출 상황·경로

- 경로: 입에 들어갔다, 삼켰다, 들이마셨다, 눈에 들어갔다, 피부에 부착했다 등
- 장소: 농경지(야외, 비닐하우스 안), 창고, 도로, 주택 등
- 상황: 취급 중 사고인가, 운송 중 사고인가? 잘못 삼킴인가, 의도적 섭취인가?
  취급 중 사고일 경우: 농도(희석률), 작업 내용(살포 방법), 보호구 착용 상황, 노출량.
  잘못 삼킴 및 의도적 섭취일 경우는 섭취량(용기 잔량으로 추정되는 최다량)
- 노출 후 경과시간(의식이 없는 경우, 최종 확인에서 발견까지의 시간), 증상 출현까지의 시간

3. 환자의 상태·증상

- 의식장애, 쇼크, 경련, 청색증 등은 없는가?
- 기침, 호흡곤란 등은 없는가, 기관지에 침투한 기색은 없는가?
- 구강 내 미란, 구역질, 구토, 설사 등의 소화기 증상은 없는가?
- 눈 위화감, 통증, 충혈, 눈물흘림은 없는가?
- 피부 통증, 발적, 발진, 수포 등은 없는가?
- 부상 후 제염 상황(탈의·세정 타이밍, 세정 방법 등)

초기 대응 포인트

제초제의 성분에 따라, 생명과 직결된다.

- 2차 피해 방지: 기체·분진·품·액적 흡입, 눈·피부 접촉을 피한다.
  현장(노출 장소, 재해 발생 장소)에 진입하는 경우 적절한 보호구가 필요하다.
- 즉시 현장에서 벗어나 공기가 신선한 장소로 이동한다.
- 전신 상태가 불량한 경우는 즉시 구급 요청을 한다. 심폐 정지 시 심폐소생술을 실시한다.

진찰과 의료기관의 대응

- 의도적인 경구 섭취 및 잘못 섭취했더라도 삼켰을 가능성이 있는 경우, 경로에 상관없이 증상이 있으면 진찰을 받는다.
- 유효성분명을 확인할 수 없는 경우는 증상이 없어도 반드시 진찰을 받는다(제초제 성분에 따라서는 잘못 섭취한 정도라도 지연되어 심각한 증상이 나타나 사망할 수 있다).
- 경구 섭취한 경우 파라콰트, 글리포세이트, 글루포시네이드 외에도 심각한 중독 증례가 보고된 DCPA, DCMU, 벤타존, 아라크롤, 부타크롤, 2,4-PA, 염소산염, PCP 등은, 가능한 한 조기에 소화관제염(필요에 따라서 활성탄의 반복 투여)을 충분히 한다. 기타 성분에 대해서도 필요에 따라 소화관제염을 하고, 호흡·순환 관리, 경련 대책을 중심으로 한 대증치료를 한다.
- 흡입, 눈·피부 노출인 경우는 탈의와 물 세척(피부는 비누 사용)을 한 후 호흡·순환 관리, 대증치료를 한다.

경과관찰

- 농약 살포 직후 채소 및 과일을 손으로 만지거나 먹은 정도여서 증상이 없으면 집에서 경과를 관찰한다.

▌해설

1. 물질 · 제품에 대하여

- 제초제는 잡초를 제거하기 위한 약제로, 잡초에 직접 살포하여 시들게 하는 줄기잎 처리제와 토양에 살포해 잡초가 자라는 것을 방지하는 토양 처리제가 있다. 또, 작용의 선택성에서는 흡수나 대사의 차이를 이용하여 잡초만 시들게 하는 선택성 제초제와 선택성이 없는 비선택성 제초제로 나눌 수 있다. 비선택성 제초제는 밭이나 논 주위 및 작물의 파종 전, 파종 후에 사용한다.
- 제형은 액제, 유제, 과립제 등 다양하며, 과립제가 담긴 수용성 봉투를 논에 투입하는 투입제 등도 있다(제형에 대해서는 2장 '농약 전반' 55쪽 참조). 또, 복수의 유효성분을 함유하는 혼합제도 있다.

▍작용 메커니즘에 의한 살균제의 분류

* CLI(CropLife International)의 IRAC(Insecticide Resistance Action Committee)가 제공한 제초제 작용 기구 분류 2018년 1월판 발췌.

HRAC 분류	작용 부위	유효성분 예 (대표적인 상품명®)	비고
A	아세틸CoA카르복실화효소(AC Case) 억제	• 사이할로포프부틸	
B	아세트 젖산 합성 효소(ALS) 억제[아세트 하이드록시산 합성 효소(AHAS) 억제]	• 이마자피르 • 벤설퓨론-메틸	
C1	광합성(광화학계 2) 억제	• CAT(시마진)	
C2	광합성(광화학계 2) 억제	• DCPA(프로파닐) • DCMU(디우론)	심각한 중독 증례 보고가 있음
C3	광합성(광화학계 2) 억제	• 벤타존(바사그란®)	심각한 중독 증례 보고가 있음
D	광화학계 1 전자교환	• 파라콰트(글리그록스®, 마이젯®, 그라목손®) • 다이쿼트(레그록스®)	11장 '파라콰트·다이쿼트 제제' 184쪽 참조
E	프로토포르포피리노겐 산화효소(PPO) 억제	• 플루티아셋메틸	
F1	백화: 피토엔탈포화효소계(PDS)에서의 카로티노이드 생합성 억제	• 디플루페니칸	
F2	백화: 4-hydroxyphenylpyruvate dioxygenase(4-HPPD) 억제	• 피라졸레이트	
F3	백화: 카로티노이드 생합성(표적 부위 불명) 억제	• 등록 실적 없음	
F4	백화: 1-Deoxy-D-xylulose-5-phosphate(DOXP) 합성 효소 억제	• 등록 실적 없음	
G	EPSP(5-enolpyruvylshikimate-3-phosphate) 합성 효소 억제	• 글리포세이트(라운드업®) • 이소프로필아민염 • 암모늄염칼륨염 • 나트륨염 • 트리메시움염	12장 '글리포세이트 제제' 196쪽 참조
H	글루타민 합성 효소 억제	• 글루포시네이트(바스타®) • 글루포시네이트P나트륨염 • 비알라포스	13장 '글루포시네이트 제제' 205쪽 참조
I	HP(디히드로프로테인산) 합성 효소 억제	• 아슈람	
K1	미소관 중합 억제	• 트리플루랄린	

K2	유사분열/미소관 형성 억제	• IPC	
K3	VLCFA 억제(세포분열 억제)		심각한 중독 증례 보고가 있음
L	세포벽(셀룰로스) 합성 억제	• DBN	
M	막파괴(uncoupling)	• DNBP	
N	지질 합성 억제(비 ACCase 억제)	• 벤티오카브	
O	인돌아세트산활성(합성옥신)	• 2,4-PA(2,4-D) • MCPA • MCPP	2,4-PA는 심각한 중독 증례 보고가 있음
P	옥신 이동 억제	• NPA	
Z	불명	• 염소염산	심각한 중독 증례 보고가 있음
기재 없음	미토콘드리아에서의 산화적 인 산화공역 억제 작용	• PCP(펜타클로로페놀)	심각한 중독 증례 보고가 있음

- 이미 농약 등록이 실효된 성분이나 제제는 유효 기간이 끝나면 농약으로 사용할 수 없으나, 창고 등에 보관하다가 잘못 섭취 및 의도적 섭취의 원인이 될 수 있다.
- 도로 및 주차장 등 농경지 이외 장소의 제초를 강조해 '비농경지용'으로 판매되는 제초제는 농약 등록이 안 된 것도 있다. 농약으로 등록되지 않은 제초제 용기 또는 포장에는 농림수산성의 등록번호가 없고, '농약으로 사용할 수 없다'는 내용이 표시되어 있다. JPIC에서 파악한 것은 글리포세이트제제, 글리포세이트·MCPA 제제, 글루포시네이트 제제, MCPP 제제, 아슈람 제제, 트리플루랄린 제제 등이다.

▌특히 주의해야 할 살충제(심각한 중독 증례 보고가 있다)

- 파라콰트, 다이쿼트, 글리포세이트, 글루포시네이트, 비알라포스 이외에 DCPA, DCMU, 벤타존, 알라클로, 부타크롤, 2,4-PA, 염소산염, PCP(펜타클로로페놀) 등은 사망 사례를 포함한 심각한 중독 보고가 있다.

1) DCPA, 요소계 제초제(DCMU 등)

(1) DCPA

- 1961년 농약 등록, 2007년에 농약 등록 실효되어 현재는 판매하지 않는다.
- 산아미드계 제초제로 분류되며, 줄기잎처리 제초제로 식물체에 흡수되어 광합성 억제 작용으로 살초력을 띠는 제초제다. 토양에서 가수분해해 아닐린유도체, 아조화합물 등을 생성한다.
- 제제는 수화제(DCPA 80%)와 유제(DCPA 35%), 카바메이트계 NAC와의 합제로서, DCPA·NAC 유제(DCPA 25%·NAC 5%)와 DCPA·NAC 수화제(DCPA 50%·NAC 10%) 등이 판매되었다.

(2) DCMU

- 페닐요소계의 토양처리형 제초제로 줄기잎이나 뿌리에서 흡수되어 잎에 축척되고, 광합성 전자전달계를 억제해 살초 작용을 나타낸다.
- 증기압은 낮고(1.15×10^{-6}Pa, $25°C$) 잘 기화하지 않는다. 수용성은 낮고(36.4mg/L, $25°C$) 극성용매에 잘 녹는다.
- 제제는 수화제(50%. 78.5%. 80%), 분립제(3%)가 있다.

2) 벤타존

- 질소 2원자를 함유하는 6고리 화합물(다이아진)의 일종으로, 줄기잎 겸 토양 처리제다. 물에 녹아서 잡초에 흡수된 후 잎에 축적되어, 광합성 전자전달계의 억제 작용으로 살초 작용을 나타낸다.
- 증기압은 낮고(1.7×10^{-4}Pa, $20°C$) 잘 기화하지 않는다. 벤타존나트륨염은 물에 잘 녹는다(2.3kg/L, $20°C$).
- 제제는 액제(벤타존나트륨염 40%)와 과립제(벤타존나트륨염 44%, 11%) 외에도 기타 제초제와의 혼합제도 있다.

3) 아라크롤, 부타크롤

- 아세트아닐리드 구조를 띠는 제초제로, 주로 단백질 합성 억제를 통해 고사 작용을 나타낸다.
- 증기압은 아라크롤 2.1×10^{-3}Pa($21°C$), 부타크롤 2.5×10^{-4}Pa($25°C$)이며, 모두 기화하기 어렵다. 물에 잘 녹지 않는나[아라크롤 200mg/L($20\pm0.5°C$), 부타크롤 16mg/L($20°C$)].
- 제제는 유제 외에도 과립제, 마이크로캡슐제 등이 있다.

4) 2,4-PA(2,4-D)

- 저농도에서는 식물체 내 내생 옥신과 같이 세포의 신장 작용을 가지지만, 고농도에서는 식물체 내에서 대사되지 않고, 식물 호르몬 작용을 교란해 고사시킨다. 같은 작용을 가지는 페녹시산계 제초제로서 MCPA, MCPP 등이 있다.
- 농약 등록은 나트륨염이 1950년, 디메틸아민염이 1951년, 에틸에스테르가 1954년으로, 현재도 세계적으로 널리 사용한다.
- 증기압은 낮고(1.866×10^{-5}Pa($25°C$) 물에 녹는다(20.03g/L, $25°C$, pH 5).

5) 염소산염(염소산나트륨)

- 염소산나트륨($NaO\text{-}ClO_2$)은 강력한 산화제이며, 뿌리와 줄기잎에 흡수되면 강한 산화 작용으로 세포사를 일으킨다. 비선택적 제초제로서 임지, 일반녹지, 논두렁 등에 오래전부터 사용했다.
- 증기압은 낮고($< 3.4 \times 10^{-5}$Pa, 25℃), 물에 녹는다(50g/100g, 25℃).
- 제제는 수용제(60%), 과립제(50%) 등이 있다.
- 염소산염류 및 그것을 함유하는 제제는 독극물 취급법에서 극물로 지정되었다.

6) PCP(펜타클로로페놀)

- 1956년 농약 등록, 1990년에 농약 등록 실효되어 현재는 판매되지 않는다.
- 페놀(C_6H_5OH)의 수소 5개가 염소와 치환된 물질로서 오래전부터 방부제, 살균제로 사용되어 1945년경부터 제초제로도 사용되게 되었다. 토양 표층을 처리하면 잡초의 발아기에 작용해 산화적 인산화 억제 작용으로 에너지 생산을 억제하고 고사시키지만, 어독성(漁毒性)이 강해 다른 제초제로 대체되었다.
- 증기압 0.02Pa(20℃)로 잘 기화하지 않는다. 수용성이 낮고(0.001g/100mL, 20℃), 제제는 물에 녹기 쉬운 나트륨염(C_6Cl_5Na)이 사용되었다.
- 제제는 과립제(PCP 나트륨염 25%), 수용제(PCP 나트륨염 86%) 등 외에도 기타 제초제와의 혼합 제와 복합비료도 판매되었다.
- 1% 이하의 제제를 제외하면 독극물 취급법에서 극물로 지정되었다.

2. 사고 발생 상황

▌JPIC 접수 상황

【접수 건수】 농약 및 비농경지용 제초제 사고는 2007~2016년 10년간 2,095건(다제 포함 약제 수는 총 2,218개 제품), 2007년 290건, 2016년 174건으로 10년간 감소 추세. 의료기관 1,296건 (61.9%), 일반 747건(35.7%), 기타 52건(2.5%)

【환자 연령층】 0~5세 240건, 6~19세 38건, 20~64세 925건, 65세 이상 749건, 불명 143건

【물질】 글리포세이트 1,067건, 파라콰트·다이쿼트 198건, 글루포시네이트(비알라포스 포함) 146건. DCPA·요소계 148건, 벤타존 16건, 아라클로·부타클로로 등 37건, 2,4-PA 49건, 염소 산염 7건, 기타·불명 550건

【사고 상황】 사용 중 노출 589건, 잘못 섭취 466건, 의도적 섭취 857건, 기타·불명 183건

사용 중 노출은 사용 중 작업자 본인을 제외하면, 살포 중 근처 통행자가 흡입하거나 피부에 부착되거나, 인근에서 사용된 농약이 바람을 타고 넘어와 흡입하는 등이 있다. 잘못 섭취는 소아나 치매가 있는 고령자의 잘못 섭취와 페트병에 옮겨둔 농약을 잘못 섭취한 사고 등이 있다.

【증상 출현율】 68.8%(증상 있음 1,442건)

3. 독성

유효성분뿐만 아니라, 유기용제나 계면활성제 등의 영향도 고려할 필요가 있다.

1) DCPA, 요소계 제초제(DCMU 등)

● DCPA·NAC 합제(DCPA 25%, NAC 5%) 20mL를 섭취해 36시간 후 혈중 메트헤모글로빈 농도가 29.8%까지 상승한 사례가 있다[야마우치 히로키(山內活揮) 외, ≪일임구급의회지(日臨救急医会誌)≫, 7(2004), pp.265~270].

2) 벤타존

● 벤타존나트륨염은 독극물 취급법에서 독물 및 극물에는 지정되어 있지 않지만 경구 섭취에 의한 사망 사례가 종종 보고되었다.

● 벤티존 제제(벤티존 44.1%)를 약 200mL 섭취해 성인이 사망한 사례가 있다[Wu I. W. et al., *Journal of Nephrology*, Vol.21(2008), pp.256~260].

3) 아라크롤, 부타크롤

● 아라크롤 43% 함유 유제를 의도적으로 섭취해 전신경련, 순환부전 등을 일으켜 사망한 사례가 있다[후지노 야스히사(藤野靖久) 외, ≪일본구급의회지≫, 20(2009) pp.304~310].

참고: 규제값, 허용농도 등

● ACGIH 권고 TLV(Threshold Limit Values: 허용농도)

● TWA(Time Weighted Average: 시간 가중 평균값) 아라크롤: 1mg/m^3

4) 2,4-PA

● 2,4-PA 나트륨염 함유 제제를 의도적으로 섭취해 4일 후 사망한 사례가 있다[P. Devarbhavi et al., *Indian Journal of Forensic Medicine and Toxicology*, Vol.5(2011), pp.83~84].

참고: 규제값, 허용농도 등

- ACGIH 권고 TLV(Threshold Limit Values: 허용농도)
- TWA(Time Weighted Average: 시간 가중 평균값)(흡인성 분획): 10mg/m^3

5) 염소산염(염소산나트륨)

- 염소산나트륨 60% 함유 수용제(분말)를 약 100g 경구 섭취해 용혈, 메트헤모글로빈혈증, 급성 신부전을 일으킨 증례가 있다[이시마쓰 신이치(石松伸一) 외: 《중독연구》, 8(1995), pp.151~155].

6) PCP(펜타클로로페놀)

- 성인이 2g 섭취해 심각한 중독을 일으킨 사례가 있다[M. J. Ellenhorn et al., "Pentachlorophenol," *Medical Toxicology: Diagnosis and Treatment of Human Poisoning*(New York: Elsevier, 1988), pp. 1098~1100)].

참고: 규제값, 허용농도 등

- 일본산업위생학회 권고 허용농도(2018년도): 0.5mg/m^3(이와 별도로 피부 흡수 가능성이 있다)

4. 중독 발현 메커니즘

제초제로서의 작용 메커니즘과 사람에 대한 작용 메커니즘은 다른 것으로 알려져 있다.

1) DCPA, 요소계 제초제(DCMU 등)

- DCPA는 대사물의 아닐린 유도체(디클로로아닐린)에 의한 메트헤모글로빈 생성 작용이 있다.
- DCPA·NAC 합제는 NAC가 DCPA의 대사 효소 아실아미다제를 억제하기 때문에, 메트헤모글로빈혈증은 지연되어 출현한다. 또 중추신경 억제 작용이 있다.
- DCMU 등의 요소계 제초제에서 대사물의 아닐린 유도체가 생성되면, 다량 섭취한 경우 메트헤모글로빈혈증을 일으킬 수 있다.

2) 벤타존

- 사람에 대한 작용 메커니즘은 불분명하다.

3) 아라크롤, 부타크롤

• 사람에 대한 작용 메커니즘은 불분명하다.

• 눈, 피부에 자극성이 있다.

4) 2,4-PA

• 동물실험에서는 말초신경의 탈수, 미토콘드리아에서 산화적 인산화의 탈공역 등이 나타났다.

5) 염소산염(염소산나트륨)

• 매우 강한 산화제로서, 국소 자극 작용 외에도 메트헤모글로빈 생성을 수반하는 용혈, 신장
손상, 중추신경 억제 작용을 나타낸다. 우선 용혈이 일어나고, 적혈구 밖으로 나온 헤모글로
빈이 산화되어 메트헤모글로빈혈증이 일어난다. 신장 손상은 신장에 대한 직접 작용 및 용
혈·메트헤모글로빈혈증에 의한 2차적 작용에서 비롯된다.

6) PCP(펜타클로로페놀)

• 미토콘드리아에서 산화적 인산화의 공역 억제 작용을 한다.

5. 체내동태

1) DCPA, 요소계 제초제(DCMU 등)

【DCPA·NAC 합제】

• 경구 섭취 1시간 후, DCPA가 혈중에서 검출된 증례 보고가 있다. 소화관뿐만 아니라 폐, 피부
에서도 흡수될 가능성이 있다[일본중독정보센터 엮음, 『증례로 배우는 중독 사고와 그 대책』(도쿄: じ
ほう, 2000), pp.229~232].

• 100mL를 경구 섭취해, NAC는 내원 24시간 후에, DCPA는 48시간 후에 혈중농도가 검출 한
계 이하로 내려간 사례가 있다[이와사키 야스마사 외: ≪중독연구≫, 11(1998), p.436].

2) 벤타존

• 소화관에서 빠르게 거의 완전히 흡수된다. 피부에서도 부분적으로 흡수되며, 특히 상처 부위
에서 흡수된다.

• 동물실험에서는 경구 투여 1시간 후 위, 간, 심장, 신장에 분포하고, 90% 이상이 24시간 이내

에 미변화체로 소변을 통해 배출되었다. 사람에 대한 작용 메커니즘은 불분명하다.

3) 아라크롤, 부타크롤
- 폐, 피부, 소화관에서 흡수된다.
- 간에서 대사되어 소변, 분변으로 배출된다.

4) 2,4-PA
- 소화관에서 빠르게 거의 전량이 흡수된다. 경피 흡수는 제한된다.
- 주로 가수분해되어 소변으로 배출된다.

5) 염소산염(염소산나트륨)
- 소화관에서 빠르게 흡수되고, 흡입에 의해서도 흡수되지만, 피부에는 흡수되지 않는다.
- 대부분이 미변화체로 천천히 소변을 통해 배출된다.

6) PCP(펜타클로로페놀)
- 폐, 피부, 소화관에서 흡수된다.
- 경구 투여량의 75%는 미변화체로, 12%는 포합체로서 소변을 통해 배출된다. 경구의 경우 혈청 농도의 피크는 4시간, 반감기는 27~35시간이다.

6. 증상

1) DCPA, 요소계 제초제(DCMU 등)
- DCPA에 의한 증상으로 구역질, 구토, 인두·후두의 미란, 의식장애, 청색증, 호흡억제, 메트로모글로빈혈증, 용혈성 빈혈 등이 나타난다.
- DCPA·NAC 합제에서는 초기에 중추신경 억제 증상과 NAC의 콜린에스테라아제 억제에 의한 증상이 나타나고, 2~3일 후에 메트헤모글로빈혈증이 나타날 수 있다

2) 벤타존
- 악성 증후군의 증상이 특징적이고, 구역질, 구토, 빈맥, 발한, 고체온, 근경직, 횡문근융해증, 신장 손상, 호흡부전 등이 나타난다. 증상 출현은 빨라서 노출 당일에 사망한 사례도 있다.

3) 아라크롤, 부타크롤

- 구역질, 구토, 설사 등의 소화기 증상, 호흡곤란, 경면, 탈진, 고혈압, 서맥, 빈맥, 현기증, 침흘림, 발한, 발열, 횡문근융해증, 간이탈효소의 상승 등이 나타난다.
- 중증인 경우 심각한 저혈압, 경련, 혼수, 호흡부전, 급성신부전, 심실부정맥 등이 일어날 수 있다.

4) 2,4-PA

- 소량 섭취인 경우, 보통 소화관 점막의 자극 증상 정도다.
- 의도적 섭취 등의 다량 섭취는 소화관 점막의 미란, 구토, 저혈압, 빈맥, 서맥, 심전도 이상, 혼수, 발열, 근경직, 횡문근융해증, 급성신부전, 호흡부전 등이 나타날 가능성이 있다. 고혈당도 보고되었다.

5) 염소산염(염소산나트륨)

- 몇 시간의 잠복기 후 구역질, 구토, 설사, 청색증, 용혈, 신장 손상 등이 나타난다.
- 조기는 메트헤모글로빈혈증을 수반하는 용혈에 의한 조직의 저산소증, 고칼륨혈증 또는 DIC, 지연되면 신장 손상으로 사망할 가능성이 있다.

6) PCP(펜타클로로페놀)

- 탈진, 빈호흡, 다뇨, 발한이 나타난다. 중증에서는 핍뇨, 경련, 혼수, 고체온 등이 나타나고, 몇 시간 안에 사망할 수 있다. 고체온은 치명적인 징후다.

【기타 제초제】

- 상기 증상 이외라도 중증화될 가능성이 있으므로 주의해야 한다.
- 유기용제나 계면활성제 등을 포함한 제품은, 소화관 점막의 자극에 의한 소화기 증상, 잘못 삼킴에 의한 폐렴 등이 나타날 가능성이 있다.

7. 대응

성분에 따라서는 생명과 직결되는 경우가 많으므로, 심각한 노출인 경우에는 의료기관의 대응이 필요하다.

대응자의 안전 확보와 환자 상태 안정화(기도확보, 호흡 관리)를 우선해 제염(탈의, 오염 부위 세정), 대증치료를 한다.

* 안전 확보: 기체·분진·퓸·액적 흡입, 눈·피부 접촉을 피한다.

현장(노출 장소, 재해 발생 장소) 이외에서 환자와 접촉하는 경우도 충분히 주의하고, 필요에 따라 적절한 보호장비를 착용한다.

▌프리호스피털 케어(prehospital care, 병원 가기 전 응급처지)

- 즉시 현장에서 벗어나 공기가 신선한 장소로 이동한다.
- 전신 상태가 안 좋은 경우 즉시 구급 요청을 한다. 심폐 정지 시 심폐소생술을 실시한다(구강 인공호흡은 피한다).
- 경구: 토하게 해서는 안 된다(성분에 따라 경련을 유발할 수 있으며, 또 잘못 삼키면 화학성 폐렴을 일으키기 쉽다). 입안에 남아 있는 것은 게워내고 입을 헹군다. 농약은 구토하기 쉽고, 대응에는 주의가 필요하다.
- 흡입: 즉시 공기가 신선한 장소로 옮기고, 탈의 및 피부를 물로 씻는다.
- 눈: 눈을 비비지 않도록 주의하고, 즉시 물(실온)로 15분 이상 충분히 세정한다. 콘택트렌즈를 착용한 경우 가능하면 뺀 후 세정한다.
- 피부: 오염된 의복 및 신발은 주의 깊게 벗기고 밀봉한다. 비누와 물로 충분히 세정한다.

▌의료기관에서의 처치

호흡·순환 관리를 중심으로 한 대증치료를 한다. 특히 주의가 필요한 제초제는 DCPA, DCMU, 벤타존, 아라크롤, 부타크롤, 2,4-PA, 염소산염, PCP 등으로, 사망 사례 등 심각한 중독 증례 보고가 있기 때문에 전신 관리를 고려할 필요가 있다.

1) 경구의 경우
- 해독제: 메트헤모글로빈혈증에 대응해 DCPA, 요소계 제초제(DCMU 등)는 메틸렌블루를 투여한다. 단 염소산염에 인한 메트헤모글로빈혈증에는 투여해서는 안 된다.
- 호흡·순환 관리: 호흡장애에 대해서 기도확보, 산소 투여, 인공호흡, 저혈압에 대해서 수액, 승압제 투여, 필요 시 기계적 순환 보조를 한다. 벤타존 및 PCP는 체온 관리, 경련이나 근육경직에 대한 대증치료를 한다.
- 소화관제염: 토하게 하지 않는다.

특히 주의해야 할 제초제(DCPA, DCMU, 벤타존, 아라크롤, 부타크롤, 2,4-PA, 염소산염, PCP 등)는,

가능한 한 조기에 충분히 소화관제염(필요에 따라 활성탄을 반복 투여)을 한다. 기타 성분에 대해서도 필요 시 기도확보를 한 후 위세척, 활성탄을 투여한다.

- 유제, 액제 등 제제에 따라서는 다른 배합 성분(유기용제, 계면활성제 등)에 대한 치료가 필요할 수 있다.
- 확인이 필요한 검사: 흉부·복부X선 검사, 심전도 검사, 혈액 가스 분석, 혈액검사(전혈구 계산치, 혈청전해질, 신장 기능, 간 기능)를 시행한다.

2) 흡입한 경우

- 흉부 X선 검사, 혈액 가스 분석, 폐기능 검사 등 호흡 기능을 평가한다.
- 호흡 관리: 호흡기 증상이 있으면 산소를 투여하고, 필요에 따라 기관 삽관 및 인공호흡을 실시한다.

3) 눈에 들어간 경우

- 진찰 전 눈 세척이 불충분한 경우는, 즉시 다량의 따뜻한 물로 15분 이상 눈을 씻는다.
- 안과 진찰로 화학 손상의 유무를 평가한다. 화상에 준하여 치료한다.

4) 피부 노출의 경우

- 진찰 전 세정이 불충분한 경우는, 즉시 부착 부위를 비누와 물로 충분히 세정한다.
- 화학 손상에 대한 치료를 한다.

8. 치료 시 주의점

1) 입원 및 경과관찰 기준
【주의해야 할 살충제】
DCPA, DCMU, 벤타존, 아라크롤, 부타크롤, 2,4-PA, 염소산염, PCP 등

- 사망 사례 등 심각한 중독 증례 보고가 있으므로 전신 관리가 필요하며, 섭취 가능성이 있으면 반드시 진찰한다. 전신 상태가 좋지 않으면 입원한다.
- PCP는 작용 메커니즘이 동일한 살충제 클로로페나필의 경우 일단 호전되어 퇴원한 후 재진 시 사망한 사례도 있으므로, 초기에 경증이라도 충분히 경과관찰을 해야 한다.

【기타 살균제】

• 조금이라도 증상이 있는 경우 진찰한다. 전신 상태가 좋지 않으면 입원한다.

2) 특히 주의가 필요한 제초제(심각한 중독 사례가 보고됨)에서의 주의점

• DCPA, 요소계 제초제(DCMU 등): 메트헤모글로빈혈증에 대응해 필요에 따라 메틸렌블루를 투여한다.

• 벤타존: 고체온에 대응해 목욕, 쿨링 블랭킷 등에 의한 체온 관리를 하고, 근경직에 대응해 디아제팜 투여, 심각한 경우는 비탈분극성 근육이완제 투여를 한다. 횡문근융해증에 대해서는 조기부터 적극적인 수액 처방을 한다.

• 염소산염(염소산나트륨): 용혈 및 용혈에 따른 고칼륨혈증, DIC, 신장 손상에 대한 대응이 중요하다. 중증인 경우 교환수혈과 혈액투석의 병용을 고려한다. 메트헤모글로빈혈증 치료제인 메틸렌블루는 금기 사항이다(염소산염은 강한 산화제이며, 일반적으로 용혈이 선행한다. 메트헤모글로빈혈증이 아닌 용혈의 치료를 우선한다).

• PCP(펜타클로로페놀): 체온 관리, 경련 대책 등의 대증치료를 한다. 아스피린, 아트로핀은 금기 사항이다(아스피린은 산화적 인산화 억제 작용, 아트로핀은 항콜린 작용으로 체온 상승을 한층 더 일으킨다).

9. 현장에서 2차 피해의 방지 대책

▌ 주의사항

• 현장(노출 장소, 재해 발생 장소)에 진입할 경우 대응자는 적절한 보호구를 착용하고 눈·피부 접촉 및 기체·분진·품·액적 흡입을 피한다.

• 허가 없이 진입해서는 안 된다.

• 바람이 통하는 높은 곳에 머무른다.

▌ 초기 격리 및 방호조치 거리

ERG 2016(2016 Emergency Response Guidebook)에 의거한다.

자세한 내용은 『2016 유해물질 비상대응 핸드북』 또는 '웹 와이저' 참조

https://www.phmsa.dot.gov/hazmat/erg/emergency-response-guidebook-erg

https://webwiser.nlm.nih.gov/knownSubstanceSearch.do

1) 2,4-PA

페녹시 아세트산 유도체 농약(가연성, 유엔 번호 3346, 3347, ERG GUIDE 131)

페녹시 아세트산 유도체 농약(불연성, 유엔 번호 3345, 3348, ERG GUIDE 153)

● 초기 격리: 유출 또는 누출 장소에서 전 방향으로, 액체의 경우 최소 50m, 고체의 경우 최소 25m

2) 염소산염(염소산나트륨)

염소산나트륨(유엔 번호 1495, ERG GUIDE 140)

염소산나트륨(수용액, 유엔 번호 2428, ERG GUIDE 140)

● 초기 격리: 유출 또는 누출 장소에서 전 방향으로, 액체의 경우 최소 50m, 고체의 경우 최소 25m

3) PCP(펜타클로로페놀)

펜타클로로페놀(유엔 번호 3155, ERG GUIDE 154)

펜타클로로페놀나트륨염(유엔 번호 2567, ERG GUIDE 154)

● 초기 격리: 유출 또는 누출 장소에서 전 방향으로, 액체의 경우 최소 50m, 고체의 경우 최소 25m

▌누출물 처리

'국제 화학물질 안전성 카드 ICSCs' 참조

https://www.ilo.org/dyn/icsc/showcard.listCards3

① DCPA	ICSC: 0552
② 펜타졸	ICSC: 0828
③ 아라크롤	ICSC: 0371
④ 2,4-PA	ICSC: 0033
MCPA	ICSC: 0054
MCPP	ICSC: 0055
⑤ 염소산나트륨	ICSC: 1117
⑥ PCP(펜타클로로페놀)	ICSC: 0069

11
파라콰트·다이쿼트 제제

▌개요

물질·제품　파라콰트와 다이쿼트는 바이피리딘계의 제4급 암모늄 화합물로서 제초제로 사용된다. 과거에는 파라콰트 24% 및 38%의 액제가 판매되었지만, 중독사고가 많이 발생해 경구섭취 방지를 위한 대책이 세워졌다. 2019년 현재 파라콰트 5%, 다이쿼트 7%의 파라콰트·다이쿼트 액제와 다이쿼트 31.8%의 다이쿼트 액제만 농약으로 등록되어 있다. 파라콰트·다이쿼트 액제는 청색으로 착색되어 있고, 오음 방지를 위해 구토성 물질, 쓴맛 물질, 악취성 물질을 첨가한다.

문제가 되는 성분과 증상　파라콰트 이온 및 다이쿼트 이온은 생체에서 NADPH 및 산소와 함께 산화 환원을 반복한다. 그 결과 NADPH의 고갈, 슈퍼옥사이드 및 하이드록실 슈퍼옥사이드의 생성으로 인해 세포막의 지질을 과산화하고, DNA나 단백질과도 반응해 조직을 파괴한다. 경구 섭취한 경우 파라콰트 및 다이쿼트의 부식 작용에 의해 소화관 장애가 나타나고, 파라콰트 이온에 의한 세포장애로 폐포상피 파괴에서 비롯된 폐부종이나 폐출혈, 신부전, 간부전 등이 나타나 다장기부전으로 사망한다. 급성기를 넘겨도 그 후 폐섬유증으로 사망하는 경우도 많다. 또 살포 시 액적을 흡입하거나 피부에 부착되어도 흡수되어 전신증상을 초래할 수 있으며, 사망 사례도 있다. 경구 섭취 시의 생명 예후는 섭취 후 시간과 혈중 파라콰트 농도에서 환자의 생존을 예측하는 노모그램[프라우드풋의 생존 곡선(Proudfoot's curve)]과 상관관계가 있다.

JPIC 접수 상황　연간 20건 정도의 문의가 있으며, 의도적 섭취 및 음료수 등으로 착각해 마시는 등 잘못 섭취, 살포 시의 액적 흡입 및 피부 노출이 있다.

초기 대응을 위한 확인 사항

제품에 따라 유효성분, 함량, 기타 성분들이 다르므로 제품 표시, 제형, 사용 방법 등 상세한 확인이 필요하다.

1. 물질·제품

- 제품 상표에서 '농약의 명칭(제품명)', '농약의 종류(유효성분의 일반명과 제형)', '성분(농도)', '등록번호'를 확인한다(상표의 기재 사항은 2장 '농약 전반' 55쪽 참조).
- 성상·외관: 액체, 고체(분말 등). 색, 냄새. 용기, 용량

2. 노출 상황·경로

- 경로: 입에 들어갔다, 삼켰다, 들이마셨다, 눈에 들어갔다, 피부에 부착했다 등
- 장소: 농경지(야외, 비닐하우스 안), 창고, 도로, 주택 등
- 상황: 취급 중 사고인가, 운송 중 사고인가? 잘못 마셨는가, 의도적 섭취인가?
  취급 중 사고일 경우: 농도(희석률), 작업 내용(살포 방법), 보호구 착용 상황, 노출량
  잘못 삼킴 및 의도적 섭취일 경우는 섭취량(용기 잔량으로 추정되는 최다량)
- 노출 후 경과시간(의식이 없는 경우, 최종 확인에서 발견까지의 시간), 증상 출현까지의 시간

3. 환자의 상태·증상

- 청색 부착물을 확인할 수 있는가(파라코트·다이쿼트 액제는 경구, 피부 노출 외에 액적 흡입으로도 증상이 나타난다)?
- 의식장애, 경련 등은 없는가?
- 기침, 호흡곤란 등은 없는가? 기관지에 침투한 기색은 없는가?
- 구강·인두의 발적과 미란, 구역질, 구토, 설사 등의 소화기 증상은 없는가?
- 눈 위화감, 통증, 출혈 등은 없는가?
- 피부 통증, 발적, 발진 수포 등은 없는가?
- 부상 후 제염 상황(탈의·세정 타이밍, 세정 방법 등)

초기 대응 포인트

경구 섭취 외에 액적 흡입이나 피부에 묻은 경우에도, 생명에 지장을 줄 수 있다.

- 2차 피해 방지: 품·액적 흡입, 눈·피부 접촉을 피한다.
  현장(노출 장소, 재해 발생 장소)에 진입하는 경우 적절한 보호구가 필요하다.
- 즉시 현장에서 벗어나 공기가 신선한 장소로 이동한다.
- 전신 상태가 불량한 경우는 즉시 구급 요청을 한다. 심폐 정지 시 심폐소생술을 실시한다.
- 산소 투여는 폐 장애를 진행시키므로 가능한 한 투여하지 않는다.

▌해설

1. 물질 · 제품에 대하여

• 파라콰트(1,1-디메틸-4,4-비피릴륨디클로리드)와 다이쿼트(1,1-에틸렌-2,2-비피릴륨디브로미드)는 생체 내에서 산화환원색소로 인정되는 바이프리딘계 구조를 띠는 제4급 암모늄염이다. 모두 물에 용해도가 높고(20℃에서 파라콰트 620g/L, 다이쿼트 718g/L) 증기압은 낮다(파라콰트, 다이쿼트 모두 25℃에서 < 1 × 10^{-5}Pa).

• 식물체 내에 흡수되어, 빛의 존재하에서 활성 산소를 생성해 살초 작용을 나타낸다. 줄기, 잎에 살포하면 신속하게 흡수되며, 엽록소를 지닌 거의 모든 식물에 속효적이고 강한 살초 효과를 나타내는 비선택성 제초제다.

• 제제는 과거에 파라콰트 24% 및 38% 액제가 판매되었지만, 일본 국내에서 파라콰트에 의한 사망이 연간 1,000건을 초과해 그 대책으로 1986년 파라콰트 5%, 다이쿼트 7%의 파라콰트·다이쿼트 액제가 발매되었다. 파라콰트·다이쿼트 액제는 청색으로 착색되어 있으며, 오식 방지용으로 구토성 물질, 쓴맛 물질(데나토늄 안식향산염), 악취성 물질(피리딘계 화합물) 등이 첨가되었다. 2019년 현재 파라콰트 단독의 제제는 없고, 파라콰트 5%, 다이쿼트 7%의 파라콰트·다이쿼트 액제와 다이쿼트 31.8%의 다이쿼트 액제가 농약으로 등록되어 있다.

• 과거에는 농약으로 등록되지 않은 제품이 비농경지용으로 판매되었다.

• 독극물 취급법에서 파라콰트는 독물, 다이쿼트는 극물로 지정되었다

2. 사고 발생 상황

▌ JPIC 접수 상황

【접수 건수】 2007~2016년 10년간 173건. 2007년 31건, 2016년 13건으로 10년간 감소 추세.
의료기관 131건(75.7%), 일반 35건(20.2%), 기타 7건(4.0%)

【환자 연령층】 0~5세 4건, 6~19세 1건, 20~64세 77건, 65세 이상 78건, 불명 13건

【사고 상황】 사용 중 노출 589건, 잘못 섭취 466건, 의도적 섭취 857건, 기타·불명 183건
사용 중 노출은 살포 작업 중 액적을 흡입했다, 탱크에서 새어나온 액이 피부에 묻었다, 근처
에서 사용한 농약이 바람을 타고 넘어왔다 등이 있고, 잘못 섭취는 소아나 치매가 있는 고령자
의 잘못 섭취와 페트병에 옮겨둔 것을 잘못 섭취한 사고 등이 있다. 의도적 섭취는 경구 섭취
가 대부분이며, 환자를 대응한 의료기관에서 2차 피해에 대한 문의도 있었다.

【증상 출현율】 74.6%(증상 있음 129건)

▌ 기타 발생 상황

• 과경연(科警研) 자료 「약물에 의한 중독사고 등의 발생 상황(薬物による中毒事故等の発生状況)」
  (경찰청 과학경찰연구소): 파라콰트에 의한 사망은 2007~2016년 10년간 감소 추세에 있으나(2007
  년 144건, 2016년 52건), 현재도 연간 50건 정도로 사망 사례가 보고되며, 농약에 의한 중독사 중에
  서도 많은 편이다.

▌ 문헌 보고 예

1) 파라콰트 경구 섭취하여 30시간 후 사망한 사례

• 파라콰트 24% 제제를 250mL 경구 섭취했다. 수차례 구토를 했고, 3시간 후 이송하면서 혈당
  치와 젖산치의 현저한 상승이 나타나 위세척, 활성탄과 하제 투여, 장세척, 강제 이뇨, 혈액관
  류(DHP), 혈액투석(HD)을 실시했다. 순환 동태는 점차 불안정해졌고, 저산소혈증, 대사성 산
  성혈액증이 악화되어, 내원 후 약 30시간 후 사망했다. 혈중 파라콰트는 내원 약 26시간 후까
  지 검출, 소변 중 파라콰트는 내원 29시간 시점에서도 검출되었다[타부시 히사유키(田伏久之),
  "제53: 파라콰트(パラコート) 3", 우카이 다카시(鵜飼卓), 「기타 편(他編)」, 『응급중독 사례집(緊急中毒
  ケースブック)』(도쿄: 医学書院, 1986), pp.127~129].

2) 파라콰트 경구 섭취하여 15일째 사망한 사례

• 파라콰트 24% 제제를 100mL 경구 섭취했다. 혈액이 소량 혼입된 구토와 구역질이 계속되어 내원했다. 내원 당시 혈당치와 젖산치 상승을 확인해 위세척, 활성탄과 하제 투여, 장세척, DHP, HD(15일간)를 실시했다. 경과 중 크레아티닌, BUN의 상승, 간 일탈효소, 빌리루빈의 상승과 개선을 확인했다. 입원 37시간 후부터 저산소혈증, 폐부종이 진행되어 15일째에 호흡부전으로 사망했다[타부시 히사유키, "제52: 파라콰트 2". 우카이 다카시, 「기타 편」, 『응급중독 사례집 북』(도쿄: 医学書院, 1986), pp.124~126].

3) 파라콰트 허벅지 노출로 인해 6일째 사망한 사례

• 바지의 허벅지 부근에 묻었지만, 옷을 갈아입거나 세척하지 않고 착용한 채로 취침했는데, 다음 날 허벅지에 미란이 나타나 근처 병원에서 진찰받고, 4일째에 호흡곤란으로 이송되어 왔다. 파라콰트의 소변 정성반응은 음성, 혈액에서도 검출되지 않았으나, 허벅지 체표면적 4% 정도의 화학 손상, 핍뇨, 간·신기능 이상, 혈액응고능 저하, 저산소혈증, 급성호흡곤란증후군(ARDS)이 나타났다. 강제 이뇨, 산소 투여, 신부전은 HD, DHP를 시행했으나 폐 기능이 악화되어 6일째에 사망했다[A. Soloukides et al., *Renal Failure*, Vol.29(2007), pp.375~377].

3. 독성

치사량의 경우 파라콰트는 성인 2~4g, 소아 0.8~1g, 다이퀴트는 성인 6~12g으로 알려져 있다.

【파라콰트 이온의 경구 섭취량과 예후】

• 20mg/kg 미만(체중 50kg, 파라콰트 5w/v% 제제로서 28mL 미만): 무증상 또는 소화기 증상만으로 회복 가능성이 있다. 단, 17mg/kg에서도 사망한 사례가 있다.

• 20~40mg/kg(체중 50kg, 5w/v% 제제로서 28~56mL): 폐섬유증이 출현한다. 대부분의 증례는 섭취 후 2~3주 내에 사망한다.

• 40mg/kg 이상(체중 50kg, 5w/v% 제제로서 56mL 이상): 주로 부식성 점막 장애의 소화기 증상, 신장, 간, 폐의 장애가 진행성으로 출현해 급속히 다장기부전에 이른다. 치사율은 100%이며, 섭취 후 1~7일 만에 사망한다.

• 경구 섭취 후의 시간과 혈장 중 파라콰트 농도에서 환자의 생존 전망을 예측하기 위한 노모그램(프라우드풋의 생존 곡선)이 제시되었다[A. T. Proudfoot et al., *The Lancet*, Vol.2(1979), pp.330~332].

참고: 규제값, 허용농도 등

- ACGIH 권고 TLV(Threshold Limit Values: 허용농도)

  TWA(Time Weighted Average: 시간 가중 평균값)

  파라콰트: (양이온) $0.05mg/m^3$(이와 별도로 피부 흡수 가능성이 있다)

  다이쿼트: (흡인성 분획) $0.5mg/m^3$, (흡인성 분획) $0.1mg/m^3$(모두 이와 별도로 피부 흡수 가능성이 있다)

4. 중독 발현 메커니즘

파라콰트 이온 및 다이쿼트 이온, 생체 내 산화 환원 반응을 촉매하는 효소의 보조효소인 NADPH, 산소(O_2)의 상호 작용으로 독성이 발현한다(그림 6). 세포 차원에서 O_2의 존재는 조직 장애 발생에 중요한 인자가 된다.

- 파라콰트 이온 및 다이쿼트 이온은 생체 내에서 NADPH로부터 전자를 받아 파라콰트 라디칼, 다이쿼트 라디칼이 된다. 이 라디칼들은 O_2에 전자를 전달해 활성 산소 일종인 슈퍼옥사이드 음이온 라디칼(슈퍼옥사이드)($\cdot O_2^-$)을 생성하고 자신은 파라콰트 이온, 다이쿼트 이온에 돌아간다.
- 이 산화환원반응을 반복함으로써 NADPH가 고갈되어 세포사가 일어난다.
- 슈퍼옥사이드는 하이드록실라디칼($\cdot OH$)을 생성해 세포막의 지질을 과산화하여 파괴, 또 DNA나 단백질과도 반응하여 파괴한다.

그림 6 파라콰트 중독의 발현 메커니즘

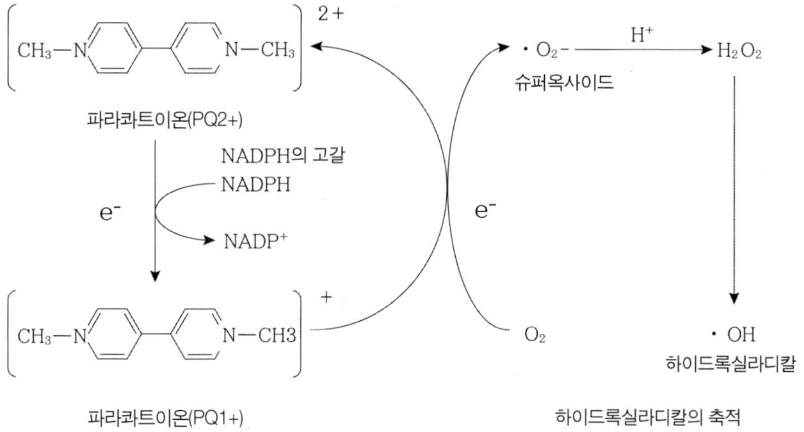

- 파라콰트로 인한 폐 장애에는, 에너지 의존성의 프로세스를 통해서 파라콰트가 폐에 활발하게 흡수되는 것과 동시에 폐에서의 활성 산소 분해 효소(SOD: superoxidedismutase) 활성의 억제 작용이 관여한다. 한편 다이쿼트는 폐조직에 대한 능동적인 축적이 없기 때문에, 파라콰트와 같은 폐 장애(폐섬유증)가 나타나지 않는다.
- 국소 부식 작용이 강하고, 접촉 조직은 괴사를 일으킨다.

5. 체내동태

1) 흡수

【파라콰트】

- 경구: 위에서 흡수되지 않고, 장에서 서서히 흡수된다(강산성 위액에서는 이온화되지 않고, 장에서 파라콰트 이온이 되어 흡수된다). 흡수율은 사람의 경우 1~5%로 추정된다.
- 경피: 미란 및 궤양 동반 피부, 상처 부위에서 흡수된다. 원래 피부에 상처 등이 있는 경우가 아니더라도 파라콰트로 인해 생긴 미란과 궤양 등의 화학 손상 상처 부위에서 또한 흡수된다.
- 폐, 신장, 간, 근육에 분포한다.

【다이쿼트】

- 소화관에서의 흡수는 적고, 90~97%는 48시간 이내에 분변으로 배출된다.

2) 대사

- 파라콰트: 대사물은 확인되지 않았다. 폐에서 파라콰트 라디칼이 된다. 단백결합은 거의 없고, 장간 순환은 미미하다.
- 다이쿼트: 대사물은 확인되지 않았다.

3) 배출

- 파라콰트: 흡수된 파라콰트의 90% 이상이 48시간내에 소변으로 배출된다.
- 다이쿼트: 흡수된 다이쿼트의 90%는 미변화 상태로 24시간 이내에 소변으로 배출된다.

6. 증상

1) 경구

파라콰트 중독 증상의 경과는 다음 3단계로 나뉘며, 각 단계에서의 직접적인 사망원인은 다르다.

- 제1단계(직후~1일째): 피부·점막의 부식 작용에 의한 점막의 염증, 미란에 인한 소화관 장애 (구내염이나 설염, 구역질, 위부 불쾌감, 설사 등)가 나타난다. 단시간 내에 쇼크를 초래해 24~48시간 이내에 사망하는 경우가 있다.

- 제2단계(2~3일째): 파라콰트 이온에 의한 세포 장애로서, 폐포상피의 파괴에 의한 폐부종이나 폐출혈에 따른 호흡곤란, 신부전에 수반하는 소변량 감소, BUN 및 크레아티닌의 상승, 간부전을 수반하는 황달 등이 나타난다. 이 단계에서는 다장기 부전으로 사망한다.

- 제3단계(3~10일째 이후): 간질성 폐렴, 폐섬유증에 이르는 폐기능장애가 출현한다. 신장 손상이나 간 장애가 개선된 후에도 폐포상피의 섬유화에 의해 호흡장애가 진행되어, 최종적으로는 폐섬유증으로 사망한다. 전도 장애를 수반하는 중독성 심근염이 출현하기도 한다.

- 파라콰트 이온을 40mg/kg 이상 다량 섭취한 사례에서는 제1단계 및 제2단계에서 사망한다. 파라콰트 이온을 20~40mg/kg 섭취한 사례에서는 대부분의 증례가 제3단계(섭취 후 2~3주간)에서 사망한다.

다이퀴트도 파라콰트와 같은 증상을 보이는데, 일반적으로 폐섬유화는 없는 것으로 추정되는 한편, 뇌출혈도 보고된 바 있다.

2) 흡입

- 파라콰트, 다이퀴트 모두 증기압이 낮아 거의 기화하지 않으므로, 가스로서 흡입하는 것은 생각하기 어렵다. 단, 액적으로서 흡입할 가능성이 있다. 마스크 등의 보호구를 착용하지 않았던 사례를 보면 살포 작업 후에 구강~인두에 발적, 미란, 궤양 등이 나타났고, 그 후 호흡기 증상을 초래하여 사망한 증례가 있다[다카하시 히토시(高橋均) 외: ≪구급의학(救急医学)≫, 13(1989), pp.513~515].

3) 눈에 들어간 경우

- 파라콰트, 다이퀴트 모두 눈에 들어간 경우 점막의 부식 작용에 의해 서서히 극심한 염증을 일으켜, 12~24시간 후 각막이나 결막에 상피박리, 각막부종, 각막혼탁 등이 나타난다. 때로는 시력 저하, 물체의 형상이 뚜렷하게 보이지 않는 것이 약 1개월 계속될 수 있다.

4) 피부 노출

- 파라콰트, 다이쿼트 모두 원액이 묻었을 경우 방치하면 강한 피부 부식 작용으로 염증, 수포, 건조, 갈라짐을 동반하는 피부염 및 손톱 갈라짐이나 박리를 일으킬 수 있다.
- 미란이나 궤양이 발생한 피부 및 상처 부위에서 흡수되기 때문에, 원래 피부에 상처 등이 있는 경우나 피부 노출에 의해 미란이나 궤양 등 화학 손상이 나타난 경우는 흡수된 파라콰트나 다이쿼트에 의한 전신증상을 초래할 가능성이 있다.

7. 대응

경구 섭취와 액적 흡입 및 피부에 부착한 경우에도 생명에 영향을 끼칠 수 있다. 경로에 관계없이 노출된 경우는 의료기관의 대응이 필요하다.

대응자의 안전 확보와 환자 상태 안정화(기도확보, 호흡 관리)를 우선해 제염(탈의, 오염 부위 세정), 대증치료를 한다.

* 안전 확보: 기체·분진·품·액적 흡입, 눈·피부의 접촉을 피한다.

현장(노출 장소, 재해 발생 장소) 이외에서 환자와 접촉하는 경우도 충분히 주의하고, 필요에 따라 적절한 보호장비를 착용한다.

▌프리호스피털 케어(prehospital care, 병원 가기 전 응급처지)

- 즉시 현장에서 벗어나 공기가 신선한 장소로 이동한다.
- 전신 상태가 안 좋은 경우 즉시 구급 요청을 한다. 심폐 정지 시 심폐소생술을 실시한다(구강 인공호흡은 피한다).
- 경구: 입안에 남아 있는 것은 게워내고 입을 헹군다.
- 흡입: 즉시 공기가 신선한 장소로 옮기고, 탈의 및 피부를 물로 씻는다.
- 눈: 눈을 비비지 않도록 주의하고, 즉시 물(실온)로 15분 이상 충분히 세정한다. 콘택트렌즈를 착용한 경우 가능하면 뺀 후 세정한다.
- 피부: 오염된 의복 및 신발은 주의 깊게 벗기고 밀봉한다. 비누와 물로 충분히 세정한다.

▌의료기관에서의 처치

1) 경구의 경우

생명 예후는 경구 섭취 후의 시간과 혈중 파라콰트 농도에서 생존 전망을 예측하는 노모그램(프라우드풋의 생존 곡선)과 상관관계가 있다. 효과적인 치료법이 없으며, 파라콰트나 다이쿼트가 흡수되기 전에 소화관제염을 시행하고, 흡수된 파라콰트 및 다이쿼트를 혈액에서 제거하기 위한 혈액정화법을 시행한다. 산소 투여는 가능한 한 실시하지 않는다(슈퍼옥사이드 생성을 위한 O_2를 공급해 폐 장애가 진행된다).

- 해독제: 없다.
- 호흡·순환 관리: 산소 투여는 가능한 한 실시하지 않는다.
  정맥로를 확보하고 필요에 따라 수액을 투여하며, 호흡·순환 동태를 모니터링한다. 혈압 저하가 나타나면 다량의 수액 및 승압제를 투여한다. 후두부종, 협착음, 호흡곤란 등이 있으면 기관삽관(경우에 따라서는 유관절개)을 한다.
- 소화관제염: 가능한 한 빨리 위세척과 활성탄을 투여한다. 효과적인 치료 수단이 없는 치명적 중독이므로 장세척을 시행한 사례도 있다. 단, 파라콰트와 다이쿼트는 부식성 장애를 일으키므로, 소화관제염 시에는 천공 등에 주의할 필요가 있다.
- 배출 촉진: 섭취 후 4시간 이내(늦어도 10~12시간 이내)에 혈액정화법(특히 DHP)을 시행한다. 신부전이 나타났을 경우는 DHP와 HD의 병용을 고려한다.
- 확인이 필요한 검사: 소변 간이정성분석(파라콰트, 다이쿼트의 확인), 흉부 X선 검사, 심전도 검사, 혈액 가스 분석, 혈액검사(전혈구계산치, 혈청전해질, 응고능, 신장 기능, 간 기능)를 시행한다. 소화관 장애가 의심되는 경우에는 내시경 검사를 한다.

2) 흡입한 경우
- 불필요한 산소 투여는 하지 않는다.

3) 눈에 들어간 경우
- 진찰 전 눈 세척이 불충분한 경우는, 즉시 다량의 따뜻한 물로 15분 이상 눈을 씻는다.
- 증상이 남아 있으면 안과 진찰로 화학 손상의 유무를 평가한다.

4) 피부 노출의 경우
- 부착 부위를 충분히 세정한다. 증상이 있으면 대증치료를 한다.

8. 치료 시 주의점

1) 입원 및 경과관찰 기준

- 의도적 섭취인 경우, 부식성 장애나 전신증상이 있는 경우, 소변 간이정성분석 등으로 파라콰트 중독으로 진단된 경우에는 즉시 입원시켜 치료를 시작한다.
- 핥은 정도 및 피부에 부착된 경우로 증상이 없으면 부식성 장애에 주의하며 6시간은 경과를 관찰한다.

2) 산소 투여

- 불필요한 산소 투여는 실시하지 않는다. 실내 자발호흡에서 PaO_2 60mmHg를 유지할 수 없다면, 산소 흡입이 아닌 기계적 인공호흡에 PEEP(positive end-expiratory pressure)를 병용해 PaO_2 를 유지한다.

3) 소변의 간이정성분석

- 원리: 파라콰트 이온, 다이쿼트 이온은 무색이지만, 아황산수소 나트륨 등의 환원제에 의해 환원되면 청색의 파라콰트 라디칼, 연두색의 다이쿼트 라디칼이 된다.
- 검출 한계(육안 파라콰트 라디칼 발색의 식별 가능 농도): 약 1ppm(1μg/mL)
- 방법: 2개의 시험관에 소변을 각각 약 5mL 취해, 1개는 대조액으로 사용한다. 다른 1개의 시험관에 수산화나트륨 0.1g을 첨가해 가볍게 흔들어 용해한다(알칼리성으로 하면 발색된 라디칼이 안정적이다). 여기에 아황산수소나트륨($Na_2S_2O_4$) 0.1g을 첨가해 흔든다. 파라콰트가 존재하면 즉시 청색, 다이쿼트가 존재하면 즉시 연두색으로 발색하므로 대조액과 비교한다(그림 7).

그림 7 파라콰트 소변 정성반응

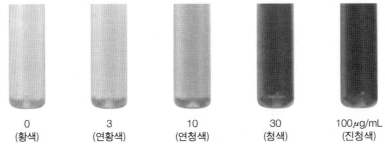

0	3	10	30	100μg/mL
(황색)	(연황색)	(연청색)	(청색)	(진청색)

자료: Syngenta, "PARAQUAT POISONING: A practical guide to diagnosis, first aid and medical management," *Revision*, Vol.8(2016).

- 발색한 색을 방치하면 산화되어 무색이 되므로, 주의가 필요하다. 또 파라콰트 함유 제제의 착색에 사용되는 청색 색소는 혈액으로 흡수되지 않으므로, 소변의 정성반응에 영향을 주지 않는다.

9. 현장에서 2차 피해의 방지 대책

▌주의사항

- 현장(노출 장소, 재해 발생 장소)에 진입할 경우 대응자는 적절한 보호구를 착용하고, 눈·피부 접촉 및 기체·분진·흄·액적 흡입을 피한다.
- 허가 없이 진입해서는 안 된다.
- 바람이 통하는 높은 곳에 머무른다.

▌초기 격리 및 방호조치 거리

ERG 2016(2016 Emergency Response Guidebook)에 의거한다.

자세한 내용은 『2016 유해물질 비상대응 핸드북』 또는 '웹 와이저' 참조

https://www.phmsa.dot.gov/hazmat/erg/emergency-response-guidebook-erg

https://webwiser.nlm.nih.gov/knownSubstanceSearch.do

【파라콰트·다이쿼트】

바이피리딘계 농약(유엔 번호 2781, ERG GUIDE 151)

- 초기 격리: 유출 또는 누출 장소에서 전 방향으로, 액체의 경우 최소 50m, 고체의 경우 최소 25m

▌누출물 처리

'국제 화학물질 안전성 카드 ICSCs' 참조

https://www.ilo.org/dyn/icsc/showcard.listCards3

① 파라콰트클로라이드   ICSC: 0005

② 다이쿼트디브로마이드 ICSC: 1363

12
글리포세이트 제제

█ 개요

물질·제품　글리포세이트는 비선택성 아미노산계 제초제로, 주로 식물의 방향족 아미노산 생합성 경로를 억제해 살초 작용을 나타낸다. 제제는 글리포세이트 염류(암모늄염, 이소프로필아민염, 칼륨, 트리메슘염, 나트륨염)를 제외하면 계면활성제와 용제, 물을 함유하는 액제가 일반적이다. 글리포세이트염을 40% 정도 함유하고, 이를 희석해 사용하는 제품이 많지만, 함유 농도가 1% 전후여서 그대로 살포할 수 있는 제품, 다른 제초 성분을 함유하는 혼합제도 있다. 농경지뿐만 아니라 산림, 선로, 공터 등에도 널리 사용한다.

문제가 되는 성분과 증상　글리포세이트보다 계면활성제가 문제시된다. 섭취 직후 계면활성제의 점막 자극 작용에 의한 구토, 설사, 복통 등의 소화기 증상이 나타난다. 중증은 혈관투과성 항진이나 세포 팽화에 의한 전신부종, 폐부종, 순환혈액량감소성 쇼크, 대사성 산성혈액증 등을 일으킬 수 있으며, 사망 사례도 보고된 바 있다. 칼륨염 제제는 칼륨이 흡수되어 혈청 칼륨 수치가 상승할 가능성이 있다.

JPIC 접수 상황　연간 100건 정도의 문의가 있으며, 사용 중 노출 및 소아나 치매가 있는 고령자에 의한 잘못 섭취, 의도적 섭취 등이 있다.

초기 대응을 위한 확인 사항

제품에 따라 유효성분(글리포세이트염), 함량, 기타 성분들이 다르므로 제품 표시, 제형, 사용 방법 등 상세한 확인이 필요하다.

1. 물질·제품

- 제품 상표에서 '농약의 명칭(제품명)', '농약의 종류(유효성분의 일반명과 제형)', '성분(농도)', '등록번호'를 확인한다(상표의 기재 사항은 2장 '농약 전반' 55쪽 참조).

  * 비농경지용으로 판매되는 제품은 농약으로 등록되어 있지 않으며, 표시가 다르다.
- 성상·외관: 색, 냄새. 용기, 용량
- 글리포세이트가 틀림없는가?(같은 아미노산계 제초제로 명칭이 비슷한 글루포시네이트와 혼돈할 수 있다. 글루포시네이트는 205쪽 참조)

2. 노출 상황·경로

- 경로: 입에 들어갔다, 삼켰다, 들이마셨다, 눈에 들어갔다, 피부에 부착했다 등
- 장소: 농경지(야외, 비닐하우스 안), 창고, 도로, 주택 등
- 상황: 취급 중 사고인가, 운송 중 사고인가? 잘못 마셨는가, 의도적 섭취인가?

  취급 중 사고일 경우: 농도(희석률), 작업 내용(살포 방법), 보호구 착용 상황, 노출량

  잘못 삼킴 및 의도적 섭취일 경우는 섭취량(용기 잔량으로 추정되는 최다량)
- 노출 후 경과시간(의식이 없는 경우, 최종 확인에서 발견까지의 시간), 증상 출현까지의 시간

3. 환자의 상태·증상

- 의식장애, 경련 등은 없는가?
- 기침, 호흡곤란 등은 없는가, 기관지에 침투한 기색은 없는가?
- 구역질, 구토, 설사 등의 소화기 증상은 없는가?
- 눈 위화감, 통증, 충혈, 눈물흘림은 없는가?
- 피부 통증, 발적, 발진, 수포 등은 없는가?
- 부상 후 제염 상황(탈의·세정 타이밍, 세정 방법 등)

초기 대응 포인트

다량으로 경구 섭취하면, 생명에 영향을 끼친다.

- 2차 피해 방지: 기체·분진·품·액적 흡입, 눈·피부 접촉을 피한다.

  현장(노출 장소, 재해 발생 장소)에 진입하는 경우 적절한 보호구가 필요하다.
- 즉시 현장에서 벗어나 공기가 신선한 장소로 이동한다.

- 전신 상태가 불량한 경우는 즉시 구급 요청을 한다. 심폐 정지 시 심폐소생술을 실시한다.

진찰과 의료기관의 대응
- 의도적인 경구 섭취의 경우는 증상이 없어도 반드시 진찰을 받는다. 그 외에 눈·피부 노출도 포함하여, 증상이 계속되면, 반드시 진찰을 받는다.
- 의도적인 경구 섭취의 경우는 입원시키고, 24시간 정도는 경과를 관찰한다. 구토, 복통 등 가벼운 소화기 증상으로 24시간이 경과하면 중증화될 가능성은 낮다.
- 경구 섭취한 경우는 소화관제염을, 흡입하거나 눈이나 피부에 노출된 경우는 탈의와 세척을 한 다음 호흡·순환 관리, 대증치료를 한다.

경과관찰
- 취급 중 사고나 잘못 접촉해 무증상 또는 일시적인 구토, 복통 등 가벼운 소화기 증상뿐이라면, 치료할 필요 없이 가정에서 경과관찰이 가능하다.

▌ 해설

1. 물질 · 제품에 대하여

- 글리포세이트(N-포스포노메틸글리신)[(OH)₂OPCH₂NHCH₂CO(OH)]는 화학구조에 인과 아미노산을 함유하는 비선택성 줄기잎 처리형 아미노산계 제초제다. 5-에놀피루빌시키메이트-3-인산염 합성 효소를 억제하고, 주로 식물의 방향족 아미노산 생합성 경로를 억제해 살초 작용을 나타낸다. 증기압은 낮고(1.31×10^{-5}Pa, 25℃) 쉽게 기화하지 않는다.
- 글리포세이트염은 암모늄염, 이소프로필아민염, 칼륨염, 트리메슘염, 나트륨염이 있으며, 모두 수용성이다. 트리메슘염 제제는 2019년 현재 판매되지 않고 있다.
- 제제는 글리포세이트 외에 계면활성제와 용제, 물을 함유하는 액제가 일반적이다. 글리포세이트염을 40% 정도 함유하고, 이를 희석해 사용하는 제품이 많지만, 글리포세이트 농도가 1% 전후여서 그대로 살포할 수 있는 제품도 있다. 글리포세이트와 다른 제초 성분 간의 혼합제도 있다.
- 농약이지만 농경지에 한정되지 않고 산림, 선로, 공터 등에도 넓게 사용한다.
- 비농경지용으로 판매되는 글리포세이트 제제는 농약으로 등록되지 않아 농약 등록된 제품과는 제품 표시가 다르고, 그 밖에 함량이나 다른 성분도 다를 수 있다.

■ JPIC 접수 상황

【접수 건수】 글리포세이트(농약 및 비농경지용 포함) 사고는 2007~2016년 10년간 1,029건(다제
포함 약제 수는 총 1,067개 제품). 2007년 147건, 2016년 86건으로 10년간 감소 추세. 의료기관
632건(61.4%), 일반 372건(36.2%), 기타 25건(2.4%)

【환자 연령층】 0~5세 99건, 6~19세 20건, 20~64세 483건, 65세 이상 367건, 불명 60건

【사고 상황】 사용 중 노출 280건, 잘못 섭취 241건, 의도적 섭취 427건, 기타 81건

사용 중 노출은 희석이나 살포 중에 눈에 들어갔다, 피부에 부착되었다, 인근에서 사용한 농약
이 바람을 타고 넘어왔다 등이다. 잘못 섭취는 소아나 치매가 있는 고령자의 잘못 섭취와 페트
병에 옮겨둔 농약을 잘못 섭취한 사고 등이 있다.

【증상 출현율】 68.3%(증상 있음 703건)

■ 문헌 보고 예

1) 이소프로필아민염의 경구 섭취

• 글리포세이트 이소프로필아민염 제제(글리포세이트 이소프로필아민염 41%, 계면활성제 15% 함유)를
추정 300mL 섭취했다. 의식장애, 서맥, 저혈압, 산성혈액증이 나타나 급속 수액, 승압제를 투
여했으나 효과가 불충분해 지방유제를 급속 정맥 주사한 결과, 혈액순환 동태가 빠르게 개선되
었다. 6일 후에 목의 통증이 남았지만, 합병증 없이 퇴원했다[Han S. K. et al., *Clinical Toxicology*,
Vol.48(2010) pp.566~568].

2) 칼륨염의 경구 섭취

• 글리포세이트 칼륨염 제제(글리포세이트 칼륨염 48% 함유)를 500mL 섭취하고 호흡곤란, 의식장
애, 빈맥, 저혈압, 대사성 산성혈액증, 고칼륨혈증이 출현했다. 중탄산염 투여에 의한 산성혈
액증을 보정한 후에도 칼륨 수치가 높았고, 칼슘제제 투여 및 G-I(글루코스·인슐린) 치료, 강제
이뇨로 저하되었다. 전신 상태가 개선되어 제16일째에 퇴원했다[요시나가 유이치(吉永雄一) 외,
≪일본구급의회지≫, 19(2008), p.628].

3. 독성

- 이소프로필아민염 41% 제제: 50mL 섭취해 순환부전으로 사망한 사례가 있다[미세 마사시(三瀨雅史) 외, 《중독연구》, 24(2011), pp.69~72].
- 칼륨염 48% 제제: 500mL 섭취해 고칼륨혈증(9.0mEq/L)이 나타난 사례가 있다(요시나가 유이치 외, 《일본구급의회지》, 19(2008), p.628).
- 트리메슘염 38% 제제: 50mL 섭취해 곧바로 심폐 정지를 일으켜 사망한 사례가 있다[F. W. Sorensen et al., *Human and Experimental Toxicology*, Vol.18(1999), pp.735~737].

4. 중독 발현 메커니즘

제제의 독성은 주로 계면활성제의 작용에 의한 것으로 생각되었으나, 실험적으로는 글리포세이트에 의한 작용도 보고되었다. 또, 염 성분에 의한 영향도 있다.
- 점막 자극 작용(계면활성제)
- 혈관투과성 항진 작용(계면활성제)
- 심억제 작용(계면활성제 및 글리포세이트)
- 산화적 인산화의 탈공역 작용(계면활성제 및 글리포세이트)
- 칼륨염은 칼륨 흡수에 의한 혈청 칼륨치의 상승

또한 글리포세이트는 구조상 인을 함유하지만, 사람에게는 콜린에스테라아제 억제 작용을 나타내지 않는다.

5. 체내동태

1) 글리포세이트
- 소화관에서 흡수된다. 경피 흡수는 몇 % 정도다.
- 흡수된 글리포세이트는 거의 대사하지 않고 소변으로 배출된다.

2) 계면활성제
- 일반적으로 소화관에서 흡수된다.

1) 경구(그림 8)

- 섭취 직후부터 계면활성제의 점막 자극 작용에 의한 구강 통증, 구토, 설사, 복통 등 소화기 증상이 나타난다.
- 중증 사례에서는 앞의 증상과 함께 혈관투과성 항진 및 세포 팽화에 의한 전신부종, 폐부종, 순환혈액량 감소성 쇼크, 대사성 산성혈액증 등이 나타난다. 순환부전의 결과로 신부전을 비롯한 다장기 부전을 초래해 사망할 수 있다.
- 이소프로필아민염에 관해 JPIC에서 검토한 증례 보고(116례)에서는, 중경증 이상의 증례에서 섭취 후 몇 시간 이내에 전신증상이 나타났다[미세 마사시 외, ≪중독연구≫, 24(2011), pp.69~72].
- 칼륨염 제제는 칼륨이 흡수되어 혈청 칼륨치가 상승할 가능성이 있다.
- 트리메슘염 제제는 증례 보고 대부분이 내원 당시 심폐 정지로 몇 시간 안에 사망했으며, 중독 증상의 발현이 빠르다고 할 수 있다.

그림 8 글리포세이트 제제의 병태생리

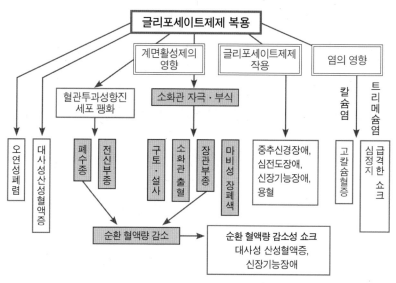

자료: 사와다 유스케(澤田祐介), ≪의학의 발걸음(医学のあゆみ)≫, 143(1987), pp.25~27에서 인용, 일부 수정.

2) 흡입

- 문헌 보고는 없고, JPIC에서 파악한 의료기관의 진찰 사례는 구역질, 두통 등 가벼운 증상이 대부분이다.

3) 눈에 들어간 경우

• 눈꺼풀 부종, 가벼운 결막염(1~2일에 소실)이 나타난다. 결막염이 중증이 될 가능성은 희박하다.

4) 피부 노출

• 장시간 접촉하면 피부염, 홍반, 수포, 화학 손상 등이 나타날 수 있다.

7. 대응

다량으로 경구 섭취하면 생명에 영향을 끼칠 수 있으므로, 의료기관의 대응이 필요하다.

대응자의 안전 확보와 환자 상태 안정화(기도확보, 호흡 관리)를 우선해 제염(탈의, 오염 부위 세정), 대증치료를 한다.

* 안전 확보: 기체·분진·퓸·액적 흡입, 눈·피부 접촉을 피한다.

현장(노출 장소, 재해 발생 장소) 이외에서 환자와 접촉하는 경우도 충분히 주의하고, 필요에 따라 적절한 보호장비를 착용한다.

▌ 프리호스피털 케어(prehospital care, 병원 가기 전 응급처지)

• 즉시 현장에서 벗어나 공기가 신선한 장소로 이동한다.
• 전신 상태가 안 좋은 경우 즉시 구급 요청을 한다. 심폐 정지 시 심폐소생술을 실시한다(구강 인공호흡은 피한다).
• 경구: 입안에 남아 있는 것은 게워내고 입을 헹군다.
• 흡입: 즉시 공기가 신선한 장소로 옮기고, 탈의 및 피부를 물로 씻는다.
• 눈: 눈을 비비지 않도록 주의하고, 즉시 물(실온)로 15분 이상 충분히 세정한다. 콘택트렌즈를 착용한 경우 가능하면 뺀 후 세정한다.
• 피부: 오염된 의복 및 신발은 주의 깊게 벗기고 밀봉한다. 비누와 물로 충분히 세정한다.

▌ 의료기관에서의 처치

해독제·길항제는 없으며, 호흡·순환 관리를 중심으로 대증치료를 한다.

1) 경구의 경우

순환부전에 따른 다장기 부전에 의해 사망하므로, 소화관제염 및 충분한 양의 수액과 함께 전신 관리가 중요하다.

- 해독제: 없다.
- 호흡·순환 관리: 정맥로를 확보하고, 필요에 따라 수액, 호흡·순환 동태를 모니터링한다. 혈압 저하가 나타나면 다량의 수액 및 승압제를 투여한다. 후두부종, 협착음, 호흡곤란 등이 있으면 기관삽관(경우에 따라서는 기관절개)을 한다.
- 소화관제염: 희석한다. 자살 기도 등 다량 섭취한 경우에는 위 내용물 흡입, 위세척을 고려한다.
- 배출 촉진: 신부전, 심각한 대사성 산성혈액중, 고칼륨혈증에는 혈액투석을 고려한다.
- 확인이 필요한 검사: 흉부 X선 검사, 심전도 검사, 혈액 가스 분석, 혈액검사(전혈구계산치, 혈청 전해질, 신장 기능, 간 기능)를 시행한다. 칼륨 제제는 칼륨 농도를 측정한다. 소화관 장애가 의심되는 경우에는 내시경 검사를 한다.

2) 흡입한 경우

- 호흡기 증상이 있으면 흉부 X선 검사, 필요에 따라서 혈액 가스 분석, 호흡 관리를 실시한다.

3) 눈에 들어간 경우

- 진찰 전 눈 세척이 불충분한 경우는 의료기관에서 충분히 눈을 씻는다. 증상이 남아 있으면 안과 진찰로 화학 손상의 유무를 평가한다.

4) 피부 노출의 경우

- 부착 부위를 충분히 세정한다. 증상이 있으면 대증치료를 한다.

8. 치료 시 주의점

1) 입원 및 경과관찰 기준

- 의도적인 경구 섭취로 소화기 증상이 나타난 경우는 24시간 정도 관찰한다. 무증상 또는 일시적인 구토, 복통 등 가벼운 소화기 증상은 24시간 경과하면 중증화될 가능성은 낮다.
- 호흡곤란, 폐부종, 신부전, 산성혈액중, 고칼륨혈증이 있는 경우 중환자실에 입원시킨다.

2) 칼륨염 제제의 칼륨 농도

• 글리포세이트 칼륨염 48% 제제 100mL 중 칼륨량은 254.4mEq이다. 평균 체격인 성인의 경우 급성 칼륨 투여로 체내 칼륨량이 300mEq 증가하면, 혈청 칼륨 농도는 9mEq/L를 초과해 치명적인 고칼륨혈증이 될 수 있다.

3) 흡입의 감별

• 글리포세이트의 증기압은 낮아 기체를 흡입할 가능성은 낮다. 액적의 다량 흡입도 생각하기 어렵다.

• 취급 중 액적 흡입이 의심되는 경우 마스크 등 보호구 착용 상태, 기침 등 호흡기 증상의 유무를 확인하고, 기후나 상황에 따라 열사병 및 기타 원인이 되는 질환이 없는지를 감별할 필요가 있다.

9. 현장에서 2차 피해의 방지 대책

▌ 주의사항

• 현장(노출 장소, 재해 발생 장소)에 진입할 경우 대응자는 적절한 보호구를 착용하고, 눈·피부 접촉 및 기체·분진·품·액적 흡입을 피한다.

• 허가 없이 진입해서는 안 된다.

• 바람이 통하는 높은 곳에 머무른다.

▌ 초기 격리 및 방호조치 거리

『2016 유해물질 비상대응 핸드북』에 기재 없음

▌ 누출물 처리

'국제 화학물질 안전성 카드 ICSCs' 참조

　　https://www.ilo.org/dyn/icsc/showcard.listCards3

　　① 글리포세이트　ICSC: 0160

13
글루포시네이트 제제

█ 개요

물질·제품 글루포시네이트는 비선택성 아미노산계 제초제로, 글루타민 합성 효소 억제로 인해 살초 작용을 나타낸다. 비알라포스(bialaphos)는 생체 내에서 글루포시네이트로 대사되며, 같은 작용을 나타낸다. 제제는 글루포시네이트(글루포시네이트 암모늄염, 글루포시네이트-P 나트륨염) 또는 비알라포스 및 계면활성제와 물을 함유한 액제가 일반적이다. 글루포시네이트 암모늄염 18.5% 액제, 글루포시네이트-P 나트륨염 11.5% 액제는 희석해서 사용하지만, 그대로 살포할 수 있는 0.1~0.2% 정도의 제제나, 다른 제초 성분을 함유하는 혼합제도 있다.

문제가 되는 성분과 증상 글루포시네이트 제제 및 비알라포스 제제를 경구 섭취하면 곧바로 소화기 증상이 나타나고, 6~40시간 정도 경과해 혼수, 전신경련, 호흡정지 등 심각한 증상이 나타나 사망할 수도 있다. 섭취량과 증상은 어느 정도 상관관계가 있으며, 경구 섭취 후의 시간과 혈청 글루포시네이트 농도에서 중증화를 예측하기 위한 노모그램이 제시되어 있다.

JPIC 접수 상황 연간 10건 정도의 문의가 있으며, 사용 중 노출 및 소아나 치매가 있는 고령자에 의한 잘못 섭취, 의도적 섭취 등이 있다.

초기 대응을 위한 확인 사항

제품에 따라 유효성분(글루포시네이트, 글루포시네이트-P, 비알라포스), 함량, 기타 성분들이 다르므로 제품 표시, 제형, 사용 방법 등 상세한 확인이 필요하다.

1. 물질·제품

- 제품 상표에서 '농약의 명칭(제품명)', '농약의 종류(유효성분의 일반명과 제형)', '성분(농도)', '등록번호'를 확인한다(상표의 기재 사항은 2장 '농약 전반' 55쪽 참조).
- 글루포시네이트가 틀림없는가?(같은 아미노산계 제초제로 명칭이 비슷한 글리포세이트와 혼동할 수 있다. 글리포세이트는 196쪽 참조)
- 성상·외관: 색, 냄새. 용기, 용량

2. 노출 상황·경로

- 경로: 입에 들어갔다, 삼켰다, 들이마셨다, 눈에 들어갔다, 피부에 부착했다 등
- 장소: 농경지(야외, 비닐하우스 안), 창고, 도로, 주택 등
- 상황: 취급 중 사고인가, 운송 중 사고인가? 잘못 마셨는가, 의도적 섭취인가?
    취급 중 사고일 경우: 농도(희석률), 작업 내용(살포 방법), 보호구 착용 상황, 노출량
    잘못 삼킴 및 의도적 섭취일 경우는 섭취량(용기 잔량으로 추정되는 최다량)
- 노출 후 경과시간(의식이 없는 경우, 최종 확인에서 발견까지의 시간), 증상 출현까지의 시간

3. 환자의 상태·증상

- 의식장애, 경련 등은 없는가?
- 기침, 호흡곤란 등은 없는가, 기관지에 침투한 기색은 없는가?
- 구역질, 구토, 설사 등의 소화기 증상은 없는가?
- 눈 위화감, 통증, 충혈 등은 없는가?
- 피부 통증, 발적, 발진, 수포 등은 없는가?
- 부상 후 제염 상황(탈의·세정 타이밍, 세정 방법 등)

초기 대응 포인트

다량으로 경구 섭취하면, 생명에 영향을 끼친다.

- 2차 피해 방지: 기체·분진·품·액적 흡입, 눈·피부 접촉을 피한다.
    현장(노출 장소, 재해 발생 장소)에 진입하는 경우 적절한 보호구가 필요하다.
- 즉시 현장에서 벗어나 공기가 신선한 장소로 이동한다.

• 전신 상태가 불량한 경우는 즉시 구급 요청을 한다. 심폐 정지 시 심폐소생술을 실시한다.

진찰과 의료기관의 대응
• 희석해서 사용하는 제품의 원액이 눈에 들어간 경우, 또 희석액이라도 삼켰을 가능성이 있으면 반드시 진찰을 받는다. 그 외에 눈·피부 노출도 포함해 증상이 계속되면 반드시 진찰을 받는다.
• 내원 시 뚜렷한 증상이 없더라도 입원시키고, 적어도 섭취 후 48시간은 의식 수준 저하, 호흡억제, 경련 등의 출현에 주의하여, 바이탈사인을 모니터링한다.
• 경구 섭취한 경우는 소화관제염을, 흡입하거나 눈·피부에 노출된 경우는 탈의와 물 세척을 한 후 호흡·순환 관리, 경련 대책을 중심으로 대증치료를 한다.
• 지연되어 출현하는 증상에 대비해, 타이밍을 놓치지 않고 기도확보와 인공호흡을 포함한 전신 관리를 하는 것이 중요하다.

경과관찰
• 희석액을 핥은 정도, 또는 취급 중 흡입, 눈·피부 노출 등으로, 증상이 없으면 가정에서 경과관찰이 가능하다.

▌해설

1. 물질 · 제품에 대하여

• 글루포시네이트[dl-포스피노트리신, $(CH_3)(OH)OPCH_2CH(NH_2)CO(OH)$]는 글루타민산의 포스피노 유도체다. 비선택성 줄기잎 처리형 아미노산계 제초제로, 글루타민 합성 효소 억제로 암모니아가 축적되어 식물의 생리 기능을 억제하고 고사시키는 작용을 한다.
• 글루포시네이트는 광학이성질체(D체 및 L체)의 혼합물(라세미체), 글루포시네이트-P는 활성 본체의 L체다. 모두 물에 잘 녹으며(> 500g/L, 20℃), 증기압은 낮아[글루포시네이트 < 3.1×10^{-5} Pa(50℃), 글루포시네이트-P < 1.2×10^{-5}Pa(50℃)] 쉽게 기화되지 않는다.
• 글루포시네이트 제제는 글루포시네이트 암모늄염 18.5%와 계면활성제, 물 등을 함유하는 액제로서 10~200배로 희석해 사용한다. 과거에는 8.5%의 제제도 농약으로 등록되었다. 또 글루포시네이트 암모늄염을 0.1~0.2% 함유해 그대로 살포할 수 있는 제품도 있다. 글루포시네이트 암모늄염과 다른 제초 성분 간의 혼합제도 있다.
• 글루포시네이트-P 제제는 나트륨염을 11.5% 함유하고 희석해서 사용하는 액체와 희석 없이

사용할 수 있는 0.15% 액제가 있다.

- 비알라포스는 토양 방선균에서 발견된 글루포시네이트의 L체에 알라닌이 2개 결합한 트리펩타이드로, 식물이나 사람의 체내에서 대사되어 글루포시네이트가 된다. 비알라포스나트륨 액제, 수용제, 에어졸 외에도 혼합제가 판매되었지만, 2012년에 농약 등록이 실효되어 2019년 현재는 판매되지 않는다.
- 비농경지용으로 판매되는 글루포시네이트 제제는 농약으로 등록되지 않았으며, 농약으로 등록된 제품과는 제품 표시가 다르고, 그 밖에 함량이나 다른 성분도 다를 수 있다.

2. 사고 발생 상황

▌ JPIC 접수 상황

【접수 건수】 2007~2016년 10년간 132건(다제 포함 약제 수는 총 146개 제품). 의료기관 98건 (74.2%), 일반 31건(23.5%), 기타 3건(2.3%)
【환자 연령층】 0~5세 9건, 20~64세 52건, 65세 이상 64건, 불명 7건
【사고 상황】 사용 중 노출 28건, 잘못 섭취 26건, 의도적 섭취 64건, 기타 14건
【증상 출현율】 73.5%(증상 있음 97건)

▌ 문헌 보고 예

1) 글루포시네이트 암모늄염의 경구 섭취
- 자살 목적으로 글루포시네이트 암모늄염 액제(글루포시네이트 18.5% 함유) 약 500mL를 섭취했다. 다량 구토 후, 위세척을 하고, 섭취 4시간 후 혈액투석을 시행했으나, 12시간 후 호흡정지, 25시간 후 경련이 나타났다. 항경련제 투여, 혈액투석을 하여, 호흡 상태는 서서히 개선되었다[일본중독정보센터 엮음, 『증례로 배우는 중독 사고와 그 대책』(도쿄: じほう, 2000), pp.224~228].

2) 비알라포스나트륨염의 경구 섭취
- 자살 목적으로 비알라포스나트륨염 액제(비알라포스나트륨염 23% 함유) 200mL를 섭취하고 구토했다. 위세척 후, 섭취 10시간 후부터 현기증, 안진, 20시간 후부터 의식장애, 무호흡, 22시간 후 간대성 전신성 경련이 몇 차례 나타났다. 항경련제 투여, 혈액흡착, 혈액투석을 시행했

고, 제3일째에 자발호흡 출현, 제4일째에는 의식 수준도 개선되었다. 몇 개월 전 이후에 건망증과 운동 방향 상실, 안진이 나타났으나, 개선되어 제15일째에 퇴원했다[와다 히데이치(和田秀一) 외, ≪구급의학≫, 12(1988), pp.245~247].

3. 독성

- 글루포시네이트 암모늄염: 섭취량과 증상은 어느 정도 상관관계가 있으며, 18.5% 제제 100mL 이상 섭취한 증례에서 중증(혼수, 호흡정지, 전신경련 중 하나 이상의 증상이 발현)이 되는 경우가 많다. 단, 20mL 정도를 섭취해 사망한 사례[고야나기 기요미쓰(小柳清光) 외, *Neuropathology*, Vol. 12(1993), pp.233~234], 80mL 섭취하여 사망한 사례[하시모토 히데토시(橋本英利) 외: ≪중독연구≫, 7(1994), pp.47~50]도 있다.
- 추정 섭취량보다 내원 시 혈청 글루포시네이트 농도가 중독의 중증화를 명확하게 반영한다. 경구 섭취한 후 시간과 혈청 글루포시네이트 농도에 대해 환자의 중증화를 예측하기 위한 노모그램이 제시되어 있다[고야마 간지(小山完二) 외: ≪중독연구≫, 13(2000), p.469].

4. 중독 발현 메커니즘

중추신경의 억제와 흥분 작용이 같이 나타나지만, 작용 메커니즘은 충분히 밝혀지지 않았다.

1) 글루포시네이트
뇌내의 흥분성 신경전달물질인 글루타민산의 유사체이며, 중추신경의 흥분에 관여한다.
- 글루타민 합성 효소(글루타민산과 암모니아에서 글루타민을 합성) 억제에 의한 글루타민산의 증가
  (포유류에게는 조직 내 암모니아의 축적이 나타나지 않는다)
- 글루타민산에서 GABA를 합성하는 글루타민산탈탄산효소의 억제에 의한 GABA의 감소
- 글루타민산 수용체의 직접 자극 작용

2) 계면활성제
- 피부·점막의 자극 작용
- 체순환에 들어간 경우의 전진 작용으로서 혈관투과성 항진 및 세포 팽화 작용 등

5. 체내동태

1) 글루포시네이트

- 혈청 농도의 피크는 섭취 후 40~50분 정도다. 99%가 단백질과 결합하지 않고 유리형으로 존재한다.
- 흡수된 글루포시네이트의 대부분은 대사되지 않고, 섭취 후 24시간 정도에 그대로 배출된다.

2) 비알라포스

- 체내에서 글루포시네이트로 대사된다.

3) 계면활성제

- 일반적으로 소화관에서 흡수된다.

6. 증상

1) 경구

- 섭취 직후부터 계면활성제의 점막 자극 작용에 의한 구강 통증, 구토, 설사, 복통 등의 소화기 증상이 나타난다. 중증 사례가 아닌 경우는 가벼운 구토나 설사 등의 소화기 증상만 나타나고 회복된다.
- 중증 사례에서는 섭취 후 6~40시간 정도 경과 후 혼수, 전신경련, 호흡억제, 호흡정지, 혈압 저하 등 심각한 증상이 출현하며, 특히 혼수와 호흡억제는 높은 빈도로 나타난다. 계면활성제에 의한 전신부종이나 쇼크, 또는 글루포시네이트에 의한 호흡정지로 사망할 수 있다. 그 밖에 발열, 실조, 진전, 구어장애, 복시, 안진, 안구운동장애, 간 장애가 나타날 수 있다. 중증 사례에서 회복된 경우, 역행성 건망증이 남을 수 있다.
- 비아라포스에서도 글루포시네이트와 같은 중독 증상이 나타날 것으로 알려져 있다.

2) 흡입

- 문헌 보고는 없고, 특별한 증상은 없다.

3) 눈에 들어간 경우

• 동물실험에서, 글루포시네이트 암모늄 18.5% 제제로 중경증의 눈 자극성이 나타나 결막발적, 부종, 각막혼탁 등을 일으킬 가능성이 있다.

4) 피부 노출

• 동물실험에서, 글루포시네이트 암모늄 18.5%로 가벼운 피부 자극성이 나타났으며 홍반, 부종 등을 일으킬 가능성이 있다.

7. 대응

경구 섭취하면 생명에 영향을 끼칠 수 있으므로, 의료기관의 대응이 필요하다. 대응자의 안전 확보와 환자 상태 안정화(기도확보, 호흡 관리)를 우선해 제염(탈의, 오염 부위 세정), 대증치료를 한다.
   * 안전 확보: 기체·분진·품·액적 흡입, 눈·피부 접촉을 피한다.
   현장(노출 장소, 재해 발생 장소) 이외에서 환자와 접촉하는 경우도 충분히 주의하고, 필요에 따라 적절한 보호장비를 착용한다.

▍프리호스피털 케어(prehospital care, 병원 가기 전 응급처지)

• 즉시 현장에서 벗어나 공기가 신선한 장소로 이동한다.
• 전신 상태가 안 좋은 경우 즉시 구급 요청을 한다. 심폐 정지 시 심폐소생술을 실시한다(구강 인공호흡은 피한다).
• 경구: 입안에 남아 있는 것은 게워내고 입을 헹군다.
• 흡입: 즉시 공기가 신선한 장소로 옮기고, 탈의 및 피부를 물로 씻는다.
• 눈: 눈을 비비지 않도록 주의하고, 즉시 물(실온)로 15분 이상 충분히 세정한다. 콘택트렌즈를 착용한 경우 가능하면 뺀 후 세정한다.
• 피부: 오염된 의복 및 신발은 주의 깊게 벗기고 밀봉한다. 비누와 물로 충분히 세정한다.

▌의료기관에서의 처치

초기에 소화기 증상 정도라도, 섭취 후 6~40시간 정도 경과하면 갑자기 호흡정지나 전신경련을 일으킬 수 있으므로 호흡 관리가 특히 중요하다. 지연성의 호흡정지에 대응하기 위해 기도확보와 인공호흡 관리를 정확하게 실시한다. 해독제·길항제는 없고, 호흡·순환 관리를 중심으로 대증치료를 한다.

1) 경구의 경우
- 해독제: 없다.
- 호흡·순환 관리: 정맥로를 확보하고, 필요에 따라 수액, 호흡·순환 동태를 모니터링한다. 섭취량이 많은 경우, 호흡정지나 전신경련을 일으킬 가능성이 높으므로, 빨리 기관삽관을 하여 인공호흡에 대비한다. 혈압 저하가 나타나면 다량의 수액 및 승압제를 투여한다.
- 소화관제염: 구토는 권장하지 않는다. 희석, 위내용물 흡입, 위세척을 고려한다.
- 배출 촉진: 강제 이뇨는 배출을 기대할 수 있다. 혈액 정화법의 효과는 약물 동태학적으로 크게 기대할 수 없지만, 신부전이 있을 경우는 혈액투석을 고려한다.
- 확인이 필요한 검사: 흉부 X선 검사, 심전도 검사, 혈액 가스 분석, 혈액검사(전혈구계산치, 혈청 전해질, 신장 기능, 간 기능)를 시행한다. 소화관 장애가 의심되는 경우에는 내시경 검사를 한다.

2) 흡입한 경우
- 호흡기 증상이 있으면, 흉부 X선 검사, 필요에 따라서 혈액 가스 분석, 호흡 관리를 실시한다.

3) 눈에 들어간 경우
- 진찰 전 눈 세척이 불충분한 경우는, 의료기관에서 충분히 눈을 씻는다. 증상이 남아 있으면, 안과 진찰이 필요하다.

4) 피부 노출의 경우
- 노출된 피부는 물로 충분히 세정한다. 증상이 있으면, 대증치료를 한다.

8. 치료 시 주의점

1) 입원 및 경과관찰 기준
- 추정 섭취량에 관계없이, 또 내원 시 뚜렷한 증상이 없더라도, 전례를 입원시키고, 적어도 섭취 후 48시간은 의식 수준 저하, 호흡억제, 경련 등의 출현에 주의해 바이탈사인을 모니터링한다.
- 지속성의 소화기 증상, 경련, 호흡부전, 심혈관계 증상을 보이는 환자는, 중환자실에 입원시킨다. 호흡 상태나 의식 수준은 시간 단위로 변동하므로, 처음 2~3일은 일단 회복된 것처럼 보여도 재차 악화되는 경우가 있다. 2~5일 정도는 기관삽관한 상태로 유지하는 등 주의가 필요하다.

2) 흡입의 감별
- 글루포시네이트의 증기압은 낮아, 기체를 흡입할 가능성은 낮다. 액적의 다량 흡입도 생각하기 어렵다.
- 취급 중 액적 흡입이 의심되는 경우, 마스크 등 보호구 착용 상태, 기침 등 호흡기 증상의 유무를 확인하고, 기후나 상황에 따라 열사병 및 기타 원인이 되는 질환이 없는지 감별할 필요가 있다.

9. 현장에서 2차 피해의 방지 대책

▌주의사항

- 현장(노출 장소, 재해 발생 장소)에 진입할 경우 대응자는 적절한 보호구를 착용하고, 눈·피부 접촉 및 기체·분진·품·액적 흡입을 피한다.
- 허가 없이 진입해서는 안 된다.
- 바람이 통하는 높은 곳에 머무른다.

▌초기 격리 및 방호조치 거리

『2016 유해물질 비상대응 핸드북』에 기재 없음

▮ 누출물 처리

'국제 화학물질 안전성 카드 ICSCs'에 기재 없음

https://www.ilo.org/dyn/icsc/showcard.listCards3

14
전착제(농약)

█ 개요

물질·제품 농약 살포액에 첨가하는 보조제로, 작물이나 병해충에 대한 약액의 부착성, 확전성, 고착성을 높일 목적으로 사용한다. 농약으로 등록되었으나, 전착제 자체는 살충·살균·제초 작용이 없으며 단독으로 사용하는 것은 아니다. 주성분은 계면활성제이며, 비이온계면활성제를 함유하는 제품이 많다. 액체가 많고 용제는 알코올(수%~50% 정도), 글리콜(수%~20% 정도), 글리콜에테르(20% 정도) 등의 알코올류를 함유하는 제품이 있다. 또 계면활성제 이외에, 파라핀이나 소르비톨을 주성분으로 하는 제품도 있다.

문제가 되는 성분과 증상 주성분의 계면활성제에 의한 소화관 점막 자극, 순환혈액량감소성 쇼크 등과 용제의 알코올류에 의한 혼수, 경련, 대사물에 기인하는 음이온 갭 증가를 동반하는 대사성 산성혈액증, 또 메틸알코올은 시신경 장애, 글리콜 및 글리콜에테르는 신장 손상의 가능성이 있다. 또 전착제를 단독으로 사용하지 않으며, 살포용으로 조제한 농약을 섭취했을 경우는 혼합한 다른 농약(살충제, 살균제, 제초제)의 영향도 고려할 필요가 있다.

* 3장 '살충제(농약)' 64쪽, 8장 '살균제(농약)' 142쪽, 10장 '제초제(농약)' 168쪽 참조

JPIC 접수 상황 연간 10건 정도의 문의가 있으며, 사용 중 노출 및 소아나 치매가 있는 고령자에 의한 잘못 섭취, 의도적 섭취 등이 있다.

제품에 따라 유효성분, 함량, 기타 성분들이 다르므로 제품 표시, 제형, 사용 방법 등 상세한 확인이 필요하다.

1. 물질·제품

- 제품 상표에서 '농약의 명칭(제품명)', '농약의 종류(유효성분의 일반명과 제형)', '성분(농도)', '등록번호'를 확인한다(상표의 기재 사항은 2장 '농약 전반' 55쪽 참조).
- 성상·외관: 색, 냄새. 용기, 용량

2. 노출 상황·경로

- 경로: 입에 들어갔다, 삼켰다, 들이마셨다, 눈에 들어갔다, 피부에 부착했다 등
- 장소: 농경지(야외, 비닐하우스 안), 창고, 도로, 주택 등
- 상황: 취급 중 사고인가, 운송 중 사고인가? 잘못 마셨는가, 의도적 섭취인가?
  취급 중 사고일 경우, 농도(희석률): 작업 내용(살포 방법), 보호구 착용 상황, 노출량
  잘못 삼킴 및 의도적 섭취일 경우는 섭취량(용기 잔량으로 추정되는 최다량)
- 노출 후 경과시간(의식이 없는 경우, 최종 확인에서 발견까지의 시간), 증상 출현까지의 시간

3. 환자의 상태·증상

- 의식장애, 쇼크, 경련 등은 없는가?
- 기침, 호흡곤란 등은 없는가, 기관지에 침투한 기색은 없는가?
- 구역질, 구토, 설사 등의 소화기 증상은 없는가?
- 눈 위화감, 통증, 충혈은 없는가?
- 피부 통증, 발적, 발진, 수포 등은 없는가?
- 부상 후 제염 상황(탈의·세정 타이밍, 세정 방법 등)

다량으로 경구 섭취하면, 생명에 영향을 끼칠 수 있으며, 또 성분에 따라서는 후유증이 남을 수 있다.

- 2차 피해 방지: 기체·분진·품·액적 흡입, 눈·피부 접촉을 피한다.
  현장(노출 장소, 재해 발생 장소)에 진입하는 경우 적절한 보호구가 필요하다.
- 즉시 현장에서 벗어나 공기가 신선한 장소로 이동한다.
- 전신 상태가 불량한 경우는 즉시 구급 요청을 한다. 심폐 정지 시 심폐소생술을 실시한다.
- 전착제를 단독으로 사용하지 않고, 살포용으로 혼합해 조제한 농약을 섭취한 경우는 혼합한 농약(살충제, 살균제, 제초제)의 영향도 고려해야 한다.

진찰과 의료기관의 대응

- 의도적인 경구 섭취나 잘못 삼켰더라도 삼켰을 가능성이 있는 경우, 경로에 관계없이 어떠한 증상이 있는 경우에는 즉시 진찰을 받는다.
- 경구 섭취한 경우는 필요에 따라 소화관제염을 한 후 호흡·순환 관리, 대증치료를 한다.
- 메틸알코올, 에틸렌글리콜에 의한 중독이 의심되면, 조기에 해독제인 호메피졸 투여, 혈액투석을 검토한다.
- 흡입하거나 눈·피부에 노출된 경우는 탈의와 물 세척(피부는 비누 사용)을 한 후 호흡·순환 관리, 대증치료를 한다.

경과관찰

- 농약 살포 직후 식물을 만지거나 핥는 정도여서 증상이 없으면 가정에서 경과관찰이 가능하다.

▌해설

1. 물질 · 제품에 대하여

- 작물이나 병해충에 대한 약액의 부착성, 확전성, 고착성을 높일 목적으로 농약 살포액에 첨가하는 보조제이며, 전착제 자체는 살충·살균·제초 작용을 하지 않는다. 농약으로 등록되어 있지만 단독으로 사용하는 것은 아니다.
- 일반적인 전착제의 주성분은 계면활성제(10~100%)로, 표면장력을 낮춤으로써 젖음성을 향상시킨다. 비이온계면활성제 단독의 제품이 많지만, 비이온계면활성제와 음이온계면활성제 및 양이온계면활성제를 함유하는 제품, 음이온계면활성제 단독의 제품도 있다.
- 계면활성제 이외를 주성분으로 하는 제품으로 고착성과 잔효성을 높일 목적으로 파라핀을 주성분으로 하는 제품과 농약을 액적상으로 살포하는 연무기(포그 머신) 전용의 D-소르비트를 주성분으로 하는 제품도 있다[파라핀에 대해서는 27장 '탄화수소류(연료류, 유기용제)' 414쪽 참조].
- 액체가 많고, 일부 분말 제품도 있다. 액체 제품은 용제를 알코올류(메틸알코올, 이소프로필알코올, 에틸렌글리콜, 에틸렌글리콜모노부틸에테르 등) 등을 수%~50% 정도 함유하는 제품이 있다.

2. 사고 발생 상황

▌ JPIC 접수 상황

【접수 건수】2007~2016년 10년간 142건. 의료기관 106건(74.6%), 일반 33건(23.2%), 기타 3건 (2.1%)

【물질】메틸알코올 함유 제품 74건, 이소프로필알코올 함유 제품 28건, 에틸렌글리콜모노부틸에테르 함유 제품 11건, 에틸렌글리콜 함유 제품 2건, 이소부틸알코올 함유 제품 2건, 기타·불명 25건

【환자 연령층】0~5세 5건, 6~12세 1건, 20~64세 64건, 65세 이상 66건, 불명 6건

【사고 상황】사용 중 노출 37건, 잘못 섭취 29건, 의도적 섭취 66건, 기타 10건

사용 중 노출은, 살포 작업 중에 눈에 들어갔다, 피부에 부착되었다 등이다. 잘못 섭취는, 소아나 치매가 있는 고령자의 잘못 섭취와 페트병에 옮겨둔 농약을 잘못 섭취한 사고 등이 있다.

【증상 출연율】73.9%(증상 있음 105건)

▌ 문헌 보고 예

• 전착제(비이온계면활성제 30%, 메틸알코올 12% 이하 함유)를 추정 150mL 섭취했다. 수십 분 후 혼수상태로 발견되어, 가까운 병원에서 위세척 후 전원했다. 혼수, 쇼크, 현저한 대사성 산성 혈액증, 심실기외 수축, 저산소혈증, 무뇨가 나타났다. 또 위관에서 암적색 혈성 배액이 배출되었다. 쇼크 상태가 지연되어 섭취 54시간 후에 사망했다[기무라 신이치(木村真一) 외: ≪중독 연구≫, 3(1990), pp.241~244].

3. 독성

중독량은 확실하지 않다.

1) 계면활성제
• 계면활성제의 작용, 특히 국소 작용은 농도에 의존하고, 저농도에서 증상은 거의 나타나지 않지만, 고농도에서는 중증화된다.

2) 알코올류

알코올류의 독성은 대사물의 독성에 크게 영향을 받지만, 대사에는 개인차가 있고, 섭취량과 증상은 반드시 의존하지 않는다.

【경구의 경우】

- 메틸알코올: 100% 메틸알코올은 체중 1kg당 0.25mL를 섭취하면, 해독제 투여가 필요한 혈중 농도에 이른다는 견해가 있다.
- 이소프로필알코올: 70% 이소프로필알코올은 체중 1kg당 0.5~1mL를 섭취하면 중독 증상이 출현한다.
- 에틸렌글리콜: 100% 에틸렌글리콜은 체중 1kg당 0.2mL를 섭취하면 중독을 일으킬 가능성이 있다.
- 에틸렌글리콜모노부틸에테르: 100% 에틸렌글리콜모노부틸에테르는 성인의 경우 30~63.5mL 섭취로 심각한 중독 사례가 보고되었다.

4. 중독 발현 메커니즘

1) 계면활성제

- 피부·점막의 자극 작용
- 체순환에 들어간 경우의 전진 작용으로서 혈관투과성 항진 및 세포 팽화 작용. 마취제와 같은 중추신경계에 대한 작용(운동 실조, 진정, 호흡억제 등이 동물실험에서 보고되었다)

2) 알코올류

- 공통 작용: 점막의 자극 작용, 중추신경의 억제 작용
- 메틸알코올: 대사물(포름알데하이드 및 포름산)에 기인하는 증상으로, 산성혈액증(음이온 갭 증가), 시신경 장애
- 에틸렌글리콜: 대사물(글리콜알데하이드, 글리콜산, 글리옥실산, 옥살산)에 기인하는 증상으로 산성혈액증(음이온 갭 증가), 옥살산칼슘에 의한 신장 손상
- 에틸렌글리콜모노부틸에테르: 대사물에 기인하는 산성혈액증, 신장 손상, 간 장애

5. 체내동태

1) 흡수

- 계면활성제는 일반적으로, 사람의 소화관에서 빠르게 흡수된다.
- 알코올은 경구, 흡입, 경피로 빠르게 흡수된다.
- 경구 섭취의 최고 혈중농도 도달 시간: 메틸알코올 30~60분, 에틸렌글리콜 30~60분
- 에틸렌글리콜은 휘발성이 낮아 흡입하기 어렵다. 또 피부에서 흡수되기 어렵다.

2) 대사

알코올, 글리콜, 글리콜에테르는 간에서 알코올 탈수소 효소, 알데하이드 탈수소 효소에 의해 대사된다.

- 메틸알코올: 포름알데하이드, 포름산, 이산화탄소로 대사된다.
- 이소프로필알코올: 천천히 아세톤으로 대사되어 아세트산, 포름산, 이산화탄소로 대사된다.
- 에틸렌글리콜: 대사물은 글리콜알데하이드, 글리콜산, 글리옥실산, 옥살산, 글리옥살산, 옥살산, 글리신 등이다.
- 에틸렌글리콜모노부틸에테르: 부톡시아세트산으로 대사된다.

3) 배출

- 계면활성제: 주로 소변으로 배출된다.
- 메틸알코올: 3~5%는 미변화체, 5%는 포름산으로 소변으로 배출, 12%까지 미변화체로 날숨 중에 배출된다. 배출 반감기는 메틸알코올 2~24시간, 포름산 20시간이다.
- 이소프로필알코올: 일부는 미변화체로, 나머지는 대사물로 소변이나 날숨으로 배출된다.
- 에틸렌글리콜: 신장에서 배출된다. 혈중농도 반감기는 약 3~5시간, 대사물은 12시간 이상이다.
- 에틸렌글리콜모노부틸에테르: 대사물은 주로 소변으로 배출된다.

6. 증상

1) 경구

계면활성제 및 알코올류에 의한 증상이 나타난다.

- 계면활성제의 점막 자극 작용에 의한 구강 통증, 구토, 설사, 복통 등의 소화기 증상이 나타나

고, 중증 사례에는 혈관투과성 항진 및 세포 팽화에 의한 전신부종, 폐부종, 순환혈액량감소성 쇼크, 대사성 산성혈액증 등이 나타난다. 조기에 대사성 산성혈액증, 의식장애, 서맥, 갑작스런 심장마비 등이 나타나며, 사망할 가능성도 있다. 순환부전의 결과 신부전을 비롯한 다장기 부전이 될 수 있다.

• 알코올류를 함유하는 제품은, 상기의 증상과 함께, 흡수된 알코올의 중추신경 억제에 의한 만취 상태, 혼수, 경련, 대사물에 기인하는 음이온 갭 증가를 동반하는 대사성 산성혈액증, 메틸알코올 함유 제품은 시신경 장애, 글리콜이나 글리콜에테르 함유 제품은 신장 손상이 나타날 가능성이 있다. 중증인 경우 혼수나 경련이 함께 나타나며, 혈압 저하나 호흡부전을 일으켜 사망할 수 있다.

2) 흡입

• 액적을 흡입하면, 자극에 의한 기침, 목 통증 등을 일으킬 가능성이 있다.

3) 눈에 들어간 경우

• 눈 통증, 충혈, 부종, 결막염 등을 일으킬 가능성이 있다.

4) 피부 노출

• 자극 등을 일으킬 가능성이 있다.

7. 대응

다량으로 경구 섭취하면 생명에 지장이 있을 수 있으며, 성분에 따라 후유증이 생길 수도 있으므로 섭취했을 가능성이 있다면 의료기관의 대응이 필요하다.

대응자의 안전 확보와 환자 상태 안정화(기도확보, 호흡 관리)를 우선해 제염(탈의, 오염 부위 세정), 대증치료를 한다.

* 안전 확보: 기체·분진·품·액적 흡입, 눈·피부 접촉을 피한다.

현장(노출 장소, 재해 발생 장소) 이외에서 환자와 접촉하는 경우도 충분히 주의하고, 필요에 따라 적절한 보호장비를 착용한다.

▌ 프리호스피털 케어(prehospital care, 병원 가기 전 응급처지)

- 즉시 현장에서 벗어나 공기가 신선한 장소로 이동한다.
- 전신 상태가 안 좋은 경우 즉시 구급 요청을 한다. 심폐 정지 시 심폐소생술을 실시한다(구강 인공호흡은 피한다).
- 경구: 입안에 남아 있는 것은 게워내고 입을 헹군다.
- 흡입: 즉시 공기가 신선한 장소로 옮기고, 탈의 및 피부를 물로 씻는다.
- 눈: 눈을 비비지 않도록 주의하고, 즉시 물(실온)로 15분 이상 충분히 세정한다. 콘택트렌즈를 착용한 경우 가능하면 뺀 후 세정한다.
- 피부: 오염된 의복 및 신발은 주의 깊게 벗기고 밀봉한다. 비누와 물로 충분히 세정한다.

▌ 의료기관에서의 처치

메틸알코올, 에틸렌글리콜에 의한 중독이 의심되면 조기에 혈액투석이나 해독제를 투여하는 등 적극적인 치료를 한다.

1) 경구의 경우
- 해독제: 메틸알코올 및 에틸렌글리콜은 호메피졸, 에틸알코올
- 호흡·순환 관리: 정맥로를 확보하고, 필요에 따라 수액, 호흡·순환 동태를 모니터링한다. 혈압 저하가 나타나면 다량의 수액 및 승압제를 투여한다. 후두부종, 협착음, 호흡곤란 등이 있으면 기관삽관(경우에 따라서는 기관절개)을 한다.
- 소화관제염: 자살기도 등에 의한 다량 섭취는 희석, 위내용물 흡입, 위세척을 고려한다.
- 배출 촉진: 알코올류에 의한 신부전, 심각한 대사성 산성혈액증은 혈액투석을 고려한다(알코올류 및 독성 대사물의 배출을 촉진함과 동시에, 대사성 산성혈액증을 보정한다).
- 확인이 필요한 검사: 흉부 X선 검사, 심전도 검사, 혈액 가스 분석, 혈액검사(전혈구계산치, 혈청전해질, 신장 기능, 간 기능, 젖산치), 삼투압 갭 확인(혈청 삼투압 측정), 소변 검사(에틸렌글리콜은 옥살산 칼슘의 결정이 나타날 수 있다), 두부 CT·MRI를 시행한다. 소화관 장애가 의심되는 경우에는 내시경 검사를 한다.

2) 흡입한 경우
- 호흡기 증상이 있으면 흉부 X선 검사, 필요에 따라서 혈액 가스 분석, 호흡 관리를 실시한다.

3) 눈에 들어간 경우

- 진찰 전 눈 세척이 불충분한 경우 의료기관에서 충분히 눈을 씻는다. 증상이 남아 있으면 안과 진찰이 필요하다.

4) 피부 노출의 경우

- 노출된 피부는 물로 충분히 세정한다. 증상이 있으면 대증치료를 한다.

8. 치료 시 주의점

1) 입원 및 경과관찰 기준

- 의도적 섭취인 경우, 어떠한 증상 및 검사치 이상이 확인된 경우, 혈중 메틸알코올 농도 또는 혈중 에틸렌글리콜 농도가 20mg/dL 이상인 경우는 입원시킨다.

2) 해독제

(1) 호메피졸, 에틸알코올

- 메틸알코올 및 에틸렌글리콜의 대사를 억제해 해독 효과를 발현한다. 조기에 투여하지 않으면 큰 효과를 기대할 수 없다. 글리콜에테르에 대한 효과는 명확하지 않지만, 대사물의 독성을 고려하면 일정한 효과는 기대할 수 있다.
- 메틸알코올, 에틸렌글리콜의 적용 기준: 다음의 ①~③ 중 하나인 경우
  ① 혈중농도가 20mg/dL 이상이다.
  ② 다량 섭취가 분명하고, 동시에 삼투압 갭이 10mOsm/L 이상이다.
  ③ 현재 병력 또는 임상증상에서 중독이 강하게 의심되며, 다음의 a~d 중 2항목 이상에 해당한다.
    (a) 동맥혈 pH 7.3 미만이다.
    (b) 혈청 중탄산 농도 20mEq/L 미만이다.
    (c) 삼투압 갭이 10mOsm/L 이상이며, 다른 알코올은 이러한 증상이 나타나지 않는다.
    (d) 소변 중 옥살산 결정이 존재(에틸렌글리콜의 경우만)한다.
- 메틸알코올, 에틸렌글리콜에서 투여 중지의 기준: 다음 ①~③ 중 하나인 경우
  ① 혈중에서 검출되지 않는다.
  ② 혈중농도가 20mg/dL 미만으로 혈액 pH가 정상적이며, 증상이 없다.

③ 대사성 산성혈액증이 소실되고, 삼투압 갭이 정상화된다.

- 호메피졸 사용 방법(호메피졸 링거 정맥 주사 1.5g): 생리식염액 또는 5% 포도당 주사액으로 1.0~15.0mg/mL가 되도록 희석하고, 30분 이상 걸쳐 정맥 내에 점적 투여한다. 투여량과 투여 간격은 투여 횟수나 혈액투석의 병용 유무에 따라 변경해야 한다.

(2) 보조적으로 사용되는 해독제

- 폴리네이트칼슘(로이코볼린, 환원형 엽산) 및 엽산: 메틸알코올 중독에서, 포름신의 대사를 촉진한다.
- 티아민: 에틸렌글리콜 중독은 글리옥실산에서 a-하이드록시-β-케토아디핀산의 대사를 촉진한다.
- 피리독신: 에틸렌글리콜 중독은 글리옥실산의 글리신에 대한 대사를 촉진한다.

3) 혈중 알코올 농도

- 혈중농도를 측정할 수 없는 경우의 추정치는 나트륨 농도, 혈당치, BUN에서 삼투압 계산치를 구하고, 실측 삼투압과의 차이인 삼투압 갭을 이용해 혈중농도를 계산할 수 있다.
- 삼투압 계산치 = Na(mEq/L) × 1.86 + 혈당(mg/dL)/18 + BUN(mg/dL)/2.8
- 삼투압갭(mOsm/kg H$_2$O) = 실측 삼투압 − 삼투압 계산치
- 알코올 추정 혈중농도(mg/dL) = 삼투압 갭(mOsm/kg H$_2$O) × 변환계수
- 변환계수(메틸알코올 3.2, 에틸렌글리콜 6.2)는 각각의 알코올에 고유한 값(분자량의 1/10)으로, 복수의 알코올을 섭취했을 경우는 적용할 수 없다.

9. 현장에서 2차 피해의 방지 대책

▌주의사항

- 현장(노출 장소, 재해 발생 장소)에 진입할 경우 대응자는 적절한 보호구를 착용하고, 눈·피부 접촉 및 기체·분진·퓸·액적 흡입을 피한다.
- 허가 없이 진입해서는 안 된다.
- 바람이 통하는 높은 곳에 머무른다.

▌초기 격리 및 방호조치 거리

전착제·계면활성제는 『2016 유해물질 비상대응 핸드북』에 기재 없음

▌ 누출물 처리

전착제·계면활성제는 '국제 화학물질 안전성 카드 ICSCs'에 기재 없음

https://www.ilo.org/dyn/icsc/showcard.listCards3

15
살서제(농약)

▌ 개요

물질·제품 농작물을 해치는 쥐 구제에 사용하는 독먹이 타입의 약제로 농지, 산림, 창고 등에 설치해 쥐가 먹게 하여 살서 효과를 나타낸다. 과립제, 분제, 액제, 페이스트제가 있으며, 과립제는 그대로, 분제·액제·페이스트제는 밀가루 등 먹이에 섞어 설치한다. 유효성분을 보면 1회분 정도의 섭취로 살서 효과가 나타나는 모노플루오로아세트산염, 황린, 황산탈륨, 인화아연, 실리로사이드 등이 있고, 며칠간 연속 섭취로 살서 효과를 나타내는 항응고제가 있다. 이 중 2019년 현재 농약으로 등록된 성분은 인화아연과 항응고제뿐이며, 모노플루오로아세트산염, 황인, 황산타륨, 실리로사이드 등은 등록이 취소되었다.

문제가 되는 성분과 증상 포유류를 대상으로 하는 살서제는 살서제로서의 작용이 그대로 중독의 발현 메커니즘이 될 수 있다. 특히 세포 호흡을 억제하는 모노플루오로아세트산염, 세포독인 황린과 황산탈륨, 유독한 기체인 포스핀이 발생하는 인화아연은 독성이 높아 사망 사례도 보고되었다. 항응고제는 1회의 소량 섭취로 중증화될 가능성은 낮으나, 다량 섭취하면 프로트롬빈 시간(PT)의 연장 및 출혈 경향이 나타난다.

JPIC 접수 상황 연간 50건 정도의 살서제 문의 중 농약은 몇 건 정도다. 소아 등의 잘못 섭취, 의도적 섭취 외에 인화아연 제제 사용 중 발생한 포스핀을 흡입한 사고 등도 있다.

초기 대응을 위한 확인 사항

제품에 따라 유효성분, 함량, 기타 성분들이 다르므로 제품 표시, 제형, 사용 방법 등 상세한 확인이 필요하다.

1. 물질·제품

• 제품 상표에서 '농약의 명칭(제품명)', '농약의 종류(유효성분의 일반명과 제형)', '성분(농도)', '등록번호'를 확인한다(상표의 기재 사항은 2장 '농약 전반' 55쪽 참조).

• 성상·외관: 색, 냄새. 용기, 용량

• 제품의 형상(입상인가, 분말인가, 액체인가), 색(항응고제를 성분으로 하는 제제는 담적색, 담홍색으로, 분말, 입상이 많고, 인화아연을 성분으로 하는 제제는 흑색, 입상이 많다). 단, 색이나 제형만으로 성분을 특정할 수 없다는 점에 주의해야 한다.

2. 노출 상황·경로

• 경로: 입에 들어갔다, 삼켰다, 들이마셨다, 눈에 들어갔다, 피부에 부착했다 등

• 장소: 농경지(야외, 비닐하우스 안), 창고, 도로, 주택 등

• 상황: 취급 중 사고인가, 운송 중 사고인가? 잘못 마셨는가, 의도적 섭취인가?
　　　　취급 중 사고일 경우: 농도(희석률), 작업 내용(살포 방법), 보호구 착용 상황, 노출량
　　　　잘못 삼킴 및 의도적 섭취일 경우는 섭취량(용기 잔량으로 추정되는 최다량)

• 노출 후 경과시간(의식이 없는 경우, 최종 확인에서 발견까지의 시간), 증상 출현까지의 경과시간(몇 시간 이상 지연되어 증상이 출현할 가능성이 있다)

3. 환자의 상태·증상

• 휘청거림, 권태감, 의식장애(초조, 경면, 혼수 등), 경련은 없는가?

• 구역질, 구토, 복통, 구강·인두의 통증 등은 없는가?

• 호흡곤란, 기침, 코·목의 자극 등은 없는가?

• 눈 위화감, 통증, 충혈, 눈물흘림은 없는가?

• 휘피부 통증, 발적, 발진, 수포 등은 없는가?

• 항응고제의 경우 치주 출혈, 코 출혈, 피하 출혈, 혈변 등은 없는가?

• 부상 후 제염 상황(탈의·세정 타이밍, 세정 방법)

초기 대응 포인트

살서제의 성분에 따라, 경구 섭취하면, 생명에 영향을 끼칠 수 있다.

• 2차 피해 방지: 기체·분진·품·액적 흡입, 눈·피부 접촉을 피한다.
현장(노출 장소, 재해 발생 장소)에 진입하는 경우 적절한 보호구(인화아연은 자급식 호흡기, 화학보호복 등)가 필요하다.
경구섭취: 인화아연의 경우는 위내에서 유독한 포스핀(기체)이 발생할 가능성이 있으므로, 현장 밖에서

환자와 접촉할 경우도 충분히 주의하여, 필요에 따라 적절한 보호구를 착용한다.
- 즉시 현장에서 벗어나 공기가 신선한 장소로 이동한다.
- 전신 상태가 불량한 경우는 즉시 구급 요청을 한다. 심폐 정지 시 심폐소생술을 실시한다.

진찰과 의료기관의 대응
- 의도적인 경구 섭취나 잘못 삼켰더라도 삼켰을 가능성이 있는 경우, 경로에 관계없이 어떠한 증상이 있는 경우에는 즉시 진찰을 받는다.
- 유효성분을 확인할 수 없는 경우에는 증상이 없어도 반드시 진찰을 받는다(살서제 성분에 따라서는 잘못 섭취한 정도라도 지연되어 심각한 증상이 나타나 사망할 수 있다).
- 경구 섭취한 경우 가능한 한 조기에 충분한 소화관제염(필요에 따라 활성탄의 반복 투여)을 하고, 호흡·순환 관리, 경련 대책을 중심으로 한 대증치료를 한다. 단, 인화아연은 물이나 위산과 반응해 발생한 포스핀에 의해 2차 피해 위험이 있으므로 수분 섭취나 위세척은 하지 않는다.
- 흡입하거나 눈·피부에 노출된 경우는 탈의와 물 세척(피부는 비누 사용)을 한 후 호흡·순환 관리, 대증치료를 한다.

경과관찰
- 항응고제를 만지거나 핥는 정도여서 증상이 없으면 가정에서 경과관찰이 가능하다.

▌해설

1. 물질 · 제품에 대하여

- 농작물을 해치는 쥐의 구제에 사용하는 독먹이 타입의 약제로, 농지, 산림, 창고 등에 설치해 쥐가 먹게 하여 살서 효과를 나타낸다.
- 1회분 정도의 섭취로 살서 효과가 나타나는 모노플루오로아세트산염, 황린, 황산탈륨, 인화아연, 실리로사이드 등과 며칠간 연속 섭취로 살서 효과를 나타내는 항응고제(와파린, 장시간 작용형 항응고제로서 클로로파시논, 다이파시논 등)가 있다. 이 중, 2019년 현재 농약으로 등록된 성분은 인화아연과 항응고제뿐이다.
- 과립제는 그대로, 분제, 액제, 페이스트제는 밀가루 등의 먹이에 섞어 설치한다.

1) 모노플루오로아세트산나트륨(모노플루오로아세트산염)
- 모노플루오로아세트산나트륨($CH_2F-C(O)-ONa$)는 백색 분말로, 물에 녹는다(1,110g/L, 25℃).
- 섭취한 쥐의 체내에서 불화구연산으로 변화하고 TCA 사이클을 차단해 살서 효과를 나타낸다. 섭식 후 단시간에 운동마비를 일으키지만, 죽기까지는 어느 정도 시간이 필요하다.
- 모노플루오로아세트산나트륨을 유효성분으로 하는 제제는 고체(과립제, 0.3%), 액체(1.0%)가

판매되었지만 2010년에 농약 등록이 실효되었다.
- 독극물 취급법에는 특정 독물로 지정되어 있다.

2) 황린

- 황린(P_4)은 마늘과 비슷한 특유의 냄새가 있는 고체로, 증기압 3.5Pa(20℃)에서 휘발성이 있고 상대증기밀도 4.42로 공기보다 무겁다. 상온에서 서서히 산화해 어두운 곳에서 인광을 낸다. 연소하면 유독한 인산화물의 퓸이 강염기와 반응해 포스핀을 생성한다.
- 효과는 빠르며, 죽은 쥐의 체내에서 산화되어 무독화된다. 제제는 황린을 8% 함유하는 페이스트제가 시판되었으나 1992년에 농약 등록이 실효되었다.
- 독극물 취급법에는 독물로 지정되어 있다.

3) 황산탈륨

- 황산탈륨(Tl_2SO_4)은 무취의 백색 분말이며, 녹는점(632℃) 이하에서 안정적이고, 물에 녹는다 (48.7g/L, 20℃).
- 탈륨은 신경계에 선택적으로 작용해, 세포의 공포화(空胞化) 및 용해, 핵의 변성 등을 일으켜 살서 효력을 나타낸다. 작용은 완만하며, 섭취 후 24시간 정도 경과 후 이상이 나타나고, 죽을 때까지 2~4일이 소요된다. 서서히 체내에 축적되어 반복 섭식에서도 죽는다.
- 황산탈륨을 유효성분으로 하는 제제는 고체(과립제 0.3~1.0%), 액체(액제 2%, 3%, 수용제5%, 50%)가 판매되었지만, 2015년에 농약 등록이 실효되었다.
- 독극물 취급법에는 극물(0.3% 이하를 함유하고, 흑색으로 착색되어, 또한 고추 추출물을 이용해 매우 매운 맛이 있는 것은 제외)로 지정되어 있다.

4) 인화아연

- 인화아연(Zn_3P_2)은 회색의 분말로 건조 상태에서 안정적이지만 산과 격렬하게, 공기 중 수분과는 서서히 반응하는 썩은 비린내가 나는 기체 포스핀(인화수소, PH_3)이 발생한다. 포스핀은 공기보다 조금 무겁고(상대증기밀도 1.18) 물에 잘 녹지 않는다.
- 흑색의 과립상 제제가 많고 인화아연을 1~3% 함유하지만, 과거에는 10% 함유하는 제품도 있었다. 속효성으로, 위산에서 가수분해되어 생기는 포스핀이 쥐의 중추신경계에 영향을 주어, 섭식 후 3시간 이내에 치사한다.
- 독극물 취급법에는 극물(1% 이하를 함유하고, 흑색으로 착색되어, 또한 고추 추출물을 이용하여 매우 매운 맛이 있는 것은 제외)로 지정되었다.

5) 실리로사이드

- 다년생 백합과 식물인 해총(海葱)에 함유된 강심배당체다.
- 특유의 쓴맛이 있어 쥐 이외의 동물은 먹어도 구토한다. 쥐가 섭식하면 중추신경에 작용하고, 경련 후 1~2일 사이에 호흡마비로 죽는다.
- 농약 중 살서제로, 실리로사이드를 0.025~0.07% 함유하는 과립제가 판매되었으나 1993년에 농약 등록이 실효되었다.

6) 항응고제

- 혈액에 항응고 작용을 하며, 설치류가 4~5일 이상 연속해서 섭취하면 복강 내의 출혈이 진행되어 빈혈이나 폐출혈로 죽는다.
- 와파린(0.03~2%) 외에도 장시간 작용형 항응고제로 클로로파시논(0.01~0.025%), 다이파시논(다이파신, 0.005%)을 사용했으며, 과거에는 쿠마테트라릴도 사용했다. 담적색 또는 담홍색으로, 분말이나 과립상의 제제가 많다.
- 독극물 취급법에 다이파시논(0.0005% 이하 함유 제외)은 독물, 클로로파니손(0.025% 이하 함유 제외)은 극물로 지정되었다.

2. 사고 발생 상황

▌ JPIC 접수 상황

【접수 건수】 2007~2016년 10년간 40건(다제를 포함한 농약은 총 41개 제품). 의료기관 31건(77.5%), 일반 9건(22.5%)

【물질】 인화아연 14건, 항응고제 12건, 모노플루오로아세트산염 7건, 황산탈륨 4건, 불명 4건.

【환자 연령층】 0~5세 10건, 20~64세 17건, 65세 이상 10건, 불명 3건

【사고 상황】 잘못 섭취(주로 소아) 14건, 사용 중 사고(인화아연에서 발생한 가스 흡입 등) 4건, 의도적 섭취 18건, 기타·불명 4건

사용 중 노출은, 살포 작업 중에 눈에 들어갔다, 피부에 부착되었다 등. 잘못 섭취는, 소아나 치매가 있는 고령자의 잘못 섭취와 페트병에 옮겨둔 농약을 잘못 섭취한 사고 등이 있다.

【증상 출현율】 35.0%(증상 있음 14건)

▌문헌 보고 예

1) 모노플루오로아세트산나트륨

- 모노플루오로아세트산나트륨 1%를 함유한 약 10g의 살서제(모노플루오로아세트산나트륨 100mg)를 의도적으로 섭취해 의식장애, 경련, 현저한 대사성 산성혈액증이 출현했다[후쿠시마 히데타다(福島英賢) 외: ≪중독연구≫, 21(2008), pp.391~392].

2) 황산탈륨

- 황산탈륨을 1% 함유하는 살서제를 약 10g을 경구 섭취했다. 5일 후 다리 통증, 8일 후 구역질과 구토가 나타나 10일 후 진료를 받았다. 양 다리의 근력저하 및 건반사 감소, 팔 운동 실조, 안진, 두발 탈모가 나타나 20일 후 입원했고, 소변에서 탈륨이 고농도로 검출되었다. 근력저하에 의한 것으로 보이는 호흡억제와 의식장애가 나타나, 약 5개월간 인공호흡 관리가 필요했다[일본중독정보센터 엮음, 『증례로 배우는 중독 사고와 그 대책』(도쿄: じほう, 2000), pp.242~245].

3) 인화아연

- 인화아연을 3% 함유한 살서제를 추정 100g 경구 섭취했다. 처음 바이탈은 안정되었고 구역질을 호소하는 정도였으나, 약 9시간 후 보다 심각한 쇼크 상태가 되어 대사성 산성혈액증, 고인혈증, 저혈당 등이 출현해 사망했다[노모토 유지(野本優二) 외, ≪중독연구≫, 14(2001), pp.173~186].

4) 항응고제(클로로파시논)

- 클로로파시논 함유 살서제를 100mL(클로로파시논 250mg 상당) 잘못 섭취해, 7일 후 혈뇨가 출현했다. 프로트롬빈 시간(PT)의 연장이 나타나, 신선한 동결 혈장을 투여하고 49일간에 걸쳐 비타민 K를 경구 투여했다[C. Burucoa et al., *Clinical Toxicology*, Vol.27(1989), pp.79~89].

3. 독성

1) 모노플루오로아세트산나트륨

- 사람의 치사량은 체중 1kg당 2~10mg으로 추정된다.

참고: 규제값, 허용농도 등

- ACGIH 권고 TLV(Threshold Limit Values: 허용농도)

TWA(Time Weighted Average: 시간가중평균값): 0.05mg/m^3(이와 별도로 피부 흡수 가능성이 있다)

2) 황린

• 성인의 추정 치사량은 체중 1kg당 1mg으로 추정된다.

참고: 규제값, 허용농도 등

• ACGIH 권고 TLV(Threshold Limit Values: 허용농도)

TWA(Time Weighted Average: 시간가중평균값): 0.1mg/m^3

3) 황산탈륨

• 사람의 추정 치사량은 탈륨으로써 약 1g(체중 1kg당 4~40mg)으로 추정된다.

참고: 규제값, 허용농도 등

• ACGIH 권고 TLV(Threshold Limit Values: 허용농도)

TWA(Time Weighted Average: 시간가중평균값): (흡입성분획) 0.02mg/m^3(이와 별도로 피부 흡수 가능성이 있다)

4) 인화아연

(1) 인화아연

• 생쥐의 치사량은 체중 20g당 1.8~2.3mg으로 추정되지만, 동물의 종류에 따라 감수성의 차이가 있으며, 시궁쥐의 치사량을 1로 하면, 고양이 6.6, 개 13.3~33.3으로 알려져 있다.

참고: 규제값, 허용농도 등

• 급성노출가이드라인 농도(AEGL: Acute Expose Guideline Level)(Final: 설정치)

대기 중으로 방출된 화학물질의 임계농도. 이 농도를 초과하면 일반 인구 집단의 건강에 영향을 미칠 수 있다.

노출 시간	10분	30분	60분	4시간	8시간
AEGL-1 (불쾌감, 자극 등의 영향, 단, 일과성, 가역적)	NR	NR	NR	NR	NR
AEGL-2(불가역적, 위중, 장기적인 건강 영향)	21mg/m^3	21mg/m^3	11mg/m^3	2.6mg/m^3	1.3mg/m^3
AEGL-3(생명을 위협하는 영향이나 사망)	38mg/m^3	38mg/m^3	19mg/m^3	4.8mg/m^3	2.4mg/m^3

NR: 데이터 부족으로 권장농도 설정 불가.

(2) 포스핀

- 포스핀 특유의 썩은 비린내는 허용농도를 초과해도 악취를 충분히 감지하지 못한다(감지 최소 농도: 1~3ppm)

참고: 규제값, 허용농도 등

- 일본산업위생학회 권고 허용농도(2018년도): $0.3ppm(0.67mg/m^3)$
- 급성노출가이드라인 농도(AEGL: Acute Expose Guideline Level)(Final: 설정치)

노출 시간	10분	30분	60분	4시간	8시간
AEGL-1	NR	NR	NR	NR	NR
AEGL-2	4.0ppm	4.0ppm	2.0ppm	0.50ppm	0.25ppm
AEGL-3	7.2ppm	7.2ppm	3.6ppm	0.90ppm	0.45ppm

NR: 데이터 부족으로 권장농도 설정 불가.

5) 실리로사이드

- 쥐 이외의 동물에게는 구역질 작용이 강하므로, 오식해도 심각한 중독을 일으키지 않는다.

6) 항응고제(와파린, 클로로파시논, 다이파시논)

- 일반적으로 중독은 다량 섭취나 장기적인 섭취의 경우에 일어난다.
- 중독량은 편차가 크기 때문에 확립되어 있지 않지만, 와파린은 소아의 경우 체중 1kg당 0.5mg 을 초과하면 PT 연장이 일어날 수 있다. 성인은 클로로파시논 100mg을 섭취해 심각한 응고장 애가 발생한 사례가 보고되었다[J. J. Vogel et al., *Schweizerische Medizinische Wochenschrift*, Vol.1 18(1988), pp.1915~1917].

참고: 규제값, 허용농도 등

- ACGIH 권고 TLV(Threshold Limit Values: 허용농도)

  TWA(Time Weighted Average: 시간가중평균값): (흡입성분획) $0.01mg/m^3$(이와 별도로 피부 흡수 가능성이 있다)

4. 중독 발현 메커니즘

1) 모노플루오로아세트산나트륨

- 기질로 수용되어 TCA 사이클을 억제하고 생체의 에너지 생산을 억제한다.
- 저칼슘혈증(TCA 사이클을 억제함에 따라 체내에 축적된 구연산이 혈청 중의 칼슘과 결합), 저칼륨혈증

이 일어난다.

2) 황린
- 세포독으로 작용해 간, 신장, 뇌 등에 광범위한 지방변성을 일으키며 저칼슘혈증, 저혈당이 일어난다.
- 피부·점막에 부식 작용을 나타낸다.

3) 황산탈륨
- 탈륨은 칼륨과 치환되어 세포독으로 작용한다. 신장 손상에 이어, 뼈, 위장, 비장, 간, 근육, 폐, 뇌가 장애를 입는다.
- 생체 내 설프하이드릴기(-SH)와의 친화성이 높고, 케라틴의 디설파이드(S-S결합)를 차단하기 때문에 탈모가, 손톱에는 이상(미즈선)이 생긴다.

4) 인화아연
물이나 위산과 접촉하면 포스핀이 발생한다.
- 피부·점막에 자극 작용을 나타낸다.
- 흡수에 의한 전신 작용으로, 세포 호흡을 억제한다(시토크롬산화효소 억제에 의한 미토콘드리아 전자전달계 복합체 IV의 억제).

5) 실리로사이드
- Na^+/K^+-ATPase 억제 작용(디기탈리스 작용)을 나타낸다. 세포 내 칼륨의 감소로, 심근의 흥분성이 감소한다.
- 아세틸콜린 작용을 나타낸다.

6) 항응고제(클로로파시논)
- 항응고 작용: 비타민 K 의존성 응고인자(2, 7, 9, 10)의 간 생합성을 억제한다. 장시간 작용형 항응고제(클로로파시논, 다이파시논 등)의 항응고 작용은 와파린보다 지속적이다.
- 모세혈관 손상 작용을 나타낸다.

5. 체내동태

1) 모노플루오로아세트산나트륨
- 경구, 흡입에 의해 빠르게 흡수된다. 건강한 피부에서의 흡수는 적다.
- 저칼슘혈증(TCA 사이클을 억제함에 따라 체내에 축적된 구연산이 혈청 중의 칼슘과 결합), 저칼륨혈증을 일으킨다.

2) 황린
- 경구, 흡입에 의해 흡수되어 폐, 뼈, 간, 신장에 분포한다.
- 대사되어 인산염으로 주로 소변으로 배출된다.

3) 황산탈륨
- 구강·소화관 점막, 폐, 피부에서 빠르게 흡수된다. 2시간 후에는 혈장 중 농도가 최고치가 되고, 48시간 이내에 모든 조직에 분포한다.
- 장간 순환해 소변·분변으로 천천히 배출된다.

4) 인화아연(물과 접촉해 발생하는 포스핀)
- 경구, 흡입으로 흡수된다.

5) 실리로사이드
- 쥐에게는 구역질 작용을 일으키지 않으므로 흡수된다. 간 대사를 받아 일부가 소변으로 배출된다.

6) 항응고제(와파린)
- 소화관에서 완전히 흡수되어 대사물로서 소변으로 배출된다. 반감기는 20~60시간이다.

6. 증상

1) 모노플루오로아세트산나트륨
- 증상은 노출 후 30분에서 3시간 이내에 발현하지만, 20시간 지연되는 경우도 있다.
- 보통, 구역질, 구토, 복통 등이 1시간 이내에 나타난다.

- 중증인 경우 소화기 증상 후 약간 지연되어 QT 연장, 저혈압이 출현할 가능성이 있다. 흥분, 경련, 혼수 등 신경계 증상도 나타나지만, 혼수는 24시간 이상 경과해 출현할 수 있다. 그 외에도 대사성 산성혈액증, 호흡억제, 저칼슘혈증, 저칼륨혈증 등이 나타난다.

2) 황린
- 일반적으로 구역질, 구토, 복통 등의 소화기 증상이 조기에 나타나며 기면, 자극성, 섬망, 전신의 탈진, 경련, 혼수 등의 신경계 증상이 일어날 수 있다.
- 중증인 경우 저칼륨혈증, 고혈압. 저칼슘혈증, 고인혈증 또는 저인혈증, 저혈당, 간·신장 손상 등이 출현할 가능성이 있다.

3) 황산탈륨
- 보통, 노출 후 12~24시간 경과하여 증상이 출현한다.
- 초기 증상은 소화기 증상(구역질, 구토, 설사)이다. 중증인 경우 노출 후 1~5일 정도 경과하면 말초의 통각 신경장애가 일어나고, 이어서 운동신경 장애, 뇌신경 마비, 호흡부전을 일으킬 수 있다. 경련, 부정맥, 순환허탈이 일어날 수도 있다.
- 탈모는 일반적으로 노출 2~4주 후 나타난다.

4) 인화아연
포스핀에 의한 전신증상이 나타난다. 산소의 감수성이 높은 장기(중추신경, 호흡기, 심근)이 장애를 받기 쉽다. 포스핀의 눈·피부 노출은 보통 전신증상은 출현하지 않는다.
- 경구의 경우: 구역질, 구토, 복통, 두통, 불안, 초조 등이 나타난다. 중증인 경우는 혼수, 저혈압, 대사성 산성혈액증, 경련, 부정맥 등이 나타나 사망할 수 있다.
- 흡입의 경우: 전신증상 외에, 점막 자극성에 의한 기침, 호흡곤란, 중증인 경우 지연되어 폐부종 등이 나타날 수 있다.
- 눈 노출: 눈 자극성에 의한 충혈, 안통이 나타날 수 있다.
- 피부 노출: 피부 자극성에 의한 발적, 종창, 수포 등이 나타날 가능성이 있다.

5) 실리로사이드
- 구토·복통 작용이 강해서 섭취 직후부터 구토를 하기 때문에, 설치류 이외에는 심각한 중독 증상이 일어날 가능성이 낮다.
- 다량 섭취한 경우는 디기탈리스 중독과 비슷한 재분극 이상을 보이며, 방실 차단, 서맥, 심장

마비가 일어날 가능성이 있다.

- 초기에 고칼륨혈증, 그 후 저칼륨혈증을 일으킨다.

6) 항응고제(와파린, 클로로파시논, 다이파시논 등)

- 일반적으로 중독은 다량 섭취나 장기간 섭취한 경우에 일어난다. 1회의 소량 섭취는 증상이 출현할 가능성은 낮다.
- PT 연장, 출혈 경향(치주혈, 코출혈, 각혈, 소화관 출혈, 피하출혈반, 관절내출혈, 혈뇨, 혈변 또는 흑색 타르변)이 나타난다. PT 연장은 24시간 이내에 나타나 36~72시간이 최대치가 된다. 작용 시간 은 와파린 3~4일, 장시간 작용형 항응고제(클로로파시논, 다이파시논 등)는 몇 개월 지속될 가능 성이 있다.
- 출혈이 지속되면 출혈성 빈혈이, 더 심해지면 출혈성 쇼크가 나타난다.

7. 대응

살서제 성분에 따라 생명에 지장이 있을 수 있으며, 심하게 노출된 경우 의료기관의 대응이 필 요하다.

대응자의 안전 확보와 환자 상태 안정화(기도확보, 호흡 관리)를 우선해 제염(탈의, 오염 부위 세 정), 대증치료를 한다.

* 안전 확보: 기체·분진·품·액적 흡입, 눈·피부 접촉을 피한다.

현장(노출 장소, 재해 발생 장소) 이외에서 환자와 접촉하는 경우도 충분히 주의하고, 필요에 따라 적절한 보호장비를 착용한다(인화아연을 주성분으로 하는 살서제는 물과 접촉하면 발 생하는 포스핀 흡입을 조심한다. 황린은 위내용물에서 인 증기가 발생할 가능성이 있다).

▌프리호스피털 케어(prehospital care, 병원 가기 전 응급처지)

- 즉시 현장에서 벗어나 공기가 신선한 장소로 이동한다.
- 전신 상태가 안 좋은 경우 즉시 구급 요청을 한다. 심폐 정지 시 심폐소생술을 실시한다(구강 인공호흡은 피한다).
- 경구: 입안에 남아 있는 것은 게워내고 입을 헹군다.

인화아연은 물도 마시게 하지 않는다(포스핀이 발생해 2차 피해의 위험이 있기 때문).

황린은 우유, 지방식, 알코올의 섭취는 피한다(지용성이며, 유분에 의해 흡수가 촉진되기 때문).

- 흡입: 즉시 공기가 신선한 장소로 옮기고, 탈의 및 피부를 물로 씻는다.
- 눈: 눈을 비비지 않도록 주의하고, 즉시 물(실온)로 15분 이상 충분히 세정한다. 콘택트렌즈를 착용한 경우 가능하면 뺀 후 세정한다.
- 피부: 오염된 의복 및 신발은 주의 깊게 벗기고 밀봉한다. 비누와 물로 충분히 세정한다.

▌ 의료기관에서의 처치

- 호흡·순환 관리: 심전도 모니터링을 하고, 필요에 따라 수액을 투여한다. 호흡 상태가 나쁠 경우는 신속하게 기도확보, 산소 투여, 필요에 따라 인공호흡을 한다. 카테콜아민 저항성 쇼크가 나타난 경우 PCPS 등의 보조순환장치를 통한 치료도 고려한다.
- 소화관제염: 경구 섭취한 경우 필요에 따라서 실시한다. 단, 인화아연는 물이나 위산과 반응해 독성 포스핀이 발생하므로, 위세척은 위험하지만 신속하게 시행할 수 있다면 내시경 적출을 고려한다. 구토는 실시하지 않는다.
- 해독제: 황산탈륨은 헥사시아노철(II)·산철(III) 수화물(별칭: 불용성 플루시안블루)을 투여한다. 항응고제는 저프로트롬빈혈증에 대응해 비타민 K를 투여하고, 필요에 따라 혈장 교환, 교환수혈을 실시한다.
- 배출 촉진: 알코올류에 의한 신부전, 심각한 대사성 산성혈액증은 혈액투석을 고려한다(알코올류 및 독성 대사물의 배출을 촉진함과 동시에, 대사성 산성혈액증을 보정한다).
- 확인이 필요한 검사: 혈액검사(칼륨, 칼슘, 마그네슘 등의 혈청전해질), 혈액 가스 분석, 심전도 검사, 생화학검사(간 기능, 신장 기능). 항응고제의 경우 혈액응고 검사(PT, 헤마토크릿치 측정)를 시행한다.

8. 치료 시 주의점

1) 입원 및 경과관찰 기준
- 의도적인 경구 섭취나, 잘못 섭취한 정도거나 삼켰을 가능성이 있다면, 또는 전신 상태가 불량한 경우 입원시킨다.
- 모노플루오루아세트산나트륨은 증상 출현이 지연되는 경우가 있기 때문에 증상이 없더라도 24시간 정도는 의료기관에서 경과관찰이 필요하다.

- 인화아연은 증상이 없어도 적어도 6~8시간은 의료기관에서 경과관찰이 필요하다. 경과관찰 후 증상이 없으면 지연되어 나타나는 호흡기 증상을 주의하고, 유사시 재진하도록 한 후 귀가할 수 있다.
- 항응고제 중 와파린을 체중 1kg당 0.5mg 이상 섭취한 경우, 또는 장시간 작용형 항응고제(클로로파시논, 다이파시논 등)를 총량으로 1mg 이상 섭취한 경우 일반적으로 의료기관 대응이 필요하다. 장시간 항응고제는 증상이 없더라도 48~72시간 후에 혈액응고 검사를 실시해야 한다.

2) 해독제

(1) 황산탈륨: 헥사시아노철(II)·산철(III) 수화물(별칭: 불용성 플루시안블루)

- 작용 메커니즘: 탈륨에 대한 친화성이 매우 높고, 소화관에서 탈륨과 결합해 체외로 배출된다. 또, 탈륨의 소화관 재흡수(장간 순환)를 억제하여 세포의 축적을 감소시킨다.
- 사용 방법(라디오갈다제® 캡슐 500mg): 헥사시아노철(II)·산철(III) 수화물로서 1회 3g(6캡슐)을 1일 3회 경구 투여한다.

(2) 항응고제: 비타민 K1(피토나디온), 비타민 K2(메나테트레논)

- 작용 메커니즘: 약제 투여 중 일어나는 저프로트롬빈혈증에 대응해, 비타민 K는 간에서 정상 프로트롬빈 등의 합성을 촉진하고, 생체의 지혈 메커니즘을 부활시켜 생리적으로 지혈 작용을 발현한다.
- 사용 방법: 경구제 효과를 기대할 수 없는 경우에만 주사제를 고려하고, 환자 상태가 안정되면 경구제로 전환한다. 피토나디온은 경구제의 경우 보통 성인 1일 515mg, 주사제의 경우 보통 성인 1일 515mg을 피하, 근육 또는 정맥 주사한다. 메나테트레논은 경구의 경우 보통 성인 1일 40mg, 정맥 주사는 보통 성인 1회 20mg을 투여하고, 증상과 혈액응고 기능 검사 결과에 따라 1일량 40mg까지 증량한다.

3) 기타

- 인화아연: 다량으로 경구 섭취한 경우 토사물 등에서 발생하는 포스핀에 의한 2차 피해를 주의해야 한다.
- 실리로시드: 항디곡신 항체가 유효할 수 있으나 일본에서는 판매되지 않는다(2019년 현재). 혈액투석은 효과가 없다.
- 항응고제: 항응고제 치료를 하고 있는지 확인한다(항응고제 치료를 하고 있는 경우, 위세척 및 비타민 K의 투여는 위험을 수반하므로, 기저질환 및 복용약의 상황을 충분히 고려해 신중하게 판단해야 한다). 강제 이뇨, 혈액투석, 혈액 관류는 효과가 없다.

9. 현장에서 2차 피해의 방지 대책

▌ 주의사항

- 현장(노출 장소, 재해 발생 장소)에 진입할 경우 대응자는 적절한 보호구(인화아연은 자급식호흡기, 화학보호복 등)를 착용하고 눈·피부 접촉 및 기체·분진·품·액적 흡입을 피한다. 방독마스크를 착용하는 경우는, 원인물질에 대응하는 흡수캡(인화아연은 인화수소용)을 적절하게 착용할 필요가 있다.
- 허가 없이 진입해서는 안 된다.
- 바람이 통하는 높은 곳에 머무른다.
- 인화아연은 물과 접촉하면 포스핀이 발생하기 때문에 용기에 물을 넣지 않는다.

▌ 초기 격리 및 방호조치 거리

ERG 2016(2016 Emergency Response Guidebook)에 의거한다.

자세한 내용은 『2016 유해물질 비상대응 핸드북』 또는 '웹 와이저' 참조

https://www.phmsa.dot.gov/hazmat/erg/emergency-response-guidebook-erg

https://webwiser.nlm.nih.gov/knownSubstanceSearch.do

1) 모노플루오로아세트산나트륨

모노플루오로아세트산나트륨(유엔 번호 2629, ERG GUIDE 151)

- 초기 격리: 유출 또는 누출 장소에서 전 방향으로 액체인 경우 최소 50m, 고체인 경우 최소 25m

2) 황린

황린(유엔 번호 1381, ERG GUIDE 136)

- 초기 격리: 유출 또는 누출 장소에서 전 방향으로 액체인 경우 최소 50m, 고체인 경우 최소 25m

3) 황산탈륨

탈륨화합물(유엔 번호 1707, ERG GUIDE 151)

- 초기 격리: 유출 또는 누출 장소에서 전 방향으로 액체인 경우 최소 50m, 고체인 경우 최소 25m

포스핀(유엔 번호 2199, ERG GUIDE 119)

소규모 유출(208L 이하) (소용기 또는 대용기에서의 소량 유출)			대규모 유출(208L 이상) (대용기 또는 많은 소량용기에서)		
초기 격리 (전 방향)	보호 활동(풍하측)		초기 격리 (전 방향)	보호 활동(풍하측)	
	주간	야간		주간	야간
60m	0.2km	1.0km	300m	1.3km	3.8km

▍누출물 처리

'국제 화학물질 안전성 카드 ICSCs' 참조

   https://www.ilo.org/dyn/icsc/showcard.listCards3

   ① 모노플루오로아세트산나트륨   ICSC: 0484

   ② 황린   ICSC: 0628

   ③ 황산탈륨   ICSC: 0336

   ④ 인화아연   ICSC: 0602

      포스핀   ICSC: 0694

   ⑤ 와파린   ICSC: 0821

      클로로파시논   ICSC: 1756

      다이파시논   ICSC: 1757

16
가스 전반

▌개요

물질·제품 지구상에는 대기(공기)와, 자연계에서 발생하는 가스나 산업상 사용되는 가스 등 상온 상압에서 기체로 존재하는 물질(가스)가 많다. 또 상온 상압에서 액체나 고체라도 증기압이 높은 물질은, 높은 농도로 기체로서 존재하는 경우가 있다.

문제가 되는 성분과 증상 산소와 질소를 포함해 모든 가스는 농도와 노출 시간에 따라 인체에 어떤 유해한 작용을 미칠 수 있다. 흡입하면 '즉시 증상이 나타나는 가스'는 물에 녹기 쉽고, 생체의 수분과 반응해 자극성을 나타내는 '물에 녹기 쉬운 자극성 가스', 흡수되어 전신성 증상을 일으키는 '화학 질식성 가스', 고농도로 흡입했을 경우 저산소 상태나 물질 고유의 독성이 문제가 되는 '고농도로 흡입하면 치명적인 가스'가 있다. 한편 비교적 물에 잘 녹지 않는 자극성 가스 등, '심각한 증상이 지연되어 나타나는 가스'도 있다.

A. 즉시 증상이 나타나는 가스
- 물에 녹기 쉬운 자극성 가스: 암모니아, 클로라민, 염화수소, 이산화황, 포름알데하이드, 염소, 불화수소 등
  * 포름알데하이드는 31장 '전신독성이 문제가 되는 물질' 472쪽, 염소는 19장 '염소' 294쪽, 불화수소는 24장 '불화수소 및 불화물' 371쪽 참조
- 화학 질식성 가스: 일산화탄소, 황화수소, 시안화수소, 포스핀, 아지화수소 등
  * 일산화탄소는 17장 '일산화탄소(CO)' 271쪽, 황화수소는 18장 '황화수소' 283쪽, 시안화수소는 20장 '시안화수소·시안화합물' 303쪽, 포스핀은 6장 '훈증제(농약)' 113쪽, 아지화수소는 31장 '전신독성이 문제가 되는 물질' 472쪽 참조, 포름알데하이드는 31장 '전신독성이 문제가 되는 물질' 472쪽, 19장 '염소' 294쪽, 24장 '불화수소 및 불화물' 371쪽 참조
- 고농도로 흡입하면 치명적인 가스: 질소, 이산화탄소, 불활성 가스, 지방족 탄화수소, 할로겐화 탄화수소 등

* 지방족 탄화수소·할로겐화 탄화수소는 27장 '탄화수소류(연료류, 유기용제)' 414쪽 참조

B. 심각한 증상이 지연되어 나타나는 가스

• 포스겐(염화카르보닐), 이산화질소, 오존, 이소시아네이트류, 염화아연, 아크로레인, 에틸렌옥
  사이드, 아르신(비화수소), 브롬화메틸 등

  * 아르신은 21장 '비소화합물(아르신 포함)' 318쪽 참조, 브롬화메틸은 6장 '훈증제(농약)' 113쪽
  참조

JPIC 접수 상황　연간 160건 정도의 문의가 있다. 염소, 일산화탄소, 황화수소, 연료가스, 이산
화탄소가 많고, 그 외에도 산화에틸렌, 오존, 헬륨, 이산화질소, 이산화황 등이 있다. 연소나 화재,
가열에 의해 발생한 가스에 대한 문의, 가스의 종류가 밝혀지지 않은 문의인 경우도 적지 않다.

초기 대응을 위한 확인 사항

노출되면 즉시 증상이 나타나는 가스, 심각한 증상이 지연되어 나타나는 가스도 있으며, 가능한 한 가스의 종류를 특정해 대응한다. 가스의 종류를 특정할 수 없는 경우에는, 항상 환자의 상태가 악화될 수 있다는 것을 염두에 둘 필요가 있다.

1. 물질·제품
- 물질명: 물질의 일반명(가스의 종류, 반응으로 발생한 가스의 경우 사용한 화학물질의 일반명), 제품명, 농도 등

  취급 중 사고인 경우 물질안전보건자료(MSDS)도 확인한다.
- 성상·외관: 고체(분말, 결정 등), 액체, 기체, 색, 냄새

2. 노출 상황·경로
- 경로: 들이마셨다, 피부에 부착했다, 눈에 들어갔다 등
- 장소: 가정 내, 공장, 실험실 등
- 상황: 취급 중 사고인가, 운송 중 사고인가, 화재인가, 의도적 흡입인가?

  취급 중 사고일 경우: 농도(희석률), 작업 내용(살포 방법), 보호구 착용 상황
- 피해자 수, 노출 후 경과 시간, 2차 피해의 가능성 유무

  취급 중 사고일 경우: 업종, 작업 내용, 보호구 착용 상황, 노출량

3. 환자의 상태·증상
- 의식장애(착란, 혼수 등), 쇼크, 호흡곤란, 경련 등은 없는가?
- 구강 점막의 발적 및 종창, 통증은 없는가?
- 눈 위화감, 통증, 충혈, 눈물흘림은 없는가?
- 피부 노출의 경우, 부상 면적, 발적, 미란 등은 없는가? 심각한 경우, 화상을 포함한 부상 정도
- 부상 후 제염 상황(탈의·세정 타이밍, 세정 방법 등)

초기 대응 포인트

고농도에 노출되면, 생명에 영향을 끼칠 수 있다.
- 2차 피해 방지: 기체·분진·퓸·액적 흡입, 눈·피부 접촉을 피한다.

  현장(노출 장소, 재해 발생 장소)에 진입하는 경우 적절한 보호구(자급식호흡기, 화학보호복 등)가 필요하다.
- 즉시 현장에서 벗어나 공기가 신선한 장소로 이동한다.
- 전신 상태가 불량한 경우는 즉시 구급 요청을 한다. 심폐 정지 시 심폐소생술을 실시한다.

진찰과 의료기관의 대응

- 자극성 가스(암모니아, 클로라민, 염화수소, 이산화황, 포름알데하이드, 염소, 불화수소 등), 화학 질식성 가스(일산화탄소, 황화수소, 시안화수소 등), 심각한 증상이 지연되어 나타나는 가스(포스겐, 이산화질소, 오존, 이소시아네이트류, 염화아연, 아크로레인, 에틸렌옥사이드, 아르신 등)에 노출된 가능성이 있는 경우에는 의료기관에서 진찰받는다.
- 고농도로 흡입하면 치명적인 가스(질소, 이산화탄소, 불활성 가스, 지방족 탄화수소, 할로겐화 탄화수소 등)도 의도적인 노출이나 증상이 있는 경우에는 의료기관에서 진찰받는다.
- 해독제는 없고, 호흡·순환 관리를 중심으로 한 대증치료를 한다.
- 심각한 증상이 지연되어 나타나는 가스는 증상이 없어도 최소 24시간 정도(이산화질소는 72시간 정도)의 경과관찰이 필요하다. 의도적인 경구 섭취 및 잘못 섭취했더라도 삼켰을 가능성이 있는 경우, 경로에 상관없이 증상이 있으면 진찰을 받는다.

경과관찰

- 고농도로 흡입하면 치명적일 수 있는 가스에 부주의로 노출되어도, 증상이 없으면 치료는 필요하지 않으며, 가정에서 경과관찰이 가능하다. 단, 경과관찰 중 어떤 증상이 나타나면 의료기관에서 진찰을 받아야 한다.

▌ 해설

1. 물질 · 제품에 대하여

- 지구상에는 대기(공기)와, 자연계에서 발생하는 가스나 산업상 사용되는 가스 등 상온 상압에서 기체로 존재하는 물질(가스)이 많다. 또 상온 상압에서 액체나 고체라도 증기압이 높은 물질이면 높은 농도의 기체로 존재하는 경우가 있다. 가스는 화학반응이나 연소에 의해서도 발생하며, 특히 연소하면 여러 가지 가스가 혼합물로서 발생한다.
- 물에 대한 용해도는 가스에 따라 크게 다르다.
  부피를 기준으로 물 1에 대한 기체의 용해도는 다음과 같다(20℃, 1기압).
  매우 잘 녹는다: 암모니아 702, 염화수소 442
  잘 녹는다: 이산화황 39
  녹는다: 황화수소 2.58, 염소 2.30, 아세틸렌 1.03, 이산화탄소 0.88
  거의 녹지 않는다: 일산화질소 0.047, 알곤 0.035, 메탄 0.033, 산소 0.031, 공기 0.019, 수소 0.018, 질소 0.016, 네온 0.0104, 헬륨 0.0088

또, 가스의 용해도는 온도에 반비례하므로 온도가 높을수록 물에 잘 녹지 않으며, 가스로서 존재하는 양이 많아진다.

- 산소와 질소를 포함해 모든 가스는 농도와 노출 시간에 따라 인체에 어떤 유해한 작용을 미칠 수 있다. 특히 물질 고유의 독성이 문제가 되는 가스로서 생체의 수분과 반응해 피부·점막에 자극 작용을 나타내는 '자극성 가스', 흡입하면 세포 호흡을 방해하는 등 조직 저산소증(tissue hypoxia)을 일으키는 '화학 질식형 가스'가 있다.

또, '고농도로 흡입하면 치명적인 가스'는 고농도가 되면 산소분압의 저하로 인해 저산소혈증(hypoxemia)을 일으키는 '단순질식형 가스'로 알려져 있지만, 가스 자체는 생체에 대한 작용이 없는 것은 아니며, 상황에 따라 물질 고유의 독성이 문제가 될 수 있으므로 주의가 필요하다.

- 화학적 성질이나 생체와의 반응 차이에 의해 흡입하면 즉시 증상이 나타나는 가스, 심각한 증상이 지연되어 나타나는 가스로 분류할 수 있다. 여기서는 다음과 같이 표로 정리해 해설한다.

A. 즉시 증상이 나타나는 가스

물에 녹기 쉬운 자극성 가스	• 암모니아(NH_3) • 클로라민: 모노클로로아민(NH_2Cl)	암모니아 수용액은 26장 '알칼리' 401쪽 참조
	• 염화수소(HCl)	염화수소 수용액은 25장 '산' 386쪽 참조
	• 이산화황(SO_2)	
	• 포름알데하이드(HCHO)	31장 '전신독성이 문제가 되는 물질' 472쪽 참조
	• 염소(Cl_2)	19장 '염소' 294쪽 참조
	• 불화수소(HF)	24장 '불화수소 및 불화물' 371쪽 참조
	• 디보란(B_2H_6)	
	• 실란(SiH_4)	
	• 클로로실란류: 디클로로실란($SiCl_2H_2$) 등	물과의 반응으로 염화수소 생성
화학 질식성 가스	• 일산화탄소(CO)	17장 '일산화탄소(CO)' 271쪽 참조
	• 황화수소(H_2S)	18장 '황화수소' 283쪽 참조
	• 시안화수소(HCN)	20장 '시안화수소·시안화합물' 303쪽 참조
	• 포스겐(PH_3)	6장 '훈증제(농약)' 113쪽 참조
	• 아지화수소(HN_3)	31장 '전신독성이 문제가 되는 물질' 472쪽 참조
고농도로 흡입하면 치명적인 가스	• 수소(H_2)	
	• 질소(N_2)	

	• 이산화탄소(CO_2)	고농도에서 전신 작용을 나타낸다
	• 불활성가스: 헬륨(He), 네온(Ne), 아르곤(Ar), 크립톤(Kr), 크세논(Xe)	아르곤, 크립톤, 크세논은 마취 작용을 나타낸다
	• 지방족 탄화수소: 메탄(CH_4), 아세틸렌(C_2H_2) 등 • 할로겐화 탄화수소: 불화메탄(CH_3F), 디클로로메탄(CH_2Cl_2) 등	전신 작용으로, 중추신경억제나 심근의 감수성 증대 등의 작용을 한다 27장 '탄화수소류(연료류, 유기용제)' 414쪽 참고

B. 심각한 증상이 지연되어 나타나는 가스

비교적 물에 잘 녹지 않는 자극성가스	• 포스겐(염화카르보닐, $COCl_2$)	
	• 이산화질소(NO_2)	
기타	• 오존(O_3)	
	• 이소시아네이트류: 톨루엔디이소시아네이트($C_6H_3(CH_3)(NCO)_2$), 메틸이소시아네이트(CH_3NCO) 등	
	• 염화아연($ZnCl_2$)	품
	• 아크로레인(2-프로페날, CH_2CHHO)	연소가스
	• 에틸렌옥사이드(산화에틸렌, C_2H_4O)	
	• 아르신(AsH_3)	21장 '비소화합물(아르신 포함)' 318쪽 참고
	• 브롬화메틸(CH_3Br)	6장 '훈증제(농약)' 113쪽 참고

A. 즉시 증상이 나타나는 가스

1) 물에 잘 녹는 자극성 가스

(1) 암모니아(NH_3), 클로라민(모노클로로아민, NH_2Cl)

• 암모니아는 자극 냄새가 나는 무색의 기체다. 공기보다 가볍다(상대증기밀도 0.6). 물에 매우 잘 녹고, 수용액은 알칼리성이다. 공업 원료나 냉매로 이용한다.

• 클로라민은 암모니아와 차아염소산의 반응에 의해 생성한다.

(2) 염화수소(HCl)

• 자극 냄새가 있는 무색에서 황색 기체다. 공기보다 무겁다(상대증기밀도 1.3). 물에 매우 잘 녹으며 수용액은 강산이다.

(3) 이산화황(SO_2)

• 자극 냄새가 있는 무색의 기체다. 공기보다 무겁다(상대증기밀도 2.25). 물에 잘 녹는다. 수용액

은 중간 정도의 산성을 띤다.

- 마그마에서 직접 방출되는 고온형 화산가스에 많이 함유되어 있으며, 화산 분화구 부근에서 고농도로 검출된다.

(4) 디보란(B_2H_6)

- 특징적인 냄새가 있는 무색의 기체다. 상대증기밀도는 공기와 같은 정도(0.96)다. 물과 접촉하면 수소와 붕소로 가수분해되어 폭발할 위험이 있다.

- 반도체 재료 가스로 많이 사용하며, 그 외 올레핀 중합촉매, 환원제, 로켓추진제의 화염 촉진제로도 사용된다.

(5) 실란(SiH_4), 클로로실란류(디클로로실란, Cl_2H_4Si) 등

- 실란, 디클로로실란은 특징적인 냄새가 있는 무색 기체로 공기보다 무겁다(상대증기밀도: 실란 1.3, 디클로로실란 3.48). 실란은 공기와 접촉하면 자연 발화할 수 있다. 디클로로실란은 물과 반응해 염화수소를 생성한다.

- 실란은 실리콘(Si) 에피택셜 성장의 원료 가스로 사용하며, 반도체용 특수가스 중 사용량이 가장 많다.

2) 고농도로 흡입하면 치명적인 가스

(1) 수소(H_2)

- 무색무취의 기체다. 공기보다 가볍다(상대증기밀도 0.07). 물에 잘 녹지 않는다. 인화성이 높다.

(2) 질소(N_2)

- 무색무취의 기체다. 상대증기밀도는 공기와 같은 정도(0.97)다. 물에 잘 녹지 않는다.

- 대기의 주성분이다. 끓는점 -196℃로 액체질소는 냉각제로서 산업적으로 널리 사용한다.

(3) 이산화탄소(CO_2)

- 무색무취의 기체다. 공기보다 무겁다(상대증기밀도 1.5). 물에 녹는다. 드라이아이스는 이산화탄소를 압축한 고체다.

- 사람의 날숨 중 3.6%를 함유한다.

(4) 불활성가스(헬륨, 네온, 알곤, 크립톤, 크세논)

- 무색무취의 기체다. 헬륨과 네온은 공기보다 가볍고, 아르곤, 크립톤, 크세논은 공기보다 무겁다. 모두 물에 녹지 않는다.

- 헬륨과 아르곤은 반도체 산업에서 사용된다. 크세논은 X선 CT용 진단용 시약으로 흡입에 사용하는 것 외에 마취약으로서 EU 각국에 임상 인가를 받았다. 풍선용 소형 봄베 등으로 판매되는 가스는 헬륨이다. 변성가스로 판매되는 완구는 헬륨과 산소의 혼합물(헬륨 80%, 산소 20%)이다.

B. 심각한 증상이 지연되어 나타나는 가스

1) 포스겐(COCl₂)

- 무색의 자극성 가스다. 공기보다 무겁다(상대증기밀도 3.4).
- 의약품, 염료, 폴리카보네이트 수지, 제초제 등 유기화합물의 원료로 이용한다.
- 유기 염화물의 연소에서도 발생한다.
- 제1차 세계대전에서 화학무기로 사용되었으며, 가스로 인한 사상자 10만 명 중 80%는 포스겐에 의한 것으로 알려져 있다.

2) 이산화질소(NO₂)

- 자극 냄새가 있는 적갈색 또는 구리색의 가벼운 자극성 가스다. 공기보다 무겁다(상대증기밀도 1.58).
- 연료류의 연소로 이산화탄소나 이산화황과 함께 발생하는 대기오염물질이다. 스케이트장의 제빙차 엔진에 의한 아이스하키 폐(ice hockey lung), 사일로 안의 식물에 함유된 질산염 분해에 의한 사일로필러 병(silo fillers disease)이 알려져 있다. 그 외에 금속의 산 세척 등에서도 발생한다.

3) 오존(O₃)

- 엷은 청색으로 특이한 자극 냄새를 가진 자극성 가스다. 공기보다 무겁고(상대증기밀도 1.6), 물에 거의 녹지 않는다.
- 방전이나 자외선에 의해 생성되고 대기오염물질인 광화학 옥시던트에 함유되며, 고전압이나 자외선을 사용하는 작업 및 장치(아크 용접, 과산화수소 제조, 레이저 프린터, 공기 청정기 등)에서 발생한다.
- 공기·물 등의 소독, 양모·기름·종이·전분 등의 표백, 유기 합성 등에 이용된다. 불안정한 물질로서 오존으로는 유통되지 않고, 사용 장소에서 발생시켜 사용한다.

4) 이소시아네이트(이소시안산에스테르)류

- 이소시안산(-N=C=O)의 에스테르다. 수소이온과 쉽게 반응해 우레탄을 생성한다. 자극 냄새가 있는 휘발성 액체이며, 가스는 공기보다 무겁다(상대증기밀도: 메틸 이소시아네이트 2).
- 폴리우레탄의 원료로서 디이소시아네이트류, 특히 톨루엔디이소시아네이트[TDI, C₆H₃(CH₃)(NCO)₂]를 자주 사용한다. 메틸이소시아네이트(MIC, CH₃NCO)는 1984년 인도 보팔 공장 재해

시 가스 상태로 방출되어 2,000명 이상이 사망한 사고로 알려졌다.

5) 염화아연($ZnCl_2$)

• 무수물은 조해성이 있는 고체로, 수용액은 pH 4 전후의 산성을 띤다.
• 납땜용 플럭스, 치과용 시멘트, 방부제, 망간 건전지의 전해액 등에 함유된다.
• 아연 화합물 중 가상 녹성이 높고, 가열하면 유해한 퓸(직경 0.05~1μm의 고체 미립자)이 발생한다. 연막용 폭탄에서 방출되는 퓸의 주성분이다.

6) 아크로레인(CH_2CHCHO)

• 지방족의 불포화 알데하이드로, 자극적인 냄새가 있는 황색에서 무색의 액체다. 휘발성이 높고 물에 잘 녹는다. 가스는 공기보다 무겁다(상대증기밀도 1.9).
• 무명이나 목재, 지질의 연소로 발생하며, 주택 화재의 연기, 담배 연기, 자동차의 배기가스 등에도 함유된다.
• 튀김 조리 시 식용유에 함유되는 리놀렌산이 고온에서 공기와 반응해 아크로레인이 발생하여, 기름 멀미를 일으킨다고 알려져 있다.
• 제1차 세계대전에서 수류탄 소재로 사용되었다.

7) 산화에틸렌(CH_2OCH_2)

• 에테르와 같은 냄새를 가지는 무색의 기체다. 물·유기용매에 모두 잘 녹는다. 공기보다 무겁다(상대 증기 밀도 1.5).
• 에틸렌글리콜, 계면활성제 등의 제조에 사용하고, 의료기기 등의 멸균에도 사용한다.

▌기타

1) 자동차 배출가스(배기가스)

• 자동차의 배기가스에는 질소, 수증기와, 이산화탄소, 일산화탄소, 각종 탄화수소, 질소산화물, 입자상 물질, 이산화황 등을 함유한다.
• 일본자동차연구소「2000년도 자동차 배출가스 실측조사(平成12年度自動車排出ガス実測調査)」에 의하면, 가솔린 승용차 2차량 공회전 시 직접 배출가스 측정결과 이산화탄소 15% 정도, 일산화탄소 100~300ppm, 탄화수소 30~45ppm으로 보고되었다.

2) 화재 시 발생하는 연기

- CO, 시안화물, 질소산화물, 이산화탄소 외에도 연소된 물질에 따라서는 아크로레인, 이산화황, 암모니아, 염화수소, 염소, 이소시아네이트류, 포스겐, 지방족 탄화수소, 방향족 탄화수소, 할로겐화 탄화수소, 금속산화물, 불화수소 등이 함유될 수 있다.

2. 사고 발생 상황

▌ JPIC 접수 상황

【접수 건수】 가스(가정용품, 의약품 포함) 사고는 2007~2016년 10년간 1,648건. 의료기관 620건 (37.6%), 일반 927건(56.3%), 기타 101건(6.1%)

【환자 연령층】 0~5세 264건, 6~19세 214건, 20~64세 925건, 65세 이상 100건, 불명 145건

【물질】 염소 441건, 일산화탄소 202건, 황화수소 195건, 액화석유가스(LPG) 136건, 이산화탄소(드라이아이스) 117건, 천연가스 63건, 산화에틸렌 20건, 오존 19건, 헬륨 15건, 이산화질소 12건, 이산화황 12건, 염화수소 7건, 포스겐 6건, 냉매 가스 6건, 연소 및 화재, 가열에 의해 발생한 가스 325건, 기타·불명 72건

【사고 상황】 잘못 섭취 1,255건(업무 상 사고 295건, 잘못 사용 644건), 고의(자살기도 등) 278건, 기타·불명 115건

▌ 문헌 보고 예

1) 암모니아 흡입

- 공장의 암모니아 가스 봄베(500kg)에서 가스가 분출되었다. 흰 연기가 가득 찬 현장에서 쓰러져 2~3분 만에 구출되었다. 양안 결막 충혈, 입술 종창이 나타났고, 호흡 관리, 대증치료를 했는데, 쉰소리, 기침, 객담이 계속되었고, 제43일째의 폐기능 검사에서 혼합성 장애가 나타났다. 부상 2년 후에도 기관지의 확장성 변화가 잔존했으며, 폐에 폐색성 장애가 나타났다[도미오카 히로미(富岡洋海) 외, ≪기관지학(気管支学)≫, 23(2001), pp.138~144].

2) 이산화질소 흡입

- 질산 정제 공장에서 60% 질산 폴리 용기가 파손되어 진한 질산이 유출되었고, 철제 드럼통과 반

응해 다량의 다갈색 가스가 발생하여 몇 분간 흡입했다. 직후에는 흡연 시 인두 불쾌감, 건성기침만 있었으나, 4시간 후 호흡곤란이 나타나 진찰 결과 폐부종으로 진단받았다. 증상은 일단 개선되어 호흡 상태도 안정되었으나 제15일째부터 다시 산소화능이 급격히 악화되었고, 흉부 X선에서 소반점상의 간질 영상을 양폐 전야에서 확인했다. 간질 영상은 증강되었고, 호흡 기능은 개선 없이 제20일째에 사망했다[무카이 나카신조(向仲真蔵) 외, ≪중독연구≫, 3(1990), pp. 269~272].

3. 독성

A. 즉시 증상이 나타나는 가스

1) 물에 잘 녹는 자극성 가스

(1) 암모니아, 클로라민

• 암모니아 농도와 임상증상의 관계[T. P. Millea et al., *Journal of Burn Care and Rehabilitation*, Vol. 10(1989), pp. 448~453]

암모니아 농도	증상
400~450ppm	점막 표면과 눈의 가벼운 자극
700ppm	눈 손상
1,700ppm	2~3시간 이내에 기침, 후두경련, 성문 부종
2,500~4,500ppm	30분에서 치명적
> 5,000ppm	급속한 호흡정지 발생

• 클로라민의 증례 보고는 적으나, 해외에서 염소계 표백제와 암모니아의 혼합으로 발생한 클로라민을 흡입한 증례 보고가 있다[V. Gellman, *Manitoba medical review*, Vol. 46(1966), pp. 441~442; T. A. Pascuzi et al., *Military Medicine*, Vol. 163(1998), pp. 102~104].

참고: 규제값, 허용농도 등

• 일본산업위생학회 권고 허용농도(2018년도): 암모니아 25ppm

• 급성노출가이드라인 농도(AEGL: Acute Expose Guideline Level): 암모니아(Final: 설정치)
대기 중으로 방출된 화학물질의 임계농도. 이 농도를 초과하면 일반 인구 집단의 건강에 영향을 미칠 수 있다.

노출 시간	10분	30분	60분	4시간	8시간
AEGL-1(불쾌감, 자극 등의 영향, 단, 일과성, 가역적)	30ppm	30ppm	30ppm	30ppm	30ppm
AEGL-2(불가역적, 위중, 장기적인 건강 영향)	220ppm	220ppm	160ppm	110ppm	110ppm
AEGL-3(생명을 위협하는 영향이나 사망)	2,700ppm	1,600ppm	1,100ppm	550ppm	390ppm

(2) 염화수소

• 용기를 개방하면 매우 급속히 유해 농도에 도달한다.

참고: 규제값, 허용농도 등

• 일본산업위생학회 권고 허용농도(2018년도): 최대허용농도 2ppm

• 급성노출가이드라인 농도(AEGL: Acute Expose Guideline Level)(Final: 설정치)

노출 시간	10분	30분	60분	4시간	8시간
AEGL-1	1.8ppm	1.8ppm	1.8ppm	1.8ppm	1.8ppm
AEGL-2	100ppm	43ppm	22ppm	11ppm	11ppm
AEGL-3	620ppm	210ppm	100ppm	26ppm	26ppm

(3) 이산화황

• 0.3~1ppm에서도 냄새를 감지할 수 있다.

• 3~5ppm에서 냄새와 맛이 뚜렷하며, 8~12ppm에서는 목과 결막의 자극 및 눈물흘림, 50ppm에서는 증상이 심각해진다.

참고: 규제값, 허용농도 등

• 급성노출가이드라인 농도(AEGL: Acute Expose Guideline Level)(Final: 설정치)

노출 시간	10분	30분	60분	4시간	8시간
AEGL-1	0.20ppm	0.20ppm	0.20ppm	0.20ppm	0.20ppm
AEGL-2	0.75ppm	0.75ppm	0.75ppm	0.75ppm	0.75ppm
AEGL-3	30ppm	30ppm	30ppm	19ppm	9.6ppm

(4) 디보란

참고: 규제값, 허용농도 등

• 일본산업위생학회 권고 허용농도(2018년도): 0.01ppm

• 급성노출가이드라인 농도(AEGL: Acute Expose Guideline Level)(Final: 설정치)

노출 시간	10분	30분	60분	4시간	8시간
AEGL-1	NR	NR	NR	NR	NR
AEGL-2	2.0ppm	2.0ppm	1.0ppm	0.25ppm	0.13ppm
AEGL-3	7.3ppm	7.3ppm	3.7ppm	0.92ppm	0.46ppm

NR: 데이터 부족으로 권장농도 설정 불가.

(5) 실란, 클로로실란류

• 반도체용 가스 중 중간 원료 물질의 일종인 트리메톡시실란에 노출되어 각막궤양, 폐 장애를 일으킨 사례가 있다[카이누마 토모(貝沼知男), ≪일재의회지(日災医会誌)≫, 32(1984), p.118].

참고: 규제값, 허용농도 등

- 일본산업위생학회 권고 허용농도(2018년도): 실란 최대허용농도 100ppm
- 급성노출가이드라인 농도(AEGL: Acute Expose Guideline Level)

실란(Interim: 설정치 2007.11.1)

노출 시간	10분	30분	60분	4시간	8시간
AEGI -1	100ppm	100ppm	100ppm	NR	NR
AEGL-2	170ppm	170ppm	130ppm	80ppm	42ppm
AEGL-3	300ppm	300ppm	270ppm	170ppm	80ppm

NR: 데이터 부족으로 권장농도 설정 불가.

디클로로실란(Final: 설정치)

노출 시간	10분	30분	60분	4시간	8시간
AEGL-1	0.90ppm	0.90ppm	0.90ppm	0.90ppm	0.90ppm
AEGL-2	50ppm	22ppm	11ppm	5.5ppm	5.5ppm
AEGL-3	310ppm	110ppm	50ppm	13ppm	13ppm

2) 고농도로 흡입하면 치명적인 가스

- 다른 독성이 높은 가스와는 달리 몇 % 정도로 치명적인 상황이 된다고는 생각하기 어렵지만, 10%(100,000ppm)를 초과하는 고농도로 흡입하면 물질 고유의 독성이나 저산소 상태에 의해 치명적일 가능성이 있다.
- 저산소 상태: 대기 중의 산소 농도가 15~16%가 되면 특정 증상이 출현하고, 6~8% 이하가 되면 사망 위험이 있는 의식장애를 일으킬 수 있다.

(1) 이산화탄소

- 2%에서 몇 시간 흡입하면 두통, 호흡곤란 등이 출현한다. 5%에서 현기증, 두통, 착란, 호흡곤란, 8~10%에서 극심한 두통, 발한, 눈의 침침함, 떨림을 일으키며, 5~10분 만에 의식을 소실한다. 30%가 넘으면 즉시 의식을 소실한다.

참고: 규제값, 허용농도 등

- 일본산업위생학회 권고 허용농도(2018년도): 5,000ppm(0.5%)

(2) 불활성가스(헬륨, 네온, 알곤, 크립톤, 크세논)

- 크세논을 마취제로 사용하는 경우, 최소 폐포 농도(MAC)는 63~71%이다.

B. 심각한 증상이 지연되어 나타나는 가스

1) 포스겐
- 3~5ppm에서 가벼운 자극 증상, 25ppm에서는 단시간이라도 치명적, 50ppm에서는 일반적으로 즉사한다.

참고: 규제값, 허용농도 등
- 일본산업위생학회 권고 허용농도(2018년도): 0.1ppm
- 급성노출가이드라인 농도(AEGL, Acute Expose Guideline Level)(Final: 설정치)

노출 시간	10분	30분	60분	4시간	8시간
AEGL 1	NR	NR	NR	NR	NR
AEGL 2	0.60ppm	0.60ppm	0.30ppm	0.080ppm	0.040ppm
AEGL 3	3.6ppm	1.5ppm	0.75ppm	0.20ppm	0.090ppm

NR: 데이터 부족으로 권장농도 설정 불가.

2) 이산화질소
- 0.04~5ppm으로 악취를 감지, 13ppm 정도에서 경미한 점막 자극, 50~150ppm에서 경증~중경증 자극이 생긴다. 강한 자극이 없기 때문에, 유해한 환경에 장시간 머물게 될 수도 있다.

참고: 규제값, 허용농도 등
- 급성노출가이드라인 농도(AEGL: Acute Expose Guideline Level)(Final: 설정치)

노출 시간	10분	30분	60분	4시간	8시간
AEGL 1	0.50ppm	0.50ppm	0.50ppm	0.50ppm	0.50ppm
AEGL 2	20ppm	15ppm	12ppm	8.2ppm	6.7ppm
AEGL 3	34ppm	25ppm	20ppm	14ppm	11ppm

3) 오존
- 오존에 대한 반응성은 개인차가 크다.
- 후각역치: 0.05~0.3ppm

참고: 규제값, 허용농도 등
- 일본산업위생학회 권고 허용농도(2018년도): 0.1ppm

4) 이소시아네이트류
- 톨루엔디이소시아네이트류(TDI)는 0.005~0.02ppm에서 악취를 감지, 0.005~0.1ppm에서 자극 증상을 일으킨다. 감지되면 0.02ppm에서 기관지경련을 일으킨다.

참고: 규제값, 허용농도 등
- 일본산업위생학회 권고 허용농도(2018년도): 톨루엔디이소시아네이트(TDI) 허용농도 0.005ppm,

최대허용농도 0.02ppm

- 급성노출가이드라인 농도(AEGL: Acute Expose Guideline Level)

메틸이소시아네이트(Final: 설정치)

노출 시간	10분	30분	60분	4시간	8시간
AEGL 1	NR	NR	NR	NR	NR
AEGL 2	0.40ppm	0.13ppm	0.067ppm	0.017ppm	0.008ppm
AEGL 3	1.2ppm	0.40ppm	0.20ppm	0.05ppm	0.025ppm

NR: AEGL 1의 자극농도가 AEGL 2의 농도를 초과하므로, 권장농도 설정 불가.

2,4-TDI(Final: 설정치)

노출 시간	10분	30분	60분	4시간	8시간
AEGL 1	0.020ppm	0.020ppm	0.020ppm	0.010ppm	0.010ppm
AEGL 2	0.24ppm	0.17ppm	0.083ppm	0.021ppm	0.021ppm
AEGL 3	0.65ppm	0.65ppm	0.51ppm	0.32ppm	0.16ppm

2,6-TDI(Final: 설정치)

노출 시간	10분	30분	60분	4시간	8시간
AEGL 1	0.020ppm	0.020ppm	0.020ppm	0.010ppm	0.010ppm
AEGL 2	0.24ppm	0.17ppm	0.083ppm	0.021ppm	0.021ppm
AEGL 3	0.65ppm	0.65ppm	0.51ppm	0.32ppm	0.16ppm

5) 염화아연

- 퓸으로서, 제2차 세계대전 등에서 무기로 사용되어 적어도 5건의 사망이 파악되었다[A. El Idrissi et al., *Clinical Toxicology*, Vol.55(2017), pp.167~174].

6) 아크로레인

- 0.16ppm 이하에서 자극 냄새가 나며, 0.25~0.5ppm에서 자극 역치는 0.25~0.5ppm이다. 자극이 있기 때문에 보통 다량으로 흡입하기 어렵다.

참고: 규제값, 허용농도 등

- 일본산업위생학회 권고 허용농도(2018년도): 아크릴알데하이드 0.1ppm
- 급성노출가이드라인 농도(AEGL: Acute Expose Guideline Level)(Final: 설정치)

노출 시간	10분	30분	60분	4시간	8시간
AEGL 1	0.030ppm	0.030ppm	0.030ppm	0.030ppm	0.030ppm
AEGL 2	0.44ppm	0.18ppm	0.10ppm	0.10ppm	0.10ppm
AEGL 3	6.2ppm	2.5ppm	1.4ppm	0.48ppm	0.27ppm

7) 에틸렌옥사이드

- 200ppm에서 피부나 상기도 점막을 자극한다. 1,000ppm 이상의 단시간 노출은 급성 기도 자극과 신경 장애를 유발할 수 있다.

참고: 규제값, 허용농도 등

- 일본산업위생학회 권고 허용농도(2018년도): 에틸렌옥사이드 1ppm
- 급성노출가이드라인 농도(AEGL: Acute Expose Guideline Level)(Final: 설정치)

노출 시간	10분	30분	60분	4시간	8시간
AEGL 1	NR	NR	NR	NR	NR
AEGL 2	80ppm	80ppm	45ppm	14ppm	7.9pm
AEGL 3	360ppm	360ppm	200ppm	63ppm	35ppm

NR: 권장농도 설정 불가.

4. 중독 발현 메커니즘

자극성 가스는 수용성에 따라 증상의 발현 시간과 장애 부위가 다르다(그림 9).

그림 9 자극성 가스의 수용성과 장애 부위

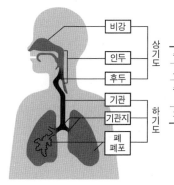

수용성	주요 장애 부위
고수용성	눈, 상기도
수용성	상기도: 장애 범위는 물에 잘 녹는 가스에 비해 소규모 하기도: 기관지, 폐포모세혈관
저수용성	하기도: 폐포모세혈관

A. 즉시 증상이 나타나는 가스

1) 물에 잘 녹는 자극성 가스

눈·코·상기도 점막의 수분에 녹아 자극성을 일으킨다.

- 암모니아: 물에 녹아서 암모늄 이온을 생성한다.
- 클로라민: 물에 녹아서 암모니아와 차아염소산을 생성한다.
- 염화수소: 염산을 생성한다.

- 이산화황: 물과 반응하여 아황산(H_2SO_3), 황산(H_2SO_4)을 생성한다.
- 클로로실란류: 물과 반응하여 염화수소를 생성한다.

2) 고농도로 흡입하면 치명적인 가스
- 이산화탄소: 날숨에서의 이산화탄소 배출 억제에 의한 고이산화탄소혈증(hypercapnia)과, 그에 따른 산성혈액증, 교감신경 흥분 작용, 중추신경억제(마취)작용을 나타낸다.
- 불활성 가스(아르곤, 크립톤, 크세논): 혈청 일부민과 결합해 마취 작용을 나타낸다. 헬륨과 네온은 결합 부위가 달라 마취 작용을 하지 않는다고 알려져 있다[Seto T. et al., *Anesthesia and Analgesia*, Vol.107(2008), pp.1223~1228].
- 폐쇄 공간에서 고농도가 되면 산소분압의 저하로 저산소증을 일으킨다.

B. 심각한 증상이 지연되어 나타나는 가스

1) 포스겐
- 비교적 물에 잘 녹지 않고, 폐의 심부에 도달해 서서히 가수분해되며 염산이나 이산화탄소를 생성시켜 조직에 장애를 일으킨다.

2) 이산화질소
- 비교적 물에 잘 녹지 않고, 폐의 심부에 도달하여 세기관지 및 폐포에 산화적으로 장애를 일으키고, 물과 서서히 반응해 생성된 아질산이나 질산도 조직에 장애를 일으킨다.
- 괴사조직, 섬유아세포의 증식과 염증세포에서의 삼출액에 의해 2~6주 후 섬유성 폐색성 세기관지염을 일으킬 수 있다.

3) 오존
- 강한 산화 작용을 나타내며, 기도나 폐, 피부·점막의 자극 작용 등을 나타낸다.
  설프하이드릴기(-SH)와의 상호작용 및 불포화지방산의 산화적 분해에 의해, 과산화물이나 프리라디칼에 따른 폐 장애가 발생한다.

4) 이소시아네이트류
- 강력한 점막 자극 작용을 한다.
- 기관지 점막에 작용하여 기관지경련을 유발한다.

5) 염화아연
- 즉시 염화수소와 옥시염화아연을 생성해 부식 작용을 나타낸다.
- 염화아연의 퓸은 세기관지에까지 부착되어 점막에 장애를 일으킨다. 폐포모세혈관막의 투과성을 항진하고, 간질성 폐부종, 간질 및 세기관지의 섬유화를 유발한다.

6) 아크로레인
- 물에 잘 녹고, 즉시 직접적인 자극 작용을 나타낸다.
- SH기와 결합하여 효소의 기능에 장애를 일으키고 글루타치온을 고갈시킨다.

7) 에틸렌옥사이드
- 반응성이 높고 세포독성을 가지는 알킬화제이며, 단백질이나 핵산 등 생체 고분자의 하이드록시기(-OH), SH기, 아미노기, 카르복실기와 직접 불가역적으로 반응한다.
- 급성 작용으로 폐의 상피세포에 대해서 세포독성을 나타내고 폐섬유증을 일으킬 가능성이 있다. 또 신경근에 작용해 신경 증상을 초래할 가능성이 있다.

5. 체내동태

A. 즉시 증상이 나타나는 가스

1) 물에 잘 녹는 자극성 가스
- 보통 피부·점막에서 흡수된 독성보다, 자극 또는 부식 작용이 문제가 된다.

2) 고농도로 흡입하면 치명적인 가스
- 보통 피부·점막에서 흡수된 독성은 문제가 되지 않는다.

B. 심각한 증상이 지연되어 나타나는 가스

- 포스겐, 이산화질소는 점막의 수분과 반응해 이온이 되고, 폐에서 흡수된다.
- 오존은 물에 대한 용해성이 낮기 때문에 흡입하면 폐 속까지 깊게 침투하지만, 폐지질과 빠르게 반응하므로 혈중에는 검출되지 않는다.
- 이소시아네이트류, 염화아연, 아크로레인, 산화에틸렌은 보통 흡입으로 흡수된다.

6. 증상

A. 즉시 증상이 나타나는 가스

1) 물에 잘 녹는 자극성 가스
- 흡입하면 즉시 증상이 나타난다. 영향은 가스 농도, 노출 시간, 발병 전 환자의 상태 등에 따라 다르게 나타난다.
- 경중인 경우 눈물흘림, 눈 충혈, 구강 및 목 작열감이 나타난다.

- 중증인 경우 상기도 및 코 점막의 전주성 화학 손상에 의한 협착음, 천명, 빈호흡, 호흡곤란이 나타난다. 상기도에 급성 협착이 생긴 경우는 현저한 협착음, 침흘림, 변성, 심각한 호흡곤란이 나타난다.
- 저농도에서도 증상이 나타나지만, 곧바로 그 자리를 벗어나면 대부분 위독하지는 않다. 급격하게 고농도로 노출되거나, 장시간 흡입한 경우는 사망할 가능성이 있다.
- 천식 등의 기저질환이 있는 경우, 흡입하면 발작이 유발될 가능성이 있다.
- 피부에 부착되었을 경우 자극, 홍반, 동통 등이, 고농도에서는 화학 손상이 나타난다.

2) 고농도로 흡입하면 치명적인 가스
- 고농도로 흡입하면 물질 고유의 독성이나 저산소 상태에 의해 치명적일 가능성이 있다.
- 이산화탄소: 고농도로 흡입하면 호흡 자극에 의한 호흡수의 증가, 호흡성 산성혈액증, 의식장애가 나타나고, 교감신경흥분에 따른 치사성 부정맥으로 사망할 가능성이 있다.
- 불활성 가스(아르곤, 크립톤, 크세논): 마취 작용에 의한 의식장애를 일으킬 가능성이 있다.
- 폐쇄 공간에서 고농도가 되면 산소분압의 저하로 저산소혈증이 생긴다.
  뇌 및 심장 등 산소 감수성이 높은 장기가 영향을 받기 쉽고, 의식장애, 심근허혈에 의한 심근경색, 부정맥, 고혈압, 심장정지 등이 일어날 수 있다.
  동맥혈 산소포화도가 90% 이상일 경우 과거력으로 심질환이나 폐질환이 없으면 증상은 거의 나타나지 않는다. 85%에서는 빈호흡, 빈맥, 민첩성 저하가 나타난다. 60~70% 이하에서는 신체의 자유가 불가능해진다.

B. 심각한 증상이 지연되어 나타나는 가스

1) 포스겐
- 자극에 의한 눈 작열감, 기침, 호흡곤란, 갈증, 구역질, 구토, 피부 화학 손상 등이 나타난다.
- 심각한 경우 몇 분~72시간 안에 순환혈액량 감소, 저혈압을 수반하는 폐부종이나 급성 호흡곤란증후군(ARDS)이 나타나 사망할 수도 한다.

2) 이산화질소
- 급성기: 점막 자극 증상(구역질, 구토, 두통, 기침, 호흡곤란, 결막염)은 비교적 가볍다. 메트헤모글로빈혈증, 대사성 산성혈액증이 나타날 가능성이 있다.
- 지연 증상(3~36시간): 폐부종에 의해 발열, 호흡곤란, 흉부 잡음, 청색증, 저산소혈증, 흉부 X선에서 폐문 주위 침윤상이 나타날 수 있다.
- 아급성기(2~6주간): 무증상기 이후, 섬유성 폐색성 세기관지염에 의해 발열, 기침, 호흡곤란,

흉부 수포음, 천명, 호흡 기능 저하가 나타날 수 있다.

3) 오존
- 눈·코·목·흉부의 자극감, 피로감이 출현한다.
- 대부분의 경우 피로감, 두통, 가벼운 호흡곤란을 일으킬 뿐이지만 전신증상으로 시야의 변화, 눈물흘림, 두통, 맥박수 감소, 혈압 저하, 피부염, 기침, 호흡곤란, 호흡 자극이 나타날 수 있고, 심각한 경우는 폐부종, 폐출혈 등 폐 손상이 나타날 가능성이 있다.
- 호흡기계 증상은 노출 12~24시간 후 최대가 된다.

4) 이소시아네이트류
- 눈, 코, 목, 소화기의 점막 자극에 의한 결막염, 눈물흘림, 각막 장애, 눈꺼풀 부종, 구역질, 구토, 기침, 호흡곤란, 천명, 두통, 불면, 다행감, 운동 실조 등이 나타나며, 몇 주간 지속될 가능성이 있다.
- TDI에서 장기적인 신경학적 후유증으로서 인격 변화, 역자극성, 우울증, 기억 상실, 소뇌성 운동 실조 등이 보고되었다.

5) 염화아연(퓸 흡입의 경우)
- 급성기: 퓸의 자극성에 의한 기침, 호흡곤란, 객담, 비염, 눈물흘림이 나타난다. 사이토카인 방출에 의한 심부 체온 상승을 일으킨다.
- 지연 증상: 호흡곤란, 폐부종, 폐섬유증, 섬유성 폐색성 세기관지염. ARDS가 진행되어 사망할 가능성도 있다.
- 폐쇄 공간에서는 상기와 같은 증상이 발생하지만, 개방 공간은 입자가 습한 대기에서 조해되어 퓸을 흡입하는 환경이 되기 어렵다.

6) 아크로레인
- 급성기: 눈이나 피부의 자극 증상(눈·코·목구멍의 작열감, 눈물흘림, 피부 자극 등), 급성 기관지염(기침, 인두통, 흉통, 권태감 등), 구역질, 구토, 의식장애 등이 일어난다. 심각한 경우 청색증, 흉통을 동반한 호흡곤란, 호흡부전 등이 나타날 수 있다.
- 지연 증상: 고농도로 흡입한 경우 몇 시간 이내에 폐부종, 3~5일 후에 화학성 폐렴, 몇 개월 후에 기관지염, 기관지염, 기관지 확장증을 일으킬 가능성이 있다.

7) 에틸렌옥사이드
- 급성기: 기도 자극에 의한 쉰 목소리, 기침, 흉통, 호흡곤란, 천명 외, 중추신경에 작용해 두통, 구역질, 반복 구토, 방향감각 상실, 의식장애, 구어장애, 조화운동불능, 근력저하, 불면, 경련, 다발신경장애를 일으킬 수 있다. 신경 증상은 보통 몇 시간 이내에 소실된다.
- 피부병변(수포, 홍반, 부종 등. 몇 시간 내에 발생), 결막염이 나타난다.
- 지연 증상: 폐부종, 천식이 나타난다.

고농도에 노출되면 생명에 지장이 있을 수 있으며, 심하게 노출된 경우는 의료기관의 대응이 필요하다.

대응자의 안전 확보와 환자 상태 안정화(기도확보, 호흡 관리)를 우선해 제염(탈의, 오염 부위 세정), 대증치료를 한다.

* 안전 확보: 기체·분진·품·액적 흡입, 눈·피부 접촉을 피한다.

현장(노출 장소, 재해 발생 장소) 이외에서 환자와 접촉하는 경우도 충분히 주의하고, 필요에 따라 적절한 보호장비를 착용한다.

▌프리호스피털 케어(prehospital care, 병원 가기 전 응급처지)

● 즉시 현장에서 벗어나 공기가 신선한 장소로 이동한다.
● 전신 상태가 안 좋은 경우 즉시 구급 요청을 한다. 심폐 정지 시 심폐소생술을 실시한다(구강 인공호흡은 피한다).
● 오염된 의복 및 신발은 주의 깊게 벗기고 밀봉한다. 눈은 물(실온)로 15분 이상 충분히 세정한다.

▌의료기관에서의 처치

호흡·순환 관리를 중심으로 한 대증치료를 한다.
● 호흡·순환 관리: 즉시 산소 투여 및 유지치료를 한다. 호흡 상태가 나쁜 경우에는 신속하게 기도확보, 산소 투여, 필요에 따라 기관삽관(특히 협착음, 2~5도 화학 손상, 중추억제가 있는 경우), 인공호흡을 한다. 혈압 저하에 대응해 수액 부하(폐부종이 예상되는 경우 수액량은 신중히 판단한다), 산성혈액증 보정, 경련 대책 등을 실시한다.
이산화질소, 이소시아네이트류, 염화아연 등에서 기관지경련, 천식이 나타난 경우는 기관지 확장제, 스테로이드 사용을 고려한다.
● 해독제: 확립되어 있지 않다.
● 확인이 필요한 검사: 호흡 기능 평가 시 펄스옥시미터, 혈액 가스 분석(특히 젖산치, 산성혈액증 확인, 메트헤모글로빈 유무), 흉부 X선 검사(폐부종, 노출에서 몇 시간 이상, 경우에 따라서는 3일 후에 일어날 수 있다), 심전도 검사(심근허혈과 같은 심전도 변화 및 심부전)를 하며, 염화아연은 혈중·소변 중 아연농도 측정, 산화에틸렌은 신경전도검사를 고려한다.

8. 치료 시 주의점

▌ 입원 및 경과관찰 기준

A. 즉시 증상이 나타나는 가스

* 가벼운 노출(기도 장애가 없고, 지연성 합병증의 위험도 없는)인 경우는 의료기관에서 몇 시간 동안 관찰하고 증상이 없으면 퇴원할 수 있다.
* 현장에서 의식소실이 나타난 경우나 가벼운 자극 증상(눈물흘림, 눈의 충혈, 구강 및 목 작열감 등)을 초과하는 증세가 나타난 경우는 입원시킨다. 호흡 관리가 필요한 상황이면 중환자실에 입원시킨다.
* 초기에 기도 자극이 강한 경우는 지연되어 폐부종을 일으킬 수 있고, 노출 24~72시간 후에 발병할 수도 있으므로, 모든 환자는 퇴원 후에도 72시간 정도는 외래에서의 경과관찰이 필요하다.

B. 심각한 증상이 지연되어 나타나는 가스

1) 포스겐
* 지연성의 비심인성 폐부종을 일으킬 가능성이 있으므로, 적어도 24시간은 의료기관에서 경과를 관찰한다.

2) 이산화질소
* 지연성의 비심인성 폐부종을 일으킬 가능성이 있으므로, 증상이 없고 흉부 X선 검사에서 이상이 없더라도 입원시켜, 적어도 48~72시간은 경과관찰한다. 폐부종이 출현한 경우 아급성기 진행을 염두에 두고 2~3개월은 경과를 볼 필요가 있다.

3) 오존
* 호흡곤란 등이 있는 경우 폐부종을 일으킬 가능성이 있으므로, 적어도 24시간은 의료기관에서 경과관찰한다.

4) 이소시아네이트류
* 증상이 나타난 경우나 다량 노출된 경우 적어도 6시간은 의료기관에서 경과를 관찰한다. 호흡부전이 있는 경우에는 중환자실에 입원시킨다.
* 신경 증상이 나타난 경우는 장기적인 경과관찰이 필요하다.

5) 염화아연(퓸 흡입의 경우)
* 다량으로 흡입한 경우는, 폐부종, ARDS의 발병에 주의해 입원시켜 경과를 관찰한다.
* 저농도 노출로 자극 증상이 경미하면 귀가시켜도 좋지만 천식이 발병할 가능성을 고려하고,

외래에서 팔로업을 한다.

6) 아크로레인
- 고농도 노출이 의심되는 경우 폐부종에 대비해 입원시켜 적어도 24시간은 경과관찰한다.
- 저농도 노출은 폐부종 및 폐렴이 발병할 가능성을 고려해, 유사시 재진하도록 한 후 귀가할 수 있다.

7) 에틸렌옥사이드
- 호흡곤란 및 신경독성의 징후가 있으면 입원시키고 증상이 소실될 때까지 치료한다. 고농도 노출이 의심되는 경우에는 폐부종에 대비해 72시간 정도 경과관찰한다.

9. 현장에서 2차 피해의 방지 대책

▌주의사항

- 현장(노출 장소, 재해 발생 장소)에 진입할 경우 적절한 보호구(훈증제는 자급식 호흡기, 화학보호복 등)를 착용하고 눈·피부 접촉 및 기체·분진·품·액적 흡입을 피한다. 방독마스크를 사용하는 경우에는 원인물질에 대응하는 흡수 캔[암모니아는 '암모니아용', 염화수소, 이산화질소는 '산성가스용', 이산화황은 '이산화황(아황산가스용)', 산화에틸렌은 '산화에틸렌용', 디보란, 모노실란은 제조사에 따라 '인화수소용'이 사용 가능하다]을 적절히 장착할 필요가 있다.
- 특히 체류하는 가스에는 주의가 필요하다. 상대증기밀도(공기보다 무거운가, 가벼운가) 등을 고려한다.
- 허가 없이 진입해서는 안 된다.
- 바람이 통하는 높은 곳에 머무른다.

▌초기 격리 및 방호조치 거리

ERG 2016(2016 Emergency Response Guidebook)에 의거한다.

자세한 내용은 『2016 유해물질 비상대응 핸드북』 또는 '웹 와이저' 참조

https://www.phmsa.dot.gov/hazmat/erg/emergency-response-guidebook-erg

https://webwiser.nlm.nih.gov/knownSubstanceSearch.do

A. 즉시 증상이 나타나는 가스

1) 물에 잘 녹는 자극성 가스

(1) 암모니아

암모니아 무수물(유엔 번호 1005, ERG GUIDE 125)

- 유출량, 격납용기(용량), 주간 또는 야간, 풍속에 따라 초기 격리·보호 활동 거리가 다르다.
- 소규모 유출(208L 이하)

소규모 유출(208L 이하, 소용기 또는 대용기에서의 소량 유출)		
초기 격리 (전 방향)	보호 활동(풍하측)	
	주간	야간
30m	0.1km	0.2km

- 대규모 유출(208L 이상)

수송용기	초기 격리 (전 방향)	보호 활동(풍하측)					
		주간			야간		
		풍속 저 < 10km/hr	풍속 중 10~20km/hr	풍속 고 > 20km/hr	풍속 저 < 10km/hr	풍속 중 10~20km/hr	풍속 고 > 20km/hr
철도 탱크차	300m	1.7km	1.3km	1.0km	4.3km	2.3km	1.3km
고속도로 탱크로리/ 트레일러	150m	0.9km	0.5km	0.4km	2.0km	0.8km	0.6km
농업용자재탱크	60m	0.5km	0.3km	0.3km	1.3km	0.3km	0.3km
복수 소형 봄베	30m	0.3km	0.2km	0.1km	0.7km	0.3km	0.2km

(2) 염화수소

염화수소(무수물, 유엔 번호 1050, ERG GUIDE 125)

염화수소(저온액체, 유엔 번호 2186, ERG GUIDE 125)

- 유출량, 격납용기(용량), 주간 또는 야간, 풍속에 따라 초기 격리·보호 활동 거리가 다르다.
- 소규모 유출(208L 이하)

소규모 유출(208L 이하, 소용기 또는 대용기에서의 소량 유출)		
초기 격리 (전 방향)	보호 활동(풍하측)	
	주간	야간
30m	0.1km	0.3km

• 대규모 유출(208L 이상)

수송용기	초기 격리 (전 방향)	보호 활동(풍하측)					
		주간			야간		
		풍속 저 < 10km/hr	풍속 중 10~20km/hr	풍속 고 > 20km/hr	풍속 저 < 0km/hr	풍속 중 10~20km/hr	풍속 고 > 20km/hr
철도 탱크차	500m	3.7km	2.0km	1.7km	9.9km	3.4km	2.3km
고속도로 탱크로리/ 트레일러	200m	1.5km	0.8km	0.6km	3.8km	1.5km	0.8km
복수 1t 봄베	30m	0.4km	0.2km	0.1km	1.1km	0.3km	0.2km
복수 소형 봄베/ 단수 1t 탱크	30m	0.3km	0.2km	0.1km	0.9km	0.3km	0.2km

(3) 이산화황

이산화황(유엔 번호 1079, ERG GUIDE 125)

• 유출량, 격납용기(용량), 주간 또는 야간, 풍속에 따라 초기 격리·보호 활동 거리가 다르다.
• 소규모 유출(208L 이하)

소규모 유출(208L 이하, 소용기 또는 대용기에서의 소량 유출)		
초기 격리 (전 방향)	보호 활동(풍하측)	
	주간	야간
100 m	0.7km	2.2km

• 대규모 유출(208L 이상)

수송용기	초기 격리 (전 방향)	보호 활동(풍하측)					
		주간			야간		
		풍속 저 < 10km/hr	풍속 중 10~20km/hr	풍속 고 > 20km/hr	풍속 저 < 10km/hr	풍속 중 10~20km/hr	풍속 고 > 20km/hr
철도 탱크차	1,000m	11+km	11+km	7.0km	11+km	11+km	9.8km
고속도로 탱크로리/ 트레일러	1,000m	11+km	5.8km	5.0km	11+km	8.0km	6.1km
복수 1t 봄베	500m	5.2km	2.4km	1.8km	7.5km	4.0km	2.8km
복수 소형 봄베/ 단수 1t 탱크	200m	3.1km	1.5km	1.1km	5.6km	2.4km	1.5km

* 양의 부호(+)는 대기 조건에 따라 거리가 더 길어짐을 나타낸다.

(4) 디보란

디보란(유엔 번호 1911, ERG GUIDE 119)

소규모 유출(208L 이하) (소용기 또는 대용기에서의 소량 유출)			대규모 유출(208L 이상) (대용기 또는 많은 소량용기에서의 유출)		
초기 격리 (전 방향)	보호 활동(풍하측)		초기 격리 (전 방향)	보호 활동(풍하측)	
	주간	야간		주간	야간
60m	0.3km	1.0km	200m	1.3km	4.0km

(5) 실란, 클로로실란류

디클로로실란(유엔 번호 2189, ERG GUIDE 119)

소규모 유출(208L 이하) (소용기 또는 대용기에서의 소량 유출)			대규모 유출(208L 이상) (대용기 또는 많은 소량용기에서의 유출)		
초기 격리 (전 방향)	보호 활동(풍하측)		초기 격리 (전 방향)	보호 활동(풍하측)	
	주간	야간		주간	야간
30m	0.1km	0.4km	200m	1.2km	2.6km

2) 고농도로 흡입하면 치명적인 가스

(1) 이산화탄소

이산화탄소(유엔 번호 1013, ERG GUIDE 120)

- 초기 격리: 유출 또는 누출 장소에서 전 방향으로 최소 100m
- 보호 활동: 다량 유출은 풍하측으로 최소 100m는 대피 고려

(2) 불활성 가스(헬륨, 네온, 아르콘, 크립톤, 크세논)

헬륨(유엔 번호 1046, ERG GUIDE 121)

아르곤(유엔 번호 1006, ERG GUIDE 121)

- 초기 격리: 유출 또는 누출 장소에서 전 방향으로, 최소 100m
- 보호 활동: 다량 유출은 풍하측으로 최소 100m는 대피 고려

B. 심각한 증상이 지연되어 나타나는 가스

1) 포스겐

포스겐(유엔 번호 1076, ERG GUIDE 125)

소규모 유출(208L 이하) (소용기 또는 대용기에서의 소량 유출)			대규모 유출(208L 이상) (대용기 또는 많은 소량용기에서의 유출)		
초기 격리 (전 방향)	보호 활동(풍하측)		초기 격리 (전 방향)	보호 활동(풍하측)	
	주간	야간		주간	야간
100m	0.6km	2.5km	500m	3.0km	9.0km

2) 이산화질소

이산화질소(유엔 번호 1067, ERG GUIDE 124)

소규모 유출(208L 이하) (소용기 또는 대용기에서의 소량 유출)			대규모 유출(208L 이상) (대용기 또는 많은 소량용기에서의 유출)		
초기 격리 (전 방향)	보호 활동(풍하측)		초기 격리 (전 방향)	보호 활동(풍하측)	
	주간	야간		주간	야간
30m	0.1km	0.4km	400m	1.2km	3.0km

3) 이소시아네이트류

메틸이소시아네이트(유엔 번호 2480, ERG GUIDE 155)

소규모 유출(208L 이하) (소용기 또는 대용기에서의 소량 유출)			대규모 유출(208L 이상) (대용기 또는 많은 소량용기에서의 유출)		
초기 격리 (전 방향)	보호 활동(풍하측)		초기 격리 (전 방향)	보호 활동(풍하측)	
	주간	야간		주간	야간
150m	1.5km	4.4km	1,000m	11.0+km	11.0+km

* 양의 부호(+)는 대기 조건에 따라 거리가 더 길어짐을 나타낸다.

톨루엔디이소시아네이트(유엔 번호 2078, ERG GUIDE 156)

- 초기 격리: 유출 또는 누출 장소에서 전 방향으로, 액체의 경우는 최소 50m

4) 아크로레인

아크로레인(안정화, 유엔 번호 1092, ERG GUIDE 131P)

소규모 유출(208L 이하) (소용기 또는 대용기에서의 소량 유출)			대규모 유출(208L 이상) (대용기 또는 많은 소량용기에서의 유출)		
초기 격리 (전 방향)	보호 활동(풍하측)		초기 격리 (전 방향)	보호 활동(풍하측)	
	주간	야간		주간	야간
100m	1.3km	3.4km	500m	6.1km	11.0km

5) 산화에틸렌

산화에틸렌(유엔 번호 1040, ERG GUIDE 119P)

● 유출량, 격납용기(용량), 주간 또는 야간, 풍속에 따라 초기 격리·보호 활동 거리가 다르다.

● 소규모 유출(208L 이하)

소용기 또는 대용기에서의 소량 유출		
초기 격리 (전 방향)	보호 활동(풍하측)	
	주간	야간
30m	0.1km	0.2km

● 대규모 유출(208L 이상)

수송용기	초기 격리 (전 방향)	보호 활동(풍하측)					
		주간			야간		
		풍속 저 < 10km/hr	풍속 중 10~20km/hr	풍속 고 > 20km/hr	풍속 저 < 10km/hr	풍속 중 10~20km/hr	풍속 고 > 20km/hr
철도 탱크차	200m	1.6km	0.8km	0.7km	3.3km	1.4km	0.8km
고속도로 탱크로리/ 트레일러	100m	0.9km	0.5km	0.4km	2.0km	0.7km	0.4km
복수 소형 봄베/ 단독 1t 탱크	30m	0.4km	0.2km	0.1km	0.9km	0.3km	0.2km

▌누출물 처리

다음 물질은 '국제 화학물질 안전성 카드 ICSCs' 참조

https://www.ilo.org/dyn/icsc/showcard.listCards3

A. 즉시 증상이 나타나는 가스

    ① 암모니아   ICSC: 0414

    ② 염화수소   ICSC: 0163

    ③ 이산화황   ICSC: 0074

    ④ 디보란   ICSC: 0432

    ⑤ 실란   ICSC: 0564

        디클로로실란   ICSC: 0442

    ⑥ 이산화탄소   ICSC: 0021

    ⑦ 헬륨   ICSC: 0603

        아르곤   ICSC: 0154

B. 심각한 증상이 지연되어 나타나는 가스

    ① 포스겐   ICSC: 0007

    ② 이산화질소   ICSC: 0930

    ③ 오존   ICSC: 0068

    ④ 메틸이소시아네이트   ICSC: 0004

    ⑤ 염화아연   ICSC: 1064

    ⑥ 아크로레인   ICSC: 0090

    ⑦ 산화에틸렌   ICSC: 0155

17
일산화탄소(CO)

▌개요

물질·제품 무색무취의 기체이며 상대증기밀도 0.967로 공기에 가깝다. 휘발유, 천연가스, 등유, 목탄 등을 연소하면 발생하고, 잘 알려진 발생원은 자동차나 발전기 등의 엔진 배기가스, 난방 기구 및 조리용 열원(석유스토브, 가스레인지, 연탄 화로 등)의 불완전연소를 들 수 있다. 발생한 일산화탄소(CO)는 빠르게 확산하지만, 폐쇄 공간이나 환기가 나쁜 상황에서는 가득 차 고농도가 될 수 있다. 화재 시에는 CO 외에 시안화물, 질소산화물, 이산화탄소(CO_2), 자극성 가스 등도 발생할 가능성이 있다.

문제가 되는 성분과 증상 헤모글로빈이나 미오글로빈 등의 헴단백질과의 친화성이 높고, 산소를 대신해 결합하여 세포, 조직에 장애를 일으킨다. 뇌 및 심장 등 산소 감수성이 높은 장기가 장애받기 쉽다. 경증인 경우는 두통, 구역질, 구토, 현기증, 권태감 등, 중증인 경우는 의식소실, 혼수, 경련, 심기능 장애, 호흡부전, 고젖산혈증을 동반하는 산성혈액증 등이 나타나고 사망할 수 있다. 또 급성기 증상이 회복된 후 인지·운동장애 등 지연성 신경 장애가 나타날 수 있으므로, 퇴원 후에도 장기적인 관찰이 필요하다.

JPIC 접수 상황 연간 20건 정도의 문의가 있다. 공장이나 비닐하우스, 터널 등에서의 발전기 사용 중 사고, 실내에서 난로나 스토브를 사용할 때의 환기 불량, 자동차 배기가스의 역류, 화재 외에 연탄 등을 사용하여 의도적으로 CO를 발생시킨 사례도 있다.

초기 대응을 위한 확인 사항

1. 물질·제품
- 물질명: 물질의 일반명, 제품명, 농도 등. 반응으로 발생한 기체의 경우 반응 전 물질명
  취급 중 사고인 경우, 물질안전보건자료(MSDS)도 확인한다.
- 성상·외관: 색·냄새(무색무취, 화재의 경우는 다른 영향으로 알기 힘들 수도 있다).
- 현장 검지 결과(CO 농도)

2. 노출 상황·경로
- 경로: 들이마셨다, 눈에 들어갔다, 피부에 부착했다 등
- 장소: 공장, 창고, 점포, 터널, 자동차 안, 주택 등
- 상황: 취급 중 사고인가, 운송 중 사고인가, 화재인가, 의도적 흡입인가?
  발생원(자동차, 발전기, 난방 기구, 조리원 열원, 급탕기 등) 사용 유무
  상기 발생원 사용 중 사고일 경우: 사용 상황(특히 환기 상태), 발생 시 상황, 이상을 느낀 계기(무색
  무취는 알아차리기 어렵다)
- 피해자 수, 노출 기간(시간), 노출 후 경과 시간

3. 환자의 상태·증상
- 의식장애, 경련 등은 없는가?
- 두통, 구역질, 구토, 현기증은 없는가?
- 여성의 경우, 임신 가능성(임신은 증상이 없어도 의료기관의 대응이 필요한 경우가 있다)

초기 대응 포인트

노출되면 생명에 영향을 끼칠 수 있다.
- 2차 피해 방지: 기체·분진·퓸·액적 흡입, 눈·피부 접촉을 피한다.
  현장(노출 장소, 재해 발생 장소)에 진입하는 경우 적절한 보호구(자급식호흡기, 화학보호복 등)가 필요
  하다.
- 즉시 현장에서 벗어나 공기가 신선한 장소로 이동한다.
- 전신 상태가 불량한 경우는 즉시 구급 요청을 한다. 심폐 정지 시 심폐소생술을 실시한다.

진찰과 의료기관의 대응
- CO에 노출되었을 가능성이 있고 증상이 있는 경우, 또는 증상이 없더라도 임산부인 경우에는 즉시 의료
  기관에서 진찰받는다.

- 혈중 CO를 제거하고 조직 저산소 상태의 시간을 단축하기 위해, 한시라도 빨리 산소 투여를 하고 지지 치료를 한다.
- 일산화탄소 헤모글로빈(COHb) 농도가 20% 이상인 환자, 신경학적 이상이나 흉통, 심전도나 심근 효소 이상, 대사성 산성혈액증이 있는 환자, 산소 투여를 몇 시간 받은 후에도 증상이 남아 있는 환자, 임산부로 태아 사망의 우려가 있는 환자는 입원시킨다. 입원한 환자에게는 지연성 신경 증상 출현을 정기적으로 주의 깊게 관찰할 필요가 있다.
- 임산부 이외 환자는 가벼운 증상(두통, 구역질, 일시적인 구토 등)만 있고, 산소 투여 후 증상이 나타나지 않으면, 유사시 재진하도록 한 후 귀가할 수 있다.

경과관찰
- 임신부 이외의 환자는 증상이 없고, 발생원의 정지나 제거 등으로 CO 노출 가능성이 해소되면 가정에서 경과관찰이 가능하다.

▌해설

1. 물질 · 제품에 대하여

- 일산화탄소(CO)는 무색무취의 기체이며, 상대증기밀도 0.967로 공기에 가깝고 빠르게 확산한다. 물에 잘 녹지 않으며(27.6mg/L, 25℃), 아세트산에틸, 클로로포름, 아세트산, 벤젠에 용해된다.
- 공업 용도로서, 포스겐, 암모니아, 메틸알코올, 이소시아네이트, 금속 카르보닐 등의 합성 원료 가스로 사용하고, 반도체용 가스로도 이용한다.
- 가솔린, 천연가스, 등유, 목탄 등 탄소 함유 연료의 연소에 의해 발생하고, 잘 알려진 발생원은 자동차나 발전기 등의 엔진의 배기가스, 난방 기구(석유스토브, 가스 팬 히터, 연탄 화로 등)와, 조리용의 열원(가스레인지, 목탄레인지 등), 가스 급탕기 등의 불완전연소를 들 수 있다. 폐쇄 공간이나 환기가 나쁜 상황에서는 가득 차 고농도가 될 수 있다.
- 과거에는 도시가스에 포함되어 있었지만, 천연가스로 전환되어, 2010년 이후는 CO를 함유한 도시가스는 공급되지 않는다.
- 화재 시에는 CO 외, 시안화물, 질소산화물, 이산화탄소(CO_2), 자극성 가스 등도 발생할 가능성이 있다.

- 디클로로메탄(염화메틸렌)은 할로겐화 탄화수소의 하나이며, 용제로 많이 사용하지만 체내에 흡수되면 간장에서 대사되어 CO를 생성한다.

2. 사고 발생 상황

▌ JPIC 접수 상황

【접수 건수】2007~2016년 10년간 202건. 의료기관 106건(52.5%), 일반 93건(46.0%), 기타 3건 (1.5%)

【환자 연령층】5세 이하 21건, 6~19세 24건, 20~64세 125건, 65세 이상 24건, 불명 8건

【사고 상황】잘못 사용(환기 불량 등) 64건, 기타 불의의 사고 53건, 산재 41건, 자살기도·자해 행위 35건, 기타·불명 9건

【증상 출현율】88.6%(증상 있음 179건)

▌ 기타 발생 상황

- 인구동태조사의 사망수(정부통계): 일본의 중독에 의한 사망 중 CO는 60% 정도를 차지해 가장 많다. 2007~2016년 10년간 일본에서의 CO 중독으로 인한 사망자 수는 연평균 3,198명(남성 2,591명, 여성 607명)이었다.

▌ 문헌 보고 예

1) 흡입(연탄을 이용한 집단 자살, 3명)
- 승용차 안에서 수면제를 복용한 후 연탄을 피워 A, B, C 3명이 집단 자살을 시도했다. 약 9시간 만에 발견되어 이송되었다. A는 의식장애, 저혈압, 저산소, 두부 MRI에서 이상 영상을 확인했다. 고기압산소치료(HBO)를 2주간 했으나 제30일에 사망했다. B는 의식장애만 있고, 두부 MRI은 이상 없어 HBO을 시행하고 제15일만에 퇴원했으나, 외래 추적관찰 중 두부 MRI에서 대뇌 백질병변을 확인했다. HBO를 재차 실시했고, 개선 및 호전되어 퇴원했다. C는 의식장애, 두부 MRI에서 이상 영상을 확인했으나, HBO 후 의식이 뚜렷해졌고, 제19일만에 퇴원했다[이노우에 시게아키(井上茂亮) 외: ≪중독연구≫, 18(2005), pp.420~421].

3. 독성

- CO 농도와 노출 시간, 임상증상 관계[Carbon Monoxide. In: IBM Micromedex® POIS INDEX® (electronic version). IBM Watson Health, Greenwood Village, Colorado, USA. Available at: https://www.micromedex-solutions.com/(cited: 9/6/2018)]

CO 농도(ppm)	노출 시간	COHb농도	증상
~100	-	1~10%	전두부 압박감, 가벼운 두통, 피부혈관 확장
200~300	5~6시간	20~30%	두통, 관자놀이의 편두통
400~600	4~5시간	30~40%	심한 두통, 쇠약, 현기증, 구역질, 구토, 허탈
700~1,000	3~4시간	40~50%	상기와 더불어 실신, 맥박과 호흡수 증가
1,100~1,500	1.5~3시간	50~60%	맥박과 호흡수 증가, 실신, 체인 스토크스 호흡, 간헐성경련을 동반한 혼수
1,600~3,000	1~1.5시간	60~70%	간헐성경련을 동반한 혼수, 심억제, 호흡억제, 사망 가능성
5,000~10,000	1~2분	70~80%	맥박 미약, 호흡억제, 호흡부전으로 사망

- 태아의 COHb 농도는 임산부보다 10~15% 높고, CO 배출 속도도 느리므로 영향을 받기 쉽다.

참고: 규제값, 허용농도 등

- 일본산업위생학회 권고 허용농도(2018년도): 50ppm
- 급성노출가이드라인 농도(AEGL: Acute Expose Guideline Level)(Final: 설정치)

대기 중으로 방출된 화학물질의 임계농도. 이 농도를 초과하면 일반 인구 집단의 건강에 영향을 미칠 수 있다.

노출 시간	10분	30분	60분	4시간	8시간
AEGL 1 (불쾌감, 자극 등의 영향, 단, 일과성, 가역적)	NR	NR	NR	NR	NR
AEGL 2(불가역적, 위중, 장기적인 건강 영향)	420ppm	150ppm	83ppm	33ppm	27ppm
AEGL 3(생명을 위협하는 영향이나 사망)	1,700ppm	600ppm	330ppm	150ppm	130ppm

NR: 데이터 부족으로 권장농도 설정 불가.

4. 중독 발현 메커니즘

CO는 헤모글로빈이나 미오글로빈 등의 헴단백질과의 친화성이 높고, 산소 대신 결합해 세포, 조직에 장애를 일으킨다.

1) CO 헤모글로빈(COHb) 생성에 의한 조직 저산소증
- 헤모글로빈에 대한 친화성이 산소보다 200~250배 높고, 헤모글로빈의 산소운반능을 저하한다.
- COHb 농도가 증대하면 헤모글로빈의 산소 친화성이 높아지기 때문에, 헤모글로빈에서 산소 방출이 장애되어 저산소증이 증강된다.

2) CO 미오글로빈 생성에 의한 심근장애
- 미오글로빈 친화성이 산소보다 25~50배 정도 높다. 특히 심근의 미오글로빈 친화성이 높기 때문에 심근장애에 의해 심기능 저하, 저혈압을 일으키고, 산소운반능 저하에 의한 저산소증을 증강한다.
- 골격근의 미오글로빈과 결합하면 횡문근융해를 일으킨다.

3) 시토크롬옥시다제 기능 부전으로 인한 대사 이상
- 시토크롬옥시다제에 결합해 불활성화됨으로써 세포 내 산소 이용을 저하시켜 대사 이상을 일으킨다.

4) 뇌의 지질과산화 및 흥분성 아미노산의 방출에 의한 신경세포의 장애, 세포사
- 혈소판에서 일산화질소(NO)의 방출을 증가시켜, 뇌에 지질 과산화가 일어난다.
- 흥분성 아미노산 증가에 의한 신경세포의 손상, 해마의 아포토시스 촉진, 면역계를 통한 신경 장애에 관여하는 것이 알려져 있다.

5. 체내동태

1) 흡수 · 분포
- 폐포에서 흡수된다. 혈중 CO 농도 평형 도달 시간은 48시간이다.
- 노출된 CO 농도와 COHb 농도는 의존한다. 시간 경과에 따라 조직으로 이행해, 주로 미오글

로빈과 결합하여 흡수되고 축적된다.

- CO는 태반을 쉽게 통과한다.

2) 대사

- 일부는 산화되어 이산화탄소가 된다.

3) 배출

- 폐에서 배출된다.
- COHb의 반감기: 실내 공기에서는 3~6시간(환기량에 의함). 산소분압을 올리면 CO 배출이 촉진되며, 100% 산소의 경우 30분~2시간, 고기압 산소(3기압)의 경우 평균 20분이다.
- COHb의 소실 속도는 CO의 노출 시간에 의존하며, 노출 시간이 길면 소실은 늦어진다.
- 태아의 CO 배출 속도는 느리다.

6. 증상

뇌나 심장 등 산소 감수성이 높은 장기는 기능장애가 발생하기 쉽고, 중증이 되면 기타 장기도 영향을 받는다. 중증도는 조직 저산소의 정도 외에도 노출 상황(특히 노출된 CO 농도와 노출 시간), 연령(태아는 영향을 받기 쉽다), 기저질환(심질환 등)에 따라 다양하다.

1) 경증~중경증

- 두통, 구역질, 구토, 현기증, 권태감, 피로감, 혼미 등
- 조직 저산소의 원인으로 빈맥, 빈호흡이 나타나는 경우도 있다.

2) 중증

- COHb 농도는 20% 이상을 나타내는 경우가 많다. 단 COHb 농도는 중증도에 의존하지 않는 경우가 있다.
- 의식소실, 혼수, 경련, 심기능 장애(빈맥, 서맥, 심실, 심방부정맥, 저혈압, 쇼크), 서호흡, 호흡부전, 폐부종 등이 나타나며 사망할 수 있다. 조직 저산소에 따른 대사성 산성혈액증(고젖산혈증 합병), 횡문근 융해에 따른 미오글로빈뇨, 신부전 등도 나타난다.
- CT 또는 MRI 소견에서 양측성에 기저핵, 특히 담창구의 병변이 일반적이며 광범위한 백질 변

화도 발생한다.

- 임산부인 경우 임신 시기에 따라서 경증이라도 태아의 기형이나 신경 장애, 태아 사망을 일으킬 수 있다.
- CO 중독으로 피부가 선홍색이 되는 것은 COHb의 색에 기인하지만, 보통은 사후에 나타난다.

3) 급성기 이후

- 급성기의 증상이 일단 개선된 후, 2~240일(평균 22일)의 무증상 기간을 거쳐 지연성 신경 장애가 나타날 수 있는데, 간헐형 CO 중독이라 한다.
- 인지장애, 기억장애, 우울, 파킨슨 증후군, 무도병, 마비, 신경 장애, 집중곤란, 인격 변화 등의 인지·운동장애가 나타나고, 치유되기도 하지만 몇 개월~몇 년 계속되며 중증에서는 식물상태로 이행하는 경우도 있다.

7. 대응

생명에 지장이 있을 수 있으며 지연성 신경 장애를 일으킬 가능성이 있으므로, CO에 노출되었을 가능성이 있으면 가능한 한 빨리 의료기관의 대응이 필요하다.

대응자의 안전 확보와 환자 상태 안정화(기도확보, 호흡 관리)를 우선해 대증치료를 한다.

* 안전 확보: 기체·분진·품·액적 흡입, 눈·피부 접촉을 피한다.

현장(노출 장소, 재해 발생 장소) 이외에서 환자와 접촉하는 경우도 충분히 주의하고, 필요에 따라 적절한 보호장비를 착용한다.

▌프리호스피털 케어(prehospital care, 병원 가기 전 응급처지)

- 즉시 현장에서 벗어나 공기가 신선한 장소로 이동한다.
- 전신 상태가 안 좋은 경우 즉시 구급 요청을 한다. 심폐 정지 시 심폐소생술을 실시한다(구강 인공호흡은 피한다).
- 경피적 산소포화도 모니터(펄스옥시미터)의 일부 제품은 COHb를 측정할 수 있으므로, 병원에 가기 전이라도 조기 진단이 가능하다.

▌ 의료기관에서의 처치

COHb 농도는 중증도에 의존하지 않을 수 있으므로 의식소실, 경련, 심전도 이상, 대사성 산성혈액증이 있는 환자는 COHb 농도와 관계없이 중증 CO 중독으로 치료한다.

- 호흡·순환 관리: 즉시 산소 투여 및 지지치료를 한다. 호흡 상태가 나쁜 경우에는 신속하게 기도확보, 산소 투여, 필요에 따라 인공호흡을 한다. 심각한 경우에는 산성혈액증 보정을 한다. 이산화질소, 이소시아네이트류, 염화아연 등에서 기관지경련, 천식이 나타난 경우는 기관지확장제, 스테로이드의 사용을 고려한다.

- 해독제: 산소(100% 산소 투여, 고기압 산소치료)로 해독한다. CO를 제거하고 조직 저산소 상태의 시간을 단축하기 위해 한시라도 빨리 투여한다.

- 확인이 필요한 검사: COHb 농도(동맥혈, 정맥혈), 혈당치, 혈액 가스 분석(특히 젖산치 확인), 혈액검사(헤마토크리트치. 크레아틴키나제, 심근 트로포닌, 신장 기능)를 시행한다.

  심각한 경우: 심전도 검사(심근장애 확인), 흉부 X선 검사(폐부종 및 구토에 따른 잘못 삼킴 확인), 두부 CT-MRI(이상 시. 신경학적 증상이 나타날 수 있다), 뇌파, 신경학적 검사 및 고차뇌기능 검사(유증상자, 특히 중경증~중증 환자는 반드시 시행한다)를 한다.

8. 치료 시 주의점

1) 급성 CO 중독 진단

- 다음 항목을 고려하여 종합적으로 판단한다.
  - ① CO에 노출된 상황이었는지 여부(자동차나 발전기의 사용, 난방기나 조리 기구의 불완전연소, 화재 등)
  - ② 내원 시 동맥혈 COHb 농도 상승 여부(10% 이상)
  - ③ 조직 저산소증의 징후 및 신체 소견(의식장애, 혼미, 우울, 두통, 건망, 현기증, 시력장애, 구역질, 구토, 심근허혈 등)
- 초기 증상으로 가장 일반적인 두통, 구역질 등은 인플루엔자나 위장염의 초기에도 나타나기 때문에 경증~중경증의 CO 중독은 오진하기 쉽다. CO 노출이 의심되는 경우 COHb 농도가 낮은 값 또는 정상치라 하더라도 증상 및 징후에 주의할 필요가 있다.

2) 중증도 평가

중증도의 평가는 동맥혈 COHb 농도뿐만 아니라 다음의 ①~⑥ 같은 조직 저산소증에 기인하는 임상증상 및 신체소견, 검사소견 등의 지표를 종합해 평가하는 것이 중요하다.

① 증상·소견: 바이탈 사인에 이상이 있고 혼수 증상이 있으면 중증이다.

② 내원 당시 동맥혈 COHb 농도: COHb 농도와 임상증상은 반드시 의존하지 않는다.

- COHb는 일반적으로 비흡연자는 0.5~1.5%, 흡연자는 1.5~5.0%이며, 기준치가 제로가 아니라는 점에 유의한다. 특히 흡연자의 COHb 농도는 10~15%까지 상승할 수 있다.
- 내원 당시 동맥혈 COHb 농도는 노출 후의 시간 경과와 산소 투여량에 크게 영향을 받으므로, 산소 투여로 동맥혈 COHb 농도가 저하되어도 조직 중의 CO가 잔존하기 때문에 임상증상이 개선되지 않을 수 있다. 반대로 고농도 CO에 단시간 노출된 경우는 동맥혈 COHb 농도가 높음에도 불구하고 임상증상이 가벼운 경우도 있다.
- 경피적 COHb 농도(SpCO)의 측정은 펄스 CO 옥시미터를 이용한다. 보통 펄스 옥시미터에 의한 산소포화도(SpO2)는 COHb 농도를 제로로 상정해 산출하므로, CO 중독인 경우에는 참고가 되지 않는다.

③ 염기과잉치(Base Excess)·젖산치: 중증도를 나타내는 신뢰성 있는 마커로 알려져 있다.

④ 혈액검사: 헤마토크리트치 상승(심각한 경우), 크레아틴키나제 상승(횡문근융해에 의한), 심근 트로포닌 상승(심근장애)을 보인다.

⑤ 심전도 검사: 심근장애가 심한 경우는 심전도에 허혈성 변화나 부정맥이 생긴다.

⑥ 두부 CT·MRI: 두부 CT에서 양측 담창구의 저흡수 영역이 나타난 경우는 예후 불량이 될 수 있다. 두부 MRI는 탈수에 의한 부종 검출에 대해 CT보다 예민하며, 조기에 기저핵, 심부백질 등에서 이상 영역을 확인하는 경우가 적지 않다.

3) 입원 및 경과관찰 기준

- 어떠한 증상이 있거나 대상이 임산부인 경우는 의료기관에서 평가를 받는다.
- 임산부 이외는 가벼운 증상(두통, 구역질, 일시적인 구토 등)만 보일 경우 산소 투여 후 증상이 나타나지 않으면 유사시 재진하도록 한 후 귀가할 수 있다.
- COHb 농도 이외에 연령, 증상, 산소 투여 유무 등을 고려해 다음 ①~④의 증상이 나타난 환자는 입원시킨다.

① COHb 농도가 20% 이상(임산부는 10% 이상)인 환자

② 신경학적 이상이나 흉통, 심전도나 심근 효소의 이상, 대사성 산성혈액증이 있는 환자

③ 산소 투여를 몇 시간 받은 후에도 어떤 증상이 남아 있는 환자

④ 대상이 임신부일 때 태아 사망의 우려가 있는 경우

- 입원한 환자는 퇴원 후에도 지연성 신경 증상의 출현을 정기적으로 주의 깊게 관찰할 필요가 있다.

4) 해독제

(1) 산소마스크에 의한 100% 산소 투여

- 증상이 없어지고 COHb 농도가 기준치로 돌아올 때까지 시행한다.
- 임신부인 경우 환자의 COHb 농도가 기준치가 된 후에도 4~5시간 투여를 계속한다.

(2) 고기압 산소치료(HBO)

- CO의 배출 촉진과 신경학적 후유증의 예방이 주된 목적이지만, 사람에 대한 유효성은 확립되어 있지 않고, 어떠한 환자에게 적응할 것인지, 시행 방법(시간, 기압, 회수 등), 시행 시기 등에 대한 통일적인 견해는 없다.
- 원칙적으로 곧바로 사용할 수 있는 상황이면 실시하는 것이 좋지만, 현실적으로는 임상 경과, COHb 농도, 증상, HBO가 실시 가능한 시설까지 안전하게 이송할 수 있는지 등을 감안해 적용을 결정해야 한다.

5) 기타

- 산성혈액증 보정: 산성혈액증은 산소해리곡선을 우측으로 이동시켜 조직에 많은 산소를 유리하는 이점이 있으므로, 경증인 경우 대사성 산성혈액증의 보정은 하지 않지만 중증의 산성혈액증(pH 7.15 이하)은 치료해야 한다.
- 지연성의 비심인성 폐부종을 일으킬 가능성이 있으므로, 적어도 24시간은 의료기관에서 경과를 관찰한다.

9. 현장에서 2차 피해의 방지 대책

▌주의사항

- 현장(노출 장소, 재해 발생 장소)에 진입할 경우 적절한 보호구(자급식 호흡기, 화학보호복 등)를 착용한다. 방독마스크를 사용하는 경우 원인물질에 대응하는 흡수 캔(CO는 '일산화탄소용' 또는 '일산화탄소 및 유기가스용')을 적절히 장착할 필요가 있다.

• 허가 없이 진입해서는 안 된다.

• 바람이 통하는 높은 곳에 머무른다.

▌ 초기 격리 및 방호조치 거리

ERG 2016(2016 Emergency Response Guidebook)에 의거한다.

자세한 내용은 『2016 유해물질 비상대응 핸드북』 또는 '웹 와이저' 참조

https://www.phmsa.dot.gov/hazmat/erg/emergency-response-guidebook-erg

https://webwiser.nlm.nih.gov/knownSubstanceSearch.do

일산화탄소(유엔 번호 1016, ERG GUIDE 119)

소규모 유출(208L 이하) (소용기 또는 대용기에서의 소량 유출)			대규모 유출(208L 이상) (대용기 또는 많은 소량용기에서)		
초기 격리 (전 방향)	보호 활동(풍하측)		초기 격리 (전 방향)	보호 활동(풍하측)	
	주간	야간		주간	야간
30 m	0.1km	0.2km	200m	1.2km	4.4km

▌ 누출물 처리

다음 물질은 '국제 화학물질 안전성 카드 ICSCs' 참조

https://www.ilo.org/dyn/icsc/showcard.listCards3

① 일산화탄소　　　　　　ICSC: 0023

18
황화수소

▌ 개요

물질·제품 무색으로 특유의 불쾌한 냄새(썩은 달걀과 같은 냄새)가 있는 가연성 기체로, 공기보다 약간 무겁다. 자연계에서는 화산가스, 천연가스에 함유되어 있으며, 유황을 포함한 유기물의 세균에 의한 분해(부패)에 의해서도 발생한다. 공업적으로는 금속의 분리정제, 황화물의 제조 등에 이용되며, 펄프의 제조나 석유정제 과정에서 발생한다. 다황화칼슘 등의 유황을 함유하는 무기화합물이 산과 반응한 경우에도 발생한다. 중학교 등에서의 과학 수업에서 황화수소를 발생시키는 실험을 하는 경우가 있다.

문제가 되는 성분과 증상 점막의 수분에 녹아 국소를 자극하는 작용과, 흡수된 황화수소에 의한 전신 작용이 있다. 황화수소 농도와 증상에는 어느 정도의 양적 반응 관계가 있으며, 50ppm을 초과하면 점막 자극에 의한 눈 통증, 기침, 인두통, 구역질, 구토 등이, 250ppm을 초과하면 호흡곤란, 빈호흡이 나타나고, 더 진행하면 폐부종이 출현한다. 500ppm을 초과하면 경련, 혼수, 혈압 저하, 빈맥, 부정맥, 고젖산혈증을 수반하는 대사성 산성혈액증이 나타날 수 있으며, 1,000ppm에서는 한두 번의 호흡으로 즉사할 수 있다. 녹다운으로 불리는 급격한 의식소실을 일으킬 수 있다. 썩은 달걀 냄새는 1ppm 미만에서 감지할 수 있으나 100ppm에서는 10분 정도면 후각피로가 나타나며 악취를 느끼지 못하게 된다.

JPIC 접수 상황 연간 10~20건 정도의 문의가 있다. 온천지에서의 사고 외에도 공장 및 하수도 작업 중 사고, 학교 과학 실험 등에서 유황 함유 제품과 산성 물질을 혼합해 발생한 황화수소에 의한 사례도 있다.

초기 대응을 위한 확인 사항

1. 물질·제품
- 물질명: 물질의 일반명, 제품명, 농도 등. 반응으로 발생한 기체의 경우 반응 전 물질명
  취급 중 사고인 경우, 물질안전보건자료(MSDS)도 확인한다.
- 성상·외관: 색(무색인가), 악취(썩은 달걀과 같은 냄새는 있는가)
- 현장 검지 결과(황화수소 농도)

2. 노출 상황·경로
- 경로: 들이마셨다, 눈에 들어갔다, 피부에 부착했다, 유황 함유 제품의 경우 섭취 등
- 장소: 화산, 온천, 공장, 지하, 하수도, 학교, 주택 등
- 상황: 취급 중 사고인가, 운송 중 사고인가, 자연재해인가, 의도적 섭취인가?
  취급 중 사고일 경우 작업 상황, 환기 상태, 보호구 착용 상황, 노출량
- 피해자 수, 노출 후 경과 시간. 2차 피해 가능성의 유무

3. 환자의 상태·증상
- 의식장애, 경련, 호흡억제 등은 없는가?
- 눈 통증, 기침 등 점막의 자극 증상은 없는가?
- 피부 통증, 발적, 발진 등은 없는가?
- 악취에 의한 불쾌감이나 불안감이 나타나는 정도인가?
- 부상 후의 제염 상황(탈의·세척 타이밍, 세정 방법 등)

초기 대응 포인트

고농도로 노출되면, 생명에 영향을 끼칠 수 있다.
- 2차 피해 방지: 기체·분진·품·액적 흡입, 눈·피부 접촉을 피한다.
  현장(노출 장소, 재해 발생 장소)에 진입하는 경우 적절한 보호구(자급식호흡기, 화학보호복 등)가 필요하다.
- 즉시 현장에서 벗어나 공기가 신선한 장소로 이동한다.
- 전신 상태가 불량한 경우는 즉시 구급 요청을 한다. 심폐 정지 시 심폐소생술을 실시한다.

진찰과 의료기관의 대응
- 심각한 노출인 경우나 경미한 노출이라도 어떤 증상이 있는 경우에는 즉시 의료기관에서 진찰을 받는다.
- 눈 통증, 기침 등의 점막 자극 증상이 나타난 환자는 수십 ppm 이상의 황화수소에 노출되었을 가능성이 있으므로, 모두 입원시키고 48시간 정도는 의료기관에서 경과를 관찰한다.

- 악취에 의한 불쾌감 정도나, 심각하게 노출된 상태라도 증상이 없으면, 노출 후 6~8시간 관찰하고 증상이 개선되면 귀가시켜도 좋다.
- 탈의, 피부 및 눈은 물로 세정하고, 호흡·순환 관리, 대증치료를 한다.
- 해독제는 아질산화합물(아질산아밀, 아질산나트륨)이 있으며, 효과는 명확하지 않으나, 중증인 경우에는 사용을 고려한다.

경과관찰
- 온천지에서 냄새를 맡았다, 과학 실험 중 냄새를 맡았다 등의 경미한 노출인 경우 증상이 없으면 가정에서 경과관찰이 가능하다.

▌해설

1. 물질 · 제품에 대하여

- 황화수소(H_2S)는 특유의 불쾌한 냄새(썩은 달걀과 같은 냄새)가 나는 무색의 가연성 기체로, 공기보다 약간 무겁다. 물에 녹으며(20℃, 4g/dm^3), 수용액은 산성이다.

1) 자연계
- 화산가스, 천연가스에 포함되어 화산의 분화구 근처와 탄광, 천연가스 우물, 유황천 등에서 고농도로 검출된다 . 이산화황(SO_2)은 마그마에서 직접 방출되는 고온형 화산가스에 많이 함유되지만, 황화수소는 물 등과 반응해 방출되는 저온형 화산가스에 많이 함유되어 있고, 비교적 화산활동이 온화한 화산의 화구, 산복, 산록, 화산 주변의 온천수에서 발생해 일본 전국에 분기 지대가 있다.
- 황(S)을 함유한 유기물이 체류하는 늪지대 등에서는 혐기성 세균에 의한 분해(부패)로 인해 황화수소가 발생한다(메탄, 암모니아, 이산화탄소 등도 발생한다).

2) 공업용도
- 분석시험(금속침전제), 금속의 분리정제, 형광물질의 원료가 되는 금속 황화물의 제조, 메틸메르캅탄이나 디메틸설폭사이드 등의 유기 황화합물의 합성, 피혁처리제 등에 이용한다.
- 봄베로 유통하는 황화수소 가스(액화황화수소) 외에 황화수소 발생장치도 있다.

3) 기타 발생원

- 제지업: 펄프 제조 방법 중의 하나인 크래프트 제조 과정에서 황화수소, 메틸메르캅탄, 황화메틸 등의 환원성 황화합물이 발생해 악취의 원인이 될 수 있다.
- 석유제품 제조업: 석유정제 과정 중 수소화 정제 장치 등에서 황화수소를 다량으로 함유한 가스가 발생한다. 이 가스에 함유되어 있는 황화수소는 유황 회수장치에서 분리되어 유황으로 회수·재생한다.
- 유황을 함유한 유기물이 존재하는 통기성 나쁜 장소(화학 공장의 폐액 탱크, 빌딩의 오수조, 하수도, 하수 처리장이나 쓰레기 처리장, 식육 가공장, 어선 등): 혐기성 세균에 의한 분해(부패)로 황화수소가 발생하기 쉽다.
- 유황화합물과 산과의 반응: 다황화칼슘 등의 유황을 함유한 무기화합물이 산과 반응하면 황화수소가 발생한다. 또 경구 섭취했을 경우 위산과 반응해 황화수소가 발생한다. 실제로 다황화칼슘을 함유하는 석회황합제나 입욕제와 산성세정제나 산성비료를 혼합해 황화수소가 발생한 사례가 있다.
- 과학 실험: 중학교 등에서 철분과 유황의 분말을 가열해 생성한 황화철에 묽은 황산이나 염산을 첨가하여 황화수소를 발생시키는 실험을 하기도 한다.

2. 사고 발생 상황

▎JPIC 접수 상황

【접수 건수】 황화수소(반응으로 발생한 황화수소 포함) 사고는 2007~2016년 10년간 195건. 의료기관 145건(74.3%), 일반 29건(14.9%), 기타 21건(10.8%)

【환자 연령층】 5세 이하 8건, 6~19세 37건, 20~64세 119건, 65세 이상 7건, 불명 24건

【사고 상황】 자살기도 57건, 자살기도에 의한 2차 노출 44건, 산재 36건, 학교 실험 29건, 기타·불명 29건

【증상 출현율】 52.8%(증상 있음 103건)

▎기타 발생 상황

- 인구 동태조사 사망자수(정부통계): 2007~2016년 10년간 황화수소 중독 사망자 수는 합계

3,051명(남자 2,395명, 여자 656명)으로, 2007년은 26명, 2008년 1,027명이었다.
- 노동재해 발생 상황(후생노동성): 2007~2016년 10년간 황화수소 관련 노동재해는 발생 건수 26건, 재해자 수 39명, 사망자 수 14명이었다.
- 화산 및 온천지에서의 사고: 군마현 쿠사쓰 시라네산 기슭에서 발생한 스키어 6명 사망사고 (1971년 12월), 도야마현 다테야마 지옥계곡에서 노천탕 목욕자 1명 사망사고(1985년 7월), 가고시마현 기리시마 신유온천 욕실 부근에서 발생한 2명의 사망사고(1989년 3월), 아키타현 도로유온천의 여관 주차장에서 발생한 4명의 사망사고(2005년 12월) 등 전국 각지에서 발생한다.
- 의도적인 발생: 2008년경, 다황화칼슘을 함유하는 입욕제와 산성 세정제를 혼합해 의도적으로 황화수소를 발생시킨 사례가 다수 보고되었다. 미국이나 호주에서도 유사한 증례 보고가 있다[E. Bott et al., *The American Journal of Forensic Medicine and Pathology*, Vol.34(2013), pp.23~25; R. N. Sams et al., 같은 책, pp.81~82].

■ 문헌 보고 예

1) 흡입(오수조 내 사고, 3명)
- 썩은 달걀 냄새가 나는 오수조 안에서 의식을 소실한 1명(B)을 구조하려고 한 다른 2명(A, C)도 의식을 소실해 구급 이송되었다. A는 의식 청명, 빈호흡, 호흡곤란, 머리가 무거운 느낌이 나타나, 아질산화합물 투여 후 서서히 호전되었다. B는 의식장애, 수포음, 안구 결막 충혈, 체간 피부를 중심으로 라벤더 블루의 반상 색조 변화가 나타났고, 아질산화합물을 투여했다. 혈압 저하, 폐부종을 합병하고 제29일째에 인공호흡기를 제거, 제50일째에 퇴원했다. C는 심폐 정지로 소생을 시도했으나 심박 재개는 되지 않고 사망했다[마쓰시마 토모히데(松島知秀) 외, ≪중독연구≫, 8(1995), pp.454~455].

3. 독성

- 썩은 달걀 냄새는 1ppm 미만이라도 감지할 수 있다.
- 화산 주변이나 온천지 등에서는 일반적으로 몇 ppm 정도 검출된다.
- 황화수소 농도가 높으면 시간 경과와 함께 후각 피로가 일어나 100ppm에서는 10분 정도, 이보다 높은 농도에서는 더욱 빨리 악취를 느끼지 못하게 된다.
- 황화수소 농도와 임상증상의 관계(J. B. Leikin, "Chapter 87: Hydrogen Sulfide," in M. Ford(ed.),

Clinical Toxicology(Philadelphia: Saunders, 2000), pp.712~715].

황화수소 농도	증상
0.005~0.25ppm	악취 역취
0.05ppm	미각 역취
5~10ppm	뚜렷한 악취, 근피로(muscle fatigability)의 가능성
50~150ppm	눈 자극 증상
50~500ppm	호흡기 자극 증상
80~100ppm	구역질, 구토, 침흘림, 눈물흘림 등의 가벼운 증상
100~150ppm	인후통, 기침, 3~15분만에 후각 마비
150~300ppm	눈꺼풀 경련, 무시
250~500ppm	폐부종, 기관지폐렴
500ppm	30분 이내에 두통, 현기증, 중추신경 억제
800~1,000ppm	30분 이내에 혼수, 호흡정지
1,000ppm 이상	한번 호흡으로 혼수, 호흡정지~사망 가능성

참고: 규제값, 허용농도 등

• 일본산업위생학회 권고 허용농도(2018년도): 5ppm
• 급성노출가이드라인 농도(AEGL: Acute Expose Guideline Level)(Final: 설정치)
  대기 중으로 방출된 화학물질의 임계농도. 이 농도를 초과하면 일반 인구 집단의 건강에 영향을 미칠 수 있다.

노출 시간	10분	30분	60분	4시간	8시간
AEGL 1 (불쾌감, 자극 등의 영향, 단, 일과성, 가역적)	0.75ppm	0.60ppm	0.51ppm	0.36ppm	0.33ppm
AEGL 2(불가역적, 위중, 장기적인 건강 영향)	41ppm	32ppm	27ppm	20ppm	17ppm
AEGL 3(생명을 위협하는 영향이나 사망)	76ppm	59ppm	50ppm	37ppm	31ppm

악취 역치=0.01ppm

• 악취방지법에서 특정악취물질로서 규제대상 물질이며, 부지경계선의 규제기준은 0.02ppm (6단계 악취강도표시법에서 악취강도 2.5의 경우)이다.
• 군마현 구사쓰시라네산에서는 황화수소 농도가 10ppm 이상이 될 우려가 있는 지역은 출입을 금지한다. 미야자키현 에비노고원 이오산 부근에서는 현도(県道)에 설치된 자동가스 측정기에서 황화수소 30ppm 이상이 측정되고, 계속 초과할 것으로 예상되는 경우 차량 통행을 금지하는 등의 규제를 검토하고 있다(2018년 9월 현재).

4. 중독 발현 메커니즘

1) 점막 자극 작용
- 점막의 수분에 녹으며 50ppm 정도에서 눈, 기도, 피부, 점막을 자극한다.
- 수용성은 그다지 높지 않고 기체로 폐포까지 도달하므로, 상기도 및 하기도에 장애를 일으킨다.

2) 흡수된 황화수소에 의한 전신 작용
- 시토크롬옥시다제 억제 작용: 황화수소는 미토콘드리아 내의 시토크롬옥시다제의 3가 철이온 (Fe^{3+})과 결합해 효소를 억제함으로써 세포 호흡에 장애를 일으키고, 조직의 저산소증을 일으킨다. 또한 혐기성 대사의 진행으로 고젖산혈증을 동반하는 대사성 산성혈액증이 일어난다.
- 중추억제·호흡억제 작용: 고농도에서는 즉시 중추억제, 호흡억제를 일으킨다. 저산소증이 아닌 황화수소의 직접 작용에 의한 것으로 알려져 있다.
- 경동맥동·호흡중추에 대한 자극 작용: 고농도에서는 경동맥동 자극에 의한 반사성 질식, 호흡중추의 과잉 자극 때문에 일어나는 무호흡에 의한 질식이 일어날 수 있다.

5. 체내동태

1) 흡수
- 주요 흡수 경로는 폐이며 수용성은 그다지 높지 않으므로, 기도를 통과해 폐의 전역에 분포하게 흡수된다. 위장관 점막에서도 쉽게 흡수된다.
- 황화수소는 지질에 잘 녹기 때문에 생체막을 용이하게 통과해 세포 내에 흡수된다.
- 피부 흡수는 거의 무시할 수 있다.

2) 대사
- 1시간 이내에 산화되어 티오황산으로 대사된다.

3) 배출
- 티오황산은 빠르게 신장에서 배출된다.

6. 증상

황화수소 농도와 증상은 어느 정도 양적반응관계가 있다.

- 10ppm 정도에서는 심기능이나 폐기능에 거의 영향을 주지 않는다.
- 50ppm을 초과하면 점막 자극이 일어나 눈 통증, 각막염, 차명, 기침, 인두통, 눈꺼풀 경련, 구역질, 구토 등이 나타난다.
- 250ppm을 초과하면 조직의 저산소증 징후가 보이며, 초기에는 호흡곤란, 빈호흡이 나타나고, 더 진행되면 폐부종으로 발전한다. 특히 기도 자극이 강한 경우 노출 후 24~72시간에서 폐부종이 출현할 수 있다.
- 500ppm을 초과하면 두통, 현기증, 기면, 흥분, 착란, 안진, 섬망 외에도 경련, 혼수, 혈압 저하, 빈맥, 부정맥, 고젖산혈증을 수반하는 대사성 산성혈액증이 나타날 가능성이 있다.
- 800ppm을 초과하면 직접적인 호흡억제나 호흡 마비가 일어나고, 1,000ppm에서는 한두 번의 호흡으로 즉사할 가능성이 있다. 녹다운이라고 하는 급격한 의식소실을 일으켜, 전도나 추락으로 부상할 수 있다.
- 눈에 들어가면 강한 자극 작용에 의해 결막염, 결막 충혈, 안통, 눈물흘림 등이 나타나지만, 저농도인 경우 보통 24~72시간이면 자연스럽게 회복된다.
- 피부에 닿으면 강한 통증, 가려움증, 발적, 홍반 등이 출현한다. 습한 부위는 특히 출현하기 쉽다.
- 빨리 소생된 경우는 완전히 회복되어 4시간 이내에 정상적인 의식 상태로 돌아오지만, 신경계의 후유증으로 역행성 건망증, 소뇌성 운동 실조, 감음성 난청, 기도 진전, 경축 등이 나타나기도 한다.
- 황화수소는 헤모글로빈과는 결합하기 어렵고, 급성중독 시 체내에서 문제가 될 정도의 설프헤모글로빈은 생성되지 않지만, 사망 사례에서는 극히 고농도의 황화수소에 몇 시간 노출되면 피부, 경우에 따라서는 혈액이나 장기가 암록색 또는 녹색 띠를 나타내는 경우가 있다[다쓰노 요시쓰구(龍野嘉紹) 외, ≪일법의지(日法医誌)≫, 40(1986), pp.308~315].
- 건강 피해가 없다고 생각되는 농도(1ppm 미만)라도, 천식 등의 기저질환이 있는 경우 흡입 시 발작이 유발될 가능성이 있다. 또 불쾌한 냄새로 인한 집단 히스테리가 발생할 수 있다.

7. 대응

고농도에 노출되면 생명에 지장이 있을 수 있으며, 심각하게 노출된 경우는 즉시 의료기관의 대응이 필요하다.

대응자의 안전 확보와 환자 상태 안정화(기도확보, 호흡 관리)를 우선해 제염(탈의, 오염 부위 세정), 대증치료를 한다.

＊ 안전 확보: 기체·분진·흄·액적 흡입, 눈·피부 접촉을 피한다.

현장(노출 장소, 재해 발생 장소) 이외에서 환자와 접촉하는 경우도 충분히 주의하고, 필요에 따라 적절한 보호장비를 착용한다.

▌ 프리호스피털 케어(prehospital care, 병원 가기 전 응급처지)

- 즉시 현장에서 벗어나 공기가 신선한 장소로 이동한다.
- 전신 상태가 안 좋은 경우 즉시 구급 요청을 한다. 심폐 정지 시 심폐소생술을 실시한다(구강 인공호흡은 피한다).
- 오염된 의복 및 신발은 주의 깊게 벗기고 밀봉한다. 눈은 물(실온)로 15분 이상 충분히 세정한다.

▌ 의료기관에서의 처치

점막 자극 증상을 보이는 환자는 모두 입원시키고, 48시간 정도는 의료기관에서 경과를 관찰한다.

- 호흡·순환 관리: 즉시 산소 투여 및 지지치료를 한다. 호흡 상태가 나쁜 경우 신속하게 기도확보, 산소 투여, 필요에 따라 인공호흡을 한다. 혈압 저하에 대해서는 수액, 산성혈액증 보정, 경련 대책 등을 실시한다.
- 소화관제염: 유황화합물의 경구 섭취에 의해 황화수소가 발생한 경우는 발생원을 차단하기 위해 소화관제염을 서둘러 실시하지만, 소화관에서 발생한 황화수소에 의한 2차 피해를 방지하기 위해 삽입한 위관 등을 이용하여 체외로(가능하면 폐쇄적으로) 유도하고, 동시에 치료실을 충분히 환기한다.
- 해독제: 아질산화합물, 저기압산소치료. 효과는 명확하지 않지만, 중증인 경우에는 사용을 고려한다.
- 확인이 필요한 검사: 혈액 가스 분석(특히 젖산치, 산성혈액증 확인), 흉부 X선 검사(폐부종, 노출 후 몇 시간 이상, 경우에 따라서는 3일 뒤에 일어날 수 있다), 심전도 검사(심근허혈과 같은 심전도 변화나 심부전), 두부 CT, MRI(중독 사례에서는 몇 주~몇 개월 후에 기질적 변화가 나타나는 경우가 있다)를 시행한다.

8. 치료 시 주의점

1) 입원 및 경과관찰 기준

• 무증상 또는 악취에 의한 불쾌감 정도이면 노출 후 6~8시간 관찰하고, 증상이 개선되면 귀가 시켜도 좋다.

• 눈 통증, 기침 등의 점막 자극 증상이 나타난 환자는 모두 입원시켜 48시간 정도는 경과를 관 찰한다.

• 초기에 의식 불명이었던 환자는 1주일 이내에 검사를 실시해 지연성의 신경학적 후유증의 유 무를 확인한다.

2) 해독제

효과는 명확하지 않으나 중증인 경우는 고려한다.

(1) 아질산화합물: 아질산아밀(흡입), 아질산나트륨(정맥 주사)

• 작용 메커니즘: 산화제인 아질산은 헤모글로빈을 산화한다. 발생한 메트헤모글로빈이 황화수 소와 결합하여 설프메트헤모글로빈을 생성한다. 황화수소는 빠르게 티오황산으로 대사되므 로 아질산화합물의 투여는 몇 분 이내에 시작해 1시간 이내에 종료하면 가장 효과적이다. 단, 일본에서 의약품으로 시판되는 아질산아밀은 황화수소 중독에 적용한 사례는 없으며, 아질산 나트륨은 의약품으로 시판되지 않는다.

• 투여방법

아질산아밀: 1회 0.25mL(1관)를 피복을 벗기지 않고 그대로 두드려 파쇄하고 내용물을 피복 에 스머들게 하여 콧구멍에 대고 흡입시킨다.

아질산나트륨: 사용하는 경우 시약(특급)을 이용해 3% 용액으로 조제할 필요가 있다. 성인은 3% 용액을 10mL, 소아는 아질산나트륨으로 10mg/kg(3% 용액으로 0.33mL/kg)을 3분간 정맥 주사한다.

• 주의: 아질산화합물을 투여하는 경우 혈중 메트헤모글로빈 농도를 모니터링한다.

(2) 고기압산소치료

• 작용 메커니즘: 뇌 부종 개선 및 미토콘드리아가 시토크롬옥시다제와 결합해 나타나는 황화 수소 배출 촉진이 기대된다.

• 산소 투여나 아질산화합물에 반응하지 않는 신경 장애나 산성혈액증이 있는 환자, 폐부종이 있는 환자에게 검토해야 한다.

9. 현장에서 2차 피해의 방지 대책

▎ 주의사항

- 현장(노출 장소, 재해 발생 장소)에 진입할 경우, 적절한 보호구(자급식 호흡기, 화학보호복 등)를 착용하고 눈·피부 접촉과 흡입을 피한다. 방독마스크를 사용하는 경우는 원인물질에 대응하는 흡수 캔(황화수소는 '황화수소용')을 적절히 장착할 필요가 있다.
- 황화수소는 공기보다 무거우므로, 잔류하는 가스에는 주의가 필요하다.
- 허가 없이 진입해서는 안 된다.
- 바람이 통하는 높은 곳에 머무른다.

▎ 초기 격리 및 방호조치 거리

ERG 2016(2016 Emergency Response Guidebook)에 의거한다.

자세한 내용은 『2016 유해물질 비상대응 핸드북』 또는 '웹 와이저' 참조

https://www.phmsa.dot.gov/hazmat/erg/emergency-response-guidebook-erg

https://webwiser.nlm.nih.gov/knownSubstanceSearch.do

황화수소(유엔 번호 1053, ERG GUIDE 11)

소규모 유출(208L 이하) (소용기 또는 대용기에서의 소량 유출)			대규모 유출(208L 이상) (대용기 또는 많은 소량용기에서)		
초기 격리 (전 방향)	보호 활동(풍하측)		초기 격리 (전 방향)	보호 활동(풍하측)	
	주간	야간		주간	야간
30m	0.1km	0.4km	400m	2.1km	5.4km

▎ 누출물 처리

'국제 화학물질 안전성 카드 ICSCs' 참조

https://www.ilo.org/dyn/icsc/showcard.listCards3

① 황화수소   ICSC: 0165

- 오사카시 소방서에서 황화수소를 흡착할 수 있는 특수한 활성탄을 이용해 간이형 황화수소 제거 장치를 개발했다(기타구치 타다시, ≪월간소방≫, 30(2008), pp.9~12). 황화수소는 일반 활성탄에는 흡착하지 않지만 특수 촉매[요오드산(HIO_3) 등]를 첨착한 특수한 활성탄에는 흡착한다.

19
염소

█ 개요

물질·제품　자극적인 냄새가 있는 녹황색의 기체로 공기보다 무겁다. 펄프 및 섬유의 표백, 수돗물 및 수영장의 살균 소독에 사용하며, 공업원료로도 사용한다. 차아염소산을 함유하는 염소계 약제(세정제나 소독제)와 산성 물질과의 반응으로 발생한다. 화학무기로 사용된 적도 있다.

문제가 되는 성분과 증상　염소 자체의 산화 작용, 생체의 수분과 반응해 생성하는 염화수소나 차아염소산의 자극·부식 작용으로 강한 조직 손상을 일으킨다. 수용성은 그다지 높지 않고 기체로서 폐포까지 도달하므로 상기도 및 하기도에도 장애를 일으킨다. 경증인 경우는 눈물흘림, 눈 충혈, 입 및 목 점막의 작열감, 기침, 구역질, 구토, 현기증, 두통 등이 나타난다. 중증인 경우는 기관지경련, 호흡곤란, 저산소혈증, 대사성 산성혈액증이 나타나고, 기도 자극이 강한 경우는 지연되어 폐부종 등의 급성 폐손상이 발병될 가능성이 있다.

JPIC 접수 상황　연간 40건 정도의 문의가 있다. 염소계 약제의 사용에 따른 사고가 많고, 주택, 수영장, 목욕 시설, 식품 가공공장, 음식점, 의료 시설 등에서 잘못하여 발생된 염소를 흡입하는 사고가 발생한다.

초기 대응을 위한 확인 사항

1. 물질·제품

- 물질명: 물질의 일반명, 제품명, 농도 등. 반응으로 발생한 기체의 경우 반응 전 물질명. 취급 중 사고인 경우, 물질안전보건자료(MSDS)도 확인한다.
- 성상·외관: 악취(염소 냄새가 나는가). 색(녹황색인가)
- 현장 검지 결과(염소 농도)

2. 노출 상황·경로

- 경로: 들이마셨다, 눈에 들어갔다, 피부에 부착했다, 차아염소산 제제의 경구 섭취 등
- 장소: 가정 내, 공장, 실험실, 수영장 등
- 상황: 취급 중 사고인가, 운송 중 사고인가, 의도적 섭취인가?
  취급 중 사고일 경우: 작업 내용, 환기상태, 보호구 착용 상황, 노출량
- 피해자 수, 노출 후 경과 시간. 2차 피해 가능성의 유무

3. 환자의 상태·증상

- 구역질, 구토, 복통 등의 소화기 증상은 없는가?
- 기침. 호흡곤란 등은 없는가, 천식 등 기저질환은 없는가?
- 눈 위화감. 통증, 충혈, 눈물흘림은 없는가?
- 피부 통증, 발적, 발진, 수포 등은 없는가?
- 부상 후의 제염 상황(탈의·세척의 타이밍, 세정 방법 등)

초기 대응 포인트

고농도로 노출되면, 생명에 영향을 끼칠 수 있다.

- 2차 피해 방지: 기체·분진·퓸·액적 흡입, 눈·피부 접촉을 피한다. 현장(노출 장소, 재해 발생 장소)에 진입하는 경우 적절한 보호구(자급식호흡기, 화학보호복 등)가 필요하다.
- 즉시 현장에서 벗어나 공기가 신선한 장소로 이동한다.
- 전신 상태가 불량한 경우는 즉시 구급 요청을 한다. 심폐 정지 시 심폐소생술을 실시한다.

진찰과 의료기관의 대응

- 기침이 멈추지 않거나 호흡곤란, 눈 충혈, 눈물흘림 등이 있으면, 치료와 경과관찰을 위해 의료기관에서 진찰을 받는다.
- 탈의, 피부 및 눈을 씻고 호흡·순환 관리, 대증치료를 한다.

- 노출 후 4~6시간이 경과해도 호흡기 증상이 있는 환자는 모두 입원시킨다.
- 노출 후 24시간의 경과가 양호하면 퇴원시켜도 좋다. 단, 기도 자극이 강한 경우 24~72시간 후 폐부종이 발병할 수 있으므로 주의한다.

경과관찰
- 무증상, 또는 눈·피부·호흡기의 가벼운 자극에 의한 증상(눈 통증, 가벼운 기침, 피부 통증 등)이 나타나는 정도이면 보통 치료는 필요 없고, 가정에서 경과관찰이 가능하다.

▌해설

1. 물질 · 제품에 대하여

- 염소(Cl_2)는 상온 상압에서 자극 냄새가 있는 녹황색 기체이며, 상대증기밀도는 2.49로 공기보다 무겁다.
- 물에 녹아(20℃, 6.9g/L) 염산(HCl) 및 차아염소산($HClO$)을 생성하고 수용액은 강산으로 부식성이 있다.
- 강력한 산화제이며 반응성이 높고, 많은 금속 및 유기물과 격렬하게 반응해 염화물을 형성한다.
- 액화 염소로 유통되며, 고압가스보안법의 용기보안규칙에 따라 황색 봄베에 흰색으로 '액화염소'를 표시하도록 규정된다. 또 독극물 취급법에서 극물로 지정되었으므로 흰색 바탕에 붉은색으로 '의료용 외 극물'을 표시해야 한다.
- 강한 표백·살균 작용을 하며 펄프 및 섬유의 표백제, 수돗물 및 수영장의 살균소독제로 사용한다. 공업적으로는 광석제련 및 금속의 회수, 점토 규사 등의 철분 제거, 염산이나 염소산염, 클로로포름 등의 유기염소화합물 및 무기 염소화합물의 원료, 폴리염화비닐 및 폴리염화비닐리덴 등의 합성수지 원료, 합성 중간체로서 향료, 의약품, 농약의 제조 등에 이용한다.
- 기타 염소 발생원으로 염소의 옥소산인 차아염소산에서의 유리 및 차아염소산이나 산성 물질(염산을 함유하는 세정제, 수처리에 사용되는 폴리염화알루미늄 등)과의 반응이 있다. 수영장 및 쇼핑센터 등 대형 시설 내 기계실, 입욕 시설, 식품 가공공장, 음식점, 의료 시설 등 차아염소산염을 함유한 약제를 사용하는 시설에서 발생하며, 가정에서도 염소계 표백제, 곰팡이제거제, 화장실용 세정제 등에서 발생할 수 있다.
- 인류 최초의 본격적인 화학무기로서 제1차 세계대전 중 1915년 4월 이프르 전선에서 독일군 화학무기 부대가 사용했다.

▌ JPIC 접수 상황

【접수 건수】 (염소 반응으로 발생한 염소 포함) 2007~2016년 10년간 441건. 의료기관 168건 (38.1%), 일반 230건(52.2%), 기타 43건(9.8%)

【환자 연령층】 5세 이하 21건, 6~19세 47건, 20~64세 309건, 65세 이상 25건, 불명 39건

【사고 상황】 잘못 사용(약품 혼합·환기 불량 등) 197건, 산재 100건, 자살기도·자해행위 82건, 기타·불명 62건. 주택, 수영장 등에서 차아염소산 제제와 산성 물질을 잘못 혼합하거나, 차아염소산 제제를 과잉으로 사용해 발생한 염소를 흡입하는 사고가 많다.

【증상 출현율】 77.1%(증상 있음 340건)

▌ 문헌 보고 예

1) 흡입(염소 봄베 취급 중 사고)
• 염소 봄베에서 누출된 염소를 다량 흡입했다. 입원 시 전신 청색증, 수포음, 심각한 저산소혈증이 나타났다. 제6일째 인공호흡기 제거, 제7일째 발관, 산소마스크에서 SpO_2 99~100%유지되었으나 제10일째 폐혈전 색전증으로 사망했다[아사노 미기와(浅野水辺) 외: 《일법의지》, 53 (1999), pp.345~349].

2) 흡입(세제 혼합)
• 자살 목적으로 차아염소산나트륨을 함유하는 세정제와 염산을 함유하는 세정제를 혼합시켜 발생한 염소를 흡입했다. 기도 점막의 발적과 천식과 같은 호흡곤란이 주 증세였으며, 아미노필린, 프레도니졸론, 항생제를 투여, 5일 후 호전되었다[요시다 데쓰(吉田徹) 외, 《중독연구》, 5(1992), p.192].

3. 독성

• 증상은 농도, 노출 시간, 노출된 조직의 수분, 노출 환경(폐쇄 공간 등), 개인의 감수성에 의존한다.
• 증상 발현 농도 3~5ppm(점막이 침범되어 비염, 눈물 눈비, 침흘림, 기침이 나타난다)

- 염소 농도와 임상증상 관계[M. J. Ellenhorn et al., *Medical Toxicology: Diagnosis and Treatment of Human Poisoning*(New York: Elsevier Science, 1988)]

염소 농도	증상
0.2~3.5ppm	냄새를 느낀다(내성이 생길 수도 있다).
1~3ppm	가벼운 점막 자극, 1시간 정도는 견딜 수 있다.
5~15ppm	중간 정도의 상기도 자극
30ppm	급격한 흉통, 구토, 호흡곤란, 기침
40~60ppm	폐렴 및 급성 폐손상
430ppm	30분 이상의 노출은 치명적이다.
1,000ppm	몇 분의 노출만으로도 치명적이다.

참고: 규제값, 허용농도 등

- 일본산업위생학회 권고 허용농도(2018년도): 최대허용농도 0.5ppm
- 급성노출가이드라인 농도(AEGL: Acute Expose Guideline Level)(Final: 설정치)

대기 중으로 방출된 화학물질의 임계농도. 이 농도를 초과하면 일반 인구 집단의 건강에 영향을 미칠 수 있다.

노출 시간	10분	30분	60분	4시간	8시간
AEGL 1 (불쾌감, 자극 등의 영향, 단, 일과성, 가역적)	0.50ppm	0.50ppm	0.50ppm	0.50ppm	0.50ppm
AEGL 2(불가역적, 위중, 장기적인 건강 영향)	2.8ppm	2.8ppm	2.0ppm	1.0ppm	0.71ppm
AEGL 3(생명을 위협하는 영향이나 사망)	50ppm	28ppm	20ppm	10ppm	7.1ppm

4. 중독 발현 메커니즘

1) 조직에 직접 작용해 발생하는 조직 손상(특히 호흡기)

- 염소 자체의 강한 산화 작용, 생체의 수분과 반응해 생성되는 염산 및 차아염소산, 활성산소 등의 자극·부식 작용으로 조직에 강한 장애를 일으킨다.
- 수용성은 그다지 높지 않고, 기체로서 폐포까지 도달하므로 상기도 및 하기도에도 장애를 일으킨다.

5. 체내동태

• 보통 피부·점막에서 흡수된 독성은 문제가 되지 않는다.

6. 증상

흡입하면 상기도 및 하기도에도 장애를 일으킨다.

보통 초기 증상은 노출 직후에 나타난다. 저농도에서도 증상이 나타나므로 곧바로 장소를 벗어나는 경우가 많지만, 매우 고농도의 노출이나 폐쇄 공간에서 흡입한 경우는 호흡기 장애로 사망할 가능성이 있다.

• 경증인 경우, 눈물흘림, 눈 충혈, 입 및 목 점막의 작열감, 기침을 일으킨다. 구역질, 구토, 현기증, 두통 등이 생길 수 있다.
• 중증인 경우, 상기도 및 하기도 장애에 의한 기관지경련, 호흡곤란, 저산소혈증, 대사성 산성혈액증이 나타난다. 기도 자극이 심한 경우 24시간 이내에 폐부종 등의 급성 폐손상이 발병할 수 있으며, 발병은 24~72시간 지연될 수 있다.
• 천식, 만성폐색성폐질환(COPD) 등의 기저질환이 있는 경우, 저농도에서도 발작이 유발될 가능성이 있다.
• 눈 노출은 눈 자극감, 충혈, 동통(3~6ppm에서는 타는듯한 감각), 눈물흘림, 눈꺼풀 종창 등을 일으킨다.
• 피부 부착인 경우 자극, 홍반, 통증 등이 나타나고, 고농도에서는 화학 손상의 가능성이 있다.

7. 대응

고농도에 노출되면 생명에 지장이 있을 수 있으며, 심각하게 노출된 경우는 즉시 의료기관의 대응이 필요하다.

대응자의 안전 확보와 환자 상태 안정화(기도확보, 호흡 관리)를 우선해 제염(탈의, 오염 부위 세정), 대증치료를 한다.

* 안전 확보: 기체·분진·품·액적 흡입, 눈·피부 접촉을 피한다.

현장(노출 장소, 재해 발생 장소) 이외에서 환자와 접촉하는 경우도 충분히 주의하고, 필요에 따라 적절한 보호장비를 착용한다.

▌프리호스피털 케어(prehospital care, 병원 가기 전 응급처지)

- 즉시 현장에서 벗어나 공기가 신선한 장소로 이동한다.
- 전신 상태가 안 좋은 경우 즉시 구급 요청을 한다. 심폐 정지 시 심폐소생술을 실시한다(구상 인공호흡은 피한다).
- 오염된 의복 및 신발은 주의 깊게 벗기고 밀봉한다. 피부는 비누와 물로 충분히 세정한다. 눈 은 물(실온)로 15분 이상 세정한다.

▌의료기관에서의 처치

지연되어(72시간까지) 급성 폐손상이 나타날 수 있으므로, 눈이나 호흡기 자극을 초과하는 증상 이 있는 환자는 의료기관에서 경과관찰이 필요하다.

- 호흡·순환 관리: 호흡 상태가 불량한 경우 신속하게 기도확보, 산소 투여, 필요에 따라서 기관 삽관(특히 협착음, 2~3도 화학 손상, 중추제어가 있는 경우), 인공호흡을 한다.
- 해독제: 없다.
- 확인이 필요한 검사: 혈액 가스 분석, 흉부 X선 검사(기도 자극이 있는 경우), 심전도 검사, 호흡 기능 검사를 시행한다.

8. 치료 시 주의점

1) 입원 및 경과관찰 기준
- 노출 후 4~6시간이 경과해도 호흡기 증상이 있는 환자는 모두 입원시킨다.
- 심각한 호흡억제나 상기도에 장애가 있는 경우 중환자실에 입원시켜야 한다.
- 노출 후 24시간의 경과가 양호하면 퇴원시켜도 좋다. 단, 기도 자극이 강한 경우 폐부종이 발 생할 수 있으며, 노출 24~72시간 후에 발병할 수도 있으므로 퇴원 후에도 72시간 정도는 외래 에서 경과관찰이 필요하다.

9. 현장에서 2차 피해의 방지 대책

▍ 주의사항

- 현장(노출 장소, 재해 발생 장소)에 진입할 경우 적절한 보호구(자급식 호흡기, 화학보호복 등)를 착용하고 눈, 피부 접촉과 흡입을 피한다. 방독마스크를 사용하는 경우 원인물질에 대응하는 흡수 캔(염소는 '할로겐 가스용')을 적절히 장착할 필요가 있다.
- 염소는 공기보다 무거우므로 체류하는 가스에는 주의가 필요하다.
- 허가 없이 진입해서는 안 된다.
- 바람이 통하는 높은 곳에 머무른다.

▍ 초기 격리 및 방호조치 거리

ERG 2016(2016 Emergency Response Guidebook)에 의거한다.

　자세한 내용은 『2016 유해물질 비상대응 핸드북』 또는 '웹 와이저' 참조

　https://www.phmsa.dot.gov/hazmat/erg/emergency-response-guidebook-erg

　https://webwiser.nlm.nih.gov/knownSubstanceSearch.do

염소(유엔 번호 1017, ERG GUIDE 124)

- 유출량, 격납용기(용량), 주간 또는 야간, 풍속에 따라 초기 격리·보호 활동 거리가 다르다.
- 소규모 유출(208L 이하)

소용기 또는 대용기에서의 소량 유출		
초기 격리 (전 방향)	보호 활동(풍하측)	
	주간	야간
60m	0.3km	1.1km

- 대규모 유출(208L 이상)

수송용기	초기 격리 (전 방향)	보호 활동(풍하측)					
		주간			야간		
		풍속 저 < 10km/hr	풍속 중 10~20km/hr	풍속 고 > 20km/hr	풍속 저 < 10km/hr	풍속 중 10~20km/hr	풍속 고 > 20km/hr
철도 탱크차	1,000m	9.9km	6.4km	5.1km	11+km	9.0km	6.7km
고속도로 탱크 로리/ 트레일러	600m	5.8km	3.4km	2.9km	6.7km	5.0km	4.1km

복수 1t 탱크	300m	2.1km	1.3km	1.0km	4.0km	2.4km	1.3km
복수 소형 봄베/ 단독 1t 탱크	150m	1.5km	0.8km	0.5km	2.9km	1.3km	0.6km

* 양의 부호(+)는 대기 조건에 따라 거리가 더 멀어지는 것을 나타낸다.

▋ 누출물 처리

다음 물질은 '국제 화학물질 안전성 카드 ICSCs' 참조

https://www.ilo.org/dyn/icsc/showcard.listCards3

① 염소   ICSC: 0126

20
시안화수소·시안화합물

▌개요

물질·제품 시안화합물은 시안화물이온(CN^-) 또는 시아노기(-CN)를 가진 화합물로, 무기 시안화합물과 유기 시안화합물이 있다. 무기 시안화합물에는 고체의 시안화칼륨(청산칼륨), 시안화나트륨(청산소다), 기체의 시안화수소, 염화시안 등이 있으며, 다양한 분야에서 널리 사용한다. 시안화수소는 시안화합물을 산성 물질과 혼합한 경우 및 질소를 함유한 유기화합물의 연소에 의해서도 발생한다. 또 화학작용제로서 시안화수소, 염화시안이 사용된 적이 있었다. 유기 시안화합물에는 유기용매인 아세트니트릴과 식물에 함유된 청산배당체 등이 있다. 독극물 취급법에서 "무기 시안화합물 및 함유 제제"는 일부를 제외하면 독물에, "유기 시안화합물 및 함유 제제"는 일부를 제외하고 극물에 해당한다.

문제가 되는 성분과 증상 시안화물이온은 금속과의 친화성이 높아, 세포 내 미토콘드리아의 전자전달계인 시토크롬옥시다아제가 3가 철이온(Fe^{3+})에 결합해 안정적인 화합물을 만들고, 시토크롬옥시다아제를 억제해 세포 호흡을 억제한다. 무기 시안화합물의 경구 섭취나 흡입은 보통 증상의 출현과 진행이 빠르다. 산소와 감수성이 높은 중추신경, 호흡기, 심근이 영향을 받아 탈진, 현기증, 호흡곤란, 빈맥, 피부 홍반 등이 나타나고, 중증인 경우는 의식소실, 저혈압, 대사성 산성혈액증, 경련, 부정맥 등이 나타나 단시간에 사망한다. 시안화금칼륨 등의 금속 시안화합물은 시안화이온의 유리가 시안화칼륨이나 시안화나트륨에 비해 늦다. 또 유기 시안화합물은 체내에서 대사되어 작용하기 때문에, 심각한 증상이 나타나기까지 시간이 걸린다.

JPIC 접수 상황 문의는 연간 몇 건 정도다. 직장이나 대학에서 시안화합물 취급 중 발생한 시안화수소 흡입, 공장에서 시안화합물이 함유된 금속 도금액이 피부 부착하는 등의 사고, 화재 현장에서의 시안화수소 흡입과 의도적 섭취도 있다.

초기 대응을 위한 확인 사항

1. 물질·제품
- 물질명: 물질의 일반명, 제품명, 농도 등. 반응으로 발생한 기체의 경우 반응 전 물질명

  취급 중 사고인 경우, 물질안전보건자료(MSDS)도 확인한다.
- 성상·외관: 고체(분말, 결정 등), 액체, 기체, 악취(자극적 냄새 또는 아몬드와 같은 냄새가 나는가)
- 현장 검지 결과

2. 노출 상황·경로
- 경로: 입에 들어갔다, 삼켰다, 들이마셨다, 눈에 들어갔다, 피부에 부착했다 등
- 장소: 가정 내, 공장, 실험실 등
- 상황: 취급 중 사고인가, 운송 중 사고인가, 화재인가, 의도적 섭취인가?

  취급 중 사고일 경우: 작업 내용, 환기상태, 보호구 착용 상황, 노출량
- 피해자 수, 노출 후 경과 시간, 2차 피해 가능성의 유무

3. 환자의 상태·증상
- 의식장애(착란, 혼수 등), 경련, 피부 홍반, 구토, 두통, 탈력감, 현기증, 숨참 등은 없는가?
- 구강 점막 발적 및 종창, 통증 등은 없는가?
- 눈 위화감, 통증, 충혈, 눈물흘림은 없는가?
- 피부 통증, 발적, 발진, 수포 등은 없는가?
- 부상 후의 제염 상황(탈의·세척의 타이밍, 세정 방법 등)

초기 대응 포인트

일반적으로 증상 출현 및 진행은 빠르므로, 생명에 지장이 있을 수 있다.
- 2차 피해 방지: 기체·분진·품·액적 흡입, 눈·피부 접촉을 피한다.

  시안화수소의 발생이 예상되는 상황이면 현장(누출 장소, 재해 발생 장소)에 들어갈 경우 적절한 보호구(자급식 호흡기, 화학보호복 등)가 필요하다.

  경구 섭취: 위에서 시안화수소가 발생할 가능성이 있으므로, 현장 이외에서 환자와 접촉하는 경우에도 충분히 주의하고 필요에 따라 적절한 보호구를 착용한다.
- 즉시 현장에서 벗어나 공기가 신선한 장소로 이동한다.
- 전신 상태가 불량한 경우 즉시 구급 요청을 한다. 심폐 정지 시 심폐소생술을 실시한다.

진찰과 의료기관의 대응
- 청산배당체 이외의 시안화합물에 노출되었을 가능성이 있는 경우, 청산배당체를 함유한 식물을 다량으로 섭취한 경우에는 즉시 의료기관에서 진료를 받는다(증상의 출현 및 진행이 빠르므로, 생명에 지장이 있을 수 있다).

- 증상이나 검사치에 이상이 없더라도, 적어도 8시간(지연되어 심각한 증상이 나타날 가능성이 있는 금속 시안화합물, 유기 시안화합물 등은 적어도 24시간)은 의료기관에서 경과관찰이 필요하다.
- 경구 섭취한 경우는 소화관제염, 피부 노출은 탈의와 습식 세척 후, 호흡·순환 관리, 대증치료를 한다.
- 해독제는 하이드록소코발라민, 티오황산나트륨이 있으며, 전신증상이 있는 경우 가능한 한 조기에 사용한다. 바이탈 사인에 문제가 없으면 반드시 투여할 필요는 없지만, 증상이 악화될 수 있으므로 언제든지 사용할 수 있도록 준비해 둔다.

▌해설

1. 물질 · 제품에 대하여

구조에 시안화물이온(CN⁻) 또는 시아노기(니트릴기, -C≡N)를 가진 화합물을 시안화합물이라고 한다. 무기 시안화합물, 유기 시안화합물이 있다.

- 무기 시안화합물

  고체: 시안화칼륨(KCN, 청산칼륨, 수용액은 알칼리성), 시안화나트륨(NaCN, 청산소다, 수용액은 강 알칼리성), 시안화금칼륨[KAu(CN)₂], 브롬화시안(CNBr, 실온에서 승화, 자극 냄새) 등

  기체: 시안화수소(HCN, 상대증기밀도 0.94로 공기보다 가볍다. 26℃ 이하에서 액체가 된다), 염화시안(ClCN, 상대증기밀도 2.16으로 공기보다 무겁다. 저농도에서도 견디기 힘든 자극 냄새가 나며, 13℃ 이하에서 액체가 된다), 시아노겐(CNCN, 디시안, 상대증기밀도 1.8로 공기보다 무겁다) 등

- 유기 시안화합물

  아세트니트릴(CH₃CN, 액체, 증기압 9.9kPa 25℃), 아크릴로니트릴(CH₂CHCN, 액체, 증기압 11.0kPa 20℃), 식물에 함유된 청산배당체(아미그달린 등) 등

- 독극물 취급법에서 "무기 시안화합물 및 함유 제제"는 페리시안염 등의 일부 화합물을 제외하면 독물에, "유기 시안화합물 및 함유 제제"는 일부를 제외하고 극물에 해당한다.

1) 공업용도

- 시약이나 공업 원료로서 다양한 공업 분야에서 넓게 사용된다.
- 금속시안화합물(시안화금칼륨 등)은 주로 금속 도금액으로 사용된다.

2) 농업용도

- 창고 등에서 사용하는 훈증제로서, 1960년대 무렵까지 '청산 훈증제', '시안화칼슘'이 널리 사용되었다. 2019년 현재도 시안화수소 98%를 함유한 제제(티바크론®)이 농약으로 등록되어 있다.
- 살충제(농약)의 용제로서 아세트니트릴이 사용된다.

3) 자연계

- 청산배당체: 장미과 식물인 살구나 매실, 자두, 비파 등의 종자의 인(배아와 배유)에는 청산배당체의 아미그달린이 함유되어 있다. 아미그달린은 생체 내에서 효소의 작용에 의해 가수분해되어 시안화합물을 생성한다. 매실 장아찌, 매실주 절임 등에 잔존하는 정도면 시안 중독은 일어나지 않지만, 비파 씨앗을 건조시켜 분말 상태로 가공한 건강식품은 사망을 포함한 심각한 건강 피해 해외 사례가 다수 보고되었으며, 미국식품의약국(FDA)은 아미그달린 및 레이트릴(추출·정제된 아미그달린)의 미국 내 판매를 금지하고 있다.

4) 기타

- 산·물과의 반응: 산과 무기 시안화합물이 접촉하면 시안화수소가 발생한다. 물과의 접촉으로 시안화수소가 발생하는 무기 시안화합물(시안화칼륨, 브롬화시안 등)도 있다.
- 화재: 질소를 함유하는 유기화합물의 연소, 특히 나일론이나 폴리우레탄 등 CN 결합을 가진 고분자의 연소에 의해 발생한다.
- 사건: 시안화칼륨, 시안화나트륨은 무미 무취로, 옛날부터 자살이나 살인 등에 사용되어 왔다. 시안화나트륨을 청량음료에 섞어 2명이 사망한 사건(1977년, 청산콜라 무차별 살인사건), 청산 봉인 과자가 소매점에 전시된 사건(1984~1985년, 글리코·모리나가 사건) 등이 있다.
- 화학작용제: 시안화수소, 염화시안 등의 기체 시안화합물은 화학작용제(혈액작용제)로 사용된 적이 있다. 살상 목적으로 가스실 사형과, 나치·독일의 강제수용소에도 사용되었다고 한다.

2. 사고 발생 상황

▌ JPIC 접수 상황

1) 무기 시안화합물 및 유기 시안화합물(청산배당체 함유 식물 제외)

【접수 건수】 2007~2016년 10년간 57건. 의료기관 41건(71.9%), 일반 10건(17.6%), 기타 6건

(10.5%)

【물질】 시안화칼륨 13건, 시안화나트륨 6건, 시안화수소 6건, 시안화금칼륨 및 시안화구리 등 금속 시안화물 7건, 아세트니트릴 10건, 아크릴로니트릴 6건, 시안 여부 미상 6건

【사고 상황】 취급 중 사고 39건, 의도적 섭취 12건, 화재에 의한 흡입 2건, 기타 및 불명 4건. 취급 중 사고는 직장이나 대학의 실험에서 시안화합물을 함유한 시약을 취급하던 중에 발생한 가스를 흡입했다, 공장에서 시안화합물을 함유한 금속 도금액이 피부에 부착되었다, 작업 중에 아세트니트릴이나 아크릴로니트릴을 흡입했다, 공장에서 시안화합물을 함유한 금속 도금액이 피부에 부착되었다, 뒤집어썼다 등이 있고, 의도적 섭취는 시안인지 몰랐던 1건을 제외하면 시안화칼륨이나 시안화금칼륨의 경구 섭취였다.

2) 청산배당체 함유 식물

【접수 건수】 2007~2016년 10년간 388건. 의료기관 34건(8.8%), 일반 314건(80.9%), 기타 40건 (10.3%)

【물질】 매실(청매실 포함), 198건, 살구·자두·복숭아 50건, 비파 10건 등

【사고 상황】 소아가 청매실을 씹거나, 자두와 비파 씨앗을 과육과 함께 믹서에 넣어 주스로 만들어 마시는 불의의 사고가 대부분이다.

▌ 문헌 보고 예

1) 경구(시안화칼륨) 사망 사례

• 시안화칼륨 1.2g을 의도적으로 섭취하고 그 자리에서 졸도했다. 심폐 정지 상태로 이송되어 왔고, 아질산염 투여, 심폐소생, 경피적 심폐보조(PCPS)를 개시했는데, 현저한 젖산혈액증이 나타났다. 체외 순환 정지, 사망을 확인했다[미즈타니 마사유키(水谷政之) 외: ≪일본구급의회지≫, 23(2012), p.631].

2) 경구(시안화칼륨) 구명 사례

• 시안화칼륨의 캡슐을 3개 섭취하고 1.5시간 정도 후 동공 산대, 빈맥, 초조, 빈호흡, 순환부전, 대사성 산성혈액증이 나타나 아질산나트륨, 티오황산나트륨의 투여로 안정되었다. 혈중에서 시안화나트륨이 검출됐다[지바 노부타카(千葉宣孝), 외: ≪일본구급의회지≫, 24(2013), pp.871~876].

3) 경구(아세트니트릴) 생존 사례

- 아세트니트릴 25g을 경구 섭취하고, 약 30분 후 구토, 가벼운 졸음, 11시간 후 착란, 발한, 빈맥, 혼수, 산성혈액증이 나타나 아질산나트륨, 티오황산나트륨을 투여했다. 혈중에서 시안이 검출되었다[M. Mueller et al., *Postgraduate Medical Journal*, Vol.73(1997), pp.299~300].

3. 독성

1) 무기 시안화합물(고체)

- 성인의 치사량은 200~300mg으로 추정된다.
- 시안화나트륨 또는 시안화나트륨의 경우, 최소 치사량은 체중 1kg당 약 3mg으로 추정된다.

참고: 규제값, 허용농도 등

- 일본산업위생학회 권고 허용농도(2018년도)

    시안화칼륨, 시안화나트륨(CN으로): 최대허용농도 5mg/m³(이와 별도로 피부 흡수 가능성이 있다).

- 급성노출가이드라인 농도(AEGL: Acute Expose Guideline Level)(Final: 설정치)

    대기 중으로 방출된 화학물질의 임계농도. 이 농도를 초과하면 일반 인구 집단의 건강에 영향을 미칠 수 있다.

시안화칼륨(Final: 설정치)

노출 시간	10분	30분	60분	4시간	8시간
AEGL 1 (불쾌감, 자극 등의 영향, 단, 일과성, 가역적)	6.6mg/m³	6.6mg/m³	5.3mg/m³	3.5mg/m³	2.7mg/m³
AEGL 2(불가역적, 위중, 장기적인 건강 영향)	45mg/m³	27mg/m³	19mg/m³	9.3mg/m³	6.6mg/m³
AEGL 3(생명을 위협하는 영향이나 사망)	72mg/m³	56mg/m³	40mg/m³	23mg/m³	18mg/m³

시안화나트륨(Final: 설정치, 2015.4.1)

노출 시간	10분	30분	60분	4시간	8시간
AEGL 1	5.0mg/m³	5.0mg/m³	4.0mg/m³	2.6mg/m³	2.0mg/m³
AEGL 2	34mg/m³	20mg/m³	14mg/m³	7.0mg/m³	5.0mg/m³
AEGL 3	54mg/m³	42mg/m³	30mg/m³	17mg/m³	13mg/m³

2) 시안화수소

- 공기 중 농도와 인간의 생리적 영향[Hartung R 지음, 쓰가와 아키코(都河明子) 옮김, "33장:시안화물, 니트릴(33章: シアン化物, ニトリル)", 『화학물질 독성핸드북(化学物質毒性ハンドブック)』4권(도쿄: 丸善出版, 2000), pp.338~359]

18~36ppm	몇 시간 후 미미한 증상
45~54ppm	0.5~1시간 내성(즉시 또는 지연의 영향 없음)
110~135pm	0.5~1시간 이후 치사(치명적)
135pm	30분 후 치사
181ppm	10분 후 치사
270ppm	급사

참고: 규제값, 허용농도 등

- 일본산업위생학회 권고 허용농도(2018년도): 5ppm(이와 별도로 피부 흡수 가능성이 있다)
- 급성노출가이드라인 농도(AEGL: Acute Expose Guideline Level)(Final: 설정치)

노출 시간	10분	30분	60분	4시간	8시간
AEGL 1	2.5ppm	2.5ppm	2.0ppm	1.3ppm	1.0ppm
AEGL 2	17ppm	10ppm	7.1ppm	3.5ppm	2.5ppm
AEGL 3	27ppm	21ppm	15ppm	8.6ppm	6.6ppm

3) 염화시안

- 시안화수소와는 달리, 증기는 매우 저농도에서도 눈, 코, 기도 점막에 강한 자극성이 있다.
- 눈 자극성(인간): > 10mg/m³: 즉시 눈 자극, 눈물흘림, 100mg·2분/m³: 강한 자극성
- 공기 중 농도와 인간의 생리적 영향[R. Hartung 지음, 쓰가와 아키코 옮김, "33장:시안화물, 니트릴", 『화학물질 독성핸드북』4권(도쿄: 丸善出版, 2000), pp.338~359]

1ppm(0.0025mg/L)	최저 자극 농도(10분 노출)
2ppm(0.005mg/L)	10분 노출만으로 치명적
20ppm(0.05mg/L)	1분 노출만으로 치명적
48ppm(0.12mg/L)	30분 후 치사
159ppm(0.4mg/L)	10분 후 치사

참고: 규제값, 허용농도 등

- ACGIH 권고 TLV(Threshold Limit Values: 허용농도)

  STEL(Short TermExposure Limit: 단시간노출한계치): 0.3ppm

4) 유기 시안화합물

참고: 규제값, 허용농도 등

- 일본산업위생학회 권고 허용농도(2018년도): 아크릴로니트릴 2ppm(이와 별도로 피부 흡수 가능성이 있다)

- 급성노출가이드라인 농도(AEGL: Acute Expose Guideline Level)

아세트니트릴(Final: 설정치)

노출 시간	10분	30분	60분	4시간	8시간
AEGL 1	13ppm	13ppm	13ppm	13ppm	NR
AEGL 2	80ppm	80ppm	50ppm	21ppm	14ppm
AEGL 3	240ppm	240ppm	150ppm	64ppm	42ppm

NR: 데이터 부족으로 권장농도 설정 불가.

아크릴로니트릴(Final: 설정치)

노출 시간	10분	30분	60분	4시간	8시간
AEGL 1	1.5ppm	1.5ppm	NR	NR	NR
AEGL 2	8.6ppm	3.2ppm	1.7ppm	0.48ppm	0.26ppm
AEGL 3	130ppm	50ppm	28ppm	9.7ppm	5.2ppm

NR: 데이터 부족으로 권장농도 설정 불가.

4. 중독 발현 메커니즘

1) 세포 호흡 장애

시안화물이온은 금속과의 친화성이 높고, 미토콘드리아의 시토크롬옥시다아제 3가 철이온(Fe^{3+})에 결합해 안정적인 화합물을 만들고, 시토크롬옥시다아제를 억제한다. 이로 인해 전자전달계의 최종 단계인 산소분자에 대한 전자전달이 장애를 받기에 세포는 산소를 이용할 수 없게된다. 산소의 감수성이 높은 장기(중추신경, 호흡기, 심근)가 조기에 영향을 받아 혈액의 산소화능 저하, 심박출량 저하를 일으키고, 세포 호흡 억제와 더불어 저산소혈증도 일어난다. 또, 혐기성 대사가 진행되면서 고젖산혈증을 동반하는 산성혈액증이 일어난다.

2) 다양한 효소의 억제

생체의 다양한 효소에서, 촉매 부위의 금속이온과 착물을 형성해 효소의 작용을 억제한다. 또, 세포 호흡 억제에서 비롯된 증상이 현저하게 나타나므로, 다양한 효소 억제에 의한 증상은 보통 눈에 띄지 않는다.

3) 피부 · 점막의 자극과 부식 작용
- 시안화칼륨: 수용액은 알칼리성으로, 피부·점막의 자극 작용을 일으킬 가능성이 있다.
- 시안화나트륨: 수용액은 알칼리성이며, 점막에 부식 작용이 있다.
- 염화시안: 호흡기에 대한 강한 자극성이 있다.
- 아크릴로니트릴: 피부·점막의 자극 작용

5. 체내동태

1) 흡수
- 소화관, 호흡기, 피부, 점막에서 흡수된다.
- 청산배당체의 아미그달린은 장내 세균에 의해 가수분해되어 시안화합물을 생성한다.

2) 대사
- 대부분의 시안화합물은 간에서 미토콘드리아 효소인 로다네제에 의해 티오시안산염으로 대사된다.
- 아세트니트릴, 아크릴로니트릴은 간에서 대사되어 시안을 생성하고, 또 로다네제로 대사되어 티오시안산염이 된다. 시안은 며칠간 유리가 지속될 수 있다.

3) 배출
- 주로 티오시안산염으로 소변으로 배출된다. 일부는 시안화수소로 날숨을 통해 배출된다.

6. 증상

무기 시안화합물은 일반적으로 증상의 출현 및 진행이 빠르고, 중추신경계와 순환기계 증상이 조기에 출현한다. 가스를 흡입하면 거의 즉시 증상이 나타나며, 경구 섭취한 경우도 몇 분 이내에 증상이 출현한다. 단, 시안화금칼륨 등의 금속시안화합물은 시안화칼륨이나 시안화나트륨에 비해 시안화이온 유리가 현저하게 늦다. 또 유기 시안화합물은 체내에서 대사되어 작용하기 때문에 심각한 증상이 나타나기까지 시간이 걸린다.
- 구역질, 구토, 두통, 탈진, 착란, 현기증, 숨 가쁨 등이 나타난다. 빈맥, 피부 홍조가 나타나기

도 한다.

- 중증인 경우 혼수, 의식소실(이른바 '녹다운'), 저혈압, 음이온 갭 상승에 의한 대사성 산성혈액 증(젖산치 상승), 경련, 부정맥 등
- 다량 섭취하면 단시간에 죽음에 이른다. 사망에 이르지 않으면, 보통은 후유증 없이 회복한다.
- 시안화나트륨의 경구 섭취는 소화관 점막(특히 위~십이지장)의 부식이나 미란을 일으킬 가능성 이 있다.
- 눈 노출은 자극감, 충혈, 동통, 눈물흘림, 눈꺼풀 종창 등
- 피부 노출은 가려움이나 통증, 홍반, 발진, 수포 등이 나타날 가능성이 있다(자극성 접촉피부염).
- 시안화이온은 피부에서 흡수되므로 가열된 도금액에 의한 중증의 화상, 저장탱크 추락 등 노 출 면적이 광범위한 경우는 전신증상이 나타날 가능성이 있다.

7. 대응

일반적으로 증상의 출현과 진행이 빨라 생명에 영향을 미치므로, 경로와 관계없이 시안화합물 에 노출되었을 가능성이 있는 경우 즉시 의료기관에서 진찰을 받는다.

대응자의 안전 확보와 환자 상태 안정화(기도확보, 호흡 관리)를 우선해 제염(탈의, 오염 부위 세 정), 해독제 투여, 대증치료를 한다.

  * 안전 확보: 기체·분진·퓸·액적 흡입, 눈·피부 접촉을 피한다.

현장(노출 장소, 재해 발생 장소) 이외에서 환자와 접촉하는 경우도 충분히 주의하고, 필요에 따라 적절한 보호장비를 착용한다(경구 섭취 시 위에서 발생하는 시안화수소에 노출될 수 있다).

▌ 프리호스피털 케어(prehospital care, 병원 가기 전 응급처지)

- 즉시 현장에서 벗어나 공기가 신선한 장소로 이동한다.
- 전신 상태가 안 좋은 경우 즉시 구급 요청을 한다. 심폐 정지 시 심폐소생술을 실시한다(구강 인공호흡은 피한다).
- 오염된 의복 및 신발은 주의 깊게 벗기고 밀봉한다. 피부는 비누와 물로 충분히 세정한다. 눈 은 물(실온)로 15분 이상 세정한다.
- 이송 시에는 차량 내부가 오염될 수 있으므로 환기 등에 충분히 주의할 필요가 있다.

▌ 의료기관에서의 처치

신속하게 치료를 시작한다. 증상 및 검사치에 이상이 없더라도 최소 8시간(지연되어 심각한 증상이 나타날 가능성이 있는 금속시안화합물, 유기 시안화합물 등의 섭취는 적어도 24시간) 동안 의료기관에서 경과관찰이 필요하다.

- 호흡·순환 관리: 심전도를 모니터링하고, 순환 혈액량을 유지하기 위해 수액을 투여한다. 호흡 상태가 불량한 경우는 신속하게 기도확보, 산소 투여, 필요에 따라 인공호흡을 한다.
- 소화관제염: 시안화이온의 흡수는 빠르므로 소화관제염은 재빨리 실시한다. 시안화물이온이 느리게 유리되는 금속 시안화합물, 아세트니트릴 및 청산배당체를 함유한 식물 등 유기 시안화합물은 소화관 내에 미흡수 시안화합물이 존재할 가능성이 있으므로, 섭취 후 시간이 경과하더라도 실시를 고려한다.
- 해독제: 하이드록소코발라민, 티오황산나트륨
  바이탈 사인에 문제가 없으면 해독제 투여를 반드시 할 필요는 없지만, 증상 악화에 대비해 언제든지 사용할 수 있도록 준비해 둔다. 하이드록소코발라민을 우선적으로 고려해야 하며, 사용할 수 없는 경우 티오황산나트륨 단독 사용을 권장한다. 또, 기존에 사용된 아질산화합물은 메트헤모글로빈혈증을 일으켜 산소운반능을 더욱 저하시킬 가능성이 있다.
- 확인이 필요한 검사: 복부 X선 검사(시안화금칼륨 등 금속 함유 시안화합물은 방사선 불투과 가능성이 있다), 심전도 검사, 혈액 가스 분석(젖산치, 산성혈액증, 음이온 갭), 동정맥 산소 함량 교차(조직에서의 산소 이용이 억제되어, 정맥 혈중 산소 포화도가 높아지므로 교차가 작아진다)를 시행한다.
- 약독물 분석: 혈중 시안 농도 측정은 결과를 얻을 때까지의 시간을 고려하면 임상적인 의의는 낮다(확진에는 유효).

8. 치료 시 주의점

1) 입원 및 경과관찰 기준
- 경구 섭취한 경우 증상이나 검사치에 이상이 없어도 적어도 8시간(지연되어 심각한 증상이 나타날 가능성이 있는 금속시안화합물, 유기 시안화합물 등은 적어도 24시간)은 의료기관에서 경과관찰이 필요하다.
- 시안화수소를 흡입한 경우는 어떠한 증상이나 검사치에 이상이 없어도 적어도 6시간의 경과관찰이 필요하다.

• 경로를 불문하고 특정 증상이 있는 환자는 중환자실에 입원시켜야 한다.

2) 해독제

• 일본에서 의약품으로 시판되며 시안 중독에 적용된 약제는 하이드록소코발라민, 티오황산나
트륨, 아질산아밀이다. 아질산나트륨은 일본에서 의약품으로 시판되지 않으며, 사용 시에는
시약(특급)을 이용해 3% 용액으로 조제해야 한다.

(1) 하이드록소코발라민(정맥 주사)

• 작용 메커니즘: 하이드록소코발라민 분자의 3가 코발트 이온(Co^{3+})에 결합한 수산화이온(OH^-)
이, 시안화이온과 치환하여 무독의 시아노코발라민을 형성해 소변으로 배출된다.

• 사용 방법(시아노 키트 주사용 5g 세트): 하이드록소코발라민 5g을 생리식염수 200mL에 녹이고,
보통 하이드록소코발라민으로서 성인 5g, 소아 70mg/kg을 15분 이상 점적 정맥 주사한다.

• 주의: 티오황산나트륨과는 동시에 투여하지 않는다(동시에 투여해야 하는 경우면 같은 정맥로에
투여하지 않는다. 티오황산나트륨과 혼합하면 티오황산-코발트민 화합물을 형성해 하이드록소코발라민
이 유리시안과 결합할 수 없게 되어 해독 작용이 저하된다).

(2) 티오황산나트륨(정맥 주사)

• 작용 메커니즘: 미토콘드리아의 효소인 로다네제에 의해 티오황산나트륨이 시안이온과 반응
하여, 독성이 약하고 소변으로 배출하기 쉬운 티오시안산염(SCN)이 된다.

• 사용 방법(디톡솔 정맥 주사액 2g): 보통 성인 1회, 티오황산나트륨으로 12.5~25g을 정맥 주사
한다.

(3) 아질산아밀(흡입), 아질산나트륨(정맥 주사)

• 작용 메커니즘: 아질산에 의해 인위적으로 체내에서 메트헤모글로빈을 생성하고, 시토크롬산
화효소 Fe^{3+}와 결합한 시안이온을 유리시켜, 메트헤모글로빈의 Fe^{3+}와 결합해(시아노메트헤모
글로빈을 생성시킨다) 시토크롬산화효소 기능을 회복한다.

• 사용 방법: 아질산아밀은 1회 0.25mL(1관)를 피복을 제거하지 않고 그대로 두드려 파쇄하고,
내용물이 피복에 스며들게 하여 콧구멍에 대고 흡입시킨다. 아질산나트륨은 성인에게는 3%
용액 10mL, 소아는 아질산나트륨으로 10mg/kg(3% 용액 0.33 mL/kg)을 3분간 정맥 주사한다.

• 주의: 아질산아밀 또는 아질산나트륨은 메트헤모글로빈혈증을 유발하고, 산소 운반 능력을
더욱 저하시키므로 주의해야 한다.

9. 현장에서 2차 피해의 방지 대책

▌주의사항

• 시안화수소의 발생이 예상되는 상황에서 현장(노출 장소, 재해 발생 장소)에 진입할 경우 적절한 보호구(자급식 호흡기, 화학보호복 등)를 착용하고, 눈·피부 접촉과 흡입을 피한다. 방독마스크를 사용하는 경우 원인물질에 대응하는 흡수 캔(시안화수소는 '시안화수소용')을 적절히 장착할 필요가 있다.

• 허가 없이 진입해서는 안 된다.

• 바람이 통하는 높은 곳에 머무른다.

▌초기 격리 및 방호조치 거리

ERG 2016(2016 Emergency Response Guidebook)에 의거한다.

자세한 내용은 『2016 유해물질 비상대응 핸드북』 또는 '웹 와이저' 참조

https://www.phmsa.dot.gov/hazmat/erg/emergency-response-guidebook-erg

https://webwiser.nlm.nih.gov/knownSubstanceSearch.do

1) 시안화칼륨

시안화칼륨(수중 유출, 유엔 번호 1680, ERG GUIDE 157)

소규모 유출(208L 이하) (소용기 또는 대용기에서의 소량 유출)			대규모 유출(208L 이상) (대용기 또는 많은 소량용기에서)		
초기 격리 (전 방향)	보호 활동(풍하측)		초기 격리 (전 방향)	보호 활동(풍하측)	
	주간	야간		주간	야간
30m	0.1km	0.2km	100m	0.3km	1.2km

2) 시안화나트륨

시안화나트륨(수중 유출, 유엔 번호 1689, ERG GUIDE 157)

소규모 유출(208L 이하) (소용기 또는 대용기에서의 소량 유출)			대규모 유출(208L 이상) (대용기 또는 많은 소량용기에서)		
초기 격리 (전 방향)	보호 활동(풍하측)		초기 격리 (전 방향)	보호 활동(풍하측)	
	주간	야간		주간	야간
30m	0.1km	0.2km	100m	0.4km	1.4km

3) 시안화수소

시안화수소(안정화 무수물), 시안화수소(20% 이상 수용액, 유엔 번호 1051, ERG GUIDE 117)

소규모 유출(208L 이하) (소용기 또는 대용기에서의 소량 유출)			대규모 유출(208L 이상) (대용기 또는 많은 소량용기에서)		
초기 격리 (전 방향)	보호 활동(풍하측)		초기 격리 (전 방향)	보호 활동(풍하측)	
	주간	야간		주간	야간
60m	0.2km	0.9km	300m	1.1km	2.4km

시안화수소(20% 미만 수용액, 유엔 번호 1613, ERG GUIDE 154)

소규모 유출(208L 이하) (소용기 또는 대용기에서의 소량 유출)			대규모 유출(208L 이상) (대용기 또는 많은 소량용기에서)		
초기 격리 (전 방향)	보호 활동(풍하측)		초기 격리 (전 방향)	보호 활동(풍하측)	
	주간	야간		주간	야간
30m	0.1km	0.1km	100m	0.5km	1.1km

4) 염화시안

염화시안(안정화, 유엔 번호 1589, ERG GUIDE 125)

소규모 유출(208L 이하) (소용기 또는 대용기에서의 소량 유출)			대규모 유출(208L 이상) (대용기 또는 많은 소량용기에서)		
초기 격리 (전 방향)	보호 활동(풍하측)		초기 격리 (전 방향)	보호 활동(풍하측)	
	주간	야간		주간	야간
300m	1.8km	6.2km	1,000m	9.4km	11.0+km

5) 아세트니트릴

아세트니트릴(유엔 번호 1648, ERG GUIDE 127)

- 초기 격리: 유출 또는 누출 장소에서 전 방향으로, 최소 50m
- 보호 활동: 다량 유출은 풍하측으로 최소 300m는 대피 고려

6) 아크릴로니트릴

아크릴로니트릴(안정화, 유엔 번호 1093, ERG GUIDE 131P)

소규모 유출(208L 이하) (소용기 또는 대용기에서의 소량 유출)			대규모 유출(208L 이상) (대용기 또는 많은 소량용기에서)		
초기 격리 (전 방향)	보호 활동(풍하측)		초기 격리 (전 방향)	보호 활동(풍하측)	
	주간	야간		주간	야간
30m	0.2km	0.5km	100m	1.1km	2.1km

▌ 누출물 처리

다음 물질은 '국제 화학물질 안전성 카드 ICSCs' 참조

https://www.ilo.org/dyn/icsc/showcard.listCards3

① 시안화나트륨   ICSC: 0671

② 시안화나트륨   ICSC: 1118

③ 시안화수소   ICSC: 0492

④ 염화시안   ICSC: 1053

⑤ 아세트니트릴   ICSC: 0088

⑥ 아크릴로니트릴   ICSC: 0092

• 무기 시안화합물을 회수한 다음 현장은 수산화나트륨, 탄산나트륨 등의 수용액을 살포해 알
칼리성(pH 11 이상)으로 중화한 후, 산화제(차아염소산나트륨, 표백분 등) 수용액으로 산화 처리
하고 다량의 물로 씻어낸다. pH 8 정도의 알칼리성에서 염화시안이 발생하므로 주의한다[오노
야스오(大野泰雄) 엮음,『신 독극물 취급 안내(新 毒物劇物取扱の手引)』(도쿄: 時事通信出版局, 2018),
pp.155~175].

21
비소화합물(아르신 포함)

▌개요

물질·제품   비소는 비금속으로 분류되는 원소로, 3가와 5가의 무기 및 유기화합물이 존재한다. 지각에 포함된 미량원소 중 하나로 광석에 함유되어 있고 지하수나 바닷물에도 존재한다. 아비산 등의 화합물은 의약품이나 농약으로 사용하며, 반도체 산업에서는 아르신(비화수소)을 원료 가스로 사용한다. 아르신은 비소화합물과 산과의 반응, 비소화합물의 가수분해에 의해서도 발생한다. 또 비소를 함유하는 화학작용제로서 미란제의 루이사이트, 구토작용제(재채기제)의 아담사이트, 디페닐클로로아르신, 디페닐시아노아르신 등이 알려져 있다. 비소 및 비소화합물은 일부를 제외하고, 독극물 취급법에 독물로 지정된다.

문제가 되는 성분과 증상   아르신을 흡입하면 심각한 용혈을 일으킨다. 흡입 직후에는 전신 상태에 문제가 없더라도 1~24시간의 잠복기 후에 복통, 용혈에 따른 혈뇨, 급성신부전, 간 장애로 인한 황달이 나타날 수 있다. 그 외에도 비소화합물의 경구 섭취나 분진·퓸·액적의 점막 부착은 심한 구토 및 설사를 일으킬 수 있으며 탈수, 혈관 확장 작용, 심근장애로 인한 저혈압이나 쇼크, 심전도 이상 등이 나타날 가능성이 있다. 또한 말초신경장애 및 피부증상이 특징적이며, 후유증이 잔존하기도 한다.

JPIC 접수 상황   문의는 연간 몇 건 정도다. 직장에서의 실험, 오래된 농약 처리, 산업 폐기물 취급에 의한 사고 외에 의도적 섭취, 치과 치료에 의한 건강 피해나 음식물에 비소가 혼입될 가능성을 걱정하는 문의도 있다.

초기 대응을 위한 확인 사항

1. 물질·제품

- 물질명: 물질의 일반명, 제품명, 농도 등. 반응으로 발생한 기체의 경우 반응 전 물질명 취급 중 사고인 경우, 물질안전보건자료(MSDS)도 확인한다.
- 성상·외관: 고체(분말, 결정 등), 액체, 기체, 색, 악취(마늘과 같은 냄새가 나는가)
- 현장 검지 결과

2. 노출 상황·경로

- 경로: 입에 들어갔다, 삼켰다, 들이마셨다, 눈에 들어갔다, 피부에 부착했다 등
- 장소: 가정 내, 공장, 실험실 등
- 상황: 취급 중 사고인가, 운송 중 사고인가, 화재인가, 의도적 섭취인가?
     취급 중 사고일 경우: 업종, 작업 내용, 보호구 착용 상황, 노출량
- 피해자 수, 노출 후 경과 시간. 2차 피해 가능성의 유무

3. 환자의 상태·증상

- 심한 구토, 복통, 설사, 혈변은 없는가, 입이나 토사물에서 마늘 냄새는 없는가?
- 의식장애(착란, 혼수 등), 쇼크, 호흡곤란, 경련 등은 없는가?
- 기체(아르신) 흡입의 가능성이 있는 경우, 혈뇨, 황달은 없는가?
- 경구 섭취, 분진·퓸·액적을 흡입한 경우, 구강 점막 발적 및 종창, 통증 등은 없는가?
- 눈 위화감. 통증, 충혈, 눈물흘림은 없는가?
- 피부 통증, 발적, 발진, 수포 등은 없는가?
- 부상 후의 제염 상황(탈의·세척의 타이밍, 세정 방법 등)

초기 대응 포인트

생명에 지장이 있을 수 있고, 또 후유증이 오래 남을 수 있다.

- 2차 피해 방지: 기체·분진·퓸·액적 흡입, 눈·피부 접촉을 피한다.

  아르신의 발생이 예상되는 상황이면, 현장(노출 장소, 재해 발생 장소)에 진입하는 경우 적절한 보호구 (자급식호흡기, 화학보호복 등)가 필요하다.

  경구섭취: 위에서 유독한 아르신 발생할 가능성이 있으므로, 현장 이외에서 환자와 접촉할 경우도 고려하여 필요에 따라 절절한 보호구를 착용한다.

- 즉시 현장에서 벗어나 공기가 신선한 장소로 이동한다.
- 전신 상태가 불량한 경우는 즉시 구급 요청을 한다. 심폐 정지 시 심폐소생술을 실시한다.

해설

1. 물질 · 제품에 대하여

비소는 비금속으로 분류되는 원소로, 3가(As^{3+})와 5가(As^{5+})의 무기 및 유기화합물이 있다.

• 금속 비소(As_4)

• 무기비소화합물(3가)

  기체: 아르신(AsH_3, 비화수소, 무색으로 약간의 마늘 냄새, 상대증기밀도 2.7, 물에 녹는다)

  고체: 삼산화비소(무수아비산, As_2O_3), 아비산칼륨($KAsO_2$), 아비산나트륨($NaAsO_2$), 삼염화비소($AsCl_3$), 아비산납[$Pb(AsO_2)_2$], 아비산구리($CuHAsO_3$), 아세트아비산구리[$Cu(C_2H_3O_2)_2 \cdot 3Cu(AsO_2)_2$]등

• 무기비소화합물(5가)

  고체: 오산화비소(As_2O_5), 비산(H_3AsO_4), 비산납($PbHAsO_4$), 비산칼슘[$Ca_3(AsO_4)_2$] 등

• 유기 비소화합물

  고체: 디메틸아르신산[카코딜산, $(CH_3)_2As(O)OH$], 메틸아르손산[$CH_3AsO(OH)_2$], 메틸아르손산칼슘, 메틸아르손산철 등

• 독극물 취급법에서 비소 및 비소화합물은 독물로 지정되었다. 단, 과거에 농약으로 등록되었던 메탄아르손산칼슘, 메탄아르손산철은 극물이다. 또 전자재료 등에 이용되는 비화인듐 및 비화갈륨(고체 반도체), 게르마늄, 셀렌·비소를 함유하는 유리상의 물질은 독극물에서 제외되어 있다.

1) 자연계

- 비소는 지각의 마그마에 포함되어 있는 미량원소 중 하나로, 지표에서는 $FeAsS$(황비철광), Cu_3AsS_4(황비동광), $FeAs_2$(비철광), As_4S_4(계관석), As_2S_3, As_2S_2, As_2O_2(비화) 등 비소를 포함하는 광석(비석)에 함유되어 있다.
- 지하수나 해수 등에는 안정한 5가의 비산으로서 존재한다.
- 식물성 플랑크톤이나 해초를 섭취하면 메틸화, 리보스의 결합으로, 독성이 낮은 유기 비소화합물인 아르세노당이 되어 농축되고, 아르세노베타인으로서 사람의 체내에 흡수된다.

2) 공업용도

- 비소화합물로서 반도체 산업, 유리 첨가물, 촉매, 비료 탈황제, 염료 제조 등에 이용된다.
- 아르신은 반도체인 비화인듐($InAs$)와 비화갈륨($GaAs$)의 에피택셜 성장의 원료 가스, 동일의 반도체인 실리콘(Si)에 대한 도판트 가스로 사용된다. 압축 액화 기체로서 금속 실린더에 넣은 물질이 유통된다.
- 아르신은 비소화합물과 산과의 반응(금속공업 및 비금속제련소, 규소강 제조에서 여러 광석이 산성 용액과 우연히 접촉한 경우, 비화갈륨의 산에 의한 식각 등)이나, 비소화합물의 가수분해(비소를 함유한 드로스와 수증기가 반응하는 경우 등)에서도 발생한다.

3) 농업용도

- 독성 때문에, 현재는 일반적으로 사용하지 않는다.
- 오래전에는 비석의 소성에서 생성하는 아비산이 '살서제'로 사용되었다.
- 살충제·살균제로서 '비산석회(비산칼슘)', '비산철', '비산납', '비산망간', '구리·비소제(아세트아비산구리)', '유기비소(메탄아르손산, 디메틸아르신산 등)'가, 살서제로서 '아비산(아비산나트륨)', '아비산석회(아비산칼슘)'가 농약으로 등록되었지만, 모두 1998년도에 실효되었다.
- 목재방부제 및 흰개미 구제제로서 아비산 및 크롬화비산구리(CCA, chromated copper arsenate)가 사용되었으나, 2019년 현재 일본목재보존협회가 인정하는 약재는 아니다.

4) 의약품

- 삼산화이비소 주사액이 재발·난치성 급성 전골수구성 백혈병 치료제로 사용된다.
- 치수실활제인 아비산 파스타(삼산화이비소 36.0~44.0%)의 제품은 2005년에 제조 중지되었지만, 제17개정 일본약국방(2016년 4월 시행)에는 등재되어 있다.
- 『본초강목(本草綱目)』(1596년)에 수록되어 있다. 과거에는 암이나 매독, 피부질환에 유기 비

소화합물인 아톡실(4-아미노페닐아르손산나트륨), 살바르산(이량체 3,3-디아미노-4,4-디옥시알세노벤젠), 무기비소화합물로서 아인산칼륨 1% 액이 사용된 적이 있다.

5) 기타

• 오염: 오염에 의한 아급성~만성 비소 중독으로서, 비석 제련 시 발생한 아비산을 함유한 연기에 의한 건강 피해(1920년대 미야자키현 도로쿠 비소 중독 등), 분유의 유질 안정제로 사용된 공업용의 제이인산나트륨의 불순물에 의한 건강 피해(1955년, 모리나가 비소 우유 중독사건 등), 구일본군의 독가스탄과 관련이 추측되는 디페닐아르신산에 의한 우물물 오염(2003년, 이바라키현 가미스시) 등이 있다.
• 사건: 아비산은 무미 무취로, 예부터 살인 등에 사용되었다. 16세기에는 이탈리아에서 아쿠아·토화나(토화나수)라고 하는 비소가 함유된 화장수가 유통되어 독살에 사용되었다. 1998년에는 여름 축제에서 제공된 카레를 먹은 67명이 비소에 중독되어 4명이 사망했다(와카야마 독물 카레 사건).
• 화학작용제: 비소를 함유하는 화학제로서, 혈액작용제의 아르신, 수포작용제의 루이사이트, 구토작용제(재채기제)의 아담사이트, 디페닐클로로아르신, 디페닐시아노아르신 등이 알려져 있다. 구일본군의 폐기 무기로서 루이사이트, 디페닐시아노아르신, 디페닐클로로아르신 이외에 발연제의 트리클로로아르신 등이 확인되었다.

2. 사고 발생 상황

▌ JPIC 접수 상황

【접수 건수】 2007~2016년 10년간 27건. 의료기관 15건(55.6%), 일반 10건(37.0%), 기타 2건(7.4%)

【물질·문의 내용】 절반 이상은 비소의 노출이 확실하지 않은 문의로 산업 폐기물 취급에 따른 사례(4건), 식품 등에 비소가 혼입되는 것을 우려하는 사례(14건)였다.

그 외로는 치과 처리에 사용한 아비산 파스타에 관한 사례(3건), 유기비소제를 함유한 오래된 농약의 처리에 관련된 사례나 잘못 섭취(2건), 업무상 취급 도중 셀렌화비소에 대한 노출(1건), 삼화 비소에 의한 자살 기도(3건)였다.

▌ 문헌 보고 예

1) 경구(삼산화비소) 사망 사례

- 2g의 삼산화비소를 경구 섭취하고, 18시간 후에 설사, 구토, 심각한 탈진이 출현하고, 26시간 후에 의료기관에 이송되었다. 이송 시 심폐 정지였으며, 소생에 반응해 BAL 투여, 혈액투석을 했으나 내원 36시간 후 사망했다. 혈장에서 비소가 고농도로 검출되었다[J. K. Levin-Scherz et al., *Annals of Emergency Medicine*, Vol.16(1987), pp.702~704].

3. 독성

1) 아르신

- 비소 화합물 중에서 가장 독성이 높으며, 0.05ppm 이상에서 독성을 나타낸다.

참고: 규제값, 허용농도 등

- 일본산업위생학회 권고 허용농도(2018년도): 허용농도 0.01ppm, 최대허용농도 0.1ppm
- 급성노출가이드라인 농도(AEGL: Acute Expose Guideline Level)(Final: 설정치)

  대기 중으로 방출된 화학물질의 임계농도. 이 농도를 초과하면 일반 사람들의 건강에 영향을 미칠 수 있다.

노출 시간	10분	30분	60분	4시간	8시간
AEGL 1 (불쾌감, 자극 등의 영향, 단, 일과성, 가역적)	NR	NR	NR	NR	NR
AEGL 2(불가역적, 위중, 장기적인 건강 영향)	0.30ppm	0.21ppm	0.17ppm	0.040ppm	0.020ppm
AEGL 3(생명을 위협하는 영향이나 사망)	0.91ppm	0.63ppm	0.50ppm	0.13ppm	0.060ppm

NR: AEGL2의 값이 취기역치를 밑돌므로 권장농도 설정 불가.

2) 기타 비소 화합물

- 급성 독성은 일반적으로 무기물인지 유기물인지(무기 비소 화합물 > 유기 비소 화합물), 비소의 원자가 수(3가 > 5가), 수용성(수용성 화합물 > 난용성 화합물) 등에 의해 크게 다르다.

  예: 아비산(3가)   경구 시궁쥐 LD_{50} 10mg/kg.

        비산(5가)   경구 시궁쥐 LD_{50} 48mg/kg.

        메틸아르손산(유기비소화합물)   경구 시궁쥐 LD_{50} 961mg/kg.

참고: 규제값, 허용농도 등

- ACGIH 권고 TLV(Threshold Limit Values: 허용농도)

  TWA(Time Weighted Average: 시간가중평균값): 아비산 $0.01mg/m^3$, 비산 $0.01mg/m^3$(비산)
- 급성노출가이드라인 농도(AEGL: Acute Expose Guideline Level)

  대기 중으로 방출된 화학물질의 임계농도. 이 농도를 초과하면 일반 사람들의 건강에 영향을 미칠 수 있다.
- 아비산(Interim: 잠정치)

노출 시간	10분	30분	60분	4시간	8시간
AEGL 1	NR	NR	NR	NR	NR
AEGL 2	$3.7mg/m^3$	$3.7mg/m^3$	$3.0mg/m^3$	$1.9mg/m^3$	$1.2mg/m^3$
AEGL 3	$11mg/m^3$	$11mg/m^3$	$9.1mg/m^3$	$5.7mg/m^3$	$3.7mg/m^3$

NR: 데이터 부족으로 권장농도 설정 불가.

4. 중독 발현 메커니즘

1) 아르신

- 용혈: 발현 메커니즘은 명확하지 않으나, 적혈구 내에서 아르신과 설프하이드릴기(-SH)의 결합에 의한 글루타티온 고갈, 헴철의 산화에 의한 하인츠 소체 증가 등이 일어나 적혈구에 장애를 주고 용혈을 유발한다고 알려져 있다.
- 신장 손상: 용혈에 의해서 방출된 헤모글로빈이 헤모글로빈-비소 복합체로서 네프론에 침착한다.
- 심장 자극 전도의 장애: 용혈에 의한 고칼륨혈증과 심근조직에 직접적인 독성이 원인으로 알려져 있다.
- 점막 조직에 대한 자극 작용은 없다.

2) 기타 비소 화합물

- 세포 호흡의 억제

  3가 비소화합물: 아비산은 생체 내의 설프하이드릴기(-SH)와 친화성이 높아 다양한 효소를 억제한다. 특히 해당계에서 피루브산탈수소효소를, TCA 사이클에서 α-케토글루타르산탈수소효소를 억제하므로 결과적으로 ATP 합성이 억제된다.

  5가 비소화합물: 비산은 인산과 유사하므로, 전자전달계에서 인산과 치환되어 아데노신2인산-비산의 복합체를 생성해 산화적 인산화를 탈공역하고, ATP합성을 억제한다.

- 소화관의 직접 자극: 완전히 흡수되기 전에 괴사나 궤양을 일으킨다.
- 순환기에 대한 장애: 혈관 확장을 일으킴과 동시에 직접적으로 모세혈관 막의 투과성을 바꾼다. 심근조직으로의 직접 독성이 원인으로 알려져 있다.
- 직접적인 간독성, 용혈이 일어난다.

5. 체내동태

1) 흡수 · 분포
- 무기비소화합물은 소화관이나 기도에서 용이하게 흡수된다. 피부를 통해 흡수되는 경우 거의 없지만 점막에서는 상당히 흡수된다.
- 조직에 급속히 분포한다. 혈액뇌관문을 통과해 간, 신장, 심장, 폐, 근육에 저장된다. 케라틴과 결합해 모발, 손톱, 피부에도 존재한다.
- 혈중에서 비소가 검출되는 것은 섭취 후 2~4시간뿐이다.

2) 대사
- 아비산은 간에서 메틸화되어, 메틸아르손산, 디메틸아르신산으로 대사된다.

3) 배출
- 미변화체·대사물 모두 주로 소변으로 배출된다. 배출은 몇 주에서 몇 달 동안 계속될 수 있다. 담즙, 타액, 땀, 유즙에도 소량 배출된다.
- 소변 중 농도는 단시간 노출 후 1~2일에 최대가 된다. 미변화체는 섭취 후 10시간 이내에 최대가 되며, 20~30시간 후에 정상화된다. 대사물의 메틸아르손산, 디메틸아르신산은 40~50시간 이내에 최대치를 보이며, 6~20일 후 정상화된다.
- 모발, 손톱 농도는 6~12개월간 상승한 채로 유지된다.

6. 증상

1) 아르신
흡입으로 심각한 용혈이 나타난다. 직후에는 전신 상태에 문제가 없더라도 1~24시간의 잠복기 후에 복통, 용혈에 따른 혈뇨, 급성신부전, 간 장애로 인한 황달이 나타날 가능성이 있다.

- 흡입 직후·초기: 두통, 오한, 현기증, 권태감, 탈진감, 복통, 구역질, 구토
- 중증인 경우

  4~6시간 후: 용혈(암적색 혈뇨가 나타난다)

  24~48시간 후: 용혈 및 간 장애로 인한 황달, 간비종, 급성신부전에 의한 소변량 감소, 고칼륨혈증, 심전도 이상

  3일째까지 핍뇨, 무뇨, 심부전, 폐부종
- 지연성 증상: 중추신경 증상, 말초신경 장애, 피부의 색소침착, 손톱의 미즈선

2) 기타 비소화합물

경구 섭취나 분진·퓸·액적의 점막 부착으로 인해 심한 구토나 설사 등의 소화기 증상, 혈관 확장 작용과 탈수에 따른 혈압 저하나 쇼크, 심근장애로 인한 심전도 이상 등이 나타날 수 있다. 또한 지연되어 출현하는 말초신경장애가 특징적이다.

- 마늘과 같은 냄새의 날숨, 구토, 분변
- 소화기 증상: 금속 맛을 동반한 삼킴곤란 직후~몇 시간 이내에 심한 구역질, 구토, 복통, 수양성 설사(소화기의 직접 자극 및 혈관투과성 항진에 의함)
- 순환기 증상: 저혈압, 쇼크(혈관 확장, 심근기능부전, 심한 소화기 증상에 따른 순환 혈액량 감소에 의한), 심전도 이상(T파의 평저·음성화, QTc 간격 연장, ST 저하, 좌측 다리 블록 등), 심실세동
- 중추신경 증상: 두통, 전신 탈력감, 착란, 경련 발작, 혼수. 만성중독에서는 곧잘 나타나지만 급성중독에서는 드물다.
- 말초신경장애: 감각 이상, 원위 사지 탈진, 동통. 3주 이내에 출현하며, 몇 개월~몇 년 동안 완전히 회복될 것으로 예상된다. 만성으로 나타나는 근위축, 심부건 반사 소실의 빈도는 높지 않다.
- 비뇨기 증상: 급성 요세관 괴사
- 용혈, 빈혈, 혈액검사상 이상(고칼륨혈증, 고인혈증, 백혈구수의 변화, 혈소판 수·적혈구 수의 감소, AST·ALT의 상승)
- 피부 증상: 미즈선, 색소침착, 각화증. 아급성~만성에 많으며 급성중독에서는 빈도가 높지 않다.

7. 대응

생명에 지장이 있을 수 있으며, 또 후유증이 오래 남을 가능성이 있으므로 노출경로에 관계없이 비소화합물에 노출되었을 가능성이 있는 경우 원칙적으로 의료기관에서 진찰한다.

대응자의 안전 확보와 환자 상태 안정화(기도확보, 호흡 관리)를 우선해 제염(탈의, 오염 부위 세정), 대증치료를 한다.

* 안전 확보: 기체·분진·퓸·액적 흡입, 눈·피부 접촉을 피한다.

현장(노출 장소, 재해 발생 장소) 이외에서 환자와 접촉하는 경우도 충분히 주의하고, 필요에 따라 적절한 보호장비를 착용한다(경구 섭취 시 위 내에서 발생하는 아르신에 노출될 수 있다).

▌ 프리호스피털 케어(prehospital care, 병원 가기 전 응급처지)

* 즉시 현장에서 벗어나 공기가 신선한 장소로 이동한다.
* 전신 상태가 안 좋은 경우 즉시 구급 요청을 한다. 심폐 정지 시 심폐소생술을 실시한다(구강 인공호흡은 피한다).
* 오염된 의복 및 신발은 주의 깊게 벗기고 밀봉한다. 피부는 비누와 물로 충분히 세정한다. 눈은 물(실온)로 15분 이상 세정한다.
* 이송 시에는 차량 내부가 오염될 수 있으므로. 환기 등에 충분히 주의할 필요가 있다.

▌ 의료기관에서의 처치

1) 아르신

심각한 흡입 노출은 용혈이나 급성신부전의 위험이 있고 지연되어 출현할 가능성도 있으므로, 적어도 24~48시간의 경과관찰과 대증치료를 한다. 용혈치료와 신장 손상의 방지가 포인트다.

* 호흡·순환 관리: 심전도를 모니터링하고, 순환 혈액량을 유지하기 위해 수액을 투여한다. 호흡 상태가 불량한 경우는 신속하게 기도확보, 산소 투여, 필요에 따라 인공호흡을 한다.
* 해독제: 킬레이트 치료는 용혈에는 효과가 없고, 아르신 흡입은 일반적으로 권장하지 않는다.
* 배출 촉진: 용혈에 대응해 교환수혈(아르신 적혈구 복합체 제거), 급성신부전에 대응해 혈액투석을 한다.
* 확인이 필요한 검사: 심전도 검사, 흉부 X선 검사, 소변 검사, 혈액검사(전혈구계산치, 혈청 헤모글로빈, 혈청 전해질, 신장 기능, 간 기능, 크레아틴 키나아제), 말초혈액 도말검사를 시행한다.

2) 기타 비소화합물

급성 비소 중독 증상이 있으면 입원해 보존적 치료와 킬레이트 치료를 한다.

* 호흡·순환 관리: 심전도를 모니터링하고, 순환 혈액량을 유지하기 위해 수액을 투여한다. 호

흡 상태가 불량한 경우 신속하게 기도확보, 산소 투여, 필요에 따라 인공호흡을 한다.

- 소화관제염: 매우 빠르게 흡수되므로, 위세척은 재빨리 실시한다. 복부 X선 검사에서 X선 불투과 물질이 확인되면 장세척도 고려한다. 흡착제와 설사약 투여는 하지 않는다(비소는 활성탄에 흡착되지 않고, 강한 설사 증상이 나타나는 경우가 많다).

- 해독제: 디메르카프롤(BAL, 근육 주사)

   몇 시간 이내에 주사하면 신경 장애를 막을 수 있으므로 중독이 의심되는 상황이나 전신증상이 나타날 경우에는 가급적 조기부터 사용한다. 단, 용혈에는 효과 없다.

- 확인이 필요한 검사: 흉부·복부 X선 검사(무기 비소화합물은 방사선을 불투과하며 가능한 한 빨리 실시), 심전도 검사, 혈액 가스 분석, 혈액검사(전혈구계산치, 혈청 전해질, 신장 기능, 간 기능), 소변 검사(소변 중 비소 정량)를 시행한다.

- 약독물 분석: 비소정성분석[구차이트법(Gutzeit method), 라인시시험(Reinsch test)], 정량분석(원자흡광법)

   비소는 음식물을 통해 체내에 흡수되므로 베이스라인(기준치)이 높은 것에 유의한다.

   기준치: 혈청 중 $3/\mu g/dL$ 이하, 소변 중 $10\sim20\mu g/L$, 모발, 손톱 $1.0\mu g/g$

   분석 시, 외부로부터의 오염(특히 모발이나 손톱 표면으로 비소화합물 부착)에 주의할 필요가 있다.

8. 치료 시 주의점

1) 입원 및 경과관찰 기준

- 경구 섭취로 급성 비소 중독 징후가 있는 모든 환자는 입원해야 한다.

2) 해독제

일본에서 의약품으로서 비소 중독에 효과가 있는 약제는 킬레이트제인 디메르카프롤(BAL)과 티오황산나트륨 주사액뿐이다. 페니실라민제는 비소 중독에 효과는 없으며, 경구 투여 가능한 수용성의 2,3-디메르캅토숙신산제는 시판되고 있지 않다.

- 적용 기준: 비소 중독이 의심되는 경우, 구체적으로는 다음 중 하나에 해당하는 경우

   ① 급성 경구 섭취가 확실하고 심각한 증상(심한 설사, 저혈압, 심전도 이상 등)이 있다.

      이 경우 킬레이트 치료가 늦지 않도록 혈중이나 소변 중 비소 농도를 즉시 측정한다.

   ② 어떠한 증상이 있고 소변 중 비소 농도가 $50\mu g/L$ 이상

   ③ 증상의 유무에 관계없이 소변 중 비소 농도가 $200\mu g/L$ 이상

- 사용 중지 기준

  24시간 소변 중 비소 농도가 50µg/L 이하(50µg/24시간 이하)가 되었을 경우

(1) 디메르카프롤(BAL, 근육 주사)

- 몇 시간 이내에 사용하면 신경 장애를 막을 수 있으므로, 비소 중독이 의심되는 경우 가능한 한 조기부터 사용한다.
- 다만 아르신의 용혈에는 효과가 없다.
- 작용 메커니즘: 금속과 안정하게 결합하는 티올 화합물 중에서도 디티올체인 BAL은 금속이온에 대한 친화성이 강하고, 비소와 결합해 수용성의 디메르캅탄 비소복합체로써 체외 배출을 촉진한다.
- 체내 여러 효소의 SH기와 비소 간 결합을 억제하고, 이미 결합되어 있는 경우에도 비소와 BAL이 결합함으로써 억제되었던 효소의 활성을 부활시킨다.
- 사용 방법(BAL 근육 주사): 1회 2.5mg/kg, 1일차는 6시간 간격으로 4회, 2일차 이후 6일간은 1일 1회 근육 주사(적절히 증감)

(2) 티오황산나트륨(정맥 주사)

- 정맥 주사용 제제(디톡솔 정맥 주사액 2g)의 효능·효과에 비소 중독이 기재되어 있는지 확인이 필요하다. 해외의 중독학 교과서에는 해독제로서 티오황산나트륨이 기재되어 있지는 않다.

(3) 페니실라민(경구제)

- 해외에는 BAL이나 2,3-디메르캅토숙신산을 이용할 수 없는 경우에만 사용하는 것으로 알려져 있다.

9. 현장에서 2차 피해의 방지 대책

▌주의사항

- 아르신의 발생이 예상되는 상황이라면 현장(노출 장소, 재해 발생 장소)에 들어갈 경우 적절한 보호 도구(자급식 호흡기, 화학보호복 등)를 착용하고 눈·피부 접촉, 아르신 흡입을 피한다. 방독마스크를 사용하는 경우 원인물질에 대응하는 흡수 캔(아르신의 경우, 제조사에 따라서는 '인화수소용'이 사용 가능하다)을 적절히 장착할 필요가 있다.
- 아르신은 공기보다 무겁기 때문에 체류하는 가스에는 주의가 필요하다.
- 허가 없이 출입해서는 안 된다.

• 바람이 통하는 높은 곳에 머무른다.

▌ 초기 격리 및 방호조치 거리

ERG 2016(2016 Emergency Response Guidebook)에 의거한다.

자세한 내용은 『2016 유해물질 비상대응 핸드북』 또는 '웹 와이저' 참조

https://www.phmsa.dot.gov/hazmat/erg/emergency-response-guidebook-erg

https://webwiser.nlm.nih.gov/knownSubstanceSearch.do

1) 아르신

아르신(유엔 번호 2188, ERG GUIDE 119)

소규모 유출(208L 이하) (소용기 또는 대용기에서의 소량 유출)			대규모 유출(208L 이상) (대용기 또는 많은 소량용기에서)		
초기 격리 (전 방향)	보호 활동(풍하측)		초기 격리 (전 방향)	보호 활동(풍하측)	
	주간	야간		주간	야간
150m	1.0km	3.8km	1,000m	5.6km	10.2km

2) 비산

비산(액체, 유엔 번호 1553, ERG GUIDE 154)

비산(고체, 유엔 번호 1554, ERG GUIDE 154)

• 초기 격리: 유출 또는 누출 장소에서 전 방향으로 액체인 경우 최소 50m, 고체인 경우 최소 25m

3) 아비산

아비산(유엔 번호 1561, ERG GUIDE 151)

• 초기 격리: 유출 또는 누출 장소에서 전 방향으로 최소 25m

▌ 누출물 처리

'국제 화학물질 안전성 카드 ICSCs' 참조

https://www.ilo.org/dyn/icsc/showcard.listCards3

① 아르신   ICSC: 0222

② 비산　　　　　ICSC: 1625

③ 아비산　　　　ICSC: 0378

④ 메틸아르손산　ICSC: 0755

22
금속

█ 개요

물질·제품　금속은 어떤 화합물을 구성하고 있는 경우에도 원소 고유의 독성을 발휘할 수 있는 것이 많아 화합물이 분해되어도 원소가 가진 독성은 소멸되지 않는다. 중독이 문제가 되는 금속으로서 납(Pb), 수은(Hg), 카드뮴(Cd), 구리(Cu), 니켈(Ni), 주석(Sn), 망간(Mn) 외 비금속의 비소(As), 셀레늄(Se) 등이 오래전부터 알려져 있다. 또, 크롬(Cr), 아연(Zn), 철(Fe), 탈륨(Tl) 등의 중독도 있다. 같은 금속이라도 화합물의 종류나 원자가에 따라 화학적 성질이나 독성은 크게 다르다. 시약이나 공업용의 약품 이외에, 가정용품이나 일상에서 섭취하는 식품에 포함되는 금속도 있다.

문제가 되는 성분과 증상　자극성과 부식성을 갖는 화합물이 많아 경구 섭취한 경우 초기에 강한 소화기 증상이 나타나는 것이 많다. 생체 내에 흡수된 금속은 각 기관이나 조직에 분포해 효소와의 결합이나 생체 내의 칼륨, 칼슘 등과의 경합으로 세포 활동을 억제하고 많은 기관에 영향을 미친다. 화합물의 종류나 흡수된 양에 따라서는 세포 호흡과 세포대사의 억제 등으로 급성기에 사망할 가능성이 있다. 또한 조직에 분포한 금속의 배출은 느리며 장기간에 걸쳐 신경 증상이나 피부 증상이 나타날 수 있다.

* 비소는 21장 '비소화합물(아르신 포함)' 318쪽, 금속 퓸(고체미립자)은 23장 '금속 퓸·폴리머 퓸' 360쪽 참조

JPIC 접수 상황　퓸열을 포함한 금속으로서, 연간 50건 정도의 문의가 있다. 납, 아연, 구리, 수은, 크롬, 비소 등의 화합물이 있으며, 업무상 사고와 소아의 오음이 많다. 오음으로는 금속의 종류를 인지하지 못하고, 납의 가능성을 걱정한 문의도 많다.

1. 물질·제품

- 물질명: 물질의 일반명, 제품명, 농도 등

  취급 중 사고인 경우, 물질안전보건자료(MSDS)도 확인한다.

- 성상·외관: 고체(분말, 결정 등), 액체, 기체, 색, 악취

2. 노출 상황·경로

- 경로: 입에 들어갔다, 삼켰다, 들이마셨다, 피부에 부착했다, 눈에 들어갔다 등
- 장소: 가정 내, 공장, 실험실 등
- 상황: 취급 중의 사고인가, 운송 중의 사고인가, 화재인가, 의도적 섭취인가?

  취급 중 사고일 경우: 업종, 작업 내용, 보호구 착용 상황, 노출량

- 피해자 수, 노출 후 경과 시간, 2차 피해 가능성의 유무

3. 환자의 상태·증상

- 의식장애(착란, 혼수 등), 호흡곤란, 쇼크, 경련 등은 없는가?
- 심한 구토, 복통, 설사, 혈변은 없는가?
- 경구 섭취, 분진·품·액적을 흡입한 경우, 구강 점막 발적 및 종창, 통증 등은 없는가?
- 눈 위화감, 통증, 충혈, 눈물흘림은 없는가?
- 피부 통증, 발적, 발진, 수포 등은 없는가? 부상 면적, 심각한 경우 화학 손상 및 열상에 의한 부상 정도는 어떤가?
- 부상 후의 제염 상황(탈의·세척의 타이밍, 세정 방법 등)

생명에 지장이 있을 수 있고, 또 후유증이 오래 남을 수 있다.

- 2차 피해 방지: 기체·분진·품·액적 흡입, 눈·피부 접촉을 피한다.

  기체·분진·품·액적의 발생이 예상되는 상황이라면, 현장(노출 장소, 재해 발생 장소)에 진입하는 경우 적절한 보호구(자급식 호흡기, 화학보호복 등)가 필요하다.

- 즉시 현장에서 벗어나 공기가 신선한 장소로 이동한다.
- 전신 상태가 불량한 경우는 즉시 구급 요청을 한다. 심폐 정지 시 심폐소생술을 실시한다.

진찰과 의료기관의 대응

- 생명에 지장이 있을 수 있으며, 또한 후유증이 오래 남을 가능성이 있으므로 노출되었을 가능성이 있는

경우 경로에 관계없이 원칙적으로 의료기관에서 진찰을 받는다. 단, 체온계의 수은이나 동전 등 금속 홑원소를 소량 잘못 삼켜 증상이 없으면 긴급성이 낮다.
- 경구 섭취한 경우는 소화관제염, 피부에 노출된 경우는 탈의와 물 세정을 실시한 후 호흡·순환 관리, 대증치료를 실시한다.
- 해독제로서 킬레이트제인 디메르카프롤(BAL), 에디트산칼슘니나트륨(Ca-EDTA), 철중독에 대한 디페록사민, 탈륨중독에 대한 헥사시아노철(II)·산철(III)(불용성 플루시안블루) 등이 있으며 심각한 증상을 보인 경우 사용을 고려한다. 단 금속이나 화합물의 종류에 따라 사용할 수 있는 해독제가 다르며 사용 전 적용 기준 등을 반드시 확인한다.

▌ 해설

1. 물질 · 제품에 대하여

- 금속이란 금속광택을 가지며 전성(展性), 연성이 풍부하고 도전율, 열전도율이 큰 홑원소 및 합금을 말한다. 일반적으로, 밀도가 높고, 강도가 크고 기계적 가공을 할 수 있다.
- 중독이 문제가 되는 금속으로서 납(Pb), 수은(Hg), 카드뮴(Cd), 구리(Cu), 니켈(Ni), 주석(Sn), 망간(Mn) 외 비금속의 비소(As), 셀레늄(Se) 등이 오래전부터 알려져 있다. 또한 크롬(Cr), 아연(Zn), 철(Fe), 탈륨(Tl) 등도 중독이 일어난다(비소는 21장 '비소화합물(아르신 포함)' 318쪽, 금속 퓸은 23장 '금속 퓸·폴리머 퓸' 360쪽 참조).

1) 납(Pb)
- 납(원자번호 82) 홑원소는 대청(帶靑) 백색 또는 은회색의 무른 금속으로, 천연 광석에 함유되어 있다. 밀도 $11.34g/cm^3$로 매우 무겁다.
- 납축전지의 사용이 가장 많다. 주석(Sn) 등과의 합금은 납관, 납피복케이블 등에 사용된다. 밀도가 크기 때문에 탄환, 낚시나 커튼의 추에 이용되며, 또한 X선이나 감마선을 흡수하므로 방사선 차폐판 등에도 이용된다.
- 납 급수관은 메이지 시대부터 1980년대 후반까지 사용되었으나, 납 용출이 문제가 되어 1989년 후생성의 통지에 따라 신설에는 납 용출이 없는 관을 사용할 것, 기존 설치된 연관은 교환하기로 되었다.
- 납 화합물로서 염기성 탄산납[연백, $2PbCO_3 \cdot Pb(OH)_2$], 일산화납(PbO), 사산화삼납(연단, Pb_3O_4),

크롬산납(황연, $PbCrO_4$) 등이 있으며 도료, 도자기(연유약), 유리, 플라스틱, 모르타르의 안료·안정제·결합제로써 첨가된다. 염기성 탄산납은 오래전부터 백색 안료로 사용됐으며 지금도 전문가용 물감에 함유된다. 테트라메틸납[$Pb(C_2H_5)_4$] 이나 테트라메틸납[$Pb(CH_3)_4$]는 가솔린의 안티녹제로 사용되기도 한다.

2) 수은(Hg)

- 수은(원자번호 80) 홑원소는 무취, 은색의 유동성 액상으로 밀도 $13.5g/cm^3$, 금속으로는 유일하게 상온에서 액체다. 증기압은 낮지만(0.26Pa, 20℃), 개방된 곳에서는 서서히 기화해 상대 증기 밀도 6.93(공기 = 1)의 무거운 수은 증기가 된다.
- 다른 금속과 쉽게 합금(아말감)을 형성한다.
- 화합물로는 무기수은과 유기수은이 있다. 무기수은에는 1가의 화합물로서 염화제일수은(Hg_2Cl_2), 황산제일수은(Hg_2SO_4) 등, 2가의 화합물로서 염화제이수은($HgCl_2$) 등이 있다. 유기수은에는 메틸수은(CH_3Hg^+), 디메틸수은(C_2H_6Hg), 디에틸수은($C_4H_{10}Hg$) 등의 알킬수은이나 아세트산페닐수은($CH_3COOHgC_6H_5$)이 있다.
- 수은 홑원소는 수은 혈압계, 수은 체온계로 사용되어 왔으나 '수은에 관한 미나마타협약' 및 '수은에 의한 환경오염 방지에 관한 법률' 등에 따라 2021년 1월 1일 이후의 제조, 수출입이 금지되었다. 과거에는 은, 주석, 구리 등과의 아말감이 치과 치료 후 충전재로 이용되었다. 또한 살균 소독약으로 사용되는 머큐로크롬(2,7-디브로모4-하이드록시수은 플루오레세인이나트륨염)은 유기수은의 일종이다.
- 독극물 취급법에서는 개별적으로 지정된 것(염화제일수은, 산화수은: 모두 극물)을 제외하고, 수은 홑원소, 수은화합물 및 이를 함유하는 제제는 모두 독물로 지정되었다.
- 수은 공해로 일본에서는 1950년대 후반 구마모토현 미나마타에서 유기수은(메틸수은 등)에 오염된 어패류를 섭취하면서 발생한 '미나마타병'이 알려져 있다. 그 외 현재도 세계 각지에서 금 채굴(금 정련)이나 폐광산에 의한 수은 오염, 공장 철거지의 잔류 수은 처리 등이 문제가 된다.

3) 카드뮴(Cd)

- 카드뮴(원자번호 48) 홑원소는 은백색 덩어리 또는 회색 분말 형태의 무른 금속으로 전성이 풍부하다. 밀도 $8.6g/cm^3$로 무겁다.
- 카드뮴 홑원소는 니켈카드뮴 축전지(니카드전지)의 음극으로, 황화카드뮴(CdS)은 물감의 황색 안료(카드뮴 옐로우)로 사용된다. 이 밖에 도금, 안료, 촉매 등 다양한 공업 분야에서 사용된다.
- 카드뮴 화합물은 독극물 취급법에서 극물(단, 유황, 카드뮴 및 셀렌으로 이루어진 소결된 물질 제외)

로 지정되어 있다.

• 카드뮴이 원인 공해로서 골연화증을 주체로 하는 질환인 '이타이이타이병'이 있다.

4) 구리(Cu)

• 구리(원자번호 29)는 통상 1가(Cu^+), 2가(Cu^{2+})의 형태를 가지는 전이 금속이다.

• 동식물에 미량으로 존재하는 필수 미네랄 중 하나로 인체에 80mg 정도 존재한다. 생체 내에는 주로 뼈, 골격근, 혈액에 존재하며 혈장 중에는 구리 결합 단백질의 셀룰로플라스민으로 존재한다. 또한 시토크롬c옥시다아제 등 여러 가지 산화환원반응을 촉매하는 효소의 구성 성분으로 1일 2~3mg 섭취하면 항상성이 유지된다.

• 홑원소는 전연성이 좋으며, 다양한 형상을 가진다. 밀도는 8.96 g/cm^{3}로 무겁다. 열 및 전기 전도성이 크다. 공기 중에서 표면은 산화피막을 형성하며 매우 뛰어난 내부식성을 가지므로 도선이나 파이프 등에 이용된다. 아연과의 합금(황동), 주석과의 합금(청동)도 널리 이용된다.

• 구리의 녹은 흔히 '녹청'으로 불린다. 녹청의 성분은 구리가 노출되는 환경에 따라 다르지만, 주성분은 염기성 탄산구리[$Cu_2(OH)_2CO_3$]이다.

• 염기성 염화동, 황산동 등의 무기화합물(무기동)은 농약의 살균제로도 사용된다[자세한 내용은 8장 '살균제(농약)' 142쪽 참조].

• 독극물 취급법에서 '무기동염류'는 극물로 지정되었다.

5) 니켈(Ni)

• 니켈(원자 번호 28) 홑원소는 은광택을 가진 금속으로 밀도 8.9g/cm^{3}에 전연성이 좋으며 강자성체이다. 합금의 성분으로 많이 이용되며, 50엔과 100엔 동전은 구리과 니켈의 합금(백동), 500엔 동전에도 니켈이 포함된다. 가구나 기구의 제조, 도금 등에도 사용된다.

• 화합물로는 산화니켈(NiO, Ni_2O_3), 염화니켈($NiCl_2$), 질산니켈[$Ni(NO_3)_2$] 등이 있으며 유리와 도자기의 착색, 도금액, 합성화학 촉매 등에 이용된다.

• 니켈카르보닐[$Ni(CO)_4$]은 니켈의 일산화탄소착체로, 상온에서 휘발성 무색 액체다. 증기압 53kPa(25.8℃)에서 기화하기 쉬우며, 상대 증기 밀도 5.9로 무겁다. 유기 합성 촉매로 사용된다. 독극물 취급법에 독물로 지정되었다.

6) 주석(Sn)

• 주석(원자번호 50) 홑원소는 다른 금속에 비해 녹는점이 낮아 가공하기 쉬운 금속으로, 청동(브론즈, 구리와의 합금), 납땜(납과의 합금), 양철(철판 표면에 얇은 주석 피막을 입힌 것) 등으로 많이 쓰인다.

- 화합물에는 무기주석 화합물과 유기주석 화합물이 있다. 트리부틸주석, 아세트산트리페닐주석 등의 유기화합물은 방부 작용, 살조(殺藻) 작용이 있으며 과거 농약 살균제, 제초제 등으로 사용되었다.
- 독극물 취급법에서 '무기주석염류', '수산화트리아릴주석, 그 염류 및 이와 같은 무수물과 이들 중 하나를 함유하는 제제', '수산화트리알킬주석, 그 염류 및 이와 같은 무수물 및 이들 중 하나를 함유하는 제제'는 일부를 제외하고, 극물로 지정되었다.

7) 망간(Mn)

- 망간(원자 번호 25) 홑원소는 은백색의 고체로 공기 중에서 표면은 산화피막을 형성하며, 붉은 빛이 도는 회백색이다.
- 인체에 15mg 정도 존재하며 체내의 많은 효소 속 구성 성분으로서 항산화 및 당질, 지질, 단백질의 대사에 관여한다. 생체 내 조직에는 거의 균일하게 분포하는데, 특히 미토콘드리아 안에 많다.
- 4가의 이산화망간(MnO_2)은 산화제나 촉매, 건전지의 양극 물질 등에 이용된다. 7가의 과망간산칼륨($KMnO_4$)는 흑자색 침상결정으로, 실험실 등에서 일반적인 산화제로 사용된다.

8) 셀레늄(Se)

- 셀레늄(원자번호 34) 홑원소는 회색의 고체로 비소(As)와 같이 반금속으로 분류된다.
- 인간의 필수 미량원소 중 하나로 산화 장애에 대한 생체 방어에 중요한 글루타치온-페르옥시다아제 등의 활성 중심이며, 항산화 반응에 중요한 역할을 담당한다. 예부터 셀레늄 결핍증과 가축의 셀레늄 중독(셀레늄 과잉섭취)이 알려져 있다.
- 화합물로서 셀레늄과 텔루르나 비소와의 합금은 레이저 프린터의 감광체에, 수용성 고체인 아셀렌산나트륨(Na_2SeO_3)은 유리나 도자기의 착색 등에, 특징적인 냄새를 가진 기체인 셀렌화수소(H_2Se)는 반도체 재료 가스로서 이용된다. 아셀렌산(H_2SeO_3)은 총의 청색제(건블루)에 함유된다.
- 독극물 취급법에서 '셀레늄', '셀레늄 화합물 및 이를 함유하는 제제'는 일부를 제외하고, 독물로 지정되었다.

9) 크롬(Cr)

- 크롬(원자번호 24)은 통상 0가(Cr), 3가(Cr^{3+}), 6가(Cr^{6+}) 상태로 존재한다. 자연계에서는 가장 안정적이고 많은 착염을 만드는 3가의 상태로 존재한다.
- 인체에 2mg 정도 존재하며 생체 내에는 정상적인 당 대사, 지질 대사를 유지하는 데 중요하고

필수적인 원소다. 특히 글루코스 대사에 관계되어 혈당치 조절에 대한 작용이 주목받고 있다. 1일 크롬 섭취량은 50~200μg이 바람직하다고 알려져 있다.

- 크롬 홑원소(0가)는 은백색의 광택이 있는 금속으로, 주로 크롬 도금에 이용된다. 산으로 처리하면 표면이 산화되어 3가의 산화크롬(III)(Cr_2O_3)의 부동태화 막을 만든다. 철과 크롬, 니켈과의 합금인 스테인리스도 표면의 산화크롬 등의 부동태화 막으로 높은 내부식성을 유지한다.
- 3가의 화합물로서 염화크롬(III)($CrCl_3$) 등도 있다.
- 6가의 화합물은 '6가 크롬'이라고 불리며 강한 산화 작용을 한다. 크롬도금액[무수크롬산(CrO_3), 중크롬산($H_2Cr_2O_7$)], 방청제[크롬산나트륨(Na_2CrO_4)] 등, 공업 분야에서 널리 사용되고 있다. 또한 크롬황[크롬산납($PbCrO_4$)등] 등의 안료로도 사용된다.
- 독극물 취급법에서 '크롬산염 및 이것을 함유하는 제제(단, 크롬산납 70% 이하를 함유하는 것을 제외한다)', '중크롬산염류 및 이것을 함유하는 제제', '무수크롬산을 함유하는 제제'는 극물로 지정되었다.

10) 아연(Zn)

- 아연(원자번호 30) 홑원소는 공기 중에서 표면이 산화되어 안정된 산화아연(ZnO)의 피막을 형성한다.
- 생체에 필수 원소 중 하나로 인체에 2,000mg 정도 존재한다. 알코올탈수소효소 등의 탈수소효소, DNA 중합효소 등 많은 효소에 함유되며, 유전자발현, 단백질 합성 등 많은 생체반응에 관여한다. 또한 면역기능 전반에 영향을 미쳐 아연 결핍은 성장장애, 식욕부진, 미각장애 등을 일으킨다.
- 구리와의 합금인 황동(놋쇠), 전지의 음극 외에, 산화아연은 백색 안료나 의약품의 아연화로서, 황산아연은 건강식품의 성분으로서 이용된다.

11) 철(Fe)

- 철(원자번호 26)은 자연계에 풍부한 원소 중 하나며 지각에는 5.6%의 철이 포함되어 있다고 한다. 홑원소는 백색으로 광택이 있어 점성·연성이 풍부하고, 강자성을 가지는 금속이다.
- 생체에 필수 원소 중 하나로 인체에 4,500mg 정도 존재한다. 2가의 철이온(Fe^{2+})은 생체 내에는 70%가 헤모글로빈의 헴철로서 혈액 속에 존재하며, 나머지는 간, 비장, 골수, 근육 등에 존재하여 산소의 운반, 세포 호흡에 중요한 역할을 담당한다.
- 각종 철강제품, 철합금, 촉매, 철안료, 의약품 등에 사용된다. 철 결핍성 빈혈의 치료제나 건강 식품에는 구연산제일철나트륨, 구연산철암모늄, 푸마르산제일철 등의 가용성 철 화합물이

이용된다. 또한 일회용 손난로나 신선도 유지제 등 가정용품에도 이용된다.

12) 탈륨(TI)

- 탈륨(원자번호 81)은 청백색의 매우 무른 금속으로 공기를 만나면 회색이 된다.
- 통상 탈륨 홑원소는 사용하지 않고, 화합물이 공업용 시약으로 사용된다. 이전에는 황산탈륨을 유효성분으로 하는 농업용의 살서제가 판매되었지만, 2015년에 농약 등록이 실효되었다 [자세한 것은 15장 '살서제(농약)' 226쪽 참조].
- 독극물 취급법에서 '아세트산탈륨 및 이를 함유하는 제제', '질산탈륨 및 이를 함유하는 제제', '황산탈륨 및 이를 함유하는 제제'는 일부 살서제를 제외하고 극물로 지정되었다.

2. 사고 발생 상황

▌ JPIC 접수 상황

【접수 건수】 퓸열을 포함한 금속(단, 농약, 의약품 제외) 사고는 2007~2016년의 10년간 4,805건 (물질 연건수 4,828건). 의료기관 519건(10.8%), 일반 4,010건(83.5%), 기타 276건(5.7%)

【환자 연령층】 0~5세 2,313건, 6~19세 504건, 20~64세 1,155건, 65세 이상 622건, 불명 211건

【물질】 수은화합물 2,422건(수은 체온계 2,285건 수은 혈압계 65건), 철 화합물 1,962건(신선도 유지제의 활성 산화철 1,532건, 일회용 핫팩 413건, 철 퓸 1건), 납 화합물 137건(커튼이나 낚시 추 67건), 아연 화합물 53건(아연 퓸 37건), 구리 화합물 31건(구리 퓸 1건), 크롬 화합물 24건, 비소화합물 22건, 알루미늄 화합물 22건, 셀레늄 화합물 10건, 탈륨 화합물 9건, 니켈 화합물 3건, 주석 2건(주석 퓸 1건), 카드뮴 2건, 망간 1건, 기타로 불명의 금속 128건(납을 걱정한 문의 77건, 퓸 16건)

【사고 상황】 불의 사고 4,729건(업무상 사고 125건, 잘못 사용 1,584건, 오음 2,992건), 고의(자살 기도 등) 45건, 불명 31건

▌ 문헌 보고 예

1) 납(Pb): 금속납(커튼 추)의 경구 섭취 예

• 지적 장애가 있으며, 하루 1~2회의 구토가 약 4개월간 계속되었다. 구토가 자주 일어나 의료 기관에서 진찰을 받은 결과, 위 내에 3 × 7 × 60mm 커튼의 추가 10장 확인되었다. 신경학적 소견은 이상 없었으나, 탈수, 정구성 정색소싱 빈혈 등이 나타났고 혈중 납 농도의 상승이 확인되었다[다가미 고지(田上幸治) 외, ≪일소아회지(日小児会誌)≫, 118(2014), pp.523~526].

2) 주석(Sn): 디메틸주석 노출 사례

• 보호구 착용 후 디메틸 주석 제조 탱크 바닥에 축적된 무기주석 화합물 제거 작업에 3일간 종사했다. 다음 날 환각, 흥분, 기억장애, 인지장애 등이 나타나 입원했으며, 입원 4일째에 혼수상태, 신장 기능 악화, 저칼륨혈증을 동반한 대사성 산성증, 간 장애, CPK 상승이 출현했다. 서서히 의식은 회복 추세를 보여 입원 163일째에 퇴원했으나 운동 실조, 구음장애, 단기 기억장애, 인지장애는 잔존했다. 혈중 및 소변에서 디메틸주석, 트리메틸주석이 검출되었다[김양호(金良昊) 외, ≪산업의학저널(産業医ジャーナル)≫, 30(2007), pp.21~26].

3) 망간(Mn): 과망간산칼륨의 경구 섭취 예

• 과망간산칼륨 약 20g을 잘못 섭취했다. 직후 심한 복통, 커피 잔해와 같은 몇 차례 구토, 호흡 곤란이 출현했으며 혈액 가스 분석에서 메트헤모글로빈혈증이 시사되어 메틸렌블루를 투여했다. 3일 후 간 일탈 효소의 상승이 나타났으나 서서히 개선됐다[S. M. Eteiwi et al., *Oman Medical Journal*, Vol.30(2015), pp.291~294].

4) 크롬(Cr): 크롬산 도금조 추락 예

• 도금 공장에서 크롬산(6가) 액체 수조 내로 추락하여 이송되었다. 내원 시 전신의 화학 손상, 식도에서 십이지장까지 광범위한 부식성 변화, 혈중 및 소변 중 크롬 농도의 현저한 상승이 나타났다. 디메르카프롤(BAL) 투여, 신대체 치료를 시행했으나 다장기 부전으로 진행되어 12일째에 사망했다[도요타 유키토시(豊田幸樹年) 외, ≪일본집중치료의학회잡지(日本集中治療医学会雑誌)≫, 22(2015), pp.53~54].

3. 독성

같은 금속이라도 화합물의 종류나 원자가 수에 따라 독성은 크게 다르다.

1) 납(Pb)

- 혈중 납 농도 $80\mu g/dL$ 이상에서 급성중독이 일어난다. 명백한 뇌증에서는 납 농도가 $100\mu g/dL$ 이상, 수백 $\mu g/dL$가 검출되기도 한다.

참고: 규제값, 허용농도 등

- 일본산업위생학회 권고 허용농도(2018년도): 테트라에틸납(Pb로서) $0.075mg/m^3$

2) 수은(Hg)

(1) 수은 홑원소(금속 수은)

- 경구 섭취를 해도 소화관에서의 흡수는 극히 적으며 독성은 거의 없다.
- 수은 홑원소의 증기압은 낮지만, 밀폐공간에서는 수은 증기가 유해한 농도에 이를 수 있다. 가열된 수은 흡입에 의해 복통, 설사, 발열 등이 나타난 예가 여러 번 보고되었다[S. Sarikaya et al., *BMC Emergency Medicine*, Vol.10(2010), p.7].

참고: 규제값, 허용농도 등

- 일본산업위생학회 권고 허용농도(2018년도): 수은 증기 $0.025mg/m^3$
- 급성 노출 가이드라인 농도(AEGL: Acute Exposure Guideline Level): (Interim: 잠정치 2010.08.27) 대기 중에 방출된 화학물질의 역치농도. 이 농도를 초과하면 사람들의 건강에 영향이 있을 수 있다.

노출 시간	10분	30분	60분	4시간	8시간
AEGL 1 (불쾌감, 자극 등의 영향, 단, 일과성, 가역적)	NR	NR	NR	NR	NR
AEGL 2(불가역적, 위중, 장기적인 건강 영향)	$3.1mg/m^3$	$2.1mg/m^3$	$1.7mg/m^3$	$0.67mg/m^3$	$0.33mg/m^3$
AEGL 3(생명을 위협하는 영향이나 사망)	$16mg/m^3$	$11mg/m^3$	$8.9mg/m^3$	$2.2g/m^3$	$2.2mg/m^3$

NR: 데이터 불충분으로 권장농도 설정 불가.

(2) 무기수은

- 염화제일수은(Hg_2Cl_2)의 경우, 1~2g 또는 수은으로서 체중 1kg당 10~42mg 정도가 치사량으로 알려져 있다.

(3) 유기수은

- 메틸수은의 성인 추정 최소 치사량은 체중 1kg당 20~60mg으로 알려져 있다.

3) 카드뮴(Cd)

- 독성의 강도는 주로 화합물의 용해성에 따라 다르며, 용해성이 높을수록 독성이 강한 것으로 알려져 있다.
- 경구 섭취 시, 퓸 흡입 시의 중독량은 확립되어 있지 않다.

참고: 규제값, 허용농도 등

- 일본산업위생학회 권고 허용농도(2018년도): 카드뮴 및 카드뮴 화합물(Cd로서) 0.05mg/m^3
- 급성노출가이드라인 농도(AEGL: Acute Expose Guideline Level): (Interim: 잠정치 2010.08.27)

노출 시간	10분	30분	60분	4시간	8시간
AEGL 1	0.13mg/m^3	0.13mg/m^3	3.7mg/m^3	0.063mg/m^3	0.041mg/m^3
AEGL 2	1.4mg/m^3	0.96mg/m^3	0.76mg/m^3	0.40mg/m^3	0.20mg/m^3
AEGL 3	8.5mg/m^3	5.9mg/m^3	4.7mg/m^3	1.9mg/m^3	0.93mg/m^3

4) 구리(Cu)

- 인체 필수 원소 중 하나지만, 혈청 구리 농도 500μg/dL 이상부터 심각한 중독을 일으킨다고 알려져 있다.

5) 니켈(Ni)

(1) 니켈 홑원소 및 니켈 화합물(니켈카르보닐 제외)

- 니켈 홑원소의 경우 독성은 낮다.

참고: 규제값, 허용농도 등

- 일본산업위생학회 권고 허용농도(2018년도)

  니켈 1mg/m^3, 니켈 화합물(수용성 분진, Ni로서) 0.01mg/m^3, 니켈 화합물(수용성이 아닌 분진, Ni로서) 0.1mg/m^3

(2) 니켈카르보닐

- 사람의 흡입 치사량은 3~30ppm·30분간으로 알려져 있다. 2ppm에서 즉시 생명에 위험이 미칠 것으로 생각된다.

참고: 규제값, 허용농도 등

- 일본산업위생학회 권고 허용농도(2018년도): 0.001ppm

• 급성노출가이드라인 농도(AEGL: Acute Expose Guideline Level)(Final: 설정치)

노출 시간	10분	30분	60분	4시간	8시간
AEGL 1	NR	NR	NR	NR	NR
AEGL 2	0.10ppm	0.072ppm	0.036ppm	0.0090ppm	0.0045ppm
AEGL 3	0.46ppm	0.32ppm	0.16ppm	0.040ppm	0.020ppm

NR: 데이터 불충분으로 권장농도 설정 불가.

6) 주석(Sn)

• 일반적으로 유기주석 화합물은 홑원소 주석(금속 주석)이나 무기주석 화합물보다 독성이 높고, 그중에서도 트리알킬, 테트라알킬 화합물이 문제가 된다. 아세트산트리페닐주석의 경우 성인의 경구 치사경은 체중 1kg당 260mg으로 알려져 있다.

7) 망간(Mn)

• 황산망간수화물을 3스푼 경구 섭취하여 사망한 증례 보고가 있다[B. Sanchez et al., *Forensic Science International*, Vol.223 No.1-3(2012): el-4].

참고: 규제값, 허용농도 등

• 일본산업위생학회 권고 허용농도(2018년도): 망간 및 망간 화합물(Mn으로서, 유기 망간 화합물 제외) 0.2mg/m^3

8) 셀레늄(Se)

• 홑원소 셀레늄은 불용성이며 독성은 낮다.

• 셀레늄 화합물은 경구, 흡입, 피부 노출로 독성이 발생한다. 혈중 셀레늄 농도 2,000μg/L 이상에서 심각한 중독을 일으킨다고 알려져 있다.

• 이산화셀레늄 10g을 경구 섭취하여 사망한 사례 등이 있다[C. Kappel et al., *Clinical Toxicology*, Vol.24(1986), pp.21~35].

참고: 규제값, 허용농도 등

• 일본산업위생학회 권고 허용농도(2018년도): 셀레늄 및 셀레늄 화합물[Se로서 셀렌화수소, 육불화셀레늄(selenium hexafluoride) 제외] 0.1mg/m^3

9) 크롬(Cr)

• 6가 크롬 화합물: 성인의 경구 섭취는 0.5g 정도에서 심각한 중독이 일어나며, 1~3g이 치사량으로 알려져 있다.

• 3가 크롬 화합물: 중독량은 확립되어 있지 않지만, 일반적으로 독성은 6가 크롬 화합물의 1/10~1/100으로 추정된다. 단, 가용성이며 부식 작용이 있는 염기성 황산크롬[Cr(OH)(SO$_4$)] 등에서는 사망 사례도 보고되었다[P. V. van Heerden et al., *Intensive Care Medicine*, Vol.20(1994), pp.145~147].

참고: 규제값, 허용농도 등

• 일본산업위생학회 권고 허용농도(2018년도): 6가 크륨 화합물 0.05mg/m^3(특정 종류의 6가 크롬 화합물 0.01mg/m^3), 3가 크롬 화합물 0.5mg/ m^3, 금속 크롬 0.5mg/m^3

10) 아연(Zn)

• 급성중독 보고는 드물지만 의약품(아세트산아연수화물)이나 건강식품 등 흡수되기 쉬운 아연 화합물을 과량 섭취한 경우 독성을 일으킬 수 있다. 황산아연 10~30g은 성인의 치사량으로 알려져 있다. 영양 보조 식품을 450~1,600mg/일 만성 섭취하면 철아구성 빈혈이 일어난다.

11) 철(Fe)

• 통상, 철화합물의 경구 섭취는 독성이 낮다.
• 다량 섭취했을 경우 철 소화관에 대한 직접 작용과 흡수 독성이 문제가 된다. 철 및 산화철은 위산과 반응하여 염화철을 형성해 흡수될 가능성이 있으며, 의약품(구연산 제일 철 화합물 등)이나 건강식품 등 흡수되기 쉬운 2가의 철 화합물을 과량 섭취했을 경우에는 중증이 될 수 있다. 가용성 철 화합물은 철을 체중 1kg당 20mg 이상 섭취했을 경우 흡수 독성이 예상된다.

12) 탈륨(Tl)

• 사람의 치사량은 탈륨 기준 약 1g(체중 1kg당 4~40mg)으로 추정된다.

4. 중독 발현 메커니즘

피부·점막의 자극·부식 작용과 흡수된 금속에 의한 작용이 있다.

• 피부·점막의 자극·부식 작용: 자극성과 부식성을 갖는 화합물이 많다. 이것들은 산화 작용을 가져 프리라디칼을 생성해 지질의 과산화를 일으킨다.
• 흡수된 금속에 의한 작용: 효소 등 여러 단백질과 결합한다. 생체 내의 칼슘, 칼륨 등과의 경합으로 세포 활동을 억제한다.

1) 납(Pb)

- 헴의 생합성 등 세포대사를 억제하는 것 외에 설프하이드릴기(SH기, -SH)나 카르복실기를 포함한 효소 등 단백질에 대한 결합 친화성이 높아, 많은 기관에 작용을 미친다.
- 칼슘의 대사 억제 작용으로 칼슘 결합 조절 단백질인 칼모듈린과의 결합, Na+/K+-ATPase 억제로 인한 세포 내 칼슘이 증가한다.

2) 수은(Hg)

- 수은 이온은 SH기와 결합해 생체반응에서 중요한 단백질과 효소를 변성, 불활성화한다. 가장 장애를 입기 쉬운 것은 중추신경계지만 신장이나 폐도 영향을 받기 쉽다.

3) 카드뮴(Cd)

- 필수 미량 원소인 아연과 치환되어 생체의 대사 메커니즘을 억제한다.

4) 구리(Cu)

- 구리는 전이 금속이며 생체 내의 산화 환원 반응에 관여한다. 세포막이나 효소의 SH기를 산화시키고, 또한 활성산소인 슈퍼옥사이드 음이온 래디칼($\cdot O_2^-$)이나 하이드록실 라디칼(-OH)을 생성한다. 그 결과 용혈이나 간 장애, 신장 손상을 일으킨다.

5) 니켈(Ni)

- 단백질 SH기, 아미노기와 결합해 세포구조를 변화시킨다. 또한 RNA 중합효소 등의 효소를 불활성화시킨다.
- 니켈카르보닐은 노출 경로와 관계없이 폐실질이 표적 장기가 되며 특히 1형 폐포 상피세포가 강한 장애를 받는다. 생체 내에서 니켈카르보닐이 생성하는 일산화탄소(CO)도 독성에 영향을 미칠 가능성이 있다.

6) 주석(Sn)

- 세포 호흡 억제: α-케토산옥시다아제를 억제하므로, 결과적으로 ATP 합성이 억제된다.
- 중추신경억제 작용, 말초신경장애: 중추 및 말초신경의 세포 장애에 의한 것이다.
- 유기주석 화합물의 표적은 뇌, 간, 면역계, 피부이다.

7) 망간(Mn)

- 점막 자극 작용: 특히 과망간산 칼륨은 강한 산화 작용을 한다.
- 흡수된 망간이 뇌에 축적되면 도파민 작동성 뉴런의 선택적 파괴와 신경독(도파민 퀴논, 과산화수소) 생성으로 인한 신경독성을 일으킨다.

8) 셀레늄(Se)

- SH기와 결합하여 생체반응에서 중요한 단백질이나 효소를 변성, 불활성화시킨다.

9) 크롬(Cr)

- 피부·점막의 부식 작용: 6가의 크롬 화합물은 강력한 산화제로 조직 단백의 변성, DNA 손상을 일으킨다.
- 흡수된 크롬은 세포의 호흡 사슬에 작용해 세포 호흡을 억제한다.

10) 아연(Zn)

- 아연은 구리 친화성이 높은 금속 결합성 단백질(메탈로티오네인 등)을 유도하므로, 과잉섭취, 특히 다량의 아연을 지속적으로 섭취함으로써 구리 흡수 억제로 인한 구리 결핍이 일어난다.

11) 철(Fe)

- 점막 부식 작용: 위장 점막에 철이 직접 작용해 출혈성 괴사나 천공을 일으킨다.
- 철이 흡수되었을 경우, 철의 저장, 운반에 관여하는 철 결합성 당단백질인 트랜스페린과 철의 결합 능력을 초과하면 유리 중인 철 이온에 의한 장애(혈액장애, 혈관장애, 젖산치 상승을 동반하는 산성혈액증, 쇼크, 다장기 부전 등)가 발생한다.

12) 탈륨(Tl)

- Na^+/K^+-ATPase의 칼륨 결합 부위에 대한 친화성이 높고 칼륨과 치환됨으로써 세포 내로 받아들여 세포 독으로 작용한다.
- 생체 내 SH기와의 친화성이 높고 케라틴의 디술피드 결합(S-S결합)을 차단하기 때문에 탈모, 손톱 이상(미즈선)이 생긴다.

5. 체내동태

금속 홑원소: 경구 섭취 시 소화관 내에 정체되면 서서히 흡수되어 혈중농도가 상승한다.
화합물: 같은 금속이라도 화합물에 따라 다르다.

1) 납(Pb)

- 무기 납 화합물은 기도나 소화관으로 흡수되며 피부에는 거의 흡수되지 않는다. 소화관으로부터의 흡수는 소아에서 45~50%, 성인은 10~15%로, 철 결핍이나 공복 시에는 흡수가 증가한다.
- 테트라에틸납 등 유기 납 화합물은 경피 흡수된다.
- 흡수되면 거의 모두가 적혈구와 결합해 연부조직, 골막하 조직, 골기질에 분포한다. 태반이나 혈액 뇌관문을 통과한다. 흡수된 납의 90% 이상이 소변으로 배출되지만, 바로 배출되지 않는 납은 뼈에 분포해 재방출이 일어난다.

2) 수은(Hg)

- 수은 홑원소의 소화관에서의 흡수는 극히 적다. 수은 증기는 폐에서 70~80% 흡수되어 폐에 고농도로 침착된다.
- 무기수은의 흡수율은 2~3% 정도다.
- 유기수은은 경구, 흡입, 피부, 눈의 모든 경로로 흡수될 수 있다. 흡수율은 화합물에 따라 다르지만 액체인 유기수은은 경구 섭취 시 흡수율이 90~100%에 이른다.

3) 카드뮴(Cd)

- 경구 섭취한 경우, 흡수율은 카드뮴염의 용해성에 영향을 받아 일반적으로 섭취량의 3~7% 정도가 흡수된다. 흡입했을 경우의 흡수량은 50% 정도다.
- 주로 간, 신장에서 금속 결합성 단백질의 메탈로티오네인과 결합해 근위 요세관에 축적된다.

4) 구리(Cu)

- 황산구리는 경구 섭취한 경우 약 30%가 소화관에 흡수된다.
- 흡수되면 신속하게 적혈구 내부에 들어가 알부민 등의 각종 단백질과 결합해, 대부분은 간에 침착한다.
- 주로 담즙이나 분변을 통해 배출된다.

5) 니켈(Ni)

- 경구, 흡입, 경피로 흡수될 가능성이 있다.
- 니켈카르보닐은 호흡기로 아주 쉽게 흡수되어 혈액 및 소화관에서도 흡수될 수 있다. 생체 내에서 산화되며, 니켈 이온과 일산화탄소(CO)로 분해된다. 니켈은 소변을 통해, CO는 헤모글로빈과 결합해 폐에 옮겨져 날숨으로 배출된다.

6) 주석(Sn)

- 무기주석 화합물의 소화관 흡수량은 5% 정도로 추정된다.
- 유기주석 화합물의 흡수는 물질에 따라 다르며, 디알킬주석, 트리알킬주석, 아세트산트리페닐주석은 경구, 경피로 흡수될 가능성이 있다. 트리알킬주석이나 트리페닐주석 등은 혈액뇌관문을 지나서 중추신경계에 분포한다. 테트라메틸주석은 생체 내에서 탈알킬화되어 트리메틸주석이 된다.

7) 망간(Mn)

- 흡수량은 화합물의 종류에 따라 다르며, 2가 또는 4가의 화합물은 소화관에서 흡수된다. 철결 핍증 환자에게는 흡수량이 증가한다.
- 일단 간에 들어온 후 췌장과 뇌하수체에 분포한다.
- 주된 배출 경로는 담즙이며 소변 중 배출량은 0.01% 정도다.

8) 셀레늄(Se)

- 홑원소의 셀레늄(금속)은 거의 흡수되지 않는다. 아셀렌산나트륨 등의 염은 경구, 흡입, 경피로 흡수될 가능성이 있다.

9) 크롬(Cr)

- 6가의 크롬 화합물은 수용성이며, 소화관, 피부, 폐로 잘 흡수된다.
- 3가의 크롬 화합물은 일반적으로 어느 경로에서도 거의 흡수되지 않는다. 경구의 경우 흡수율은 1% 미만으로 알려져 있다.
- 흡수된 크롬은 주로 소변을 통해 배출된다.

10) 아연(Zn)

- 염화아연 등의 염은 소화관에서 흡수된다. 산화아연은 물에 녹지 않으며, 산성 조건에서는 부분적으로 용해되지만, 중독으로서 문제가 될 정도의 양은 흡수되지 않는다.

11) 철(Fe)

- 철과 산화철은 위산과 반응해 염화철을 형성하고 흡수될 수 있다.

12) 탈륨(Tl)

- 탈륨 화합물은 구강·소화관 점막·폐·피부에서 빠르게 흡수된다. 2시간 후에는 혈장 중 농도가 최고치가 되며, 48시간 이내에 모든 조직에 분포된다. 장간 순환하고 소변·분변으로 천천히 배출된다.

6. 증상

금속에 의한 중독은 급성 노출과 만성 노출로 임상증상이 다를 수 있다. 다음은 급성 노출로 보이는 증상으로, 급성 노출이라도 장기적인 건강 피해가 나타날 수 있다.

1) 납(Pb)

- 경구 섭취한 경우 심한 복통, 변비 또는 설사, 간효소 이상이 나타난다.
- 용혈성 빈혈, 근육통, 관절통, 요세관 손상이 나타날 수 있다.
- 연뇌증: 역자극성, 피로, 두통, 식욕부진, 수면장애 등이 몇 주간 나타난 후 착란, 환각, 운동실조, 경련, 혼미, 혼수상태를 특징으로 하는 뇌증이 생길 수 있다.

2) 수은(Hg)

(1) 수은 홑원소

- 경구 섭취한 경우 수은 홑원소는 소화관에서 거의 흡수되지 않으며 중독 증상은 대부분 나타나지 않는다. 단, 장에 누공이나 폐색 등이 있는 경우 수은이 장기간 정류하며 흡수되어 급성 신부전 등 전신증상을 일으킬 수 있다.
- 수은의 증기 흡입은 구역질, 구토, 발열, 호흡곤란, 두통 등이 나타나며 전신의 피진, 부종 등이 나타날 가능성도 있다. 중증인 경우 저산소증이나 호흡부전, 급성뇌증, 경련을 일으킬 수 있다. 또, 유해한 농도에 도달해도 냄새로 느낄 수 없다.
- 수은 증기가 눈에 들어갈 경우 결막염을 일으킬 수 있다.
- 피부에 부착하면 전신의 피진, 부종 등이 나타날 수 있다.

(2) 무기수은

- 많은 양을 경구 섭취하면 구역질, 구토, 복통이나 점막 미란 등에 이어 핍뇨나 무뇨 등의 급성 신부전이 출현하며, 심혈관 허탈에 의한 쇼크로 사망할 수 있다. 피부 노출인 경우 피부염 등이 발생할 수 있다.

(3) 유기수은

- 경구 섭취한 경우 진전(振顫), 운동 실조, 구어장애, 손·발·입의 감각 이상, 시야협착 등이 나타나며, 피부 노출인 경우 피부염 등이 발생할 수 있다.

3) 카드뮴(Cd)

- 많은 양을 경구 섭취하면 구토, 복통, 출혈을 동반하는 설사, 소화관의 부식성 장애가 보이며, 중증인 경우 저혈압, 신부전 등으로 사망할 수 있다. 증상은 일반적으로 섭취 후 30분~3시간 정도에 출현한다.
- 흡입에 의해 품열이나 급성 폐 장애가 일어날 수 있다(자세한 내용은 23장 '금속 품·폴리머 품' 360쪽 참조). 분진 흡입이나 눈에 들어갔을 경우 기도와 눈을 자극하고 기침, 안통 등을 일으킨다.

4) 구리(Cu)

- 경구 섭취한 경우 구역질, 구토, 상복부 작열감, 점막 미란을 동반하는 출혈성 위장염, 혈성 설사, 용혈성 빈혈, 혈압 저하, 경련, 혼수 등이 발생할 수 있다. 구토나 위장 점막의 녹색 착색을 보일 때가 있다.
- 섭취 후 하루~며칠 후에 간부전(황달 등), 신부전(핍뇨, 무뇨 등)이 출현할 수 있다.
- 흡입에 의해 품열이나 급성 폐 장애가 발생할 수 있다(자세한 내용은 23장 '금속 품·폴리머 품' 360쪽 참조).

5) 니켈(Ni)

(1) 니켈 홑원소, 니켈카르보닐을 제외한 니켈 화합물

- 다량으로 경구 섭취하면 구역질, 구토, 설사가 나타날 수 있다.
- 흡입에 의해 품열이나 급성 폐 장애가 일어날 수 있다(자세한 것은 23장 '금속 품·폴리머 품' 360쪽 참조). 천식, 신폐, 폐섬유증도 일어날 수 있다.
- 피부 노출의 경우 접촉피부염(nickel itch)이 알려져 있다.

(2) 니켈카르보닐

- 흡입했을 경우 호흡기 증상과 신경 증상이 특정적이며 초기 증상과 지연 증상 사이에 몇 시

간~1주일 정도의 무증상성 잠복기가 나타나기도 한다.
- 급성기: 구역질, 구토, 호흡기 증상(인두통, 기침, 식은땀, 동작 시 호흡곤란 등), 신경 증상(두통, 현기증 등)
- 지연 증상: 흉부통이나 흉부 압박감, 신체 동작을 계기로 한 호흡곤란, 기침, 가래, 발열, 청색증, 기면, 섬망 등. 일반적으로 5~6일째 정도에서 가장 심하며, 호흡기 증상은 1~2주, 신경 증상은 3~5주면 완치된다.

6) 주석(Sn)

- 경구 섭취한 경우 무기주석 화합물은 구역질, 구토, 복부 경련, 설사 등의 소화기 증상, 권태감, 두통 등이 생긴다. 소화관 출혈을 일으킬 가능성도 있다.
- 유기주석 화합물은 소화기 증상 이외에 간 장애, 신장 손상, 저칼륨 혈증, 대사성 산성혈액증, 신경 장애(시력·청력장애, 사지의 감각 이상·마비, 진전, 환각, 흥분, 혼수, 인지능력 저하 등)가 나타날 수 있다. 신경 장애는 노출 후 1~2일 정도에 출현하며, 며칠에 걸쳐 점차 악화되어 장기적 또는 영구적으로 잔존하는 것으로 알려져 있다.
- 흡입, 피부 노출이라도 흡수되면 경구의 경우와 같은 증상이 출현한다.

7) 망간(Mn)

- 경구 섭취한 경우 중증은 정신상태의 변화, 구토, 설사, 탈수, 저혈압, 급성간부전, 급성신부전, 대사성 산성혈액증, 다발성 장기 부전을 일으킬 수 있다. 산화제인 과망간산칼륨 등은 메트헤모글로빈혈증도 생길 수 있다.
- 흡입에 의해 품열이나 급성 폐 장애가 발생할 수 있다(자세한 내용은 23장 '금속 퓸·폴리머 퓸' 360쪽 참조).

8) 셀레늄(Se)

- 경구 섭취 시 구역질, 구토, 유연증 등의 소화기 증상과 그 외에 날숨에서 마늘 냄새가 나타날 수 있다. 안면 홍조, 휘청거림, 근육 압통, 진전 등이 나타날 수도 있다. 아셀렌산나트륨은 심한 복통과 설사도 보고되었다[T. Lech, *Forensic Science International*, Vol.130(2002), pp.44~48].
- 흡입에 의해 품열이나 급성 폐 장애가 나타날 수 있다(자세한 내용은 23장 '금속 퓸·폴리머 퓸' 360쪽 참조). 분진을 흡입했거나 눈에 들어갔을 때는 기도와 눈을 자극해 기침, 안통 등을 일으킨다.

9) 크롬(Cr)

산화제인 6가의 크롬 화합물은 직접적인 점막 부식 작용과 흡수된 크롬에 의한 세포독성이 나타날 수 있다. 3가의 크롬 화합물도 흡수되면 6가의 크롬 화합물과 같은 증상을 나타낼 가능성이 있다.

- 경구 섭취한 경우, 직후부터 구토나 설사, 소화관 출혈 등 부식성 장애가 나타나며 쇼크, 순환 허탈이 일어나 사망하는 경우가 있다. 며칠 이내에 근위 요세관 괴사에 의한 급성신부전이나, 며칠~1주일 정도 지나면 혈소판 감소증, 빈혈을 일으킬 가능성이 있다. 간 장애, 용혈, 메트헤모글로빈혈증도 일어날 수 있다.
- 피부 노출인 경우 심달성의 화학 손상이 일어난다. 약간의 노출로도 경피에서 흡수되어, 경구의 경우와 같은 전신증상이 출현할 가능성이 있다.

10) 아연(Zn)

- 경구 섭취한 경우 급성중독이 일어나는 경우는 드물지만, 과잉섭취하면 소화기 증상(구역질, 구토, 상복부 통증, 소화관 과민증, 설사) 외, 신경 증상(현기증, 무기력, 권태감, 신경 장애), 신장 장애, 아연 유도형 구리 결핍증 등이 나타날 수 있다.
- 흡입에 의해 퓸열이나 급성 폐 장애가 나타날 수 있다(자세한 내용은 23장 '금속 퓸·폴리머 퓸' 360쪽 참조).

11) 철(Fe)

- 경구 섭취한 경우, 소량 섭취로는 심각한 중독이 나타나지 않지만, 다량 섭취(특히 흡수되기 쉬운 철화합물을 과량섭취한 경우)하면 구역질, 반복적인 구토, 복통, 설사, 소화관의 부식 장애가 일어난다. 위독한 경우는 순환 혈액양의 감소, 혈압 저하, 쇼크, 심각한 대사성 산성혈액증, 간 장애, 신장 장애, 출혈 등이 보이며 사망하기도 한다.
- 흡입에 의해 퓸열이나 급성 폐 장애가 나타날 수 있다(자세한 내용은 23장 '금속 퓸·폴리머 퓸' 360쪽 참조).

12) 탈륨(Tl)

- 통상 노출 후 12~24시간 경과하여 증상이 출현한다.
- 초기 증상은 소화기 증상(구역질, 구토, 설사)이다. 중증인 경우 노출 후 1~5일 정도 경과하여 말초통각 신경장애가 일어나고, 이어 운동신경 장애, 뇌신경 마비, 호흡부전을 일으킬 수 있다. 경련, 부정맥, 순환허탈이 일어날 수도 있다.

• 탈모는 일반적으로 노출 2~4주 후에 나타난다.

7. 대응

생명에 지장이 있을 수 있고, 또한 후유증이 오래 남을 가능성이 있으므로, 노출 경로와 관계없이 노출되었을 가능성이 있는 경우 원칙적으로 의료기관에서 진찰한다. 단, 체온계의 수은이나 동전 등의 금속 홑원소를 소량 잘못 섭취한 정도로 증상이 나타나지 않으면 중독의 위험성은 낮다.

대응자의 안전 확보와 환자 상태 안정화(기도확보, 호흡 관리)를 우선해 제염(탈의, 오염 부위 세정), 대증치료를 한다. 금속의 종류나 노출 상황에 따라 킬레이트제 등의 해독제 투여도 검토한다.

* 안전 확보: 기체·분진·품·액적 흡입, 눈·피부 접촉을 피한다.

현장(노출 장소, 재해 발생 장소) 이외에서 환자와 접촉하는 경우도 충분히 주의하고, 필요에 따라 적절한 보호장비를 착용한다.

▌프리호스피털 케어(prehospital care, 병원 가기 전 응급처지)

• 즉시 현장에서 벗어나 공기가 신선한 장소로 이동한다.
• 전신 상태가 안 좋은 경우 즉시 구급 요청을 한다. 심폐 정지 시 심폐소생술을 실시한다(구강 인공호흡은 피한다).
• 오염된 의복 및 신발은 주의 깊게 벗기고 밀봉한다. 피부는 비누와 물로 충분히 세정한다. 눈은 물(실온)로 15분 이상 세정한다.

▌의료기관에서의 처치

금속의 종류나 노출 경로에 관계없이 어떠한 증상이 있으면 입원하여 대증치료를 한다. 킬레이트제 등의 해독제가 있는 금속은 증례별로 투여의 필요성을 검토한다.

• 호흡·순환 관리: 심전도를 모니터링하고, 순환 혈액량을 유지하기 위해 수액을 투여한다. 호흡 상태가 불량한 경우는 신속하게 기도확보, 산소 투여, 필요에 따라 인공호흡을 한다.
• 소화관제염: 금속 화합물을 경구 섭취하고 흡수 독성이 예상되는 경우(가용성 철 화합물의 경우 철을 20mg/kg 이상 섭취했을 때 등)는 가능한 한 빨리 소화관제염을 한다. 복부 X선 촬영에서 X선

불투과 물질이 확인되면 장세척도 고려한다. 소화관제염 시 금속 화합물의 부식 작용에 의한 소화관 천공의 리스크에 대비한다.

- 내시경 검사: 카드뮴, 크롬, 구리, 철의 화합물 등 점막 부식 작용을 하는 금속 화합물의 경구 섭취 시 장애 정도 평가와 치료 방침 결정, 예후 예측을 위해 섭취 후 4~6시간 이후, 12시간 이내(늦어도 24시간을 넘지 않음)에 내시경 검사를 고려한다.

- 해독제: 금속과 결합하여 배출을 촉진하는 킬레이트제로는 디메르카프롤(BAL), 페니실라민, 에디트산칼슘이나트륨(Ca-EDTA), 디페록사민, 디멜캅토숙신산(석시머), 헥사시아노철(II)·산철(III)(불용성플루시안블루) 등이 있다. 금속에 따라 사용이 권장되는 해독제 및 그 적용 기준은 다르며, 사용 시에는 치료상 필요성을 증례별로 검토할 필요가 있다.

- 배출 촉진: 신부전이 있는 경우 투석을 한다. 혈중 금속 제거를 목적으로 한 혈액투석, 혈액흡착, 교환수혈 등의 혈액 정화법은 유효성이 확립되어 있지 않다.

- 확인이 필요한 검사: 흉부·복부 X선 검사(금속 화합물은 방사선 불투과성이 많다), 심전도 검사, 혈액 가스 분석(니켈카르보닐의 경우 노출에 의해 혈중에서 CO 헤모글로빈이 검출되지 않는다), 혈액 검사(전혈구 계산치, 혈청 전해질, 신기능, 간 기능)를 시행한다.

- 약독물 분석: 혈중 및 소변 중 금속의 정량, 모발 중 금속의 정량

노출의 유무 확인에 도움이 되는 경우가 있지만, 음식이나 환경 노출에 의해 베이스라인(기준치)이 0이 아닌 것에 유의한다. 특히 직업적인 노출의 경우, 건강 피해가 없을 때에도 혈중농도가 보통보다 높게 나타날 수 있다.

환경성 환경보건부 환경 리스크 평가실 「일본인의 화학물질 노출량에 대해서: 화학물질의 사람에 대한 노출량 모니터링 조사, 2011~(日本人における化学物質のばく露量について: 化学物質の人へのばく露量モニタリング調査, 2011~)」(2017)에 의한 금속의 혈중농도 예시(https://www.env.go.jp/chemi/dioxin/pamph/cd/2017.html)

금속류	혈중농도 ng/mL	측정 대상자 수
납(Pb)	평균값 11(4.3~54)	n = 404
순 수은(Hg)	평균값 8.3(1.3~41)	n = 490
카드뮴(Cd)	평균값 1.0(0.25~6.2)	n = 404
구리(Cu)	평균값 840(550~1,500)	n = 404
망강(Mn)	평균값 13(5.8~53)	n = 320
셀레늄(Se)	평균값 190(110~480)	n = 404
아연(Zn)	평균값 6,300(3,700~8,600)	n = 404

1) 입원 및 경과관찰 기준

- 혈중 금속농도가 기준치를 크게 벗어나는 등 중증화가 예상되면 입원시킨다.
- 금속 및 금속 화합물을 경구 섭취했을 가능성이 있으나, X선 검사 등으로 명백한 섭취를 알 수 없으며, 6시간 정도 경과하여 증상이 없으면 퇴원 가능하다.
- 금속 납이나 수은 홑원소, 동전 등 불용성 금속을 삼킨 것이 명백한 경우는, 증상이 없더라도 배출이 확인될 때까지 의료기관에서 관찰한다.
- 흡입한 경우, 노출 후 12시간 정도 경과해 증상이 없으면 퇴원 가능하다. 단, 니켈카르보닐을 흡입한 경우는 적어도 1주일 동안은 주의 깊게 관찰할 필요가 있다.

2) 해독제

금속	사용이 권장되는 해독제	적용(중지)의 기준
납(Pb)	BAL, Ca-EDTA, 페니실라민, 석시머	혈중 납 농도가 70μg/dL보다 높거나, 뇌증 또는 뇌증이 의심되는 증상이 있을 때 중 어느 하나의 경우
수은(Hg)	무기수은에는 BAL(수은 증기·유기수은은 사용하지 않음), 페니실라민, 석시머	심각한 증세가 있는 경우
구리(Cu)	BAL, 페니실라민	증상이 있을 경우
망간(Mn)	Ca-EDTA(단, 망간중독은 적용 사례 없음)	명확한 기준은 없다
철(Fe)	디페록사민(단, 일본에서 판매되는 의약품에는 급성철중독 적용 사례 없음), BAL은 사용하지 않는다.	섭취 4~6시간 후의 혈청 철 농도 > 500μg/dL, 체중 1kg당 100mg을 초과하는 섭취로 혈청 철 농도를 측정할 수 없거나, 순환 동태 악화의 징후가 있거나, 심각한 소화기 증상이 확인되거나, 대사성 산성혈액증(혈장 중 탄산염 농도 15mEq/L)이 있을 때 이 중 어느 하나에 해당하는 경우(중지: 대사성 산소를 주로 하는 임상증상이 개선되었을 때)
탈륨(Tl)	불용성 플루시안 블루	혈중 탈륨 농도 10μg/L, 소변 중 탈륨 농도 50~100 g/L 중 어느 하나인 경우 중지: 24시간 소변 중 탈륨 농도가 0~10μg/L(0~10μg/L/24시간 이하), 또는 소변 중 탈륨 배출량이 0.5mg(0.5mg/24시간 이하)이 되었을 때
카드뮴(Cd) 니켈(Ni) 주석(Sn) 크롬(Cr) 셀레늄(Se) 아연(Zn)	없음. 카드뮴, 셀레늄은 BAL을 사용하지 않는다.	

금속에 따라 사용이 권장되는 해독제나 그 적용 기준은 다르다.

2019년 현재 일본에서 시판 중인 의약품으로, 금속중독 적용이 있는 약제는 디메르카프롤(BAL), 페니실라민, 에디트산칼슘이나트륨(Ca-EDTA), 헥사시아노철(II)·산철(III)(불용성플루시안블루)이며, 디펙사민제제는 급성철중독의 적용 사례가 없다. 경구 투여 가능한 수용성의 2,3-디메르캅토숙신산(석시머) 제제는 시판되고 있지 않다.

(1) 디메르카프롤(BAL, 근육 주사)

• 일본에서는 비소·수은·납·동·금·비스머스·크롬·안티모니 중독에 대한 해독제로서 근육 주사 제제가 판매된다.

• 작용 메커니즘: 금속과 안정하게 결합하는 티올 화합물 중에서도 디티올체인 BAL은 금속이온에 대한 친화성이 강하고, 금속과 결합하며 형성한 수용성의 디멜캅탄 금속복합체를 통해 체외로 배출을 촉진한다.

• 체내 여러 효소의 SH기와 금속의 결합을 억제하고, 이미 결합되어 있는 경우에도 금속과 BAL이 결합함으로써 억제되었던 효소의 활성을 부활시킨다.

• 사용 방법(BAL 근육 주사): 1회 2.5mg/kg, 1일차는 6시간 간격으로 4회, 2일차 이후 6일간은 1일 1회 근육 주사(적절히 증감)

(2) 페니실라민(경구제)

• 일본에서는 류마티스 관절염과 윌슨병의 치료제, 납·수은·구리 중독에 대한 해독제로서 경구제(캡슐)가 판매된다.

• 작용 메커니즘: 페니실라민 2분자는 혈청 구리 1분자와 결합해 가용성 킬레이트를 형성하고, 소변으로 구리 배출을 촉진한다.

• 사용 방법(메탈캡터제®캡슐): 통상 성인은 페니실라민을 1일 1,000mg 식전 공복 시 여러 번에 나누어 경구 투여한다. 또한 환자의 연령, 증상, 인용성(Tolerability, 忍容性), 본 약제에 대한 반응 등에 따라 일반적으로 1일량 600~1,400mg의 범위에서 증감하고, 또한 투여법에 대해서도 연일 투여, 간헐 투여, 점적 투여 등 각 증례별로 용법 및 용량을 결정한다.

• 일본 국내 제제의 첨부 문서에는 "납 이외의 금속중독에 대해 본 약제를 사용하는 경우 투여 개시·투여 중지에 관한 혈중 금속농도 지표가 명확하지 않으므로 임상증상, 건강에 미치는 영향 등을 충분히 검토할 것"이라고 되어 있다. 해외에서는 BAL이나 2,3-디메르캅토숙신산(DMSA, 석시머) 등 다른 킬레이트제를 이용할 수 없는 경우에만 사용한다고 알려져 있다.

(3) 에디트산칼슘2나트륨(Ca-EDTA, 링거 정맥 주사·경구제)

• 일본에서는 납중독에 대한 해독제로서 경구제(정제)와 링거 정맥 주사용 제제가 판매된다.

• 작용 메커니즘: 납 등의 중금속이 Ca-EDTA 분자 내에 존재하는 칼슘과 치환되어 수용성 금속

킬레이트를 형성하여 체외로 배출된다.

- 사용 방법(브라이언®정 500mg, 브라이언®링거 정맥 주사 1g): 에디트산칼슘나트륨수화물로, 링거 정맥 주사용 제제는 통상 성인 1회 1g을 희석해 약 1시간에 걸쳐 링거 정맥 주사한다. 경구제 는 통상 성인 1일 1~2g을 2~3회로 나누어 식후 30분 이상 지난 후 경구 투여한다.

(4) 헥사시아노 철(2) 산철(III)(불용성 플루시안 블루, 경구제)

- 일본에서는 방사성 세슘 체내제거제, 탈륨 및 탈륨 화합물 중독에 대한 해독제로서 경구제(캡 슐)가 판매된다.

- 작용 메커니즘: 탈륨에 대한 친화성이 매우 높아 소화관 내에서 탈륨과 결합해 체외로 배출된 다. 또한 탈륨의 소화관 재흡수(장간 순환)를 억제해 세포에 축적되는 문제를 감소시킨다.

- 사용 방법(라디오갈다제®캡슐 500mg): 헥사시아노철(II)·산철(III) 수화물로 1회 3g을 1일 3회 경구 투여한다.

(5) 디페록사민(정맥 주사 · 근육 주사)

- 일본에서는 원발성 헤모크로마토시스, 속발성 헤모크로마토시스의 철배설제로서 주사제[데스 페랄(desperal)®주사용 500mg 근육 주사 또는 링거 정맥 주사]가 판매되고 있으나 급성철중독에 대 한 적용 사례는 없다.

- 작용 메커니즘: 3가의 유리 철 이온과 결합하여 안정적인 수용성 펠리옥사민 B를 형성해 체외 배출을 촉진한다.

- 사용 방법: 미국 제제 DESFERAL®의 첨부 문서에는 "급성철중독에 정맥 주사하는 경우, 첫 회 1,000mg/kg/hr을 넘지 않는 속도로 투여하고, 이후 125mg/hr을 넘지 않는 속도로 500mg을 1회당 4시간 이상에 걸쳐 2회 투여해도 된다. 임상증상에 따라 추가로 4~12시간에 걸쳐 500mg을 투여하지만 24시간 총 투여량은 6,000mg을 넘어서는 안 되며, 환자의 임상증상이 개선되면 즉시 정맥 주사를 중지하고 근육 주사로 해야 한다"라고 기재되어 있다.

9. 현장에서 2차 피해의 방지 대책

▌주의사항

- 기체나 분진, 품의 발생이 예상되는 상황이라면 현장(노출 장소, 재해 발생 장소)에 들어갈 경우 적 절한 보호 도구(자급식 호흡기, 화학보호복 등)를 착용해 눈·피부 접촉이나 흡입을 피한다. 방독마 스크를 사용할 경우 원인물질에 대응하는 흡수 캔(수은 증기는 '수은용')을 적절히 장착해야 한다.

- 허가 없이 출입해서는 안 된다.
- 바람이 통하는 높은 곳에 머무른다.

▌ 초기 격리 및 방호조치 거리

ERG 2016(2016 Emergency Response Guidebook)에 의거한다.

자세한 내용은 『2016 유해물질 비상대응 핸드북』 또는 '웹 와이저' 참조

https://www.phmsa.dot.gov/hazmat/erg/emergency-response-guidebook-erg

https://webwiser.nlm.nih.gov/knownSubstanceSearch.do

1) 수은(Hg)

금속 수은(유엔 번호 2809, ERG GUIDE 172)
- 초기 격리: 유출 또는 누출 장소에서 전 방향으로 최소 50m

2) 카드뮴(Cd)

카드뮴 화합물(유엔 번호 2570, ERG GUIDE 154)
- 초기 격리: 유출 또는 누출 장소에서 전 방향으로 액체인 경우 최소 50m, 고체인 경우 최소 25m

3) 니켈(Ni)

니켈 가르보닐(유엔 번호 1259, ERG GUIDE 131)

소규모 유출(208L 이하) (소용기 또는 대용기에서의 소량 유출)			대규모 유출(208L 이상) (대용기 또는 많은 소량용기에서)		
초기 격리 (전 방향)	보호 활동(풍하측)		초기 격리 (전 방향)	보호 활동(풍하측)	
	주간	야간		주간	야간
100m	1.4km	4.9km	1,000m	11.0+km	11.0+km

▌ 누출물 처리

'국제 화학물질 안전성 카드 ICSCs' 참조

https://www.ilo.org/dyn/icsc/showcard.listCards3

① 납   ICSC: 0052

② 수은   ICSC: 0056
③ 카드뮴   ICSC: 0020
④ 구리   ICSC: 0240
⑤ 니켈   ICSC: 0062
⑥ 니켈카르보닐   ICSC: 0064
⑦ 주석   ICSC: 1535
⑧ 망간   ICSC: 0174
⑨ 크롬   ICSC: 0029
⑩ 셀레늄   ICSC: 0072
⑪ 아연   ICSC: 1205
⑫ 탈륨   ICSC: 0077

23
금속 퓸 · 폴리머 퓸

▌개요

물질·제품 퓸은 직경 0.05~1μm의 고체 미립자다. 금속이 산화 환경에서 녹는점까지 가열되었을 때 생성하는 금속 입자를 금속 퓸, 고분자 화합물 가열 시 발생하는 미립자 상태의 열분해 생성물을 폴리머 퓸이라고 한다. 금속 퓸은 아연, 놋쇠(황동), 구리, 카드뮴 등 많은 금속을 용접, 절단, 정련, 도금 등의 작업 시에 발생한다. 대표적인 폴리머 퓸은 불소수지를 200~375℃로 가열했을 때 생기는 미립자 상태의 열분해 생성물이다. 보다 고온으로 가열하면 불화수소, 퍼불화 이소부틸렌, 불화카르보닐 등을 함유한 가스상의 물질도 발생한다.

문제가 되는 성분과 증상 금속 퓸을 흡입하면, 급성 발열성 질환인 금속 퓸열을 일으키는 것이 알려져 있다. 전구증상으로 직후에 금속 맛 또는 단맛, 목 자극이 있으며, 그 후 3~12시간 정도 경과하면 발열, 오한, 두통, 근육통, 권태감, 기침, 구역질, 구토 등의 독감과 같은 증상이 나타난다. 통상 24~48시간 이내에 회복된다. 퓸열 이외에 폐렴, 폐부종 등의 급성 폐 장애가 나타나기도 한다. 또한 폴리머 퓸을 흡입하면, 금속 퓸열과 비슷한 증세인 폴리머 퓸열이 발병할 수 있다. 또 400℃ 이상인 고온 조건에서는 가스상 물질에 의한 급성 폐 장애가 발생할 가능성이 있다.

JPIC 접수 상황 금속 퓸, 폴리머 퓸 모두 연간 몇 건 정도의 문의가 있다. 금속 퓸은 금속의 절단 및 용접 작업에 수반되는 사고, 폴리머 퓸은 불소수지가 가공된 냄비나 프라이팬의 단순 가열이 많다.

일반적으로, 증상은 노출 후 3~12시간 정도 경과한 후에 출현한다. 또 인플루엔자 등의 급성 감염증과 감별이 필요하며, 증상 출현까지의 상황 파악이 중요하다.

1. 물질·제품

• 물질명: 물질의 일반명, 제품명

2. 노출 상황·경로

• 경로: 들이마셨다, 눈에 들어갔다 등
• 장소: 가정 내, 공장, 창고, 터널 등. 실내인가, 야외인가?
• 상황: 취급 중 사고인가, 화재인가?
   취급 중 사고일 경우: 업종, 작업 내용(금속 용접, 절단, 도금, 납땜 등), 보호구 착용 상황, 환기 상태, 이상을 느끼게 된 계기
• 피해자 수, 노출되었을 가능성이 있는 기간(시간), 노출 후 경과 시간

3. 환자의 상태·증상

• 노출 직후 금속 맛 또는 단맛, 목 자극이 있는가?
• 기침, 호흡곤란 등은 없는가?
• 발열, 오한, 두통, 권태감. 근육통 등은 없는가?
• 부상 후의 제염 상황(탈의·세정 타이밍, 세정 방법 등)

픔열과는 별도로 급성 폐 장애가 나타나는 경우가 있다.
• 2차 피해 방지: 기체·분진·픔·액적 흡입, 눈·피부 접촉을 피한다.
   현장(노출 장소, 재해 발생 장소)에 진입하는 경우 적절한 보호구(자급식 호흡기, 화학보호복 등)이 필요하다.
• 즉시 현장에서 벗어나 공기가 신선한 장소로 이동한다.
• 몸에 이상이 있는 경우 즉시 구급 요청을 한다. 심폐 정지 시 심폐소생술을 실시한다.

진찰과 의료기관의 대응

• 금속 픔, 폴리머 픔에 노출되었을 가능성이 있고, 숨쉬기 힘들거나 기침, 오한, 발열, 권태감 등의 증상이 있는 경우, 즉시 의료기관에서 진료를 받는다.

- 호흡곤란, 흉부 X선 검사나 폐기능검사 이상 등, 증상이나 검사치의 이상이 나타난 경우 입원시키고, 증상이 소실될 때까지 보존적 치료를 한다.
- 품열은 보통 안정과 해열 진통 소염제를 투여하면 이완된다. 자연적으로 호전되지 않거나 폐렴, 폐부종 등 폐 장애가 생긴 경우 특이한 치료법은 없고, 대증치료를 한다.

경과관찰
- 증상이 없다면, 가정에서 경과관찰이 가능하다.

▌해설

1. 물질 · 제품에 대하여

품이란 직경 0.05~1μm의 고체 미립자로, 산화 환경에서 금속이 녹는점까지 가열되었을 때 생성되는 금속 입자를 금속 품, 고분자 화합물 가열 시 발생하는 미립자 상태의 열분해 생성물을 폴리머 품이라고 한다.

1) 금속 품
- 고온 상황에서 증발한 금속이 대기에서 산화, 냉각되어 생성된 금속산화물의 미립자다.
- 아연(Zn)의 산화물인 산화아연(ZnO)의 품은 비교적 낮은 온도(약 500℃)에서 발생한다. 마그네슘(Mg), 놋쇠(황동: 아연-구리 합금), 구리(Cu), 알루미늄(Al), 안티모니(Sb), 비소(As), 카드뮴(Cd), 코발트(Co), 크롬(Cr), 철(Fe), 납(Pb), 망간(Mn), 니켈(Ni), 셀레늄(Se), 은(Ag), 주석(Zn) 등도 품이 발생한다.
- 금속의 용접, 절단, 도금, 납땜, 경납땜, 정련, 주조, 단조, 주입, 압연, 용융 금속가공, 분쇄 등에서 발생한다.
- 특히 용접은 금속을 용융에 필요한 온도까지 가열하여 접합하고, 금속 품이 연기처럼 피어오르기 때문에 육안으로도 확인할 수 있다. 용접에서의 품 발생량은 용접 방법, 용접 재료의 종류, 용접 조건 등에 따라 다르지만, 탄산가스 아크 용접은 발생점 바로 위에서 $100mg/m^2$ 초과, 최소 몇 십 mg/m^2의 농도에 도달하는 것으로 알려져 있다. 따라서 전체 환기, 국소 배기, 작업자의 호흡용 보호구 사용은 '분진 장애 방지 규칙'에 따라 의무화되었다.

2) 폴리머 퓸

- 폴리테트라불화에틸렌(PTFE, 테프론®), 퍼불화알콕시알칸(PFA), 퍼불화에틸렌프로필렌코폴리머(FEP) 등 불소수지를 가열하면 발생하는 미립자 상태의 열분해 생성물이다. PTFE는 315~375℃의 가열로 발생하고, 불소수지 가공의 프라이팬이나 냄비의 단순 가열 등이 알려져 있다.
- 불소수지 가열 시 보다 고온(PTFE는 460℃ 이상)이 되면 미립자 물질 외에도 불활수소를 주성분으로 하는 가스상 물질이 발생한다. 더욱 온도가 높아지면 독성이 보다 강한 퍼불화이소부틸렌(C_4F_8, PTFE는 470℃ 이상, FEP는 400℃ 이상), 불화카르보닐(COF_2, PTFE는 500℃ 이상) 등이 발생한다.

2. 사고 발생 상황

▌ JPIC 접수 상황

1) 금속 퓸

【접수 건수】 2007~2016년 10년간 56건. 의료기관 36건(64.3%), 일반 19건(33.9%), 기타 1건(1.8%)

【환자 연령층】 3~19세 1건, 20~64세 48건, 65세 이상 5건, 불명 2건

【사고 상황】 아연도금을 한 금속의 절단, 용접 등의 작업에 수반하는 사고였다.

【증상 출현율】 98.2%(증상 있음 55건)

2) 폴리머 퓸

【접수 건수】 2007~2016년 10년간 34건. 의료기관 6건(17.7%), 일반 27건(79.4%), 기타 1건(2.9%)

【환자 연령층】 0~5세 11건, 6~12세 1건, 20~64세 18건, 불명 4건

【사고 상황】 가정 등에서 불소수지 가공 냄비나 프라이팬을 단순 가열해 발생한 사고가 30건, 불소수지 가공품을 취급하는 작업 중의 사고가 4건이었다.

【증상 출현율】 64.7%(증상 있음 22건)

▌기타 발생 상황

- AAPCC(American Association of Poison Control Centers)에는 보통 금속 퓸열(metal fume fever) 관련으로 수백 건, 폴리머 퓸열(polymer fume fever) 관련으로 몇 건의 문의가 있다[D. D. Gummin et al., *Clinical Toxicology*, Vol.56(2018), pp.1213~1415].
- 노동 산업재해 사례[후생노동성 '직장 안전 사이트(職場のあんぜんサイト)']: 2019년 2월 현재 퓸 흡입에 의한 것으로 생각되는 산업재해는 적어도 9건 보고되었다. 모두 아연, 납 등의 금속의 절단, 용접 작업에 종사해 컨디션 불량이 발생한 것으로 방진마스크 등의 보호구나 방진장치가 불충분한 것에 기인했다.

▌문헌 보고 예

1) 철판 해체 작업에 의한 '아연 퓸열'로 진단된 사례
- 환기가 잘 안 되는 작업장에서 아연 도금 철판의 해체 작업을 실시했다. 작업 시작 6시간 후에 구강 내의 새콤달콤한 느낌, 호흡곤란, 전신 권태감, 두통이 나타났다. 발열(39.3℃), PaO2의 가벼운 저하를 보였으나, 흉부 청진상에 잡음은 청취되지 않았다. 산소 투여, 대증치료로 증상 출현 16시간 후 호흡곤란감, 고열은 소실되었다[오쓰보 사오리(大坪里織) 외, ≪중독연구≫, 18(2005), p.290].

2) 강판의 가스 용접에 의한 급성 폐 장애의 예
- 환기가 잘 안 되는 상태에서 마스크를 장착하지 않고, 아연을 포함한 방청제를 도포한 강판의 가스 용접을 약 2시간 동안 실시했다. 전신 상태 불량이 출현해 호흡곤란도 서서히 악화되었다. 저산소혈증, 흉부 X선·CT 촬영으로 양 허파에 미만성의 유리 음영과 침윤 상이 보였다. 기관삽관, 인공호흡 관리를 실시하고, 5일 째의 흉부 CT 사진에서 양측 허파의 병변이 개선된 것을 확인했다(나가카미 야스오(長神康雄) 외, ≪산업의학저널≫, 33(2010), pp.15~19].

3) 금속 아크 용접에 의한 폐포 출혈의 사례
- 철판 아크 용접을 한 다음 날 발열과 인두통을 자각했고, 이틀간의 작업으로 증상이 악화되어 호흡곤란도 나타났다. 입원 시 체온 36.7℃, SpO2 298%(O2 2L), 흉부 X선 사진으로 폐렴상, 흉부 단순 CT에서 양측 미만성에 소엽 중심성 반상 음영을 확인했다. 기관지 폐포 세정액은 혈성으로 아크 용접에 의한 폐포 출혈로 진단되었다. 6일 째 각혈은 소실되었고 산소화도 점

차 개선되었다[아카이케 기미타카(赤池公孝) 외, ≪일본호흡기학회지(日本呼吸器学会誌)≫, 6(2017), pp.244~248].

4) 카드뮴 함유 구리 퓸 흡입에 의한 사망 사례

• 카드뮴을 함유한 구리의 용해 작업을 몇 시간 한 후 인두 위화감이 출현했다. 36~44시간 후에 호흡곤란을 자각하고 진찰을 받아 산소 투여, 호기 종말 양압 호흡(PEEP)을 시행했으나 완쾌되지 않고 13일째에 사망했다. 혈중 및 소변 중 카드뮴은 각각 5~6μg/dL, 104~332μg/dL로 매우 높았으며 부검에서 폐 섬유화, 근위 요세관의 변성을 보였다[가타기 겐이치(片木健一) 외, ≪산업의학(産業医学)≫, 26(1984), p.738].

5) 폴리머 퓸 흡입에 의한 폐 장애의 사례

• 불소수지 냄비를 불에 올려놓은 채로 잠들었는데, 이미 실내에 연기가 가득 차 있었다. 호흡곤란, 발열(37.7℃), 저산소혈증, 흉부 CT에서 중추 측우위의 유리 음영을 확인했으며 폴리머 퓸 흡입에 의한 폐 장애(간질성 폐렴)로 진단되었으며 스테로이드 펄스 치료를 시행했다. 증상이나 화상 소견 이상은 신속하게 소실되어 7일 만에 퇴원했다[야기 타이몬(八木太門) 외, ≪기관지학≫, 38(2016), pp.190~194].

3. 독성

금속 퓸, 폴리머 퓸 모두 중독량은 확립되어 있지 않다.

참고: 규제값, 허용농도 등

• 일본용접협회규격(WES): 퓸의 관리농도 3mg/m^3(WES 번호: 9009-2)
• 일본산업위생학회 권고 허용농도(2018년도): 산화아연 퓸 검토 중
• 급성노출가이드라인 농도(AEGL: Acute Expose Guideline Level)
  대기 중으로 방출된 화학물질의 임계농도. 이 농도를 초과하면 일반 사람들의 건강에 영향을 미칠 수 있다.

카드뮴(Interim: 잠정치 2010.08.27)

노출 시간	10분	30분	60분	4시간	8시간
AEGL 1 (불쾌감, 자극 등의 영향, 단, 일과성, 가역적)	$0.13mg/m^3$	$0.13mg/m^3$	$0.10mg/m^3$	$0.063mg/m^3$	$0.041mg/m^3$
AEGL 2(불가역적, 위중, 장기적인 건강 영향)	$1.4mg/m^3$	$0.96mg/m^3$	$0.76mg/m^3$	$0.40mg/m^3$	$0.20mg/m^3$
AEGL 3(생명을 위협하는 영향이나 사망)	$8.5mg/m^3$	$5.9mg/m^3$	$4.7mg/m^3$	$1.9mg/m^3$	$0.93mg/m^3$

4. 중독 발현 메커니즘

$1\mu m$ 이하의 입자를 흡입하면 세기관지나 폐포에 부착될 확률이 높다.

1) 금속 퓸
(1) 금속 퓸열(흡입 후 3~12시간 후에 나타나는 인플루엔자 유사 증상)

발현 메커니즘은 불분명하지만, 몇 가지 가설이 있다.

• 호흡기에 대한 직접 작용: 금속산화물에 의해 기도의 직접 자극을 수반하며, 백혈구와 대식세 포에서 비롯된 발열 물질이나 사이토카인이 방출되고, 폐 대식세포 내에 금속산화물이 축적 된다.

• 기도의 상재 세균에 대한 작용: 금속 퓸이 지닌 세균의 세포독성에 의해 이종 단백질 방출이 일어난다.

• 지연성 면역성·과민성 반응: 히스타민이 유리되어, 재노출 시 항원 항체 반응에 관여한다.

(2) 급성 폐 장애(퓸 흡입에 따른 폐렴. 폐부종 등)

• 호흡기에 대한 직접 작용: 금속산화물의 자극에 의해 세포가 침윤되고, 폐 단백질이 변성된다.

2) 폴리머 퓸
(1) 폴리머 퓸열(흡입3~10시간 후에 나타나는 인플루엔자 유사 증상)

• 발현 메커니즘은 명확하지 않다.

(2) 급성 폐 장애(고온 가열 분해물 흡입에 따른 폐렴, 폐부종 등)

• 퓸을 일으키는 온도보다 고온인 상태에서는 퍼불화이소부틸렌, 불화카르보닐 및 불화수소가 발생해 급성 폐 장애의 원인이 된다.

5. 체내동태

- 금속 퓸, 폴리머 퓸 모두 체내동태에 관한 정보는 없다.
- 금속 퓸열에서 소변 또는 혈청 내 금속 농도는 중증도와 거의 상관없다고 알려져 있다.

6. 증상

1) 금속 퓸

(1) 금속 퓸열

- 노출 직후 금속 맛 또는 단맛, 목의 자극이 있으면 퓸열의 전구 증상일 수 있다.
- 노출 후 3~12시간 정도(평균 5시간) 시점에서, 발열(최고 38~39℃), 오한, 두통, 근육통, 기침, 숨 가쁨, 빈호흡, 호흡곤란, 구강건조, 구역질, 구토, 권태감, 피로감 등 독감 증세가 나타난다. 청진에서 잡음이나 천명을 보일 경우가 있다.
- 흉부 X선은 보통 정상이다(금속 퓸의 폐 내 침착량이 1,000mg을 넘지 않으면 임상 영상의 소견은 보이지 않는다).
- 통상 24~48시간 이내에 자연 회복되며 만성 폐 장애는 나타나지 않는다. 단, 심폐 기저질환 환자와 노인의 경우 중증이 될 가능성이 있으며, 또 흡연 습관이나 아토피 체질에 의한 상승작용도 문제가 된다.
- 일상적으로 금속 퓸에 노출되는 환경에서는 내성이 생겨 증상은 출현하지 않지만, 이 내성은 소실되기 쉽고, 48시간 이상 경과한 후 금속 퓸에 재노출되면 발병한다. 이 때문에 한 주가 시작되는 월요일에 많이 발병해 월요열(Monday morning fever)로 불리기도 한다. 또한 용접공 오한(welder's ague), 아연열, 주공열 등의 호칭도 있다.

(2) 급성 폐 장애

- 금속 퓸(특히 카드뮴 퓸) 흡입으로 폐렴, 폐부종 등이 보일 수 있다. 양측성 폐침윤, 폐부종, 폐포 출혈, 구속성 폐기능 저하 등이 24~48시간 이상 지속되며 사망하기도 한다.
- 발생 상황은 금속 퓸열과 같지만 임상 소견에서 금속 퓸열과는 구별해야 한다.

2) 폴리머 퓸

(1) 폴리머 퓸열

- 노출 후 3~10시간 정도에 오한, 발열, 두통, 근육통, 기침, 호흡곤란 등 금속 퓸열과 비슷한 인

플루엔자 유사 증상을 보인다. 흉부 X선이나 검사치는 일반적으로 이상을 보이지 않는다.

- 통상 24~48시간 이내에 자연 회복되며 만성 폐 장애는 나타나지 않는다. 단, 심폐 기저질환 환자와 노인의 경우 중증이 될 가능성이 있고, 또 습관적 흡연이나 아토피 체질에 의한 상승 작용도 문제가 된다.

(2) 급성 폐장애

- 호흡곤란, 폐렴, 폐부종 등이 보고되었다. 폴리테드라불화에틸렌(PTFE, 테프론®)을 500℃ 이상의 고온으로 가열해 발생한 퓸을 흡입한 증례 보고가 많다.

7. 대응

퓸열 이외에 급성 폐 장애가 나타나는 경우가 있다. 퓸열은 통상 안정과 해열 진통 소염제 투여로 이완된다. 그다지 호전되지 않거나 폐렴, 폐부종 등 급성 폐 장애가 생긴 경우는 특이한 치료법은 없으며 폐 장애에 대한 대증치료를 시행한다.

대응자의 안전 확보와 환자 상태 안정화(기도확보, 호흡 관리)를 우선해 제염(탈의, 오염 부위 세정), 대증치료를 한다.

* 안전 확보: 기체·분진·퓸·액적 흡입, 눈·피부 접촉을 피한다.

현장(노출 장소, 재해 발생 장소) 이외에서 환자와 접촉하는 경우도 충분히 주의하고, 필요에 따라 적절한 보호장비를 착용한다.

▌ 프리호스피털 케어(prehospital care, 병원 가기 전 응급처지)

- 즉시 현장에서 벗어나 공기가 신선한 장소로 이동한다.
- 전신 상태가 안 좋은 경우 즉시 구급 요청을 한다. 심폐 정지 시 심폐소생술을 실시한다(구강 인공호흡은 피한다).
- 오염된 의복 및 신발은 주의 깊게 벗기고 밀봉한다. 피부는 비누와 물로 충분히 세정한다. 눈은 물(실온)로 15분 이상 세정한다.

▌ 의료기관에서의 처치

호흡·순환 관리를 중심으로 한 대증치료를 실시한다. 퓸열이 발생하면 안정과 해열 진통 소염제를 투여한다.

- 호흡·순환 관리: 증상의 정도에 따라 산소 투여 및 지지 치료를 실시한다. 호흡 상태가 불량한 경우는 신속하게 기도확보, 산소 투여를 하고, 필요에 따라 기관지 삽관, 인공호흡을 한다. 기관지경련·천식이 보이는 경우에는 기관지 확장제, 스테로이드 사용을 고려한다.
- 해독제: 없다.
- 확인이 필요한 검사: 폼열이 발생하면 백혈구가 증가할 수 있다. 필요에 따라 펄스옥시미터, 혈액 가스 분석(특히 젖산치, 산성증 확인 등), 흉부 X선 검사(폐렴, 폐부종 등)에 의한 호흡 기능 평가, 심전도 검사(심근허혈병 같은 심전도 변화나 심부전)를 실시한다.
- 혈중·소변 내 금속 농도: 중증도와 거의 상관하지 않으므로, 농도 측정은 필수사항은 아니다.

8. 치료 시 주의점

1) 입원 및 경과관찰 기준
- 호흡곤란, 흉부 X선이나 폐기능검사 이상 등의 증상이나 검사에서 이상이 나타난 경우 입원시키고 증상이 소실될 때까지 보존적으로 치료한다. 호흡 상태가 안정되면 퇴원 가능하다.

2) 감별진단
- 폼열에는 타각적 소견과 자각증상에 대한 질병 특유의 특징이 없으므로 금속 폼이나 폴리머 폼의 노출 이력(금속이나 불소수지를 가열하는 작업을 실시했는지)이 진단의 단서가 된다.
- 직업성의 경우는 화학성 폐렴, 과민성 폐렴, 직업성 천식, 신폐증 등, 비직업성의 경우는 인플루엔자 등의 감염성 질환, 급성 기관지염, 폐렴, 폐색전증, 패혈증 등과의 감별이 필요하다. 또한 원인 불명인 호흡기 질환인 경우 금속 폼, 폴리머 폼 흡입을 고려해야 한다.
- 아세틸렌이나 액화석유가스(LPG)를 사용하는 가스 용접, 알곤과 헬륨, 탄산가스(CO_2)를 사용하는 가스 실드 아크 용접에서는 일산화탄소(CO)나 이산화질소(NO_2) 외에도 공기 중의 산소가 자외선에 의해 변화하며 오존(O_3)이 발생하므로, 금속 폼 이외에 이러한 가스 흡입에 의한 증상이 나타날 가능성이 있다[아세틸렌, LPG는 27장 '탄화수소류(연료류, 유기용제)' 414쪽, 일산화탄소는 17장 '일산화탄소(CO)' 271쪽, 아르곤·헬륨·이산화탄소·이산화질소·오존은 16장 '가스 전반' 242쪽 참조].

9. 현장에서 2차 피해의 방지 대책

▌주의사항

- 현장(노출 장소, 재해 발생 장소)에 들어갈 경우에는 적절한 보호 도구(자급식 호흡기, 화학보호복 등)를 착용하고 눈·피부 접촉이나 기체·분진·퓸·액적 흡입을 피한다. 방독마스크를 사용할 경우에는 원인물질에 대응하는 흡수 캔을 적절히 장착해야 한다. 분진, 퓸뿐이라면 방진마스크도 사용 가능하다.
- 허가 없이 출입해서는 안 된다.
- 바람이 통하는 높은 곳에 머무른다.

▌초기 격리 및 방호조치 거리

ERG 2016(2016 Emergency Response Guidebook)에 의거한다.

　자세한 내용은 『2016 유해물질 비상대응 핸드북』 또는 '웹 와이저' 참조

　https://www.phmsa.dot.gov/hazmat/erg/emergency-response-guidebook-erg

　https://webwiser.nlm.nih.gov/knownSubstanceSearch.do

불화카르보닐(유엔 번호 2417, ERG GUIDE 125)

소규모 유출(208L 이하) (소용기 또는 대용기에서의 소량 유출)			대규모 유출(208L 이상) (대용기 또는 많은 소량용기에서)		
초기 격리 (전 방향)	보호 활동(풍하측)		초기 격리 (전 방향)	보호 활동(풍하측)	
	주간	야간		주간	야간
100m	0.6km	2.2km	600m	3.6km	8.1km

▌누출물 처리

'국제 화학물질 안전성 카드 ICSCs' 참조

　https://www.ilo.org/dyn/icsc/showcard.listCards3

　① 산화아연　　ICSC: 0208

　② 산화구리　　ICSC: 0421

　③ 카드퓸　　　ICSC: 0020

　④ 산화카드퓸　ICSC: 0117

24
불화수소 및 불화물

█ 개요

물질·제품　불소는 가장 작은 할로겐 원소로 전기음성도가 크고 반응성이 높아 대부분의 원소를 산화시켜 불화물을 생성한다. 특히 양이온과 견고한 결합을 만들기 쉽다. 대표적인 불화물로는 불화수소 외에 불화암모늄, 불화나트륨, 불화칼슘 등이다. 불화수소는 각종 불화물 제조 외에 금속뿐만 아니라 유리도 부식시키기 때문에 금속 가공업이나 반도체 산업에서 이용된다. 모노불화수소산나트륨, 불화제일주석, 불화나트륨은 충치 예방을 위해 사용된다.

문제가 되는 성분과 증상　불화물은 일반적으로 피부·점막의 국소 자극성이 강하며, 특히 불화수소 및 일부 염(불화암모늄, 불화수소암모늄, 불화수소칼륨, 불화수소나트륨)은 진행성 부식 작용으로 조직을 파괴할 수 있다. 또한 경로에 관계없이 체순환에 들어간 불화물이온이 금속이온과 결합하여 저칼슘혈증, 저마그네슘혈증, 고칼륨혈증에 따른 순환장애나 중추신경 증상 등의 전신증상이 나타날 수 있으며 사망 사례의 보고도 적지 않다.

JPIC 접수 상황　불화수소나 불화암모늄 등 산업용 화학제품에 관한 문의는 연간 30건 정도로 취급 중 일어난 사고가 많으며, 문의자는 의료기관이 절반을 차지한다. 불화나트륨 함유 치약이나 의약품 충식 예방제 문의는 연간 25건 정도로 5세 이하가 잘못 섭취한 경우가 대부분이다.

초기 대응을 위한 확인 사항

1. 물질·제품

- 물질명: 물질의 일반명, 제품명, 농도 등. 반응으로 발생한 기체의 경우 반응 전 물질명 취급 중 사고 시 물질안전보건자료(MSDS)도 확인한다.
- 성상·외관: 고체(분말, 결정 등), 액체, 기체, 색, 냄새(자극 냄새는 있는가).
- 현장 검지의 결과

2. 노출 상황·경로

- 경로: 입에 들어갔다, 삼켰다, 들이마셨다, 눈에 들어갔다, 피부에 묻었다 등
- 장소: 가정 내, 공장, 실험실, 도로 등
- 상황: 취급 중 사고인가, 운송 중 사고인가, 화재인가, 의도적 섭취인가?
    취급 중 사고일 경우: 업종, 작업 내용, 보호구 착용 상황(보호구 종류, 재질, 파손 유무 등), 노출량.
- 피해자 수, 노출 후 경과 시간. 2차 피해의 가능성 유무
- 불화수소의 피부 노출인 경우: 부상을 알아차린 시간대

3. 환자의 상태·증상

- 의식장애(착란, 혼수 등), 쇼크, 호흡곤란 등은 없는가?
- 경구 섭취, 기체·분진·품·액적 흡입의 경우 구강점막의 발적이나 종창, 통증 등은 없는가?
- 경구 섭취한 경우 구역질, 구토, 복통, 출혈은 없는가?
- 눈의 위화감, 통증, 충혈, 눈물흘림은 없는가?
- 피부의 심한 통증, 백색화, 수포 등이 없는가? 부상 면적, 심각한 경우 화학 손상 및 열상에 의한 부상 정도는 어떤가?
- 부상 후의 제염 상황(탈의·세정 타이밍, 세정 방법 등)

초기 대응 포인트

전신 노출, 다량 섭취의 경우는 생명에 지장을 줄 수 있다. 국소 노출로도 조직이 파괴될 수 있다.

- 2차 피해 방지: 기체·분진·품·액적 흡입, 눈·피부 접촉을 피한다.

현장(노출 장소, 재해 발생 장소)에 진입하는 경우 적절한 보호구[보호 장갑, 보호 장화, 보호복, 보안경, 방독마스크, 불화수소(기체)의 발생이 예상되는 상황이라면 자급식 호흡기]가 필요하다.

경구 섭취 시 위 내에서 불화수소가 발생할 수 있으므로 현장 이외에 환자와 접촉하는 경우도 충분히 주의하고 필요에 따라 적절한 보호장비를 착용한다.

- 즉시 현장에서 벗어나 공기가 신선한 장소로 이동한다.

- 전신 상태가 불량한 경우 및 전신 노출이나 다량 섭취 사고라면 즉시 구급 요청을 한다. 심폐 정지 시 심폐소생술을 실시한다.
- 급성기의 응급 처치가 중증도를 크게 좌우하므로 가능한 한 빨리 제염(탈의, 오염 부위에 물세척)을 한다.

진찰과 의료기관의 대응
- 진행성 부식 작용이 문제가 되는 불화물(불화수소, 불화암모늄, 불화수소암모늄, 불화수소칼륨, 불화수소나트륨. 수용액 포함): 노출되었을 가능성이 있는 경우에는 노출 경로에 관계없이 가능한 한 빨리 의료기관에서 진찰을 받는다(초기에 증상이 없어도 조직이 파괴될 수 있다).
- 기타 불화물(불화나트륨 등): 다음에 해당하는 경우 원칙적으로 의료기관에서 진료를 받는다.
  고농도 또는 산업용 화학제품: 경구 섭취, 흡입, 피부 노출로 몸의 표면적의 1%가 넘는 화학 손상인 경우. 농도가 낮은 치과 용품 등: 불소 섭취량이 8mg/kg를 초과하거나 가벼운 소화기 증상보다 심한 경우. 의도적 섭취
- 탈의, 물세척(경구의 경우는 소화관제염)을 실시한 후 호흡·순환 관리(심전도 확인, 부정맥 대책), 전해질 이상과 산성혈액증을 보정한다.
- 해독제로는 칼슘 제제(글루콘산칼슘, 염화칼슘)가 있다. 국소 투여는 불소의 체순환 흡수를 저지하기 위해 효과적이지만, 염화칼슘은 자극성이 있으므로 국소에는 사용하지 않는다. 정맥 주사는 저칼슘혈증에 효과적이다.

경과관찰
- 불화나트륨 함유 치과 용품 등의 경구 섭취로 불소로서 섭취량이 8mg/kg 이하이며, 가벼운 소화기 증상 이외에 증상이 나타나지 않는 경우에는 가정에서 경과관찰이 가능하다.

▌해설

1. 물질 · 제품에 대하여

- 불소는 가장 작은 할로겐 원소이며 전기음성도가 크고 또한 반응성이 높으므로 대부분의 원소를 산화시켜 불화물을 생성한다. 특히 양이온과 견고한 결합을 만들기 쉽고 마그네슘, 칼슘염은 물에 녹지 않는다.
- 대표적인 불화물로서, 불화수소(HF, 수용액은 불화수소산 또는 불산), 불화리튬(LiF), 불화암모늄(NH$_4$F), 불화수소암모늄(산성 불화암모늄, NH$_4$F-HF), 불화나트륨(NaF), 불화수소나트륨(산성 불화나트륨, NaF·HF), 불화마그네슘(MgF$_2$), 불화알루미늄(AlF$_3$), 불화칼륨(KF), 불화수소칼륨(산

성 불화칼륨, KF·HF), 불화인산칼륨(KPF$_6$), 불화칼슘(CaF$_2$), 불화아연(ZnF$_2$), 불화스트론튬(SrF$_2$), 불화제일주석(SnF$_2$), 불화바륨(BaF$_2$), 불화납(PbF$_2$), 모노불화인산나트륨(Na$_2$PO$_3$F) 등이 있다. 또한 유기 불화물로 염화불화탄소(탄화수소의 일부 수소를 불소로 치환한 화합물) 등이 있다.

- 어떠한 화합물도 가열하면 분해되어 불화수소가 발생할 수 있다. 불화암모늄, 불화칼륨, 불화나트륨은 산과의 반응으로 불화수소가 발생한다.
- 독극물 취급법에서 불화수소는 독물, 불화수소암모늄은 극물로 지정되어 있다.

1) 불화수소(HF)

- 1기압 25℃에서는 자극 냄새의 무색 기체(가압의 경우 액체) 상태로 물에 아주 잘 녹으며 수용액은 불화수소산(불산)이라고 불린다. 증기압이 높고(25℃에서 122kPa), 55% 수용액이라도 압력과 온도를 가하면 불화수소의 가스를 유리한다.
- 불산은 약산이지만 매우 강한 부식성이 있으며, 강산인 질산이나 황산보다 강하다.
- 금속뿐만 아니라 금속산화물을 부식시키고 유리의 부식도 가능하다. 금속과 반응해 수소를, 유리나 실리카 등의 규산 화합물과 반응해 무수물의 경우 사불화규소(SiF$_4$, 기체), 불산의 경우 헥사불화규산(H$_2$SiF$_6$)을 생성한다.
- 순수한 불화수소는 프레온가스와 불소수지 원료, 알킬 촉매, 무기 불소 화합물의 제조 원료로서 이용된다. 불산은 불소 화합물의 제조 원료, 스테인리스 및 규소강판의 표면처리, 여과지의 탈 실리카, 유리의 식각 및 표면처리, 반도체의 부식 동판화 등 공업적으로 널리 이용된다. 목재나 의류의 금속 얼룩 제거제로서 건축업이나 세탁업에서도 이용된다.

2) 불화암모늄, 불화수소암모늄, 불화칼륨, 불화수소나트륨

- 고체이며 물에 잘 녹는다.
- 불화수소와 같이 강한 부식성이 있어 금속뿐만 아니라 유리의 부식도 가능하다.
- 유리의 식각 및 표면처리, 거푸집용 도제, 금속표면처리제 등으로 사용된다.

3) 불화나트륨, 모노불화인산나트륨, 불화제일주석

- 충치 예방을 목적으로 불소로서 1,500ppm(0.15%) 정도 치약에 배합한다. 불화나트륨은 의료용 의약품인 충식 예방제(도포제 2%, 세구액 0.1%, 용해용 세구제 11%), 상아질 지각둔마제(5%)로 사용된다.

▌ JPIC 접수 상황

1) 산업용 화학제품

【접수 건수】 2007~2016년 10년간 293건. 의료기관 140건(47.8%), 일반 142건(48.5%), 기타 11건(3.8%)

【물질】 불화수소 278건(화학약품 140건, 목재 얼룩 제거제 121건, 공업용 세정제 17건), 불화암모늄 12건, 불화수소암모늄 2건, 불화수소칼륨 1건

【환자 연령층】 5세 이하 2건, 6~19세 3건, 20세 이상 252건, 불명 36건

【사고 상황】 불의 사고 281건(업무상 사고 228건, 오사용 45건), 고의(자살 기도 등) 3건, 기타·불명 9건

2) 가정용품·의약품

【접수 건수】 2007~2016년 10년간 769건. 의료기관 49건(6.4%), 일반 690건(89.7%), 기타 30건(3.9%)

【물질】 불소 함유 치약 696건, 불화나트륨 함유 충식 예방제(의약품) 73건

【환자 연령층】 5세 이하 608건, 6~19세 30건, 20세 이상 124건, 불명 7건

【사고 상황】 불의 사고 754건(소아의 잘못 섭취 등 637건, 의료상의 사고 24건), 고의 14건, 불명 1건

▌ 문헌 보고 예

1) 피부 노출·흡입 노출(70% 불화수소 취급 중 사고)

• 공장에서 70% 불화수소산의 밸브가 열려, 경부에 노출되었다. 즉시 전신 물세척, 상비 중인 글루콘산칼슘 젤리를 도포했지만 16분 뒤 구급대가 도착한 직후 심폐 정지가 됐다. 저칼슘혈증, 산성혈액증를 확인했으며 78분 후 소생에 반응하지 않고 사망했다. 부검 결과 3도의 화학 손상, 호흡기·소화기의 출혈, 여러 장기의 울혈, 불소 이온 농도의 상승을 확인했다[구로키 나오나가(黒木尚長) 외, ≪중독연구≫, 16(2003), pp.382~383].

부식 작용·자극 작용의 강도: 불화수소, 불화암모늄 및 주요 금속 불화물의 부식성은 GHS 분류 (피부 부식성·자극성) 등에서 다음과 같이 분류된다.

- 진행성 부식 작용이 문제되는 것: HF, NH_4F-HF, KF-HF, NaF-HF
- 부식성이 있는 것(중증의 피부에 약물 상처·눈의 손상): KF, KPF_6, LiF, NaF, PbF_2, SnF_2, ZnF_2
- 자극성이 있는 것(피부 자극): CaF_2, MgF_2, SrF_2

전신독성: 불화물의 급성 독성은 각 화합물의 용해성과 불화물이온의 유리 정도에 좌우된다. 가용성 화합물은 소화관, 기도 점막, 피부를 통해 흡수되며 불소에 의한 작용이 나타난다. 경구 독성은 GHS 분류[급성 독성(경구)] 등에서 다음과 같이 분류된다.

- 삼키면 유독: $A1F_3$, BaF_2, HF, KF, KF-HF, KPF_6, LiF, NaF, NaF-HF, NH_4F-HF, SnF_2, ZnF_2
- 삼키면 유해 또는 유해 우려: CaF_2, MgF_2, NH_4F, PbF_2, SrF_2

1) 불화수소

- 경구: 9% 용액 15mL로 사망한 사례가 있다[R. W. Webster, *Legal Medicine and Toxicology* (Philadelphia: Saunders, 1930), p.389].
- 흡입: 눈과 코의 자극 발현 농도 5ppm(5mg/L)
- 피부: 100% 불화수소, 몸의 표면 2.5%의 노출로 10시간 후에 사망한 사례가 있다[혈중 불소 농도 3mg/L, 칼슘 농도 2.2mg/dL](P. B. Tepperman, *Journal of Occupational Medicine and Toxicology*, Vol.22(1980), pp.691~692]

참고: 규제값, 허용농도 등

- 일본산업위생학회 권고 허용농도(2018년도): 최대허용농도 3ppm
- 급성노출가이드라인 농도(AEGL: Acute Expose Guideline Level)(Final: 설정값)

대기 중으로 방출된 화학물질의 임계농도. 이 농도를 초과하면 일반 사람들의 건강에 영향을 미칠 수 있다.

노출 시간	10분	30분	60분	4시간	8시간
AEGL 1 (불쾌감, 자극 등의 영향, 단, 일과성, 가역적)	1.0ppm	1.0ppm	1.0ppm	1.0ppm	1.0ppm
AEGL 2(불가역적, 위중, 장기적인 건강 영향)	95ppm	34ppm	24ppm	12ppm	12ppm
AEGL 3(생명을 위협하는 영향이나 사망)	170ppm	62ppm	44ppm	22ppm	22ppm

2) 불화물이온

- 경구: 불화물이온은 3~5mg/kg에서 구토 및 복통이, 5~10mg/kg으로 저칼슘혈증 및 근육 증상이 나타날 수 있다. 32~64mg/kg 정도의 섭취는 치료하지 않으면 치명적일 수 있다.
- 3세 소아가 200mg을 섭취하고 사망한 사례가 있다[W. L. Augenstein et al., *Pediatrics*, Vol.88(1991), pp.907~912].

4. 중독 발현 메커니즘

1) 피부·점막의 자극과 부식 작용

불화물은 일반적으로 피부·점막 등에 국소 자극성이 강하다.

- 불화수소는 투과성이 높아 다른 산에 비해 조직의 심부까지 침투한다.
- 국소에서 불용성 침전(착물)을 형성해 동통 및 조직의 파괴를 가져온다.

2) 흡수된 불화물이온에 의한 전신 작용

세포 내에서 유리한 불화물이온이 금속이온과 결합 또는 직접적으로 작용하기 때문이다.

- 저칼슘혈증, 저마그네슘혈증, 고칼륨혈증(적혈구상의 칼슘 의존성 칼륨채널 열림에 의한다)
- 중추신경 독성 및 세포독성(아세틸콜린에스테라아제 억제, 아데닐산 사이클라아제 활성화, Na^+/K^+-ATPase 억제 등에 의한다)

5. 체내동태

1) 흡수

- 불화수소: 투과성이 높으며 피부 노출, 흡입 등 경구 이외의 국소 노출로도 빠르게 침투해 불소로서 체순환에 들어간다.

  불소의 전기음성도는 매우 크기 때문에 불화수소가 수용액 속에서 쉽게 전리되지 않으므로 이온화되지 않은 상태에서 피하조직의 세포막을 통과한다. 세포 내에서 유리된 불화물이온은 체순환으로 들어가 칼슘이나 마그네슘과 불용성 염을 형성한다.

- 불화나트륨, 불화수소암모늄 등 가용성 불화물은 소화관, 폐, 피부를 통해 흡수된다.

2) 분포

- 불소의 분포용량은 0.5~0.7 L/kg이다. 단백결합하지 않는다. 장기 노출 시 뼈에 축적된다.

3) 배출

- 불소의 주요 배출 경로는 신장이지만, 소량은 땀샘, 분비 중의 유선, 소화관에서도 배출된다.
- 소변을 통한 배출에서 배출 반감기는 2~3시간이다.
- 불화물의 경구 섭취는 24시간 이내에 50% 이상이 소변을 통해 배출된다.

6. 증상

피부·점막의 자극이나 부식으로 인한 국소증상 외에도 불화물이온에 의해 전신증상이 발현될 가능성이 있다.

【불화물이온에 의한 전신증상】

- 저칼슘혈증, 저마그네슘혈증, 고칼륨혈증, 대사성 산성혈액증이 나타난다.
- 순환기 증상을 초래한다(심근장애, 부정맥, 심실세동 등).
- 소화기 증상을 초래한다(구역질, 구토, 설사, 소화관 출혈, 복통 등).
- 신경 증상을 초래한다(근력저하, 피로, 중추신경 억제, 경련 등).

▌ 진행성 부식 작용이 문제가 되는 불화물

* 불화수소, 불화암모늄, 불화수소칼륨, 불화수소나트륨, 수용액 포함

- 부식으로 인한 국소증상(화학 손상): 장애 정도는 농도에 의존한다. 증상 특징은 심한 통증, 응고에 의한 백색화와 수포이며, 치료하지 않으면 조직 파괴가 진행될 수 있다.
- 불화물이온에 의한 전신증상: 피부, 흡입 등 경구 이외의 국소 노출에서도 전신증상이 나타날 수 있다. 흡수된 불화물이온에 의해 저칼슘혈증, 저마그네슘혈증, 고칼륨혈증이 일어나고, 심전도 변화(QT 연장 등), 부정맥(빈맥, 심실세동), 혈압 저하 등이 출현한다. 특히 머리나 경부 노출, 전신 노출 등으로 불화물이온이 급속히 체순환에 들어갔을 경우, 급격히 전신 상태가 악화되어 수십 분 이내에 심폐 정지로 사망할 수 있다.

1) 경구의 경우

- 구토, 설사, 복통, 침흘림, 삼킴곤란, 토혈을 수반하는 출혈성 위장염, 출혈성 폐부종이 나타난다.
- 후두부종으로 인해 기도 폐색이 일어날 수도 있다.
- 저농도에서도 1~7시간 이내에 전신증상을 일으킨다. 치명적일 경우 순환부전이나 호흡부전이 발생해 2~4시간 정도에도 사망한다.

2) 흡입한 경우

- 심각한 인두·후두 자극, 기침, 호흡곤란, 청색증, 폐부종이 나타난다.
- 급속하게 출혈성 폐부종이 출현하며, 30~150분 정도에 사망하기도 한다.

3) 눈에 들어간 경우

- 통증, 눈물흘림, 각막혼탁 등이 나타난다.

4) 피부 노출의 경우

- 초기 증상의 심각도는 농도에 따라 다르며, 농도 50% 이상이면 즉시 조직 파괴가 되어 통증을 느끼지만, 농도 20 이하이면 노출 후 24시간 경화 후 통증이나 홍반이 나타나기도 한다.
- 심한 화학 손상으로는 피부이식이 필요할 수 있고 발톱이나 손가락 절단에 이른 사례도 있다.
- 국소 노출에도 신속하게 침투해 노출 부위나 부상 면적에 따라서는 전신증상이 출현해 사망할 가능성이 있다.

▌기타 불화물

- 경구의 경우 구역질, 구토, 설사, 복통 등의 소화기 증상이 일반적이며 대부분은 섭취 후 1시간 전후로 출현하지만 몇 시간 후에 나타나기도 한다. 보통 24시간 이내에 개선된다.
- 다량 섭취나 고농도의 제품이 피부에 노출되면 몸의 표면적 1%(저농도 제품에서 5%)를 넘는 화학 손상을 동반하는 경우 흡수된 불화물이온에 의해 심전도 변화(QT 연장), 부정맥(빈맥, 심실세동), 혈압 저하 등이 나타난다. 중추신경 억제, 호흡억제, 근육 연축, 탈진, 경련, 신장염, 출혈성 위장염 등이 나타날 수 있다.
- 호흡근 마비, 순환부전으로 사망할 수 있다.
- 가열 분해물을 흡입해 기도 자극이 강한 경우, 노출 24~72시간 후 폐부종으로 진행될 수 있다.

전신 노출, 다량 섭취인 경우는 생명에 지장이 있을 수 있다. 국소 노출로도 조직의 파괴에 이를 수 있으므로 초기에 증상이 없어도 의료기관의 대응이 필요하다. 급성기의 응급 처치가 중증도를 크게 좌우하므로 가능한 한 빨리 제염(탈의, 오염 부위의 세정)을 시작한다.

　대응자의 안전 확보와 환자 상태 안정화(기도확보, 호흡 관리)를 우선해 제염(탈의, 세정), 대증치료를 한다.

　　* 안전 확보: 기체·분진·품·액적 흡입, 눈·피부 접촉을 피한다.

　　현장(노출 장소, 재해 발생 장소) 이외에서 환자와 접촉하는 경우도 충분히 주의하고, 필요에 따라 적절한 보호장비를 착용한다(경구 섭취 시 위 내에서 발생하는 불화수소에 노출될 수 있다).

▌ 프리호스피털 케어(prehospital care, 병원 가기 전 응급처지)

- 즉시 현장에서 벗어나 공기가 신선한 장소로 이동한다.
- 전신 상태가 안 좋은 경우 즉시 구급 요청을 한다. 심폐 정지 시 심폐소생술을 실시한다(구강 인공호흡은 피한다).
- 경구: 토하게 해서는 안 된다. 입속에 남아 있는 것을 게워낸다. 입안을 헹군다.
- 흡입: 즉시 공기가 신선한 장소로 옮기고, 탈의 및 피부를 물로 씻는다.
- 눈: 눈을 비비지 않도록 주의하고 즉시 물(실온)로 충분히 세정한다. 적어도 30분간은 물로 씻어야 한다. 콘택트렌즈를 착용한 경우 가능하면 뺀 후 세정한다.
- 피부: 오염된 의복이나 신발은 주의 깊게 벗기고 밀봉한다. 다량의 물로 세척한다.

▌ 의료기관에서의 처치

- 제염: 모든 경로에서 가능한 한 신속하게 충분히 제염한다.
　경구: 구토는 금기다. 활성탄 투여는 하지 않는다(물성으로 보아 효과를 기대할 수 없다). 희석(우유 등 유제품에 포함된 칼슘 이온이 소화관 내에서 불화물이온과 결합해 난용성 염을 형성하고 흡수를 저감한다. 없으면 물도 좋다)을 통해 위세척과 점막 보호를 한다.
　흡입: 즉시 공기가 신선한 장소로 옮겨 탈의, 피부 세정을 하고, 신속하게 100% 가습한 산소를 투여한다.
　눈: 생리식염수나 물로 즉시 세정한다. 적어도 30분 이상 충분히 씻는다.

피부: 즉시 오염된 옷을 제거하고, 다량의 물로 샤워를 하여 적어도 30분 동안 충분히 씻는다.

- 호흡·순환 관리: 다량 섭취나 광범위한 피부 노출 등에는 정맥로를 확보하고 부정맥의 출현에 대비해 즉시 12 유도 심전도를 확보하여 24~48시간 정도는 엄중히 관찰할 필요가 있다. 부정맥 대책, 전해질 이상과 산성혈액증 보정(단 탄산칼슘이 침전되므로 칼슘 주입 중에는 탄산수소염을 투여하지 않는다), 부식성 변화 및 탈수에 대한 대응을 한다.

- 해독제: 칼슘 제제(글루콘산칼슘, 염화칼슘 등)

불화물이온과 칼슘은 난용성 불화칼슘의 침전을 빠르게 형성하므로, 국소 투여는 불소의 체순환 흡수를 저지하는 데 효과적이다. 경구 섭취는 칼슘 제제의 경구 투여를 통해 소화관의 불소 흡수 억제를 기대할 수 있다. 진행성 부식 작용이 문제가 되는 불화수소 등의 피부 노출은 글루콘산칼슘을 도포한다. 또한 정맥 주사는 흡수된 불화물에 의한 저칼슘 혈증에 효과적이다.

- 배출 촉진: 불화물은 주로 신장에서 배출되므로 충분한 소변량을 확보한다. 불소 제거와 고칼륨혈증 개선을 위해 혈액투석이 필요한 경우도 있다.

- 확인이 필요한 검사: 12 유도 심전도(지속적으로 모니터링), 혈액 가스 분석, 혈액검사(칼슘, 마그네슘을 포함한 혈청 전해질, 신장 기능. 혈중 칼슘 농도, 특히 이온화 칼슘 농도는 15분마다 4~6시간 확인한다)를 시행한다.

- 외과적 처치: 진행성 부식 작용에 의한 괴사에 대해 조직 절제, 손톱 발톱의 제거, 피부이식 등을 시행한다.

8. 치료 시 주의점

1) 입원 및 경과관찰 기준

(1) 진행성 부식 작용이 문제가 되는 불화물

불화수소, 불화암모늄, 불화수소암모늄, 불화수소칼륨, 불화수소나트륨, 수용액 포함

- 피부 화학 손상 면적이 50cm² 이상인 환자는 입원이 필요하다.
- 100cm²를 초과하거나 경구 섭취, 흡입, 전신증상의 징후가 있을 경우 중환자실에 입원시킨다.

(2) 기타 불화물

- 고농도 또는 공산품의 경구 섭취 및 흡입, 의도적인 섭취인 경우 모두 치명적일 수 있다고 알려져 있으며, 최소 6시간은 관찰할 필요가 있다. 피부 노출에서 고농도 제품으로 몸 표면적에서 1%(저농도 제품으로 5%) 이상의 화학 손상이 있는 경우 전신적인 영향을 관찰할 필요가 있다.
- 중증 화학 손상이 동반되는 환자, 칼슘 투여가 필요한 환자는 입원시킨다.

- 전신증상이 있는 환자, 심전도 이상이 있는 환자는 중환자실에 입원시킨다.

2) 해독제

경구, 흡입, 피부 노출로 전신증상이 예상되는 경우, 칼슘의 보정 목적으로 글루콘산칼슘이나 염화칼슘의 정맥 내 투여를 실시한다. 또한 피부 노출에서는 피부가 칼슘을 투과시키지 않기 때문에 글루콘산칼슘의 외용제 도포, 피하 주입, 정맥 주입, 동맥 주입 등 여러 가지 방법이 시도된다.

(1) 불화물 노출로 전신증상이 예상되는 경우

정맥 주사(글루콘산칼슘, 염화칼슘)를 실시한다.

- 적용 기준: 심각한 노출로 저칼슘혈증이 예상되는 경우 정맥 주사한다.
- 사용 방법: 글루콘산칼슘의 경우 10~20mg/kg(체중 50kg의 경우 8.5% 제제 5.88~11.75mL), 염화칼슘의 경우 성인 1g(2% 제제 50mL), 소아 10~25mg/kg을, 심전도를 모니터링하면서 10mL당 1~15분 동안 천천히 정맥 주사한다. 증상이 재발하면 20~30분마다 반복 투여한다.

(2) 진행성 부식 작용이 문제가 되는 불화물의 국소 노출의 경우

불화수소, 불화암모늄, 불화수소암모늄, 불화수소나트륨, 수용액 포함.

글루콘산 칼슘을 사용한다. 염화칼슘은 자극성이 있으므로, 국소 투여는 금기다.

흡입(글루콘산칼슘): 흡입 노출인 경우

- 유효하다는 데이터는 없지만 유해 작용은 없으므로 시도해 볼 가치는 있다.
- 사용 방법: 10% 글루콘산칼슘 1.5mL를 멸균증류수 또는 생리식염액 4.5mL에 추가해 2.5%로 하고, 100% 산소와 함께 네뷸라이저로 흡입시킨다.

외용제(글루콘산칼슘 젤리): 피부 노출로 가벼운 경우

- 비침습적이고 통증이 없으며, 현장에서 가능한 조치로 가장 빈번하게 사용된다. 노출되었을 가능성이 있으면 불화물 농도에 관계없이, 또한 증상이 없어도 사용해야 한다.
- 적용 기준: 가벼운 피부 화학 손상인 경우
- 사용 방법: 2.5% 글루콘산 칼슘 젤리 제제를 세정 후 도포한다. 젤리를 침투시키지 않는 장갑을 착용해 통증이 가라앉을 때까지 15분 정도 마사지하고, 통증이 돌아오면 재도포한다.
- 또한 일본에서는 미승인 약이므로, 예를 들어 글루콘산칼슘 3.5g과 수용성 윤활 젤리 150mL를 혼합해 원내에서 제조한다.

국소 주입(글루콘산칼슘): 피부 노출로 중증인 경우

- 피하 주입이 많이 사용된다. 정맥 주입, 동맥 주입은 치료법으로 확립되어 있지 않지만 지속적인 동맥 내 주입 요법은 통증 경감에 유효하다는 보고가 있다[사사키 치히로(佐々木千裕) 외, 《일임구급의회지》, 15(2012), pp.479~484].

- 피하 주입: 글루콘산칼슘을 노출 피부에 주입하고 조직에 칼슘을 공급한다.
- 적용 기준: 불화물 농도 20% 이상이거나 국소 도포가 효과 없는 화학 손상인 경우
- 사용 방법: 10% 글루콘산칼슘을 생리식염액으로 5%로 희석하고 27~30게이지의 주사 바늘로 0.5mL/cm² 을 화학 손상 부분 주위의 0.5cm 정도까지 주입한다.

  점안(글루콘산칼슘): 눈의 노출인 경우. 효과는 입증되지 않았다.

(3) 기타 불화물의 경구 섭취의 경우

- 경구 투여: 그 외 불화물을 경구 섭취했을 시 다음과 같은 이유로 글루콘산칼슘, 탄산칼슘, 젖산칼슘 경구 투여가 필요하다.

  소화관 내에서 난용성 불화칼슘을 형성시키기 위해 가능한 한 빨리 경구 투여한다.

  알루미늄 또는 마그네슘 기제인 제산제도 유용하다.

9. 현장에서 2차 피해의 방지 대책

▌주의사항

- 현장(노출 장소, 재해 발생 장소)에 들어갈 경우에는 적절한 보호 도구[불화수소(기체)의 발생이 예상되는 상황이라면 자급식 호흡기, 화학보호복 등]를 착용하고 눈·피부 접촉이나 기체·분진·흄·액적 흡입을 피한다.
- 보호구: 호흡기(불화수소의 경우: 산성 가스용 흡수 캔이 달린 방독마스크, 공기호흡기, 산성 불화암모늄의 경우: 방진마스크), 손(네오프렌, 부틸 고무장갑), 눈(보호안경, 고글 등), 피부 및 신체(내산성 보호복, 쉴드 달린 헬멧, 고무장화)에 따라 알맞은 보호구를 착용한다.
- 허가 없이 출입해서는 안 된다.
- 바람이 통하는 높은 곳에 머무른다.

▌초기 격리 및 방호조치 거리

ERG 2016(2016 Emergency Response Guidebook)에 의거한다.

  자세한 내용은 『2016 유해물질 비상대응 핸드북』 또는 '웹 와이저' 참조

  https://www.phmsa.dot.gov/hazmat/erg/emergency-response-guidebook-erg

  https://webwiser.nlm.nih.gov/knownSubstanceSearch.do

1) 불화수소

불화수소(무수물, 유엔 번호 1052, ERG GUIDE 125)

- 유출량, 격납용기(용량), 주간 또는 야간, 풍속에 따라 초기 격리 및 보호 활동의 거리가 다르다.
- 소규모 유출(208L 이하)인 경우

소용기 또는 대용기에서의 소량 유출		
초기 격리 (전 방향)	보호 활동(풍히측)	
	주간	야간
30m	0.1km	0.4km

- 대규모 유출(208L 이상)인 경우

수송용기	초기 격리 (전 방향)	보호 활동(풍하측)					
		주간			야간		
		풍속 저 < 10km/hr	풍속 중 10~20km/hr	풍속 고 > 20km/hr	풍속 저 < 10km/hr	풍속 중 10~20km/hr	풍속 고 > 20km/hr
철도 탱크차	400m	3.1km	1.9km	1.6km	6.1km	2.9km	1.9km
고속도로 탱크로리/ 트레일러	200m	1.9km	1.0km	0.9km	3.4km	1.6km	0.9km
복수 소형 봄베 /단독 1t 탱크	100m	0.8km	0.4km	0.3km	1.6km	0.5km	0.3km

불화수소산(유엔 번호 1790, ERG GUIDE 157)

- 초기 격리: 유출 또는 누출 장소에서 전 방향으로 최소 50m

2) 불화나트륨, 불화암모늄

불화나트륨(고체, 유엔 번호 1690, ERG GUIDE 154)

불화나트륨(수용액, 유엔 번호 3415, ERG GUIDE 154)

불화암모늄(유엔 번호 2505, ERG GUIDE 154)

- 초기 격리: 유출 또는 누출 장소에서 전 방향으로 액체인 경우 최소 50m, 고체인 경우 최소 25m

▍누출물 처리

'국제 화학물질 안전성 카드 ICSCs' 참조

https://www.ilo.org/dyn/icsc/showcard.listCards3

① 불화수소   ICSC: 0283

② 불화수소산   ICSC: 1777

③ 불화나트륨   ICSC: 0951

④ 불화암모늄   ICSC: 1223

25
산

█ 개요

물질·제품   산은 일반적으로 수용액 속에서 수소이온을 만들어 산성을 나타내는 물질이다. 다수의 화학물질이 산에 속하며, 대표적으로 염산(HCl), 불화수소산(HF), 질산(HNO_3), 황산(H_2SO_4), 인산(H_3PO_4), 크롬산(H_2CrO_4), 붕산(H_3BO_3), 포름산(HCOOH), 아세트산(CH_3COOH), 아크릴산($CH_3CHCOOH$), 옥살산($(COOH)_2$) 등이 있다. 산업용 화학제품으로서 널리 사용되고 가정용품에도 함유한다.

문제가 되는 성분과 증상   접촉 부위에 대한 부식·자극 작용이 있으며, 그 강도는 산의 종류에 따라 크게 다르다. 수소이온이 조직 표면의 단백을 탈수시킴으로써 조직을 응고·괴사시킨다. 부스럼 딱지가 형성되기 때문에 깊게는 침윤하기 어렵다고 여겨지지만, 부식 작용이 명백한 산(염산, 황산, 질산, 아세트산 등)은 소량 노출에도 중증의 화학 손상이 일어날 수 있어 기본적으로 의료기관의 처치가 필요하다. 또한 산으로서의 부식·자극 작용 이외에도 물질에 특이적인 증상이 나타나는 산이 있으며, 직접 작용에 의해 전신증상을 초래할 수도 있으므로 주의가 필요하다.

- 부식 작용이 명백한 산: 아크릴산, 염산, 과염소산, 과초산, 포름산, 클로로황산, 아세트산, 무수아세트산, 디클로로아세트산, 브롬화아세트산, 질산, 트리클로로아세트산, 불화수소산, 메타크릴산, 황산, 인산, 오산화인(무수인산) 등이 있다.
- 물질에 특이한 증상을 보이는 산: 아비산(21장 '비소화합물(아르신 포함)' 318쪽 참조), 크롬산(22장 '금속' 332쪽 참조), 청산(20장 '시안화수소·시안화합물' 303쪽 참조), 불화수소산(24장 '불화수소 및 불화물' 371쪽 참조), 포름산, 구연산, 옥살산, 모노클로로아세트산, 페놀, 피크르산, 붕산(31장 '전신독성이 문제가 되는 물질' 472쪽 참조) 등이 있다.
- 가스로서 흡입할 가능성이 있는 산: 염산(염화수소로 흡입했을 경우는 16장 '가스 전반' 242쪽 참조), 질산, 황산 등이 있다.

JPIC 접수 상황　문의는 산업용 화학제품의 산이 연간 60건 정도이며, 불화수소산, 염산, 황산, 질산, 아세트산이 많다. 취급 중의 사고가 많으며, 의료기관으로부터의 문의가 절반을 차지한다. 이 밖에 산을 함유하는 가정용 세정제류에 대해서도 연간 140건 정도 문의가 있으며 염산을 함유하는 화장실용 세정제나 구연산 등을 함유하는 세정제 관련이 많다.

산으로 인한 장애의 정도는 산의 종류 외에 농도, pH, 노출 상황(노출량, 접촉 시간, 노출 부위 등) 등 많은 인자에 좌우되므로 사고 시 이들의 정보를 파악한 후 대응할 필요가 있다.

1. 물질·제품

- 물질명: 물질의 일반명(산의 종류), 제품명, 농도 등

  취급 중 사고인 경우, 물질안전보건자료(MSDS)도 확인한다.

- 성상·외관: 고체(분말, 결정 등), 액체, 기체(퓸, 액적), 색, 악취

2. 노출 상황·경로

- 경로: 입에 들어갔다, 삼켰다. 들이마셨다, 눈에 들어갔다, 피부에 부착했다 등
- 장소: 가정 내, 공장, 실험실 등
- 상황: 취급 중 사고인가, 운송 중 사고인가, 의도적 섭취인가?

  취급 중 사고일 경우: 업종, 작업 내용, 보호구 착용 상황, 노출량

- 피해자 수, 노출 후 경과 시간. 2차 피해 가능성의 유무

3. 환자의 상태·증상

- 의식장애(착란, 혼수 등), 쇼크, 호흡곤란, 경련 등은 없는가?
- 경구 섭취, 분진·퓸·액적을 흡입한 경우, 구강점막 발적 및 종창, 통증 등은 없는가?
- 경구 섭취한 경우, 구토했는가(잘못 삼켰을 위험의 유무), 복통, 출혈은 없는가?
- 눈의 위화감, 통증, 충혈, 눈물흘림은 없는가?
- 피부의 발적, 미란 등은 없는가, 부상 면적, 심각한 경우 화학 손상 및 열상에 의한 부상 정도는 어떤가?
- 부상 후의 제염 상황(탈의·세척의 타이밍, 세정 방법 등)

초기 대응 포인트

전신 노출, 다량 섭취의 경우는 생명에 지장이 있을 수 있다.

- 2차 피해 방지: 기체·분진·퓸·액적 흡입, 눈·피부 접촉을 피한다.

  현장(노출 장소, 재해 발생 장소)에 진입하는 경우 적절한 보호구(자급식 호흡기, 화학보호복 등)이 필요하다.

- 즉시 현장에서 벗어나 공기가 신선한 장소로 이동한다.
- 전신 상태가 불량한 경우는 즉시 구급 요청을 한다. 심폐 정지 시 심폐소생술을 실시한다.
- 급성기의 응급 처치가 중증도를 크게 좌우하므로 가능한 한 빨리 제염(탈의, 오염 부위의 세정)을 시작한다.

진찰과 의료기관의 대응

- '부식 작용이 명백한 산', '물질에 특이한 증상이 보이는 산'에 노출되었을 가능성이 있는 경우 노출 경로 에 관계없이 원칙적으로 의료기관에서 진찰을 받는다.
- 상기 이외라도 증상이 있을 경우에는 반드시 진찰을 받는다.
- 경구 섭취로 증상이 있거나 내시경으로 점막의 부종 및 충혈을 초과하는 장애가 있는 경우에는 입원시 킨다.
- 경구 섭취의 경우, 소화관제염, 흡입, 눈이나 피부에 노출된 경우에는 탈의와 세정을 한 후 호흡·순환 관 리, 대증치료를 실시한다.

경과관찰

- '부식 작용이 명백한 산', '물질에 특이한 증상이 보이는 산' 이외의 증상이 없다면 충분히 세척한 후 가정 에서 경과관찰이 가능하다.

▌해설

1. 물질 · 제품에 대하여

- 산이란 일반적으로 수용액중에서 수소이온(프로톤, H^+)을 일으키는 물질(알레니우스산)을 말하 며 산성을 나타낸다. 화학적으로는 프로톤 공여체(브렌스테드산), 또는 전자쌍 수용체(루이스 산)로 정의된다.
- 대표적인 산으로 염화수소산(염산, HCl), 불화수소산(불산, HF), 질산(HNO_3), 황산(H_2SO_4), 인 산(H_3PO_4), 크롬산(H_2CrO_4), 붕산(H_3BO_3), 포름산(HCOOH), 아세트산(CH_3COOH), 아크릴산 ($CH_2CHCOOH$), 옥살산[(COOH)$_2$] 구연산[(CH_2COOH)$_2$C(OH)COOH] 등이 있다.
- 산의 종류에 따라 부식과 자극의 강도는 크게 다르며, 부식 작용이 명백한 산, 부식 작용이 있 다고 알려진 산, 자극 작용이 있는 산으로 분류된다. 또한 직접 작용에 의해 전신증상을 초래 하는 등 물질에 특이적 증상이 보이는 산도 있다.
- 부식 작용이 명백한 산
  아크릴산, 염산, 과염소산, 과초산, 크롬산, 클로로황산, 아세트산, 무수아세트산, 디클로로아 세트산, 브롬화아세트산, 질산, 트리클로로아세트산, 불화수소산, 메타크릴산, 황산, 인산, 오 산화인(무수인산) 등이 있다(염화수소를 가스로 흡입한 경우 16장 '가스 전반' 242쪽 참조).
- 부식 작용이 있다고 알려진 산

아인산, 이소부티르산, 염소산, n-카프론산, 길초산, 글리옥실산, 글리콜산, 크로톤산, 2-클로로프로피온산, 숙신산, 차아인산, dl-주석산, 설파민산, 티오아세트산, 젖산, 파라톨루엔설폰산, 푸말산, 프로피온산, 무수프로피온산, 헵탄산, 무수마레인산, 메탄설폰산, 낙산, 무수낙산(뷰티르산), 말산(사과산) 등이 있다.

- 자극 작용이 있는 산

  아디핀산, 아스파라긴산, 안식향산, 이소프탈산, 에딜렌디아빈사아세트산, 오레인산, 구연산, 글루타르산, 무수숙신산, 스테아린산, 소르브산, 테트라클로로무수프탈산, 테트라히드로무수프탈산, 테레프탈산, 파라아미노안식향산, 파라아미노벤젠설폰산, 팔미틴산, 피콜린산, 페닐아세트산, 프탈산, 무수프탈산, 갈릭산, 말레인산, 말론산, 미리스틴산 등이 있다.

- 물질에 특이한 증상이 보이는 산

  아비산21장 '비소화합물(아르신 포함)' 318쪽 참조], 크롬산(22장 '금속' 332쪽 참조), 청산(20장 '시안화수소·시안화합물' 303쪽 참조), 불화수소산(24장 '불화수소 및 불화물' 371쪽 참조), 포름산, 구연산, 옥살산, 모노클로로아세트산, 모노플루오로아세트산, 페놀, 피크르산, 붕산(31장 '전신독성이 문제가 되는 물질' 472쪽 참조) 등이 있다.

- 독극물 취급법에서 독물 또는 극물로 지정된 산이 있다.

  독물 예: 불화수소가 해당한다.

  극물 예: 염화수소(10% 이하 제외), 질산(10% 이하 제외), 황산(10% 이하 제외), 아크릴산(10% 이하 제외), 크롬산, 포름산(90% 이하 제외), 옥살산, 페놀(5% 이하 제외) 등이 있다.

- 산업용 화학제품으로서 금속제련, 배관, 표백, 조각, 도금, 사진, 소독, 비료제조, 금속 세척, 녹 제거 등에 폭넓게 사용된다.

  염산: 진한 염산(6N, 37.2%), 일본약국방희염산(9.5~10.5%) 등을 들 수 있다.

  질산: 발연 질산(86% 이상), 진한 질산(40% 이상) 등을 들 수 있다.

  황산: 진한 황산(90% 이상), 자동차용 배터리액(37%) 등을 들 수 있다.

- 가정용품에도 함유되며, 대표적인 제품군으로서 화장실용 세정제(염산 등), 금속이나 배관의 클리너, 녹 제거제(인산, 옥살산 등), 주거용 세정제(구연산, 설파민산 등), 젤 네일 프라이머(아크릴산, 메타크릴산 등) 등이 있다.

2. 사고 발생 상황

▌ JPIC 접수 상황

1) 산업용 화학제품

【접수 건수】 2007~2016년 10년간 545건(총 물질 수 574건). 의료기관 277건(50.8%), 일반 215건(39.4%), 기타 53건(9.7%)

【물질】 화학약품 450건(불화수소산 143건, 염산 86건, 황산 53건, 질산 33건, 아세트산 28건), 산 함유 세정제 164건(불화수소산 137건)

【사고 상황】 불의 사고 508건(업무상 사고 348건, 오사용 111건), 고의(자살 기도 등) 24건, 기타·불명 13건

2) 가정용 세정제류

【접수 건수】 2007~2016년 10년간 1,346건(총 물질 수 1,351건). 의료기관 343건(25.5%), 일반 937건(69.6%), 기타 66건(4.9%)

【물질】 포트 세정제(설파민산, 구연산) 443건, 화장실용 세정제(염산) 351건, 주거용 세정제(구연산) 303건, 화장실용 세정제(설파민산, 글리콜산 등) 123건, 욕실용 세정제(젖산 등) 41건, 귀금속 클리너(인산, 황산 등) 23건, 폐수로 세정제(클로로이소시아눌산 등) 14건, 녹 제거제(인산, 옥살산 등) 9건, 기타·불명 44건

【사고 상황】 불의 사고(잘못 섭취 등) 1,107건, 고의(자살 기도 등) 222건(화장실용 세정제 214건), 기타 불명 17건

▌ 문헌 보고 예

1) 경구(염산 함유 화장실용 세정제) 사망 사례

• 자살 목적으로 염산 9.5%를 함유한 화장실용 세정제를 추정 500mL 섭취했다. 의식장애, 내시경 검사에서 식도·위의 병변, 무뇨, 혈압 저하를 보였다. 5일째에 개복한 결과, 위 주위의 괴사, 십이지장~소장, 대장의 발적·부종이 두드러지며, 그 후 식도·기관지루를 초래하고, 33일째에 사망했다[이토 유카(伊藤祐佳) 외, ≪일본구급의회지≫, 15(2004), 35~39].

3. 독성

부식 작용, 자극 작용의 강도는 산의 종류에 따라 크게 다르며, 부식 작용이 명백한 산, 부식 작용이 있다고 알려진 산, 자극 작용이 있는 산으로 분류된다.

- 부식 작용이 명백한 산: 중간 정도부터 강한 정도의 부식 작용을 일으킨다고 알려져 있으며, 사망한 사례도 보고되었다.
- 부식 작용이 있다고 알려진 산: 부식 작용을 일으키지만, 그 작용은 경미하다고 알려져 있다.
- 자극 작용이 있는 산: 자극성은 있으나 부식 작용은 없는 것으로 판단된다.

  장애의 정도: 산의 종류 외에 pH, 농도, 제형, 노출상황(노출량, 접촉 시간, 노출 부위, 위 내용물 등) 등의 많은 인자에 좌우된다.
- 산의 종류: 해리도가 높을(pKa가 작다)수록 산의 성질은 강하다.
- pH: 일반적으로 pH 2~2.5 이하에서 강한 부식 작용이 있으며 조직 손상이 일어난다.
- 농도: 약산이라도 농도가 높으면 광범위한 조직 손상이 일어난다.
- 제형: 고형물은 국소적으로 강한 장애를 일으킨다. 액체는 장애 범위가 더 넓고 경구에서 주변부나 원위에 강한 장애를 일으킨다. 흡입한 경우 입자 지름별 장애의 정도는 다르다. 또한 입자 지름마다 도달하는 호흡기 부위가 다르기 때문에 장애 부위도 다르다.
- 점도: 점도가 높으면 접촉 시간이 길어지므로 pH와 농도가 일정하면 장애 정도는 점도에 의존한다.
- 노출량: 다량 노출되면 장애 범위가 넓어진다.
- 접촉 시간: 접촉 시간이 길어지면 장애 정도가 강해진다. 경구의 경우 소화관이 좁고 천천히 통과하는 부분이나 밀리기 쉬운 부분은 접촉 시간이 길어진다.
- 위 내용물: 경구의 경우 위 내용물이 있으면 희석이나 완충 작용으로 장애 정도는 약해지지만 장애 부위가 위 전체로 퍼진다. 위 내용물이 없을 경우 희석이나 완충 작용을 기대할 수 없을 뿐만 아니라 유문경련이 일어나기 쉽고 접촉 시간이 길어지기 때문에 조직 손상이 커진다.

참고: 규제값, 허용농도 등

- 일본산업위생학회 권고 허용농도(2018년도)

  최대허용농도: 무수아세트산 5ppm, 황산 $1mg/m^3$

  허용농도: 아세트산 10ppm, 질산 2ppm, 인산 $1mg/m^3$, 무수 말레인산 0.1ppm 등
- 급성노출가이드라인 농도(AEGL: Acute Expose Guideline Level)

  대기 중으로 방출된 화학물질의 임계농도. 이 농도를 초과하면 일반 사람들의 건강에 영향을 미칠 수 있다.

아크릴산(Interim: 잠정치 2002.04.11)

노출 시간	10분	30분	60분	4시간	8시간
AEGL 1 (불쾌감, 자극 등의 영향, 단, 일과성, 가역적)	1.5ppm	1.5ppm	1.5ppm	1.5ppm	1.5ppm
AEGL 2(불가역적, 위중, 장기적인 건강 영향)	68ppm	68ppm	46ppm	21ppm	14ppm
AEGL 3(생명을 위협하는 영향이나 사망)	480ppm	260ppm	180ppm	85ppm	58ppm

질산(Final: 설정값)

노출 시간	10분	30분	60분	4시간	8시간
AEGL 1	0.16ppm	0.16ppm	0.16ppm	0.16ppm	0.16ppm
AEGL 2	43ppm	30ppm	24ppm	6.0ppm	3.0ppm
AEGL 3	170ppm	120ppm	92ppm	23ppm	11ppm

황산(Interim: 잠정치 2006.11.30)

노출 시간	10분	30분	60분	4시간	8시간
AEGL 1	$0.20mg/m^3$	$0.20mg/m^3$	$0.20mg/m^3$	$0.20mg/m^3$	$0.20mg/m^3$
AEGL 2	$8.7mg/m^3$	$8.7mg/m^3$	$8.7mg/m^3$	$8.7mg/m^3$	$8.7mg/m^3$
AEGL 3	$270mg/m^3$	$200mg/m^3$	$160mg/m^3$	$110mg/m^3$	$93mg/m^3$

농도의 단위가 ppm이 아닌, mg/m^3인 것에 주의.

4. 중독 발현 메커니즘

접촉 부위에 부식 작용, 자극 작용을 한다. 부식 작용과 자극 작용의 강도는 산의 종류에 따라 크게 다르다

• 자극 작용: 접촉된 부분에 대해 자극이 있다.

• 부식 작용(조직의 응고괴사): 수소이온(H^+)이 세포의 물(H_2O)과 수화하여 히드로늄 이온(H_3O^+)을 형성해 조직 표면의 단백을 탈수, 변성시켜 조직을 응고·괴사시킨다. 단백질의 응고로 부스럼딱지가 형성되면 더 이상 깊게 침윤하기 어렵고, 장애는 조직의 표층에 머무른다. 단, 경우에 따라서는 부스럼 딱지 형성 후 장애가 전층에 미쳐 심각한 화학 손상을 일으킬 수 있어 합병증으로 사망하는 경우도 있다.

• pH의 변화: 세포 내의 효소활성을 저하시켜 세포사를 유발한다. 산이 많이 흡수되면 산성혈액증를 일으킨다.

• 발열: 물과 반응하면 높은 열이 발생하므로 조직에 화상을 일으킨다.

5. 체내동태

1) 흡수
• 부식 작용이 명백한 산은 경구, 흡입, 경피로 흡수되는 것이 많다. 단, 일반적으로 피부·점막에서의 흡수 독성보다 국소 부식 작용이 문제가 된다.

6. 증상

부식성 산에 의한 장애의 병태생리학적 단계(경구 섭취한 경우)
• 급성 염증기(섭취 후 4~7일째까지): 24~48시간이면 혈전이나 세포괴사는 최고치에 도달하고, 3~4일째까지 괴사조직이 탈락해 궤양이 형성된다.
• 잠재성 육아 형성기(약 3일째~2주차): 섬유증식이 시작되어 육아조직이 형성되는 시기로 천공이 가장 일어나기 쉽다.
• 만성 반흔 형성기(2~4주차 이후): 점막하조직이나 근조직 주변에 과도한 반흔조직이 형성되어 협착이 발생한다. 그 진행 속도는 다양하다.

1) 경구의 경우
• 자극 작용이 있는 것, 부식 작용이 있어도 경미한 경우는 구강 내 발적, 종창 등이며 장애는 표층에 머무른다[8절 '치료 시 주의점' 참조, 자갈(Abid Showkat Zargar) 등의 내시경 소견에 따른 화학 손상의 중증도 분류로 그레이드 1 참조].
• 부식 작용이 강한 경우는 소화관의 화학 손상에 의한 구강통·인두통, 삼킴곤란, 구토, 흉통, 복통, 토혈, 혈성 설사 등이 나타난다. 중증인 경우 후두부종으로 인한 기도 폐색, 전신증상으로 산성혈액증, 쇼크, 의식장애, 용혈, 신장 손상, 간 장애, DIC, 전해질 이상 등이 나타날 수 있다. 체액이나 전해질 상실로 인한 순환 혈액량 감소성 쇼크 및 계속되는 다장기 부전이 사인이 된다(자갈 등의 내시경 소견에 의한 화학 손상의 중증도 분류로 그레이드 2~3 참조).
• 부식성 산의 경구 섭취로는 소화관 전체에 화학 손상을 일으키지만, 해부학적으로 좁아지는 부위나 산이 쌓이기 쉬운 부위에 특히 장애가 생기기 쉽다. 섭취 후의 체위에도 영향을 받지

만, 일반적으로는 위의 유문 부근이 장애를 입기 가장 쉽다.

- 구강 내 화학 손상 여부는 식도·위의 손상 유무와 반드시 상관되지는 않으며, 구강 내 손상이 없어도 식도 이하의 소화관에 그레이드 2~3의 화학 손상이 발생할 수 있다.

2) 흡입한 경우

- 기도 자극에 의해 기침, 인두통, 흉통 등이 일어난다. 중증으로는 호흡곤란, 천명을 나타내며 드물게 질식에 이른다.
- 후두부종, 화학성 폐렴, 폐부종은 몇 시간에서 수십 시간 늦게 발생하기도 한다.

3) 눈에 들어간 경우

- 통증, 눈물흘림, 차명. 결막충혈, 결막부종, 결막혼탁, 각막미란 등이 나타난다.
- 부식 작용이 강한 경우는 심한 통증, 각막궤양, 각막혼탁, 각막상피가 강한 화학 손상을 일으키며 시야협착, 안구 천공, 실명이 일어날 수도 있다.

4) 피부 노출의 경우

- 자극 작용이 있거나 부식 작용이 있더라도 경미한 경우에는 피부의 자극과 발적이 나타난다.
- 부식 작용이 강한 경우에는 괴사나 반흔을 동반하는 심달성 화학 손상이 발생할 수 있다. 부상 면적이 넓은 경우는 치명적이다.

7. 대응

전신 노출, 다량 섭취인 경우는 생명에 지장이 있을 수 있다. 급성기의 응급 처치가 중증도를 크게 좌우하므로 가능한 한 빨리 제염(탈의, 오염 부위의 세정)을 시작한다.

대응자의 안전 확보와 환자 상태 안정화(기도확보, 호흡 관리)를 우선해 대증치료를 한다.

* 안전 확보: 기체·분진·품·액적 흡입, 눈·피부 접촉을 피한다.

현장(노출 장소, 재해 발생 장소) 이외에서 환자와 접촉하는 경우도 충분히 주의하고, 필요에 따라 적절한 보호장비를 착용한다.

▌프리호스피털 케어(prehospital care, 병원 가기 전 응급처치)

- 즉시 현장에서 벗어나 공기가 신선한 장소로 이동한다.
- 전신 상태가 안 좋은 경우 즉시 구급 요청을 한다. 심폐 정지에는 심폐소생술을 실시한다(구강 인공호흡은 피한다).
- 경구: 토하게 해서는 안 된다. 입 속에 남아 있는 것을 게워낸다. 입안을 헹군다.
- 흡입: 즉시 공기가 신선한 장소로 옮기고, 탈의 및 피부를 물로 씻는다.
- 눈: 눈을 비비지 않도록 주의하고 즉시 물(실온)로 충분히 세정한다. 적어도 30분간은 물로 씻어야 한다. 콘택트렌즈를 착용한 경우 가능하면 뺀 후 세정한다.
- 피부: 오염된 의복이나 신발은 주의 깊게 벗기고 밀봉한다. 다량의 물로 세척한다.

▌의료기관에서의 처치

부식 작용, 자극 작용의 강도 차이에 따라 대응도 다르다.
- 부식 작용이 명백한 산: 소량의 노출로도 중증의 화학 손상이 일어날 가능성이 있으므로, 기본적으로는 의료기관의 대응이 필요하다.
- 부식 작용이 있다고 알려진 산: 고농도·다량 노출 시에는 화학 손상이 일어날 가능성을 고려한다.
- 자극 작용이 있는 산: 노출 시 일반적으로는 초기 세척과 점막 보호로 대응 가능하다고 알려져 있다.

1) 경구의 경우
- 해독제: 없다.
- 호흡·순환 관리: 후두부종, 협착음, 호흡곤란 등이 있으면 기관삽관(경우에 따라서는 기관절개)을 시행한다. 정맥로를 확보하고, 필요에 따라 수액을 투여한다. 호흡·순환 동태를 모니터링한다.
- 소화관제염: 구역질, 활성탄·설사약 투여는 금기, 중화도 권장되지 않는다.
  희석 시 우유 또는 물로 시행하며, 이 경우 구토 위험을 높이므로 주의 깊게 한다.
  위 내용물 흡입·세척은 다량 섭취로 치명적인 장애가 예상될 경우에 접촉 시간 단축으로 인한 조직 장애 경감, 흡수를 통한 전신증상 발현 방지 목적으로 고려한다. 소화관 천공에 주의하고 부드러운 비위관을 주의 깊게 삽입해 위에 쌓인 산을 흡인한다.

- 내시경 검사: 증상이나 X선 검사로는 식도나 위의 장애를 예측할 수 없기 때문에 부식 있다고 알려진 산을 섭취한 경우 12시간 이내(늦어도 24시간을 넘지 않음)에 시행해 소화관 화학 손상의 중증도를 판정한다.
- 확인이 필요한 검사: 흉부·복부 X선 검사, 심전도 검사, 혈액 가스 분석, 혈액검사(전혈구 계산 값, 혈청 전해질, 응고 기능, 간 기능)를 하며, 소화관의 천공이 의심될 경우 변의 잠혈검사를 시행한다.

2) 흡입한 경우
- 흉부 X선 촬영, 혈액 가스 분석, 폐기능 검사 등 호흡 기능을 평가한다.
- 호흡 관리: 호흡기 증상이 있으면 산소 투여하고 필요에 따라 기관 삽관 및 인공호흡을 해야 한다.

3) 눈에 들어간 경우
- 즉시 20~30분간 세정하고, 화상에 준하여 치료한다.

4) 피부 노출의 경우
- 즉시 오염된 의복을 제거하고 피부에 부착된 물질을 제거한다. 다량의 물로 적어도 15분 이상 세정한다.
- 화학 손상의 경우는 조직 내에 침투한 산의 작용이 없어질 때까지 파괴가 지속되어 손상이 깊어지고, 때때로 3도 심달성 손상으로 이행한다. 보통의 열상에 비해 심도 판정을 잘못하는 경우가 많으므로 주의해야 한다.

8. 치료 시 주의점

1) 입원 및 경과관찰 기준
- 경구 섭취한 경우 의료기관에서 내시경 평가를 받아야 한다. 입원 및 퇴원은 자갈 등의 내시경 소견에 의한 화학 손상의 중증도 분류[S. A. Zargar et al., *Gastrointestinal Endoscopy*, Vol.37 (1991), pp.165~169]를 바탕으로 판단한다.
  그레이드 0: 정상 소견
  그레이드 1: 점막의 부종 및 충혈
  그레이드 2a: 취약화, 출혈, 미란, 수포, 백색화된 막 조직, 삼출액, 표층성 궤양

그레이드 2b: 2a와 더불어 심부 이산이나 원주 모양의 궤양

그레이드 3: 다발성 궤양 및 괴사(흑갈색이나 회색이 도는 변색 부위는 괴사로 판단된다)

그레이드 3a: 작은 괴사 조직이 산발

그레이드 3b: 광범위한 괴사

① 중환자실 입원: 호흡곤란, 그레이드 3 또는 광범위한 그레이드 2의 화학 손상, 산성혈액증, 혈액순환 불안정, 소화관 출혈이 있거나 다량 섭취 환사일 경우 중환자실에 입원한다.

② 입원: 증상이 있거나 내시경적으로 그레이드 2 이상의 화학 손상이 보인 경우 입원한다.

③ 귀가 가능: 내시경에서 화학 손상이 없거나 가벼운 정도의 그레이드 1의 화학 손상만으로 경구 섭취가 가능한 경우 귀가 가능하다.

2) 외과적 조치

• 경구 섭취의 경우 다음 해당 사항을 고려한다.

① 고농도의 산 섭취, 다량 또는 의도적 섭취, 혈성 토사물이 있는 경우

② 복막 자극 증상이나 쇼크가 있는 경우

③ 음이온 갭 확대를 수반하는 중증의 대사성 산성혈액증(pH 7.2), 백혈구수 증가. DIC가 있는 경우

④ 흉부 X선에서 흉막액, 종격염, 식도 내강의 확장, 기흉, 종격 기종 등의 소견을 보이거나 복부 X선에서 유리 가스상을 보이는 경우

⑤ 내시경 검사에서 천공이나 자갈 등의 중증도 분류에서 그레이드 2 이상의 화학 손상이 있는 경우

9. 현장에서 2차 피해의 방지 대책

▌주의사항

• 현장(노출 장소, 재해 장소)에 들어갈 경우 적절한 보호구(자급식 호흡기, 화학보호복 등)를 착용하며 눈·피부 접촉 및 기체·분진·퓸·액적 흡입을 피한다. 방독마스크를 사용할 경우에는 원인 물질에 대응하는 흡수 캔(질산은 '산성 가스용')을 적절히 장착해야 한다.

• 허가 없이 출입해서는 안 된다.

• 바람이 통하는 높은 곳에 머무른다.

▌ 초기 격리 및 방호조치 거리

ERG 2016(2016 Emergency Response Guidebook)에 의거한다.

자세한 내용은 『2016 유해물질 비상대응 핸드북』 또는 '웹 와이저' 참조

https://www.phmsa.dot.gov/hazmat/erg/emergency-response-guidebook-erg

https://webwiser.nlm.nih.gov/knownSubstanceSearch.do

1) 아크릴산

안정화 아크릴산(유엔 번호 2218, ERG GUIDE 132P)

• 초기 격리: 유출 또는 누출 장소에서 전 방향으로 최소 50m

2) 아세트산

아세트산(80% 이상, 유엔 번호 2789, ERG GUIDE 132)

아세트산(10~80%, 유엔 번호 2790, ERG GUIDE 153)

• 초기 격리: 유출 또는 누출 장소에서 전 방향으로 최소 50m

3) 질산

적연질산(유엔 번호 2032, ERG GUIDE 157)

소규모 유출(208L 이하) (소용기 또는 대용기에서의 소량 유출)			대규모 유출(208L 이상) (대용기 또는 많은 소량용기에서)		
초기 격리 (전 방향)	보호 활동(풍하측)		초기 격리 (전 방향)	보호 활동(풍하측)	
	주간	야간		주간	야간
30m	0.1km	0.1km	150m	0.2km	0.4km

적연질산 이외의 질산

• 초기 격리: 유출 또는 누출 장소에서 전 방향으로 최소 50m

4) 황산

발연 황산(유리의 삼산화황이 30% 이상, 유엔 번호 1831, ERG GUIDE 137)

소규모 유출(208L 이하) (소용기 또는 대용기에서의 소량 유출)			대규모 유출(208L 이상) (대용기 또는 많은 소량용기에서)		
초기 격리 (전 방향)	보호 활동(풍하측)		초기 격리 (전 방향)	보호 활동(풍하측)	
	주간	야간		주간	야간
60m	0.4km	1.0km	300m	2.9km	5.7km

발연황산 이외의 황산

• 초기 격리: 유출 또는 누출 장소에서 전 방향으로 최소 50m

5) 인산

인산(고체, 유엔 번호 3453, ERG GUIDE 154)

• 초기 격리: 유출 또는 누출 장소에서 전 방향으로 최소 25m

▌ 누출물 처리

'국제 화학물질 안전성 카드 ICSCs' 참조

　https://www.ilo.org/dyn/icsc/showcard.listCards3

　① 아크릴산　　　ICSC: 0688

　② 염산　　　　　ICSC: 0163

　③ 아세트산　　　ICSC: 0363

　④ 질산　　　　　ICSC: 0183

　⑤ 황산　　　　　ICSC: 0362

　⑥ 인산　　　　　ICSC: 1008

26
알칼리

▌개요

물질·제품　알칼리란 일반적으로 수용액 속에서 수산화물 이온을 만들어 알칼리성을 나타내는 물질이다. 대표적인 알칼리로 수산화나트륨(NaOH), 수산화칼륨(KOH), 수산화칼슘Ca(OH)₂], 산화칼슘(CaO), 탄산나트륨(Na_2CO_3), 메타규산나트륨(Na_2SiO_3), 암모니아(NH_3), 모노에탄올아민($NH_2C_2H_4OH$) 등이 있다. 산업용 화학제품으로서 널리 사용되며 가정용품에도 함유되어 있다.

문제가 되는 성분과 증상　접촉 부위에 대한 부식 작용, 자극 작용을 나타내며 지방의 감화(鹼化)와 단백의 융해, 콜라겐 파괴, 세포막의 유화로 조직을 융해 괴사시킨다. 소량의 노출로도 중증의 화학 손상이 일어날 가능성이 있어 기본적으로 의료기관에서의 처치가 필요하다. 또한 물질에 특이한 증상을 보이는 알칼리로서 수산화테트라메틸암모늄은 피부를 통해 침투해 전신증상을 일으킬 수 있으므로 주의가 필요하다.
- 부식 작용이 문제가 되는 알칼리: 암모니아, 이소프로필아미노에탈올, 이소프로필아민, 에틸아민, 디에틸렌트리아민, 이규산나트륨, 산화칼륨, 수산화칼륨, 수산화테트라메틸암모늄, 수산화나트륨, 탄화칼륨, 탄산칼륨, 탄산나트륨, 트리폴리인산나트륨, 메타규산나트륨, 모노에탄올아민, 제삼인산나트륨 등이 있다.
- 물질에서 특이 증상을 보이는 알칼리: 수산화테트라메틸암모늄(테트라민, 포지형 포토레지스트 현상액). 테트라메틸암모늄 이온은 아세틸콜린류와 유사한 구조를 가지며 신경절을 흥분시킨다(31장 '전신독성이 문제가 되는 물질' 472쪽 참조).
- 암모니아를 가스로 흡입한 경우는 16장 '가스 전반' 242쪽을 참조해야 한다.

JPIC 접수 상황　문의는 산업용 화학제품의 알칼리가 연간 40건 정도이며 수산화나트륨, 암모니아가 많다. 취급 중의 사고가 많아, 의료기관으로부터의 문의가 절반을 차지한다. 그 외 알칼리를 함유하는 가정용 세정제류는 연간 1,100건 정도 문의가 있으며 염소계 표백제, 곰팡이 제거제, 파이프 클리너, 화장실용 세정제가 많다.

초기 대응을 위한 확인 사항

알칼리에 의한 장애의 정도는 알칼리의 종류 외에 상태(고체, 액체, 기체), 농도, pH, 노출 상황(노출량, 접촉 시간, 노출 부위 등) 등의 많은 인자에 좌우되므로, 사고 시 정보를 파악한 후 대응할 필요가 있다.

1. 물질·제품

- 물질명: 물질의 일반명(알칼리의 종류), 제품명, 농도 등
  취급 중 사고인 경우, 물질안전보건자료(MSDS)도 확인한다.
- 성상·외관: 고체(분말, 결정 등), 액체, 기체(퓸, 액적), 색, 악취

2. 노출 상황·경로

- 경로: 입에 들어갔다, 삼켰다, 들이마셨다, 눈에 들어갔다, 피부에 부착했다 등
- 장소: 가정 내, 공장, 실험실 등
- 상황: 취급 중 사고인가, 운송 중 사고인가, 의도적 섭취인가?
    취급 중 사고일 경우: 업종, 작업 내용, 보호구 착용 상황, 노출량
- 피해자 수, 노출 후 경과 시간. 2차 피해 가능성의 유무

3. 환자의 상태·증상

- 의식장애(착란, 혼수 등), 쇼크, 호흡곤란, 경련 등은 없는가?
- 경구 섭취, 분진·퓸·액적을 흡입한 경우, 구강점막 발적 및 종창, 통증 등은 없는가?
- 경구 섭취한 경우, 구토하였는가(잘못 삼켰을 위험의 유무), 복통, 출혈은 없는가?
- 눈의 위화감, 통증, 충혈, 눈물흘림은 없는가?
- 피부의 발적, 수포 등은 없는가? 부상 면적, 심각한 경우 화학 손상 및 열상에 의한 부상 정도는 어떤가?
- 부상 후의 제염 상황(탈의·세정 타이밍, 세정 방법 등)

초기 대응 포인트

전신 노출, 다량 섭취의 경우는 생명에 지장이 있을 수 있다.

- 2차 피해 방지: 기체·분진·퓸·액적 흡입, 눈·피부 접촉을 피한다.
  현장(노출 장소, 재해 발생 장소)에 진입하는 경우 적절한 보호구(자급식 호흡기, 화학보호복 등)이 필요하다.
- 즉시 현장에서 벗어나 공기가 신선한 장소로 이동한다.
- 전신 상태가 불량한 경우는 즉시 구급 요청을 한다. 심폐 정지 시 심폐소생술을 실시한다.

- 급성기의 응급 처치가 중증도를 크게 좌우하므로 가능한 한 빨리 제염(탈의, 오염 부위의 세정)을 시작한다.

진찰과 의료기관의 대응

- '부식 작용이 문제가 되는 알칼리', '물질에 특이한 증상이 보이는 알칼리'에 노출되었을 가능성이 있는 경우 노출 경로에 관계없이 원칙적으로 의료기관에서 진찰을 받는다.
- 상기 이외라도 증상이 있을 경우에는 반드시 진찰을 받는다.
- 경구 섭취로 증상이 있거나 내시경으로 점막의 부종 및 충혈을 초과하는 장애가 있는 경우에는 입원시킨다.
- 경구 섭취에서는 소화관제염, 흡인, 눈이나 피부에 노출된 경우에는 탈의와 세정을 한 후 호흡·순환 관리, 대증치료를 실시한다.

경과관찰

- '부식 작용이 명백한 알칼리', '물질에 특이한 증상이 보이는 알칼리' 이외의 증상이 없다면 충분히 세척한 후 가정에서 경과관찰이 가능하다.

▌해설

1. 물질 · 제품에 대하여

- 알칼리는 일반적으로 수용액에서 수산화물이온(OH^-)을 생성하는 물질(알레니우스 염기)을 말하며 알칼리성을 나타낸다. 화학적으로는 수소이온(프로톤) 수용체(브렌스테드염기) 또는 전자쌍 공여체(루이스 염기)로 정의된다.
- 물속에서 전리하여 OH^-를 생성하는 알칼리 금속 및 알칼리 토류 금속의 수산화물, 물과 반응하여 OH^-를 생성하는 알칼리 금속 및 알칼리 토류 금속의 산화물(염기성 산화물)이 해당된다. 또 물속에서 물분자로부터 프로톤을 빼앗아 OH^-를 생성시키는 물질로서 알칼리 금속 및 알칼리 토류 금속인 탄산염, 인산염, 규산염 외에 암모니아나 유기화합물인 아민류가 있다.
- 대표적인 알칼리로는 수산화나트륨($NaOH$), 수산화칼륨(KOH), 수산화칼슘($Ca(OH)_2$), 산화칼슘(CaO), 탄산나트륨(Na_2CO_3), 메타규산나트륨(Na_2SiO), 암모니아(NH_3), 모노에타놀아민($NH_2C_2H_4OH$) 등이 있다.
- 알칼리의 종류에 따라 부식 작용 및 자극 작용의 강도가 다르다.

- 부식 작용이 문제가 되는 알칼리.

  수산화물(수산화나트륨, 수산화칼륨, 수산화칼슘, 수산화마그네슘, 수산화리튬, 수산화테트라메틸암모늄), 산화물(산화나트륨, 산화칼륨, 산화칼슘), 탄산염(탄산나트륨, 탄산칼륨, 탄산칼슘), 규산염(메타규산나트륨, 이규산나트륨, 메타규산칼륨), 인산염(제삼인산나트륨, 트리폴리인산나트륨, 헥사메타인산나트륨), 탄화칼슘(물과 반응해 아세틸렌가스와 수산화칼슘을 생성), 암모니아(가스로 흡입했을 경우는 16장 '가스 전반' 242쪽), 아민류(에틸아민, 디에틸렌트리아민, 이소프로필아민, 이소프로필아미노에탄올), 모노에탄올아민 등이 있다.

- 자극 작용이 있는 알칼리

  디에탄올아민, 트리에탄올아민이 있다.

- 물질에 특이한 증상을 보이는 알칼리

  수산화테트라메틸암모늄(테트라민)이 있다(31장 '전신독성이 문제가 되는 물질' 472쪽 참조).

  물속에서 수산화물 이온과 테트라메틸암모늄 이온에 전리되어 알칼리로서의 부식 작용 외에 아세틸콜린과 유사한 구조를 띠는 테트라메틸암모늄 이온에 의해 신경절의 흥분이 일어난다.

- 독극물 취급법에서 독물 또는 극물로 지정된 알칼리가 있다.

  독물: 수산화테트라메틸암모늄(함유하는 제제 포함)이 있다.

  극물: 수산화칼륨(5% 이하 제외), 수산화나트륨(5% 이하 제외), 암모니아(10% 이하 제외) 등이 있다.

- 산업용 화학제품으로서 알칼리화제, 감화제로 사용되는 것 외에 기계류나 업무용 자동 식기 세척기용 세정제, 시멘트 등에 함유된다. 공업용 암모니아수(25~30w/v%)는 비료, 염료, 수지 제조 등에 사용된다.

- 가정용품에도 함유되며 대표적인 제품군으로 기름때 용·파이프용·화장실용·곰팡이 제거용·유리용 등의 세정제(수산화나트륨, 알카놀아민, 탄산염 등), 표백제, 소독제, 의치 세정제, 염모제(암모니아 등), 알칼리 전지 전해액(수산화칼륨) 등이 있다.

- 일본 약국방 암모니아수(10w/v%)는 벌레 물림 치료 외용약으로 사용된다.

2. 사고 발생 상황

▮ JPIC 접수 상황

1) 산업용 화학제품

　【접수 건수】 2007~2016년 10년간 402건(총 물질 수 411건). 의료기관 186건(46.3%), 일반 160건

(39.8%), 기타 56건(13.9%)

【물질】 화학약품 275건(수산화나트륨 170건, 암모니아 54건, 수산화칼륨 16건, 수산화칼슘 13건), 알칼리 함유 세정제 136건

【사고 상황】 불의 사고 374건(업무상 사고 172건, 오사용 112건), 고의(자살기도 등) 18건, 기타·불명 10건

2) 가정용 세정제류

【접수 건수】 2007~2016년 10년간 10,998건(총 물질 수 11,165건). 의료기관 1,928건(17.5%), 일반 8,798건(80.0%), 기타 272건(2.5%)

【물질】 표백제 7,798건, 곰팡이제거제 1,744건, 파이프 클리너 542건, 염소계 화장실용 세정제 205건, 기타 주거용 세정제 792건, 오븐 클리너 22건, 식기세척기용 세정제 11건, 녹 제거제 2건, 기타·불명 49건

【사고 상황】 불의 사고(잘못 섭취 등) 10,361건, 고의(자살 기도 등) 557건(염소계 표백제 298건), 기타 불명 80건

▌ 문헌 보고 예

1) 경구(수산화나트륨), 식도협착을 보인 예

• 자살 목적으로 수산화나트륨 약 125g을 맥주에 섞어 섭취해 약 3시간 후 이송되었다. 내시경을 통해 2일째에 식도 전역에서 점막의 미란이 현저하고 역출혈성 병변, 10일째에 식도의 전주성 궤양성 변화를 확인했으며, 27일째에는 상부 식도에 협착부가 출현했다. 39일째 퇴원했으며, 87일째에는 협착이 개선되었고 증상도 소실되었다[모치즈키 다카유키(望月高行) 외, ≪중독연구≫, 8(1995), pp.459].

3. 독성

부식 작용, 자극 작용의 강도는 알칼리의 종류에 따라 다르다.

• 부식 작용이 문제가 되는 알칼리: 강한 부식 작용이 있어 사망한 사례도 보고되었다. 소량의 노출로도 중증의 화학 손상이 일어날 가능성이 있다.

• 자극 작용이 있는 알칼리: 심각한 부식은 예상되지 않지만, 자극에 의한 증상은 나타날 수 있다. 장애의 정도는 알칼리의 종류 외에 pH, TAR(titratable alkaline reserve, 적정 예비 알칼리), 농도, 점

도, 제형, 노출 상황(노출량, 접촉 시간, 노출 부위, 위 내용물 등) 등의 많은 인자에 좌우된다.

- 알칼리의 종류: 해리도가 높을수록(pKa가 작다) 알칼리성이 강하다.
- pH: 일반적으로 pH 11~12 이상에서 궤양을 형성할 가능성이 있으며, pH 12.5 이상에서 가능성이 높아진다. 단 pH 11 이하에서도 심각한 장애가 생길 수 있다.
- TAR: 알칼리 용액을 중성으로 중화하는 데 필요한 0.1M 염산의 양이며, TAR이 높으면 pH의 값에 관계없이 부식성이 강하다.
- 농도: 약알칼리라도 농도가 높을수록 광범위한 조직 손상이 일어난다.
- 제형: 고체의 알칼리는 구강에 깊은 화학 손상을 일으키며 삼킨 경우 식도에 점상·주름 모양의 화학 손상이 나타나는 경우가 있다. 다만 실제로는 형태적으로 삼키기 어렵고, 식도나 위가 심한 장애를 받는 것은 적다. 한편 식도에 전주성 장애를 일으키기 쉽고, 고농도의 액체를 섭취한 경우 식도와 하부 소화관에도 장애가 생기며 치사성이 높아진다.
- 흡입한 경우 입자 지름별 장애 정도가 다르다. 또한 입자의 지름에 따라 도달하는 호흡기 부위가 다르기 때문에 장애 부위도 다르다.
- 점도: 점도가 높으면 접촉 시간이 길어지므로 pH와 농도가 일정하면 장애 정도는 점도에 의존한다.
- 노출량: 다량 노출되면 장애의 범위가 넓어진다.
- 접촉 시간: 접촉 시간이 길어지면 장애 정도가 강해진다. 경구의 경우 소화관이 좁고 천천히 통과하는 부분이나 정체되기 쉬운 부분은 접촉 시간이 길어진다.
- 위 내용물: 경구의 경우 위 내용물이 있으면 희석이나 완충 작용으로 장애 정도는 약해지지만 장애 부위가 위 전체로 퍼진다. 위 내용물이 없을 경우 희석이나 완충 작용을 기대할 수 없을 뿐만 아니라 유문경련이 일어나기 쉽고 접촉 시간이 길어지기 때문에 조직 손상이 커진다.

참고: 규제값, 허용농도 등

- 일본산업위생학회 권고 허용농도(2018년도)

  최대허용농도: 수산화나트륨 2mg/m^3, 수산화칼륨 2mg/m^3

  허용농도: 에틸아민 10ppm

4. 중독 발현 메커니즘

접촉 부위에 대해 부식 작용, 자극 작용을 한다. 부식 작용과 자극 작용의 세기는 알칼리의 종류에 따라 크게 다르다.

- 자극 작용: 접촉된 부분에 대해 자극이 있다.
- 부식 작용(조직의 응고괴사): 지방 감화와 단백 융해, 콜라겐 파괴, 세포막 유화로 조직을 융해·괴사시킨다. 조직이 융해되어 연화하기 때문에 조직 심부층으로 알칼리가 침투해 과잉의 OH⁻가 없어질 때까지 손상이 깊게 진행되기도 한다. 장애가 근육층까지 미쳤을 경우 육아종이 형성되는 경우가 많다.
- 액체 상태의 알칼리는 생리적 반응(식도의 역 연동)에 의해 장애가 조장된다. 경구 섭취 후 몇 분 동안은 식도의 역 연동으로 시소와 같이 알칼리가 식도와 위 사이를 오간다. 5분 정도 지나면 유문이 이완되므로 알칼리는 십이지장으로 들어간다.
- 발열: 물과 반응해 높은 열이 발생하므로 조직에 화상을 일으킨다.

5. 체내동태

1) 흡수
- 부식 작용이 문제가 되는 알칼리는 경구, 흡입, 경피로 흡수되는 것이 많다. 단, 일반적으로 피부 점막에서 흡수된 독성보다 부식 작용이 문제가 된다.

6. 증상

알칼리 노출에 의한 장애의 병태생리학적 단계(경구 섭취한 경우)에서 급성기 증상은 발적·부종, 이어서 미란이나 궤양 형성을 거쳐 괴사·천공, 조직의 부스럼 딱지 형성이 며칠 지속되고 그 후에 육아 형성과 결합조직(콜라겐 섬유) 침착이 시작된다.
- 염증기(1~2일): 화학 손상에 의한 홍반이나 발적, 부종이 일어나고 이어 보통 24시간 이내에 미란이나 궤양이 형성된다. 중증은 출혈에 따른 2차적 증상으로 빈맥, 혈압 저하, 쇼크가 나타날 수 있다.
- 괴사기(1일경~): 세포 내 단백의 융해로 세포가 괴사하며 주위 조직에도 염증이 퍼진다. 괴사 조직이 부스럼 딱지를 형성한다.
- 육아 형성기(3일경~): 섬유아세포의 증식이 확연해지고, 조직의 결핍 부분을 육아조직이 메우기 시작해 콜라겐 침착이 시작된다. 이 시기에 식도의 장력이 가장 낮아지고 천공이 생기기 쉽다.
- 협착기(2주 후~수년): 몇 개월에 걸쳐 콜라겐의 기질화와 상피의 재생이 진행되지만, 중증의 장

애 부위에는 위축, 가동성 저하, 협착이 남는다.

1) 경구의 경우

- 자극 작용이 있거나, 부식 작용이 있어도 경미한 경우는 구강 내 발적, 종창 등이 나타나며 장애는 표층에 머무른다(8절 '치료 시 주의점' 참조, 자갈 등의 내시경 소견에 의한 화학 손상의 중증도 분류로 그레이드 1 참조).
- 처음 내시경 검사에서 이상 소견이 없는 환자는 협착이 발생하는 경우는 없다.
- 부식 작용이 강한 경우는 소화관의 화학 손상에 의한 홍반이나 발적, 부종이 일어나고, 이어 통상 24시간 이내에 미란이나 궤양이 형성된다. 중증에서는 괴사나 천공이 나타난다. 구강의 화학 손상, 침흘림, 구역질, 구토, 연하장애, 상복 부통, 기침, 소화관 출혈에 의한 토혈·하혈 등이 나타난다. 출혈에 의한 2차적 증상으로 빈맥, 혈압 저하, 대사성 산성혈액증, 쇼크가 나타나는 경우가 있다.
- 식도가 가장 장애를 받기 쉬우며, 그중에서도 윤상인두 부근, 대동맥궁 부근, 횡격막 부근이 현저하다. 천공은 식도, 위 외에도 드물게 십이지장에서 일어날 수 있다.
- 쉰소리나 실성(失聲), 협착음, 호흡곤란이 있는 경우 후두나 상기도에 장애가 생겼을 수 있다.
- 식도나 위에 심각한 장애를 일으키고 있음에도 불구하고 초기에는 증상이 나타나지 않을 수 있으며, 증상만으로 장애의 정도를 추정하기는 어렵다.
- 장기적인 합병증으로서 식도협착, 식도 기관루나 대동맥 식도루 등을 볼 수 있다.

2) 흡입한 경우

- 암모니아 가스(16장 '가스 전반' 242쪽 참조) 이외는 휘발성이 낮기 때문에 일반적으로는 흡입하기 어렵지만, 액적의 상태로 흡입할 경우 기침이나 기관지경련의 원인이 될 수 있다. 심한 경우 상기도 부종이나 화학 손상, 드물게 급성 폐 장애를 일으킬 수 있다.

3) 눈에 들어간 경우

- 통증, 눈물흘림, 차명, 결막 충혈·부종, 윤부 허혈, 눈꺼풀 손상, 각막미란, 각막상피 결손, 각막혼탁 등, 심각한 경우에는 백내장이나 실명, 각막 천공이 일어난다. 각막 지각신경이 장애를 입은 경우는 통증을 느끼지 못하고 예후도 나쁘다.

4) 피부 노출의 경우

- 국소의 화학 손상이 발생해 통증이나 홍반에 이어 흉터를 형성한다. 근육층까지 영향을 미치

며, 피부이식이 필요한 경우도 있다.

- 고농도나 장시간 노출 등으로 부식 작용이 강한 경우 중증의 화학 손상이 일어나 쇼크, 대사성 산성혈액증이 나타나는 경우가 있다. 부상 면적이 넓은 경우는 치명적이다.

7. 대응

전신 노출, 다량 섭취인 경우는 생명에 지장이 있을 수 있다. 급성기의 응급 처치가 중증도를 크게 좌우하므로 가능한 한 빨리 제염(탈의, 오염 부위의 세정)을 시작한다.

대응자의 안전 확보와 환자 상태 안정화(기도확보, 호흡 관리)를 우선해 대증치료를 한다.

* 안전 확보: 기체·분진·퓸·액적 흡입, 눈·피부 접촉을 피한다.

현장(노출 장소, 재해 발생 장소) 이외에서 환자와 접촉하는 경우도 충분히 주의하고, 필요에 따라 적절한 보호장비를 착용한다.

▌프리호스피털 케어(prehospital care, 병원 가기 전 응급처지)

- 즉시 현장에서 벗어나 공기가 신선한 장소로 이동한다.
- 전신 상태가 안 좋은 경우 즉시 구급 요청을 한다. 심폐 정지 시 심폐소생술을 실시한다(구강 인공호흡은 피한다).
- 경구: 토하게 해서는 안 된다. 입 속에 남아 있는 것을 게워낸다. 입안을 헹군다.
- 흡입: 즉시 공기가 신선한 장소로 옮기고, 탈의 및 피부를 물로 씻는다.
- 눈: 눈을 비비지 않도록 주의하고 즉시 물(실온)로 충분히 세정한다. 적어도 30분간은 물로 씻어야 한다. 콘택트렌즈를 착용한 경우 가능하면 뺀 후 세정한다.
- 피부: 오염된 의복이나 신발은 주의 깊게 벗기고 밀봉한다. 다량의 물로 세척한다.

▌의료기관에서의 처치

부식 작용, 자극 작용의 강도 차이에 따라 대응도 다르다.

- 부식 작용이 문제가 되는 알칼리: 소량의 노출로도 중증의 화학 손상이 일어날 가능성이 있으므로 기본적으로는 의료기관의 대응이 필요하다.

- 자극 작용이 있는 알칼리: 노출된 경우 일반적으로는 초기 세척과 점막 보호로 대응할 수 있다고 알려져 있다.

1) 경구의 경우
- 해독제: 없다.
- 호흡·순환 관리: 후두부종, 협착음, 호흡곤란 등이 있으면 기관삽관(경우에 따라서는 기관절개)을 시행한다. 정맥로를 확보하고, 필요에 따라 수액. 호흡·순환 동태를 모니터링한다.
- 소화관제염: 구역질, 활성탄·설사약 투여는 금기이고, 중화도 권장하지 않는다.

  희석 시 우유 또는 물로 시행하며, 이 경우 구토 위험을 높이므로 주의 깊게 한다. 식도 천공이 의심될 경우는 금기다.

  위 내용물 흡입·세척은 다량 섭취로 치명적인 장애가 예상되는 경우에 접촉 시간 단축으로 인한 조직 장애 경감, 흡수를 통한 전신증상 발현 방지 목적으로 고려한다. 소화관 천공에 주의하고 부드러운 비위관을 주의 깊게 삽입하여 위에 정체된 알칼리를 흡인한다.
- 내시경 검사: 구강이나 인두의 화학 손상이 없어도 식도나 위에 심각한 화학 손상이 없다고는 할 수 없으며, 장애 정도의 평가와 치료 방침의 결정, 예후의 예측을 위해 섭취 후 4~6시간 이후, 12시간 이내(늦어도 24시간을 넘지 않는다)에 내시경 검사를 실시한다.
- 확인이 필요한 검사: 흉부·복부 X선 검사, 심전도 검사, 혈액 가스 분석, 혈액검사(전혈구 계산값, 혈청 전해질, 응고 기능, 간 기능), 소화관의 천공이 의심될 경우 변의 잠혈검사를 시행한다.

2) 흡입한 경우
- 흉부 X선 촬영, 혈액 가스 분석, 폐기능 검사 등 호흡 기능을 평가한다.
- 호흡 관리: 호흡기 증상이 있으면 산소 투여하고 필요에 따라 기관 삽관 및 인공호흡을 한다.

3) 눈에 들어간 경우
- 즉시 생리식염액으로 20~30분간 세척하고, 눈물의 pH가 중성화되고 입자상 이물질의 존재 유무를 확인한다.
- 안과 진찰로 화학 손상의 유무나 눈 안에 알칼리가 잔존하지 않는지를 평가할 필요가 있다. 화상에 준하여 치료한다.
- 장애의 정도는 부상 후 48~72시간 경과해야 정확히 진단할 수 있다.

4) 피부 노출의 경우

• 즉시 오염된 의복을 제거하고 피부에 부착된 물질을 제거한다. 다량의 물로 적어도 15분 이상 세정한다.

• 화학 손상의 경우는 조직 내에 침투한 알칼리의 작용이 없어질 때까지 파괴가 지속되어 깊어지고, 때때로 3도 심달성 손상으로 이행한다. 보통의 열상에 비해 심도 판정을 잘못하는 경우가 많으므로 주의해야 한다.

8. 치료 시 주의점

1) 입원 및 경과관찰 기준

• 경구 섭취한 경우 의료기관에서 내시경 평가를 받아야 한다. 입원 및 퇴원은 자갈 등의 내시경 소견에 의한 화학 손상의 중증도 분류[S. A. Zargar et al., *Gastrointestinal Endoscopy*, Vol.37 (1991), pp.165~169]를 바탕으로 판단한다.

그레이드 0: 정상 소견

그레이드 1: 점막의 부종 및 충혈

그레이드 2a: 취약화, 출혈, 미란, 수포, 백색화된 막 조직, 삼출액, 표층성 궤양

그레이드 2b: 2a와 더불어 심부 이산이나 원주상의 궤양

그레이드 3: 다발성 궤양 및 괴사(흑갈색이나 회색이 도는 변색 부위는 괴사로 판단된다)

　그레이드 3a: 작은 괴사 조직이 산발

　그레이드 3b: 광범위한 괴사

① 중환자실 입원: 그레이드 2b~3, 산성혈액증, 혈액순환 동태 불안정, 상기도 증상이 있는 경우 중환자실에 입원한다.

② 입원: 그레이드 2a의 경우 일반병동에 입원시키고 수액을 받으면서 천천히 식사를 시작한다.

③ 귀가 가능: 그레이드 0~1의 경우 음식물을 삼킬 수 있고 내과적·정신과적으로 문제가 없으면 4~6시간 경과관찰 후 귀가 가능하다.

2) 경구 섭취 시 내시경 및 조영 X선 촬영에 의한 장애 평가

• 의도적 섭취나 pH > 12.5의 물질을 섭취해 증상이 있는 경우에는 장애를 확인하기 위해 섭취 후 4~6시간 뒤, 12시간(이전에는 24시간으로 규정했었다) 이내에 내시경 검사를 시행하여 화학손

상의 중증도를 판정한다. 시간이 지남에 따라 식도의 장력이 감소하고 의원성 천공의 위험이 높아진다.

- 천공이 있거나 지혈하기 어려운 출혈이 있으면 내시경 검사를 먼저 한다.
- 소아가 극소량 잘못 섭취했으나 증상이 없으면 내시경 검사를 생략해도 된다.
- 조영 X선 촬영을 평가에 이용하는 경우, 의원성 소화관 천공 가능성이 있으므로 희석 바륨에 의한 X선 조영이 적합하다고 알려져 있다.
- 화학 손상이 확인된 환자는 식도협착, 유문협착 발생 여부를 확인해야 한다. 노출 후 약 2~4주 뒤에 식도와 상부 소화관의 반흔화 및 협착 여부를 내시경이나 조영 X선 촬영으로 평가한다.

3) 외과적 조치

- 경구 섭취한 경우 즉시 외과적 처치 여부에 관계없이, 가능한 한 빨리 외과 의사의 진찰을 받아야 한다.
- 복막염, 종격염, 다량 출혈에 의한 쇼크 시에는 긴급히 시행한다.
- 내시경 검사에서 소화관의 광범위 괴사(그레이드 3b)가 확인된 경우에는 조기 개복술을 고려한다.
- 식도 확장술: 의원성 천공 위험을 최소화하기 위해 섭취 3~4주 후 실시한다.

  첫 번째 내시경 검사에서 식도에 그레이드 2의 화학 손상 또는 전주성 화학 손상이 나타난 경우는 몇 주 후에 식도 확장술을 실시해야 할 수도 있으므로 내강의 개존성을 유지하고, 확장 시 가이드 와이어 용도로 사용할 스텐트, 경비 위관, 노끈 등을 준비해 둔다.

9. 현장에서 2차 피해의 방지 대책

▌ 주의사항

- 현장(노출 장소, 재해 장소)에 들어갈 경우 적절한 보호구(자급식 호흡기, 화학보호복 등)를 착용하며 눈·피부 접촉 및 기체·분진·품·액적 흡입을 피한다. 방독마스크를 사용할 경우에는 원인물질에 대응하는 흡수 캔(암모니아는 '암모니아용')을 적절히 장착해야 한다.
- 허가 없이 출입해서는 안 된다.
- 바람이 통하는 높은 곳에 머무른다.

▌ 초기 격리 및 방호조치 거리

ERG 2016(2016 Emergency Response Guidebook)에 의거한다.

자세한 내용은 『2016 유해물질 비상대응 핸드북』 또는 '웹 와이저' 참조

https://www.phmsa.dot.gov/hazmat/erg/emergency-response-guidebook-erg

https://webwiser.nlm.nih.gov/knownSubstanceSearch.do

1) 암모니아

암모니아(암모니아 50% 이상 수용액, 유엔 번호 3318, ERG GUIDE125)

소규모 유출(208L 이하) (소용기 또는 대용기에서의 소량 유출)			대규모 유출(208L 이상) (대용기 또는 많은 소량용기에서)		
초기 격리 (전 방향)	보호 활동(풍하측)		초기 격리 (전 방향)	보호 활동(풍하측)	
	주간	야간		주간	야간
30m	0.1km	0.2km	150m	0.7km	1.9km

암모니아(암모니아 35~50% 수용액, 유엔 번호 2073, ERG GUIDE 125)

• 초기 격리: 유출 또는 누출 장소에서 전 방향으로 최소 100m

암모니아(암모니아 10~35% 수용액, 유엔 번호 2672, ERG GUIDE 154)

• 초기 격리: 유출 또는 누출 장소에서 전 방향으로 최소 50m

▌ 누출물 처리

'국제 화학물질 안전성 카드 ICSCs' 참조

https://www.ilo.org/dyn/icsc/showcard.listCards3

① 암모니아(무수물)　　ICSC: 0414

② 산화칼슘　　　　　　ICSC: 0409

③ 수산화나트륨　　　　ICSC: 0360

④ 탄산나트륨　　　　　ICSC: 1135

⑤ 메타규산나트륨　　　ICSC: 0359

⑥ 모노에타놀아민　　　ICSC: 0152

27
탄화수소류(연료류, 유기용제)

█ 개요

물질·제품   주로 탄소(C)와 수소(H)로 구성되는 유기화합물에는 지방족 탄화수소, 방향족 탄화수소가 있고, 이외에 탄화수소의 일부가 치환된 물질로서 할로겐화 탄화수소, 알코올, 케톤 등이 있다. 일반적으로 탄소 수가 적고 분자가 작은 경우 증기압이 높아 기체 상태이지만, 분자가 큰 것은 증기압이 낮아 액체나 고체로 변한다. 석유, 석탄, 천연가스 등에서 산출·정제되며 연료나 유기용제로서 널리 쓰이고, 윤활유, 에어로졸 분사제, 냉매, 훈증제 등에도 이용된다.

문제가 되는 성분과 증상   탄화수소류는 공통적으로 피부·점막의 자극 작용, 중추신경의 억제 작용(마취 작용), 최부정맥(催不整脈) 작용이 있다. 경구 섭취나 흡입을 통해 다량으로 흡수되면 의식장애, 호흡억제, 치명적인 부정맥 등 전신증상이 나타날 수 있으며 남용으로 사망한 사례도 보고된다. 잘못 삼킴에 의한 화학성 폐렴도 발생하기 쉽다. 피부에 부착된 경우에는 피부염이나 화학 손상이 생길 수 있다.

JPIC 접수 상황   연간 450건 정도의 문의가 있으며 등유가 절반을 차지하고 미네랄 오일, 시너, 가솔린이 많다. 소아의 잘못 삼킴이나 음료 용기에 담아 착각해 섭취한 잘못 삼킴, 도장 작업이나 기계의 세정 작업 등 취급 중 흡입이나 피부 노출과 자살 기도 또는 남용 등 의도적인 섭취 사례도 있다.

1. 물질·제품

• 물질명: 물질의 일반명, 제품명, 농도 등. 상세 불명의 경우에는 사용 목적 등

  취급 중 사고인 경우, 물질안전보건자료(MSDS)도 확인한다.

• 성상·외관: 기체, 액체, 고체, 색깔, 냄새

2. 노출 상황·경로

• 경로: 입에 들어갔다, 삼켰다. 들이마셨다, 눈에 들어갔다, 피부에 부착했다 등

• 장소: 가정 내, 공장, 실험실 등

• 상황: 취급 중 사고인가, 이송 중 사고인가? 잘못 마셨는가, 의도적 섭취인가?

  취급 중 사고일 경우: 업종, 작업 내용, 보호구 착용 상황, 노출량

  잘못 섭취 및 의도적 섭취일 경우는 섭취량(용기 잔량으로 추정되는 최다량)

• 피해자 수, 노출 후의 경과 시간. 2차 피해 가능성의 유무

3. 환자의 상태·증상

• 의식장애(착란, 혼수 등), 쇼크, 호흡억제 등은 없는가?

• 기침, 호흡곤란 등은 없는가, 기관지에 침투한 기색은 없는가?

• 구역질, 구토, 두통, 현기증은 없는가?

• 눈의 위화감, 통증, 충혈, 눈물흘림은 없는가?

• 피부의 통증, 발적, 발진, 수포 등은 없는가?

• 부상 후의 제염 상황(탈의·세정 타이밍·세정 방법 등)

다량 섭취나 고농도로 노출되면 생명에 지장이 있다.

• 2차 피해 방지: 기체·분진·퓸·액적 흡입, 눈·피부 접촉을 피한다.

  현장(노출 장소, 재해 발생 장소)에 진입하는 경우 적절한 보호구(자급식 호흡기, 화학보호복 등)가 필요

  하다.

• 즉시 현장에서 벗어나 공기가 신선한 장소로 이동한다.

• 전신 상태가 불량한 경우는 즉시 구급 요청을 한다. 심폐 정지 시 심폐소생술을 실시한다.

진찰과 의료기관의 대응

• 의도적인 경구 섭취나 어떠한 증상이 있는 경우에는 의료기관에서 진찰을 받고, 적어도 6~8시간은 관찰

한다.
- 경면, 섬망 등 중추신경계 증상이 나타나는 경우, 또는 기침이나 빈호흡 등의 호흡기 증상을 보이는 경우에는 입원시킨다.
- 경구 섭취한 경우 필요에 따라 소화관제염, 피부 노출에는 탈의와 세정을 실시한 후 호흡·순환 관리, 대증치료를 한다. 심하게 노출되면 치명적인 부정맥을 일으켜 돌연사할 수 있으므로 심전도를 주의 깊게 모니터링한다.

경과관찰
- 잘못 섭취하거나 취급 중의 사고에서 증상이 없는 경우, 치료는 필요 없으며 가정에서 경과관찰이 가능하다. 단, 특히 호흡기 증상에 주의해야 하며, 경과관찰 중 어떠한 증상이 나타나면 의료기관에서 진찰을 받아야 한다.

해설

1. 물질 · 제품에 대하여

- 탄화수소는 탄소(C)와 수소(H)로 구성된 유기화합물의 총칭으로 지방족 탄화수소, 방향족 탄화수소가 있다. 또한 탄화수소의 일부가 치환된 물질로서 할로겐화 탄화수소, 알코올, 케톤 등이 있다(알코올에 대해서는 28장 '알코올류' 428쪽 참조).
- 일반적으로 물질 상태는 탄소 수(C의 수)와 관계되며, 탄소 수가 적고 분자가 작을 경우 증기압이 높아 기체지만, 분자가 커질수록 증기압이 낮아져 액체, 나아가 고체가 된다. 액체라도 분자량이 적은 펜탄, 헥산, 시클로헥산 등은 휘발성이 높다. 한편, 광물유, 테레빈유, 파인유 등은 증기압이 낮아 상온 상압에서는 휘발하기 어렵다.
- 지방족 탄화수소: 탄소 원자들이 선형, 가지, 또는 환상 구조를 형성한 물질로서, 기체는 메탄(CH_4), 에탄(C_2H_6), 프로판(C_3H_8), 부탄(C_4H_{10}), 에틸렌(C_2H_4), 프로필렌(C_3H_6), 부틸렌(C_4H_8), 아세틸렌(C_2H_2) 등, 액체는 헵탄(C_5H_{12})부터 n-헥사데칸($C_{16}H_{34}$)까지의 알칸, 시클로헥산(C_6H_{12}) 등, 고체는 C_{17} 이상의 알칸 등이 있다. 그 외 혼합물로 휘발유(C_4~C_{12} 정도의 지방족 및 방향족 탄화수소), 등유(케로신, C_{11}~C_{13}을 중심으로 하는 지방족 탄화수소), 미네랄 스피릿(주로 C_9~C_{16}의 지방족 및 방향족 탄화수소), 광물유(미네랄오일, 유동 파라핀, C_{14}~C_{20}을 중심으로 하는 지방족 탄화수소), 파라핀 왁스(주로 C_{20} 이상의 포화지방족탄화수소), 테레빈 유(잣나무과 수목의 증류물), 파인유(잣나무과 수목의 증류물) 등이 있다.

- 방향족 탄화수소: 벤젠고리를 가지는 탄화수소로, 벤젠(C_6H_6), 톨루엔($C_6H_5CH_3$), 크실렌[C_6H_4 $(CH_3)_2$], 에틸벤젠($C_6H_5CH_2$), 석유 나프타(주로 탄소 수 8~10의 방향족 탄화수소의 혼합물), 나프탈렌 ($C_{10}H_8$) 등이 있다.

  또한 유도체는 페놀(C_6H_5OH), 크레졸[$C_6H_4(OH)CH_3$], 나이트로벤젠($C_6H_5NO_2$), 아닐린($C_6H_5NH_2$) 등이 있다(페놀·크레졸은 31장 '전신독성이 문제가 되는 물질' 472쪽, 나프탈렌·나이트로벤젠·아닐린은 30장 '메트헤모글로빈혈증을 일으키는 물질' 458쪽 참조).

- 할로겐화 탄화수소: 탄화수소 분자 중 수소 원자가 할로겐(불소, 염소, 브롬, 요오드)으로 치환된 물질로서 휘발성이 높다.

  기체는 불화메탄(CH_3F), 클로로메탄(CH_3Cl), 브롬화메틸(CH_3Br) 등, 액체는 디클로로메탄 (CH_2Cl_2), 클로로포름($CHCl_3$), 사염화탄소(CCl_4), 요오드화메틸(CH_3I), 트리클로로에틸렌(C_2HCl) 등이 있다[브롬화메틸, 요오드화메틸은 6장 '훈증제(농약)' 113쪽 참조].

- 케톤: 케톤기(-C=O)를 지니는 화합물이며, 아세톤(CH_3COCH_3), 메틸에틸케톤($CH_3COC_2H_5$) 등 이 있다. 상온 상압하에서 액체여도 휘발성이 높아 기화하기 쉽다.

- 동물이나 식물을 구성하는 유기화합물에서 유래한 화석연료로 지구상에 많이 존재하며 석유, 석탄, 천연가스 등에서 산출·정제된다.

- 각종 공업 원료 외에 연료 및 유기용제로서 널리 사용되며 가정에서도 사용된다.

  연료: 기체(메탄, 부탄, 프로판, 아세틸렌 등), 액체(휘발유, 등유 등)가 있으며, 액화석유가스(LPG) 는 부탄과 프로판의 혼합물, 오일 라이터에는 석유 나프타, 벤진이 사용된다.

  유기용제: 잉크, 도료, 접착제, 세정제, 시너, 농약(유제, 유제) 등의 용제로 톨루엔, 자일렌, 할 로겐화 탄화수소, 케톤, 등유, 미네랄 스피릿 등이 사용된다.

  기타: 엔진오일 등의 윤활유(광물유 등), 에어로졸 분사제(LPG 등), 냉장고나 에어컨 등의 냉매 (할로겐화 탄화수소), 훈증제(브롬화메틸, 요오드화메틸) 등에 이용된다.

- 톨루엔이나 자일렌, 시너를 폴리에틸렌 봉투 등에 넣고 마시는 '시너놀이'나 연료용 가스나 에 어로졸 분사제를 의도적으로 흡입하는 '가스팬놀이' 등 남용 목적으로 사용되는 경우가 있다.

- 할로겐화 탄화수소의 할로탄($C_2HBrClF_3$)은 의약품의 흡입마취약으로 일본에서도 2015년까지 시판되었다.

- 독극물 취급법에서 극물로 지정된 것이 있다(톨루엔, 자일렌, 메틸에틸케톤 등).

- '유기용제 중독 예방규칙'의 대상이 되는 물질(54물질) 대부분은 탄화수소류다. 흡입이나 경피 로 노출이 많이 되기 때문에 사용하는 유기용제 등의 위험 유해성 확인, 작업 책임자 선임, 증 기의 발생원 대책, 작업환경 측정, 특수건강진단 등이 의무화되었다.

▌ JPIC 접수 상황

【접수 건수】 2007~2016년의 10년간 4,476건(총 물질 수 4,611건). 의료기관 1,074건(24.0%), 일반 3,290건(73.5%), 기타 112건(2.5%)

【환자 연령층】 0~5세 2,449건, 6~19세 220건, 20~64세 1,291건, 65세 이상 377건, 불명 139건

【물질】 등유 2,132건. 윤활유·모터유 610건, 시너 432건, 가솔린 413건, 라이터 연료 180건, 액화석유가스(LPG) 130건, 프론류 78건, 도시가스 63건, 디젤연료 51건, 기타·불명 522건

【사고 상황】 잘못 마심 3,216건, 취급 중 사고 930건, 의도적 211건, 기타·불명 119건

소아가 가정에서 등유를 잘못 마시는 사고가 가장 많고 머리부터 뒤집어쓰는 사고도 심심찮게 발견된다. 페트병 등 음식물 용기에 옮겨 담아 음료로 착각해 오인, 가솔린을 옮겨 담기 위해서 호스를 사용하다가 입으로 흡입한 오음 등이 있다. 취급 중 사고는 등유나 가솔린 급유 중의 눈·피부 노출, 도장이나 기계의 세정에 수반하는 흡입, 에어컨이나 냉장고 해체 시의 프레온 흡입, 도장 등에서 고압의 스프레이건을 사용 중 손가락 등에 오주입하는 사고가 있다. 의도적인 사고로서 자살 기도 외에 남용이 있다.

▌ 문헌 보고 예

1) 등유의 경구 섭취 예

• 등유 1.5L를 경구 섭취하고 위·십이지장에 미만성 발적과 역출혈성이 나타났으며 등유 냄새가 나는 설사가 지속되었다. 기저귀 부위와 일치한 피부에서 광범위한 표피박리, 발적, 미란을 확인했으며 항문 주위 피부염은 8일차 퇴원 후에도 외래 통원이 필요했다(후지모토 타이키(藤本泰樹) 외, ≪일구급의회관동지(日救急医会関東誌)≫, 35(2014), pp.336~338).

2) 휴대용 가스레인지용 가스(액화 부탄) 흡입에 의한 급사 예시

• 휴대용 가스레인지용 가스를 비닐봉지에 넣고, 봉투에 입에 대어 흡입했다. 흡입 후 약 4시간 뒤, 갑자기 큰 괴성을 지르며 호흡이 정지되었고, 약 1시간 후 사망했다. 부검 결과 모든 장기에 유의한 병리학적 이상 소견은 보이지 않았으며, 심장혈에서 n-부탄, 이소부탄, 프로판이 검출되어, 탄화수소의 심독성에 의한 사망이 강하게 의심되었다(다카하시 시키시(高橋識志) 외, ≪법의학의 실제와 연구(法医学の実際と研究)≫, 52(2009), pp.71~75].

3) 고농도 트리클로로에틸렌 흡입에 의한 사망 예

• 금속부품 세척 공장의 세척조에서 오염된 트리클로로에틸렌을 양동이로 퍼내는 작업 중 몸에 이상이 생겨 세척조 옆 바닥에 누워 쉬었다. 약 1시간 후에 의식이 소실되어 구급차로 이송되었지만, 도착 시는 심폐 정지 상태로 소생에 반응하지 않고 사망했다[지바 소에쓰(千葉正悅) 외, ≪법의학의 실제와 연구≫, 51(2008), pp.105~108].

3. 독성

• 독성은 일반적으로 증기압, 점도, 표면장력, 지용성 등의 물성과 관련된다.
  증기압이 높을수록 휘발하기 쉽고 흡입하기 쉽다.
  점도가 낮고 표면장력이 작을수록 인두에서 기관으로 흐르기 쉬워 잘못 삼키기 쉽다.
  지용성이 높을수록 피부에 흡수되기 쉽고 탈지 작용도 강하다.
• 액화석유가스(LPG)는 1,000ppm(0.1%) 이하에서 거의 영향이 없다.
• 휘발유, 등유 등은 소화관에서 잘 흡수되지 않으므로, 잘못 섭취하는 정도(체중 1kg당 1~2mL 미만)로는 중추신경의 억제에 의한 증상이 출현할 가능성은 낮다.
• 광물유, 파라핀 왁스는 무독 또는 독성이 낮은 물질로 분류되며, 소량~중소량 섭취는 사실상 독성이 없다. 단, 맛이나 감촉에 따라 가벼운 소화기 증상이 나타날 수 있다.
• 디클로로메탄은 체내에서 대사를 받아 일산화탄소(CO)를 생성하기 때문에 CO 중독을 일으킬 수 있다.
• 독성에 관계없이 잘못 삼키면 1mL 이하라도 심각한 화학성 폐렴을 일으킬 수 있다.

참고: 규제값, 허용농도 등

• 일본산업위생학회 권고 허용농도(2018년도)
  지방족 탄화수소: 부탄 500ppm, 펜탄 300ppm, 헥산 40ppm(이와 별도로 피부 흡수 가능성이 있다), 시클로헥산 150ppm, 가솔린 100ppm
  방향족 탄화수소: 톨루엔 50ppm(이와 별도로 피부 흡수 가능성이 있다), 자일렌 50ppm, 에틸벤젠 50ppm
  할로겐화 탄화수소: 클로로메탄 50ppm, 디클로로메탄 50ppm(최대허용농도 100ppm)
  클로로포름 3ppm, 사염화탄소 5ppm, 트리클로로에틸렌 25ppm(디클로로메탄, 클로로포름, 사염화탄소는 이와 별도로 피부 흡수 가능성이 있다)
  케톤: 아세톤 200ppm, 메틸에틸케톤 200ppm

• 급성노출가이드라인 농도(AEGL: Acute Expose Guideline Level)

대기 중으로 방출된 화학물질의 임계농도. 이 농도를 초과하면 일반 사람들의 건강에 영향을 미칠 수 있다.

프로판(Final: 설정값)

노출 시간	10분	30분	60분	4시간	8시간
AEGL 1 (불쾌감, 자극 등의 영향, 단, 일과성, 가역적)	10,000ppm*	6,900ppm*	5,500ppm*	5,500ppm*	5,500ppm*
AEGL 2(불가역적, 위중, 장기적인 건강 영향)	17,000ppm**	17,000ppm**	17,000ppm**	17,000ppm**	17,000ppm**
AEGL 3(생명을 위협하는 영향이나 사망)	33,000ppm***	33,000ppm***	33,000ppm***	33,000ppm***	33,000ppm***

폭발하한계(LEL: Lower Explosive Limit) = 23,000ppm

* 폭발하한계 10% 이상(폭발 위험성에 대응해 안전을 고려해야 한다)

** 폭발하한계 50% 이상(폭발 위험성에 대응해 안전을 최대한 고려해야 한다)

*** 폭발하한계 100% 이상(폭발 위험성에 대응해 안전을 최대한 고려해야 한다)

부탄(Final: 설정값)

노출 시간	10분	30분	60분	4시간	8시간
AEGL 1	10,000ppm*	6,900ppm*	5,500ppm*	5,500ppm*	5,500ppm*
AEGL 2	24,000ppm**	17,000ppm**	17,000ppm**	17,000ppm**	17,000ppm**
AEGL 3	77,000ppm***	53,000ppm***	53,000ppm***	53,000ppm***	53,000ppm***

폭발하한계(LEL: Lower Explosive Limit) = 19,000ppm

* 폭발하한계 10% 이상(폭발 위험성에 대응해 안전을 고려해야 한다)

** 폭발하한계 50% 이상(폭발 위험성에 대응해 안전을 최대한 고려해야 한다)

*** 폭발하한계 100% 이상(폭발 위험성에 대응해 안전을 최대한 고려해야 한다)

톨루엔(Final: 설정값)

노출 시간	10분	30분	60분	4시간	8시간
AEGL 1	67ppm	67ppm	67ppm	67ppm	67ppm
AEGL 2	1,400ppm*	760ppm	560ppm	310ppm	250ppm
AEGL 3	10,000ppm**	5,200ppm*	3,700ppm*	1,800ppm*	1,400ppm*

폭발하한계(LEL: Lower Explosive Limit) = 14,000ppm

* 폭발하한계 10% 이상(폭발 위험성에 대응해 안전을 고려해야 한다)

** 폭발하한계 50% 이상(폭발 위험성에 대응해 안전을 최대한 고려해야 한다)

자일렌(Final: 설정값)

노출 시간	10분	30분	60분	4시간	8시간
AEGL 1	130ppm	130ppm	130ppm	130ppm	130ppm
AEGL 2	2,500ppm*	1,300ppm*	920ppm*	500ppm	400ppm
AEGL 3	7,200ppm**	3,600ppm*	2,500ppm*	1,300ppm*	1,000ppm*

폭발하한계(LEL: Lower Explosive Limit) = 9,000ppm

* 폭발하한계 10% 이상(폭발 위험성에 대응해 안전을 고려해야 한다).

** 폭발하한계 50% 이상(폭발 위험성에 대응해 안전을 최대한 고려해야 한다)

디클로로메탄(Interim: 잠정치 2006.11.30)

노출 시간	10분	30분	60분	4시간	8시간
AEGL 1	290ppm	230ppm	200ppm	NR	NR
AEGL 2	1,700ppm	1,200ppm	560ppm	100ppm	60ppm
AEGL 3	12,000ppm	8,500ppm	6,900ppm	4,900ppm	2,100ppm

NR: 데이터 불충분으로 권장농도 설정 불가.

사염화탄소(Final: 설정값)

노출 시간	10분	30분	60분	4시간	8시간
AEGL 1	NR	NR	NR	NR	NR
AEGL 2	27ppm	18ppm	13ppm	7.6ppm	5.8ppm
AEGL 3	700ppm	450ppm	340ppm	200ppm	150ppm

NR: 데이터 불충분으로 권장농도 설정 불가.

아세톤(Interim: 잠정치 2005.04.23)

노출 시간	10분	30분	60분	4시간	8시간
AEGL 1	200ppm	200ppm	200ppm	200ppm	200ppm
AEGL 2	9,300ppm*	4,900ppm*	3,200ppm*	1,400ppm	950ppm
AEGL 3	16,000ppm**	8,600ppm*	5,700ppm*	2,500ppm	1,700ppm

폭발하한계(LEL: Lower Explosive Limit) = 26,000ppm

* 폭발하한계 10% 이상(폭발 위험성에 대응해 안전을 고려해야 한다)

** 폭발하한계 50% 이상(폭발 위험성에 대응해 안전을 최대한 고려해야 한다)

악취 역치=160ppm

메틸에틸케톤(Final: 설정값)

노출 시간	10분	30분	60분	4시간	8시간
AEGL 1	200ppm	200ppm	200ppm	200ppm	200ppm
AEGL 2	4,900ppm*	3,400ppm*	2,700ppm*	1,700ppm	1,700ppm
AEGL 3	10,000ppm**	10,000ppm**	4,000ppm*	2,500ppm*	1,700ppm*

폭발하한계(LEL: Lower Explosive Limit) = 18,000ppm

* 폭발하한계 10% 이상(폭발 위험성에 대응해 안전을 고려해야 한다)

** 폭발하한계 50% 이상(폭발 위험성에 대응해 안전을 최대한 고려해야 한다)

4. 중독 발현 메커니즘

- 피부 및 점막에 자극 작용, 피부에 탈지 작용, 경구 섭취한 경우는 사하 작용을 나타낸다.
- 중추신경에 억제 작용, 마취 작용을 한다.
- 내인성 카테콜아민의 최부정맥 작용에 대한 심근의 감수성을 항진시킨다.
- 잘못 삼킴으로 인한 화학성 폐렴이 일어난다.
- 탄화수소에 의해 폐조직에 대한 직접적인 장애에 기인한다고 알려져 있다. 탄화수소는 표면 장력이 작고 점성이 낮을수록, 증기압이 높을수록 잘못 삼키기 쉬우며, 폐 장애의 위험이 높아진다.
- 기체의 경우 고농도가 되면 공기가 치환되어 산소 결핍을 일으킨다.
  가압용기에서 방출된 액화가스의 경우 냉각에 의한 동상이 일어날 수 있다.
- 디클로로메탄: 대사물의 일산화탄소(CO)에 의한 작용이 있다.
- 할로겐화 탄화수소, 케톤: 간독성(특히 직업 노출 등 만성적인 노출의 경우에 문제가 된다)이 있다.

5. 체내동태

1) 흡수
- 일반적으로 경구, 흡입, 경피에서 흡수된다. 단, 가솔린과 등유, 광물유 등은 소화관에서 흡수되는 양이 적다.

2) 대사
- 지방족 탄화수소의 경우 대부분은 체내에서 대사되지 않는다.
- 지방족 탄화수소 이외에는 간에서 대사된다.
  대사물 예: 벤젠은 주로 페놀, 톨루엔은 마뇨산, 자일렌은 주로 메틸마뇨산, 에틸벤젠은 주로 마뇨산, 트리클로로에틸렌은 트리클로로아세트산, 아세톤은 아세트산 및 자일렌으로 대사된다.
- 디클로로메탄은 일부 이산화탄소(CO)로 대사된다.

3) 배출
- 지방족 탄화수소는 주로 폐에서 배출된다. 소화관에서 흡수되기 어려운 휘발유, 등유, 광물유 등은 분변과 함께 배출된다.

- 지방족 탄화수소 이외는 주로 대사물 또는 포합체로 소변을 통해 배출된다. 아세톤은 대부분 미변화체 상태로 소변 및 날숨 중에 배출된다.
- 디클로로메탄은 이산화탄소(CO_2), CO로서 주로 폐에서 배출된다.

6. 증상

1) 경구의 경우
- 잘못 섭취 등 소량 섭취한 경우, 잘못 삼킴이 없으면 경미한 소화관 자극에 의한 인두에서 상복부에 걸친 불쾌감, 작열감, 동통, 구토(트림), 설사가 나타나는 정도다. 방향족 탄화수소, 할로겐화 탄화수소, 케톤은 도취감, 현기증, 운동 실조, 두통, 진정 등의 중추신경 증상이 나타날 수 있다.
- 의도적 섭취와 같은 다량 섭취는 부정맥, 혼수, 경련 등이 나타날 수 있다.
- 2~4일 후 간 일탈 효소 상승, 황달 등의 간 장애가 생길 수 있다. 핍뇨, 단백뇨, BUN 상승 등의 신장 손상이 출현하기도 한다.
- 섭취량에 관계없이 잘못 삼키면 화학성 폐렴을 일으킬 가능성이 있다.
- 가솔린, 등유 등은 소화관에서의 흡수가 적고 분변과 함께 배출되기 때문에 용제 냄새가 나는 기름 같은 설사를 할 수 있으며 배설물이 피부에 달라붙어 항문 주위나 부위에 화학적 손상을 입힐 수 있다.
- 할로겐화 탄화수소의 디클로로메탄은 대사물인 CO에 의한 중독이 문제될 가능성도 있다.

2) 흡입한 경우
- 구역질, 구토, 두통, 현기증, 도취감, 흥분, 경면, 저산소혈증 등이 나타난다.
- 다량 흡입 시에는 폐부종, 경련, 혼수, 호흡억제 등이 일어나며 사망할 수 있다. 치명적인 부정맥이 생겨 돌연사할 수도 있다.
- 광물유, 텔레핀유, 파라핀왁스 등 휘발성이 낮은 지방족 탄화수소의 경우 방치되어 기화한 물질을 흡입해 증상이 발현되는 상황을 생각하기 어렵지만, 액적으로 에어로졸을 흡입한 경우에는 기침, 호흡곤란, 화학성 폐렴을 일으킬 가능성이 있다.

3) 눈에 들어간 경우
- 액체가 눈에 직접 들어갔을 경우에는 눈의 자극, 각막 손상이 생길 수 있다.

4) 피부 노출의 경우

- 가려움증이나 통증, 홍반, 발진, 수포 등이 나타날 수 있다(자극성 접촉피부염).
- 장시간 접촉에 의해 2~3도의 화학 손상을 일으킬 가능성이 있다. 또 피부에서 흡수된 경우는 경구, 흡입 등과 같은 전신증상이 나타날 수 있다.
- 가압용기에서 방출된 액화가스가 피부에 부착되었을 경우는 동상을 일으킬 가능성이 있다.
- 고압 주입에 의한 손상인 경우 국소의 발적, 종창, 동통 등이 보이며, 절개를 통한 제거가 필요할 수 있다.

7. 대응

다량 섭취나 고농도로 노출되면 생명에 지장이 있을 수 있으므로, 심각한 노출인 경우에는 의료기관의 대응이 필요하다.

대응자의 안전 확보와 환자 상태 안정화(기도확보, 호흡 관리)를 우선해 제염(탈의, 오염 부위 세정), 대증치료를 한다.

 * 안전 확보: 기체·분진·품·액적 흡입, 눈·피부 접촉을 피한다.

현장(노출 장소, 재해 발생 장소) 이외에서 환자와 접촉하는 경우도 충분히 주의하고, 필요에 따라 적절한 보호장비를 착용한다.

▌ 프리호스피털 케어(prehospital care, 병원 가기 전 응급처지)

- 즉시 현장에서 벗어나 공기가 신선한 장소로 이동한다.
- 전신 상태가 안 좋은 경우 즉시 구급 요청을 한다. 심폐 정지 시 심폐소생술을 실시한다(구강 인공호흡은 피한다).
- 경구: 토하게 해서는 안 된다. 입 속에 남아 있는 것을 게워낸다. 입안을 헹군다. 적극적으로 수분을 섭취하는 것은 피하고 억지로 먹여서 구토를 유발하지 않도록 주의한다.
- 흡입: 즉시 공기가 신선한 장소로 옮기고, 탈의 및 피부를 물로 씻는다.
- 눈: 눈을 비비지 않도록 주의하고 즉시 물(실온)로 충분히 세정한다. 적어도 30분간은 물로 씻어야 한다. 콘택트렌즈를 착용한 경우 가능하면 뺀 후 세정한다.
- 피부: 오염된 의복이나 신발은 주의 깊게 벗기고 밀봉한다. 다량의 물로 세척한다.

▌의료기관에서의 처치

해독제·길항제는 없으며, 호흡·순환 관리를 중심으로 한 대증치료를 실시한다.

- 해독제: 없다.
- 호흡·순환 관리: 잘못 삼키지 않는 것이 중요하며, 토하게 하지 않는다. 위세척은 위험과 이점을 감안해 실시 유무를 결정하나, 잘못 삼킴의 위험이 있기 때문에 금기로 하는 문헌도 많다. 활성탄 투여의 효과는 제한적이다.
- 확인이 필요한 검사: 흉부·복부 X선 검사(탄화수소류는 일반적으로 물과 혼화되지 않으므로 위 내용물이 두 층으로 분리된 것을 확인할 수 있다. 할로겐화 탄화수소는 방사선 투과성이 낮아 촬영하기 쉽다), 혈액 가스 분석, 심전도 검사, 전혈구 계산치, 생화학 검사(간 기능, 신장 기능)를 시행하며, CO 헤모글로빈 농도(디클로로메탄은 일부 CO로 대사된다)를 측정한다.

8. 치료 시 주의점

1) 입원 및 경과관찰 기준
- 의도적인 경구 섭취나 어떠한 증상을 보이는 경우 의료기관에서 적어도 6~8시간은 관찰한다.
- 경면, 섬망 등 중추신경 증상이 있는 경우, 기침이나 호흡기 등의 호흡기 증상을 보이는 경우 입원시킨다.
- 혼수, 부정맥 또는 호흡곤란 환자는 중환자실에 입원시킨다.

2) 그 외
- 살충제의 경구 섭취 등 탄화수소류 이외의 성분에 의해 심각한 중독이 발생할 가능성이 있으면 소화관제염을 고려하지만, 실시할 경우 흡인 방지 대책, 경련 대책을 마련한다.
- 휘발유, 등유, 광물유 등은 소화관에서의 흡수가 미미하고 항문의 경우 배설물로 인한 항문 주위, 엉덩이 등에서의 화학 손상을 예방하는 것이 위세척보다 현실적이라고 생각된다. 피부 부착 방지에는 발수 효과가 있는 스킨케어 용품(크림, 오일, 스프레이 타입의 제품 등) 도포도 효과적이다.

주의사항

• 현장(노출 장소, 재해 장소)에 들어갈 경우 적절한 보호구(자급식 호흡기, 화학보호복 등)를 착용하며 눈·피부 접촉 및 기체·분진·품·액적 흡입을 피한다. 방독마스크를 사용할 경우에는 원인물질에 대응하는 흡수 캔(유기용제 중독 예방규칙에 해당하는 물질의 경우 '유기 가스용')을 적절히 장착해야 한다.

• 허가 없이 출입해서는 안 된다.

• 바람이 통하는 높은 곳에 머무른다.

초기 격리 및 방호조치 거리

ERG 2016(2016 Emergency Response Guidebook)에 의거한다.

　자세한 내용은 『2016 유해물질 비상대응 핸드북』 또는 '웹 와이저' 참조

　https://www.phmsa.dot.gov/hazmat/erg/emergency-response-guidebook-erg

　https://webwiser.nlm.nih.gov/knownSubstanceSearch.do

1) 지방족 탄화수소

프로판(유엔 번호 1075, 1978, ERG GUIDE 115)

부탄(유엔 번호 1011, 1075, ERG GUIDE 115)

• 초기 격리: 유출 또는 누출 장소로부터 전 방향으로 최소 100m

• 보호 활동: 다량 유출 시 풍하측으로 적어도 800m는 대피 고려

2) 방향족 탄화수소

톨루엔(유엔 번호 1294, ERG GUIDE130)

자일렌(유엔 번호 1307, ERG GUIDE130)

• 초기 격리: 유출 또는 누출 장소로부터 전 방향으로 최소 50m

• 보호 활동: 다량 유출 시 풍하측으로 적어도 300m는 대피 고려

3) 할로겐화 탄화수소

디클로로메탄(유엔 번호 1593, ERG GUIDE160)

- 초기 격리: 유출 또는 누출 장소로부터 전 방향으로 최소 50m
- 보호 활동: 다량 유출 시 풍하측으로 적어도 100m는 대피 고려

사염화탄소(유엔 번호 1846, ERG GUIDE151)

- 초기 격리: 유출 또는 누출 장소로부터 전 방향으로 최소 50m

4) 케톤

아세톤(유엔 번호 1090, ERG GUIDE127)

메틸에틸케톤(유엔 번호 1193, ERG GUIDE127)

- 초기 격리: 유출 또는 누출 장소로부터 전 방향으로 최소 50m
- 보호 활동: 다량 유출 시 풍하측으로 적어도 300m는 대피 고려

▌ 누출물 처리

'국제 화학물질 안전성 카드 ICSCs' 참조

https://www.ilo.org/dyn/icsc/showcard.listCards3

 ① 프로판   ICSC: 0319

 ② 부탄   ICSC: 0232

 ③ 톨루엔   ICSC: 0078

 ④ 자일렌   ICSC: 0084(o-), 0085(m-), 0086(p-)

 ⑤ 디클로로메탄   ICSC: 0058

 ⑥ 사염화탄소   ICSC: 0024

 ⑦ 아세톤   ICSC: 0087

 ⑧ 메틸에틸케톤   ICSC: 0179

28
알코올류

▌개요

물질·제품 탄화수소의 수소 원자가 하이드록시기(-OH)로 치환된 화합물로, 1가 알코올에는 메틸알코올, 에틸알코올, 이소프로필알코올, 벤질알코올 등이, 2가 알코올에는 에틸렌글리콜, 프로필렌글리콜 등이 있다. 글리콜에테르는 글리콜의 2개 하이드록시기의 한쪽 또는 양쪽에 에테르 구조를 지니는 화합물로, 에틸렌글리콜모노부틸에테르 등이 있다. 또 두 분자의 에틸렌글리콜이 탈수 축합된 디에틸렌글리콜도 존재한다. 비극성 용매와 극성 용매에도 녹는 성질이 있어 용도는 다양하며, 공업 원료, 세정제나 도료, 각종 약품의 용제로 많이 사용되고 있다. 메틸알코올은 연료용 알코올과 자동차 워셔액, 에틸알코올과 이소프로필알코올은 소독제, 에틸렌글리콜 및 프로필렌글리콜은 부동액으로 사용되며, 가정용품에도 많이 함유되어 있다.

문제가 되는 성분과 증상 점막의 자극 증상(구역질, 구토 등), 중추신경의 억제 작용에 의한 의식 장애, 대사물에 기인하는 산성혈액증, 신장 손상 등이 나타날 수 있다. 그 밖에 메틸알코올은 시신경 장애, 글리콜에테르는 간 장애를 일으킨다. 구역질, 구토, 주정 등 초기 증상에 이어서 산성 혈액증이나 신장 손상, 시신경 장애 등 심각한 증상이 6~12시간 이상 지연되어 나타난다. 특히 메틸알코올, 에틸렌글리콜, 디에틸렌글리콜은 독성이 높아 중증 사례나 사망 사례도 보고되었다.

JPIC 접수 상황 자동차의 워셔액이나 라디에이터액을 포함한 공업용 알코올, 글리콜, 글리콜에테르는 연간 40건 정도의 문의가 있으며, 그중 메틸알코올과 에틸렌글리콜이 80%를 차지한다.

1. 물질·제품

• 물질명: 물질의 일반명, 제품명, 농도 등.
  취급 중 사고인 경우, 물질안전보건자료(MSDS)도 확인한다.
• 성상·외관: 기체, 액체, 고체, 색깔, 냄새

2. 노출 상황·경로

• 경로: 입에 들어갔다, 삼켰다, 들이마셨다, 눈에 들어갔다, 피부에 부착했다 등
• 장소: 가정 내, 고령자 시설, 공장, 실험실 등
• 상황: 취급 중 사고인가, 이송 중 사고인가? 잘못 마셨는가, 의도적 섭취인가?
    취급 중 사고일 경우: 업종, 작업 내용, 보호구 착용 상황, 노출량
    잘못 섭취 및 의도적 섭취일 경우는 섭취량(용기 잔량으로 추정되는 최다량)
• 피해자 수, 노출 후의 경과 시간. 2차 피해 가능성의 유무

3. 환자의 상태·증상

• 의식장애(착란, 혼수 등), 쇼크, 호흡억제, 경련 등은 없는가?
• 구역질, 구토, 비틀거림, 경민, 두통, 현기증, 권태감 등은 없는가?
• 기침, 호흡곤란 등은 없는가, 기관지에 침투한 기색은 없는가?
• 눈의 위화감, 통증, 충혈, 눈물흘림은 없는가?
• 피부의 통증, 발적, 발진, 수포 등은 없는가?

초기 대응 포인트

경구 섭취는 생명에 지장이 있을 수 있고, 또 후유증이 남을 수도 있다.
• 2차 피해 방지: 기체·분진·품·액적 흡입, 눈·피부 접촉을 피한다.
  현장(노출 장소, 재해 발생 장소)에 진입하는 경우 적절한 보호구가 필요하다.
• 즉시 현장에서 벗어나 공기가 신선한 장소로 이동한다.
• 전신 상태가 불량한 경우는 즉시 구급 요청을 한다. 심폐 정지 시 심폐소생술을 실시한다.

진찰과 의료기관의 대응

• 메틸알코올, 에틸렌글리콜, 디에틸렌글리콜: 생명에 지장이 있을 수 있으며, 후유증 또한 남을 수 있으므로, 경구 섭취했을 가능성이 있는 경우 의료기관에서 진찰한다.
• 상기 이외에 증상이 있는 경우 원칙적으로 의료기관에서 진찰받는다. 의도적 섭취 등 다량 섭취가 의심

되는 경우에는 증상이 없어도 진찰을 받는다.

- 경구 섭취한 경우는 소화관제염, 피부에 노출된 경우는 탈의와 세정을 한 후 호흡·순환 관리, 대증치료를 한다. 중증 사례에는 혈액투석을 한다.
- 메틸알코올, 에틸렌글리콜로 인한 중독이 의심되는 경우 조기에 해독제인 호메피졸 투여를 검토한다.

경과관찰

- 메틸알코올, 에틸렌글리콜, 디에틸렌글리콜 이외에 증상이 없다면 충분히 세척한 후 가정에서 경과관찰이 가능하다.

▌해설

1. 물질 · 제품에 대하여

- 탄화수소의 수소 원자가 하이드록시기(-OH)로 치환된 화합물을 말한다. 치환된 하이드록시기 수에 따라 1가, 2가, 3가의 알코올이 있다.
- 생체 내 주요 대사물 중 하나이며 체내에는 다양한 알코올이 존재한다.
- 알킬기는 소수성, 하이드록시기는 친수성이며, 비극성 용매와 극성 용매에도 녹는다. 특히 메틸알코올, 에틸알코올, 프로필알코올 등 분자량이 작은 알코올은 비극성용매 외에 물을 포함하는 극성용매에도 무제한으로 혼화한다.
- 연료, 소독제, 용제, 공업 원료, 시약 등으로 널리 사용된다.

1) 1가 알코올(메틸알코올, 에틸알코올, 프로필알코올, 이소프로필알코올 등)

- 탄소 수가 적은 순서대로 메틸알코올(메탄올, CH_3OH), 에틸알코올(C_2H_5OH), 프로필알코올(1-프로판올, C_3H_7OH), 이소프로필알코올(이소프로판올, 2-프로판올, $CH_3CHOHCH_3$), 부틸알코올(1-부탄올, C_4H_9OH), 2-부틸알코올(2-부탄올, $C_2H_5CHOHCH_3$) 펜틸알코올(1-펜타놀, $C_5H_{11}OH$) 등이 있다. 일반적으로 탄소 수가 6 이상인 알코올을 고급 알코올이라고 한다.
- 탄소 수가 11 이하인 알코올은 상온 상압에서 액체, 12 이상은 고체다. 또한 탄소의 수가 적을수록 증기압은 높고(20℃에서 메틸알코올 12.9kPa, 에틸알코올 5.8kPa, 이소프로필알코올 4.4kPa) 기화되기 쉽다.
- 주요 용도로 연료(메틸알코올, 에틸알코올, 이소프로필알코올), 소독제(에틸알코올, 이소프로필알코

올), 자동차의 워셔액과 수분 배출제(메틸알코올), 용제(에틸알코올, 메틸알코올)이 있으며, 시약과 각종 공업 원료로 사용된다.
- 음료용 알코올(술)은, 과실이나 곡물을 발효시켜 얻은 에틸알코올을 함유한다.
- 독극물 취급법에서 메틸알코올은 극물로 지정되었다.

2) 2가 알코올(에틸렌글리콜, 프로필렌글리콜)
- 지방족 탄화수소에서 수소원자 2개가 하이드록시기(-OH)로 치환된 화합물을 글리콜이라고 하며, 에틸렌글리콜($OHCH_2CH_2OH$), 프로필렌글리콜[$HO-CH_2-CH(OH)CH_3$] 등이 있다.
- 에틸렌글리콜, 프로필렌글리콜은 모두 상온 상압에서 무색, 무취의 액체이며, 증기압은 낮다 (20℃에서 에틸렌글리콜 6.5Pa, 프로필렌글리콜 10.6Pa).
- 부동액으로서 자동차의 라디에이터액(냉동기), 난방용 순환액의 동결방지제로 에틸렌글리콜이 사용된다. 냉동 베개 등 꽁꽁 얼지 않는 타입의 보냉제의 부동액 성분으로 프로필렌글리콜, 또는 에틸렌글리콜이 사용되는 제품이 있다. 또한 잉크나 세제 등에 용제로서 포함된다.
- 에틸렌글리콜이 중합한 것을 폴리에틸렌글리콜(PEG)이라 하며, 수백 개의 에틸렌글리콜이 중합한 고분자 화합물도 있다.

3) 글리콜에테르(에틸렌글리콜 모노부틸에테르 등), 디에틸글리콜
- 글리콜의 두 가지 하이드록시기(-OH)에서 한쪽 또는 양쪽이 에테르(-O-)의 구조를 가지는 화합물로, 대표적인 물질은 에틸렌글리콜 모노메틸에테르(CH_3-O-CH_2-OH), 에틸렌글리콜 모노에틸에테르($C_2H_5-OH_2-CH_2-CH_2-OH$), 에틸렌글리콜 모노부틸에테르($C_4H_2-O-CH_2-OH$) 등이 있다. 또 2분자 에틸렌글리콜이 탈수 축합된 에틸렌글리콜($HOCH_2CH_2-OH_2CH_2-OH$)도 있다.
- 모두 상온 상압하에서 무색무취이며, 점성과 단맛이 있는 액체. 증기압은 에틸렌글리콜 모노메틸에테르 0.83kPa, 에틸렌글리콜 모노에틸에테르 0.5kPa, 에틸렌글리콜 모노부틸에테르 0.10kPa(모두 20℃)이다. 디에틸렌글리콜은 증기압이 2.7Pa(20℃)로 낮다.
- 세정제 및 도료의 용제, 부동액, 브레이크액, 공업 원료로 사용된다.
- 디에틸렌글리콜은 과거 의약품이나 음료로 혼입 사고가 여러 차례 발생했으며(1937년 미국에서의 설파제 시럽 혼입, 1985년 오스트리아 와인 혼입, 1996년 아이티 아세트아미노펜 시럽 혼입, 2007년 파나마 기침 시럽 혼입 등), 신부전에 의한 사망이 다수 보고되었다.

4) 벤질알코올
- 벤질알코올($C_6H_5CH_2OH$)은 벤젠 고리를 가진 방향족알코올로, 특징적인 냄새가 나는 무색의

액체다. 증기압은 13.2Pa(20℃)로 낮아 비교적 기화가 잘 되지 않는다.

- 디클로로메탄 대체용으로 도막 박리제, 업소용 바닥 왁스 제거제 등에 사용되며 농약, 잉크, 락카, 셀룰로오스 유도체 등의 용제, 염색 보조제, 의약품 합성 원료 등에 사용된다.
- 국소마취 작용 및 소독 작용이 있으며 의약품으로는 주사제에 첨가되고, 가려움증 치료 목적으로 연고나 로션으로서 사용할 수 있다. 주사제의 첨가물 사용에 대해서는 미국에서의 사망 증례에 따라 과거 후생성(현 후생노동성)에서 신생아 사용에 대한 주의 환기가 여러 번 통보되었다.

2. 사고 발생 상황

▌JPIC 접수 상황

【접수 건수】 자동차의 워셔액이나 부동액을 포함한 공업용 알코올, 글리콜, 글리콜에테르 사고는 2007~2016년 10년간에 374건(총 물질 수 381건). 의료기관 192건(51.3%), 일반 166건(44.4%), 기타 16건(4.3%)

【물질】 메틸알코올 214건, 에틸렌글리콜 91건, 에틸알코올 29건, 이소프로필알코올 19건, 기타·불명의 알코올·글리콜 28건

【환자 연령층】 0~5세 93건, 6~19세 30건, 20~64세 202건, 65세 이상 30건, 불명 19건

【사고 상황】 잘못 삼킴 164건, 취급 중 사고 86건, 의도적 섭취 79건, 기타·불명 45건

잘못 섭취는 폴리용기에 든 연료용 알코올, 워셔액 등을 소아가 마시거나 페트병 등으로 소분한 것을 음료로 착각한 사고가 많다. 취급 중의 사고는 공장 등 작업장에서 얼굴, 팔 등에 뒤집어썼다, 기화한 약품을 들이마셨다, 학교 등에서 실험 중 눈에 들어갔다 등이다.

【증상 출현율】 54.8%(증상 있음 205건)

▌문헌 보고 예

1) 메틸알코올 경구 섭취 예(연료용 알코올)

- 연료용 알코올을 의도적으로 섭취하고 구토, 의식장애, 대사성 산성혈액증, 시력 저하를 초래했다. 치료를 통해 전신 상태는 조기에 회복되었지만, 2일째에는 시력을 잃었으며 시력 개선은 되지 않았다[고바야시 켄신(小林謙信他) 외, ≪안과임상기요(眼科臨床紀要)≫, 7(2014), pp.628~632].

2) 에틸렌글리콜 경구 섭취 예(자동차용 부동액)

- 에틸렌글리콜 99%를 함유하는 자동차용 부동액을 350mL 섭취하고 휘청거림, 구토가 나타났다. 음이온 갭 증가를 수반하는 대사성 산성혈액증(젖산치 상승)과 호흡성 알칼리증, 삼투압 갭의 확대를 보였으며 ICU 관리하에 혈액투석을 13시간 동안 실시했다. 삼투압 갭과 pH가 정상화되었으므로 투석을 중지하고 제11일째 후유증 없이 퇴원했다[우치다 히로키(内田浩喜) 외, 《이와테병의회지(岩手病医会誌)》, 51(2011), pp.29~32].

3. 독성

중독량은 확립되어 있지 않다. 대사물의 독성에 크게 영향을 받지만, 대사에는 개인차가 있으며 섭취량과 증상은 반드시 의존하지는 않는다.

1) 메틸알코올

- 경구: 100% 메틸알코올로 체중 1kg당 0.25mL를 섭취하면 해독제 투여를 필요로 하는 혈중농도에 이른다는 견해가 있다.

참고: 규제값, 허용농도 등

- 일본산업위생학회 권고 허용농도(2018년도): 메탄올 200ppm(이와 별도로 피부 흡수 가능성이 있다).
- 급성노출가이드라인 농도(AEGL: Acute Expose Guideline Level)

  대기 중으로 방출된 화학물질의 임계농도. 이 농도를 초과하면 일반 사람들의 건강에 영향을 미칠 수 있다.

노출 시간	10분	30분	60분	4시간	8시간
AEGL 1 (불쾌감, 자극 등의 영향, 단, 일과성, 가역적)	670ppm	670ppm	530ppm	340ppm	270ppm
AEGL 2(불가역적, 위중, 장기적인 건강 영향)	11,000ppm*	4,000ppm	2,100ppm	730ppm	520ppm
AEGL 3(생명을 위협하는 영향이나 사망)	40,000ppm**	14,000ppm*	7,200ppm*	2,400ppm	1,600ppm

폭발하한계(LEL: Lower Explosive Limit) = 55,000ppm

* 폭발하한계 10% 이상(폭발 위험성에 대응해 안전을 고려해야 한다)

** 폭발하한계 50% 이상(폭발 위험성에 대응해 안전을 최대한 고려해야 한다)

악취 역치=8.9ppm

2) 에틸알코올

- 경구: 95~99% 에틸알코올로서, 성인은 체중 1kg당 약 1mL의 섭취로 경증~중증 등의 중독이, 소아는 체중 1kg당 0.5mL에서 심각한 중독 증상이 출현한다.

참고: 규제값, 허용농도 등

- ACGIH 권고 TLV(Threshold Limit Values: 허용농도)

  STEL(Short Term Exposure Limit: 단시간 노출 한계치): 1,000ppm

3) 이소프로필알코올

- 경구: 70% 이소프로필알코올의 경우, 체중 1kg당 0.5~1mL의 섭취로 중독 증상이 출현한다.

참고: 규제값, 허용농도 등

- 일본산업위생학회 권고 허용농도(2018년도): 최대허용농도 400ppm

4) 에틸렌글리콜

- 경구: 100% 에틸렌글리콜의 경우, 체중 1kg당 0.2mL 섭취로 중독을 일으킬 가능성이 있다.
- 흡입·피부: 증기압이 낮고, 경피 흡수가 잘 되지 않으므로, 전신증상을 일으킬 정도의 흡입이나 피부 노출이 일어나기 어렵다.

참고: 규제값, 허용농도 등

- ACGIH 권고 TLV(Threshold Limit Values: 허용농도)

  TWA(Time Weighted Average: 시간 가중 평균값): 증기 및 에어로졸 25ppm

5) 프로필렌글리콜

- 경구: 일반적으로 무독으로 생각되지만, 다량이라면 대사물의 젖산에 의한 영향이 생길 수 있다.
- 흡입·피부: 증기압이 낮고, 경피 흡수가 잘 되지 않으므로, 전신증상을 일으킬 정도의 흡입이나 피부 노출은 일어나기 어렵다.

6) 에틸렌글리콜모노메틸에테르

- 흡입: 200ppm에서는 몇 초만에 죽음에 이른다.

참고: 규제값, 허용농도 등

- 일본산업위생학회 권고 허용농도(2018년도): 0.1ppm(이와 별도로 피부 흡수 가능성이 있다)

7) 에틸렌글리콜모노에틸에테르

• 흡입: 500ppm에서는 몇 초만에 죽음에 이른다.

참고: 규제값, 허용농도 등

• 일본산업위생학회 권고 허용농도(2018년도): 5ppm(이와 별도로 피부 흡수 가능성이 있다)

8) 에틸렌글리콜 노부틸에테르

• 경구: 100% 에틸렌글리콜모노부틸에테르의 경우, 성인에서 30~63.5mL 섭취로 심각한 중독 사례가 보고되었다.

참고: 규제값, 허용농도 등

• 일본산업위생학회 권고 허용농도(2018년도): 최대허용농도 20ppm(이와 별도로 피부 흡수 가능성이 있다)

9) 디에틸렌글리콜

• 경구: 의약품에 혼입한 디에틸렌글리콜에 의한 사망 예가 다수 보고되었다.
• 흡입·피부: 증기압이 낮고 경피 흡수가 잘 되지 않으며 전신증상을 일으킬 정도의 흡입이나 피부 노출은 잘 일어나지 않는다.

10) 벤질알코올

• 사람에 관한 중독량 자료는 없다. 주사제에 첨가된 벤질알코올에 의한 신생아 사망 사례가 보고되었다.

11) 고급알코올, 폴리에틸렌글리콜

• 경구, 흡입, 피부 노출의 어느 경로에서도 중독은 거의 문제가 되지 않는다.

4. 중독 발현 메커니즘

알코올에 의한 중추신경 억제 작용과 대사물 작용에 의한 특이적인 증상이 나타날 수 있다.

1) 알코올(메틸알코올, 에틸알코올, 이소프로필알코올 등)

• 점막에 자극 작용, 중추신경에 억제 작용을 나타낸다.

그림 10 메틸알코올에틸렌글리콜의 대사와 증상, 해독제(녹색)의 작용점

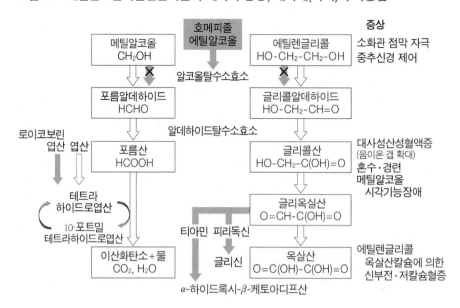

- 메틸알코올의 경우 대사물(포름알데하이드산)에 기인하는 산성혈액증(음이온 갭 확대), 시신경 장애(그림 10)를 일으킨다.

2) 글리콜(에틸렌글리콜, 프로필렌글리콜)

- 점막에 자극 작용, 중추신경에 억제 작용을 나타낸다.
- 대사물(에틸렌글리콜: 글리콜알데하이드, 글리콜산, 글리옥실산, 옥살산, 프로필렌 글리콜: 젖산)에 기인하는 산성혈액증(음이온갭 확대), 옥살산칼슘에 의한 신장 손상을 일으킨다(그림 10).

3) 글리콜에테르(에틸렌글리콜 모노브틸에테르 등), 디에틸렌글리콜

- 점막에 자극 작용, 중추신경에 억제 작용을 나타낸다.
- 대사물에 기인하는 산성혈액증, 신장 손상, 간 장애를 일으킨다.

4) 벤질알코올

- 점막에 자극·부식 작용, 피부에 마취 작용을 나타낸다.
- 대사물의 안식향산에 기인해 중추신경의 억제 작용, 대사성 산성혈액증을 일으킨다.
- 유아에서는 안식향산에서 마뇨산으로의 대사가 불충분하기 때문에, 축적된 안식향산에 의한 헐떡임이 생긴다.

1) 흡수

경구(소화관: 위·소장), 흡입, 경피로 빠르게 흡수된다.

- 경구 섭취의 최고 혈중농도 도달 시간: 메틸알코올 30~60분, 에틸알코올 30분~2시간, 에틸렌글리콜 30~60분
- 에틸렌글리콜, 프로필렌글리콜, 디에틸렌글리콜은 휘발성이 낮으므로 흡입하기 어렵다. 또한 피부에서도 흡수되기 어렵다.
- 벤질알코올: 경구, 흡입, 경피로 흡수된다. 소화관 흡수는 빠르다.

2) 대사

간에서 알코올 탈수소 효소, 알데하이드 탈수소 효소에 의해 대사된다.

- 메틸알코올: 대부분은 포름알데하이드로 대사되며 나머지는 포름산, 이산화탄소로 대사된다. 메틸알코올의 대사 속도는 느리며, 7일째 정도까지 체내에 고농도로 존재한다.
- 에틸알코올: 아세트알데하이드에 이어서 아세트산으로 대사되고, 다시 물과 이산화탄소로 분해된다.
- 이소프로필알코올: 천천히 아세톤으로 대사되며 다시 아세트산, 포름산, 이산화탄소로 대사된다.
- 에탈렌글리콜: 흡수량의 80%가 간에서 대사된다. 대사물은 글리콜알데하이드, 글리콜산, 글리옥실산, 옥살산, 글리옥살, 포름산, 글리신 등이다.
- 프로필렌 글리콜: 락토알데하이드로 대사되며 다시 젖산, 피루브산으로 대사된다.
- 에틸렌글리콜 모노메틸에테르, 에틸렌글리콜 모노에틸에테르, 에틸렌글리콜 모노부틸에테르: 각각 2-메톡시아세트산, 에톡시아세트산, 부톡시아세트산으로 대사된다.
- 디에틸렌글리콜: 2-하이드록시아세트알데하이드가 되고, 이어서 2-하이드록시 아세트산으로 대사된다. 에테르 결합은 가수분해되기 어려우므로, 옥살산에는 대사되기 어렵다고 알려져 있다.
- 벤질알코올: 간에서 산화되어 안식향산이 되고, 이어서 글리신 포합으로 마뇨산이 된다.

3) 배출

대사물 또는 미변화체 그대로, 주로 소변을 통해 배출된다.

- 메틸알코올: 섭취량의 3~5%는 미변화체로서, 5%는 포름산으로 소변을 통해 배출되고 섭취량의 12%까지는 미변화체로 날숨 중에 배출된다. 배출 반감기는 메틸알코올 2~24시간, 포름산

20시간이다.

- 에틸알코올: 약 5~10%는 미변화체로서 날숨, 소변, 땀, 분변을 통해 배출된다.
- 이소프로필알코올: 일부는 미변화체, 나머지는 대사물로 소변이나 날숨으로 배출된다.
- 에틸렌글리콜: 소변으로 배출된다. 혈중농도 반감기는 약 3~5시간, 대사물의 반감기는 12시간 이상이다.
- 프로필렌글리콜: 12~45% 정도는 미변화체로 소변을 통해 배출된다. 나머지는 간에서 대사된 후 글루쿠론산 포합체로 소변을 통해 배출된다.
- 에틸렌글리콜모노메틸에테르, 에틸렌글리콜모노에틸에테르, 에틸렌글리콜모노부틸에테르: 대사물로서 주로 소변으로 배출된다.
- 디에틸렌글리콜: 40~80% 정도는 미변화체로 소변을 통해 배출된다.
- 벤질알코올: 주로 마뇨산으로 소변을 통해 배출된다.

6. 증상

1) 알코올(메틸알코올, 에틸알코올, 이소프로필알코올 등)

점막의 자극 증상과 경로에 관계없이 흡수된 알코올의 중추신경 억제로 인한 증상이나 대사성 산성혈액증이 출현할 가능성이 있다. 메틸알코올은 대사물에 기인하는 시각 이상이 일어날 수 있다.

- 경구 섭취한 경우, 몇 시간 이내에 일과성 주정 상태(메틸알코올의 경우, 에틸알코올보다 훨씬 가볍다)가 출현한다. 기타 증상으로는 피부 조홍색, 저혈압, 빈맥, 음이온 갭 확대나 삼투압 갭을 동반하는 대사성 산성혈액증, 케토산성혈액증 등이 나타난다.
- 중증일 경우 혼수나 경련이 합병되며 혈압 저하나 호흡부전을 초래해 사망할 수 있다.
- 소아는 알코올에 대한 감수성이 높다. 특히 유아는 저혈당성 경련을 일으킬 수 있으므로 혈당 저하에 주의해야 한다.
- 메틸알코올의 경구 섭취는 6~12시간 후부터 시각 이상이나 대사성 산성혈액증로 인한 전신 권태감, 두통, 구역질, 구토, 복통, 빈호흡이 출현한다. 이러한 증상은 발생까지 18~24시간 걸릴 수 있다. 시력장애는 회복되지 않아 후유증으로 남을 수 있다. 심각한 경우 두부 MRI나 CT에서 전두엽 및 대뇌 기저핵, 특히 피각에 양측성 괴사의 이상 소견이 나타날 수 있다.
- 증기나 액적을 흡입했을 경우 기도 자극으로 기침, 목의 통증 등을 일으킬 수 있다. 고농도의 증기를 흡입한 경우에는 경구 섭취한 때와 같은 전신증상을 일으킬 수 있다.

- 눈에 들어갔을 경우 메틸알코올은 강한 자극이 있으며 눈의 통증, 결막염(충혈·부종)을 일으킨다. 그 밖의 알코올도 일과성 통증이나 자극감이 있다.
- 피부에 부착된 경우 자극 등이 생길 수 있다.

2) 글리콜(에티렌글리콜, 프로필렌글리콜)

에틸렌글리콜의 경우 섭취는 대사성 산성혈액증과 신장 손상 등 전신증상이 나타날 수 있다.

프로필렌글리콜은 일반적으로는 전신증상을 일으키기 어렵다고 여겨지지만, 다량인 경우는 산성혈액증과 신장 손상이 일어날 수 있다.

- 증상 발현은 보통 30~60분이지만 심각한 증상은 12시간 이상 지연될 수 있다.
- 제1단계(섭취 후 0.5~12시간): 구역질, 구토, 에틸알코올과 유사한 숙취감, 음이온 갭 상승이나 삼투압 갭을 동반하는 대사성 산성혈액증, 경련 등이 나타난다.
- 제2단계(섭취 후 12~24시간): 빈맥, 과호흡, 쇼크, 다장기 부전 등이 나타난다.
- 제3단계(섭취 후 24~72시간): 신장 손상이 나타난다. 에틸렌글리콜은 소변 중에 옥살산칼슘 결정이 나타나는 경우가 있다.
- 두부 CT나 MRI에서 대뇌 기저핵, 다리, 측두엽, 소뇌에 이상 소견이 나타날 수 있다.
- 흡입으로 코·목 자극, 가벼운 두통 등이 생길 수 있으나 전신증상이 나타났다는 보고는 없다.
- 눈에 들어가면 눈의 통증, 충혈, 부종, 결막염이 일어날 수 있다.
- 피부에 부착되면 발적 등 가벼운 자극이 생길 수 있다.

3) 글리콜에테르(에틸렌글리콜 모노부틸에테르 등), 에틸렌글리콜

신장과 간에 심한 장애가 나타나고 혼수 등 중추신경 억제가 일어난다.

- 에틸렌글리콜의 초기 증상은 구역질, 구토, 복통, 설사, 두통 등이며 몇 시간~며칠 후 기면~혼수 등 중추신경의 억제 증상, 경련, 대사성 산성혈액증, 신부전, 간부전이 출현할 가능성이 있다. 현저한 요세관 괴사가 보고되었으며 사망한 사례도 적지 않다. 부검 소견에는 중증의 간종대와 신장종대가 나타난다.
- 그 외 글리콜에테르의 초기 증상은 일과성의 흥분, 착란, 경련, 혼수 등이며 중증 사례로는 산성혈액증이나 신부전이 나타날 가능성이 있다.
- 증기나 액적을 흡입한 경우 상기도 자극으로 기침, 인후통 등이 생길 수 있다. 고농도 증기는 경구 섭취와 같은 전신증상을 일으킬 수 있다.
- 눈에 들어가면 눈의 통증, 충혈, 부종, 결막염이 생길 수 있다.
- 피부에 부착되었을 경우 자극 등을 일으킬 수 있다.

4) 벤질알코올

- 의식장애[초조, 견당식장애(見當識障害), 혼수 등], 두통, 경련, 심각한 대사성 산성혈액증, 신장 장애 등이 나타난다. 유아에서는 숨을 헐떡이는 일이 발생한다.
- 접촉 시간이 길면 피부 손상(skin breakdown)에 이를 수 있다.

7. 대응

경구 섭취는 생명에 지장이 있을 수 있으며, 또한 후유증이 남을 수도 있으므로 섭취했을 가능성이 있으면 의료기관의 대응이 필요하다. 그 이외라도 증상이 있는 경우 경로에 관계없이 원칙적으로 의료기관에서 대응한다.

대응자의 안전 확보와 환자 상태 안정화(기도확보, 호흡 관리)를 우선해 제염(탈의, 오염 부위 세정), 대증치료를 한다.

* 안전 확보: 기체·분진·품·액적 흡입, 눈·피부 접촉을 피한다.

현장(노출 장소, 재해 발생 장소) 이외에서 환자와 접촉하는 경우도 충분히 주의하고, 필요에 따라 적절한 보호장비를 착용한다.

▮ 프리호스피털 케어(prehospital care, 병원 가기 전 응급처지)

- 즉시 현장에서 벗어나 공기가 신선한 장소로 이동한다.
- 전신 상태가 안 좋은 경우 즉시 구급 요청을 한다. 심폐 정지 시 심폐소생술을 실시한다(구강 인공호흡은 피한다).
- 경구: 토하게 해서는 안 된다. 입 속에 남아 있는 것을 게워낸다. 입안을 헹군다.
- 흡입: 즉시 공기가 신선한 장소로 옮기고, 탈의 및 피부를 물로 씻는다.
- 눈: 물(실온)로 충분히 세정한다. 콘택트렌즈를 착용한 경우 가능하면 뺀 후 세정한다.
- 피부: 오염된 의복이나 신발은 주의 깊게 벗기고 밀봉한다. 다량의 물로 세척한다.

▮ 의료기관에서의 처치

전신증상이 나타난 경우나 출현할 가능성이 있는 양을 초과해 섭취한 경우에는 조기부터 혈액투석이나 해독제 투여 등 적극적인 치료를 시행한다.

- 소화관제염: 다량 경구 섭취 시 섭취 후 1시간 이내이면 위세척을 한다. 활성탄의 알코올류 흡착능은 낮고, 흡착제로서의 유효성은 기대할 수 없다.
- 호흡·순환 관리: 필요에 따라 수액 및 산성혈액증을 보정한다.
- 해독제: 호메피졸 또는 에틸알코올이 있다.
  메틸알코올, 에틸렌글리콜의 중독이 의심되는 경우 조기 투여를 검토한다.
- 배출 촉진: 중증례에는 혈액투석을 실시한다. 알코올, 글리콜, 글리콜에테르 및 독성 대사물의 배출을 촉진하는 동시에 대사성 산성혈액증을 보정한다.
- 확인이 필요한 검사: 동맥 혈액 가스 분석, 혈액검사(혈청 전해질, 신장 기능, 간 기능, 혈당치, 젖산치), 심전도 검사, 소변 검사(에틸렌글리콜은 옥살산칼슘 결정이 발생), 삼투압 갭 확인(혈청 삼투압의 측정), 두부 CT-MRI를 시행한다.

8. 치료 시 주의점

1) 입원 및 경과관찰 기준
- 메틸알코올: 의도적 섭취인 경우, 산성혈액증를 비롯한 특정 증상 및 검사치 이상이 확인될 경우, 혈중 메틸알코올 농도가 20mg/dL 이상일 경우 중 해당 사항이 있다면 입원시킨다.
- 에틸알코올: 증상이 소실될 때까지 의료기관에서 경과를 관찰한다.
- 이소프로필알코올: 이소프로필알코올에 의한 중독이 의심되는 경우 모두 적어도 12~24시간은 입원시켜 경과관찰한다.
- 에틸렌글리콜: 의도적 섭취인 경우, 산성혈액증를 비롯한 특정 증상·검사치 이상이 보이는 경우, 혈중 에틸렌글리콜 농도가 20mg/dL 이상인 경우 중 해당 사항이 있다면 입원시킨다.
- 프로필렌 글리콜: 심각한 증상이 나타나거나 의도적 섭취일 경우에는 의료기관에 입원시킨다.
- 디에틸렌글리콜: 핥은 정도보다 양이 많을 경우 입원시킨다. 중추신경 억제 증상이나 산성혈액증, 신기능 장애 등이 있으면 중환자실에 입원시킨다.
- 벤질알코올: 어떠한 증상·징후가 있을 경우 입원시킨다. 호흡곤란, 3도 화학 손상, 산성혈액증, 혈액순환 동태 불안정, 소화관 출혈 등 심각한 증상이 있을 경우 중환자실에 입원시킨다.

2) 해독제
(1) 호메피졸, 에틸알코올
- 메틸알코올과 에틸렌글리콜의 대사를 억제함으로써 해독 효과를 발현한다. 단, 조기에 투여

하지 않으면 큰 효과는 기대할 수 없다.

- 글리콜에테르에 대한 효과는 명확하지 않으나 대사물의 독성을 고려할 때 일정한 효과는 기대할 수 있다.
- 메틸알코올, 에틸렌글리콜 적용 기준: 다음 ①~③ 중 어느 하나인 경우 투여한다.
  ① 혈중농도가 20mg/dL 이상
  ② 다량 섭취가 분명하고 동시에 삼투압 갭이 10mOsm/L 이상
  ③ 현재 시점 병력 또는 임상증상으로 중독이 강하게 의심되며, 동시에 a~d 중 2항목 이상에 해당한다.
    (a) 동맥혈 pH 7.3 미만이다.
    (b) 혈청 중탄산 농도 20mEq/L 미만이다.
    (c) 삼투압 갭이 10mOsm/L 이상이며 다른 알코올류로는 설명할 수 없다.
    (d) 소변 중 옥살산 결정이 석출(에틸렌글리콜의 경우)한다.
- 메틸알코올, 에틸렌글리콜에서의 투여 중지 기준: 다음 ①~③ 중 어느 하나인 경우 투여 중지한다.
  ① 혈중에서 검출되지 않는다.
  ② 혈중농도가 20mg/dL 미만이고 혈액 pH가 정상적이며 증상이 나타나지 않는다.
  ③ 대사성 산성혈액증이 소실되고 삼투압 갭이 정상화되었다.
- 호메피졸 사용 방법(호메피졸 링거 정맥 주사 1.5g): 생리식염액 또는 5% 포도당 주사액으로 1.0~15.0mg/mL이 되도록 희석하고, 30분간 이상에 걸쳐 정맥 내에 링커 투여한다. 투여량과 투여 간격은 투여 횟수나 혈액투석의 병용 유무에 따라 변경해야 한다.

(2) 보조적으로 사용되는 해독제

- 폴리네이트칼슘(로이코볼린, 환원형 엽산) 및 엽산: 메틸알코올중독에서 포름산의 대사를 촉진한다.
- 티아민: 에틸렌글리콜 중독에서 글리옥실산에서 α-하이드록시-β-케토아디핀산으로의 대사를 촉진한다.
- 피리독신: 에틸렌글리콜 중독에서 글리옥실산의 글리신 대사를 촉진한다.

3) 혈중 알코올 농도

- 혈중농도를 측정할 수 없는 경우의 추정치로서 나트륨 농도, 혈당치, BUN에서 삼투압 계산치를 구해 실측 삼투압과의 차이인 삼투압 갭을 이용하여 혈중농도를 계산할 수 있다.
  삼투압 계산치 = Na(mEq/L) × 1.86 + 혈당(mg/dL) / 18 + BUN(mg/dL) /2.8
  삼투압 갭(mOsm/kg H₂O) = 실측 삼투압 - 삼투압 계산치

알코올 추정 혈중농도(mg/dL) = 삼투압 갭(mOsm/kg H$_2$O) × 변환계수

변환계수(메틸알코올 3.2, 에틸렌글리콜 6.2)는 각각 알코올의 고유한 값(분자량의 1/10)으로, 복수의 알코올을 섭취했을 경우 적용할 수 없다.

9. 현장에서 2차 피해의 방지 대책

▌ 주의사항

- 현장(노출 장소, 재해 장소)에 들어갈 경우 적절한 보호구를 착용하며 눈·피부 접촉 및 기체·분진·흄·액적 흡입을 피한다. 방독마스크를 사용할 경우 원인물질에 대응하는 흡수 캔(메틸알코올은 '메탄올용', 기타 유기용제 중독 예방규칙에 해당하는 물질은 '유기가스용')을 적절히 장착해야 한다.
- 허가 없이 출입해서는 안 된다.
- 바람이 통하는 높은 곳에 머무른다.

▌ 초기 격리 및 방호조치 거리

ERG 2016(2016 Emergency Response Guidebook)에 의거한다.

자세한 내용은 『2016 유해물질 비상대응 핸드북』 또는 '웹 와이저' 참조

https://www.phmsa.dot.gov/hazmat/erg/emergency-response-guidebook-erg

https://webwiser.nlm.nih.gov/knownSubstanceSearch.do

1) 메틸알코올

메틸알코올(유엔 번호 1230, ERG GUIDE 131)

- 초기 격리: 유출 또는 누출 장소로부터 전 방향으로 최소 50m

2) 에틸알코올

에틸알코올(유엔 번호 1170, ERG GUIDE 127)

- 초기 격리: 유출 또는 누출 장소로부터 전 방향으로 최소 50m
- 보호 활동: 다량 유출 시 풍하측으로 적어도 300m는 대피 고려

3) 이소프로필알코올

이소프로필알코올(유엔 번호 1219, ERG GUIDE129)

- 초기 격리: 유출 또는 누출 장소로부터 전 방향으로 최소 50m
- 보호 활동: 다량 유출 시 풍하측으로 적어도 300m는 대피 고려

4) 에틸렌글리콜모노메틸에테르

에틸렌글리콜모노메틸에테르(유엔 번호 1188, ERG GUIDE127)

- 초기 격리: 유출 또는 누출 장소로부터 전 방향으로 최소 50m
- 보호 활동: 다량 유출 시 풍하측으로 적어도 300m는 대피 고려

5) 에틸렌글리콜모노에틸에테르

에틸렌글리콜모노에틸에테르(유엔 번호 1171, ERG GUIDE127)

- 초기 격리: 유출 또는 누출 장소로부터 전 방향으로 최소 50m
- 보호 활동: 다량 유출 시 풍하측으로 적어도 300m는 대피 고려

▌누출물 처리

'국제 화학물질 안전성 카드 ICSCs' 참조

https://www.ilo.org/dyn/icsc/showcard.listCards3

① 메틸알코올	ICSC 0057
② 에틸알코올	ICSC 0044
③ 이소프로필알코올	ICSC 0554
④ 에틸린글리콜	ICSC 0270
⑤ 에틸렌글리콜 모노메틸에테르	ICSC 0061
⑥ 에틸렌글리콜 모노에틸에테르	ICSC 0060
⑦ 디에틸렌글리콜	ICSC 0619
⑧ 벤질알코올	ICSC 0833

29
계면활성제

▌ 개요

물질·제품　계면활성제는 1분자 안에 친수기와 친유기(소수기) 구조를 모두 가지며 서로 섞이지 않는 2상 경계면(계면·표면)에 흡착 또는 배열해 그 계면이나 표면의 성질을 현저하게 변화시키는 물질을 총칭한다. 다양한 분자구조가 있으며 그 구조에 따라 독성이나 체내동태가 다르다. 산업적으로는 비누, 합성세제, 세정제, 염색 보조제, 정련제, 마감제, 분산제, 유화제, 응집제, 기포제, 삼투제, 가용화제, 살균제, 대전방지제 등으로 여러 분야에서 이용되며 여러 종류의 계면활성제를 조합하거나 다른 화합물과 혼합해 사용하는 경우가 많다.

문제가 되는 성분과 증상　계면활성제의 공통 작용으로 피부·점막의 자극·부식 작용이 있으며, 경구 섭취는 구역질, 구토, 설사, 출혈 등의 소화기 증상이, 흡입이나 눈 노출은 통증이나 발적이 일어날 수 있다. 또한 계면활성제가 흡수되어 체순환에 들어간 경우에는 혈관투과성 항진에 의한 전신성 부종과 순환 혈액량 감소성 쇼크, 의식장애, 대사성 산성혈액증 등이 나타나 사망할 수 있다.

JPIC 접수 상황　연간 2,000건 정도의 문의가 있으며 비누류, 헤어 샴푸, 헤어 컨디셔너, 세탁용 세제, 유연마감제, 식기용 세제 등의 가정용품이 대부분을 차지한다. 그 외 의약품 살균소독제(역성비누)와 농업용 전착제 문의도 있다.

초기 대응을 위한 확인 사항

제품마다 계면활성제의 종류, 함량, 용제 및 기타 성분이 다르므로 제품 표시, 제형, 용도, 사용 방법 등 자세한 확인이 필요하다.

1. 물질·제품

- 물질명: 제품명, 물질의 일반명(계면활성제의 종류, 기타 성분), 함량(농도) 등
  취급 중 사고인 경우, 물질안전보건자료(MSDS)도 확인한다.
- 성상·외관: 고체(분말 등), 액체, 기체(품, 액적), 색, 냄새

2. 노출 상황·경로

- 경로: 입에 들어갔다, 삼켰다, 들이마셨다, 눈에 들어갔다, 피부에 부착했다 등
- 장소: 가정 내, 공장, 실험실 등
- 상황: 취급 중 사고인가, 이송 중 사고인가, 의도적 섭취인가?
    취급 중 사고일 경우: 업종, 작업 내용, 보호구 착용 상황, 노출량
- 피해자 수, 노출 후의 경과 시간, 2차 피해 가능성의 유무

3. 환자의 상태·증상

- 의식장애(착란, 혼수 등), 쇼크, 호흡억제, 경련 등은 없는가?
- 경구 섭취, 액적 흡입인 경우 구강점막의 발적이나 종창, 통증 등은 없는가?
- 경구 섭취한 경우 구토, 복통, 출혈은 없는가, 기침, 기관지에 침투한 기색은 없는가?
- 눈의 위화감, 통증, 충혈, 눈물흘림은 없는가?
- 피부의 발적, 미란 등은 없는가, 부상 면적, 심각한 경우 화학 손상에 의한 부상 정도는 어떤가?
- 부상 후의 제염 상황(탈의·세정 타이밍, 세정 방법 등)

초기 대응 포인트

계면활성제가 흡수되어 체순환에 들어간 경우 쇼크나 산성혈액증으로 인해 사망할 수 있다.

- 2차 피해 방지: 품, 액적 흡입, 눈·피부 접촉을 피한다.
  현장(노출 장소, 재해 발생 장소)에 진입하는 경우 적절한 보호구가 필요하다.
- 즉시 현장에서 벗어나 공기가 신선한 장소로 이동한다.
- 전신 상태가 불량한 경우는 즉시 구급 요청을 한다. 심폐 정지 시 심폐소생술을 실시한다.
- 가능한 한 빨리 제염(탈의, 오염 부위의 세정)을 시작한다.

진찰과 의료기관의 대응

- 의도적으로 경구 섭취한 경우, 잘못 섭취했더라도 소화관 점막에 자극 증상이 지속될 경우, 흡입이나 눈에 들어가 증상이 있는 경우 의료기관에서 진찰을 받아야 한다.
- 다량으로 섭취했을 가능성이 있는 경우, 또는 순환기 증상이나 의식장애, 산성혈액증, 지속적인 호흡기 증상이나 소화기 증상, 내시경에서 부식성 장애가 나타난 경우는 입원시킨다.
- 고령자 등 심기능이나 신장 기능이 저하된 경우에는 잘못 섭취했더라도 전신 관리를 포함한 적극적인 치료가 필요한 경우가 있으며, 증상이 없어도 만약을 위해 입원시킨다.
- 경구 섭취한 경우는 소화관제염, 흡입, 눈이나 피부에 노출된 경우는 탈의와 세정을 한 후 호흡·순환 관리, 대증치료를 실시한다.

경과관찰

- 원액을 핥았다, 한모금 삼켰다, 희석액을 잘못 삼켰다 등으로 인후통, 구역질, 구강의 위화감 등 가벼운 소화기 증상 정도인 경우, 또 눈·피부에 부착해 가벼운 자극 증상 정도인 경우에는 충분히 세척을 한 후 가정에서 경과관찰이 가능하다.

▌해설

1. 물질 · 제품에 대하여

- 계면활성제란 1분자 안에 친수기와 친유기(소수기)를 모두 가지며, 서로 섞이지 않는 2상 경계면(계면·표면)에 흡착 또는 배열해 그 계면이나 표면의 성질을 현저하게 변화시키는 물질이다.
계면장력, 표면장력을 저하시키거나 다른 분자에 흡착해 미셀을 형성하는 성질 때문에 유화·분산, 습윤·침투, 발포·기포, 세정, 유연·평활, 대전 방지, 방청, 균염(均染)·고착, 살균 등의 효과가 있다.
- 산업적으로는 비누, 합성세제, 염색 보조제, 정련제, 마감제, 유화제, 금속 세정제, 대전방지제, 분산제, 응집제, 기포제, 삼투제, 가용화제 등 많은 분야에서 보조제 역할을 하며, 종류도 수천 종에 이른다. 여러 종류의 계면활성제를 조합하거나 다른 화합물과 혼합해서 사용되는 경우가 많다.
- 물에 녹았을 때에, 친수기 부분이 음(-)으로 전리하는 것을 음이온계면활성제, 양(+)으로 전리하는 것을 양이온계면활성제, 양음 모두 가지는 것을 양성계면활성제, 이온화하지 않는 것을 비이온계면활성제라고 한다.

1) 음이온계면활성제

- 수용액 중에서 전리해 음이온 부분이 계면 활성을 나타낸다.
- 유화·분산성이 우수하고 거품이 잘 나는 등의 특징을 가지며 의류나 신체용 세정제를 비롯해 많이 이용되고 있다. 세정제 외에 가용화제, 분산제, 겔화제, 유화제, 침투제, 침윤제 등에도 사용된다.
- 친수기 구조를 지니며, 카르본산염(지방산 칼륨 등), 설폰산염(선형 알킬벤젠설폰산염 등), 황산에스테르염(알킬황산에스테르염, 폴리옥시에틸렌알킬황산에스테르염 등), 인산에스테르염(폴리옥시에틸렌알킬레틸린산염 등) 등으로 분류된다.
- 지방산 칼륨은 비누의 주성분으로, 또 선형 알킬벤젠설폰산염(LAS)은 합성세제의 성분으로 가장 많이 사용된다.

2) 양이온계면활성제

- 수용액 중에서 전리되어 양이온 부분이 계면 활성을 나타낸다.
- 유화, 분산, 흡착, 기포, 침투 등의 계면활성 및 대전 방지 작용을 하며, 이러한 성질을 이용해 섬유류의 염색 보조제, 섬유유연제, 화장품의 헤어 컨디셔너(헤어 린스)나 트리트먼트, 표면 발수제, 합성섬유나 합성수지의 대전방지제 등으로 널리 이용된다. 세척력은 약하다.
- 음전하를 가진 미생물 조직에 흡착·침투하기 때문에 강력한 살균 작용을 하며, 의료용이나 축산용 살균제, 소독제로도 널리 사용된다.
- 구조상 지방족 아민염, 지방족 4급 암모늄염, 방향족 4급 암모늄염(염화벤잘코늄, 염화벤제토늄 등), 복소환 4급 암모늄염(피리디늄염, 이미다졸리늄염 등)으로 분류된다.

3) 양성계면활성제

- 양이온성 관능기와 음이온성 관능기를 모두 1개 이상 가진다. 용액의 pH에 의해 알칼리 측에서는 음이온, 산성 측에서는 양이온, 중성 부근에서는 비이온계면활성제로서 작용한다.
- 살균력이 강력하고, 내경수성이 우수하며, 음·양·비이온 계면활성제와의 혼합성이 좋고, 가용화성, 유화성, 침윤성, 세정성 등이 뛰어나지만, 세정력은 음이온 계면활성제에 비해 떨어진다.
- 피부·눈 점막에 자극성이 적고 생분해성이 좋다.
- 음이온성 관능기의 종류에 따라 베타인형(形)(카르복시베타인, 설포베타인), 아미노카르본산염, 이미다졸린 유도체로 분류된다. 양이온성 관능기는 아민염이나 제4급 암모늄염이 주로 사용된다.
- 베타인형은 대전 방지 효과와 섬유 유연에 뛰어나 섬유유연제, 대전방지제, 화장품, 샴푸, 의

약품, 소독제, 기포제, 유화제, 염료나 안료의 분산제, 금속 이온 봉쇄제 등으로 이용된다.

4) 비이온계면활성제

- 수용액에서 이온으로 해리하는 작용기는 가지고 있지 않지만, 구조에 의해 친수성과 소수성의 밸런스를 조정할 수 있다.
- 유화·가용화력이 뛰어나 음이온 계면활성제 다음으로 많이 사용된다. 대체로 거품이 적고 다른 계면활성제의 거품을 억제하는 경향이 있으며, 거품이 적은 세제나 소포제, 음이온 세정제의 거품 안정제로도 사용된다.
- 에테르형[폴리옥시에틸렌알킬에테르[RO(CH$_2$CH$_2$O)nH], 폴리옥시에틸렌알킬페니테르 등], 에테르에스테르형(폴리옥시에틸렌솔비탄지방산에스테르 등), 에스테르형(폴리에틸렌글리콜지방산에스테르 등), 질소함유형(지방산알카놀아미드 등)으로 분류된다.
- 산화에틸렌계는 세정제·침투제·유화제·섬유유연제로서, 고급 알코올계 및 알킬페놀계는 유화제·침투제·가용화제·균염제와 마찰 견뢰도 증진제로서, 아민·아미드계는 완염제·유연제·급유제·대전방지제로서, 지방산계·부분에스테르계는 유화제·분산제·대전방지제로서, 알킬아미드는 음이온계면활성제와 병용한 거품안정제·유화제로서 사용된다.
- 식품첨가물로 사용하는 것도 있다.

5) 계면활성제를 주성분으로 하는 제품의 예

- 바디 샴푸, 헤어 샴푸: 음이온, 비이온계면활성제(수%~40%) 외에 보습제, 용해보조제(알코올류 등), 청량제, 방부제, 향료 등을 포함한다.
- 헤어 컨디셔너(헤어 린스): 주성분으로 4급 암모늄염이나 3급 아민 및 그 염 등 양이온계면활성제(5% 내외)를 함유하는 제품이 많다.
- 주방세제(식기용): 주성분은 음이온·비이온계면활성제(5~50%)다.
- 세탁용 액체 세제: 음이온·비이온계면활성제(20~75% 정도), 안정화제(알코올류 등, 수%~20% 정도), 알칼리제, 수연화제, 분산제, 효소, 형광증백제, 향료 등을 함유한다.
- 섬유유연제: 양이온계면활성제(30% 이하) 외에 용제(알코올류 등, 수% 정도)를 함유한다.
- 살균소독제(역성비누: 의약품): 양이온계면활성제(벤잘코늄염화물, 벤제토늄염화물)를 함유해 피부·수술 부위 소독, 실내 및 기구 소독 등에 사용된다. 0.01~10%까지 다양한 농도의 제품이 있으며 에탄올액, 겔, 면구 및 면봉에 함침된 제품도 있다.
- 농업용 전착제: 성분은 계면활성제(10~100%)로서, 비이온계면활성제를 함유하는 제품이 많다. 용제로 알코올류(수%~50% 정도)를 함유하는 제품도 있다.

• 수용성 절삭유: 음이온·비이온 계면활성제(수십 %)를 함유하며, 그 외에 에멀전 타입은 광물
유 등의 유분을 함유하고, 수용성 타입은 유분 외에도 알칼리, 물 등을 함유한다.

2. 사고 발생 상황

▌ JPIC 접수 상황

계면활성제를 주성분으로 하는 주요 제품이다.

【접수 건수】 2007~2016년의 10년간 19,186건(총 물질 수 19,675건). 의료기관 2,218건(11.6%),
일반 16,249건(84.7%), 기타 719건(3.7%)

【물질】 가정용품 19,507건(비누류 5,903건, 헤어 샴푸 1,560건, 헤어 컨디셔너 586건, 바디 샴푸 2,147
건, 세탁용 세제 4,794건, 섬유유연제 1,040건, 주방세제 3,477건), 살균소독제(의약품으로 허가받은 역성
비누) 9건, 농업용 전착제 142건, 공업용 세제 17건

【사고 상황】 불의 사고 18,399건, 고의(자살 살기도 등) 676건, 기타·불명 111건

▌ 문헌 보고 예

1) 세탁용 액체 세제의 경구 섭취 예시

• 음이온·비이온 계면활성제(17%)가 함유된 세탁용 액체 세제를 약 100mL 섭취했다. 약 1시간
후 내원 시에는 구역질만 했으나 젖산치 상승, 순환부전이 진행되어 쇼크 상태가 되었다. 노
르아드레날린 투여, DHP를 실시하여 신속하게 젖산치는 저하되고 17일째에 정신과로 전원
했다[쓰루오카 아유무(鶴岡歩) 외, ≪일투석의학회지(日透析医学会誌)≫, 49(2016), pp.351~355].

2) 살균소독제에 의한 점막 장애 사례

• 고령자 시설에서 염화벤잘코늄(양이온계면활성제) 10%를 함유한 살균소독제를 입에 넣어 2시
간 후에 이송되었다. 호흡곤란, 청색증, 입술 주위에서 턱 하부에 걸친 뚜렷한 종창, 그리고 구
강 내부를 보기 힘들 정도로 혀 종창, 구강 인두의 부종·미란을 보였다. 기관삽관 및 기관절개
를 통해 기도를 확보했으며, 45일째에는 부종·미란, 종창이 모두 소실되고 50일째에 호전되
어 퇴원했다[코타키 마사토시(小瀧正年) 외, ≪중독연구≫, 9(1996), pp.427~429].

3. 독성

계면활성제에는 다양한 분자구조가 존재하며 그 구조에 따라 독성이나 체내동태가 다르다. 또, 여러 종류의 계면활성제를 조합하거나 다른 화합물과 혼합해서 사용되는 경우가 많으며, 계면 활성제 각각의 독성으로 제품의 독성을 평가하기는 어렵다.

계면활성제의 독성은 다음과 같은 것이 알려져 있다.

• 계면활성제의 국소 작용의 강도는 농도에 의존한다.

• 단독 계면활성제보다 다른 화합물과의 혼합물이 독성이 강한 경우가 있다. 농약이나 알코올 류를 포함한 제품의 경우 계면활성제가 아닌 성분의 독성이 문제가 될 수도 있다.

1) 음이온계면활성제, 비이온계면활성제

• 계면활성제의 작용, 특히 국소 작용은 농도에 의존하며 저농도에서는 증상이 거의 나타나지 않지만, 고농도에서는 중증화된다. 따라서 독성값이 낮아도 고농도인 것은 위험하다고 생각 해야 한다.

2) 양이온계면활성제

• 단백 응고 작용이 강하고 고농도에서 부식 작용을 한다. 염화벤잘코늄은 7.5% 이상에서 부식 성 장애를 일으킬 가능성이 있다고 알려져 있다.

• 염화벤잘코늄의 사람에 대한 치사량은 1~3g으로 추정되며, 약 100mg/kg 섭취는 생명을 위 협할 수 있다고 알려져 있다.

3) 양성계면활성제

• 독성은 낮다고 알려져 있다. 피부나 눈에 대한 자극성은 있지만, 음이온계면활성제와 혼합하 면 염을 형성해 자극이 크게 감소된다.

4) 계면활성제를 주성분으로 하는 제품

세탁용 액체 세제, 샴푸, 전착제 등의 경구 섭취로 단시간에 의식장애나 대사성 산성혈액증. 혈 압 저하를 보였고, 사망한 예가 보고되었다[니시우라 다카야(西浦嵩弥) 외, ≪중독연구≫, 30(2017), pp.418~419; 기무라 신이치(木村真一) 외, ≪중독연구≫, 3(1990), pp.241~244].

4. 중독 발현 메커니즘

계면활성제의 작용은 점막이나 조직에 대한 직접 작용과 체순환에 들어가는 데 따른 작용 두 가지로 크게 나뉘며 계면활성제의 종류에 따라 크게 다르다.

1) 점막과 조직에 대한 직접 작용

• 자극성·부식성으로 인한 점막이나 조직의 장애: 장애 정도는 계면활성제의 종류나 농도와 관계된다.

• 양이온계면활성제는 세포막의 지질 이중층을 파괴해 단백을 변성시키는 작용이 강하고 피부·점막의 자극·부식 작용이 음이온계면활성제나 비이온계면활성제보다 강하다.

2) 체순환에 들어간 계면활성제에 의한 작용

• 혈관 투과성의 항진·세포 팽화 작용: 계면활성제가 혈관 벽에 부착되어 막의 성질을 바꿈으로써 혈관투과성이 항진되고, 전신의 부종 및 순환혈액량감소성 쇼크로 인해 간 장애나 신장 손상을 포함한 다장기 부전을 일으킬 수 있다.

  다음 항목은 메커니즘이 명확하게 확립되지 않은 부분이 많다.

• 신경계에 대한 작용: 사람의 경구 섭취로 볼 수 있는 구강 저림, 현기증, 휘청거림, 의식장애, 서맥, 갑작스런 심장마비나 호흡정지와 관련될 수 있다. 동물실험에서는 국소마취제 작용이 시사되는 것 외에 신경근 접합부에서의 큐라레(curare) 유사 작용, 항콜린에스테라아제 작용도 보고되었다.

• 선형알킬벤젠설폰산염(LAS)에 대해서 시궁쥐 및 생쥐를 이용한 독성시험에서, 흡수된 LAS에 의한 중추 신경 작용(진정, 생쥐의 경우 몸이 튀어 오름, 경련, 후지 마비 등)이 관찰되었다[고바야시 히로요시(小林博義) 외, 《도쿄위연연보(東京衛研年報)》, 24(1973), pp.397~408].

• 동물을 이용한 폴리옥시에틸렌알킬에테르(AE, 고급 알코올계)의 독성시험에서 용량 의존적인 마취약과 유사한 중추신경 증상(운동 실조, 정향 반사 소실, 진정, 호흡억제 등)이 관찰되었다[G. M. Benke et al., *Food Cosmetics Toxicology*, Vol.15(1977), pp.309~318; T. B. Zerkle et al., *Journal of the American Oil Chemists Society*, Vol.64(1987), pp.269~272].

• 대사성 산성혈액증: 젖산이 상승하며 발생하는 말초순환부전 등에 의해 나타날 가능성이 있다.

• 용혈: 계면활성제가 적혈구 막에 흡착함에 따라 막 구조에 변화가 일어나며 발생한다.

• 평활근에 대한 독성: 경구 섭취 사망 증례를 보면 횡문근(골격근과 심근)에는 이상은 없고, 소화관과 혈관의 평활근에 괴사를 보인 사례가 있다[기무라 신이치 외, 《중독연구》, 3(1990), pp.241~244].

5. 체내동태

대부분의 계면활성제는 소화관이나 기타 점막에 흡수되지만 피부 흡수는 적은 것으로 알려져 있다.

1) 음이온계면활성제
소화관에서 흡수된다.

2) 양이온계면활성제
소화관에서 흡수된다.

3) 양성계면활성제
소화관에서 흡수된다.
- 도데실디메틸아민옥시드는 사람에게 빠르게 흡수되어 1시간 만에 최고 혈중농도로 이르렀으며, 37~50%가 24시간 이내에 소변으로 배출되었다는 보고가 있다[D. P. Rice, *Toxicology and Applied Pharmacology*, Vol.39(1977), pp.377~389].

4) 비이온계면활성제
구조에 따라 소화관에서의 흡수는 다르다.
- 폴리옥시에틸렌알킬에테르(AE, 고급 알코올계)는 사람의 소화관에서 빠르게 흡수되며, 최고 혈중농도 도달 시간은 1~2시간이었다. 장간 순환 후 폴리옥시에틸렌 옥시드의 골격 부분은 첫 24시간 동안 90%가 소변으로 배출됐다. 알킬 사슬이 길어지면 탈리된 알킬기가 CO_2로서 날숨 중에 배출되는 양이 증가하고 신장 배출은 감소한다는 보고가 있다[R. B. Drotman, *Toxicology and Applied Pharmacology*, Vol.52(1980), pp.38~44].
- 폴리옥시체틸렌(20) 소르비탄 올레인산에스테르(Tween 80, 폴리소르베이트 80)는 사람에서 경구 투여량의 3.9~5.8%가 소변, 90.4~98.3%가 분변으로 배출되었다는 보고가 있다[P. J. Culver et al., *Journal of Pharmacology and Experimental Therapeutics*, Vol.103(1951), pp.377~381].

소량이라도 점막이나 조직에 대한 자극 작용 및 부식 작용에 따른 증상이 나타날 수 있다. 또 계면활성제가 흡수되어 체순환에 들어간 경우 쇼크나 산성혈액증이 나타나 사망할 수 있다.

1) 자극 작용 및 부식 작용에 의한 증상

• 경구의 경우: 구강점막의 부종, 구역질, 구토, 설사 등이 나타난다. 위독한 경우 소화관 점막 손상으로 인한 소화관 출혈이나 마비성 장폐색이 발생할 수 있다.

• 잘못 삼킴이나 액적 흡입인 경우: 상기도 부종이나 화학성 폐렴으로 호흡곤란이나 호흡부전이 발생할 수 있다.

• 눈 노출인 경우: 자극성으로 인한 눈의 통증·충혈 등과 각막내피에 대한 독성이 나타난다. 양이온계면활성제는 0.1% 용액만으로 통증이, 2~10%에서 각막혼탁, 각막 손상이 나타날 수 있다.

• 피부에 부착된 경우: 자극성 접촉피부염이나 알레르기성 접촉피부염이 일어날 수 있다. 벤잘코늄 0.1% 용액에서는 48시간 동안 패치테스트를 통해 수포와 농도를 확인할 수 있었다[J. E. Wahlberg et al., Contact Dermatitis, Vol.13(1985), pp.266~269].

• 근육 주사의 경우: 주사 부위 국소 괴사가 일어날 수 있다.

• 주장(注腸)의 경우: 비누 관장으로 급성 대장염을 보인 사례가 다수 보고되었다[K. Harish et al., Indian Journal of Gastroenterology, Vol.25(2006), pp.99~100; J. L. Orchard et al., Southern Medical Journal, Vol.79(1986), pp.1459~1460 등].

2) 체순환에 들어간 계면활성제에 의한 증상

• 혈관투과성의 항진으로 뇌부종이나 폐부종을 포함한 전신의 부종, 순환 혈액량 감소성 쇼크가 나타나며 간 장애나 신장 손상을 포함한 다장기 부전을 일으킬 수 있다.

• 구강 저림, 현기증, 휘청거림, 의식장애, 서맥, 갑작스런 심장마비나 호흡정지, 젖산의 상승을 수반하는 현저한 대사성 산성혈액증, 용혈이 나타날 수 있다.

• 정맥 내 투여로 폐, 신장, 기타 혈관 내에 혈전을 형성할 가능성이 있다. 욕실용 세제 40mL를 정맥 주사해 혈관 주행에 따른 발적, 혈액농축, 고칼륨혈증, 신부전, 심실부정맥의 빈발, 근육 장애, 용혈, 혈액응고 장애를 보인 사례가 있다[오쿠무라 데쓰(奥村徹) 외, 《중독연구》, 11(1998), pp.444~445].

7. 대응

계면활성제가 흡수되어 체순환에 들어간 경우, 그 여파로 산성혈액증이 발생하고 사망하는 경우도 있으므로 특히 고령자 등 심기능이나 신장 기능이 저하된 경우에는 잘못 섭취하더라도 전신 관리를 포함한 적극적인 치료를 고려한다.

대응자의 안전 확보와 환자 상태 안정화(기도확보, 호흡 관리)를 우선해, 제염(탈의, 오염 부위 세정), 대증치료를 한다.

* 안전 확보: 기체·분진·품·액적 흡입, 눈·피부 접촉을 피한다.

현장(노출 장소, 재해 발생 장소) 이외에서 환자와 접촉하는 경우도 충분히 주의하고, 필요에 따라 적절한 보호장비를 착용한다.

▋ 프리호스피털 케어(prehospital care, 병원 가기 전 응급처지)

- 즉시 현장에서 벗어나 공기가 신선한 장소로 이동한다.
- 전신 상태가 안 좋은 경우 즉시 구급 요청을 한다. 심폐 정지 시 심폐소생술을 실시한다(구강 인공호흡은 피한다).
- 경구: 토하게 해서는 안 된다. 입 속에 남아 있는 것을 뱉어 낸다. 입안을 헹군다.
- 흡입: 즉시 공기가 신선한 장소로 옮기고, 탈의 및 피부를 물로 씻는다.
- 눈: 눈을 비비지 않도록 주의하고 즉시 물(실온)로 충분히 세정한다. 최소 15분간(양이온계면활성제의 경우 30분간) 물 세정을 해야 한다. 콘택트렌즈를 착용한 경우 가능하면 뺀 후 세정한다.
- 피부: 오염된 의복이나 신발은 주의 깊게 벗기고 밀봉한다. 다량의 물로 세척한다.

▋ 의료기관에서의 처치

1) 경구의 경우
- 해독제: 없다.
- 호흡·순환 관리: 후두부종, 협착음, 호흡곤란 등이 있으면 기관삽관(경우에 따라서는 기관절개)을 시행한다. 정맥로를 확보해 필요에 따라 수액, 호흡·순환 동태를 모니터링 한다.
- 소화관제염: 희석 시 우유 또는 물로 시행하며, 이 경우 구토 위험을 높이므로 주의 깊게 한다. 위 내용물 흡입·세척은 다량 섭취로 치명적인 장애가 예상되는 경우 접촉 시간 단축에 의한 조직 장애 경감·흡수, 그리고 이를 통한 전신증상 발현 방지 목적으로 고려한다. 소화관 천공에

주의하고 부드러운 경비위관을 주의 깊게 삽입해 위 내용물을 흡인한다.

- 내시경 검사: 지속성 구토나 천명, 침이 흐르는 경우 부식성 장애를 확인하기 위해 고려한다.
- 확인이 필요한 검사: 흉부·복부 X선 검사, 심전도 검사, 혈액 가스 분석, 혈액검사(전혈구계산치, 혈청 전해질, 응고능, 신장 기능, 간 기능)를 시행한다.

2) 흡입한 경우

- 흉부 X선 촬영, 혈액 가스 분석, 폐기능 검사 등 호흡 기능을 평가한다.
- 호흡 관리: 호흡기 증상이 있으면 산소 투여하고 필요에 따라 기관 삽관, 인공호흡을 한다.

3) 눈에 들어간 경우

- 진찰 전 눈 세척이 불충분한 경우는 의료기관에서 충분히 눈을 씻는다. 증상이 남은 경우에는 안과 진찰을 통해 화학 손상 유무를 평가할 필요가 있다.

4) 피부 노출의 경우

- 노출된 피부는 물을 이용해 충분히 세정한다. 증상이 있으면 대증치료를 한다.

8. 치료 시 주의점

1) 입원 및 경과관찰 기준

【경구 섭취의 경우】

- 다량으로 섭취했을 가능성이 있는 경우, 그리고 순환기 증상이나 의식장애, 산성혈액증, 지속적인 호흡기 증상이나 소화기 증상, 내시경에서 부식성 장애가 나타난 경우에는 입원시킨다.
- 고령자 등 심기능이나 신장 기능이 저하된 경우에는 잘못 섭취했더라도 전신 관리를 포함한 적극적인 치료가 필요할 수 있으며, 증상이 없어도 만약을 위해 입원시킨다.

▌ 주의사항

- 현장(노출 장소, 재해 장소)에 들어갈 경우 적절한 보호구를 착용하며 눈·피부 접촉 및 기체·분진·품·액적 흡입을 피한다.
- 허가 없이 출입해서는 안 된다.
- 바람이 통하는 높은 곳에 머무른다.

▌ 초기 격리 및 방호조치 거리

계면활성제로서 ERG 2016에 게재되지 않았다.

▌ 누출물 처리

계면활성제는 '국제 화학물질 안전성 카드 ICSCs'에 기재 없음

https://www.ilo.org/dyn/icsc/showcard.listCards3

330
메트헤모글로빈혈증을 일으키는 물질

█ 개요

물질·제품　적혈구 중의 헤모글로빈에 함유되어 있는 2가 철이온(Fe^{2+})이 산화되어 3가(Fe^{3+}) 이온이 되면 산소운반능이 없는 메트헤모글로빈이 된다. 헤모글로빈을 산화시켜 메트헤모글로빈을 생성하고 중독성 메트헤모글로빈혈증을 일으키는 것으로 알려진 물질로서, 헴을 직접 산화하는 물질(아질산화합물, 염소산염, 아염소산염 등)과, 생체 내에서 대사되거나 슈퍼옥사이드나 과산화수소 생성에 의해 간접적으로 헴을 산화시키는 물질(질산염, 아닐린 등의 아미노화합물, 나이트로벤젠 등의 나이트로화합물 등)이 있다.

공업적으로 사용되는 것 외에도 의약품이나 농약의 약효성분으로 사용되는 것이 있으며, 가정용품에 함유되기도 한다.

문제가 되는 성분과 증상　적혈구 중의 메트헤모글로빈이 증가하면 헤모글로빈의 산소운반능과 조직에서의 산소 해리가 함께 저하되어 조직저산소증에 빠진다. 임상증상은 메트헤모글로빈 농도에 의존하며 15~30%에서 청색증, 30~50%에서 호흡곤란·두통·피로 등, 50~70%에서 빈호흡과 대사성 산성혈액증·경련·중추억제가 나타난다. 70% 이상이 되면 중증 저산소 상태가 되고 사망하기도 한다.

JPIC 접수 상황　목재 세정제(아염소산 함유), 무선 조종기 연료(나이트로메탄·나이트로에탄 함유), 염소산염, 아질산화합물, 질산염 등의 문의가 있다.

초기 대응을 위한 확인 사항

1. 물질·제품
- 물질명: 물질의 일반명, 제품명 등

  취급 중 사고인 경우, 물질안전보건자료(MSDS)도 확인한다.
- 성상·외관: 고체(분말, 결정 등), 액체, 기체, 색

2. 노출 상황·경로
- 경로: 입에 들어갔다, 삼켰다, 들이마셨다, 눈에 들어갔다, 피부에 부착했다 등
- 장소: 가정 내, 공장, 실험실 등
- 상황: 취급 중 사고인가, 이송 중 사고인가? 잘못 마셨는가, 의도적 섭취인가?

  취급 중 사고일 경우: 업종, 작업 내용, 보호구 착용 상황, 노출량

  잘못 섭취 및 의도적 섭취일 경우는 섭취량(용기 잔량으로 추정되는 최다량)
- 피해자 수, 노출 후 경과 시간, 2차 피해 가능성의 유무

3. 환자의 상태·증상
- 전신 청색증(피부·입술·발톱바닥이 특징적인 푸른 빛 또는 갈색이 도는 회색을 띤다), 두통, 현기증, 호흡곤란, 의식장애 등은 없는가?
- 부상 후의 제염 상황(탈의·세정 타이밍·세정 방법 등)

초기 대응 포인트

심각한 메트헤모글로빈혈증은 생명에 지장이 있을 수 있다.
- 2차 피해 방지: 기체·분진·퓸·액적 흡입, 눈·피부 접촉을 피한다.

  현장(노출 장소, 재해 발생 장소)에 진입하는 경우 적절한 보호구(자급식 호흡기, 화학보호복 등)가 필요하다.
- 즉시 현장에서 벗어나 공기가 신선한 장소로 이동한다.
- 전신 상태가 불량한 경우 즉시 구급 요청을 한다. 심폐 정지 시 심폐소생술을 실시한다.

진찰과 의료기관의 대응
- 경로에 관계없이 청색증이 있는 경우 원칙적으로 의료기관에서 진찰한다.
- 질산염, 아닐린, 나이트로벤젠 등 생체 내에서 변환되어 헴을 산화시키는 물질의 경우 메트헤모글로빈혈증 발병까지 시간이 걸릴 수 있으므로, 노출이 확실하다면 증상의 유무에 관계없이 진찰을 받는다.
- 해독제로서 메틸렌블루가 있으며, 메트헤모글로빈 농도가 30% 이상이면 사용한다. 단 글루코오스 6인

산 탈수소 효소(G6PD) 결손증, NADPH 환원 효소 결손증, 염소산염에 의한 메트헤모글로빈혈증이 나타난 경우는 금기다. 또한 용혈이 있을 경우에도 피해야 한다.

경과관찰
- 아질산화합물, 염소산염, 아염소산염 등 산화 작용으로 헴을 직접 산화시키는 물질인 경우, 가벼운 두통이나 구역질 정도라면 자택에서의 경과관찰이 가능하다.

▌해설

1. 물질 · 제품에 대하여

1) 메트헤모글로빈혈증
- 적혈구 중의 헤모글로빈에 함유어 있는 2가 철이온(Fe^{2+})이 산화되어 3가(Fe^{3+}) 이온이 되면 산소운반능이 없는 메트헤모글로빈이 된다. 통상은 NADH를 보충 효소로 하는 NADH-시토크롬 b5 환원 효소계에 의해 환원되어 메트헤모글로빈 농도는 1% 이하로 유지된다. 메트헤모글로빈혈증은 혈액 중 메트헤모글로빈 농도가 1~2% 이상으로 증가한 상태를 말한다.
- 메트헤모글로빈혈증의 원인으로 선천성 메트헤모글로빈혈증 외에 유아의 일과성 메트헤모글로빈혈증, 화학물질에 의해 헤모글로빈이 산화되어 일어나는 중독성 메트헤모글로빈혈증이 있으며, 글루코오스 6인산 탈수소 효소(G6PD) 결손이나 NADPH 환원 효소 결손 등의 선천성 이상이 있는 경우 위험성이 높다.

2) 메트헤모글로빈혈증의 원인이 될 수 있는 물질
- 헤모글로빈을 산화해 메트헤모글로빈을 생성하고, 중독성의 메트헤모글로빈혈증을 일으키는 것으로 알려진 물질에는 산화제로서 헴을 직접 산화하는 물질과, 생체 내에서 대사되거나 슈퍼옥사이드 및 과산화수소 생성에 의해 간접적으로 헴을 산화하는 물질이 있다.
- 헴을 직접 산화하는 물질(산화제): 아질산화합물, 일산화질소, 과염소산염, 염소산염, 아염소산염, 브롬산염, 산화환원전위가 높은 색소(메틸렌블루 등) 등이 있다.
- 간접적으로 헴을 산화시키는 물질: 질산염(소화관 내에서 아질산화합물로 변환된다), 나이트로기($-NO_2$), 아미노기($-NH_2$), 산 아미드(산의 하이드록시기를 아민으로 치환한 것) 등을 가지는 화합물, 히드라진(NH_2NH_2)의 유도체 등이 있다.

예: 아닐린계 화합물(아닐린, 클로로아닐린, 톨루이딘 등), 아미드류(아세트아닐리드, 설폰아미드, 아미드형 국소마취약 등), 아미노화합물(디아페닐설폰 등), 나이트로화합물(나이트로벤젠, 나이트로톨루엔, 나이트로에탄 등), 히드라진(페닐히드라진 등)이 있다.

3) 메트헤모글로빈혈증의 보고가 있는 물질

【산업용 화학제품】
- 나이트로벤젠, 트리나이트로톨루엔, 나프탈렌, 히드라진, 질산은 등이 있다.
- 아닐린 염료, 목재 표백제(아염소산나트륨) 등에 쓰인다.

【의약품】
- 혈관확장제: 아질산아밀, 나이트로글리세린, 질산이소소르비드, 나이트로플루시드나트륨, 일산화질소 등이 있다.
- 국소마취약: 아미노 안식향산 제틸, 리도카인, 벤조카인, 프릴로카인 등이 있다.
- 화학요법제: 클로로킨, 프리마킨, 디아페닐설폰(답손), 설폰아미드, 설파티아지드, 설파피리딘, 설파메톡사졸, 페나조피리딘 등이 있다.
- 기타: 아세트아니리드, 페나세틴, 메살라진, 메토클로프라미드, 조피클론, 차질산비스무트, 질산은 등이 있다.

【농약】
- 제초제: 염소산염, 요소계(DCMU 등), DCPA가 있다.
- 비료: 질소원으로서 질산성 질소(질산암모늄 등)를 포함한 제품에 쓰인다.

【가정용품】
- 염모제: 페닐렌디아민, 아미노페놀 등의 산화 염료가 있다.
- 인조 손톱 박리제: 나이트로에탄이 해당한다.
- 이산화염소에 의한 공간 제균 제품: 아염소산나트륨 등이 있다.

【식품 유래】
- 아질산나트륨(식품첨가물의 발색제) 등이 있다.
- 질산염을 포함한 우물물이나 채소(시금치, 비트 등)를 다량 섭취 시 증상이 나타난다.

【기타】
- 위험 약품: 아질산에스테르류(아질산에틸, 아질산부틸, 아질산이소부틸 등)가 있다.
- 화재 연기(질소산화물)에 함유된다.

▌JPIC 접수 상황

1) 산업용 화학제품

【접수 건수】 2007~2016년 10년간 메트헤모글로빈혈증을 일으킨 물질로 다음과 같이 접수되었다.

【공업용품】 염소산염 19건, 질산염·아질산화합물 10건, 무선 조종기 연료(나이트로메탄·나이트로에탄 함유) 4건, 히드라진 1건. 목재 세척제(아염소산 함유) 40건

【의약품】 나이트로글리세린 48건, 질산이소소르비드 23건, 국소마취약 52건, 디아페닐설폰 1건, 설파메톡사졸 10건, 메살라딘 81건, 메토클로프라미드 171건, 조피크론 394건

【농약】 염소산염 제초제 7건, DCPA·요소계 제초제 148건

【가정용품】 염모제(페닐렌디아민, 아미노페놀 등의 산화 염료 함유) 133건, 제균제(아염소산 함유) 21건

【위험 약품】 아질산에스테르 4건

▌문헌 보고 예

1) 아질산화합물

• 아질산나트륨 약 15g을 의도적으로 경구 섭취하고 약 1시간 후 내원 시 혼수상태에서 청색증을 보였다. 메트헤모글로빈 농도는 92.5%이며, 인공호흡 관리 후 즉시 메틸렌블루를 정맥 주사한 결과 몇 분만에 의식장애와 청색증은 개선되고, 메트헤모글로빈 농도는 1시간 후에 19%까지 저하되었다[K. Katabami et al., *Case Reports in Emergency Medicine*, Vol. 2016, Special Issue (2016), Article ID: 9013816].

2) 아닐린

• 화학 공장에서 방독마스크와 장갑을 착용해 아닐린을 취급하는 작업을 했지만, 작업 중 보호구를 벗는 등 방호가 불충분했다. 작업 후 두통과 몸에 이상을 확인, 전신이 창백해 의료기관으로 이송되었다. 내원 당시 메트헤모글로빈 농도는 44.8%이며, 메틸렌블루의 정맥 주사로 증상은 개선되었다[마쓰이 코타로(松井恒太郎) 외, ≪일본구급의회지≫, 27(2016), p.559].

3) 염소산염

• 염소산칼륨 약 200g을 의도적으로 경구 섭취해, 청색증과 호흡부전을 보이고 내원했다. 메틸
렌블루 투여는 효과가 없었으며 경과 중 용혈, DIC, 심방세동, 간부전이 나타나 수혈을 실시
했다[J. Sein Anand et al., *Przeglad Lekarski*, Vol.69(2012), pp.585~586].

3. 독성

• 메트헤모글로빈의 농도는 원인물질, 노출량, 노출 기간에 의해 결정된다. 메트헤모글로빈 생
성의 속도와 정도에 영향을 주는 네 가지 요인으로는 ① 산화제가 혈류와 적혈구에 들어가는
속도, ② 체내 독물의 대사와 생체 내 변환율, ③ 독물의 배출율, ④ 세포의 메트헤모글로빈
환원 기구의 작용을 들 수 있다.

• 메트헤모글로빈 농도와 임상증상[S. Haymond et al., *Clinical Chemistry*, Vol.51(2005), pp.434~444].

    3% 미만(정상): 무증상

    3~15%: 거의 증상이 없고, 피부가 푸르스름한 회색이 되는 정도

    15~30%: 청색증, 초콜릿과 같은 갈색 혈액

    30~50%: 호흡곤란, 두통, 피로, 현기증, 실신 및 쇠약

            통상 펄스옥시미터에서 산소 포화도는 약 85%

    50~70%: 빈호흡, 대사성 산성혈액증, 경련, 중추억제, 혼수 발생

    70% 이상: 중증의 저산소 상태, 사망

• 신생아 및 유아는 메트헤모글로빈혈증을 일으키기 쉽다.

    태아헤모글로빈은 산화되기 쉽다.

    위산 분비가 불충분하고 위내 pH가 높기 때문에 질산 환원균으로 아질산염이 유의하게 축적
된다.

    효소계가 미숙해 산화된 헤모글로빈을 환원하는 능력(NADH-시토크롬 b5 환원 효소의 활성)이 낮다.

참고: 규제값, 허용농도 등

• 일본산업위생학회 권고 허용농도(2018년도, 이와 별도로 피부 흡수 가능성이 있다): 아닐린 1ppm,
나이트로벤젠 1ppm

• 급성 노출 가이드라인 농도(AEGL: Acute Expose Guideline Level)

    대기 중으로 방출된 화학물질의 임계농도. 이 농도를 초과하면 일반 사람들의 건강에 영향을
미칠 수 있다.

아닐린(Final: 설정값)

노출 시간	10분	30분	60분	4시간	8시간
AEGL 1 (불쾌감, 자극 등의 영향, 단, 일과성, 가역적)	48ppm	16ppm	8.0ppm	2.0ppm	1.0ppm
AEGL 2(불가역적, 위중, 장기적인 건강 영향)	72ppm	24ppm	12ppm	3.0ppm	1.5ppm
AEGL 3(생명을 위협하는 영향이나 사망)	120ppm	40ppm	20ppm	5.0ppm	2.5ppm

4. 중독 발현 메커니즘

【헤모글로빈의 산화적 장애】

- 적혈구 중 헤모글로빈의 경우 2가 헴철(Fe^{2+})이 산소와 결합하지만, 철이 산화되어 3가(Fe^{3+}) 이온이 되면 산소를 결합할 수 없는 메트헤모글로빈이 된다. 메트헤모글로빈이 존재하면 산소운반능이 저하되고 나아가 헴 4량체의 산소 친화력이 증가하므로, 헤모글로빈-산소 해리곡선이 산소를 해리하기 어려운 방향으로 이동되어 조직으로의 산소 운반량이 감소, 조직저산소증에 이른다.

- 헴을 직접 산화하는 물질(아질산 나트륨 등)은 급속히 메트헤모글로빈을 생성한다.

- 생체 내에서 변환되어 헴을 산화시키는 물질(질산염, 아닐린, 나이트로벤젠 등)은 증상 출현이 늦어진다. 예를 들면, 아닐린은 p-아미노페놀이나 페닐하이드록실아민으로, 나이트로벤젠은 p-나이트로페놀이나 아닐린으로 대사되어 메트헤모글로빈혈증을 일으킨다. 나이트로벤젠에 의한 메트헤모글로빈혈증의 출현은 아닐린보다 늦다.

- 염소산염은 강한 산화 작용에 의해 우선 용혈이 일어나 적혈구 밖으로 나온 헤모글로빈이 산화되어 메트헤모글로빈혈증이 일어난다. 신장 손상은 신장에 직접 작용 및 용혈, 메트헤모글로빈혈증의 2차 작용으로 발생한다.

- 설프헤모글로빈혈증: 메트헤모글로빈혈증을 일으키는 물질과 유황(S)이 존재하면 생체 내에는 존재하지 않는 설프헤모글로빈을 생성하는 경우가 있다. 3가(Fe^{3+})의 헴에 S 원자 1개가 결합한 설프헤모글로빈은 산소운반능이 없지만, 메트헤모글로빈과는 달리 산소를 해리하기 쉬운 방향으로 헤모글로빈-산소해리곡선을 이동시킨다. 따라서 조직으로의 산소 운반량은 영향 받기 어렵고, 순환이나 호흡에도 영향이 작다. 유황을 함유하는 아세틸시스테인 투여 시 메트로플라미드를 병용해 설프헤모글로빈혈증이 나타난 증례보고[J. S. Langford et al., *Annals of Emergency Medicine*, Vol.34(1999), pp.538~541]가 있으며, 그 외에 메트헤모글로빈혈증을 일으키는 물질 단독으로도 증상이 나타날 수 있고, 글루타치온이나 장내 세균에 의해 발생한 황화수소로 인해 설프헤모글로빈혈증을 보일 수 있다.

5. 체내동태

1) 흡수
- 메트헤모글로빈 생산물질의 대부분은 경구, 흡입, 경피 어느 경로로도 빠르게 흡수되고 천천히 대사된다.

2) 대사
- 생체 내에서 변환되어 헴을 산화시키는 물질(질산염, 아닐린, 나이트로벤젠 등)은 메트헤모글로빈혈증의 발증이 지연된다. 또한 최대 24시간 정도 계속적으로 메트헤모글로빈이 생성된다.

3) 배출
- 메트헤모글로빈의 배출 반감기는 평균 15~20시간이다. 메틸렌블루의 투여에 의해 반감기는 40~90분으로 단축된다.

6. 증상

적혈구 중의 메트헤모글로빈이 증가하면 헤모글로빈의 산소운반능, 조직에서의 산소의 해리가 함께 저하되어 조직저산소증에 빠진다. 경구 외에 흡입, 경피에서도 흡수되며 전신증상이 나타날 수 있다.
- 동맥혈산소분압이 정상으로 산소 투여에 반응하지 않는 청색증이 나타난다.
  동맥혈: 갈색(초콜릿색)을 띤다. 공기나 산소와 닿아도 붉어지지 않는다.
  피부·입술·손톱·발톱: 특징적인 푸른 빛 또는 갈색이 도는 회색을 띤다.
  청색증은 메트헤모글로빈 1.5g/dL에서 출현한다(통상 저산소의 경우 탈산소 헤모글로빈 5g/dL보다 낮은 농도로 출현한다).
- 임상증상은 메트헤모글로빈 농도에 의존하며 15~30%에서 청색증이, 30~50%에서 호흡곤란·두통·피로 등이, 50~70%에서 빈호흡과 대사성 산성혈액증 및 경련·중추억제가 나타나고, 70% 이상이 되면 중증 저산소 상태가 되어 사망하기도 한다. 빈혈이 없으면 30%까지는 치료하지 않아도 버틸 수 있다.
- 생체 내에서 변환되어 헴을 산화시키는 물질은 증상 발현까지 시간이 걸릴 수 있다.

【메트헤모글로빈혈증 이외의 증상】

- 설프헤모글로빈혈증: 메트헤모글로빈혈증을 일으키는 모든 물질에서 일어날 수 있다. 녹색 색소에 의한 청색증이 보이나 조직으로의 산소 운반량은 영향을 잘 받지 않으므로 전신 상태에는 영향이 적다고 알려져 있다.
- 아질산화합물·질산염: 혈관 확장 작용에 의한 빈맥, 저혈압, 순환장애를 일으킨다.
- 염소산염·아염소산염: 용혈이 발생한다(강한 산화 작용으로 적혈구를 파괴한다). 급성기의 사인은 메트헤모글로빈혈증을 수반하는 용혈에 의한 조직의 저산소증, 고칼륨혈증 또는 DIC, 천연성의 사인은 신장 장애로 알려져 있다.
- 아닐린: 피부나 눈을 자극한다.

7. 대응

심각한 메트헤모글로빈혈증은 생명에 지장이 있을 수 있다. 경로에 관계없이 청색증이 있는 경우 원칙적으로 의료기관에서 진찰을 받는다.

  * 안전 확보: 기체·분진·품·액적 흡입, 눈·피부 접촉을 피한다.

  현장(노출 장소, 재해 발생 장소) 이외에서 환자와 접촉하는 경우도 충분히 주의하고, 필요에 따라 적절한 보호장비를 착용한다.

▌프리호스피털 케어(prehospital care, 병원 가기 전 응급처지)

- 즉시 현장에서 벗어나 공기가 신선한 장소로 이동한다.
- 전신 상태가 안 좋은 경우 즉시 구급 요청을 한다. 심폐 정지 시 심폐소생술을 실시한다(구강 인공호흡은 피한다).
- 경피적 산소포화도 모니터(펄스옥시미터) 일부 제품은 메트헤모글로빈 농도를 측정할 수 있으며, 병원에 가기 전에도 조기 진단이 가능하다.
- 경구: 토하게 해서는 안 된다. 입 속에 남아 있는 것을 뱉어 낸다. 입안을 헹군다.
- 흡입: 즉시 공기가 신선한 장소로 옮기고, 탈의 및 피부를 물로 씻는다.
- 눈: 눈을 비비지 않도록 주의하고 즉시 물(실온)로 충분히 세정한다. 15분 이상은 물로 씻어야 한다. 콘택트렌즈를 착용한 경우 가능하면 뺀 후 세정한다.
- 피부: 오염된 의복이나 신발은 주의 깊게 벗기고 밀봉한다. 다량의 물로 세척한다.

▌의료기관에서의 처치

• 호흡·순환 관리: 심전도 모니터링을 하고 순환 혈액량을 유지하기 위해 수액을 투여한다. 호흡 상태가 나쁜 경우는 신속하게 기도확보, 산소 투여, 필요에 따라 인공호흡을 실시한다.

• 제염: 경구 섭취한 경우 소화관제염(위세척, 활성탄 투여)을 고려한다. 피부 노출인 경우 진찰전 세척이 불충분하면 즉시 부착 부분을 비누와 물로 충분히 세척한다.

• 해독제: 메틸렌블루(정맥 주사)

  CO 옥시미터 및 혈액 가스 분석을 통해 메트헤모글로빈혈증과 조직의 저산소증을 평가하고, 일반적으로는 메트헤모글로빈 농도가 30%를 넘은 경우에 메틸렌블루 투여를 고려한다.

  통상 1시간 이내에 임상증상이 개선된다(개선되지 않는 경우에는 다른 원인도 고려한다).

  염소산염 등 용혈 위험이 높은 물질의 경우, 또한 용혈이 시사된 경우는 메틸렌블루의 사용을 피하고 용혈 치료를 우선한다.

• 확인이 필요한 검사: 전혈구계산치, 말초혈 도말표본(용혈의 확인), CO 옥시미터(메트헤모글로빈 농도 측정), 혈액 가스 분석(산소화·환기, 전해질·산성혈액증의 평가), 신장 기능(소변 중 질소, 크레아티닌), 심전도 검사(심근허혈의 확인)를 시행한다.

8. 치료 시 주의점

1) 입원 및 경과관찰 기준

• 경로에 관계없이 청색증이나 호흡곤란이 있는 경우, 메트헤모글로빈 농도가 20%를 넘는 경우 원칙적으로 중환자실에 입원시킨다.

• 질산염, 아닐린, 나이트로벤젠 등 생체 내에서 변환되어 헴을 산화시키는 물질의 경우 메트헤모글로빈혈증 발병까지 시간이 걸릴 수 있으므로 증상이 없어도 입원시키고 24시간 정도는 경과관찰한다.

• 디아페닐설폰과 같은 클리어런스가 느린 약물에 의한 메트헤모글로빈혈증인 경우도 입원시킨다.

• 메틸렌블루를 투여한 환자는 메트헤모글로빈혈증의 재발과 메틸렌블루의 부작용 확인을 위해 투여 후 8시간을 경과관찰한다.

2) 메트헤모글로빈혈증 평가

- 메트헤모글로빈혈증의 평가는 CO 옥시미터를 사용한다. 동맥혈 가스 분석에는 동맥혈 산소 분압은 정상이나, 산소 포화도의 계산값은 외관상 높게 표시될 수 있다. 통상 펄스옥시미터의 산소포화도는 경증일 경우 실제보다 낮고 중증이면 실제보다 높아진다. 또한 경피적으로 메트헤모글로빈 농도(SpMet)를 측정할 수 있는 펄스옥시미터도 있다.
- 설프헤모글로빈과의 감별: 일반적인 CO 옥시미터나 흡광광도계는 메트헤모글로빈(630nm)과 설프헤모글로빈(618nm)을 감별하기 어려우며, 메틸렌블루 투여에 반응하지 않는 청색증인 경우는 설프헤모글로빈혈증을 고려한다(흡광광도계의 경우 시료에 시안화나트륨을 첨가함으로써 메트헤모글로빈의 피크는 소실, 설프헤모글로빈의 피크는 불변하므로 구별이 가능하다). 설프헤모글로빈혈증은 적혈구의 수명과 함께 개선되므로 산소 투여 등 보존적으로 치료한다.

3) 해독제

일본에서 의약품으로 시판되는 메트헤모글로빈혈증이 적용되는 약제는 메틸렌블루정주제제뿐이다.

- 메틸렌블루(메틸티오늄염화물수화물, 정맥 주사)가 있다.
- 작용 메커니즘(그림 11): 메틸렌블루는 적혈구에서 NADPH-플라빈 환원 효소에 의해 환원되어 로이코메틸렌블루가 된다. 로이코메틸렌블루는 비효소적으로 메트헤모글로빈을 환원해 헤모글로빈으로 회복시킨다. 또한 설프헤모글로빈혈증에 의한 청색증에는 효과가 없다.

그림 11 메트헤모글로빈혈증과 메틸렌블루의 투여

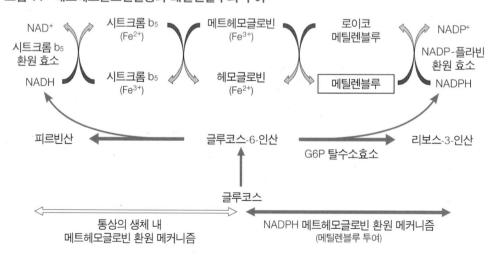

- 사용 방법(메틸렌블루 정맥 주사 50mg): 메틸티오늄염화물수화물로 1회 1~2mg/kg(신생아 및 생후 3개월 이하의 영아는 1회 0.3~0.5mg/kg)을 5분 이상 걸쳐 정맥 내 투여한다. 투여 후 1시간 이내에 증상이 개선되지 않은 경우에는 필요에 따라 같은 양을 반복 투여할 수 있으나 누적 투여량은 최대 7mg/kg까지로 한다(신생아 및 생후 3개월 이하의 영아는 최대 누적 투여량에 대한 정보는 제한되어 있으며 환자의 상태를 관찰하면서 신중하게 투여한다).
- 금기: G6PD 결손증 및 NADPH 환원 효소 결손증이 나타났다면 투여해서는 안 된다(메트헤모글로빈혈증의 악화와 용혈을 일으킬 수 있다). 염소산염, 아염소산염에 노출된 경우에도 금기다(강한 산화제로, 일반적으로 용혈이 선행한다. 메트헤모글로빈혈증보다 용혈의 치료를 우선한다). 시안 중독에 대응하고자 아질산화합물을 투여해 생긴 메트헤모글로빈혈증에 또한 투여해서는 안 된다(시안 중독이 악화된다).
- 주의점: 메틸렌블루 자체가 메트헤모글로빈혈증이나 용혈의 원인이 될 수 있다. 이미 용혈이 일어난 경우는 사용을 피한다(작용 메커니즘에서 적혈구 밖의 메트헤모글로빈에는 효과가 없다).

9. 현장에서 2차 피해의 방지 대책

▌주의사항

- 현장(누출장소, 재해 장소)에 들어갈 경우 적절한 보호구(자급식 호흡기. 화학보호복 등)를 착용하며 눈·피부 접촉 및 기체·분진·품·액적 흡입을 피한다. 방독마스크를 사용할 경우에는 원인 물질에 대응하는 흡수 캔을 적절히 장착해야 한다.
- 허가 없이 출입해서는 안 된다.
- 바람이 통하는 높은 곳에 머무른다.

▌초기 격리 및 방호조치 거리

ERG 2016(2016 Emergency Response Guidebook)에 의거한다.

자세한 내용은 『2016 유해물질 비상대응 핸드북』 또는 '웹 와이저' 참조

https://www.phmsa.dot.gov/hazmat/erg/emergency-response-guidebook-erg

https://webwiser.nlm.nih.gov/knownSubstanceSearch.do

1) 일산화질소

일산화질소(유엔 번호 1660, ERG GUIDE 124)

소규모 유출(208L 이하) (소용기 또는 대용기에서의 소량 유출)			대규모 유출(208L 이상) (대용기 또는 많은 소량용기에서)		
초기 격리 (전 방향)	보호 활동(풍하측)		초기 격리 (전 방향)	보호 활동(풍하측)	
	주간	야간		주간	야간
30m	0.1km	0.5km	100m	0.5km	2.2km

2) 아질산나트륨, 염소산나트륨

아질산나트륨(유엔 번호 150, ERG GUIDE 140)

염소산나트륨(유엔 번호 1495, ERG GUIDE 140)

염소산나트륨(수용액, 유엔 번호 2428, ERG GUIDE 140)

- 초기 격리: 유출 또는 누출 장소에서 전 방향으로 액체인 경우 최소 50m, 고체인 경우 최소 25m
- 보호 활동: 다량유출시 풍하측으로 적어도 100m는 피난을 고려

3) 아염소산나트륨

아염소산나트륨(유엔 번호 1496, ERG GUIDE 143)

- 초기 격리: 유출 또는 누출 장소에서 전 방향으로 액체인 경우 최소 50m, 고체인 경우 최소 25m

4) 아닐린, 나이트로벤젠

아닐린(유엔 번호 1547, ERG GUIDE 153)

나이트로벤젠(유엔 번호 1662, ERG GUIDE 152)

- 초기 격리: 유출 또는 누출 장소에서 전 방향으로 최소 50m

▌누출물 처리

'국제 화학물질 안전성 카드 ICSCs' 참조

  https://www.ilo.org/dyn/icsc/showcard.listCards3

  ① 일산화질소   ICSC: 1311

  ② 아질산나트륨   ICSC: 1120

  ③ 염소산나트륨   ICSC: 1117

④ 아염소산나트륨 ICSC: 1045
⑤ 아닐린　　　　 ICSC: 0011
⑥ 나이트로벤젠　　ICSC: 0065

31

전신독성이 문제가 되는 물질

▌ 개요

물질·제품 의약품이나 농약은 생체로 들어와 작용하도록 설계(디자인)된 화학물질이지만, 생체 적용을 상정하지 않은 화학약품도 흡수되어 전신독성이 문제가 되는 물질이 있다. 특히 분자량이 작고 비교적 단순한 화합물 중에는 체내에 쉽게 흡수되어 기질과의 치환이나 효소 억제 등에 의해 정상적인 생체반응을 방해하는 것이 있다.

문제가 되는 성분과 증상 전신독성이 문제가 되는 물질로는 일산화탄소, 황화수소, 시안화합물, 비소 화합물, 금속, 불화수소, 알코올류, 계면활성제 등이 있다.

* 17장 '일산화탄소(CO)' 271쪽; 18장 '황화수소' 283쪽; 20장 '시안화수소·시안화합물' 303쪽; 21장 '비소화합물(아르신 포함)' 318쪽; 22장 '금속' 332쪽; 24장 '불화수소 및 불화물' 371쪽; 28장 '알코올류' 428쪽; 29장 '계면활성제' 445쪽 참조

그 밖에도 세포 호흡의 억제, 효소 억제, 생체 내 전해질과의 결합, 산화 작용 등으로 전신독성이 문제가 되는 물질은 많이 존재한다. 여기서는 JPIC의 지금까지 경험을 기초로 독성이나 작용 등을 알아둬야 할 물질에 대해 해설한다. 단, 어디까지나 일부이며 문제가 되는 물질은 그 밖에도 존재한다는 것에 주의가 필요하다.

【노출 상황과 관계없이 전신독성을 고려해야 하는 물질】

① 아크릴아미드: 에너지 생산 억제로 인한 신경 축삭의 변성

② 아지화물: 혈관 평활근의 이완에 의한 저혈압

③ 디나이트로페놀·피크르산: 산화적 인산화의 탈공역

④ 수산화테트라메틸암모늄: 아세틸콜린 유사 신경절 흥분 작용

⑤ 이황화탄소: 효소의 불활성화와 세포 손상

⑥ 히드라진류: GABA 감소로 인한 중추신경 자극 작용

⑦ 모노클로로아세트산·모노플루오로아세트산: TCA 사이클 억제

【노출 상황에 따라 전신독성을 고려해야 하는 물질】

① 과산화수소: 산화 작용에 의한 조직 손상과 산소에 의한 가스 색전

② 포름산: 세포 호흡 억제

③ 옥살산·구연산: 칼슘과의 결합에 의한 저칼슘혈증

④ 브롬산염: 산화 작용에 의한 신장 손상과 청력장애

⑤ 페놀·크레졸: 중추신경 억제 작용

⑥ 붕산: 세포 독으로서의 작용에 의한 장기 장애

⑦ 포름알데하이드·포르말린: 단백변성과 대사물의 포름산으로 인한 세포 호흡 억제

JPIC 접수 상황 구연산(포트 세정제 등 가정용품이 대부분임), 페놀(주로 피부질환 치료제), 크레졸 (주로 구더기 방제, 의료용 살균소독제), 붕산(붕산 경단이 대부분임), 과산화수소(주로 가정용 산소계 표백제)에 대한 문의가 많다.

초기 대응을 위한 확인 사항

1. 물질·제품

- 물질명: 물질의 일반명, 제품명, 농도 등

  취급 중 사고인 경우, 물질안전보건자료(MSDS)도 확인한다.

- 성상·외관: 고체(분말, 결정 등), 액체, 기체(품, 액적), 색, 냄새

2. 노출 상황·경로

- 경로: 입에 들어갔다, 삼켰다, 들이마셨다, 눈에 들어갔다, 피부에 부착했다 등
- 장소: 가정 내, 공장, 실험실 등
- 상황: 취급 중 사고인가, 이송 중 사고인가, 의도적 섭취인가?

  취급 중 사고일 경우: 업종, 작업 내용, 보호구 착용 상황, 노출량
- 피해자 수, 노출 후의 경과 시간, 2차 피해 가능성의 유무

3. 환자의 상태·증상

- 의식장애(착란, 혼수 등), 쇼크, 호흡곤란, 경련 등은 없는가?
- 경구 섭취, 기체·분진·품·액적 흡입인 경우 점막의 발적이나 종창, 통증 등은 없는가?
- 피부 노출인 경우 부상 면적, 발적, 수포 등은 없는가? 심각한 경우 화학 손상 및 열상에 의한 부상 정도 는 어떤가?
- 눈의 위화감, 통증, 충혈, 눈물흘림은 없는가?
- 부상 후의 제염 상황(탈의·세정 타이밍, 세정 방법 등)

초기 대응 포인트

전신 노출, 다량 섭취의 경우는 생명에 지장이 있다. 또 지연되어 심각한 증상이 나타날 가능성이 있다.

- 2차 피해 방지: 기체·분진·품·액적 흡입, 눈·피부 접촉을 피한다.

  현장(노출 장소, 재해 발생 장소)에 진입하는 경우 적절한 보호구(자급식 호흡기, 화학보호복 등)가 필요 하다.
- 즉시 현장에서 벗어나 공기가 신선한 장소로 이동한다.
- 전신 상태가 불량한 경우는 즉시 구급 요청을 한다. 심폐 정지 시 심폐소생술을 실시한다.
- 급성기의 응급 처치가 중증도를 크게 좌우하므로, 가능한 한 빨리 제염(탈의, 오염 부위의 세정)한다.

진찰과 의료기관의 대응

- 노출 상황에 관계없이 전신독성을 고려해야 할 물질(아크릴아미드, 아지화물, 디나이트로페놀, 피크르

산, 수산화테트라메틸암모늄, 이황화탄소, 히드라진류, 모노클로로아세트산, 모노플루오로아세트산): 노출되었을 가능성이 있을 경우에는 경로와 관계없이 의료기관에서 진료를 받는다.

- 노출 상황에 따라 전신독성을 고려해야 하는 물질(과산화수소, 포름산, 옥살산, 구연산, 브롬산염, 페놀, 크레졸, 붕산, 포름알데하이드, 포르말린): 노출되어 어떠한 증상·징후가 있을 경우 반드시 의료기관에서 진찰을 받는다.

- 경구 섭취에는 소화관제염을, 흡입 또는 눈이나 피부에 노출된 경우에는 탈의와 세정을 한 후 호흡·순환 관리, 대증치료를 실시한다. 메트헤모글로빈 농도 30% 이상의 메트헤모글로빈혈증을 보인 경우 메틸렌블루를 투여한다.

- 심각한 증상이 지연되어 출현하는 아크릴아미드, 아지화물, 히드라진류는 증상이 없더라도 노출 후 12시간 정도의 경과관찰이 필요하다. 디나이트로페놀, 피크르산은 24~48시간 이내에 급격히 상태가 악화될 수 있으며, 간·신장 손상은 72시간까지 지연될 수 있으므로 72시간 정도는 입원시켜 관찰한다.

▌해설

1. 물질 · 제품에 대하여

- 의약품이나 농약은 생체에 수용되어 작용을 나타내도록 설계(디자인)된 화학물질이지만, 생체 적용을 상정하지 않은 화학약품 중에도 체내에 흡수되어 전신독성이 문제가 되는 물질이 있다. 특히 분자량이 작고 비교적 단순한 화합물 중에는 체내에 쉽게 흡수되어 기질과의 치환이나 효소 억제 등을 일으켜 정상적인 생체반응을 방해하는 물질이 있다.

- 전신독성이 문제가 되는 물질로는 일산화탄소, 황화수소, 시안화합물, 비소 화합물, 금속, 불화수소산, 알코올류, 계면활성제 등이 있다.

  * 17장 '일산화탄소(CO)' 271쪽; 18장 '황화수소' 283쪽; 20장 '시안화수소·시안화합물' 303쪽; 21장 '비소화합물(아르신 포함)' 318쪽; 22장 '금속' 332쪽; 24장 '불화수소 및 불화물' 371쪽; 28장 '알코올류' 428쪽; 29장 '계면활성제' 445쪽 참조

그 외에도 세포 호흡 억제, 효소 억제, 생체 내 전해질과의 결합, 산화 작용 등으로 인해 전신독성이 문제가 되는 물질은 많이 존재한다. 여기서는 JPIC의 지금까지 경험을 토대로 독성과 작용 등을 알아둬야 할 물질로서 아크릴아미드, 아지화물, 디나이트로페놀, 피크르산, 수산화테트라메틸암모늄, 이황화탄소, 히드라진류, 모노클로로아세트산, 과산화수소, 포름산, 옥살산, 구연산, 브롬산염, 페놀, 크레졸, 붕산, 포름알데하이드, 포르말린에 대해 해설한다. 단, 어디까지나 일부이며 문제가 되는 물질은 그 밖에도 존재한다는 것에 주의가 필요하다.

▌ 노출 상황과 관계없이 전신독성을 고려해야 하는 물질

1) 아크릴아미드

- 아크릴아미드($CH_2=CH-CONH_2$)는 백색의 결정으로 물에 매우 잘 녹는다(25℃, 204g/100mL). 증기압은 0.9Pa(25℃)로 잘 기화하지 않는다.
- 응집제, 토양개량제, 섬유의 개량 및 수지 가공, 접착제, 염료의 제조, 오수처리에 사용되고 있다. 실험실에서는 전기영동이나 겔크로마토그래피에 이용한다.
- 식품에 포함된 특정 아미노산과 당류가 튀기기, 굽기 등 고온으로 가열(120℃ 이상)되어 화학 반응을 일으키면 아크릴아미드가 생긴다. 특히 감자와 곡류를 원재료로 하며 120℃ 이상으로 가열 조리한 식품에 많이 포함되어 있다.
- 독극물 취급법에서 극물로 지정되었다.

2) 아지화물

- 아지화물(azide)은 구조 중에 아지드기($-N_3$)를 가진 화합물의 총칭으로 아지화나트륨(NaN_3), 아지화수소(HN_3), 아지화납[$Pb(N_3)_2$] 등이 있다.
- 아지화나트륨은 무색의 결정으로 물에 잘 녹는다(17℃, 41.7g/100mL). 증기압은 1Pa(20℃)로 잘 기화하지 않지만 열, 산, 물과 반응하면 아지화수소가 생성된다.
- 아지화수소는 녹는점 -80℃에서 끓는점 37℃의 액체로, 견디기 어려운 자극 냄새를 가진다. 물에 대한 용해도는 5.4g/L(25℃), 증기압은 64.5kPa(25℃)이다.
- 아지화나트륨은 방부제, 유기 합성 원료로 사용되며 과거에는 자동차용 에어백의 추진제(기폭제)로 사용되었다. 아지화납은 기폭제로 사용된다.
- 1998년 아지화나트륨 독물 혼입 사건이 빈발했고, 1999년 1월 독극물 취급법에서 아지화나트륨 및 이를 함유하는 제제(아지화나트륨 0.1% 이하 함유된 것 제외)는 독물로 지정되었다.

3) 디나이트로페놀, 피크르산

- 디나이트로페놀에는 2,3-디나이트로페놀, 2,4-디나이트로페놀, 3,4-디니트로페놀 등 여러 이성질체가 존재하며, 보통은 단체가 아닌 혼합물로 시판된다. 2,4-디나이트로페놀[$C_6H_3(NO_2)_2OH$]는 특징적인 냄새가 있는 결정으로 물에 잘 녹지 않으며(6g/L), 폭발성이 있다.
- 디나이트로페놀은 목재방부제, 염료, 사진 인상액, 제초제로 사용되어 왔다. 2,4-디나이트로페놀은 미국에서 1900년대 초 다이어트약으로 사용되었으며 이후 1938년에 금지되었으나 현재도 미국을 비롯해 여러 나라에서 사용된다. 독극물 취급법에서 독물로 지정되었다.

• 피크르산(2,4,6-트리나이트로페놀, $C_6H_2(NO_2)_3OH$)은 황색의 결정으로 무취이며 맛은 극히 쓰다. 물에 대한 용해도는 1.4g/100mL, 수용액은 산성이다. 폭발성이 있으며 화약, 불꽃놀이, 농약 (클로로피크린), 염료의 원료가 된다. 독극물 취급법에 따라 극물로 지정되었다.

4) 수산화테트라메틸암모늄

• 수산화테트라메틸암모늄[테트라민, $(CH_3)_4$-OH]은 무색으로 흡습성이 있는 침상결정이며, 수용 액은 약한 아민 냄새를 지닌 강염기(1% 수용액의 pH는 12.9)이다. 잘 기화하지 않고(증기압: 25℃, 1.55×10^{-4}Pa), 135~140℃에서 트리메틸아민과 디메틸에테르로 분해된다.

• 10~30%의 수용액 또는 메탄올용액으로 유통된다.

• 금속이온을 함유하지 않은 알칼리제이며, 반도체 산업에서 포지형 포토레지스트의 알칼리 현 상액으로 사용되는 것 외에 유기 합성이나 촉매에 이용된다.

• 독극물 취급법에서 독물로 지정되었다.

• 테트라메틸암모늄이온[$(CH_3)_4N^+$]은 골뱅이의 침샘에 함유된 유독 성분으로도 알려져 있다.

5) 이황화탄소(CS_2)

• 불쾌한 냄새를 가진 무색 투명한 액체이며, 증기압 48kPa(25℃)로 기화하기 쉽고, 상대 증기 밀도는 2.6으로 공기보다 무겁다. 물에 대한 용해도는 0.2g/100mL(20℃)이다. 충격이나 마 찰, 진동에 의해 폭발적으로 분해될 수 있다. 화재에 의해 유해한 이산화황 퓸을 일으킨다.

• 고무의 제조에 이용되는 것 외에 실험실에서도 사용된다. 가스화된 것을 살충제로 사용하기 도 한다.

• 독극물 취급법에서 극물로 지정되었다.

6) 히드라진류

• 히드라진(NH_2-NH_2)은 자극 냄새가 있는 무색의 오일성 액체로, 발연성·흡습성이 있다. 상대 증기 밀도 1.1이며 공기와 같은 정도, 증기압은 2.1kPa(20℃)로 물과 같은 정도다. 물과 혼화 한다.

• 강력한 환원제이며 산화제, 산, 많은 금속, 금속산화물, 다공질성 물질과 격렬하게 반응한다.

• 분해하면 암모니아, 수소, 질소산화물이 생성된다.

• 인화성, 폭발성이 있으며(폭발하한계: 47~100vol%, 공기 중), 상온에서 저장 가능하기 때문에 로 켓엔진의 자기착화성 추진제나 미사일의 연료, 비상용 전원장치나 연료전지의 연료로 사용된 다. 또한 각종 산업용 화학제품 제조에 이용된다.

- 히드라진의 유사물질로는 수소가 메틸기와 치환된 모노메틸히드라진(NH_2NHCH_3), 1,1-디메틸히드라진[$NH_2-N(CH_3)_2$], 1,2-디메틸히드라진($CH_3NH-NHCH_3$)이 있으며 히드라진과 유사한 성질을 가진다.
- 히드라진, 1,1-디메틸히드라진은 독극물 취급법에서 독물로 지정되었다.

7) 모노클로로아세트산, 모노플루오로아세트산
- 모노클로로아세트산($CH_2Cl-COOH$)은 자극 냄새가 있는 무색의 흡습성 결정으로 물에 매우 잘 녹는다. 증기압은 10Pa(25℃)이다. 공업적으로 제초제, 의약품, 카르복시메틸셀룰로오스, 향료, 염료, 킬레이트제, 계면활성제, 가소제 등의 유기 합성의 중간체 등과 살충제나 사마귀 제거제로 사용되기도 한다. 독극물 취급법에서 극물로 지정되었다.
- 모노플루오로아세트산($CH_2F-COOH$)는 무색무취의 결정으로 물에 매우 잘 녹는다. 증기압은 5.34hPa(25℃)로 아세트산과 동일한 정도다. 모노플루오로아세트산나트륨($CH_2F-COONa$)은 살서제로 사용되었으나 2010년에 농약 등록이 실효되었다. 독극물 취급법에서 특정 독물로 지정되었다.

■ 노출 상황에 따라 전신독성을 고려해야 하는 물질

1) 과산화수소
- 순수한 과산화수소(H_2O_2)는 점성이 있는 무색(다량으로는 청색)의 액체로, 불안정하지만 평평한 유리병에 담아 햇빛을 차단해 보관하면 몇 주간 저장할 수 있다.
- 보통 35~60% 수용액으로 취급된다. 70% 용액의 증기압은 0.1kPa(20℃), pH는 4.4다. 수용액은 서서히 분해되므로 안정제가 첨가된다.
- 강력한 산화제이지만 환원제로도 작용한다. 종이·펄프·섬유의 표백제, 산화제, 가소제·살균제, 반도체 관련 기자재의 세정제, 의약품, 기타 각종 표백제 및 토양개량제로 이용된다.
- 살균소독제로 쓰이는 일본약국방 옥시돌은 과산화수소를 3w/v%(2.5~3.5%) 함유한다.
- 독극물 취급법에서 극물(단 과산화수소 6% 이하를 함유하는 것은 제외)로 지정되었다.

2) 포름산
- 포름산(HCOOH)는 자극적인 냄새가 있는 무색의 발연성 액체이며, 증기압 4.6 kPa(20℃)으로 기화되기 쉽고 물과 혼화한다.
- 염색 보조제, 가죽 무두질, 에폭시 가소제, 포름산 에스테르, 고무 응고제, 도금, 살균제 등으

로 사용된다.
- 독극물 취급법에서 극물(90% 이하 제외)로 지정되었다.

3) 옥살산, 구연산

- 2가의 카르본산인 옥살산$[(COOH)_2]$은 흡습성의 무색 결정 또는 백색의 분말로, 물에 녹는다(물에 대한 용해도: 20℃, 9~10g/100mL). 식품 제조, 껍질 제거, 염료공업, 금속표면처리, 섬유공업, 잉크 제거, 철무의 얼룩 제거 등에 이용된다. 독극물 취급법에서 극물(옥살산으로 10% 이하를 함유하는 것은 제외)로 지정되었다. 또, 에틸렌글리콜의 최종 대사물이다.
- 3가의 카르본산인 구연산$[CH_2COOH-C(OH)COOH-CH_2COOH]$는 무색의 결정으로, 물에 잘 녹는다(물에 대한 용해도: 20℃, 59g/100mL). 식품첨가물, 도금액, 가소제, 사진용품 등에 사용된다.
- 옥살산의 암모늄염, 칼륨염, 구연산인 나트륨염은 물에 녹지만, 칼슘염은 물에 녹지 않는다. 이 성질을 이용해 혈액응고 저지제로 구연산나트륨 주사액이 이용된다.

4) 브롬산염

- 브롬산나트륨$(NaBrO_3)$은 무색무취의 결정, 백색의 과립 또는 결정성의 분말로, 물에 잘 녹는다(물 100mL에 약 40g).
- 브롬산칼륨$(KBrO_3)$은 백색의 결정 또는 과립으로, 물 100mL에 0℃ 3.1g, 40℃ 13.3g 용해한다.
- 퍼머넌트 웨이브제 제2제의 주성분이다. 산화제인 제2제는 제1제에 의해 환원 절단된 모발 단백질의 시스틴 결합(S-S)을 웨이브가 형성된 상태에서 재결합시켜 스타일을 고정한다.

5) 페놀, 크레졸

- 페놀(C_6H_5-OH)는 특이한 냄새가 있는 무색에서 노란색·밝은 분홍색의 결정체다. 증기압은 47Pa(20℃), 상대 증기 밀도는 3.2로 공기보다 무겁다. 물에 잘 녹고(용해도: 20℃, 84g/L), 수용액은 약산이다.
- 크레졸$(CH_3C_6H_4-OH)$는 o-, m-, p-의 이성질체가 있다. 특이한 냄새가 있는 무색의 결정으로, 공기 및 빛에 의해 암적색이 된다. 증기압은 o-: 33Pa(25℃), p-: 15Pa(25℃)로, 급격하게 기화하는 것은 아니지만 서서히 공기를 오염시킨다. 상대 증기 밀도는 o-: 3.7, p-: 1.0이다. 물에 녹고(용해도: o- 25℃ 2.5g/100mL, p- 25℃ 1.9g/100mL), 수용액은 약산이다.
- 의약품의 외용 살균 소독제로 사용되며 염료, 지시약, 방부제, 화학분석용 시약 등 많은 화학약품과 의약품 제조에도 사용된다.

6) 붕산

- 붕산은 산화 붕소가 수화해 생기는 옥소산의 총칭이며, 일반적으로는 오르토붕산(H_3BO_3)을 붕산이라고 부른다. 무취의 무색에서 백색 결정 또는 결정성의 분말로 온수, 따뜻한 에탄올과 글리세린에 잘 녹고, 물 또는 에틸알코올에 약간 녹으며, 에테르에는 거의 녹지 않는다.
- 붕산나트륨[$Na[B_4O_5(OH)_4]\cdot 8H_2O$]은 물 0℃ 1.18%, 20℃ 2.58%, 50℃ 9.55% 녹고, 1.0g을 물 20mL에 녹인 용액의 pH는 9.1~9.6이다. 붕사 1g은 붕산 약 0.65g에 해당한다.
- 과붕산나트륨($NaBO_3\cdot 4H_2O$)은 백색에서 미황색의 결정성 분말로, 냄새가 없고 짠맛이 있다. 물에 대한 용해도는 2.3g/100mL(20℃)이며, 농도에 관계없이 붕산의 완충 작용으로 수용액의 pH는 10.0~10.3이다.
- 의약품으로 붕산 및 붕사가 일본약국방에 수록되었고, 결막낭의 세척·소독에 붕산은 2% 이하, 붕사는 1% 이하의 농도로 사용된다. 그 외에도 살충제(바퀴벌레용 붕산 경단), 화장품 등의 방부제, 붕산염류 제조에 이용된다.

7) 포름알데하이드, 포르말린

- 포름알데하이드(HCHO)는 상온에서 자극 냄새가 있는 무색 기체로, 증기압 519kPa(25℃), 상대 증기 밀도 1.08로 공기와 같으며, 물에 매우 잘 녹는다.
- 병리 조직의 고정제, 수지나 계면활성제의 원료로 사용된다. 유기화합물의 가열이나 연소에 의해 방출되는 것 외에도 수지나 의류, 건축자재 등으로부터 유리되므로, 새집증후군의 원인이 된다고 알려져 있다.
- 포름알데하이드는 아미노산이나 생체 이물질을 대사할 때 내인적(內因的)으로 생성된다. 포름알데하이드에 노출되지 않았더라도 혈액 중 포름알데하이드 농도는 2.61±0.14μg/g이라는 보고도 있다.
- 포르말린은 포름알데하이드의 35.0~38.0% 수용액으로 중합을 막기 위해 안정화제로 5~13%의 메틸알코올이 첨가된다. 특유의 자극 냄새를 가진 무색 투명한 액체며 물, 에틸알코올과 혼화한다. 살균 소독약으로서 기구의 소독에 이용하는 것 외에 의학 분야에서 조직 보존·고정에 이용한다.
- 독극물 취급법에서 극물(포름알데하이드 1% 이하를 함유하는 것은 제외)로 지정되었다.

▌JPIC 접수 상황

【접수 건수】 2007~2016년의 10년간 사고 건수는 다음과 같다.

1) 노출 상황에 관계없이 전신독성을 고려해야 하는 물질

아크릴아미드 8건, 아지화물 7건, 수산화테트라메틸암모늄 1건, 이황화탄소 6건, 히드라진류 6건, 모노클로로아세트산 1건, 모노플루오로아세트산 7건(모두 살서제인 모노플루오로아세트산염)

2) 노출 상황에 따라서 전신독성을 고려해야 하는 물질

과산화수소 1,660건(가정용 산소계 표백제 1,378건, 가정용 염모제·탈색제 204건, 목재용 세정·얼룩 제거제 46건), 포름산 7건, 옥실산 5건, 구연산 660건(포트 세정제 등 구연산을 주성분으로 하는 가정용 품 650건), 브롬산염 7건(파마액 6건), 페놀 155건(외용약인 페놀·아연화리먼트 130건), 크레졸 244건(파리나 모기 유충을 방제하는 '구더기 방제' 112건, 크레졸 비누액 86건), 붕산·붕사 2,981건(해충 구제용 붕산포르마린 2,658건), 포름알데하이드 74건

▌문헌 보고 예

1) 아크릴아미드 경구 섭취 예

• 아크릴아미드 75% 수용액을 약 80mL 경구 섭취했으며 섭취 반나절 후 구토, 약 18시간 후 환각이 나타나 구급 이송되었다. 현저한 대사성 산성혈액증을 보이고 인공호흡, 지속적 혈액투석으로 산성혈액증 증세는 개선되었으며, 5일째에 인공호흡기 제거, 환각 등도 서서히 개선되어 18일째에 퇴원했다. 내원 시 혈청 아크릴아미드 농도는 12,700ng/mL였다[오쿠다 가즈노리 (奧田和功), ≪중독연구≫, 32(2019), pp.71~75].

2) 2,4-디나이트로페놀 경구 섭취 예(사망 예)

• 인터넷에서 구입한 다이어트 서플리먼트(2,4-디나이트로페놀 4,250mg 상당)를 섭취하고 2시간 후에 진료를 받았다. 권태감, 더위, 숨차기, 빈맥을 보여 3시간 후에는 홍분, 섬망, 체온 상승, 선황색 발한이 나타났다. 이후 체온 40.9℃, 근경직, 급성 폐부종을 보였으며 섭취 약 5시간 후 심장마비가 발생해 소생에도 반응하지 않고 사망했다[Holborow A. et al., *BMJ Case Reports*,

Vol.2016(2016), doi: 10.1136/bcr-2016-214689].

3) 수산화테트라메틸암모늄 피부 노출 예(사망 예)

• 수산화테트라메틸암모늄 8.5%가 함유된 세정제가 작업복 위에서 양손·양다리에 묻었고, 30분 뒤 공장 내 샤워실로 향했으나 1시간여 뒤 샤워실 앞에서 심폐 정지 상태로 발견되어 사망했다. 부검에서 몸의 표면적의 12%에 상당하는 상완, 전완, 대퇴부 등에 2도의 화학 손상을 확인했다 [Park S. H. et al., *Journal of Occupational Health*, Vol.55(2013), pp.120~124].

4) 브롬산나트륨 경구 섭취 예

• 파마액 제2제(브롬산나트륨으로 추정 약 20g)를 의도적으로 섭취해 의식장애, 핍뇨, 청각장애가 출현했다. 지속 혈액 여과 투석(CHDF), 혈액투석(HD)을 시행해 신장 기능은 완만하게 개선되 었으나 감음난청이 잔존했다[기타모토 다케시(北元健) 외, ≪중독연구≫, 27(2014), pp.348~350].

5) 크레졸 비누액의 피부 노출 예(사망 예)

• 무좀의 치료 목적으로 크레졸비누액(크레졸 50%, 지방산칼륨 50%) 원액을 넣은 고무장화를 신 고 약 2시간 후 의식소실되어 쓰러졌다. 청색증, 산동, 양 하퇴부 크레졸액 부착부 괴사, 호흡 정지를 확인했다. 의식장애, 경련, 간·신장 기능장애가 나타났고, 3일째에 폐부종, 7일째에 저혈압, 서맥이 되었고, 10일째에 사망했다[일본중독정보센터 엮음, 『증례로 배우는 중독 사고와 그 대책』(도쿄: じほう, 2000), pp.345~348].

3. 독성

■ 노출 상황과 관계없이 전신독성을 고려해야 하는 물질

1) 아크릴아미드

• 동물실험에 따르면 체중 1kg당 50~100mg(50~100mg/kg)에 신경 장애를 일으키고, 300mg/kg 을 초과하는 용량은 중추신경계 장애 및 심혈관계 장애가 급격하게 일어나는 것으로 알려져 있다.

참고: 규제값, 허용농도 등
- 일본산업위생학회 권고 허용농도(2018년도): $0.1mg/m^3$(이와 별도로 피부 흡수 가능성이 있다)

2) 아지화물
- 아지화나트륨의 인체에 대한 경구 최소 치사량은 $10\sim13mg/kg$으로 보고되었다.
- ACGIH 권고 TLV(Threshold Limit Values: 허용농도)

  TLV-C(Ceiling value: 천장치): 아지화 나트륨 $0.29mg/m^3$

3) 디나이트로페놀, 피크르산
- 디나이트로페놀은 $1\sim3mg/kg$의 경구 섭취로 몇 시간 안에 독성을 일으킬 수 있다. 성인의 급성 경구 치사량은 $1\sim3g$이다.

참고: 규제값, 허용농도 등
- ACGIH 권고 TLV(Threshold Limit Values: 허용농도)

  TWA(Time Weighted Average: 시간 가중 평균값): 피크르산 $0.1mg/m^3$

4) 수산화테트라메틸암모늄
- 성인의 경구 최소 치사량으로서 $3\sim4mg/kg$ 또는 $250\sim1,000mg$으로 추측된다[U. Anthoni et al., *Toxicon*, Vol.27(1989), pp.707~716].

5) 이황화탄소
- $60\sim100ppm$에서 단기간에 심각한 증상을 보이며, $200\sim500ppm$으로 사망할 수 있다.

참고: 규제값, 허용농도 등
- 일본산업위생학회 권고 허용농도(2018년도): 1ppm(이와 별도로 피부 흡수 가능성이 있다)
- 급성노출가이드라인 농도(AEGL: Acute Expose Guideline Level)(Final: 설정치)

  대기 중으로 방출된 화학물질의 임계농도. 이 농도를 초과하면 일반 사람들의 건강에 영향을 미칠 수 있다.

노출 시간	10분	30분	60분	4시간	8시간
AEGL 1 (불쾌감, 자극 등의 영향, 단, 일과성, 가역적)	17ppm	17ppm	13ppm	8.4ppm	6.7ppm
AEGL 2(불가역적, 위중, 장기적인 건강 영향)	200ppm	200ppm	160ppm	100ppm	50ppm
AEGL 3(생명을 위협하는 영향이나 사망)	600ppm	600ppm	480ppm	300ppm	150ppm

6) 히드라진류

- 모든 노출 경로에서 매우 강한 독성을 나타낸다.

참고: 규제값, 허용농도 등

- 일본산업위생학회 권고 허용농도(2018년도): 무수 히드라진 및 히드라진-수화물 0.1ppm(이와 별도로 피부 흡수 가능성이 있다)
- 급성 노출 가이드라인 농도(AEGL: Acute Exposure Guideline Level)

히드라진(Final: 설정값)

노출 시간	10분	30분	60분	4시간	8시간
AEGL 1	0.1ppm	0.1ppm	0.1ppm	0.1ppm	0.1ppm
AEGL 2	23ppm	16ppm	13ppm	3.1ppm	1.6ppm
AEGL 3	64ppm	45ppm	35ppm	8.9ppm	4.4ppm

1,1-디메틸히드라진(Final: 설정값), 1,2-디메틸히드라진(Final: 설정값)

노출 시간	10분	30분	60분	4시간	8시간
AEGL 1	NR	NR	NR	NR	NR
AEGL 2	18ppm	6.0ppm	3.0ppm	0.75ppm	0.38ppm
AEGL 3	65ppm	22ppm	11ppm	2.7ppm	1.4ppm

NR: 데이터 불충분으로 권장농도 설정 불가.

7) 모노클로로아세트산, 모노플루오로아세트산

- 모노클로로아세트산의 경구 추정 치사량은 성인은 약 510~100mg/kg으로 알려져 있다. 경피에는 80% 용액이 체표면적의 5% 이상에서 중경증, 6~10%에서 심각한 전신증상을 초래하며 15%를 초과하면 치명적이다.
- 모노플루오로아세트산은 동물실험의 결과치를 사람에게 외삽하면 2~10mg/kg으로 사망할 가능성이 있다.

참고: 규제값, 허용농도 등

- ACGIH 권고 TLV(Threshold Limit Values: 허용농도)

  TWA(Time Weighted Average: 시간가중평균값): 모노클로로아세트산 0.5ppm(이와 별도로 피부 흡수 가능성이 있다)
- 급성 노출 가이드라인 농도(AEGL: Acute Exposure Guideline Level): 모노클로로아세트산(Final: 설정치)

노출 시간	10분	30분	60분	4시간	8시간
AEGL 1	NR	NR	NR	NR	NR
AEGL 2	12ppm	8.3ppm	6.6ppm	1.7ppm	0.83ppm
AEGL 3	NR	NR	NR	NR	NR

NR: 데이터 불충분으로 권장농도 설정 불가.

▍노출 상황에 따라서 전신독성을 고려해야 하는 물질

1) 과산화수소

- 10% 이상의 용액은 피부·점막의 부식성을 나타낸다. 3% 정도는 점막에 가벼운 자극성을 나타낸다.

참고: 규제값, 허용농도 등

- ACGIH 권고 TLV(Threshold Limit Values: 허용농도)

  TWA(Time Weighted Average: 시간가중평균값): 1ppm

2) 포름산

- 60% 포름산 수용액을 최소 30~60g(44~88mL) 경구 섭취했다가 사망한 예가 있다[Westphal F. et al., *International Journal of Legal Medicine*, Vol.114(2001), pp.181~185].

참고: 규제값, 허용농도 등

- 일본산업위생학회 권고 허용농도(2018년도): 5ppm

3) 옥살산, 구연산

- 옥살산은 15~30g, 경우에 따라서는 5g의 경구 섭취로 치명적일 수 있다.
- 구연산 90g을 경구 섭취하여 사망한 예가 있다[Ikeda T. et al., *Legal Medicine*, Vol.17(2015), pp. 532~534].

4) 브롬산염

- 브롬산염의 작용은 염소산염과 유사하지만 독성은 20~30배 강하다.
- 브롬산칼륨: 사람의 경구 추정 치사량은 200~500mg/kg 또는 성인은 10~25g으로 알려져 있다.

5) 페놀, 크레졸

- 5% 이상의 농도는 접촉한 단백을 급속히 변성시킨다.

참고: 규제값, 허용농도 등

- 일본산업위생학회 권고 허용농도(2018년도): 페놀 5ppm(이와 별도로 피부 흡수 가능성이 있다), 크레졸(전체이성체) 5ppm(이와 별도로 피부 흡수 가능성이 있다).
- 급성 노출 가이드라인 농도(AEGL: Acute Exposure Guideline Level): 페놀(Final: 설정치)

노출 시간	10분	30분	60분	4시간	8시간
AEGL 1	19ppm	19ppm	15ppm	9.5ppm	6.3ppm
AEGL 2	29ppm	29ppm	23ppm	15ppm	12ppm
AEGL 3	NR	NR	NR	NR	NR

NR: 데이터 불충분으로 권장농도 설정 불가.
후각 역치=0.25ppm

6) 붕산

- 개인차가 크며, 최대 내량, 최소 치사량은 확립되어 있지 않다. 중독량으로서, 소아: 0.1~0.5g/kg, 성인: 1~3g으로 기재된 자료도 있다.
- 리토비츠(Toby L Litovitz) 등에 의하면, 붕산의 급성 경구 섭취 대부분은 무증상이다. 중증 급성중독 환자의 혈중농도는 34mg/dL을 초과하는 경우가 많다[T. L. Litovitz et al., *American Journal of Emergency Medicine*, Vol.6(1988), pp.209~213].

7) 포름알데하이드, 포르말린

- 포름알데하이드: 후각역치(0.5~1ppm)로 호흡기 자극 증상이 나타날 수 있다. 50~100ppm에서는 5~10분 만에 심각한 장애가 생길 수 있다.
- 포르말린: 성인은 37% 용액일 경우 약 30mL가 치사량으로 알려져 있다.

참고: 규제값, 허용농도 등

- 일본산업위생학회 권고 허용농도(2018년도): 포름알데하이드 허용농도 0.1ppm, 최대허용농도 0.2ppm
- 급성 노출 가이드라인 농도(AEGL: Acute Exposure Guideline Level): 포름알데하이드(Interim: 잠정치 2006.12.12)

노출 시간	10분	30분	60분	4시간	8시간
AEGL 1	0.90ppm	0.90ppm	0.90ppm	0.90ppm	0.90ppm
AEGL 2	14ppm	14ppm	14ppm	14ppm	14ppm
AEGL 3	100ppm	70ppm	56ppm	35ppm	35ppm

▌노출 상황과 관계없이 전신독성을 고려해야 하는 물질

1) 아크릴아미드: 에너지 생성의 억제로 인한 신경 축삭의 변성
- 말초신경계 및 중추신경계에 관해 축삭에서의 에너지 생산을 억제함과 함께 진행성 축삭 변성으로 인한 신경 장애를 일으킨다.

2) 아지화물: 자극성, 혈관 평활근의 이완에 의한 혈압 저하
- 기도 점막, 눈·피부의 자극 작용.
- 흡수되면 혈관 평활근의 이완과 말초혈관확장에 의한 저혈압을 일으킨다.
- 시토크롬산화효소 억제를 일으킬 수 있다.

3) 디나이트로페놀, 피크르산: 산화적 인산화의 탈공역
- 디나이트로페놀은 산화적 인산화의 탈공역제로 작용해 대사 과잉 상태를 일으킨다. 모든 체세포의 대사가 촉진되고 에너지가 열로 방출되기 때문에 고체온이 일어난다. 피루브산 및 젖산에서의 지질 생성이 억제되고 체지방이 소비되어 체중 감소가 일어난다.
- 피크르산은 피부 점막에 자극 작용을 한다. 또 디나이트로페놀과 마찬가지로 산화적 인산화의 탈공역제로 작용할 가능성이 있다.

4) 수산화테트라메틸암모늄: 부식성, 아세틸콜린 유사 신경절 흥분 작용
- 4급 아민으로 알칼리성이며 피부·점막에 대해 강한 부식성을 나타낸다.
- 부교감신경 자극 작용: 아세틸콜린과 마찬가지로, 아세틸콜린 수용체에 대해 자극 작용 및 약한 억제 작용을 한다. 부교감신경절이나 교감신경절의 니코틴 수용체, 부교감신경 말단의 무스카린 수용체를 자극한다.
- 클라레 유사 작용: 다량으로는 탈분극성 차단이 일어나며 신경절 차단에 의해 운동마비, 호흡 정지를 일으킬 수 있다.

5) 이황화탄소: 부식성, 효소의 불활성화 및 세포 손상
- 피부·점막에 대한 부식성이 있어, 피부 노출 후 몇 분 이내에 3도의 화학 손상을 일으킨다.
- 아미노기, 메르캅토기, 수산기 등 많은 구핵기와 반응해 여러 가지 금속이온을 착화하는 물질

을 생성한다. 그 결과 효소의 불활성화와 세포 손상이 일어난다. 도파민수소효소 억제로 대뇌 기저핵이 손상된다.

- 피리독사민과 공유 결합 부가물을 형성해 비타민 B_6의 대사 장애가 생긴다.

6) 히드라진류: 부식성, GABA 감소로 인한 중추신경 자극 작용
- 중간 정도의 강염기로 피부·점막에 대한 부식성이 있다.
- 흡수되면 피리독신인산화효소나 글루탐산 탈카르복실라아제를 억제함으로써 신경전달물질 GABA의 생성을 감소시키고 중추신경의 자극 작용을 초래한다.
- 용혈, 간 장애를 일으킨다.
- 분해로 생긴 암모니아, 질소산화물에 의해 피부·점막의 자극 작용, 부식 작용을 일으킨다.

7) 모노클로로아세트산, 모노플루오로아세트산: 부식성, TCA사이클 억제
- 피부·점막에 대해 아세트산보다 강한 부식성이 있다.
- TCA 사이클에 아세트산과 유사한 기질로 도입된다. 또한 피루브산탈수소효소를 억제함으로써 TCA 사이클을 억제하고 생체 에너지 생산을 억제한다.
- 글루타치온이나 효소 중 설프하이드릴기(-SH)와 반응해 심장, 중추신경계, 골격근에 심각한 조직 손상을 일으킨다.
- 저칼슘혈증(체내에 축적한 구연산이나 대사물의 옥살산이 혈청 중 칼슘과 결합함에 의한) 및 저칼륨혈증

▌노출 상황에 따라서 전신독성을 고려해야 하는 물질

1) 과산화수소: 산화 작용에 의한 조직 손상, 산소에 의한 가스색전증
- 단백질의 산화에 의한 조직 손상
- 조직에 닿으면 산소를 발생시키며, 기계적인 압 상승이나 가스색전증이 생긴다. 3% 수용액 1mL에서 10mL, 35% 수용액 1mL는 115mL의 산소가 발생한다.

2) 포름산: 부식성, 세포 호흡의 억제
- 지방산에서 가장 강한 자극성, 부식성을 갖는다. 10% 이하는 일반적으로 부식성은 나타내지 않는다.
- 흡수되면 해당계 억제와 전자전달계 시토크롬산화효소 억제로 세포 호흡을 억제해 ATP 합성을 감소시키고 고젖산혈증을 동반하는 대사성 산성혈액증을 일으킨다. 적혈구나 혈액응고인

자, 신실질에 직접 작용해 용혈, 출혈, 신장 손상을 일으킨다.

3) 옥살산, 구연산: 부식성, 칼슘과의 결합에 의한 저칼슘혈증

- 피부, 눈, 점막의 중경증~중증의 자극 작용, 부식 작용이 있다.
- 흡수되어 칼슘과 결합함으로써 불용성 칼슘염을 생성하고 저칼슘혈증을 일으킨다.
- 불용성 옥살산칼슘은 신장에 침착하여 신장 손상을 일으킨다.

4) 브롬산염: 산화 작용에 의한 신장 손상 및 청력장애

- 산화 작용에 의한 신장 손상: 브롬산염은 강산화제이며, 요세관에 산화 작용을 나타낸 결과 요세관 상피세포의 변성, 괴사로 인한 신장 손상을 일으킨다. 근위 요세관 상피의 혼탁·종창·고도의 변성·괴사, 지방변성, 간질 부종 등을 동반한다.
- 청력장애: 내이와우의 유모세포가 변성해 세포 장애를 발생시킨다(전정 기능은 유지된다).

5) 페놀, 크레졸: 부식성. 중추신경 억제 작용

- 조직 단백의 변성 응고를 일으키는 세포 독으로, 모든 세포에 대해 독성을 발휘한다. 조직 침투성이 강하여 심부에 침투해 괴사를 초래한다. 흡수 후 혈류를 통해 급속히 증상을 나타내며 간장, 신장, 뇌 등 여러 장기에 변성을 일으킨다.
- 중추신경 억제 작용: 일과성의 흥분, 이어서 억제 작용을 나타내고, 특히 연수에는 초기 흥분 후 마비성으로 작용한다. 신경근 접합부에서의 아세틸콜린 방출 증가와 관련이 있다는 보고도 있으나 확실한 메커니즘은 알려져 있지 않다.

6) 붕산: 세포 독으로서의 작용에 의한 장기 장애

- 탈수 작용 및 점막 자극 작용을 한다.
- 전신독성을 일으키는 메커니즘은 불분명하나 세포 독으로 작용할 가능성이 있으며, 영향을 받기 쉬운 조직은 소화관 점막, 뇌·골수, 간, 신장일 것으로 추측된다.

7) 포름알데하이드, 포르말린: 단백 변성, 대사물의 포름산으로 인한 세포 호흡 억제

- 피부 및 점막의 자극성이 있으며 가스는 눈, 코, 호흡기를 자극한다. 포르말린 경구 섭취는 소화관 점막의 자극을 나타낸다.
- 단백 응고 작용: 포름알데하이드가 단백질인 아미노기($-NH_2$)와 결합해 포르밀화단백질을 생성한다. 단백 응고로 인해 세포의 기능 정지, 괴사에 이른다.

• 대사물의 포름에 의한 작용: 포름알데하이드는 포름산으로, 또 포르말린에 들어 있는 메틸알코올은 포름알데하이드 및 포름산으로 대사되어 심각한 산성혈액증와 시력장애를 일으킨다. 단, 사람이나 동물에서 포름알데하이드 흡입 또는 경구 섭취가 시력장애를 일으키는지는 명확하지 않다.

5. 체내동태

▌노출 상황과 관계없이 전신독성을 고려해야 하는 물질

1) 아크릴아미드
• 경구, 경피, 흡입, 상처 없는 피부와 점막을 통해 빠르게 흡수되며 1시간 안에 최고 혈중농도에 도달한다.
• 간에서 대사되며, 주로 소변으로 일부만 담즙 및 날숨으로 배출된다.

2) 아지화물
• 아지화나트륨은 소화관, 호흡기에서 빠르게 흡수된다. 피부의 흡수에 대해서는 불명확하다.
• 아지화나트륨은 주로 소변으로 배출된다.

3) 디나이트로페놀, 피크르산
• 디나이트로페놀은 모든 경로에서 잘 흡수된다. 피크르산도 소화관, 기도, 피부에서 보다 빠르게 흡수된다.
• 디나이트로페놀은 미변화체나 대사물로서 주로 소변으로 천천히 배출된다.
  사람의 혈청 중 반감기는 13.5일, 혈장 중 반감기는 39.5일이라는 보고가 있다[R. B. Leftwich et al., *Southern Medical Journal*, Vol.75(1982), pp.182~184].

4) 수산화테트라메틸암모늄
• 경구, 경피, 흡입, 상처가 없는 피부나 점막을 통해 급속히 흡수된다(동물실험).
• 미변화 상태로 빠르게 소변으로 배출된다(동물실험).

5) 이황화탄소

- 주로 흡입으로 신속하게 체내에 흡수된다. 피부에서도 약간 흡수된다.
- 혈중농도는 2시간 후 최대치에 도달하며, 체내에 유입된 이황화탄소의 70~95%가 대사된다. 완전히 배출되려면 3~8시간이 걸린다고 알려져 있다.

6) 히드라진류

- 피부, 호흡기, 소화관을 포함한 모든 경로에서 흡수된다.

7) 모노클로로아세트산, 모노플루오로아세트산

- 경구, 흡입, 경피 노출로 흡수된다.
- TCA 사이클에서 모노클로로아세트산은 클로로구연산, 모노플루오로아세트산은 불화구연산으로 변환된다.
- C-Cl 결합의 가수분해에 의해 글리콜산이 생성, 더욱더 산화되어 이산화탄소, 옥살산을 생성한다.

▌노출 상황에 따라 전신독성을 고려해야 하는 물질

1) 과산화수소

- 과산화수소는 상처가 없는 소화관 점막으로부터 흡수되어 문맥순환에 들어간다.
- 조직에 닿으면 카탈라아제 작용이 일어나 빠른 속도로 산소와 물로 분해된다.

2) 포름산

- 리포이드 가용성으로 소화관 점막, 기도 이외에 피부에서도 쉽게 흡수된다.
- 엽산 의존성 대사경로를 통해 이산화탄소와 물로 변환되어 배출된다.

3) 옥살산, 구연산

- 옥살산은 가용성이라도 소화관에서 흡수되기 어렵고 건강한 성인에게는 약 2~5%가 흡수된다. 또한 에틸렌글리콜은 경구 섭취로 잘 흡수되어 옥살산으로 대사된다.
- 구연산은 소화관에서 잘 흡수된다. 효소인 시타라타아제 작용에 의해 옥살로아세트산과 아세트산으로 변환된다.

4) 브롬산염

- 브롬산염은 체내에서 매우 안정되고, 거의 미변화인 채로 소변으로 천천히 오래 배출된다.

5) 페놀, 크레졸

- 증기는 호흡기에서 잘 흡수된다. 액체나 증기는 건강한 피부에서도 잘 흡수된다.
- 투여량의 90% 이상이 페놀의 황산 또는 글루쿠론산 포합체로, 나머지는 카테콜과 히드로퀴논의 포합체로 소변으로 배출된다. 완전히 배출되는 데는 36시간 정도가 필요하다.

6) 붕산

- 소화관, 점막, 상처가 있는 피부에서 특히 잘 흡수된다. 피부·점막의 세정, 관장, 주장으로도 흡수되며 전신, 특히 뇌·간, 신장에 분포한다.
- 주로 미변화체로 신장에서 배출된다. 경구 섭취에서 12시간 이내에 50%가 소변으로 배출되어 혈중의 반감기는 외관상 4~28시간이지만 소변을 통한 배출은 5~7일 계속된다.

7) 포름알데하이드, 포르말린

- 모든 투여 경로에서 매우 빠르게 흡수된다. 알데하이드 탈수소효소에 의해 포름산으로 대사되며, 최종적으로 엽산 의존성 대사경로를 통해 이산화탄소와 물로 변환된다.

6. 증상

▌노출 상황과 관계없이 전신독성을 고려해야 하는 물질

1) 아크릴아미드

- 투여 경로에 관계없이 신경 증상이 출현할 가능성이 있다.
- 증상 출현까지 몇 시간 걸릴 수 있다. 다량으로 노출되면 구토 등의 소화기 증상 외에 경면, 혼란, 환각, 짐작 식장애, 운동 실조, 진전, 심혈 관허탈을 동반하는 경련을 보이며 사망할 수 있다.
- 노출 후 몇 주 동안에 말초신경장애(근력저하, 사지의 저림, 언어장애, 진전, 피로감, 기면, 기억장애, 발한 등)가 나타나며 몇 주~몇 개월 지속될 수 있다. 운동 실조나 감각장애 등이 남을 수 있다.
- 흡입 시 호흡기 자극에 의한 기침과 인두통, 눈에 들어갔을 경우 눈 자극이나 시각장애, 피부

에 부착된 경우 저림, 물집, 표피박리 등을 일으킬 수 있다.

2) 아지화물

- 아지화나트륨의 경구 섭취는 두통, 가벼운 저혈압, 실신, 구역질, 구토, 설사, 복통, 불안감이나 불쾌감이 나타난다.
- 위독한 경우에는 중추신경 억제, 혼수, 흉부 불쾌감, 고체온 또는 저체온, 폐부종, 젖산 산성증, 서맥 또는 빈맥, 중증의 저혈압(때로 고혈압이 선행된다), 부정맥, 심전도 이상, 숨 가쁨, 발한, 실신, 침침함, 경련 등이 나타나 사망할 수 있다.
- 아지화수소의 증기에 노출되면 눈이나 기도 점막을 자극해 기관지염, 두통, 권태감, 현기증, 실신, 저혈압, 폐부종 등을 일으킬 수 있다.
- 증상은 통상 노출 직후부터 출현하지만 지연되기도 한다. 또한, 완전히 회복되기까지 며칠~몇 개월이 걸릴 수 있다.

3) 디나이트로페놀, 피크르산

- 디나이트로페놀은 경구와 경피, 흡입으로 몇 시간 이내에 발열, 빈호흡, 발한, 두통, 권태감, 갈증이 나타난다. 소변이나 대변의 착색(밝은 황색 또는 오렌지색), 결막이나 방수염색으로 인한 황시, 피부에 묻은 경우에는 피부 황염이 나타날 수 있다. 피크르산은 피부·점막 자극에 의한 소화기 증상 외에 디나이트로페놀과 같은 증상이 나타날 가능성이 있다.
- 중증인 경우 경련, 혼수, 청색증, 폐부종, 부정맥, 신장 손상이나 간 장애 외에도, 빈도는 높지 않지만 대사성 산성혈액증, 메트헤모글로빈혈증, 뇌부종을 일으킬 수 있어 사망할 수 있다.
  - * 24~48시간에 급격하게 증상이 악화될 가능성이 있으며, 간·신장 손상은 72시간까지 지연해 출현할 가능성이 있다.

4) 수산화테트라메틸암모늄

- 부식 작용에 의한 증상으로서 소화관의 화학 손상에 의한 홍반이나 발적, 부종이 일어나고 미란이나 궤양이 형성되며, 중증이면 괴사나 천공에 이른다. 구강의 화학 손상, 눈물흘림, 구역질, 구토, 삼킴 장애, 복부 통증, 기침, 소화관 출혈에 의한 토혈·하혈 등이 나타날 가능성이 있다.
- 흡수된 테트라메틸암모늄 이온에 의한 전신 작용은 니코틴 중독과 유사하며, 부교감신경절 및 콜린작용성 신경 종말이 활성화되는 결과 소화관의 긴장 및 운동 활성이 항진된다.
  초기 증상으로서 시력 저하나 시각장애, 현기증, 경면이 특징적이며, 구토, 멀미감, 손발이나 혀의 저림이 있다.

언어장애, 발한, 두통 등이 나타난다. 노출 후 몇 분 정도(골뱅이의 섭식은 30분 정도)에 출현할 수 있다.

- 중증 사례에서 근섬유성 연축, 마비, 호흡곤란, 심전도 이상 등이 나타나며 사망할 수 있다.

5) 이황화탄소

- 부식 작용에 의해 흡입 시 기도 자극이, 눈·피부에는 접촉 부위에 강한 화학 손상이 나타난다.
- 흡수된 이황화탄소에 의한 전신증상으로 중추신경계에서 흥분 후 억제가 나타난다. 현기증, 두통, 피로감, 심각한 경우는 흥분, 섬망, 의식장애, 경련, 호흡 마비에 의한 호흡부전, 부정맥, 순환허탈 등이 나타나 사망할 수 있다.

6) 히드라진류

- 부식 작용으로 경구 섭취로는 소화관 화학 손상에 의한 구토, 설사, 복통, 출혈 등이, 흡입으로는 기침, 작열감, 호흡곤란 외 상기도에서 하기도의 조직 손상에 의한 폐부종을 볼 수 있다. 증기에 의한 눈 자극, 충혈, 통증, 결막염이 나타나며, 피부에 부착된 경우 발적, 통증, 화학 손상 등이 나타날 가능성이 있다.
- 흡수된 히드라진에 의한 전신증상은 평활근에 작용하는 심기능 억제나 혈압 저하, 중추신경 자극에 의한 경련, 의식장애를 볼 수 있다. 대사성 산성혈액증, 간 장애, 메트헤모글로빈혈증, 용혈과 그에 따른 신장 손상 등으로 사망할 수 있다.

7) 모노클로로아세트산, 모노플루오로아세트산

- 경구 이외에 흡입, 경피로도 흡수되어 전신증상이 나타날 수 있다.
- 노출 직후에는 노출 부위의 자극이나 부식으로 인한 증상(경구의 경우 구토, 흡입한 경우 호흡곤란, 경피의 경우 화학 손상)이 나타난다.
- 전신증상의 출현은 14시간 정도 지연해 나타날 수 있다. 심각한 경우, 시간이 지남에 따라 중추성 호흡억제, 저혈압, 율동 이상, 경련, 혼수, 간 장애, 신부전, 폐부종 등의 전신증상이 진행되며 몇 시간에서 며칠 내에 다장기부전으로 사망할 수도 있다.

▌노출 상황에 따라 전신독성을 고려해야 하는 물질

1) 과산화수소

- 경구 섭취한 경우 3% 정도의 희석액으로는 구토, 구강에서 위의 경도 염증, 가벼운 복부 팽만,

복통 등 10% 이상은 구강부터 소화관 점막까지 강한 자극·염증, 화학 손상을 일으킨다. 소화관에서 발생한 산소에 의해 소화관의 열상, 천공이 일어날 수 있다.

- 경구 섭취나 체강 주입(상처 세정이나 관장)으로 발생한 산소에 의해 가스색전증이 일어나면 2차적으로 경련, 혼수, 뇌부종, 뇌경색, 척수경색, 심근경색, 쇼크, 심장마비 등이 나타나 사망할 수 있다. 가스색전증은 3% 수용액의 다량 경구 섭취에서도 보고됐다.
- 증기와 액적 흡입인 경우 저농도에서는 기도 점막에 경도 자극이 있는 정도지만 10% 이상은 중증의 호흡기 자극이나 염증을 일으켜 폐부종과 호흡정지를 일으킬 수 있다. 또한 피부에 부착되면 화학 손상, 눈에 들어갔을 경우 각막궤양이나 천공을 일으킬 수 있다.
- 정맥 내 투여로 용혈이나 신부전이 일어날 수 있다.

2) 포름산
- 농도에 따라 피부, 눈, 점막의 화학 손상을 일으킨다.
- 50g 이상 경구 섭취하면 강한 소화기 증상과 대사성 산성혈액증, 저혈압, 쇼크, ARDS, 급성신부전, 중증의 용혈을 일으킬 수 있다.

3) 옥살산, 구연산
- 경구 섭취 시 중경증~중증의 자극 작용, 부식 작용에 의한 구강 내 발적, 종창 등이 일어난다. 심각한 경우는 소화관 화학 손상에 의한 구강통·인두통, 삼킴곤란·구토, 흉통, 복통, 토혈, 혈성 설사 등이 나타날 가능성이 있다.
- 다량 섭취는 저칼슘혈증을 수반하는 중증의 대사성 산성혈액증, 고칼륨혈증, 저혈압, 빈맥이 일어나 사망할 가능성이 있다.
- 옥살산(에틸렌글리콜 대사물 포함)은 불용성 옥살산칼슘이 신장에 침착해 신장 손상을 일으킨다.

4) 브롬산염
- 구역질, 구토, 설사, 복통, 복부팽만감 등이 경구 섭취 후 1.5~2시간 안에 일어난다. 혈변, 토혈을 하기도 한다.
  이명, 청력장애는 섭취 후 4~16시간에 발병하며 불가역적일 수 있다.
- 위독한 경우 핍뇨, 무뇨 등의 신부전(섭취 후 2~3일만에 발생), 저혈압, 호흡억제, 기면, 혼수 증상이 나타날 수 있다.
- 대사성 산성혈액증, 심근염, 폐부종, 경련, 지연성 말초신경장애가 나타날 수도 있다.

5) 페놀, 크레졸

- 경구 이외에는, 흡입이나 피부를 통해서도 흡수되어 전신증상이 나타날 수 있다.
- 부식 작용으로는 경구 섭취 직후부터 소화관 화학 손상에 의한 구토, 설사, 복강 내 출혈 등이 나타난다. 흡입은 기도 자극에 의한 기침이나 협착음이 나타난 뒤 시간 경과 후에 폐부종을 일으킬 수 있다. 눈 노출로 눈 자극, 충혈, 통증, 결막염이 보이며 실명할 수 있다. 피부 노출은 발적이나 변색, 화학 손상 등이 나타나지만 페놀의 국소마취 작용으로 통증을 느끼지 못할 수도 있다.
- 흡수된 페놀이나 크레졸에 의한 전신증상으로 수십 분~몇 시간 안에 중추 신경 증상이 발현하고 의식장애, 호흡억제, 저체온 등을 나타낸다. 심각한 경우에는 경련, 쇼크, 부정맥, 신장 손상, 간 장애 등이 나타나며 다장기 부전으로 사망할 수 있다. 크레졸은 용혈이나 메트헤모글로빈혈증, DIC가 나타날 가능성이 있다.

6) 붕산

- 경로와 관계없이, 주요 증상은 소화기 증상(구역질, 구토, 설사), 피부 증상(삶은 바닷가재 모양이라고 표현되는 홍반, 표피탈락)이다. 중증 사례로는 탈수에 의한 순환허탈, 중추신경 흥분 또는 억제, 경련 발작, 급성신부전 등을 초래한다.
- 보통 구역질, 구토는 조기에 나타나고 피부 증상은 3~5일 후에 가장 두드러진다. 단, 붕산 섭취 후 20시간 이상 경과하여 소화기 증상이 출현한 사망 사례의 보고도 있다[Ishii Y. et al., *Clinical Toxicology*, Vol.31(1993), pp.345~352].

7) 포름알데하이드, 포르말린

- 포름알데하이드를 고농도로 증기 흡입하면 기침, 삼킴곤란, 기관지염, 폐렴, 후두의 부종이나 경련이 나타난다. 폐부종이나 간독성이 보고되었다. 눈, 코의 점막 자극으로 눈물흘림, 결막염, 코카타르를 일으킨다.
- 포르말린의 경구 섭취는 위장관 손상이 나타나며 농도가 높을 경우 출혈성 위염, 토혈, 협착이 생길 수 있다. 위독한 경우 의식장애, 경련, 혼수, 중증의 대사성 산성혈액증, 빈맥, 순환허탈, 황달 등 간 장애, 혈뇨나 무뇨 등의 신장 손상이 나타날 수 있다. 혈관 안으로 들어갈 경우 용혈을 일으킬 수 있다.
- 고농도 포르말린이 피부나 점막 등에 접촉할 경우 접촉 부위가 하얗고 거칠게 딱딱해져 지각마비가 올 수 있다.

7. 대응

초기에 증상이 가벼워도 생명에 지장이 있으므로 의료기관의 대응이 필요하다. 급성기의 응급 처치는 중증도를 크게 좌우하므로 가능한 한 빨리 제염(탈의, 오염 부위 물 세척)을 시작한다.

대응자의 안전 확보와 환자 상태 안정화(기도확보, 호흡 관리)를 우선해 대증치료를 한다.

* 안전 확보: 기체·분진·퓸·액적 흡입, 눈·피부 접촉을 피한다.

현장(노출 장소, 재해 발생 장소) 이외에서 환자와 접촉하는 경우도 충분히 주의하고, 필요에 따라 적절한 보호장비를 착용한다.

▌프리호스피털 케어(prehospital care, 병원 가기 전 응급처지)

- 즉시 현장에서 벗어나 공기가 신선한 장소로 이동한다.
- 전신 상태가 안 좋은 경우 즉시 구급 요청을 한다. 심폐 정지 시 심폐소생술을 실시한다(구강 인공호흡은 피한다).
- 경구: 토하게 해서는 안 된다. 입 속에 남아 있는 것을 뱉어 낸다. 입안을 헹군다.
- 흡입: 즉시 공기가 신선한 장소로 옮기고, 탈의 및 피부를 물로 씻는다.
- 눈: 눈을 비비지 않도록 주의하고 즉시 물(실온)로 충분히 세정한다. 적어도 30분간은 물로 씻 어야 한다. 콘택트렌즈를 착용한 경우 가능하면 뺀 후 세정한다.
- 피부: 오염된 의복이나 신발은 주의 깊게 벗기고 밀봉한다. 다량의 물(필요에 따라 비누 사용)로 세척한다.

▌의료기관에서의 처치

1) 경구의 경우
- 호흡·순환 관리: 후두 부종이 있으면 기관 삽관을 한다. 정맥로를 확보하고 호흡·순환 동태를 모니터링한다.
- 소화관제염: 구토, 활성탄·하제 투여는 금기, 중화(中和)도 권장하지 않는다.
  희석 시 우유 또는 물로 희석하며, 이 경우 구토 위험성이 있으므로 주의 깊게 한다.
  다량 섭취로 치명적 장애가 예상되는 경우에는, 접촉 시간 단축으로 조직 손상 경감, 흡수를 통한 전신증상 방지를 위해 위 내용물 흡입·세척을 고려한다. 경비위관을 주의 깊게 삽입하고, 흡인한다.

- 해독제: 메트헤모글로빈혈증(히드라진, 크레졸, 디나이트로페놀 등)에는 메틸렌블루를 이용한다.
  그 외 히드라진류는 피리독신을, 이황화탄소는 요소 및 피리독신, 모노클로로아세트산이나
  모노플루오로아세트산은 디클로로아세트산을, 브롬산염은 티오황산나트륨, 포름알데하이드
  는 글루타티온 등을 사용할 수 있으나, 모두 확립된 것은 아니다.
- 배출 촉진: 붕산은 필요에 따라 혈액투석을 한다. 정상적인 치료에 반응하지 않는 중증 환자,
  난치성이 심각한 전해질 이상을 겪는 환자를 관리하도록 권장한다.
- 내시경 검사: 증상이나 X선 검사로는 식도나 위 점막 손상을 예측할 수 없으므로 부식성이 있
  는 물질을 섭취한 경우 12시간 이내(늦어도 24시간을 넘기지 않을 것)에 시행해 소화관 화학 손상
  의 중증도를 판정한다.
- 확인이 필요한 검사: 흉부·복부 X선 검사, 심전도 검사, 혈액 가스 분석, 혈액검사(전혈구 계산
  치, 혈청 전해질, 응고 기능, 간 기능)가 요구되며, 소화관의 천공이 의심될 경우 변의 잠혈검사를
  시행한다.
  히드라진, 크레졸, 디나이트로페놀 등 메트헤모글로빈혈증을 일으킬 가능성이 있는 물질은
  메트헤모글로빈치의 측정이 필요하다.
  과산화수소는 X선 촬영으로 이소성 가스의 유무를 확인한다. 브롬산염은 혈중에서 저농도의
  브롬화물을 생성하는 데 도움이 된다.

2) 흡입한 경우
- 공기가 신선한 장소로 이송하고 흉부 X선 촬영, 혈액 가스 분석, 폐기능 검사 등 호흡 기능 평
  가를 실시한다.
- 호흡 관리: 호흡기 증상이 있으면 산소 투여하고 필요에 따라 기관 삽관 및 인공호흡을 한다.

3) 눈에 들어간 경우
- 즉시 20~30분 세척하고, 화상에 준하여 치료한다.

4) 피부 노출의 경우
- 오염된 옷을 벗기고 다량의 물로 세척한다.
- 부식성 물질에 의한 화학 손상인 경우는 조직 내에 침투한 물질의 작용이 없어질 때까지 파괴
  가 지속되어 깊어지기 때문에 일반적인 화상에 비해 심도 판정을 잘못하는 경우가 많으며, 때
  때로 3도 심달성 손상으로 진행되므로 주의가 필요하다.

8. 치료 시 주의점

1) 입원 및 경과관찰 기준

■ 노출 상황과 관계 없이 전신독성을 고려해야 하는 물질

* 아크릴아미드, 아지화물, 디나이트로페놀, 피크르산, 수산화테트라메틸암모늄, 이황화탄소, 히드라진류, 모노클로로아세트산, 모노플루오로아세트산

- 중추신경 증상 등 어떠한 증상이 있는 경우에는 입원시키고 적어도 12시간 정도는 경과관찰한다.
- 호흡곤란, 3도의 화학 손상, 산성혈액증, 혈행 동태 불안정, 소화관 출혈 등 심각한 증상이 나타나면 중환자실에 입원시킨다.
- 아크릴아미드는 증상이 없어도 노출 후 6~12시간은 의료기관에서 경과관찰하며, 그사이에 증상이 나타나지 않으면 늦게 출현하는 말초신경 증상에 주의해 유사시 재진하도록 한 후 귀가 가능하다.
- 디나이트로페놀 및 피크르산은 24~48시간 안에 급격히 상태가 악화될 수 있으며, 간·신장 손상은 72시간까지 지연될 수 있으므로 72시간 정도는 입원시켜 관찰한다.

■ 노출 상황에 따라 전신독성을 고려해야 하는 물질

* 과산화수소, 포름산, 옥실산, 구연산, 브롬산염, 페놀, 크레졸, 붕산, 포름알데하이드, 포르말린

- 어떠한 증상·징후가 있을 경우에는 입원시킨다.
- 호흡곤란, 3도의 화학 손상, 산성혈액증, 혈행 동태 불안정, 소화관 출혈 등 심각한 증상이 나타나면 중환자실에 입원시킨다.

2) 해독제
메트헤모글로빈혈증에 대한 메틸렌블루 이외는 모두 확립된 것은 없다.

(1) 메트헤모글로빈혈증(히드라진, 크레졸, 디나이트로페놀 등)
- CO 옥시미터 및 혈액 가스 분석을 통해 메트헤모글로빈혈증과 조직의 저산소증을 평가하고, 일반적으로는 메트헤모글로빈 농도가 30%를 초과한 경우에 메틸렌블루 투여를 고려한다. 자세한 내용은 30장 '메트헤모글로빈혈증을 일으키는 물질' 458쪽 참조

(2) 히드라진류

- 피리독신: 중추신경 증상이 있을 경우 피리독신 25mg/kg의 정맥 주사 또는 근육 주사를 벤조 디아제핀과 병용함으로써 경련이나 의식장애, 젖산혈액증에 효과가 있다고 한다. 필요에 따라 반복해 최대 5g까지의 피리독신을 투여한 예가 있다.

(3) 이황화탄소

모두 실험 단계에서 유효성은 확립되어 있지 않다.

- 요소: 0.5~1.5g/kg의 정맥 주사에 의해 혈중 유리 이황화탄소를 불활성화시킬 것으로 생각되지만, 유효성은 확립되어 있지 않다.
- 피리독신: 이황화탄소가 피리독사민과 반응해 피리독사민-디티오카르바민산을 생성하는 것으로 생각되지만 유효성은 확립되어 있지 않다. 25mg/kg을 정맥 주사한다고 알려졌으나, 이황화탄소 중독에 대한 권장 투여량은 없다.

(4) 모노클로로아세트산, 모노플루오로아세트산

- 디클로로아세트산(디클로로아세트산나트륨): IPCS-INTOX에서 해독제로 권장되나 일본 국내에는 의약품 제제가 없으며 사용할 경우 시약을 병원 내에서 제조해야 한다.

(5) 브롬산염

- 티오황산나트륨: 브롬산염에서 브롬화물염으로의 환원을 촉진하는 것으로 알려져 있다. 유효성이나 안전성에 관한 임상 데이터는 없지만 본 약제의 투여 자체에 유의한 위험성은 없으므로 조기에 사용하는 것이 권장된다. 1% 용액 100~500mL를 링거 정맥 주사 또는 가능하면 10% 용액을 10~15mL 정맥 주사한다. 경구 투여는 하지 않는다.

(6) 포름알데하이드, 포르말린

- 글루타티온의 다량 투여는 포르말린의 독성을 경감시킨다고 알려져 있다.

9. 현장에서 2차 피해의 방지 대책

▌ 주의사항

- 현장(노출 장소, 재해 장소)에 들어갈 경우 적절한 보호구를 착용하며 눈·피부 접촉 및 기체·분진·품·액적 흡입을 피한다. 방독마스크를 사용할 경우에는 원인물질에 대응하는 흡수 캔(포름알데하이드의 경우는 '포름알데하이드용')을 적절히 장착해야 한다.
- 허가 없이 출입해서는 안 된다.

• 바람이 통하는 높은 곳에 머무른다.

▌ 초기 격리 및 방호조치 거리

ERG 2016(2016 Emergency Response Guidebook)에 의거한다.

자세한 내용은 『2016 유해물질 비상대응 핸드북』 또는 '웹 와이저' 참조

https://www.phmsa.dot.gov/hazmat/erg/emergency-response-guidebook-erg

https://webwiser.nlm.nih.gov/knownSubstanceSearch.do

1) 노출 상황과 관계없이 전신독성을 고려해야 하는 물질

(1) 아크릴아미드

아크릴아미드(유엔 번호 2074, ERG GUIDE 153P)

• 초기 격리: 유출 또는 누출 장소로부터 전 방향으로 최소 25m

(2) 아지화물

아지화나트륨(유엔 번호 1687, ERG GUIDE 153)

• 초기 격리: 유출 또는 누출 장소로부터 전 방향으로 최소 25m

(3) 디나이트로페놀, 피크르산

2.4-디나이트로페놀(15% 이상 수용액, 유엔 번호 1320, ERG GUIDE 113)

• 초기 격리: 유출 또는 누출 장소로부터 전 방향으로 최소 100m

• 보호 활동: 다량 유출 시 풍하측으로 적어도 500m는 대피 고려

2.4-디나이트로페놀(수용액, 유엔 번호 1599, ERG GUIDE 153)

• 초기 격리: 유출 또는 누출 장소로부터 전 방향으로 최소 50m

피크르산(30% 이상 수용액, 유엔 번호 1344, ERG GUIDE113)

피크르산(10% 이상 수용액, 유엔 번호 3364, ERG GUIDE113)

• 초기 격리: 유출 또는 누출 장소로부터 전 방향으로 최소 100m

• 보호 활동: 다량 유출 시 풍하측으로 적어도 500m는 대피 고려

(4) 수산화테트라메틸암모늄

수산화테트라메틸암모늄(수용액, 유엔 번호1835, ERG GUIDE 153)

수산화테트라메틸암모늄(고체, 유엔 번호 3423, ERG GUIDE 153)

• 초기 격리: 유출 또는 누출 장소에서 전 방향으로 액체인 경우 최소 50m, 고체인 경우 최소 25m

(5) 이황화탄소

이황화탄소(유엔 번호 1131, ERG GUIDE 131)

• 초기 격리: 유출 또는 누출 장소에서 전 방향으로 최소 50m

(6) 히드라진류

히드라진(무수물, 유엔 번호 2029, ERG GUIDE 132)

히드라진(37% 이상 수용액, 가연성, 유엔 번호 3484, ERG GUIDE 132)

히드라진(37% 이상 수용액, 유엔 번호 2030, ERG GUIDE 153)

히드라진(37% 이하 수용액, 유엔 번호 3293, ERG GUIDE152)

• 초기 격리: 유출 또는 누출 장소에서 전 방향으로 최소 50m

1,1-디메틸히드라진, 비대칭디메틸히드라진(유엔 번호 1163, ERG GUIDE131)

소규모 유출(208L 이하) (소용기 또는 대용기에서의 소량 유출)			대규모 유출(208L 이상) (대용기 또는 많은 소량용기에서)		
초기 격리 (전 방향)	보호 활동(풍하측)		초기 격리 (전 방향)	보호 활동(풍하측)	
	주간	야간		주간	야간
30m	0,2km	0.5km	100m	1,0km	1,8km

대칭 디메틸히드라진(유엔 번호 2382, ERG GUIDE131)

소규모 유출(208L 이하) (소용기 또는 대용기에서의 소량 유출)			대규모 유출(208L 이상) (대용기 또는 많은 소량용기에서)		
초기 격리 (전 방향)	보호 활동(풍하측)		초기 격리 (전 방향)	보호 활동(풍하측)	
	주간	야간		주간	야간
30m	0,2km	0.3km	60m	0.7km	1,3km

(7) 모노클로로아세트산, 모노플루오로아세트산

모노클로로아세트산(수용액, 유엔 번호 1750, ERG GUIDE 153)

모노클로로아세트산(고체, 유엔 번호 1751, ERG GUIDE 153)

• 초기 격리: 유출 또는 누출 장소에서 전 방향으로 액체인 경우 최소 50m, 고체인 경우 최소 25m

모노플루오로아세트산(유엔 번호 2642, ERG GUIDE154)

• 초기 격리: 유출 또는 누출 장소에서 전 방향으로 최소 25m

2) 노출 상황에 따라서 전신독성을 고려해야 하는 물질

(1) 과산화수소

과산화수소(60% 이상 수용액, 안정화, 유엔 번호 2015, ERG GUIDE143)

• 초기 격리: 유출 또는 누출 장소에서 전 방향으로 최소 50m

과산화수소(20~60% 수용액, 유엔 번호 2014, ERG GUIDE 140)

과산화수소(8~20% 수용액, 유엔 번호 2984, ERG GUIDE 140)

• 초기 격리: 유출 또는 누출 장소에서 전 방향으로 최소 50m

• 보호 활동: 다량 유출 시 풍하측 방향으로, 최소 100m는 대피 고려

(2) 포름산

포름산(유엔 번호 1779, ERG GUIDE 153)

• 초기 격리: 유출 또는 누출 장소에서 전 방향으로 최소 50m

(3) 브롬산염

브롬산칼륨(유엔 번호 1484, ERG GUIDE 140)

브롬산나트륨(유엔 번호1494, ERG GUIDE141)

• 초기 격리: 유출 또는 누출 장소에서 전 방향으로 최소 25m

• 보호 활동: 다량 유출 시 풍하측으로 최소 100m 대피 고려

(4) 페놀, 크레졸

페놀(고체, 유엔 번호 1671, ERG GUIDE 153)

크레졸(액체, 유엔 번호 2076, ERG GUIDE 153)

크레졸(고체, 유엔 번호 2076, 3455, ERG GUIDE 153)

• 초기 격리: 유출 또는 누출 장소에서 전 방향으로 액체인 경우 최소 50m, 고체인 경우 최소 25m

(5) 포름알데하이드, 포르말린

포름알데하이드(수용액, 인화성, 유엔 번호 1198, ERG GUIDE 132)

포름알데하이드(수용액, 유엔 번호 2209, ERG GUIDE 132)

• 초기 격리: 유출 또는 누출 장소에서 전 방향으로 최소 50m

▌ 누출물 처리

'국제 화학물질 안전성 카드 ICSCs' 참조

https://www.ilo.org/dyn/icsc/showcard.listCards3

1) 노출 상황에 관계없이 전신독성을 고려해야 하는 물질

① 아크릴아미드   ICSC: 0091

② 아지화나트륨   ICSC: 0950

③ 2,4-디나이트로페놀   ICSC: 0464

    피크르산   ICSC: 0316

④ 이황화탄소   ICSC: 0022

⑤ 히드라진   ICSC: 0281

    1,1-디메틸히드라진   ICSC: 0147

    1,2-디메틸히드라진   ICSC: 1662

⑥ 모노클로로아세트산   ICSC: 0235

    모노플루오로아세트산   ICSC: 0274

2) 노출 상황에 따라서 전신독성을 고려해야 하는 물질

① 과산화수소   ICSC: 0164

② 포름산   ICSC: 0485

③ 옥살산   ICSC: 0529

    구연산   ICSC: 0855

④ 브롬산나트륨   ICSC: 0196

    브롬산칼륨   ICSC: 1115

⑤ 페놀   ICSC: 0070

    크레졸   ICSC: 0030(o-), 0646(m-), 0031(p-)

⑥ 붕산   ICSC: 0991

⑦ 포름알데하이드   ICSC: 0275

참고
주요 산업(업종)별 사고발생 화학물질 정리

화학물질은 우리의 생활을 풍요롭게 하고, 건강하고 쾌적한 일상생활을 영위하게 한다. 또한 산업에 있어서도 화학물질을 전혀 사용하지 않는 업종은 없다고 해도 과언이 아니다. 한편, 사용법을 잘못하거나 누출 등의 사고가 발생하거나 하면, 건강에 악영향을 주는 리스크가 있다.

수많은 산업·업종이 존재하지만, 업종마다 자주 사용되는 화학물질에는 큰 차이가 있다. 또, 작업환경이나 작업 내용에 따라 노출되기 쉬운 화학물질이 존재한다. 화학물질에 대한 노출은 때때로 사망이나 부상으로 이어질 수 있으며 산업에 직접 종사하는 사람 외에 동료, 경우에 따라서는 인근 주민 등에게도 피해가 미칠 수 있다.

사고 발생 상황 후생노동성이 매년 공표하는 「노동자 사상병 보고(労働者死傷病報告)」(https://anzeninfo.mhlw.go.jp/user/anzen/tok/anst00.htm)에 의하면, '12 유해물질 등과의 접촉'에 의한 사상자는 2008~2017년의 4,898건의 사례가 보고되었다. 연평균 500사례 전후로 추이되며, 큰 변동은 없다. 사상자가 10년간 100건 이상 있었던 것은 다음의 17개 업종이었다.

- 제조업: 식료품 제조(621건), 화학공업(438건), 금속제품제조업(295건), 기계기구제조업(112건), 전기기계기구제조업(139건), 이송용 기계 등 제조업(122건), 기타 제조업(144건)
- 건설업: 토목공사업(179건), 건축공사업(365건), 기타 건설업(204건)
- 운수교통업: 도로화물운송업(170건)
- 상업: 소매업(199건)
- 보건 위생업: 의료보건업(133건), 사회복지시설(123건)
- 유흥업: 음식점(198건)
- 청소·도축업(385건)
- 기타 사업(130건)

표 1에 주요 업종별로, 각 업종에서 자주 사용하는 화학물질 및 작업 중 노출될 우려가 있는 화학물질을 정리했다. 이 책에서 다룬 물질에 대해서는 게재 페이지를 함께 기재했다.

단, 여기에 예시로 든 화학물질은 어디까지나 일례이며, 각 업종 모두 중독의 원인이 될 수 있는 물질은 그 밖에도 다수 있다. 어느 업종에서나 실제로 중독사고가 발생했을 경우에 원인물질을 특정하려면 사용한 물질·제품뿐만 아니라 작업 내용 등도 확인할 필요가 있다.

*업종의 분류는 후생노동성「노동자 사상병 보고」에 의한 사상재해 발생 상황에 따랐다.

표 1 주요 업종별, 자주 사용되는 화학물질, 작업 중에 노출될 우려가 있는 화학물질의 예(1)

대표적인 물질	용도·발생 상황	본서 참조
1. 제조업		
① 식료품제조업: 육제품, 유제품, 수산 식료품, 농업 보존 식료품, 빵, 과자, 술, 음료 등의 제조		
이산화탄소(CO_2)	드라이아이스, 탄산음료 등의 제조 공정에서 사용	16장 '가스 전반' 242쪽
프레온류	냉장·냉동 설비의 냉매	27장 '탄화수소류(연료류, 유기용제)' 414쪽
암모니아(NH_3)		16장 '가스 전반' 242쪽
일산화탄소(CO)	연료 등의 불완전 연소에 의해 발생	17장 '일산화탄소(CO)' 271쪽
황화수소(H_2S)	유기물의 발효, 부패 등으로 발생	18장 '황화수소' 283쪽
황산화물(SOx)		16장 '가스 전반' 242쪽
염소(Cl_2)	염소계 표백제와 산의 혼합으로 발생	19장 '염소' 294쪽
알코올류	발효식품 제조 및 주조공장에서 발생 에틸알코올은 살균제로 사용	28장 '알코올류' 428쪽
알칼리	식품 가공, 기구 등의 세척에 사용	26장 '알칼리' 401쪽
산		25장 '산' 386쪽
계면활성제(세제, 세정제)	기구 등의 세척에 사용	29장 '계면활성제' 445쪽
차아염소산류(염소계 표백제)	식품 및 기계류 소독에 사용	생활화학제품 편 27장 '염소계 표백제' 237쪽
아세트산아밀	주조공장의 효모에서 발생	
트리메틸아민$[N(CH_3)_3]$, 트리에틸아민$[N(CH_2CH_3)_3]$	수산 식료품 제조에서 어육의 부패 등에서 발생	
방부제, 식품첨가물, 살충제 등		
② 섬유공업·섬유제품 제조업: 제사업, 방적업, 직물업, 염색 정리업, 의복 및 기타 섬유제품 제조		
일산화탄소(CO)		17장 '일산화탄소(CO)' 271쪽
황화수소(H_2S)	양모 등의 가열에 의해 발생 가능	18장 '황화수소' 283쪽
질소산화물(NOx)		16장 '가스 전반' 242쪽

아닐린 등	염료의 성분	30장 '메트헤모글로빈혈증을 일으키는 물질' 458쪽
계면활성제	염색 보조제	29장 '계면활성제' 445쪽
염소(Cl₂)		19장 '염소' 294쪽
과산화수소(H₂O₂)	섬유의 표백제	31장 '전신독성이 문제가 되는 물질' 472쪽
오존(O₃)		16장 '가스 전반' 242쪽
수산화나트륨(NaOH), 암모니아 수용액(NH₄OH)	면포 등의 전처리에 사용	26장 '알칼리' 401쪽
유기용제		27장 '탄화수소류(연료류, 유기용제)' 414쪽

③ 목재·목제품 제조업, 가구·장비품 제조업: 제재업, 합판 제조업, 목제가구 제조업, 금속제 가구 제조업, 창호 제조업 등		
유기용제(톨루엔, 자일렌, 나프타, 벤진 등)	접착제, 도료 등에 함유	27장 '탄화수소류(연료류, 유기용제)' 414쪽
알코올류		28장 '알코올류' 428쪽
포름알데하이드(HCHO)	접착제에 함유	31장 '전신독성이 문제가 되는 물질' 472쪽
아염소산		30장 '메트헤모글로빈혈증을 일으키는 물질' 458쪽
불화수소산(HF)	목재 세척, 표백에 사용	24장 '불화수소 및 불화물' 371쪽
과산화수소(H₂O₂)		31장 '전신독성이 문제가 되는 물질' 472쪽

④ 펄프·종이, 종이 가공품 제조업: 펄프·종이, 종이 가공품 등의 제조		
황화수소(H₂S)	크라프트펄프법에서 환원성 황화합물이 발생	18장 '황화수소' 283쪽
메틸메르캅탄, 황화메틸 등		
염소(Cl₂)		19장 '염소' 294쪽
이산화염소(ClO₂)	펄프 표백에 사용	
오존(O₃)		16장 '가스 전반' 242쪽
산	종이 제조 공정에서 사용	25장 '산' 386쪽
알칼리		26장 '알칼리' 401쪽
아크릴아미드	폴리아크릴아미드(종이의 강도를 향상시키는 물질)의 원료	31장 '전신독성이 문제가 되는 물질' 472쪽
DMSO(디메틸설폭사이드)	리그닌(제지부생성물)을 황화합물과 가열하면 발생	

⑤ 인쇄·제본업: 인쇄업·제본업·복사업 등		
안티모니, 납, 구리	주조 활자 재료 (활판 인쇄 제판 시 노출 가능)	22장 '금속' 332쪽
아닐린 등	잉크 염료에 함유	30장 '메트헤모글로빈혈증을 일으키는 물질' 458쪽
포름알데하이드(HCHO)	접착제에 함유	31장 '전신독성이 문제가 되는 물질' 472쪽
탄화수소류	잉크의 용제, 인쇄기기에 묻은 잉크 세척에도 사용	27장 '탄화수소류(연료류, 유기용제)' 414쪽

⑥ 화학공업: 무기·유기화학 공업용품·화학섬유, 의약품, 석유제품·플라스틱제품, 고무 제품·피혁제품, 도료, 화학비료 등의 제조		
황화수소(H_2S)	유기물 사용 시 발생	18장 '황화수소' 283쪽
황산화물(SOx), 질소산화물(NOx) 등		16장 '가스 전반' 242쪽
중금속(안티모니, 비소, 바륨, 크롬, 납, 마그네슘, 텔루르, 아연 등)	잉크와 도료의 안료제, 충전제 등에 사용	22장 '금속' 332쪽; 21장 '비소화합물(아르신 포함)' 318쪽
수산화칼슘(석회유)		26장 '알칼리' 401쪽
유기산(포름산, 구연산, 옥실산 등)	가죽제품 제조 공정에서 사용	31장 '전신독성이 문제가 되는 물질' 472쪽
크롬산(H_2CrO_4)		22장 '금속' 332쪽
산(무수아세트산 등)	화학섬유 제조 등에 사용	25장 '산' 386쪽
알칼리(암모니아 등)		26장 '알칼리' 401쪽
염소(Cl_2)		19장 '염소' 294쪽
과산화수소(H_2O_2)	표백제로 사용	31장 '전신독성이 문제가 되는 물질' 472쪽
오존(O_3)		16장 '가스 전반' 242쪽
아세트알데하이드	고무 제품 원료	
아닐린, 아질산화합물 등	염료, 잉크 제조	30장 '메트헤모글로빈혈증을 일으키는 물질' 458쪽
칼슘시안아미드	비료 제조	
탄화수소류(아세톤, 벤진, 벤젠, 나프타, 피치 등)		27장 '탄화수소류(연료류, 유기용제)' 414쪽
알코올류(메틸알코올 등)		28장 '알코올류' 428쪽

⑦ 요업·토석 제품 제조업: 시멘트, 유리, 도자기, 내화물, 건설용 점토제품 등의 제조		
일산화탄소(CO)	유리 제조 시 발생 가능	17장 '일산화탄소(CO)' 271쪽
황산화물(SOx), 질소산화물(NOx)		16장 '가스 전반' 242쪽
염소(Cl_2)		19장 '염소' 294쪽
납	유리의 성분으로서 이산화규소(SiO_2)에 첨가	22장 '금속' 332쪽
비소		21장 '비소화합물(아르신 포함)' 318쪽
붕산(H_3BO_3)		31장 '전신독성이 문제가 되는 물질' 472쪽

금속(크롬, 철, 구리, 망간, 코발트, 니켈 등)	도자기 및 유리 착색에 사용	22장 '금속' 332쪽
염산(HCl), 황산(H_2SO_4) 등	유리 공예 등에 사용	25장 '산' 386쪽
불화수소산(HF)		24장 '불화수소 및 불화물' 371쪽

⑧ 철강·비철금속 제조업: 제철, 제강, 정련, 압연, 주물 등의 제조

일산화탄소(CO)		17장 '일산화탄소(CO)' 271쪽
이산화탄소(CO_2), 질소산화물(NOx), 황산화물(SOx)	제조 공정에서 발생	16장 '가스 전반' 242쪽
황화수소(H_2S)	금속 분리정제 등에 사용	18장 '황화수소' 283쪽
비소화합물(아르신 포함)	비석 포함 광물 금속추출, 정련 작업 시 노출	21장 '비소화합물(아르신 포함)' 318쪽
불화수소산(HF)		24장 '불화수소 및 불화물' 371쪽

⑨ 금속 제품 제조업: 양식기·칼날, 나사, 금속 프레스 제품 등의 제조, 용접, 도금 등

아세틸렌(C_2H_2)	가스 용접에 사용	27장 '탄화수소류(연료류, 유기용제)' 414쪽
질소산화물(NOx), 오존(O_3)	용접 작업에서 발생 가능	16장 '가스 전반' 242쪽
금속 퓸		23장 '금속 퓸·폴리머 퓸' 360쪽
암모니아(NH_3)	전기도금 산성욕에서 발생 가능	16장 '가스 전반' 242쪽
아르신		21장 '비소화합물(아르신 포함)' 318쪽
시안화물	전기도금에 사용	20장 '시안화수소·시안화합물' 303쪽
크롬산(H_2CrO_4)	크롬도금에 사용	22장 '금속' 332쪽
금속(안티모니, 비소, 납, 카드뮴 등)	도금 피막에 미량 첨가	22장 '금속' 332쪽
이산화질소(NO_2)	금속의 산 세척에서 발생 (금속과 질산의 반응에 의해 발생)	16장 '가스 전반' 242쪽
질산(HNO_3)	금속의 산 세척에 사용	25장 '산' 386쪽
불화수소산(HF)		24장 '불화수소 및 불화물' 371쪽
벤진, 나프타 등	금속 제품의 표면 연마에 사용	27장 '탄화수소류(연료류, 유기용제)' 414쪽
윤활유	절삭유, 담금질유 등으로 사용	27장 '탄화수소류(연료류, 유기용제)' 414쪽

⑩ 기계 기구제조업·전기 기계 기구제조업·이송용 기계 등 제조업: 기계, 측정기, 정밀 기계, 중전기, 경전기, 전자·통신 기기용 부분품, 선박, 자동차, 철도 차량, 항공기 등의 제조

반도체 재료 가스(알곤 등의 불활성 가스, 아르신, 암모니아, 디보란, 실란 등)	실리콘 웨이퍼, GaAs 웨이퍼 등 반도체 제조에 사용	16장 '가스 전반' 242쪽, 21장 '비소화합물(아르신 포함)' 318쪽
수산화테트라메틸암모늄	IC칩 등의 전자부품 제조, 기계·기구 세척 등에 사용	31장 '전신독성이 문제가 되는 물질' 472쪽
불화수소산(HF)		24장 '불화수소 및 불화물' 371쪽

아세틸렌(C$_2$H$_2$)	가스 용접에 사용	27장 '탄화수소류(연료류, 유기용제)' 414쪽
질소산화물(NOx), 오존(O$_3$) 금속 퓸	용접 작업에서 발생 가능	16장 '가스 전반' 242쪽 23장 '금속 퓸·폴리머 퓸' 360쪽
암모니아(NH$_3$) 아르신	전기도금으로 발생 가능	16장 '가스 전반' 242쪽 21장 '비소화합물(아르신 포함)' 318쪽
시안화물	전기도금에 사용	20장 '시안화수소·시안화합물' 303쪽
크롬산(H$_2$CrO$_4$)	크롬도금에 사용	22장 '금속' 332쪽
금속(안티모니, 비소, 납, 카드뮴 등)	도금 피막에 미량 첨가	22장 '금속' 332쪽, 21장 '비소화합물(아르신 포함)' 318쪽
탄화수소류	도료, 세정제에 용제로서 함유	27장 '탄화수소류(연료류, 유기용제)' 414쪽
납, 크롬산나트륨 등	강철 구조물의 방청 도료에 함유	22장 '금속' 332쪽

⑪ 전기·가스·수산업: 전기, 가스, 수도 공급

염소(Cl$_2$) 오존(O$_3$) 차아염소산 등	정수장에서 소독제로 사용	19장 '염소' 294쪽 16장 '가스 전반' 242쪽
폴리 염화알루미늄 등	정수장에서 응집제로 사용	
진한황산(H$_2$SO$_4$) 수산화나트륨(NaOH)	pH 조절제로 사용	25장 '산' 386쪽 26장 '알칼리' 401쪽

⑫ 기타 제조업: 자동차정비업, 기계 수리업, 세탁업, 담배제조업 등

자동차 정비업

일산화탄소(CO) 이산화탄소(CO$_2$), 질소산화물(NOx)	연료의 불완전연소로 발생 가능	17장 '일산화탄소(CO)' 271쪽 16장 '가스 전반' 242쪽
황산	납축전지 배터리 보충액	25장 '산' 386쪽
에틸렌글리콜	냉각수액	28장 '알코올류' 428쪽
메틸알코올	윈도우 워셔액	28장 '알코올류' 428쪽
탄화수소류	도료, 세정제에 용제로서 함유	27장 '탄화수소류(연료류, 유기용제)' 414쪽

세탁업

오존(O$_3$)	살균, 탈취제	16장 '가스 전반' 242쪽
나프타, 벤진, 트리클로로에틸렌 등	드라이클리닝 용제	27장 '탄화수소류(연료류, 유기용제)' 414쪽
차아염소산류	표백제	생활화학제품 편 27장 '염소계 표백제' 237쪽
염소(Cl$_2$)		19장 '염소' 294쪽

| 불화수소산(HF) | 금속 얼룩 제거제 | 24장 '불화수소 및 불화물' 371쪽 |
| 불소수지 | 방수 가공제 | 생활화학제품 편 94장 '방수 스프레이' 787쪽 |

보석 장식품 제조업

시안화물	도금에 사용	20장 '시안화수소·시안화합물' 303쪽
비소	도금 피막에 미량 첨가	21장 '비소화합물(아르신 포함)' 318쪽
금속(세렌, 텔루르, 안티모니 등)		22장 '금속' 332쪽

2. 광업: 석탄광업, 채석업, 자갈채취업, 금속광업, 석유광업 등

이산화탄소(CO_2), 질소산화물(NO_x)		16장 '가스 전반' 242쪽
일산화탄소(CO)	탄광에서 발생 가능	17장 '일산화탄소(CO)' 271쪽
황화수소(H_2S)		18장 '황화수소' 283쪽
암모니아(NH_3)	코크스를 가열할 경우 발생	16장 '가스 전반' 242쪽
황화수소(H_2S)	석유정제 과정에서 수소화 정제 장치 등에서 발생	18장 '황화수소' 283쪽

3. 건설업: 토목공사업, 건축공사업 등

암모니아(NH_3), 이산화탄소(CO_2)	유기물의 부패 등으로 발생 가능	16장 '가스 전반' 242쪽
메탄(CH_4)		27장 '탄화수소류(연료류, 유기용제)' 414쪽
황화수소(H_2S)	유황을 포함한 유기물의 혐기성 세균에 의한 분해(부패)에 의해 발생	18장 '황화수소' 283쪽
아세틸렌(C_2H_2)	가스 용접에 사용	27장 '탄화수소류(연료류, 유기용제)' 414쪽
질소산화물(NO_x), 오존(O_3)	용접 작업이나 배관 절단으로 발생 가능	16장 '가스 전반' 242쪽
금속 흄		23장 '금속 흄·폴리머 흄' 360쪽
산화칼슘(CaO), 수산화칼슘[$Ca(OH)_2$]	콘크리트 및 시멘트 재료	26장 '알칼리' 401쪽
규산나트륨	콘크리트 및 시멘트 첨가제로 사용	26장 '알칼리' 401쪽
아질산염, 질산염		30장 '메트헤모글로빈혈증을 일으키는 물질' 458쪽
납, 크롬산나트륨 등	강철 구조물의 방청 도료에 함유	22장 '금속' 332쪽
탄화수소류	도료, 접착제, 시너, 세정제에 함유	27장 '탄화수소류(연료류, 유기용제)' 414쪽
포름알데하이드($HCHO$)	접착제에 함유	31장 '전신독성이 문제가 되는 물질' 472쪽

디클로로메탄[CH2Cl2]	도막 박리제에 함유	27장 '탄화수소류(연료류, 유기용제)' 414쪽
벤질알코올		28장 '알코올류' 428쪽
아염소산염	목재용 세정제, 목재용 얼룩 제거제 함유	30장 '메트헤모글로빈혈증을 일으키는 물질' 458쪽
불화수소산(HF)		24장 '불화수소 및 불화물' 371쪽
아스팔트, 타르, 피치, 클레오소트,	도로포장, 목재 보존제로 사용	
살충제		3장 '살충제(농약)' 64쪽
살균제	조경업에 사용, 살충제는 목조건축에서 흰개미 방제제 성분	8장 '살균제(농약)' 142쪽
제초제		10장 '제초제(농약)' 168쪽
비료		

디클로로메탄은 CH_2Cl_2, 불화수소산은 HF이다.

4. 운송교통업: 철도·궤도업, 수운업, 항공업, 도로 여객운송업, 도로화물운송업 등

휘발유, 경유, 액화석유가스(LPG)	연료	27장 '탄화수소류(연료류, 유기용제)' 414쪽
일산화탄소(CO)	연료의 불완전연소로 발생 가능	17장 '일산화탄소(CO)' 271쪽
이산화탄소(CO2), 질소산화물(NOx)		16장 '가스 전반' 242쪽

5. 화물 취급업·창고업: 육상화물 취급업, 항만 운송업 등

암모니아(NH3), 아크로레인, 이산화탄소(CO2), 오존(O3)	냉장/냉동설비의 냉매	16장 '가스 전반' 242쪽
디클로로메탄[CH2Cl2] 등	케미컬 탱커의 세정제(또한 화학약품을 넣은 탱크 등의 세정 작업에는 적재된 화학약품도 중독 기인 물질이 될 수 있다)	27장 '탄화수소류(연료류, 유기용제)' 414쪽
이산화탄소(CO2)		16장 '가스 전반' 242쪽
브롬화메틸(CH3Br), 요오드화메틸(CH3I), 인화알루미늄(AlP)	화물 훈증제, 창고 훈증제 (창고업에서, 수확 후의 농작물 물품 처리나 검역을 위해)	6장 '훈증제(농약)' 113쪽
청산(HCN)		20장 '시안화수소·시안화합물' 303쪽

6. 농림수산업: 농업, 임업, 축산업, 수산업

황화수소(H2S)	가축의 분뇨나 퇴비의 보관·처리 시설에서 발생 가능, 석회황합제와 산성비료를 혼합하면 황화수소(H2S)가 발생	18장 '황화수소' 283쪽
메탄(CH4)		27장 '탄화수소류(연료류, 유기용제)' 414쪽
암모니아(NH3)		16장 '가스 전반' 242쪽
일산화탄소(CO)	폐쇄 공간(비닐하우스 등)에서 발전기 등을 사용한 경우 발생	17장 '일산화탄소(CO)' 271쪽
이산화질소(NO2)	사일로(농산물, 가축 사료 저장) 내에서 발생 가능	16장 '가스 전반' 242쪽

토양 훈증제(클로로피크린, D-D 등)		6장 '훈증제(농약)' 113쪽; 7장 '클로로피크린(농약 클로루피크린)' 131쪽
살충제	농업, 축산업, 수산업에서 사용	3장 '살충제(농약)' 64쪽
살균제		8장 '살균제(농약)' 142쪽
제초제		10장 '제초제(농약)' 168쪽
비료		
동물용 의약품		

7. 상업·금융·광고업: 도매업, 소매업, 이미용업, 출판업, 건물매매업, 정보제공서비스업, 금융업, 영화·연극업, 통신업 등

이/미용업

아세톤, 아세트산에틸	네일용품에 함유	27장 '탄화수소류(연료류, 유기용제)' 414쪽
나이트로에탄		30장 '메트헤모글로빈혈증을 일으키는 물질' 458쪽
산화 염료(p-페닐렌디아민 등)	염모제·염모료 성분	30장 '메트헤모글로빈혈증을 일으키는 물질' 458쪽
암모니아수(NH_4OH)		26장 '알칼리' 401쪽
과산화수소(H_2O_2)		31장 '전신독성이 문제가 되는 물질' 472쪽
알코올류		28장 '알코올류' 428쪽
환원제(티오글리콜산 등)	파마약 성분	
산화제(브롬산, 과산화수소 등)		31장 '전신독성이 문제가 되는 물질' 472쪽

8. 교육연구업: 자동차교습소, 소프트웨어업, 기타 교육 연구업 등

시설 내에서 사용하는 약제

염소(Cl_2)	주방, 수영장 등에서 차아염소산과 다른 약제의 혼합으로 발생	19장 '염소' 294쪽

초등학교·중학교·고등학교의 과학 실험

황화수소(H_2S)	황화수소 발생 실험: 철분과 유황 분말 가열로 생성한 황화철에 묽은 황산 또는 묽은 염산을 첨가	18장 '황화수소' 283쪽
염소(Cl_2)	염화구리 수용액의 전기 분해로 발생	19장 '염소' 294쪽
암모니아(NH_3)	암모니아 발생 실험	16장 '가스 전반' 242쪽
염산(HCl)	염산으로 철을 녹이는 실험	25장 '산' 386쪽
요오드(I_2)	요오드 전분 반응(요오드에서 전분 색이 변화)	

액체질소(N_2), 액체 헬륨(He)	냉각제[헬륨은 핵자기 공명(NMR) 냉각에 사용]	16장 '가스 전반' 242쪽
아크릴아미드, 아지화나트륨, 페놀	각 연구 분야별 다수의 약품 사용, 독성이 높은 화학물질도 존재	31장 '전신독성이 문제가 되는 물질' 472쪽
불화수소		24장 '불화수소 및 불화물' 371쪽
탄화수소류(아세톤 등)		27장 '탄화수소류(연료류, 유기용제)' 414쪽
알코올류(메틸알코올, 이소프로필알코올 등)	용매	28장 '알코올류' 428쪽

9. 보건 위생업: 의료보건업(병원, 진료소 등), 사회 복지 시설, 목욕탕업 등

산소(O_2), 아산화질소(N_2O), 이산화탄소(CO_2), 질소(N_2)	의료용 가스(병원 내 배관 또는 봄베에서 사용)	16장 '가스 전반' 242쪽
산화에틸렌(CH_2OCH_2)	의료기구의 멸균처리, 비품(침대 등) 살균에 사용	16장 '가스 전반' 242쪽
염소(Cl_2)	차아염소산과 산성 물질의 혼합으로 발생	19장 '염소' 294쪽
차아염소산, 클로로헥시진		
벤잘코늄 염화물	의료기구의 살균, 피부 점막의 소독, 수질관리 등에 사용	29장 '계면활성제' 445쪽
크레졸		31장 '전신독성이 문제가 되는 물질' 472쪽
의료용 의약품 전반		

10. 접객오락업: 여관업, 음식점, 골프장, 공원·유원지 등

일산화탄소(CO)	주방, 급탕설비 등에서 발생	17장 '일산화탄소(CO)' 271쪽
염소(Cl_2)	목욕탕, 수영장, 대형 시설의 공기 조절 기계실, 주방 등에서 차아염소산과 산성 물질의 혼합으로 발생	19장 '염소' 294쪽
알칼리[수산화나트륨(NaOH), 수산화칼륨(KOH)]	업소용 식기세척기 및 기름때용 세정제에 함유	26장 '알칼리' 401쪽
염소계 세정제, 표백제	목욕탕, 수영장, 대형 시설 공조 기계실, 주방 등에서 사용	생활화학제품 편 27장 '염소계 표백제' 237쪽
살충제	음식점, 여관, 녹지 등에서 사용	3장 '살충제(농약)' 64쪽
제초제	골프장, 공원 등에서 사용	10장 '제초제(농약)' 168쪽

11. 청소·도축업: 빌딩 유지보수업, 산업 폐기물처리업, 화장업, 도축업 등

황화수소(H_2S)	산업폐기물 등에서 발생(또한 산업 폐기물 중에는 독성이 높은 화학물질이 혼입되어 있을 가능성도 있다)	18장 '황화수소' 283쪽
메탄(CH_4)		27장 '탄화수소류(연료류, 유기용제)' 414쪽

염소(Cl$_2$)	차아염소산과 산성 물질의 혼합으로 발생 가능	19장 '염소' 294쪽
염소계 표백제	청소업에서 세척제로 사용	생활화학제품 편 27장 '염소계 표백제' 237쪽
염산(HCl)		25장 '산' 386쪽
불화수소산(HF)		24장 '불화수소 및 불화물' 371쪽
석유계 탄화수소	왁스에 함유	27장 '탄화수소류(연료류, 유기용제)' 414쪽
알코올류		28장 '알코올류' 428쪽
알칼리(에탄올아민 등)	왁스 박리제 성분	26장 '알칼리' 401쪽

12. 기타사업: 관공서, 파견업, 경비업, 정보처리서비스업 등

사진업

알칼리[탄산나트륨(Na$_2$CO$_3$), 수산화나트륨(NaOH) 등]		26장 '알칼리' 401쪽
아세트산(CH$_3$COOH)		25장 '산' 386쪽
구연산	사진 현상 및 정착	31장 '전신독성이 문제가 되는 물질' 472쪽
브롬화은(AgBr), 하이드로퀴논, p-메틸아미노페놀황산염, 아스코르브산, p-하이드록시페닐글리신, 방향족 디아민, 폴리카르복실산아민류 착물 [Fe(III) EDTA 등], 티오황산염 등		

미술·공예용품

중금속(납, 아연, 카드뮴, 크롬, 코발트, 구리 등)	물감, 도료, 유약 등 무기 안료 성분	22장 '금속' 332쪽
옻칠		
탄화수소류	도료·접착제 용제, 시너에 함유	27장 '탄화수소류(연료류, 유기용제)' 414쪽
알코올류		28장 '알코올류' 428쪽
이산화셀렌, 황산구리, 염화아연	스테인드글라스 제작에 사용	22장 '금속' 332쪽
로진		
아셀레늄산(H$_2$SeO$_3$)	총의 청미제로 사용	22장 '금속' 332쪽
레진	수지 원료	

급성중독 초기 대응 매뉴얼:
화학작용제 편

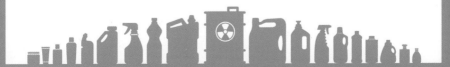

총감수

요시오카 도시하루(吉岡敏治)
공익재단법인 일본중독정보센터 대표이사(이사장)
모리노미야의료대학 부학장

감수

시마즈 다케시(嶋津岳士)
공익재단법인 일본중독정보센터 업무집행이사(전무이사)
오사카대학 대학원 의학계연구과 응급의학 교수

미즈타니 다로(水谷太郎)
공익재단법인 일본중독정보센터 업무집행이사(상무이사)
지쿠세이시 의료감

오쿠무라 데쓰(奥村徹)
공익재단법인 일본중독정보센터 업무집행이사(메디컬 디렉터)

집필자 일람

미즈타니 다로(水谷太郎)
일반재단법인 구급진흥재단 구급구명규슈연수소

하마다 마사히코(濱田昌彦)
주식회사 시게마쓰제작소 선임연구원
(전 육상자위대 화학학교 부교장)

나카무라 가쓰미(中村勝美)
닛코기카주식회사 기술부
(전 육상자위대 연구본부 특수무기연구실 실장)

공익재단법인 일본중독정보센터(가나다순)

구로키 유미코(黒木由美子)   다카노 히로노리(髙野博德)
미세 마사시(三瀬雅史)   엔도 요코(遠藤容子)
오쿠무라 데쓰(奥村徹)   요시오카 도시하루(吉岡敏治)
이마다 유코(今田優子)   이다 가오루(飯田薫)
하타노 야요이(波多野弥生)

이 책의 사용 방법
화학작용제 편
/
각론의 구성과 기재 내용

『급성중독 초기 대응 매뉴얼』총서는 공익재단법인 일본중독정보센터(JPIC) 운영 '중독110번' 의 30년 이상 경험을 바탕으로 병원 가기 전 대응과 의료기관에서의 초기 대응 및 그 해설을 정리한 것이다. 2부「화학작용제 편」은 전쟁이나 테러 활동에서 살상을 목적으로 사용하는 화학물질인 화학작용제(Chemical Agents: CAs)에 대한 사고 발생 시 초기 대응 포인트를 작용 그룹과 화학물질별로 정리했다.

화학작용제에 의한 중독은 좀처럼 발생하지는 않지만 생명을 위협할 수 있고 동시에 많은 환자가 발생할 것이 예상되며 2차 노출과 2차 피해의 위험성도 있다. 실제로 사고가 발생했을 때 환자를 치료하는 의사, 간호사, 약사, 또 사고 발생 현장에서 대응하는 구급대원, 소방, 경찰 등의 관계자가 '자신의 몸을 보호하면서' '상황을 객관적으로 파악'하고 '발생할 수 있는 위험을 상정'한 후에 '정확하게 판단하여 대응'하기 위한 정보를 정리했다.

이 책의 내용은 2019년 현재의 정보를 바탕으로 한다. 또 모든 물질·제품을 망라할 수 없으므로 실제 급성중독 환자가 발생했거나 발생할 우려가 있는 긴급 상황에서 책 내용에 해당하지 않거나 판단이 어려운 경우에는 '중독110번'으로 문의하기 바란다.

▌ 중독110번 전화번호

● 일반 시민 전용 전화(정보 제공료 무료, 통화료만 부담)
  오사카 072-727-2499(365일, 24시간)
  쓰쿠바 029-852-9999(365일, 9~21시)

● 의료기관 전용 전화(정보 제공료: 1건당 2,000엔)
  오사카 072-726-9923(365일, 24시간)
  쓰쿠바 029-851-9999(365일, 9~21시)

● 찬조회원 전용 전화(연회비제)
  비공개

1. 「화학작용제 편」의 구성

「화학작용제 편」에서는 평소 익숙하지 않은 화학작용제에 대응하는 것을 전제로 하여 다음과 같이 총 5장 31항목으로 구성했다.

> **제1장 총론: 화학무기 위기관리 매뉴얼**
>
> 화학테러 대응의 기본적인 개념을 이해하기 위한 총론이다. 재해거점병원의 의사를 비롯한 의료종사자는 물론, 화학테러 대응에 관계되는 모든 직종의 관계자는, 대응하기 전에 꼭 정독하시기를 권장한다.
>
> **제2장 신경작용제 대응 매뉴얼; 제3장 수포작용제 대응 매뉴얼**
>
> 화학작용제는 작용 메커니즘에 따라 크게 '신경작용제', '혈액작용제', '질식작용제', '수포작용제', '최루작용제', '구토작용제', '무력화작용제' 7유형으로 분류할 수 있다. 그중에서도 화학테러 등에 사용될 개연성이 높은 '신경작용제'와 '수포작용제'에 대응하는 것을 상정해 각각 상세히 기재했다.
>
> **제4장 화학무기 대응 매뉴얼(25항목)**
>
> 화학작용제의 7유형 25물질에 대응하기 위한 요점을 간략하게 정리한 자료다.
>
> ① 신경작용제(4항목): 사린(GB), 소만(GD), 타분(GA), VX
>
> ② 혈액작용제(3항목): 시안화수소(AC), 염화시안(CK), 아르신(SA)
>
> ③ 질식작용제(4항목): 염소(CL), 클로로피크린(PS), 포스겐(CG), 디포스겐(DP)
>
> ④ 수포작용제(4항목): 머스터드 가스(H, HD), 질소 머스터드(HN), 루이사이트(L), 포스겐 옥심(CX)
>
> ⑤ 최루작용제(6항목): 클로로아세토페논(CN), 클로로벤질리딘말로노니트릴(CS), 디벤조옥사제핀(CR), 브로모벤질시아나이드(CA), 캡사이신(OC), 머스터드 오일
>
> ⑥ 구토작용제(3항목): 아담사이트(DM), 디페닐클로로아르신(DA), 디페닐시아노아르신(DC)
>
> ⑦ 무력화작용제(1항목): 퀴뉴클리디닐벤질레이트(BZ)
>
> **제5장 신규 화학작용제 대응 매뉴얼(3항목)**
>
> 제4장의 7유형 25물질 이외에도 최근 암살사건이나 폭주 진압 목적으로 사용되어 주목받는 물질이 있다. 이러한 신규 화학작용제 중, 리신, 노비촉, 펜타닐에 대해서, 현재까지 알려진 내용을 정리했다.

2. 총론: 화학무기 위기관리 매뉴얼 구성과 기재 내용

화학테러는 발생 예측이나 피해 규모 상정이 어렵고, 또 피해의 진행 속도는 매우 빠르다. 피해

자를 구명하기 위해서는 노출로부터 구출·구조, 제염까지의 시간을 단축시킴과 동시에 의료기관에서 진료받을 때까지의 시간을 단축하는 것이 중요하다. 인명 구조를 최우선으로 하는 화학테러 대응 매뉴얼(훈련 시나리오)을 책정하는 것은 화학테러 대응과 관련된 여러 기관의 중요 과제가 되었다.

이 점을 바탕으로 총론은 세계의 최신 테러 정세 중에서 화학테러 현황과 화학테러 대응에 필요한 검지(환경 모니터링), 구역 설정(조닝), 개인보호장비, 구출·구조, 환자 분류(트리아지), 현장 긴급 처치, 제염, 대피 유도의 기본적인 개념을 중증 피해자 구명의 관점에서 해설했다. 총론의 구성은 다음과 같다.

▌ 요점
① 세계의 최신 테러 정세 중에서 화학테러의 현황
② 신속한 검지와 상황 파악
③ 구역 설정
④ 개인보호장비(PPE, Personal Protective Equipment)
⑤ 구출·구조
⑥ 환자 분류: 다량 환자 발생 시 환자 분류
⑦ 응급 처치·구명 처치
⑧ 제염
⑨ 대피 유도
▌ 참고문헌

검지 기기의 진보, 화학작용제의 특성과 노출 상황, 피해자의 중증도를 고려한 구출·구조, 제염과 동시에 구명 처치를 염두에 둔 구역 설정, 가능한 한 활동하는 데 방해받지 않는 개인방호에 대해서 일본 국내외에서 검토된 최신 정보로부터 습득한 지식을 정리했다. 병원, 특히 재해 거점병원의 대응 방식에 대해서는 도쿄 지하철 사린 사건 당시 성루카국제병원의 대응을 정리하고, 일본중독정보센터의 재해 대응 요강과 「NBC 테러 기타 대량 살상형 테러 대처 현지 관계 기관 연대 모델(NBCテロその他大量殺傷型テロ対処 現地関係機関連携モデル)」에 대해서 의료기관이 유의해야 할 점을 중심으로 해설했다.

3. 신경작용제 대응 매뉴얼 및 수포작용제 대응 매뉴얼의 구성과 기재 내용

같은 유형으로 분류되는 화학작용제라도 물리적·화학적 성질이나 독성, 작용의 차이에 따라 노출 경로나 증상, 지속성 등이 각각 달라서 환자에 미치는 영향은 다르다. 신경작용제와 수포작용제의 각각 4항목의 작용제를 비교해 그 차이점을 보다 구체적으로 이미지화할 수 있도록 했다.

1) 요점

신경작용제와 수포작용제에 대한 물질 정보, 작용, 증상, 치료, 2차 피해 방지를 정리했다. 급성 중독에 대응하기 전에 개요를 먼저 파악하길 권장한다.

【의료기관의 대응 기본】 초기 대응 환자 및 대응자 자신의 안전을 확보하기 위해 최소한 알아 두어야 할 정보를 정리했다.

2) 역사적 배경

화학작용제의 개발 및 사용된 역사, 화학무기 금지 조약 등을 정리했다.

3) 물성

신경작용제·수포작용제(각각 4항목)에 대한 화학명, 구조식, 성상, 화학적·물리적 성질 등을 비교할 수 있도록 표 형식으로 정리했다.

4) 독성

신경작용제·수포작용제(각각 4항목)에 대해서 사람에 대한 추정 치사량, 중독량을 비교할 수 있도록 표 형식으로 정리했다.

참고: 규제값, 허용농도 등

독성에 관련된 참고 정보로서 일본산업위생학회 권고 허용농도, AEGL(급성 노출 가이드라인 농도) 등을 기재했다.

5) 체내동태

사람에 대한 정보를 우선시하고, 동물실험의 데이터는 그 내용을 기재했다.

6) 중독 발현 메카니즘

신경작용제는 4항목 공통 작용인 아세틸콜린에스테라제의 억제 작용에 대해, 수포작용제는 각각 머스터드, 루이사이트, 포스겐 옥심에 대해 중독의 발현 메커니즘을 기재했다.

7) 증상

경로별로 주요 증상을 일반적 증상과 심각한 경우에 나타나는 증상으로 나누어 시간 경과도 포함해 기재했다.

【부위별 증상】 출현할 가능성이 있는 증상을 부위별로 열거했다.

8) 확인이 필요한 검사

증상과 함께, 확인이 필요한 검사를 제시했다.

9) 오염 관리

【현장에서의 환자 제염】 제염의 필요성과 요점에 대해 정리했다.

참고: 규제값, 허용농도 등

신경작용제·수포작용제(각각 4항목)에 대해서 환경 중 오염 지속시간 등의 데이터를 비교할 수 있도록 표 형식으로 정리했다.

10) 환자 분류

환자 분류 시 포인트가 되는 증상이나 시간 경과를 표로 정리했다.

11) 치료

【개요】 제염, 해독제·길항제, 호흡·순환 관리, 대증치료, 관찰 기간에 대한 요점을 기재했다.

【상세】 다음의 항목을 상세하게 기재했다.

　① 기본적 처치: 제염

　② 특이적 처치

　③ 대증치료

12) 예후, 후유증

지금까지 보고된 예후나 후유증에 대해 문헌 보고 등의 자료를 바탕으로 기재했다.

4. 화학무기 대응 매뉴얼 및 신규 화학작용제의 구성과 기재 내용

▌개요

각 항목에 대해 물질 정보, 작용, 증상, 치료, 2차 피해 방지를 정리했다. 급성중독의 개요를 파악하기 위해서 대응하기 전에 먼저 정독하기를 권장한다.

▌배경

화학작용제의 사용 역사, 화학무기 금지 조약 등을 정리했다.

1) 물성
화학작용제의 성상, 구조식, 화학적·물리적 성질, 환경오염의 지속시간 등을 정리했다.

2) 독성, 중독 발현 메커니즘, 체내동태
(1) 독성
• 사람의 독성에 관한 정보가 있는 경우 가능한 한 기재했다.
참고: 규제값, 허용농도 등
독성에 관련된 참고 정보로서, 일본산업위생학회 권고 허용농도, AEGL(급성노출 가이드라인 농도) 등을 기재했다.
(2) 중독 발현 메커니즘
• 체내동태: 사람의 정보를 우선시하고, 동물실험의 데이터는 그 내용을 기재했다.

3) 중독 증상
(1) 개요
• 주요 증상을 가능한 한 경로별로, 또 일반적 증상과 심각한 경우에 나타나는 증상으로 나누어, 시간 경과도 포함하여 기재했다.
(2) 부위별 증상
• 출현할 가능성이 있는 증상을 부위별로 열거했다.
(3) 예후(일부)
• 실제 사례 등도 포함해 기재했다.

4) 치료

(1) 개요

- 제염 방법, 해독제 유무, 경과관찰의 유의점 등을 간략하게 기재했다.

(2) 상세

- 경로별로 ① 기본적 처치, ② 대증치료, ③ 특이적 치료로 구분해 기재했다.

5) 경과관찰

- 5장 '신규 화학작용제'에는 경과관찰을 추가로 기재했다.

6) 오염 관리

- 5장 '신규 화학작용제'에는 오염 관리를 추가로 기재했다.

5. 참고 자료

이 책을 집필하면서 참고한 자료를 기재했다(URL은 2020년 2월 현재). 또, 이와 별도로 증례 보고 등을 소개한 문헌은 각 기재 말미에 서지 정보를 괄호 안에 기재했다.

1) 법률 · 공정서 · 행정기관 자료 등

【일본 국내】

- 내각관방.

  국민 건강 토털 사이트: 국민 보호 훈련 기록 영상.

    http://www.kokuminhogo.go.jp/

  NBC 테러 대책 회의 간사회.

  ① 「NBC 테러 처리 현지 관계기관 연대 모델(NBCテロ対処現地関係機関連携モデル)」, 2001년 11월 22일.

    https://www.kantei.go.jp/jp/kakugikettei/2001/1122nbc.pdf

  ② 「NBC 테러 기타 다량살상형 테러 처리 현지 관계기관 연대 모델(NBCテロその他大量殺傷型テロ対処 現地関係機関連携モデル)」, 2001년 11월 22일(2001년 1월 29일 개정).

    https://www.mhlw.go.jp/topics/2017/01/dl/tp0117-z02-01s.pdf

- 내각부.

  유기(遺棄) 화학무기 처리 담당실.

    http://wwwa.cao.go.jp/acw/index.html

- 외무성.

  「화학무기 개발, 생산, 저장 및 사용 금지 및 폐기에 관한 조약(化学兵器の開発, 生産, 貯蔵及び 使用の禁止並びに廃棄に関する条約)」(화학무기 금지 조약).

  Convention on the Prohibition of the Development, Production, Stockpiling and Use of Chemical Weapons and on their Destruction(Chemical Weapons Convention, CWC).

    http://www.mofa.go.jp/mofaj/gaiko/bwc/cwc/jyoyaku/index.html

- 환경성.

  「국내의 구 군독가스탄 등에 관한 대처에 대해서(国内における旧軍毒ガス弾等に関する取組について)」.

    http://www.env.go.jp/chemi/gas_inform/

- 총무성 소방청.

  2013년도 소방·구조 기술의 고도화 등 검토회 보고서 제2편「화학재해 또는 생물재해 시 소방기관의 행동 매뉴얼(化学災害又は生物災害時における消防機関が行う活動マニュアル)」.

    http://www.fdma.go.jp/singi_kento/kento/kento113.html

- 농림수산성.

  개별 위해 요인의 대응(건강 영향 가능성이 있는 화학물질).

    http://www.maff.go.jp/j/syouan/seisaku/risk_analysis/priority/hazard_chem.html

- 후생노동성.

  의약품, 의료기기 등 품질, 유효성 및 안전성의 확보 등에 관한 법률(의약품 의료기기 등 법), '요지도(要指導)·일반용 의약품' 홈페이지.

    http://www.mhlw.go.jp/stf/seisakunitsuite/bunya/0000092787.html

  독립행정법인 의약품의료기기 종합기강(PMDA) 홈페이지.

    http://www.pmda.go.jp/

- 중앙노동재해방지협회 안전위생정보센터.

  「화학 방호 장갑의 선택, 사용 등에 대해서(化学防護手袋の選択, 使用等について)」.

    http://www.jaish.gr.jp/anzen/hor/hombun/hor1-58/hor1-58-2-1-0.htm

【해외】

- The Organisation for the Prohibition of Chemical Weapons(OPCW).

  "Practical Guide for Medical Management of Chemical Warfare Casualties," 2019.

  https://www.opcw.org/resources/assistance-and-protection/practical-guide-medical-management-chemical-warfare-casualties

- The World Health Organization(WHO).

  "Health Aspects of Chemical and Biological Weapons. Report of a WHO Group of Consultants," Genova, 1970.

  https://www.who.int/csr/delibepidemics/biochem1stenglish/en/

- The World Health Organization(WHO) and The International Labour Organization(ILO).

  ① 국제화학물질안전성가이드(ICSCs).

  https://www.ilo.org/dyn/icsc/showcard.listcards3

  ① 국제화학물질간결평가문서(Concise International Chemical Assessment Document, CI-CAD).

  https://www.who.int/ipcs/publications/cicad/en/

- United Sates Army.

  ① Medical Research Institute of Chemical Defense(MRICD).

  "Medical Management of chemical Casualties Handbook," 5th ed, 2014.

  https://www.cs.amedd.army.mil/Portlet.aspx?ID=a0968070-71b0-46c0-a139-9362d1b13265

  ② Soldier and Biological Chemical Command(SBCCOM).

  "Risk Assessment of Using Firefighters Protective Ensembles with Self-Contained Breathing Apparatus for Rescue Operations During a Terrorist Chemical Agent Incident," 2003.

  https://www.hsdl.org/?view&did=441329

- United States National Institute of Justice(NIJ).

  "Guide for he Selection of chemical and Biological Decontamination Equipment for Emergency First Responders," NIJ Guide 103-00(Volume 1), 2001, October.

  https://www.ncjrs.gov/pdffiles1/nij/189724.pdf

- United States Environmental Protection Agency(US EPA).

  AEGL(Acute Exposure Guideline Level).

  https://www.epa.gov/aegl/access-acute-exposure-guideline-levels-aegls-values#chemicals

  Emergency Response Personal Protective Equipment.

https://www.epa.gov/emergency-response/epas-equipment

• United Sates Department of Transportation(DOT).

　① Pipeline and Hazardous Materials Safety Administration(PHMSA).

　　ERG 2016(2016 Emergency Response Guidebook).

　　　https://www.phmsa.dot.gov/hazmat/erg/emergency-response-guidebook-erg

• United Sates Department of Health and Human Services(HHS).

　① United States National Institutes of Health(NIH).

　　Chemical Hazards Emergency Medical Management(CHEMM).

　　Acute Patient Care Guideline.

　　　https://chemm.nlm.nih.gov/mmghome.htm

　　Medical Countermeasures Database.

　　　https://chemm.nlm.nih.gov/medical_countermeasures.htm

　　National Library of Medicine(NLM).

　　HSDB(Hazardous Substances DAte Bank) in PubChem.

　　　https://pubchem.ncbi.nlm.nih.gov/

　　Web WISER.

　　　https://webwiser.nlm.nih.gov/knownSubstanceSearch

　② Agency for Toxic Substances and Disease Registry(ATSDR).

　　Managing Hazardous Materials Incidens(MHMIs)., Version 2001.

　　　Volume I: Emergency Medical Services.

　　　Volume II: Hospital Emergency Departments.

　　　Volume III: Medical Management Guidelines(MMGs).

　　　https://www.atsdr.cdc.gov/MHMI/index.html

　③ Biomedical Advanced Research and Development Authority(BARDA).

　　The Primary Response Incident Scene Management(PRISM) series, 2018.

　　　Volume 1: Strategic Guideline for Mass Casualty Disrobe and Decontamination.

　　　Volume 2: Tactical Guideline for Mass Casualty Disrobe and Decontamination.

　　　Volume 3: Operation Guideline for Mass Casualty Disrobe and Decontamination.

　　　https://www.medicalcountermeasures.gov/barda/cbrn/prism/

　④ Centers for Disease Control and Prevention(CDC).

　　National Institute for Occupational Safety and Health(NIOSH).

Registry of Toxic Effects of Chemical Substances(RTECS), RightAnswer.com, Inc.,
Midland, USA.

⑤ HHS Press Office.

News Release September 25, 2013, HHS pursues nerve anti-seizure drug for children
and adults.

https://www.hhs.gov/about/news/2013/09/25hhs-pursues-nerve-agent-anti-seizure-drug-chil
dren-and-adults.html

- United Sates Department of Energy(DOE).

① Argonne National Laboratory.

"A true sense of security," September 23, 2013.

https://www.anl.gov/article/a-true-sense-of-security

2) 데이터베이스

- 공익재단법인 일본중독정보센터: 중독정보데이터베이스 시스템 JP-M-TOX, Ver.25.0(DVD-ROM), 2019.

- POISINDEX® System(electronic version). IBM Watson Health Greenwood Village, Colorado, USA.

https://www.micromedexsolutions.com/

- UpToDate®

http://www.uptodate.com/contents/

3) 서적

- CBRNE 테러대처연구회(テロ対処研究会) 엮음. 2008. 『필휴 NBC 테러대처 핸드북(必携 NBC テロ対処ハンドブック)』. 도쿄: 診断と治療社.

- 고토 쓰요시(後藤稠) 외 엮음. 1981. 『산업중독편람: 증보판(産業中毒便覧: 増補版)』 제2판. 도쿄: 医歯薬出版.

- 마샤 포드(Marsha D. Ford)·캐슬린 딜레이니(Kathleen A. Delaney)·루이스 링(Louis J. Ling) 외 엮음. 2001. Clinical Toxicology. Philadelphia: W. B. Saunders[나이토 히로시(内藤裕史)·요코테 노리코(横手規子) 감역. 2002. 『화학물질 독성 핸드북: 임상 편(化学物質毒性ハンドブック: 臨床編)』 도쿄: 丸善雄松堂].

- 사태대처연구회(事態対処研究会) 엮음. 2018. 『실전 CBRNE 테러·재해 대처: 사고·사건·테

러에서 보다 좋은 현장 대응을 위해서(実戦CBRNeテロ・災害対処: 事故・事件・テロでのよりよき現場対応のために)』. 도쿄: 東京法令出版.

• 앤서니 투(Anthony T. Tu)・이노우에 나오히데(井上尚英). 2001. 『화학・생물무기 개론: 기초지식, 생체작용, 치료와 정책(化学・生物兵器概論: 基礎知識, 生体作用, 治療と政策)』. 도쿄: じほう.

• 앤서니 투. 1993. 『속(続) 우리 주변의 독(続 身のまわりの毒)』, 과학의 문 15(科学のとびら 15). 도쿄: 東京東京同人.

• 앤서니 투. 1999. 『화학무기・중독학 개론: 독 과학(化兵器・中毒学 概論: 毒の科学)』. 도쿄: 薬業時報社.

• 오쿠무라 데쓰(奥村徹). 1999. 『긴급소집(스탭・콜): 지하철 사린, 응급의사는 보았다[緊急招集(スタット・コール): 地下鉄サリン, 救急医は見た]』. 도쿄: 河出書房新社.

• 오쿠무라 데쓰・코이도 유이치(小井土雄一)・쓰쿠타 히데나리(作田英成) 외. 2013. 『NBC 테러・재해 대처 포켓북: 핵・방사선, 생물작용제, 화학작용제, 폭탄(NBCテロ・災害対処 ポケットブック: 核・放射線, 生物剤, 化学剤, 爆弾)』. 도쿄: 診断と治療社.

• 일본중독학회(日本中毒学会) 엮음. 2008. 『급성중독 표준진료 가이드(急性中毒標準診療ガイド)』. 도쿄: じほう.

• 조나단 터커(Jonathan B. Tucker). 2006. *Wars Of Nerves: Chemical warfare from World War 1 to Al-Qaeda*. Princeton: RFB&D[우치야마 쓰네오(内山常雄) 옮김. 1999. 『신경가스 전쟁의 세계사: 제1차 세계대전에서 알카이다까지(神経ガス戦争の世界史: 第一次世界大戦からアルーカーイダまで)』. 도쿄: みすず書房].

• 고이도 유이치・쓰쿠타 히데나리・스즈키 스미오(鈴木澄男) 외 엮음. 하코자키 유키야(箱崎幸也) 편집주간. 2020. 『CBRNE 테러・재해 대처 포켓북: 화학작용제, 생물작용제, 방사선・핵, 폭탄(CBRNEテロ・災害対処ポケットブック: 化学剤, 生物剤, 放射線・核, 爆弾)』. 도쿄: 化学工業日報社.

• 프랭크 패티(Frank A. Patty)・루이스 크랠리(Lewis J. Cralley). 1994. *Patty's industrial Hygiene and Toxicology*, 4th ed. New York: Wiley[나이토 히로시・요코테 노리코 감역. 1999. 『화학물질 독성 핸드북(化学物質毒性ハンドブック)』. 도쿄: 丸善雄松堂].

• 화학공업일보사(化学工業日報社) 엮음. 2015. 『16,615개의 화학상품(16615の化学商品)』 2015년 판. 도쿄: 化学工業日報社.

• Venzke, Ben N(ed). 1998. *First Responder Chem-Bio Handbook: A Practical Manual for First Responders*. Alexandria: Tempest Publishing.

• Stewart, Charles D. 2006. *American Academy of Orthopaedic Surgeons Monograph: Weapons of Mass Casualties and Terrorism Response Handbook*. Burlington: Jones & Bartlett Learning.

- Dart, Richard C. 2003. *Medical Toxicology*, 3rd ed. Philadelphia: Lippincott Williams & Wilkins.
- Davis, Lynn E., T. LaTourrette and David E. Mosher et al. 2003. *Individual Preparedness and Response to Chemical, Radiological, Nuclear, and Biological Terrorist Attacks*. Santa Monica: RAND.
- Ellenhorn, Matthew J. and Donald G. Barceloux. 1988. *Medical Toxicology: Diagnosis and Treatment of Human Poisoning*. New York: Elsevier Science.
- Ellenhorn, Matthew J. 1997. *Ellenhorn's Medical Toxicology: Diagnosis and Treatment of Human Poisoning*. Baltimore: Williams & Wilkins.
- Nelson, Lewis S., Mary A. Howland and Neal A. Lewin et al(eds.). 2019. *Goldfrank's Toxicologic Emergencies*, 11th ed. New York: McGraw-Hill education.
- Lewis, Richard J(ed). 2000. *Sax's Dangerous Properties of Industrial Materials*, 10th ed. New York: Jone Wiley & Sons, 2000.
- Olson, Kent R(ed). 2011. *Poisoning & Drug Overdose*, 6th ed. New York: McGraw-Hill education.
- O'Neil, Maryadele J., Patricia E. Heckelman and Cherie B. Koch et al(eds.). 2006. *The Merck Index: An encyclopedia of chemicals, drugs, and biologicals*, 14th ed. Kenilworth: Merck & Co.
- Sidell, Frederick R., Ernest T. Takafuji and David R. Franz(eds.). 1997. *Medical Aspects of Chemical and Biological Warfare*. Washington: Office of the Surgeon General.

4) 보고서

- 야나기사와 노부오(柳澤信夫). 1995. 「마쓰모토시 유독가스 중독 조사 보고서(松本市有毒ガス中毒調査報告書)」. 松本市地域包括医療協議会.
- 마쓰모토시지역포괄의료협의회(松本市地域包括医療協議会) 엮음. 2000. 「마쓰모토시 건강위기관리체제: 사린 노출 후 보건의료 활동과 위기관리체제의 검토(松本市の健康危機管理体制: サリン被爆後の保健医療活動と危機管理体制の検討)」. ≪마쓰모토시의 보건위생 별책(松本市の保健衛生 別冊)≫, 22.
- 스기모토 쓰요시(杉本侃, 연구대표자). 2005. 「화학물질 리스크 평가에서 인간 데이터의 이용에 관한 연구(化学物質リスク評価におけるヒトデータの利用に関する研究)」. 후생노동과학연구비보조금 건강안전확보종합연구분야 화학물질리스크 연구.
- 요시오카 도시하루(연구대표자). 2013.3. 「화학테러 등 건강위기사태에서 의약품 비축 및 배

송에 관한 검토(化学テロ等健康危機事態における医薬品備蓄及び配送に関する研究)」. 2012년도 후생노동과학연구비보조금 행정정책연구분야 후생노동과학특별연구.

- 요시오카 도시하루(발행책임자). 2017.11.16. 「2017년도 제2회 NBC 재해·테러 대책 연수 텍스트북(平成29年度第2回 NBC 災害·テロ対策研修テキストブック)」. 일본중독정보센터.

- 긴키구급의학연구회 재해 시 소방과 의료의 연계에 관한 검토위원회(災害時における消防と医療の連携に関する検討委員会). 2019.7.1. 「재해 시 소방과 의료의 연계에 관한 제언: 긴키 지역에서 재해 시 소방과 의료의 연계체제의 확립을 위하여(災害時における消防と医療の連携に関する提言: 近畿地区における災害時の消防と医療の連携体制の確立に向けて)」 개정.

5) 문헌

- 앤서니 투. 1997. 「화학무기의 독 작용과 치료(化学兵器の毒作用と治療)」. ≪일본구급의회지≫, 8(3), pp.91~102.

- 아사리 야스시(浅利靖)·고바야시 이사오(小林勲)·사카모토 나미코(阪本奈美子) 외. 2003. 「구사가미 해군 공창 터(카나가와현 사무카와시)에서 발생한 머스터드 가스 중독[旧相模海軍工廠跡地(神奈川県寒川町)で発生したマスタードガス中毒]」. ≪중독연구≫, 16, p.559.

- 이노우에 나오히데·마키타 유키(槙田裕之). 1996. 「머스터드 황에 의한 중독의 임상(イペリットによる中毒の臨床)」. ≪임상과 연구(臨牀と研究)≫, 73, pp.155~160.

- 이노우에 나오히데. 1996. 「화학무기의 방어 대책(化学兵器の防御対策)」. ≪산업의학 리뷰(産業医学レビュー)≫, 9, pp.99~118.

- 이노우에 나오히데·마키타 유키. 1994. 「사린에 의한 중독의 임상(サリンによる中毒の臨床)」. ≪임상과 연구≫, 71, pp.2374~2378.

- 오자와 마사코(小澤昌子)·이세키 겐(伊関憲). 2016. 「해독약 프랄리독심(解毒薬 プラリドキシム)」. ≪중독연구≫, 29(4), pp.371~377.

- 쓰쿠타 히데나리. 2014. 「핫 존 또는 초기 단계에서 오염된 NBC 재해자에 대한 대응(ホットゾーンないし当初段階における汚染したNBC災害傷者への対応)」. ≪방위위생(防衛衛生)≫, 61, pp.107~116.

- 시오야 다카노부(塩谷隆信)·사토 가즈히로(佐藤一洋)·사노 마사아키(佐野正明) 외. 2008. 「Transient receptor potential(TRP) 채널과 기침[Transient receptor potential(TRP)チャネルと咳嗽]」. ≪일본약리학잡지(日本薬理学雑誌)≫, 131(6), pp.417~422.

- 히노하라 시게아키(日野原重明)·다카스 노부가쓰(高須伸克)·오부 사다요시(大生定義) 외. 1995. 「성루카국제병원 사린 환자의 진료보고회에서(聖路加国際病院サリン患者診療報告会から)」.

≪의사신보(日本医事新報)≫, 3706, pp.47~56.

- 세토 야스오(瀬戸康雄)·이우라 가즈미쓰(井浦 一光)·이토이 데루오(糸井輝雄) 외. 2004. 「화학 작용제 검지기 M90의 검지 성능(化学剤検知器 M90の検知性能)」. ≪일본감식과학기술학회지(日本鑑識科学技術学会誌)≫, 9, pp.39~47.

- 도미나가 마코토(富永真琴). 2006. 「소화관에서 TRPV 1의 발현과 기능(消化管における TRPV1の発現と機能)」. ≪일본약리학잡지≫, 128, pp.78~81.

- 일본산업위생학회(日本産業衛生学会). 2018. 「허용농도 등의 권고: 2018년도(許容濃度等の勧告: 2018年度)」. ≪산업위생학잡지≫, 60, pp.116~148.

- 일본중독학회 편집위원회. 1995. 「화학무기에 대해서(化学兵器について)」. ≪중독연구≫, 8, pp.11~17.

- 마키시마 마코토(槇島誠)·우라노 시게유키(浦野重之)·오쓰보 쿠니아키(大坪邦明). 1990. 「신경 작용제에 대한 옥심 효과: 문헌고찰(神経剤に対する oxime の効果: 文献的考察)」. ≪방위위생≫, 37, pp.531~538.

- 마루코 히사시(丸子恒)·세키구치 히로시(関口浩)·세토 야스오 외. 2006. 「휴대형 아스피레이션식 이온 모빌리티 스펙트로미터의 화학작용제 검지 성능(携帯型アスピレーション式イオンモビリティスペクトロメーターの化学剤検知性能)」. ≪분석화학≫, 55, pp.191~197.

- 야스카와 다카코(安川隆子). 1992. 「세균·화학무기(細菌·化学兵器)」. ≪중독연구≫, 5, pp.223~228.

- 요시오카 도시하루. 2017. 「화학테러 대책의 현황과 과제: 화학테러로부터 생명을 지키기 위해서(化学テロ対策の現状と課題: 化学テロから人命を守るために)」. ≪지자체위기관리연구(自治体危機管理研究)≫, 19, pp.49~65.

- 요시오타 도시하루·이케우치 히로시(池内尚司)·이시자와 준코(石沢淳子) 외. 2000. 「오키나와 정상회의의 구급의료체제: 화학물질에 의한 중독을 포함한 테러 대책에 대해서(沖縄サミットの救急医療体制, 化学物質による中毒を含むテロ対策について)」. ≪구급치료저널≫, 8, pp.17~20.

- 요시오카 도시하루·시마즈 다케시(嶋津岳士)·구로키 유미코(黒木由美子) 외. 2008. 「홋카이도 도야코 정상회의 2008에서 NBC 재해·테러 대책: 화학무기 대책을 중심으로(北海道洞爺湖サミット 2008におけるNBC災害·テロ対策: 化学兵器対策を中心に)」. ≪일본집단재해의학회지(日本集団災害医学会誌)≫, 13, pp.163~171.

- 요시다 다케미(吉田武美). 1994. 「유기인제의 독성 재고: 나가노현 마쓰모토시 독가스 사건과 관련하여(有機リン剤の毒性再考: 長野県松本市毒ガス事件に関連して)」. ≪위생화학≫, 40, pp.486~497.

• 와키모토 나오키(脇本直樹)·타오다 마사히코(太尾田正彦). 1995. 「신경작용제: 특성과 진단·치료 현황(神経剤: その特性と診断·治療の現況)」. ≪방위위생≫, 42, pp.507~516.

• 와키모토 나오키. 1995. 「포스겐과 머스터드 가스(ホスゲンとマスタードガス)」. ≪구급의학≫, 19, pp.1803~1808.

• 와타나베 슌이치(渡辺俊一)·에구사 노부유키(江種伸之)·히라타 다테마사(平田健正) 외. 2015. 「이바라키현 가미스시에서 발생한 유기비소 화합물에 의한 지하수 오염의 실태 규명(茨城県神栖市で起きた有機ヒ素化合物による地下水汚染の実態解明)」. ≪지반공업저널(地盤工学ジャーナル)≫, 5, pp.147~157.

• Baker, David J. 2005. "Critical care requirements after mass toxic agent release." *Critical Care Medicine*, Vol.33(Suppl 1): S66~74.

• Balali-Mood, M., M. Hefazi and M. Mahmoudi et al. 2005. "Long-term complications of sulfur mustard poisoning in severely intoxicated Iranian veterans." *Fundamental & Clinical Pharmacology*, Vol.19, pp.713~721.

• Balali-Mood, M. and M. Hefazi. 2005. "The clinical toxicology of sulfur mustard." *Archives of Iranian Medicine*, Vol.8, pp.162~179.

• Barry, James D., R. Hennessy and John G. McManus Jr. 2008. "A randomized controlled trial comparing treatment regimens for acute pain for topical oleoresin capsaicin(pepper spray) exposure in adult volunteers." *Prehospital Emergency Care*, Vol.12, pp.432~437.

• Bhuiyan, S., H. Begum and H. Tofighi et al. 2008. "Sort, assess, life-saving interventions, treat and transport(SALT) methodology and its effect on patient outcome during mass casualty incidents: A systematic review." *Global Scientific Research Journal of Public Health*, Vol.1, pp.1~9.

• Borak, J. and Frederick R. Sidell. 1992. "Agents of chemical warfare: sulfur mustard." *Annals of Emergency Medicine*, Vol.21, pp.303~308.

• Borron, Stephen W., Frederic J. Baud and B. Mégarbane et al. 2007. "Hydroxocobalamin for severe acute cyanide poisoning by ingestion or inhalation." *American Journal of Emergency Medicine*, Vol.25, pp.551~558.

• Chan E. Ying Yang, Hung K. Kei Ching and Hung H. Hoi Yi et al. 2019. "Use of tear gas for crowd control in Hong Kong." *The Lancet*, Vol.394, pp.1517~1518.

• Cipollone, R., P. Ascenzi and E. Frangipani et al. 2006. "Cyanide detoxification by recombinant bacterial rhodanese." *Chemosphere*, Vol.63, pp.942~949.

- Dachir, S., E. Fishbeine and Y. Meshulam et al. 2004. "Amelioration of sulfur mustard skin injury following a topical treatment with a mixture of a steroid and a NSAID." *Journal of Applied Toxicology*, Vol. 24, pp. 107~113.

- Dimitroglou, Y., G. Rachiotis and C. Hadjichristodoulou. 2015. "Exposure to the riot control agent CS and potential health effects: A systematic review of the evidence." *International Journal of Environmental Research and Public Health*, Vol. 12, pp. 1397~1411.

- Dunn, Michael A. and Frederick R. Sidell. 1989. "Progress in medical defense against nerve agents." *Journal of the American Medical Association*, Vol. 262, pp. 649~652.

- Evans, Richard B. 2005. "Chlorine: State of the art." *Lung*, Vol. 183, pp. 151~167.

- Gunderson, Carl H., Craig R. Lehmann and Frederick R. Sidell et al. 1992. "Nerve agents: A review." *Neurology*, Vol. 42, pp. 946~950.

- Gussow L. 2007. "Disaster Scenario: Tons of chlorine transported by U.S. rail." *Emergency Medicine News*, Vol. 29, p. 18.

- Heitzman, J., Shen Qi and J. Cazares et al. 2009. "Transfusion medicine illustrated: Hydroxocobalamin-colored plasma." *Transfusion*, Vol. 49, pp. 2555~2556.

- Patocka, J. and K. Kuca. 2011. "Phosgene oxime: Forgotten chemical weapon." *Military Medical Science Letters*(Vojenske Zdravotnicke Listy), Vol. 80, pp. 38~41.

- Kirk, Mark A. and Michael L. Deaton. 2007. "Bringing order out of chaos: Effective strategies for medical response to mass chemical exposure." *Emergency Medicine Clinics of North America*, Vol. 25, pp. 527~548.

- Koplovitz, I. and S. Schulz. 2010. "Perspectives on the use of scopolamine as an adjunct treatment to enhance survival following organophosphorus nerve agent poisoning." *Military Medicine*, Vol. 175, pp. 878~882.

- Minton, Neil A. and Virginia S. Murray. 1988. "A review of organophosphate poisoning." *Medical Toxicology And Adverse Drug Experience*, Vol. 3, pp. 350~375.

- Nakagawa T. and Anthony T. Tu. 2018. "Murders with VX: Aum Shinrikyo in Japan and the assassination of Kim Jong-Nam in Malaysia." *Forensic Toxicology*, Vol. 36, pp. 542~544.

- Noltkamper, D. and G. O'Malley. 2001. "CBRNE-Lung Damaging Agents, Chlorine." *eMedicine*, Vol. 2, No. 10. http://www.emedicine.com.

- Oh Jen-jen, R. Yong and R. Ponampalam et al. 2010. "Mass casualty incident involving pepper spray exposure: Impact on the emergency department and management of casualties." *Hong Kong Journal of Emergency Medicine*, Vol.17, pp.352~359.

- Okumura T., Hitomi T. and Hirahara K. et al. 2009. "Effective use of drugs to counter chemical terrorism." *Current Drug Therapy*, Vol.4, pp.139~143.

- Okumura T., Suzuki K. and Fukuda A. et al. 1998. "The Tokyo subway sarin attack: Disaster management," Part 2: Hospital response. *Academic Emergency Medicine*, Vol.5, pp.618~624.

- Okumura T., Takasu N. and Ishimatsu S. et al. 1993. "Report on 640 victims of the Tokyo subway sarin attack." *Annals of Emergency Medicine*, Vol.28, pp.129~135.

- Panahi, Y., Amir H. Abdolghaffari and A. Sahebkar. 2018. "A review on symptoms, treatments protocols, and proteomic profile in sulfur mustard-exposed victims." *Journal of Cellular Biochemistry*, Vol.119, pp.197~206.

- Persson, Hans E., Gunilla K. Sjoberg and John A. Haines et al. 1998. "Poisoning severity score: Grading of acute poisoning." *Clinical Toxicology*, Vol.36, pp.205~213.

- Mellor, S. G., P. Rice and G. J. Cooper. 1991. "Vesicant burns." *British Journal of Plastic Surgery*, Vol.44, pp.434~437.

- Moshiri, M., F. Hamid and L. Etrmad. 2016. "Ricin toxicity: Clinical and molecular aspects." *Reports of Biochemistry and Molecular Biology*, Vol.4, pp.60~65.

- Perkins, Michael W., Z. Pierre and P. Rezk et al. 2011. "Protective effects of aerosolized scopolamine against soman-induced acute respiratory toxicity in guinea pigs." *International Journal of Toxicology*, Vol.30, pp.639~649.

- Haar, Rohini J., V. Iacopino and N. Ranadive et al. 2017. "Health impacts of chemical irritants used for crowd control: A systematic review of the injuries and deaths caused by tear gas and pepper spray." *BMC Public Health*, Vol.17, p.831.

- Shih Tsung-ming, Tami C. Rowland and John H. McDonough. 2007. "Anticonvulsants for nerve agent-induced seizures: The influence of the therapeutic dose of atropine." *Journal of Pharmacology and Experimental Therapeutics*, Vol.320, pp.154~161.

- Sidell, Frederick R. and J. Borak. 1992. "Chemical warfare agents: 2. Nerve agents." *Annals of Emergency Medicine*. Vol.21, pp.865~871.

- Smith, J. 2002. "Greaves I: The use of chemical incapacitant sprays: A review." *J Trauma*. Vol.52, pp.595~600.

- Smith, William J. and Michael A. Dunn. 1991. "Medical defense against blistering chemical warfare agents." *Archives of Dermatological Research*, Vol.127, pp.1207~1213.

• Thomsen, Annemarie B., J. Eriksen and K. Smidt-Nielsen. 1998. "Chronic neuropathic symptoms after exposure to mustard gas: A long-term investigation." *Journal of the American Academy of Dermatology*, Vol.39, pp.187~190.

• Van Sickle, D., Mary A. Wenck and A. Belflower et al. 2009. "Acute health effects after exposure to chlorine gas released after a train derailment." *American Journal of Emergency Medicine*, Vol.27, pp.1~7.

• Villar, J., Robert M. Kacmarek and L. Perez-Mendez et al. 2006. "A high positive end-expiratory pressure, low tidal volume ventilatory strategy improves outcome in persistent acute respiratory distress syndrome: A randomized controlled trial." *Critical Care Medicine*, Vol.34, pp.1311~1318.

• Wang Jian-pu., Zhang Li-ming and Sten M. Walther. 2002. "Inhaled budesonide in experimental chlorine gas lung injury: Influence of time interval between injury and treatment." *Intensive Care Medicine*, Vol.28, pp.352~357.

• Yamasue H., Abe O. and Kasai K. et al. 2007. "human brain structural change related to acute single exposure to sarin." *Ann Neurol*, Vol.61, pp.37~46.

【웹사이트 등】

• GlobalSecurity.org

  https://www.globalsecurity.org/military/index.html

• 클로로피크린공업회

  http://www.chloropicrin.jp/

제1장 총론

화학무기 위기관리 매뉴얼

01

총론: 화학무기 위기관리 매뉴얼

▌ 서론

화학작용제에 의한 테러리즘은 발생 예측이나 피해 규모의 상정이 어렵고, 더구나 피해의 진행이 매우 빠른 재해다. 공간에 존재하는 사람들이 무차별적으로 공격 표적이 되는 화학테러에서는 검지, 구역 설정, 제염과 개인 방호가 필요하지만, 피해자의 생명을 구하기 위해서는 노출로부터 구출·구조, 제염까지의 시간 단축과 동시에 의료기관에서 진료를 받을 때까지의 시간을 단축하는 것이 중요하다.

일본의 화학테러 대책은 지하철 사린 사건에서 2차 피해자가 많이 발생했기 때문에 화학테러에 필수적인 개인 방호, 구역 설정, 제염에 대한 대응, 바꾸어 말하면 피해 확대 방지에 중점을 둔 대응 체제가 훈련과 매뉴얼을 통해서 검토되어 왔다. 그러나 현실상의 대응에서는 위험 구역(핫 존)에서 자기 힘으로 탈출할 수 없는 피해자는 모두 목숨을 잃게 된다.

근래의 우수한 검지 기기 개발은 화학테러 대책에 있었던 최고의 발전으로서, 이에 따라 대규모 화학테러 발생 초기에 화학작용제의 원인물질 특정이 가능하게 되었다. 화학작용제를 특정할 수 있으면, 레벨 C의 개인보호장비를 착용해 위험 구역에서 활동할 수 있고, 사린의 경우 구조대가 장착하는 자급식 호흡기(SCBA, Self-contained Breathing Apparatus)와 방화복으로 개인 방호가 가능하며, 수포작용제를 제외한 혈액작용제와 질식작용제 등 대부분의 화학작용제는 SCBA로 안전하게 대응할 수 있는 것이 실증되었다.

화학작용제가 특정되고, 재해 발생 상황에서 기체에 의한 피해인지, 액적이 부착되었는지 판단할 수 있다면, 구역 설정이나 제염 방법은 근본적으로 바뀐다. 화학작용제 특성상 보다 안전하게 구역을 설정할 수 있으면 구출·구조에서도 쇼트 픽업 방식이나 이송 수단에 대한 배려로 더욱 효과적인 이송을 할 수 있다.

구출·구조와 같이 시간과의 싸움인 제염에 대해서는, 최초 대응자인 소방대가 제염 도구를 이용하지 않고 어디까지 대처할 수 있는지 이미 검증되었고, 이것을 미국 생물·화학 고도연구개발청(BARDA, Biomedical Advanced Reaserch Development Agency)이 매뉴얼화한 PRISM(Primary Response Incident Scene Management)의 '10의 법칙(Rule of Tens)'은 일본에도 꼭 도입해야 할 원칙이다. 또 피부 노출부와 액적 부착 부위의 제염은 제염 로션(RSDL: Reactive Skin Decontamination Lotion)을 사용하면 습식제염의 필요성이 극히 적어진다. 결과적으로 제염과 동시에 실시해야 할 현장 의료가 쉬워진다. 일상 의료에서 자주 사용하지 않는 해독제의 국가 비축은 필수적이지만, 재해 현장에서 피해자에 대한 투여와 최초 대응자의 자가 주사를 상정할 때 오토인젝터 타입의 근육 주사 해독제 개발이 필요한 것은 자명하며, 이것을 수입에 의지한다 하더라도 '의약품, 의료기기 등의 품질, 유효성 및 안전성의 확보 등에 관한 법률'(의약품 의료기기 등 법)의 검토가 필요하다.

중증환자의 구명 처치는 의료자와 피해자 간의 일대일 의료 행위이며, 제염 구역(웜 존)에서 의료 활동을 하기 위해서는 화학테러 대응 의료반과 구급 구조사와의 연계가 필요하고, 안전구역(콜드 존)에서는 구급 구조사의 특정 행위를 넓히는 법률의 제정이 필요하다.

이 책에서는 공익재단법인 일본중독정보센터(이하, 일본중독정보센터)가 보유하는 화학작용제의 물성, 증상이나 치료법 등의 기본 데이터베이스를 재검토하고, 또 급성노출 가이드라인 농도(AEGL, Acute Exposure Guidline Level)와 추적조사에서 사린 노출자의 해마(Hippocampus) 부피가 유의하게 줄어든 점, 특이적 치료약(제염제, 해독제)이 경증, 중경증, 중증과 중증도에 따라 사용되어야 하는 것이 판명되었기 때문에 이를 추가로 기재했다.

또 후생노동성의 위탁사업으로 일본중독정보센터에서 실시한 〈NBC 재해·테러 대책 연수(NBC災害·テロ対策研修)〉 프로그램에 이 내용을 반영해 인명 구조를 최우선으로 하는 새로운 화학테러 대응 매뉴얼(훈련 시나리오)을 책정하는 것은 매우 중요한 과제다.

_요시오카 도시하루

1. 세계의 최신 테러 정세 중에서 화학테러의 현황

말할 필요도 없이 최근의 테러는 폭발물, 특히 TATP(Triacetone Triperoxide)처럼 손쉽게 합성할 수 있는 물질이나 총격, 또 트럭이나 승용차, 나이프와 같이 우리 주변에 있는 물건을 사용하는 양상을 띤다. 이것은 ISIS(Islamic State of Iraq and Syria) 같은 중동 과격파 그룹의 인터넷 잡지만 봐도 명백하게 알 수 있다. 즉, CBRNE[화학(Chemical), 생물(Biological), 방사성물질(Radiological), 핵(Nuclear), 폭발물(Explosive)의 첫 문자를 한 묶음으로 보았을 때에는 폭발물(E)의 부분이 한층 더 특출하다고 할 수 있다.

그러나 한편으로는 말레이시아·쿠알라룸푸르 공항에서 김정남 암살에 사용된 바이너리 VX, 영국 남부에서 사용된 노비촉 등은 북한이나 러시아 주도로 실행된 것으로 여겨진다. 그러므로 일본으로서는 이 폭발물(총격, 나이프나 트럭까지)과 화학무기(일부 유해 산업화학물질 포함) 등 모두 다 대비해야 할 필요가 있을 것이다.

1) 위협 · 리스크를 생각하다

그렇다면 오늘날의 CBRNE 위협, 특히 화학테러 재해의 위협은 어느 위치에 있을까? 먼저 전문가의 견해는 CBRNE 중에서 가장 흔한 것이 화학테러라고 한다. 구입하기 쉽고, 비용 등의 장애물을 감안한 것이다. 파리나 벨기에에서 일련의 테러 발생 시 ISIS에 의한 화학테러의 발생 가능성을 정부 수뇌부가 경고한 것은 기억에 새롭다. 또, 사린이나 VX와 같은 고전적인 화학작용제뿐만 아니라 유해 산업화학물질(TICs, Toxic Industrial Chemicals)도 사용 요령에 따라서는 충분히 화학무기로 사용할 수 있다는 것을 염두에 둘 필요가 있다.

그러나 2017년 11월 미국 인디애나에서 개최된 CBRNE 컨버전 2017 국제회의 전시회(CBRNE Convergence 2017 Congress & Exhibition)에서는 화학테러의 개연성이 크게 하락해 핵(E) 위에 간신히 위치하게 되었다. 이것은 다소 의외였지만 상기와 같이 TICs가 사용될 가능성은 매우 높고, 화학무기로서의 C와 TICs를 나누어 생각했기 때문으로 보인다. 이러한 견해는 유럽과 미국에서도 마찬가지일 것이다. 그러나 가까운 곳에 북한을 상대하는 일본의 경우에는 상황이 전혀 다르다.

2017년 4월, 시리아 북서부 칸샤이쿤에서 다수 주민에게 이루어진 공격은 맹독의 사린 또는 사린과 유사한 물질을 사용한 화학 공격이었다고 화학무기규제기관(OPCW, Organisation for the Prohibition of Chemical Weapons)이 발표했다.

시리아에서는 2013년 8월 수도 다마스쿠스 교외에서 주민 수백 명이 사망하는 공격이 있었고, 유엔은 사린이 사용됐다고 판단했다. 이에 따라 같은 해 러시아의 조정으로 시리아는 「화학무기의 개발·생산·비축·사용금지 및 폐기에 관한 협약(Convention on the Prohibition of the Development Production Stockpiling and Use of Chemical Weapons and on Their Destruction)」(화학무기 금지 조약, CWC, Chemical Weapons Convention)에 가맹하고, 약 1,300톤의 화학무기를 신고해 폐기했다. 한편 상호 대사관을 설치하고 있는 북한과 시리아는 우호 관계에 있으며 군사교류를 한다고 여겨진다. 북한이 시리아에 화학작용제 재료를 수출한다는 것은 유엔의 보고서에도 밝혀져 있으며, 북한은 화학무기를 판매하고 사린 제조 시설 지원도 하고 있다.

일본으로서는 북한의 화학무기 문제는 피해갈 수 없는 중요한 과제다. 북한은 5,000톤 정도의 화학무기를 보유하고, 또 온갖 종류의 화학무기를 갖추었다고 알려진 지 오래다. 때문에 일본에서 공작원에 의한 테러 형태로 사용될 위험성과 함께 탄도미사일에 의한 화학 공격도 염두에 두지 않으면 안 된다.

2) 화학 탄두의 문제

아베 신조 총리가 2017년 4월 북한의 미사일 탄두 가능성을 언급한 이래 이 문제에 대한 위기감도 고조되었다. 더욱이 국회에서도 공격을 당했을 때 지상에 대한 영향을 논의하게 되었다. 북한의 화학무기는 시리아나 사담 후세인의 이라크와 마찬가지로 구소련에 뿌리가 있다. 그리고 그들은 구소련과 마찬가지로 화학무기를 통상 무기의 일부로 보는 경향이 있다. 따라서 화학무기를 사용하는 데는 그 어떠한 주저함도 없을 것이다. 38도선의 북측에 전개하는 포병, 다연발로켓, 미사일의 30~40%는 화학탄이 장전되어 있을 것이라는 견해도 있다.

이러한 북한의 탄두 구조가 문제다. 원래 스커드 미사일 등의 화학 탄두는 단순한 구조로 되어 있고, VX 등을 내부에 충진해서 중앙부의 가느다란 작약을 사용해 상공으로 쏘아올리는 것이다. 이 경우라면 PAC3(Patriot Advanced Capability 3)로 요격해도 아마 열분해나 연소·기화로 지상에 발생할 영향은 생각하기 어렵다. 그러나 문제는 탄두가 자탄화되어 있을 경우다. 실제로 북한이 확산탄이라고 불리는 자탄 방식을 보유한 것이 최근 보도되었다. 탄두 요격 시 각도 등에 의해 자탄이 역방향으로 광범위하게 비산되면 화학작용제의 효과 범위가 넓어질 것으로 우려된다.

3) 점성 소만(TGD)

과거 나치·독일에서 개발된 G 계열의 신경작용제에는 타분(GA), 사린(GB), 소만(GD)이 있다. 이 중에서도 소만은 성가신 성질이 있다. 탈알킬화, 즉 PAM 등 길항제 효과의 지속시간이 매우 짧다. 2~3분 안에 대응해야 한다. 따라서 지하철 사린 사건과 같은 대응 시간대로는 구할 수 있는 목숨도 건지지 못한다.

더욱이 성가신 것은 구소련이 개발한 점성 작용제다. 특수한 용제를 사용해 점성이 매우 높다. 물엿과 같은 형태로, 제염이 매우 어렵다. 또 피부에 대한 침투성을 높이는 효과도 있다. 소만과 조합한 것이 점성 소만(TGD)이다. 머스터드(HD)와 조합한 점성 머스터드(THD)도 있다.

실제로 북한이 보유한 화학무기의 상당 부분이 이 점성 소만이라는 견해가 있다. 또, 구소련이 보유하고 있었던 신경작용제 역시 VX가 아닌 점성 소만이었다고 한다. 이러한 것들이 화학 테러에 사용될 가능성은 항상 열려 있다.

4) 바이너리

화학테러를 생각할 때 새롭게 생각을 해야 할 것이 나타났다. 바로 바이너리이다. 실제로 말레이시아 공항에서 발생한 김정남의 암살은 VX에 의한 바이너리 방식으로 암살했을 가능성이 높기 때문이다. 현행범 여자 2명이 각각의 중간체 QL(isopropyl aminoethylmethyl phosphonite)와 황산을 함유한 약품을 손에 묻혀 피해자의 눈을 겨냥해 발랐다는 견해도 있다. QL 단일체가 피해자의 옷에서 검출된 점, 강한 악취를 구조대원과 경찰관이 느낀 점도 이를 뒷받침한다. QL은 강한 비린내가 나는 약품이다.

원래 사린이나 VX를 포탄, 미사일에 안전하게 저장하기 위해서 개발된 것이 바이너리 기술이다. 중간체를 각각 포탄 안에 넣어두고, 발사 시 충격으로 내부의 경계가 무너지면서 각각의 중간체가 혼합·반응해 탄착까지 사린이나 VX를 생성시킨다. 이것을 적대세력이 테러에 사용하지 않을까 하는 우려는 걸프전쟁 시에도 있었다. 이라크가 미국·유럽에서 화학테러를 실행할 경우 그러한 방법도 가능하다고 말한 이는 과거 OPCW의 검증국장을 지낸 영국인 론 만레이(Ron Manley)다. BBC방송의 인터뷰에서는, 공항에 디플로라이드와 알코올을 따로 반입해 드럼통에 넣고 활주로에 굴리면 사린이 생성된다고 했다. 이와 같은 일이 일본에서는 발생하지 않기를 바랄 뿐이다.

5) 조약의 한계

그러면 1997년 화학무기 금지 조약이 발효되었음에도 불구하고 왜 화학테러나 화학 공격의 우려는 없어지지 않는 것일까? 북한은 원래 이 조약에 서명하지 않았기 때문에 문제는 없다. 그럼에도 세계 각지에 배치된 미국과 러시아 등의 화학무기는 오랫동안 폐기 노력으로 그 목표에 도달하고 있다.

그러나 이 조약은 어디까지나 주권국가 대 주권국가의 전쟁에 염두를 둔 것이어서, 테러 그룹에 대한 제어는 어렵다. 그럼에도 불구하고 옴진리교가 일으킨 사건 시대를 비교하면, 일본에서도 디플로라이드와 같은 중간체(전구물질)를 테러 집단이 입수하는 것은 매우 어려워졌다. 이것이 옴진리교에 의한 일련의 사건 이후 화학테러가 발생하지 않은 배경임에 틀림없다. 화학무기 금지 조약의 표 1에서 표 3까지 규정된 화학물질에 관해서 상당한 제제가 가해진 것이다.

그러면 왜 IS는 머스터드를 사용하는 것일까? 그것은 합성이 초보자도 할 수 있을 정도로 간단하며 원료도 일반적 루트로 구입 가능하기 때문이다. 이와 같이 화학작용제의 종류에 따라서는 규제에 한계가 있다.

그것보다도 이 조약의 본질적인 문제는 성선설(性善說)에 기초를 두고 있다는 것이다. 신고된 물질만 사찰할 수 있다. 그 나라가, 정직하게 신고했는지는 아무도 모른다. 그러므로 시리아가 폐기를 완료했음에도 불구하고 정부군이 사린을 사용하는 일이 일어난다. 그것이 테러리스트에게 흘러 들어갈 우려는 항상 있다. 그 결점을 보완하기 위해 챌린지 사찰(이른바 불시 사찰)의 제도가 조약에 세세히 규정되어 있다. 그러나 이 전가(傳家)의 보도(寶刀)는, 조약 발효 후 20년간 단 한 번도 사용된 적이 없다. 그것은 중국이나 러시아, 이란, 인도, 파키스탄 등의 나라들이 "당하면 2배로 갚는 것만으로는 끝나지 않는다"라고 미국, 영국을 비롯한 서방 여러 국가들을 위협하고 있기 때문이다. 이리하여 조약의 실효성은 불투명한 채로 현재에 이르렀다.

6) 최적의 살포 요령이란

도쿄 지하철 사린 사건에서 옴진리교가 실행한 사린 살포는, 실제로 치졸했다고 보는 전문가가 많다. 즉, 비닐봉지에 넣어서 우산 끝으로 찢는 방식이었다. 그러면 사린의 최적 살포 요령은 어떤 것인가?

많은 전문가들은 화학작용제를 환기장치에(질소봄베 등으로) 에어로졸화하거나, 소량의 폭약으로 기화시키거나, 파우더 형태로 사용하면 확산이 빠르고 효과가 크다는 것을 지적한다. 많은 화학작용제는 상온에서 액체 또는 용제에 녹인 형태로 되어 있다. 물론 이것을 공공장소에서 손닿기 쉬운 곳에 바르거나 방치하거나 할지도 모른다. 또 밀폐공간에서 용기에 구멍을 내어 누출된 화학작용제에 접촉시키거나 기화한 가스를 흡입시키는 방법도 있다. 그러나 가장 효율적인 것은 HVAC(환기공조) 시스템을 노리는 것이 최적의 방법(지키는 측에서 보면 최악)일 것이다.

HVAC은 난방(Heating), 환기(Ventilation) 그리고 공기정화(Air Conditioning)의 약자다. 이것을 노리면 밀폐공간에 재빠르게 화학작용제를 확산시킬 수 있다. 이슬람 과격파의 인터넷에는 특히 이것을 강조한다. 체코·프라하에서는 사린 극물을 쇼핑몰 내 매장 플로어에 살포했을 때와 HVAC 시스템을 노렸을 때 확산 속도가 어느 정도 차이가 나는지 실험했는데, HVAC 시스템이 훨씬 빨랐다는 것을 입증했다.

육상자위대 시설(강당) 출입구에 있는 HVAC에 사린 극물을 가득 채운 작은 접시를 놓고, 대화학테러 훈련을 하는 것을 시찰한 적이 있다. 증발된 사린은 금방 강당 훨씬 안쪽에 있는 스테이지 밑의 송풍구에서 분출되어, 거기에 AP2C(화학작용제 검지기)를 갖다 대면 경고음과 램프가 반응했다. 그만큼 확산이 빨랐다.

7) 사이버 공격과의 연계

오늘날에는 화학 공장뿐만 아니라 원자력발전소나 교통, 통신 등, 이른바 플랜트나 인프라에서도 제어 시스템을 사용한다. 따라서 이러한 시스템에 대한 사이버 공격이 염려된다. 특히 위험한 화학물질을 다량으로 취급하는 화학 플랜트에 대해 악의를 가진 폭주 반응이 발생하면, 이것은 고스란히 화학테러의 수단이 될 수 있다. 실제로 카와사키 지역을 포함한 도쿄만 연안에는 이런 화학 플랜트가 많아 기상 조건에 따라서는 도쿄올림픽·패럴림픽 대회장이 있는 연안지역에 고농도의 약제를 머금은 구름으로 공격하는 것은 불가능하지는 않을 것이다.

　사이버 공격과 CBRNE의 관계에 대해 미군 CBRNE 사령부 사령관이 흥미로운 코멘트를 남겼다. "미국에서도 사이버 공격과 CBRNE는 둘 다 비상식 위협으로 동급으로 취급되는 경우가 많지만, 그 관련성에 대해서 언급한 것은 거의 없다. 그러나 이 관련성에 대해서 생각하지 않으면 안 된다. 화학 플랜트나 원자력발전소와 같은 CBRNE 시설은 자동화 제어 시스템으로 통제되며, 만일에 대비하는 안전화 시스템 또한 이 자동화 시스템에 의존한다. 여기에 취약성이 있다. 사이버 공격은 이 자동화 시스템에 접근해 이러한 시설을 무기화하는 위험성을 가진다. 따라서 CBRNE 사령부는 이러한 시설과 긴밀하게 협조해야 한다. 지금까지 이러한 시설이 위협될 것이라는 인식은 없었다. 이제부터는 소방·경찰관이나 주·군정부와 공동으로 발생 가능성이 있는 유출 사태에 어떻게 대응할 것인가를 포함하여 생각해야 한다. 현대에서는 단일조직이 이러한 위협에 대응할 수 있는 곳은 없다. 따라서 우리 CBRNE 사령부는 DOE(에너지성)와 함께 연계하면서 관련 핵 시설이나 기타 CBRNE 시설의 보호를 위해 훈련하고 있다." 미군이 여기까지 생각하고 있을 정도로 사태는 심각하다고 보아야 할 것이다.

8) 유해 산업화학물질(TICs: Toxic Industrial Chemicals)

제1차 세계대전 당시, 벨기에의 이프르 전선에서 처음 사용된 화학무기는 염소였다. 그러나 오늘날까지, IS가 지금도 이 염소를 화학테러의 수단으로 시리아나 이라크 북부에서 사용하고 있음에도 불구하고 어느 누구도 염소가 화학무기라고 인식하지 않는다. 포스겐이나 염소 가스 역시 과거에는 화학무기로 사용되었지만 오늘날에는 수많은 공장에 도움이 되는 화학물질이다. 다만 이것이 지하철과 같은 밀폐공간에서 승객에게 사용되면 커다란 위험이 된다.

　세상에는 유해 산업화학물질이 넘쳐난다. 그 수는 수만~수십만 개에 이를 것이다. 앞에서 언급한 바와 같이 사린 중간체(전구물질) 구입은 화학무기 금지 조약의 발효와 그에 따른 일본 국내법 정비로 인해 매우 어려워졌다. 따라서 지하철 사린 사건을 다시 일으키려 해도 그 장벽은 매우 높다(머스터드는 상황이 약간 다르다). 한편 유기인계 농약이나 연안의 석유화학 콤비나트에서 매일 사용되는 화합물까지 망을 씌워두는 방법도 있다. 또, 우리 근처에 있는 약품류나 그것을 혼합함으로써 생기는 가스까지도 밀폐공간에서는 위협이 될 수 있다.

9) 노비촉의 충격

그러한 가운데 발생한 사건이 영국 남부에서 노비촉에 의한 테러(암살사건)다. 일부 전문가만이 알고 있는 노비촉이 실제로 사용되었다는 것은 놀라운 일이다. 진상은 언젠가는 밝혀지겠지만 화학테러의 추세라는 관점에서 보면, 독성이 매우 높은 군사용 화학작용제가 일반 시민이 생활하는 장소에서 사용되는 시대가 되었다. 또 TATP와 같이 흔한 약품으로부터 고성능 폭약이 만들어지는 것과 이 노비촉의 합성은 비슷할 가능성이 있다. 이 점에 대해 테러 그룹이나 테러 지원국가가 알아차릴 위험이 있다. 더욱이 여기에서 화학무기 금지 조약은 기능하지 않는다. 여러 가지 경위가 있어서, 화학무기 금지 조약 표 1의 리스트 중에 노비촉이라는 화합물도 그 중간체도 올라 있지 않았다. 그러나 2019년 11월 체결국 국회에서 이들은 새로이 표 1 리스트에 추가되었다.

10) 양극화에 대비하다

향후, 테러 전반이 그렇듯이 화학테러도 양극화가 진행되지 않을까? 즉, 나이프나 트럭을 이용한 테러가 발생한 것처럼 쉽게 구입할 수 있는 약품을 혼합해 화학테러를 일으킬 수 있다고 생각한 사람이 움직이기 시작하는 시대가 되었다. 염산을 뿌린다거나, 민간항공기에 세제 등을 반입해 황화수소를 발생시키려고 한 사례도 있다. 한편 국가 주체가 연루된 테러도 여전히 존재한다. 북한의 위협을 생각하면 일본은 그 양쪽을 대비하지 않으면 안 된다.

_하마다 마사히코

2. 신속한 검지와 상황 파악

화학테러에 신속하게 대응하기 위해서는 피해가 밝혀진 시점에서 피해 상황이나 증상, 징후로부터 화학테러 재해의 발생을 감지하고, 대략적인 원인물질을 압축해 나갈 필요가 있다. 또 원인물질의 신속한 검지를 위해서는 평소 다음과 같은 점에 유의하는 것도 중요하다.

1) 범인의 범행 성명

범행 성명은 원인물질에 관한 정보를 제공해 주기도 한다. 미국 탄저균 사건(2001년)에서는 탄저균이 봉입된 봉투에 "2001년 9월 11일. 다음은 당신 차례다. 곧바로 헬리콥터를 준비하라"라고 적혀 있었다. 단, 이 사건에서 허위는 없었지만 범행 성명 내용의 진실은 테러리스트 여하에 달려 있다.

2) 매스컴 정보, 조사기관의 정보: TV, 소방·경찰

매스컴이나 조사기관의 정보는 관계 각 기관에서 공유할 필요가 있다. 그러나 사건 발생 후 급히 정보를 공유할 수 있는 신뢰 관계를 쉽게 구축하기는 어렵기 때문에, 평소부터 문제의식의 공유에 힘쓰는 것이 중요하다.

3) 환경 모니터링

(1) 휴대형 화학작용제 검지 기술

① IMS(Ion Mobility Spectrometry)

현재 세계 각국에서 가장 일반적으로 활용하는 휴대형 화학작용제 자동검지 장치를 이용하는 방법이다. 검지하고자 하는 화학작용제가 함유된 공기를 검지 장치 안으로 흡인하여 방사선원(β선원 등) 등을 이용해 이온화하고, 이온화된 화학작용제가 전극에 도달할 때까지의 시간(이온 이동도)을 측정, 화학작용제의 종류를 판정한다. 영국의 CAM(Chemical Agent Monitor), LCD-3.3, 미국의 SABRE 2000 및 핀란드의 ChemPro100, M-90 등이 있다.

② FPD(Flame Photometric detector)

가스크로마토그래피의 검출기에 사용되는 것으로, 화학작용제 중에서도 신경작용제와 머스터드에 초점을 두고 개발되었다. 프랑스의 AP2C, 이스라엘의 CHASE 등이 있다. 인, 황을 함유하지 않는 화학작용제에는 사용할 수 없다.

(2) 설치형 연속 검지 장치

① JSLSCAD(Joint Service Lightweight Standoff Chemical Agent Detector)

특정 파장의 적외선을 검출해 화학작용제의 유무를 모니터링하는 시스템으로, 멀리 떨어진 곳의 화학작용제를 검지할 수 있고, 광범위한 지역에서 화학작용제의 구름 발생을 조기에 파악할 수 있다. 경기장의 설치형 검지 장치로 유용하게 사용할 수 있으며, 올림픽·패럴림픽의 메인 스타디움 등 대규모 집객 시설에 배치해야 할 장비다.

② 정점 검지 장치

도쿄 지하철 사린 사건 영향으로 미국에서 개발되어 미국 지하철역 내에 가동되는 시스템이다. 화학작용제를 지속적으로 검지하고 방범카메라(CCTV)의 영상해석과 조합해 재해 발생 상황을 보다 확실히 파악할 수 있도록 고안되었다. 대규모 집객 시설에 근접하는 공공교통기관의 터미널에 배치해야 할 장비다.

4) 재해 발생 상황, 임상증상을 통한 감별진단
(1) 호흡 장치를 통한 감별진단
호흡기 증상이 나타난 다량 환자 발생 시의 화학작용제 감별에 대해 미국에서 권장하는 알고리즘을 **그림 1**[1]로 나타내었다. 타입 1 질식작용제는 염화수소, 불화수소 등의 상기도 장애가 우선적으로 나타나는 질식작용제이며, 타입 2 질식작용제는 포스겐 등 하기도 장애가 우선적으로 나타나는 질식작용제이다. 호흡음 이상, 천명, 쉰 목소리 등의 호흡장애가 나타난 경우, 장애 발생까지의 시간, 증상 지속, 콜린 증상, 항콜린 증상과 수포작용제에 의한 피부 증상을 살펴보며 화학작용제를 감별하는 것이다.

(2) 6유형 감별진단 일람표
화학작용제를 신경작용제, 혈액작용제(시안), 질식작용제, 수포작용제, 최루작용제, 구토작용제의 여섯 가지로 구별해 조기에 감별하자는 것이 6유형 감별진단 일람표(**그림 2**)다. 먼저 의식장애의 유무로, 의식장애가 있으면 신경작용제와 혈액작용제를 고려해 감별을 진행한다. 이 두 가지는 특이적인 해독제가 있다는 의미에서 먼저 감별할 필요가 있다. 다음으로 일람표에 따라 질식작용제, 수포작용제, 최루작용제, 구토작용제를 감별한다.

(3) 재해 발생 현장에서 감별진단
최근 유럽과 미국에서 오피오이드가 테러에 사용될 것이라는 우려가 확산되어 이것을 추가한 감별진단법을 도입하자는 주장(**그림 3**)[2]이 있다.

_오쿠무라 데쓰

각주 번호는 참고문헌의 항목 번호이다.

그림 1 호흡장애를 통한 감별진단

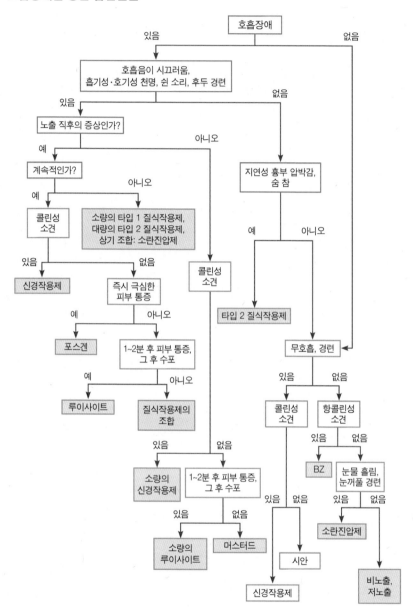

자료: James M. Madsen, "Chemical terrorism: Rapid recognition and initial medical management"[2019.8.26(last updated)].

그림 2 6 유형 감별진단 알고리즘

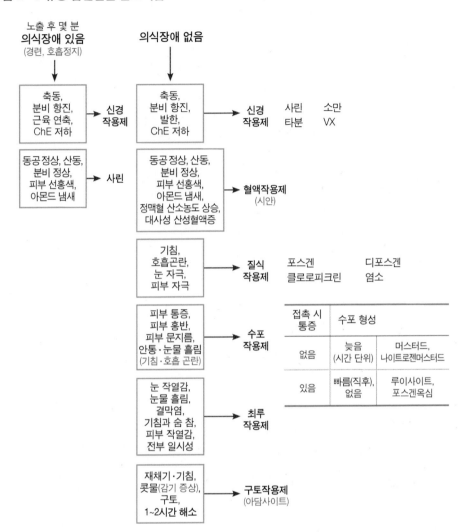

노출 후 몇 분
의식장애 있음
(경련, 호흡정지)

의식장애 없음

축동, 분비 항진, 근육 연축, ChE 저하	→ 신경 작용제

축동, 분비 항진, 발한, ChE 저하	→ 신경 작용제

신경 작용제 — 사린 소만 타분 VX

동공정상, 산동, 분비 정상, 피부 선홍색, 아몬드 냄새	→ 사린

동공정상, 산동, 분비 정상, 피부 선홍색, 아몬드 냄새, 정맥혈 산소농도 상승, 대사성 산성혈액증	→ 혈액작용제 (시안)

기침, 호흡곤란, 눈 자극, 피부 자극	→ 질식 작용제

질식 작용제 — 포스겐 디포스겐 클로로피크린 염소

피부 통증, 피부 홍반, 피부 문지름, 안통·눈물 흘림 (기침·호흡 곤란)	→ 수포 작용제

접촉 시 통증	수포 형성	
없음	늦음 (시간 단위)	머스터드, 나이트로젠머스터드
있음	빠름(직후), 없음	루이사이트, 포스겐옥심

눈 작열감, 눈물 흘림, 결막염, 기침과 숨 참, 피부 작열감, 전부 일시성	→ 최루 작용제

재채기·기침, 콧물(감기 증상), 구토, 1~2시간 해소	→ 구토작용제 (아담사이트)

그림 3 중독증후학에 기초한 화학무기 감별 알고리즘

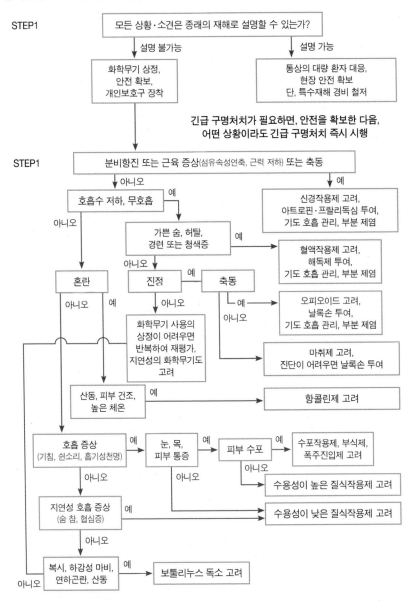

STEP1 모든 상황·소견은 종래의 재해로 설명할 수 있는가?

설명 불가능 → 화학무기 상정, 안전 확보, 개인보호구 장착

설명 가능 → 통상의 대량 환자 대응, 현장 안전 확보 단, 특수재해 경비 철저

긴급 구명처치가 필요하면, 안전을 확보한 다음, 어떤 상황이라도 긴급 구명처치 즉시 시행

STEP1 분비항진 또는 근육 증상(섬유속성연축, 근력 저하) 또는 축동

예 → 신경작용제 고려, 아트로핀·프랄리독심 투여, 기도 호흡 관리, 부분 제염

아니오 → 호흡수 저하, 무호흡

예 → 가쁜 숨, 허탈, 경련 또는 청색증

예 → 혈액작용제 고려, 해독제 투여, 기도 호흡 관리, 부분 제염

아니오 → 혼란 / 진정 → 축동

예 → 오피오이드 고려, 날록손 투여, 기도 호흡 관리, 부분 제염

아니오 → 마취제 고려, 진단이 어려우면 날록손 투여

화학무기 사용의 상정이 어려우면 반복하여 재평가, 지연성의 화학무기도 고려

산동, 피부 건조, 높은 체온 → 예 → 항콜린제 고려

호흡 증상(기침, 쉰소리, 흡기성천명) → 예 → 눈, 목, 피부 통증 → 예 → 피부 수포 → 예 → 수포작용제, 부식제, 폭주진입제 고려

아니오 → 수용성이 높은 질식작용제 고려

아니오 → 지연성 호흡 증상(숨 참, 협심증) → 예 → 수용성이 낮은 질식작용제 고려

아니오 → 복시, 하강성 마비, 연하곤란, 산동 → 예 → 보툴리누스 독소 고려

자료: Gregory R. Ciottone, "Toxidrome recognition in chemical-weapons attacks", *The New England Journal of Medicine*, Vol.378(2018), pp.1611~1620.

5) 재해 발생 현장 활동

(1) NBC 테러 대처 현지 관계기관 연대 모델

(현 NBC 테러 기타 대량 살상형 테러 대처 현지 관계기관 연대 모델)

최근 테러의 경향은 조직에 소속하지 않는 외톨이 늑대(Lone Wolf)나 현지 육성(Home Grown)의 단독 또는 소수자에 의한 범행이 증가하고 있어, 발생을 사전에 알아차리고 예방하는 것이 이전보다 어려워졌다. 이러한 상황에서 일본은 도쿄올림픽·패럴림픽을 앞두고 지금 이상으로 테러 억제의 필요성이 더욱 절실하다. VX, 노비촉과 같이 특정 국가에서만 제조되는 화학물질이 국경을 넘어서 대도시의 도심에서 살인 수단으로 사용되었다는 것은, 일본에서도 이와 비슷한 사태가 일어날 수 있다고 보아야 한다. 이러한 사회 정세를 고려하면 도쿄올림픽·패럴림픽 개최 유무에 관계없이 화학테러 대처의 체제 정비를, 특히 발생 시의 대응에 대해 면밀히 검토할 필요가 있다.

화학테러 발생 시 대응에 대해서는, 2001년 미국 동시다발 테러 직후에 내각장관이 'NBC 테러 대처 현지 관계기관 연대 모델(NBCテロ対処現地関係機関連携モデル)'을 제시했다. 이 모델은 현장 대응을 담당하는 기관의 감독 관청 각각에서 지방자치단체에 통지했지만, 당시 일본은 일본 국내 테러 대처에 관한 법률이 존재하지 않았기 때문에 그 법적 위치 설정은 애매했다. 국가 통지는 지방자치단제의 법률을 소관하는 부서에 배당되어 그 부서에서 통지를 근거로 실시체제를 구축하고 계속적으로 재검토가 이루어진다. 역으로 말하면, 법률의 위치 설정이 애매할 경우, 통지의 배정 자체가 공중에 떠서 실시 체제가 구축되지 않는다. NBC 테러 대처 현지 관계기관 연대 모델은 출범 후 지방자치단체에서 실시체제가 충분히 구축되었다고 말하기는 어렵지만, 그 원인의 상당 부분은 여기에 있다.

일본 국내 테러 대처에 대해서는 그 후 '무력 공격 사태 등 및 존위 위기 사태에서 나라의 평화와 독립 및 국가와 국민의 안전 확보에 관한 법률'(사태대처법) 및 '무력 공격 사태 등에서 국민 보호를 위한 조치에 관한 법률'(국민보호법)이 제정되어, NBC 테러 대처 현지 관계기관 연대 모델도 2016년에 'NBC 테러 기타 대량 살상형 테러 대처 현지 관계기관 연대 모델(NBCテロその他 大量殺傷型テロ対処現地関係機関連携モデル)'(이하 연대 모델)로 개정되었다. 이 개정은 당초 NBC 테러 대처 현지 관계기관 연대 모델에 최신 식견을 추가하고, 또 주로 화학물질 대처에만 초점이 맞춰졌던 기존 모델에 핵·방사성물질 및 생물작용제, 대규모 폭탄 등을 이용한 테러 대처를 추가한 것이다. 그러나 연계 모델의 법률 관련으로는 사태대처법, 국민보호법이 제정되었음에도 불구하고, 아직 모호한 채로 있다. 이대로라면 지금까지와 마찬가지로 지방자치단체에서 실시 체제를 구축하는 일도 없을 것으로 생각된다.

여기서 연계 모델이 유효하게 기능하는 것을 목적으로, 재해법 체계에서 연계 모델의 기능적 위치 설정을 시험해 보고, 행정상 필요한 조치에 대해 견해를 논하고자 한다.

① 현행법에서 테러 대처의 위치 설정

일본에서 발생한 테러는 1970년대 과격파에 의한 연속 기업 폭파, 1994~1995년 옴진리교에 의한 사린 사건 등 일본 국내에 거점을 둔 단체가 자행해 왔다. 여러 외국과 비교하면 발생 건수가 적어서 그런지, 테러 대처에 대해서는 '화염병 사용 등의 처벌에 관한 법률'(1972년) 등 사안이 발생할 때마다 부분적으로 법률을 정하는 일은 있어도, 일본 국내에서의 테러 대처 기본 대책을 정해 필요한 체제를 확립하고 책임 소재를 명확히 하여 대책을 정하는 법체계를 구축하는 일은 없었다. 일본에서 일본 국내의 테러 대처에 주안을 둔 법률이 제정된 것은 2001년 미국 동시다발 테러 이후 국제 테러조직이 세계 각지에서 테러를 빈발하게 일으켰기 때문이다. 구체적으로는 2003년 사태대처법이, 2004년에는 사태대처법과 일체가 되는 국민보호법이 제정되었다. 각각 법률의 목적을 한마디로 표현하면 사태대처법은 '무력 공격의 배제'이며, 국민보호법은 '무력 공격으로부터 주민 보호'다. 이러한 법률은 국제 테러조직이 가하는 외국으로부터의 위협을 상정하고 있기 때문인지, 그 주안을 무력 공격 사태에 대처하는 자위대 활동 영역 확대에 두고, 일본 국내의 치안유지와 관련된 경찰력 강화는 거의 언급하지 않는다.

실제 사린 테러에 대해서도 앞서 언급한 바와 같이 마쓰모토·도쿄 지하철 사린 사건 이후 1995년에 '사린 등에 의한 인신 피해 방지에 관한 법률'(사린 방지법)이 제정되었지만, 이 법은 사린 등의 제조·소지 제한과 같은 금지 요건과 법 효력을 정하고, 또 피해가 발생했을 경우 피해와 관련된 건물·장소 출입제한, 대피 명령 등의 대처를 설정하며, 위험물 회수는 경찰법, 경찰관직무실행법, 도로교통법, 해상보안청법, 소방법을 운용하는 정도여서 부분적이었다. 사린 테러는 2004년 국민보호법에서 겨우 사태대처법의 '긴급 대처 사태'와 관련되어(표 1) 그 대처가 법적으로 도모되었다.

표 1 사태 대체법에서 사태 상정

무력 공격 사태	① 지상부대가 상륙하는 공격	
	② 게릴라·특수부대에 의한 공격	
	③ 탄도미사일에 의한 공격	
	④ 항공기에 의한 공격	
긴급 대처 사태	① 위험성을 내장하는 물질을 보유하고 있는 시설 등 공격	· 원자력시설 · 석유 콤비나트, 도시가스 저장시설 등
	② 많은 사람들이 모이는 시설 및 다량 운송기관 등에 대한 공격	· 대규모 집객시설, 터미널역 · 신칸센 등
	③ 많은 사람을 살상하는 특성을 지닌 물질 등에 의한 공격	· Dirty bomb · 생물(탄저균 등) 및 화학(사린 등) 작용제 · 독소 등
	④ 교통기관을 이용한 공격	· 항공기

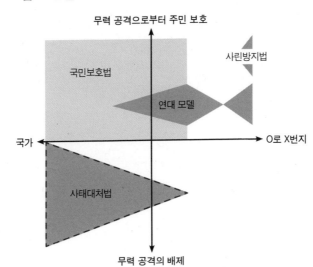

그림 4 일본 국내 테러에 관한 현행법의 기능적 위치 부여

무력 공격으로부터 주민 보호

사린방지법

국민보호법

연대 모델

국가 ← → O로 X번지

사태대처법

무력 공격의 배제

② 사태대처에서 연계 모델의 기능

사태대처법, 국민보호법, 사린방지법, 연계 모델의 기능적 위치는 앞서 기술했듯 일본 국내 테러에 관한 현행법의 목적과 대조해 종축을 '무력 공격의 배제'와 '무력 공격으로부터 주민 보호'로, 횡축을 '국가'에서 '재해발생 지점'(이를테면, O로 X번지)까지로 구분하면 대략 **그림 4**와 같이 나타낼 수 있다.

그림 4에서 사태대처법이 파선의 삼각형으로 표시된 것은, 국가가 대처의 기본 방침을 정하고 지방자치단체는 국가 방침에 따라 조치를 실행하도록(법 제7조) 되어 있지만, 국가의 기본 방침은 사태가 발생한 시점에서 정하게(법 제9조) 되어 있기 때문이다. 이에 반해 국민보호법이 사각형인 것은 국민보호법에서 주민의 '대피', '구호', '피해의 초소화'에 관한 기본 방침을 국가가 사전에 정하고(법 제32조), 이를 근거로 도도부현(都道府県, 일본의 광역단체 명칭, 법 제34조)과 시정촌(市町村, 일본의 지방단체 명칭, 법 제35조)도 사전에 계획을 작성하도록 정해졌기 때문이다.

즉, 사태대처법은 형태(틀)만 미리 만들어 두고, 이 틀 안에 들어갈 내용은 사태 발생 시 결정하며, 국민보호법은 틀·내용 모두 사전에 결정해 둔다.

사린방지법은 '사태와 관련된 건물·장소의 출입제한, 대피 명령, 위험물의 회수'가 중점이기 때문에 'O로 X번지'(재해발생 지점)에서의 대응 목적 또한 '주민 보호'이며, **그림 4**의 우측 상단으로 위치가 제한된다.

연계 모델은 핵·방사성물질, 생물작용제, 화학작용제, 대규모 폭발 테러 등이 발생했을 때 현장에서 실시하는 구조·구급 이송, 구급 의료, 원인물질의 특정, 제염의 전형적인 예시를 나타낸 것이다. 이는 국민보호법 용어에 따르면 재해 발생 시점에서 '구호'에 해당하는 기관의 활동 연계, '피해의 최소화'에 도움이 되는 정보의 연계를 구체적으로 나타낸 것이다. 정보의 연계를 조정하는 역할은 발생 직후에는 특히 재해발생 지역 시정촌이 담당하므로, 연계 모델 위치와 형태는 시정촌과 발생 지점의 두 부분으로 확대되는 **그림 4**와 같다.

그림 4에서 알 수 있듯이 연계 모델은 시정촌 단위의 국민보호 계획과 중첩되므로, 시정촌의 국민보호법상 현장 대응과 정보 연계의 바람직한 방향을 예시하는 것으로 해석할 수 있다.

③ 재해대책기본법과 국민보호법의 관계

원인이 자연재해든 무력 공격이든, 국민이 입는 피해의 결과는 동일하다. 그렇다면 그 피해라고 하는 동일의 결과에 대해서 재해대책기본법과 국민보호법은 어떠한 관계에 있는 것일까.

재해대책기본법은 지진, 태풍 등 일반 방재를 대상으로 한다. 재해에 대한 취약성은 지역마다 지형, 활단층의 유무나 해안·하천 상황에 따라 차이가 있다. 따라서 재해대책은 각각 지역의 자연 상황에 따라서 지역별로 평가하고 해안·하천 정비 등 예방책을 강구해, 시정촌에서 현과 국가로 상향식으로 구축된다. 한편 무력 공격은 지역이 예방할 수 있는 것이 아니고, 또 무력 공격의 정보는 국가에서만 획득할 수 있으므로, 무력 공격에 대처하는 설비와 기능은 일반재해에 대처하는 것과 전혀 다르다. 이러한 이유로 국민보호법은 국가에서 현, 시정촌으로 하향식 구조가된다. 즉, 재해대책기본법과 국민보호법은 법리상 성질이 전혀 다른 것이며, **그림 5**의 a 관계에 있다고 생각하면 된다. 사실 국민보호법의 축조 해설에도 재해대책기본법과의 관계에 대한 언급은 없다. 그러나 실제로 국민보호법을 근거로 사전에 준비할 수 있는 사태는 지상부대의 상륙 공격 때뿐이다. 탄도미사일 발사도 국가만 정보를 파악할 수 있고, 또 국가가 현, 시정촌으로 정보를 제공하기 전에 어딘가의 지역에 폭탄이 낙하될 것이다. 사태대처법 제22조에 '후일 대처 기본 방침에서 무력 공격 사태임을 인지하는 사태' 또한 대상으로 하는 것이 명기되어 있지만, 이는 무력 공격 사태라 하더라도 발생 초기 단계에서는 인지가 어려운 경우가 있음을 상정하기 때문이다. 더구나 테러와 같이 긴급 대처해야 할 사태에서 발생 직후에 국가가 대응하는 것 등은 탁상공론에 불과하다. 여기에 국민보호법 법리상의 한계가 있다.

그런데 원자력 재해대책은 재해대책법과 그 특별법의 원자력 재해대책 특별조치법에 근거해 실시된다. 구체적으로 원자력 재해는 원자력시설이 있는 지역의 지자체가 대응하는 것이 기본이지만, 방사성물질이 환경 중으로 일정량 이상 방출된 경우(긴급사태) 대응의 주체는 국가로 넘어간다. 또 원자력 재해도 자위대의 출동이 허가되지만, 이것은 원자력 재해대책 특별법 제정에 따라 자위대법이 개정되어 원자력 재해 파병을 자위대의 임무로 정한 것(자위대법 제83조 3)으로, 재해대책기본법과 적합성이 있었기 때문이다. 동시에 원자력 재해대책 특별조치법은 그 원인

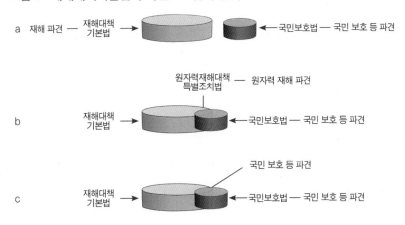

그림 5 재해대책기본법과 국민보호법의 관계

a 재해 파견 ─ 재해대책 기본법 → ← 국민보호법 ─ 국민 보호 등 파견

원자력재해대책 ─ 원자력 재해 파견 특별조치법

b 재해대책 기본법 → ← 국민보호법 ─ 국민 보호 등 파견

국민 보호 등 파견

c 재해대책 기본법 → ← 국민보호법 ─ 국민 보호 등 파견

이 테러일지라도 시행된다고 축조 해설에 기술한다. 원자력 재해대책 특별조치법은 국민보호법의 제정 이전에 제정되었지만, 후법우선의 원칙을 근거로 하면 테러로 원자력시설이 파괴된 경우의 현행법 체계는 사태가 인지되기 전까지 재해대책기본법과 원자력 재해대책 특별조치법에 따라 재해 대응이 실시되고, 사태 인지 후에는 국민보호법에 따라 실시된다고 해석된다(그림 5의 b).

상향식 구조인 재해대책기본법과 하향식 구조인 국민보호법이 양립하는 관계는 재해대책기본법을 일반법으로 하고 그 특별법에 원자력 재해대책 특별초치법을 제정해, 그 두 가지 법을 보완하는 법률로서 국민보호법을 정했다고 정리하면 성립한다.

지역에서 발생한 무력 공격 및 긴급 대처 사태에서도 원자력 재해대책의 법체계와 동일하게 재해 발생 지역에서만 대응할 수 있는 재해 발생 직후의 대처는 재해대책 특별법으로 하고, 무력 공격 사태 및 긴급 대처 사태에 관한 정보관리나 자위대 파병 등 국가에서만 대응할 수 있는 대처는 국민보호법으로 보완한다고 정리하면(그림 5의 c) 실효성은 담보할 수 있을 것이다.

실제로 이러한 운용을 몇 군데의 지자체가 실시하고 있다. 예를 들면 이바라키현 가미스시의 국민보호법에서, 제3편 '무력 공격 사태 등에 대한 대처'의 제1장 '초동연락 체제의 신속한 확립 및 초동체제' 중 '재해대책기본법과의 관계'라는 참조 항목을 마련해 "재해대책기본법은 무력 공격 사태 등 및 긴급 처리 사태에 대처하는 것을 상정한 법률이 아님을 감안하여, 많은 사람을 살상하는 행위 등의 재해에 대처하고자 재해대책기본법에 따라 재해대책본부가 설치된 경우, 사고 후 정부에서 사태를 인지하고, 시(市) 대책본부를 설치해야 한다고 통보하면 즉시 시 대책본부를 설치하고 재해대책본부를 폐지하도록 한다. 또, 시 대책본부장은 시 대책본부를 이행한 요지를 시 관계부서 등에 철저히 주지시킨다. 시 대책본부 설치 전 재해대책기본법에 따라 대피지시 등 조치를 지시한 경우 이미 지시한 조치 대신 새롭게 국민보호법에 따라 필요한 조치를 지시하는 등 필요한 조정을 한다"라고 표기한다. 마찬가지로 '시 지역 방재계획과의 관련'에 대해서도 "이 계획은 무력 공격 사태와 같은 상황에서 시민 대피, 대피 주민 지원, 무력 공격 피해에 대한 대처 등 국민보호조치를 규정하며, 이 계획에 명기되지 않은 사항은 '가미스시 지역 방재계획' 등에서 규정하는 방재에 관한 기존 조직을 활용하는 것으로 한다. 또, 사태 원인이 아직 밝혀지지 않은 경우는 대규모 사고나 재해로 상정해 가미스시 지역 방재계획(풍수 재해 등 대책계획 편)에 따라 대처한다"라고 명시되어 있다(제1편 총칙: 제1장 시(市)의 책무, 계획의 위치, 구성 등).

국민보호법을 실효성 있게 하기 위해서는 국민보호법과 재해대책기본법을 연결하는 법리를 다시 정리해야 하며 동시에 가미스시와 같은 구체적인 방안을 구축하는 것이 필수적이다.

④ 연계 모델의 주체가 되어야 할 지방자치단체는 어딘가?

연계 모델 구축에 앞서 주체가 되어야 할 지방자치단체는 도도부현, 시정촌 중 어느 쪽일까? 연계 모델이 제시하는 '현지 관계기관'은 자위대, 해상보안청, 경찰, 보건소, 소방, 의료기관, 광역재해구급의료정보시스템(EMIS ; Emergency Medical Information System)과 더불어 연구기관·전문기관으로서 국립연구개발법인 일본원자력연구개발기강 및 방사선의학종합연구소(현 질량과학기술연구개발기강양자의학·의료부문), 일본중독정보센터다. 재해의료와 관계되는 의료기관 및 EMIS는 도도부현 의료계획에서 정해져 있다. 따라서 이들의 행정적 위치를 나타내면 **그림 6**과 같다. 이 그림을 근거로 하면 연계 모델 구축의 주체가 되어야 할 지방자치단체 가운데 도도부현이 연계 모델 구축의 주체가 되는 것이 효율적이다. 도도부현의 지사는 방위대신에게 자위대 재해 파병, 국민보호 등 파병을 직접 요청할 수 있다. 무엇보다도 피해자의 생명·신체 보호를 위한 재해대책 체제를 구축해야 하는 입장에 서 있다.

도도부현 중에서 연계 모델 구축을 주체적으로 시행하는 지방자치단체는 오사카부다. 오사카부의 연계 모델은 국민보호법을 소관하는 정책기획부 위기관리실 재해대책과 위기관리·국민보호팀에 의해 구축되었으나, 같은 부서의 방재 기획과는 부(府) 지역 방재계획을 소관하고, 정책기획부 전체로서 재해대책기본법과 국민보호법을 비롯한 재해법 체계가 정합성을 띠며 운용되는 조직체제로 설정되어 있다. 오사카부의 시도는 크게 참고가 된다.

그림 6 연계 모델에서 관계기관과 행정적 위치 설정

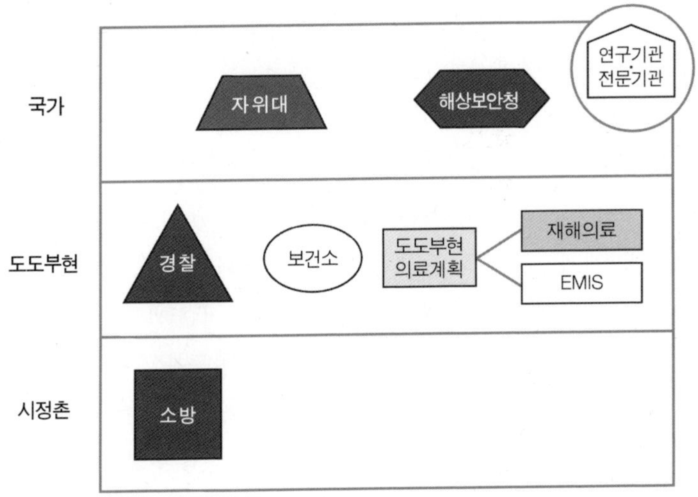

⑤ 결론

연계 모델을 테러 대처에 활용하기 위한 행정상 필요한 조치로 다음 세 가지를 제안한다.

(a) 연계 모델을 법률의 기술적 조언으로 삼는다.

　　이를 위해서는 두 가지 방법이 있다.

　○ 국민보호법 제32조의 기본 조치에 관한 기술적 조언으로서 삼는다.

　　　연계 모델의 기능 및 국민보호법의 법리는 참고하기에 가장 합리성이 있다. 절차도 연계 모델을 국민보호법 제32조으로 규정한다는 내용을 통지·발표하면 매우 단순하다. 해결 과제는 이바라키현 가미스시를 비롯한 여러 지자체가 실시하듯 재해대책법과 연결하는 구조를 확립하는 것, 일본중독정보센터가 지정 공공단체로서 자리매김하는 것에 있다. 이 방법의 약점은 피해자 보호에 관한 정보 연계는 화학테러와 전혀 다르지 않음에도 불구하고, 무력 공격 시에도 긴급 대처 사태가 아닌 '와카야마 독물 카레 사건'이나 '시로야마 보육원·유치원 집단 식중독' 등의 대처에서처럼 의료기관, 소방, 일본중독정보센터의 관여가 적다는 것이다.

　○ 재해대책기본법 제34·35조를 근거로 하는 방재 기본계획에 새롭게 '재해 발생 시 원인이 불분명한 재해'를 추가해, 그 기술적 조언으로 삼는다.

　　　재해 응급대책의 관점에서 보면 가장 본질적인 방법이다. '와카야마 독물 카레 사건'이나 '시로야마 보육원·유치원 집단 식중독' 등 테러 이외의 집단 재해 사례에도 대응할 수 있다. 이 방법의 약점은 재해대책기본법을 개정해야 하며 절차가 매우 복잡하다는 것이다.

ⓑ 지역국민보호계획이 지역 방재계획의 보완계획이 되도록 관련성을 구축한다.

ⓒ 연계 모델은 도도부현이 재해 의료체제와 정합성을 가지도록 구축하고, 이를 시정촌이 국민보호계획을 책정할 때 제시한다.

(2) 현지조정소의 역할

① '현지조정소'의 '현지'는 무엇을 지정하는가?

'현지조정소'의 역할을 이해하기 위해서는 먼저 용어 정리가 필요하다. '현지조정소'에 대한 연계 모델에는 '1. 연락체제·초동체제 등의 준비'라고 기재되어 있다.

'1. 연락체제·초동체제 등의 준비'의 3항 '**현장**에서 초등조치'(글씨 강조는 저자가 표시했다. 이하 동일)에는 '① **현장**에 도착한 경찰 및 소방은……'라고 현장 활동을 기록하고, 다음 ②에서 "**현지** 관계기관은 상호 연대해 구조·구급 이송, 응급의료, 원인물질 특정·분석, 영향 평가, 방호, 대피, 제염·방역, 무해화 등의 조치를 실시한다. 경찰은 이러한 활동과 병행해 사후 조사에 필요한 **현 장**보존 및 기록 등의 활동을 실시한다. 테러 발생 직후의 **현장**은 연속적인 테러에 의한 2차 피해 발생의 위험성을 고려해 **현지** 관계기관 직원의 안전 확보를 배려한다"라고 되어 있다. 3항 '현장 에서 초등조치'에서는 '현장'과 '현지'가 구분되며, '현장'은 테러 발생 지점, '현지'는 '테러에 대응 하는 지방자치단체'와 같이 이해된다. 그러나 다음 4항 '현지조정소의 설치 및 운영'의 '④ 각 대 책본부와 현지조정소와의 연계' 항목에서는 "지방공공단체의 대책본부는 수집한 정보를 **현지조** 정소에 전달하며, **현지**조정소는 현지의 활동 내용 등을 지방공공단체 대책본부에 보고한다. ……"라고 되어 있고, 여기에서 '현지조정소'의 '현지'는 테러 발생 지점의 '현장'으로 이해된다. 즉, 같은 통지 안에서 '현장'과 '현지'의 용어 사용 방법이 혼재된다.

내각장관이 발표한 「국민보호관계의 운용 매뉴얼의 정비에 대하여(国民保護関係の軍用マニュア ルの整備について)」(2007년 7월)에는 제2장 '현지조정소의 활동 등'의 제1절 '현지조정소의 성격'에 서, "현지조정소란, 관계기관이 제한된 시간 안에서 집중적으로 해야 할 필요가 있는 조치에 대해 각각 부여된 역할의 범위에서 활동 내용 조정이나 정보 공유를 위하여, 각각의 현장에 설치하는 것이다"라고 명기되어 있다. 이를 근거로 연계 모델에서 '현지조정소'란 테러 발생 지점인 '현장'으 로 이해해야 할 것이다.

유사한 용어로, 동일본대지진 발생 시 피해지에 집결한 관계기관이 서로 정보를 공유하기 위 해 법률에 근거하지 않고 자연적으로 발생한 '현지합동지휘소'가 있다. 동일본대지진과 같이 지 역 전체에 영향을 미치는 재해에서 '현장'과 '현지'는 거의 동일하므로, 용어의 혼동은 문제가 되 지 않는다. 그러나 사린 테러와 같은 국지적인 재해의 대처계획 책정 및 실행에서는 '현장'과 '현 지'를 명확히 구별할 필요가 있다. 연계 모델에는 이 용어가 혼재하기 때문에, 현장에 있어야 할 '현지조정소의 역할'에 지방공공단체의 대책본부가 담당할 역할이 혼재된다고 저자는 생각하기

그림 7 테러 발생 지점과 시간에 의한 구획

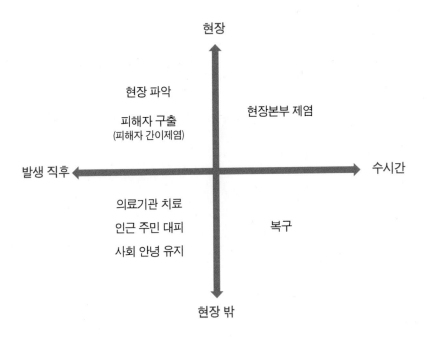

때문이다.

② 현지조정소에서 가장 먼저 실시하는 것

현지조정소를 테러가 발생한 지점인 '현장'의 조정소로 정의해, 여기서 무엇을 할 것인지 정리해 보자. 테러 발생 시의 대처를 테러 발생 지점인 '현장'과 '현장 외'라는 공간 축, 발생 직후의 시간 경과라는 시간 축의 사분면으로 분할하기로 한다(그림 7). 이 정의에서 현지조정소는 좌측 상단 상한에 존재한다.

그림 7에서 '현지조정소'가 최초로 해야 할 역할은 좌측 상단에 위치한 조치 실행과, 좌측 하단에 대한 정보를 제공하는 것이다. 현장에는 소방과 경찰이 제일 먼저 도착한다. 우측 하단의 상한처럼 시간적으로 시급하고 범위가 좁은 경우 현지조정소를 통하지 않고 소방(소방법), 경찰(경찰관직무집행법)이 집행하며, 시간적으로 여유가 있고 범위가 넓은 경우에는 기존의 재해체제에서 연락해 재해대책본부가 실행한다. '의료기관에서의 치료'는 '현지조정소'의 역할이 아닌 것은 자명하다.

이것을 바탕으로, '현지조정소'에서 실시하는 것을 정리하면 그림 8과 같다. 실시해야 할 것은 '정보 공유'이며 이 정보에 따라 '결정해야 할 것'을 정하고, 실행한 것의 효과에 대해 재차 '정보 제공'하는 일련의 IDA 사이클(Information Decision Action)을 돌리는 것이다. 실행할 대항목은

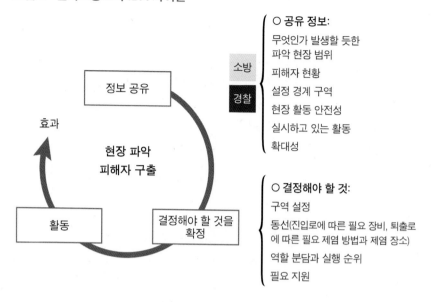

그림 8 현지조정소의 IDA 사이클

○ 공유 정보:

소방 / 경찰

무엇인가 발생할 듯한
파악 현장 범위
피해자 현황
설정 경계 구역
현장 활동 안전성
실시하고 있는 활동
확대성

○ 결정해야 할 것:

구역 설정
동선(진입로에 따른 필요 장비, 퇴출로
에 따른 필요 제염 방법과 제염 장소)
역할 분담과 실행 순위
필요 지원

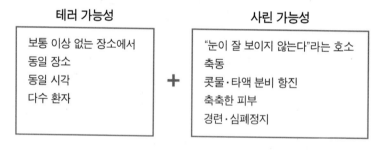

그림 9 사린 테러 발생의 사고(思考) 과정

테러 가능성

보통 이상 없는 장소에서
동일 장소
동일 시각
다수 환자

+

사린 가능성

"눈이 잘 보이지 않는다"라는 호소
축동
콧물·타액 분비 항진
축축한 피부
경련·심폐정지

'현장 파악'과 '피해자 구출'이며, 중요 항목을 **그림 8** 우측에 나타내었다.

(a) 공유하는 정보

무엇보다 첫 번째로 중요한 것은 "무슨 일이 일어난 것 같다"이다. 먼저 테러가 발생할 수도 있다는 인식이 필수적이며, 그때야 비로소 사린의 관여 등을 떠올릴 수 있을 것이다. 이 사고(思考)의 과정은 **그림 9**와 같이 될 것이다.

다음으로 중요한 것이 '현장 범위'다. 위기 대처에 필요한 것은 위기의 질과 양을 파악하는 것이다. 이 경우 질에 해당하는 것은 사린이며 양은 '현장 범위'다. 테러 발생 직후 현장 도착자는 피해자 발생을 통해서만 '현장 범위'를 파악할 수 있다. 그리고 소방·경찰 모두 피해자로부터 신고

그림 10 현장 범위의 상황과 한계

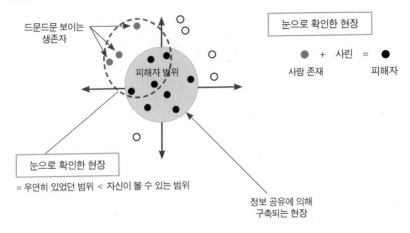

드문드문 보이는
생존자

피해자 범위

눈으로 확인한 현장

● + 사린 = ●
사람 존재   피해자

눈으로 확인한 현장

= 우연히 있었던 범위 < 자신이 볼 수 있는 범위

정보 공유에 의해
구축되는 현장

가 있어야만 출동한다. 즉, 현장 도착자는 정교한 측정기기가 도착할 때까지 상황으로만 현장을 파악할 수밖에 없다. 피해자 구출은 소방·경찰이 도착하고 나서야 시작된다. 정밀측정기기가 도착할 동안 현장을 상세하게 파악하는 것은 여러 현장 도착자가 시각 정보를 공유해야만 비로소 가능하게 된다. 그럼에도 불구하고 정확한 현장 범위는 알 수 없다. 왜냐하면 피해자 발생의 대전제는 '사람의 존재'이기 때문이다. 사람이 존재하지 않으면 그 장소에 사린이 있다 하더라도 안전하다고 판단해 사린이 계속 확산될 가능성은 여전히 남는다.

현지조정소에서는 소방·경찰의 시각 정보를 수집하고, 이 정보로부터 현장 범위의 상황과 한계(그림 10)에 주의를 기울이는 것을 서로 재확인하면 좋다.

이상 '무슨 일이 일어난 것 같다', '현장 범위'의 두 가지 정보가 수집되면 다른 중요 항목은 자연히 결정된다.

(b) 결정해야 할 것

결정해야 할 것은 구역 설정, 활동 동선, 경찰·소방 등 관계기관의 역할분담과 실행 순위, 그리고 현장 내외에서 필요한 물품의 지원이다. 반복되지만 '현지조정소'가 설치되지 않더라도 관계기관은 각각의 관련 규칙에 따라 각자의 역할을 다해야 한다.

'현지조정소'의 의의, 그리고 해야 할 역할은 대응 수행을 위해 필요한 정보를 공유하는 것과, 각 기관이 실시하는 개별 대처가 현장 전체에 효율적으로 이루어질 수 있도록 기관의 실행 순위 순서를 정하는 것에 있다.

구역 설정이 결정되면 활동 동선을 정할 수 있고, 그것에 맞추어 제염 장소와 방법이 결정된다. 제염 방법은 환자 분류를 통일하는 것이 대원칙이다. 그림 11에 사린 테러 시의 환자 분류

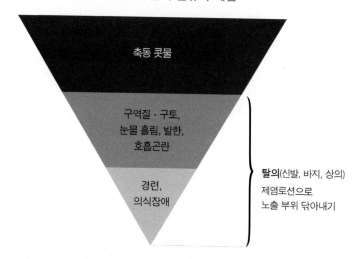

그림 11 사린 테러 현장의 환자 분류와 제염

축동 콧물

구역질 · 구토,
눈물 흘림, 발한,
호흡곤란

경련,
의식장애

탈의(신발, 바지, 상의)
제염로션으로
노출 부위 닦아내기

와 제염 방법을 나타내었다.

　③ 관계기관 집합에 따라 현지조정소가 실시할 것

　지방공공단체, 보건소, 자위대, 의료기관 등 관계기관이 현장에 집합함에 따라, 현지조정소는 **그림 7**의 좌상 상한에서 좌하, 우상 상한을 포함하여 실시를 확대해 나간다. 이 중 관계기관이 현장에서 주로 활동을 하는 영역은 자위대에 의한 제염에 한정된다. 그 외 활동은 현지지휘소가 수집한 정보를 바탕으로 지방공공단체가 설치한 재해대책본부에서 대응하는 것이다. 따라서 이 기관들은 연계 모델에 쓰여 있듯이 현지조정소에서 일을 처리하는 것이 아니라, 현지조정소에 연락원을 파견해 정보를 제공하는 역할을 담당한다고 인식하는 것이 좋다.

　사린 테러 당시에는 현장에서 스스로 의료기관에 가서 진찰받는 사람이 상당히 많았다. 따라서 지역의료기관에 대한 정보 제공(특히 스스로 내원한 피해자의 제염 방법, 치료자의 위험성, 환자 분류와 전원(轉院) 조정 수단)은 사전에 보건소가 정리해 두어야 한다.

_고리야마 가즈아키

(3) 현지조정소의 실제

현지조정소가 제대로 기능한다면 이만큼 든든한 것은 없겠지만, 공적 문서에 처음 나타난 지 15년이 경과한 지금까지, 관계자 사이에 아직도 여러 의문과 오해가 남아 있어 정착되었다고 말하기는 어렵다. 따라서 현지조정소의 실제를 알기 쉽게 해설한다.

　① 국민보호훈련에서 보는 현지조정소

　국민보호훈련에서는 현지조정소를 반드시 설치한다. 규범적인 경우라면 참가자는 정보를 적극적으로 공유하는 의식을 명확하게 가지고, 명확하게 목소리를 잘 내야 한다. 또 화이트보드와 지도로 정보를 공유하면서 조정하는 것도 좋다. 만일 현지조정소의 표시가 없어 어디에 있는지 알 수 없고, 어디의 누구인지 모를 정도의 훈련이라면 문제가 있다. 또, 현지조정소가 전진지휘소나 현지 의료지휘본부와 떨어져 있는 사례에서는 정보 연대가 나쁜 훈련도 곳곳에서 발견되기도 했다. 유감스럽게도 재해 의료진이 현지조정소의 의미를 이해하지 못해 현지조정소에 의료 파견자가 끝내 오지 않았던 적도 있었다. 도쿄도의 도쿄 DMAT는 도쿄소방청의 지휘 아래에 있으며 다른 지역과는 사정이 다르지만, 타 기관에서 의료 상담이나 질문이 있을 때마다 소방청을 거쳐야 하기 때문에 실시간 대응을 기대할 수 없으므로, 의료 대표 담당자는 현지조정소에 동석해야 한다.

이러한 현실을 바탕으로 현지조정소에서 어떠한 활동을 해야 하는가? '현지조정소의 운영방법'을 다음과 같이 구체적으로 기술한다.

② 현지조정소에서 최소한, 이것만은 공유 · 조정해야 할 내용

그럼 현지조정소에서 무엇을 할 것인가? 최소한 이것만은 공유·조정해야 할 정보의 항목을 거론하고자 한다. 내각관방「국민보호 조치를 원활하게 실시하기 위한 현지조정소의 바람직한 모습에 대해서(国民保護措置を円滑に実施するための現地調整所の在り方について)」에는, 현지조정소에서 공유·조정해야 할 내용의 예시가 있다. 갑자기 이것을 보면 모두 당장 실행해야 한다는 생각에 불안해하는 사람도 있을 것이다.

그래서 이해하기 쉽도록 네 항목으로 정리했다. 첫째로 안전 관련 정보, 둘째로 위험 관련 정보, 셋째로 대피 관련 정보, 넷째로 홍보 관련 정보다. 훈련 등에서는 이 첫 문자를 따서 '안·위·대·홍'으로 기억하면 좋다. 어디가 안전하며, 어디가 위험한 곳인가는 구역 설정을 정하는 데 중요한 정보이며, 피해 경감의 관점에서도 중요하다. 특히 테러의 경우 2차 공격을 항상 대비해야 하며, 위험과 관련되는 정보도 중요하다. 대피 관련 정보도 경찰, 소방, 행정이 하나가 되어 공유하며 주민을 대피시키지 않으면 원활한 대피가 안 된다는 것은 자명한 일이다. 홍보도 큰 문제다. 관련 각 기관이 제각기 홍보하고, 또 홍보 내용에 차이점이 있으면 주민들은 혼란스럽다. 적어도 각 기관이 어떻게 홍보하고 있는지에 대한 정보 공유 및 조정은 중요하다. 경우에 따라서는 홍보 대응을 시정촌·도도부현의 대책본부로 일원화하면 현장의 부담을 줄일 수 있다. 이 경우 현지조정소에서 통합한 현장 정보를 시정촌·도도부현의 대책본부에 실시간으로 전달하지 않으면 홍보할 수 없으므로, 현지조정소의 홍보와 관련되는 역할은 중요하다.

③ 현지조정소의 설치 형태

현지조정소의 설치 형태는 관계기관의 현지지휘소, 집결 장소에 둘러싸이는 형태이다. 따라서 현지조정소는 안전한 장소에 설치되어야 한다. 현지조정소가 관계기관의 현지지휘소에서

표 2 현지조정소 물품 예시(중요한 물품순으로)

① 현 지휘본부인 것을 나타내는 크고 알기 쉬운 간판
② 자신의 입장을 밝히는 표지(제킨 등)
③ 각각의 조직 구성원은 각 기관에서 사용하는 무전기를 지참, 없는 경우 전령이 필요
④ 유성펜(다색) 등 필기구
⑤ 정보 공유를 위한 게시판과 이젤
⑥ 현지 지도(가능하면 현장을 중심으로 축척이 다른 3종류 이상)
⑦ 상기의 지도에 올려서 정보를 기입할 수 있는 투명 시트(OHP 필름 등)
⑧ 기록용 디지털카메라(또는 스마트폰)
⑨ 유성펜 지우개
⑩ 충분한 크기의 텐트
⑪ 책상
⑫ 조명

떨어져 있는 것은 바람직하지 않다. 설치된 현지조정소는 관계 각 기관이 쉽게 알아볼 수 있도록 명확하게 표시할 필요도 있다.

④ 현지조정소 물품

"현지조정소에는 무엇이 있으면 좋은가? 그리고 무엇을 준비해 두면 좋은가?"라는 질문을 자주 받는다. 표 2에 현지조정소에 필요한 물품의 예시를 중요성, 필요성순으로 나타내었다. 시정촌·도도부현에서 이러한 물품을 세트로 준비해 주면 설치를 빨리할 수 있다. 훈련에 화이트보드를 반입하는 예가 많지만 실제로는 운반하기 어려우므로, 가볍고 값이 싼 이젤 형태가 간단하게 설치할 수 있다. 이것과 관련해 포스트잇 이젤패드(3M 재팬 주식회사)라는 상품도 있는데, 화판 크기의 두꺼운 종이가 부착된 패드로, 한 장씩 떼어내어 자유롭게 붙일 수 있으며 어디라도 반입해 바로 사용할 수 있다. 떼어낸 종이는 포스트잇 사양으로 벽이나 천, 보드에 장시간 부착할 수 있다. 현재는 스마트폰의 보급이 잘 되어 있으므로, 기록과 본부에 대한 송신은 스마트폰을 사용하면 좋다. 투명 시트를 지도 위에 덮어씌워 사용하면 적당히 벗기거나 겹치거나 해서 사용할 수 있다. 시트에 기록한 정보도 벤젠 등으로 적절히 수정할 수 있다.

⑤ '현지합동조정소'에서 '현지조정소'로

CBRNE 테러 재해는 지역 공동체에서는 도저히 감당할 수 없는 중대한 사태임은 분명하지만, 공적, 특히 국가가 현장으로 출동한다고 하더라도 시간이 걸린다. 예를 들면, 자위대의 파견만 하더라도 도도부현에서나 기타 요청권자가 출동을 요청한다 해서 곧바로 출동할 수 있는 것은 아니다. 출동하더라도 현장 도착까지는 적어도 2~3시간은 소요된다. 그때까지 우선 자조, 공조로 견디고, 현장에 무엇이 부족한지, 국가에 무엇을 원하는지를 명확하고 또 구체적으로 정리해 두지 않으면 국가도 움직일 수가 없다. 특히 화학테러 재해에서는 판가름이 빠르고, 재해 발생

그림 12 CBRNE 테러 재해 시 정보의 흐름

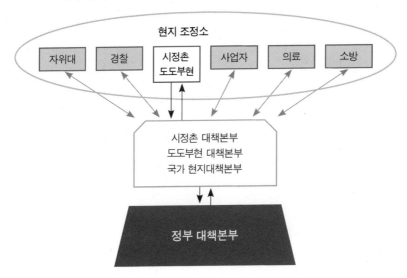

후 약 3시간 만에 대세가 결정된다. 즉, 이러한 초기 단계에서는 지역 대응력이 효과를 나타낸다. 자조라 하더라도, 예를 들면 화학테러에서는 도대체 독가스란 무엇인가, 어떻게 대피할 것인가, 제염은 어떻게 할 것인가 등의 기본적인 지식이 사전에 필요하고, 또 비상식량이나 간이호흡 피난 보호구와 같은 도구도 필요하다. 그 밖에도 지역의 소방력, 경찰력, 행정력, 의료가 CBRNE 테러 재해에 대응할 수 있도록 이미 각 지방은 노력을 다하고 있다. 국가가 지시를 내린다 하더라도 현장 상황을 가장 잘 아는 것은 현장에서 실제 활동하는 기관이다. 실제 활동 기관이 수집한 현장 정보를 현지조정소가 정리해 도도부현·시정촌의 대책본부로 전달하고, 또 그 정보를 국가의 정부 대책본부에 전달하면 국가도 명확히 현장에 도움을 준다. **그림 12**에는 CBRNE 테러 재해 시 정보 흐름을 나타내었다.

만약 돌발적으로 테러가 발생한 경우, 현장 → 시정촌 대책본부 → 도도부현 대책본부 → 국가 창구(소방청·경찰청 등) → 관저 → (안보회의) → 국무회의 루트를 밟는 것만으로도 어느 정도 국민보호 조치에 공백 시간이 생긴다. 그것이 테러인지 아닌지 알 수 없으면 사태를 인지하는 데는 더욱 시간이 걸린다. 실제로 그사이 경찰과 소방 등이 현장에서 조치를 취하고 있다고 생각해, 관저 측은 현장 정보(예를 들면, 소방 경계구역)에만 의지하여 경보나 대피 지시 등을 결정해 버린다. 즉, 국민보호는 국가주도라고 하지만, 초등 대처는 현장의 대응에 의지할 수밖에 없다. 결국 돌발적인 사안이 발생했을 때 평상시의 감각으로 무작정 소방이 현장에 출동해 버리면 일어나지 않아도 되는 2차 피해가 발생하거나, 반대로 무력 공격을 두려워한 나머지 당장 위험하지도 않는데도 현장에 대한 지시가 일절 없다면 소방, 나아가서는 지방자치단체(이하 지자체)의 존재 의식을 추궁당하고 만다. 사태 인지 전이라도 직원의 안전을 확보하면서 평상시 법령의 적용에 따라 지자체장 이하 현지 직원이 가능한 한 대응한다는 마음가짐이 필요하다. 이때 국민보호법과 같이 국가·현의 지시를 기다릴 것이 아니라, 현지조정소에서 현지 소방, 경찰, 자위대 등이 연계를 밀접히 유지하면서 정보를 수집하는 자세가 필요할 것이다. 또, 신속한 사태의 인지를 위해서도 현지조정소는 현, 국가에 신속하게 정보를 제공해야 한다.

기본적으로 시정촌·도도부현은 대책본부를 설치한다. 따라서 시정촌·도도부현의 대책본부와 현장을 연결하는 역할은 지자체 직원이 맡는다. 즉, 현지조정소라는 가로 축에 중심축, 세로 축을 담당하는 것이 지자체 직원들의 역할이다. 또 지자체는 주민의 안전을 지키기 위해 필요에 따라 대피시켜야 하는 중요한 책무와 주민에 대한 설명 의무도 있다.

현지조정소를 빠른 시간 안에 설치할 수 없다는 의견도 있지만, 실제로 지자체 직원들은 현지조정소를 설치하기 전부터 자연 발생적으로 소방 및 경찰과 정보 교환을 시작한다. 이것은 평상시 발생하는 국소 재해, 사건, 사고 때마다 실시해 왔던 일이다. 정확한 의미의 '현지조정소' 자체는 아니더라도 실질적인 '현지조정소적 기능'은 이 시점에서 이미 시작되었다. 이는 방재기본계획(재해대책기본법에 따라 중앙방재회의가 작성한 기본지침을 나타내는 방재계획으로, 방재 분야의 최상위 계획)으로 정한 현지조정소의 개념에 부합한다. 즉 재해대책기본법, 소방법, 경찰관직무집행법과 같은 평상시 대응 법체계 속에서 사태 인지를 거쳐 국민보호법 등 원활한 대응을 통해, '현지합동조정소'의 명칭이 '현지조정소'로 변경되는 것이다.

소방과 경찰이 정보교환을 시작한 시점에서 이미 현지조정소 기능은 시작되었고, 현지조정소는 실질적으로 사건인지, 사고인지, 테러인지도 파악이 안 된 시기부터 기능한다. 오히려 그렇지 않으면 늦다. 국민보호의 사태 인지는 국민보호법 자체가 중대한 법체계가 되므로, 그 사태 인정 시간도 절차에 따라 최저 2~3시간 소요된다. 따라서 사태 인정을 기다리기에는 너무 늦기 때문에, 사태 인정이 될 것 같은 사태를 포함해 평소에도 폭넓게 '현지조정소적 기능', 즉 현지합동조정소를 설치해야 한다. 그렇게 해야지만 대처하기 뒤늦은 사태로 번지지 않는다. '현지조정소'라는 명칭에 연연할 필요는 전혀 없다. '현지조정소적 기능'이 번거로운 표현이라면 '현지합동조정소'라도 좋다. '현지조정소적 기능', 즉 현지합동조정소는, 국소 재해라면 모든 사건·사고를 대응하는 것으로 여겨져, 국민보호를 떠나 평상시의 위기관리 대응에 응용해 계속 사용되어야 한다. 이처럼 현지조정소는 일찍이 세상에 존재하지 않았던 탁상공론이나 가공의 시스템이 아니라, 이미 과거부터 실행되어 온 기능을 보다 알기 쉽고, 보다 실제적인 형태로 재정리한 것이다.

ⓒ 결론

다음과 같이 실제적인 현지조정소를 정리한다.

    (a) 기본적으로는 현지조정소적 기능, 즉 현지합동조정소는 제한된 국소적 사건, 사고, 재해에 적용할 수 있고, 국민보호 사안에 제한 없이 폭넓게 설치할 수 있다.

    (b) 현지조정소는 관계기관의 현지지휘소에 둘러싸이는 형식으로 설치한다.

    (c) 안전·위험 정보, 그에 따른 대피와 홍보에 관련된 정보 공유 및 조정이 기본이다.

    (d) 누가 맡아도 좋다. 최악의 경우 아무도 맡지 않아도, 정보 공유와 조정만 잘 되면 그것으로 좋다.

    (e) 각 기관에서 파견된 전임직원이 있는 것이 바람직하나, 정보만 공유되면 반드시 상주할 필요는 없다.

6) 의료기관의 대응에 대하여

(1) 도쿄 지하철 사린 사건 당시의 성루카국제병원의 대응과 경위 [3] [4]

① 수용 태세의 가동(Command & Control)

사건의 제1보는 도쿄소방청에서 '쓰키지 역내에서 폭발사고 발생'했다고 알려왔는데, 이것은 결과적으로 오보였다. 이와 같이 제1보에는 잘못 통보될 가능성이 있다는 것도 염두에 두어야 한다. 사건 발생 후 약 30분에 첫 환자가 내원했고, 아무도 폭발음을 듣지 못했으며 불도 연기도 보이지 않아 폭발 사고의 사실 여부가 의심스러웠다. 이후 잇달아 3명의 심폐 정지 환자, 2명의 호흡정지 환자를 포함해 경증에서 중증에 이르는 환자 수백 명이 응급 외래로 몰려왔다. 원내 긴급소집, 응급 상황이 발동하며 심상치 않은 상황이 벌어졌고, 곧바로 사태가 히노하라 시게아키(日野原重明) 원장에게 전달되어 원장이 응급실로 내려와 직접 혼란을 확인하고, 모든 응급실 진료와 이미 마비된 환자 이외의 수술을 중단하고 사건 대응을 하라는 지시를 내렸다. 또 내과계 부원장에게는 원인물질과 관련된 정보 수집과 치료 통일, 외과 부원장에게는 환자 분류를, 간호부장 겸무 부원장에게는 퇴원 가능한 입원실 환자를 퇴원시키고 원내 예배당(환자 수용을 위해 산소나 흡입 배관이 완비되어 있었다)이나 외래 공간을 마련해 피해자 수용 준비를 진행하라는 지시를 내렸다. 이로써 대략적인 체제가 성립되었다.

② 안전관리, 2차 피해 방지(Safety)

초기 단계에는 무슨 일이 일어나고 있는지도 알 수 없기 때문에 안전관리가 충분하지 않았다. 그 때문에 직원에게도 2차 피해가 발생했다(표 3).

직종은 간호조무사, 간호사, 자원봉사자, 의사, 사무직원순으로 2차 피해가 발생했고, 피해자와 접촉 빈도가 높을수록 2차 피해도 많았다. 장소로는 예배당, ICU, 외래, 병동, 응급외래의 순

표 3 2차 노출 피해 직종과 장소

직종		장소	
간호조무사	39.3%(11/28)	원내 예배당	45.8%(38/83)
간호사	26.5%(45/170)	ICU	38.7%(12/31)
자원봉사자	25.5%(14/55)	외래	32.4%(34/105)
의사	21.8%(12/66)	병동	17.7%(14/79)
사무직원	18.2%(12/66)	응급외래	16.7%(8/48)

자료: Okumura T. et al., "Report on 640 victims of the Tokyo subway sarin attack," *Annals of Emergency Medicine*, Vol.28(1996), pp.129~135.

서로 2차 피해가 많았다. 이것은 예배당의 환기가 나빴기 때문이라고 여겨지며, 옷 사이에 스며든 사린 기체가 폐쇄된 공간에 방출된 듯했다. ICU는 보다 중증 피해자를 수용했기 때문에 그만큼 오염이 심했던 것으로 보였다. 반대로, 응급외래의 경우 자동문이 계속 내원하는 피해자로 인해 항상 열려 있는 상태여서 환기는 좋았기 때문에 2차 피해도 비교적 적었다고 생각된다. 방호에 관해서는 처음부터 병원에 화학보호복과 가스마스크가 없었고, 국제적으로 보아도 이러한 방호 준비가 군대의 의료 시설 이외의 의료기관에 도입된 것은 도쿄 지하철 사린 사건 이후였다. 그러나 원인이 이윽고 독가스인 것으로 밝혀진 뒤에야 장갑 착용(보통 장갑, 나이트릴 장갑이 아니라서 내화학약품성은 기대할 수 없다)과 마스크 착용(이것도 독가스에는 효과가 없다), 피해자의 탈의 및 샤워가 이루어졌다. 피해자 옷은 비닐봉투에 넣고 묶었으나, 수사를 위해 옷을 담은 비닐봉투에 머리를 넣었던 경찰 수사관들이 순식간에 상태가 나빠지기도 했다. 향후, 가스에 의한 오염이면 적어도 겉옷을 벗기는 건식제염을 해야 한다. 수용된 피해자 중에는 "원인물질이 담긴 봉투를 발로 걷어찼다"는 사람도 있었고, 일부는 특히 신발이 액체로 오염된 사람도 있었을 것으로 짐작되며, 앞으로는 여러 화학작용제에 효과가 있는 차아염소산을 적신 매트를 병원 입구에 설치해야 할 것이다.

이상과 같이, 교훈으로 안전 관리에는 제염과 환기가 필요하다는 것이 밝혀졌다.

③ 외부 정보, 원인물질, 치료에 관련된 정보(Communication, Treatment)

외부에서 전달된 원인물질, 치료와 관계되는 정보는 크게 여섯 가지였다. 처음부터 독가스일 것으로 예측했으므로, 독가스라면 중독이라고 판단해 일본중독정보센터에도 문의를 했다. 다음으로 마쓰모토 사린 사건의 경험이 있는 신슈대학에서도 정보가 도착했다. 신슈대학 의학부 부속병원의 야나기사와 노부오(柳澤信夫) 병원장은 "지금, TV 뉴스에서 도쿄 지하철에서 사건이 발생했고, 피해자에서 축동이 나타났다고 들었다. 마쓰모토 사린 사건과 비슷하기 때문에 정보를 제공하고 싶다"라고 사건 후 2시간 만에 응급외래로 전화를 했다. 이 단계에서 증상은 마쓰모토 사린 사건과 매우 유사했기 때문에, 먼저 황산아트로핀으로 치료를 시작하고 혈청콜린에스테라제값이 낮으면 PAM을 사용해야 한다는 의견을 교환했다. 또, 마쓰모토 사린 사건의 의료보고서가 이날 완성되어 그 자료도 FAX로 받아 볼 수 있었다. 때마침 자위대중앙병원에서 신경작용제의 치료 매뉴얼을 지참한 의사와 간호사가 각각 1명 내원했으며, 그 자료도 입수했다. 동시에 원내 도서관에서 문헌을 검색해 일본어판 중독에 관한 해설 논문도 입수하여 영어에 능통하지 않은 직원에 대한 정보 제공에 기여했다. 이 네 가지 정보와 더불어 도쿄소방청에서는 현장에서 아세트니트릴이 검출되었다는 정보를 오전 9시 30분 전에 제공했다. 그러나 임상적으로는 아세트니트릴 중독으로 판단하기 어려워 믿을 수 없었으며, 훗날 공판에서 위증으로 판명되었다고 한다. 그렇지만 의료 현장에 간이검지 결과를 재빨리 전달한 도쿄소방청은 높게 평가되어야 할 것이다. 한편 경시청은, 오전 9시 30분 무렵에 원인물질이 사린이라는 검지 결과를 얻었지만, 결과의 재확인 시험 등을 기다려 11시 경시청 수사1과장이 정례회견에서 발표했다. 그럼에도 불구하고 경찰 역사상 발표는 이례적으로 빨랐다고 한다.

④ **상황 평가**(Assessment)

여기까지의 상황에서 간신히 독가스에 의한 사건임을 상정하게 되었고, 나중에 원인물질에 관한 정보를 수집해 피해자의 수용에 전력을 다하게 되었다. 사태 추이에 따라 상황 평가는 반복적으로 실시했다.

⑤ **환자 분류**(triage)

원장의 지시로 외과 부원장이 환자 분류를 담당했으며, 응급외래 입구에서 의식이 없는 중증 환자는 곧바로 병원 내 ICU, 또는 수술 중지로 인해 비어 있던 마취회복실에서 치료가 이루어졌다. 보행이 불가능한 환자는 원내 예배당으로, 보행이 가능한 환자는 일반 외래로 이송했다.

⑥ **원내의 정보 공유와 치료의 통일, 진료기록카드 통일화**(Communication, Treatment)

원내에서는 내과 부원장을 중심으로 정보를 수집했고 여러 곳에서도 정보 제공이 있었으며, 빠짐없이 이 정보들을 배부하고 치료의 통일화를 위해 노력했다. 아울러 피해자에게는 '가와라판(かわら版)'이라는 이름으로 번번이 사태 설명서의 전단지를 배포했다. 또 초기에는 진료기록카드의 2호 용지에 증상, 처치 등을 직접 기재했지만, 저녁 때까지 레지던트가 자발적으로 사린 피해자의 증상을 체크 형식으로 간편하고 빠짐없이 기재할 수 있는 특제 진료기록카드를 작성해 이후 여기에 기재하게 되었다.

⑦ **외부 정보 발신, 환자 수용 정보 개시**(Communication)

외부에 대해서는, 우연히 가지고 있던 PAM 재고가 바닥날 것 같아서 오전에 약국에서 도매상에 PAM의 수배를 빨리 의뢰했다. 저녁까지는 원내의 정보를 취합해 제1차 기자회견을 열었으며, 이후에는 정기적으로 기자회견을 개최했다. 또 내원한 환자의 이름은 로비에 게재했다. 그럼에도 불구하고 의식불명 중상자의 경우는 신원확인을 할 수 없는 경우가 많았고, 중상자의 가족이 병원에 왔었지만 없다는 말을 듣고 그대로 귀가한 사례도 있었다.

⑧ 후방 이송(Transport)

더 이상 피해자가 내원하면 대응할 수 없을 가능성도 있었기 때문에 오후 일찍부터 도쿄소방청에 후방 이송을 의뢰했지만, 도내의 긴급차가 모두 출동해 후방 이송은 불가능했다. 날짜가 바뀌어 심야가 되어서야 도쿄소방청에서 후방 이송이 가능하다는 연락을 받았지만, 심야의 후방 이송은 무리가 있다고 판단해 실시하지 않았다.

_오쿠무라 데쓰

(2) 일본중독정보센터의 화학테러·화학재해 대응체제 5)

일본중독정보센터는 지하철 사린 사건을 비롯해 공장 폭발 사고, 고속도로 화학물질 누출 사고 등 대규모 화학재해가 발생한 경우에도 정보를 제공해 왔다. 이러한 경험으로부터, 재해 시에는 시시각각 변하는 상황을 정확하고 상세하게 파악하는 것, 파악한 정보를 관련된 각 기관이 공유하고 연계하는 것이 필수적이라는 교훈을 얻었다. 그 후, 2001년 11월 NBC 테러대책회의 간사회에서 제안된 NBC 테러 대책 현지 관계기관 연대 모델을 바탕으로 한, 대규모 화학테러·화학재해가 발생했을 때 관련 기관과 연계를 도모하는 체제를 구축했다.

가장 중요한 점은 소방, 경찰, 의료기관 등의 관련 기관에서 일본중독정보센터로 사고의 제1보를 얼마나 빨리 발신하는지다. 관련 기관으로부터 제1보를 접수했을 때 비로소 재해모드 스위치가 켜지고, 일본중독정보센터와 관련 기관이 연락을 취하며 정보 수집·교환을 하는 체제가 정비된다. 다음으로 화학테러·화학재해 발생 시 일본중독정보센터 역할의 개요를 소개한다.

① 화학테러 · 화학재해 발생 시 정보 수집

화학테러·화학재해가 발생했을 때 피해자의 진료에 필요한 정보를 제공하기 위해서는, 먼저 무엇이 발생했는지 피해 상황을 가능한 한 정확하고 상세하게 파악할 필요가 있다. 일본중독정보센터는, 현장에서 초동 대응하는 소방, 경찰, 보건소와 피해자의 진료를 담당하는 의료기관, 도도부현, 후생노동성 등의 행정기관으로부터 **표 4**의 **a**에 나타낸 전화로 제1보를 접수하면 **b**와 같이 정보를 수집한다. 각 기관에서 일본중독정보센터에 FAX 등으로 연락하기 위해 사용할 수 있도록 「특수재해보고서(特殊災害報告書)」도 준비했으며, 일본중독정보센터 웹사이트에서 발신한다.

표 4 일본중독정보센터의 화학테러·화학재해 대응

a: 일본중독정보센터 중독110번 화학테러·화학재해 발생 시 긴급연락처(연중 무휴)		
의료기관	의료기관 전용 유선전화	오사카 072-726-9923
		쓰쿠바 029-851-9999(9~21시)
	찬조회원 전용전화	전화번호는 찬조회원에게 사전에 안내
소방, 경찰, 보건소	화학테러 전용	전화번호는 소방청, 경찰청, 후생노동성, 각각 사전에 안내
	핫라인	
기타 행정기관 등	일반전용전화	오사카 072-727-2499
		쓰쿠바 029-852-9999(9~21시)
	찬조회원 전용전화	전화번호는 행정회원에게 사전에 안내
	기타	전화번호는 대상기관에게 사전에 안내

b: 일본중독정보센터 정보 수집 내용(특수재해보고서 참조)		
발생 상황		발생 일시, 발생 장소, 노출경로, 피해자 수
원인물질	판명	일반명/제품명, 원인물질의 정성·정량분석 결과 등
	불명	형태(고체/액체/기체), 냄새, 색상
		관계기관의 분석 진보 상황과 결과(화학작용제의 검지 등) 등
피해자		임상증상, 이상 임상검사치, 치료
		생체시료의 원인물질의 정성·정량 분석 결과 등

c: 일본중독정보센터 정보 제공 내용		
물질에 관한 정보	명칭, 제조회사	
	용도, 성분·조성	
	성상·외관(물성)	상태, 분자량, 비중, 끓는점, 녹는점, 증기압, 증기밀도, 용해성 등
	법적 규제 사항	독물 및 극물 취급법, 소방법 등
독성에 관한 정보	독성	중독량, 치사량, 급성노출 가이드라인 농도(AEGL) 등
	중독학적 약리작용	중독 발현 메커니즘
	체내동태	흡수, 분포, 대사, 배출
중독 증상	개요	
	기관별 증상	순환기계, 호흡기계, 신경계, 소화기계, 비뇨기계, 기타
치료법	기본적 처치	제염(소화관제염, 피부 제염) 등
	대증치료	호흡·순환 관리, 금기약제 등
	특이적 치료	해독제·길항제, 혈액정화법 등
기타	중독증례	
	오염 관리	초기 격리(Emergency Response Guidebook의 격리와 보호 거리) 등
	환자 분류	
	분석법	간이검지법, 기기분석법 등
	참고문헌	

② 화학테러 · 화학재해 시 정보 제공

일본중독정보센터에서 제공하는 정보의 내용은 **표 4**의 **c**에 나타내었다. 제공하는 정보를 추출할 때의 흐름을 원인물질이 판명된 경우와 불명인 경우로 나누어 나타내었다.

(a) 원인물질이 판명된 경우

　　○ 화학작용제(사린 등 신경작용제, 머스터드 등 수포작용제의 경우)

　　　　일본중독정보센터 의료종사자용 웹사이트에서도 공개하는 화학무기 등 중독 대책 데이터베이스를 사용해 중독 정보를 제공한다. 화학무기 등 중독대책 데이터베이스에 수록된 정보는 다음과 같다.

　　　▸ 화학무기 위험관리 데이터베이스: 의료기관에서 제염과 개인보호장비, 감별진단/응급처치/환자 분류/검지지, 간이분석, 시료의채취와 보존, 화학무기 유형별 치료법

　　　▸ 화학무기 데이터베이스: 7유형 23종의 화학작용제 중독 정보

　　　▸ 해독제 데이터베이스: 일본 국내외 10종류의 해독제 정보

　　○ 화학작용제 이외

　　　　일본중독정보센터의 독자적인 '중독정보데이터베이스시스템(JP-M-TOX)'을 사용해 정보를 검색하고, 해외 데이터베이스와 일본 국내외 서적 정보를 검색해 정보를 보완한 후 화학재해 대응에 필요한 중독 정보를 제공한다.

(b) 원인물질이 불명인 경우.

환자에게 나타난 중독 증상으로부터 원인물질을 추정하는 진단보조시스템을 이용한다.

　　○ 화학작용제 의심 여부에 대한 검토

　　　　먼저 '화학무기군'의 진단보조시스템을 사용해 화학작용제 의심 여부를 검토한다.

　　○ 화학작용제 이외의 중독물질이 의심되는 경우

　　　　'중독군'의 진단보조시스템을 사용하여 경구 섭취에 의해 심각한 중독을 일으키는 원인물질을 추정한다. 이 시스템에서는 추정 확률의 향상을 위해 대상 화학물질을 첫째로 독물·극물 중에서도 전신독성이 강한 물질(국소 부식독, 흡입독 제외), 둘째로 과거의 사건에 사용된 물질, 셋째로 해독제가 있는 물질로 하여, 75물질 군 488물질로 한정했다. 이러한 화학물질의 경구 섭취에 의한 중독 증상과 이상 임상검사치에서 중독 원인물질을 추출하는 시스템이다.

　　　　또, 이 검진보조시스템은 조회자 및 일본중독정보센터가 서로 정보를 교환해 원인물질을 추출하므로 정보 공개는 하지 않는다.

　　○ 전문가와 정보교환

　　　　다음으로 이 진단보조시스템을 통해 추정된 중독 원인물질에 대하여, 사전에 등록된 전

문가(2019년 11월 현재, 임상분야 42명, 기초분야 56명, 행정담당자 13명, 계 111명) 메일링 리스트를 통해 정보를 교환해 추정 원인물질을 추출하고, 그 결과를 관련 기관에 연락해 연계를 도모한다.

이상과 같이 일본중독정보센터가 원인물질의 추정 정보를 발신하는 것은, 재해 발생 현장과 의료기관에게는 의료 대응 및 진단을 확정하는 데 유용하다. 또 분석기관에서 원인물질을 동정하는 데도 참고가 된다.

_엔후지 요코·구로키 유미코

7) 피해 상황의 정리

미국은 화학작용제에 의한 피해 상황을 다음과 같이 ASBESTOS로 정리하도록 제창했다.

A: Agent/원인물질

피해자에게 공통되는 중독중후군, 현장 검지의 결과는 어떤가?

S: State/작용제의 상태

기체·액체인가, 혼합물인가?

B: Body site of exposure/노출 경로

흡입·경구·경피 흡수인가?

E: Effects/신체에 대한 영향

국소증상·전신증상 또는 양쪽 모두인가?

S: Severity/중증도

피해자의 중증 정도는 어떻게 되는가?

T: Time course/시간 경과

노출 후 증상 발현까지의 시간 및 시간이 지날수록 악화되고 있는가, 개선되고 있는가?

O: Other diagnoses

기저 환자가 병태와 관련 있는가?

S: Synergism/상승작용이 있는 물질

다른 원인물질은 없는가?

_오쿠무라 데쓰

3. 환자 분류

1) ERG(Emergency Response Guidebook)에서 초기 격리와 보호 활동의 거리

(1) ERG(Emergency Response Guidebook)

ERG[6]는 미국 운송성(DOT, United States Department of Transportation), 캐나다 운송성(TC, Transport Canada), 멕시코 통신교통성(SCT, Secretaria de Comunicaciones y Transportes)이 공통으로 책정한 위험성 물질에 의한 사고, 특히 운송사고 발생 시 최초 30분간의 대응을 위한 가이드북이다. 유통되는 위험성 물질을 위험성으로 분류 및 정리하고 해당 위험성에 대응하는 긴급 시의 응급처치 지침을 정리한 것으로, 사고 현장에 가장 먼저 도착할 가능성이 있는 초등 대응자(긴급 대응 업무 종사자, 소방, 경찰 등 초등 대응 요원)를 위해 책정되었다. 신규 독성 데이터와 대응 연구를 바탕으로 정기적으로 개정되어 2019년 현재 최신판은 2016년도 판이다. 국제적으로 각국의 소방기관이나 화학무기 금지기관(OPCW)에서도 ERG에 준거한다. 일본에서도 2013년도 소방·구조 기술의 고도화 등의 검토회에서 ERG를 소방 활동에 참고하도록 추천했다.

(2) ERG에서 초기 격리와 보호 활동의 거리

그림 13에서 나타낸 것과 같이 초기 격리 구역은 풍하측에서 생명을 위협받거나, 풍상측이라도 위험한 농도의 물질에 노출될 가능성이 있는 재해 발생 장소 주변 영역으로 정의된다. 보호 활동 구역은 사람이 움직일 수 없거나, 보호 활동을 할 수 없게 되어 심각 또는 회복 불가능한 건강 영향을 받을 가능성이 있는 재해 발생 장소의 풍하측 영역으로 정의된다.

초기 격리 장소와 보호 활동 장소의 거리는 사고의 유출량이 소규모인지 대규모인지, 또는 주간인지 야간인지에 따라 판단한다. 소규모 유출은 신경작용제와 수포작용제, 무력화제의 경우는

그림 13 초기 격리와 보호 활동의 거리

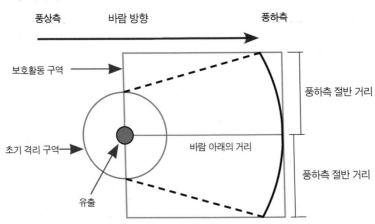

2kg 이하, 그 밖의 물질은 액체의 경우 208L 미만, 고체의 경우는 300kg 미만을 말한다. 대규모 유출은 신경작용제 및 수포작용제·무력화제의 경우 2kg 이상 25kg 이하, 그 밖의 물질은 액체의 경우 208L 이상, 고체는 300kg 이상이다. 주간과 야간은 공기의 흐름이 다른 것을 고려해 야간을 주간보다 거리를 길게 설정했다. **표 5**에 각 화학작용제가 무기로 사용된 경우의 초기 격리와 보호 활동 간 거리를 정리했다.

그림 14는 미국의학도서관(NLM)이 무료로 제공하는 스마트폰용 어플리케이션 WISER의 화면이다. ERG 데이터를 탑재했으며, GPS에서 획득한 현재지의 정보, 또는 재해 발생 현장의 지명, 위도, 경도, 원인물질을 입력하면 풍향 등도 고려한 초기 격리와 보호 활동의 간 거리가 표시된다.

그림 14
WISER 스마트폰의 표시 화면

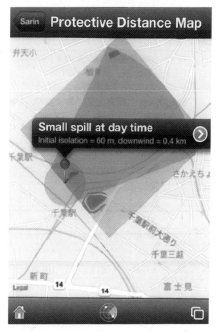

표 5 Emergency Preponse Guidebook(ERG 2016)에 의한 초기 격리와 보호 활동의 거리*

분류	화학작용제의 명칭	소규모 유출(2kg 이하) (소용기에서 또는 대용기에서의 소량 유출)			대규모 유출(2~25kg) (대용기에서 또는 많은 소량용기에서 유출)		
		초기 격리 (전 방향)	보호 활동(풍하측)		초기 격리 (전 방향)	보호 활동(풍하측)	
			주간	야간		주간	야간
신경 작용제	사린(GB)	60m	0.4km	1.1km	400m	2.1km	4.9km
	소만(GD)	60m	0.4km	0.7km	300m	1.8km	2.7km
	타분(GA)	30m	0.2km	0.2km	100m	0.5km	0.6km
	시클로사린(GF)	30m	0.2km	0.3km	150m	0.8km	1.0km
	VX	30m	0.1km	0.1km	60m	0.4km	0.3km
수포 작용제	머스터드(HD)	30m	0.1km	0.1km	60m	0.3km	0.4km
	머스터드루이사이트(HL)	30m	0.1km	0.3km	100m	0.5km	1.0km
	질소 머스터드(HN-1)	60m	0.3km	0.5km	200m	1.1km	1.8km

1. 신경작용제, 수포작용제, 무력화작용제

분류	화학작용제의 명칭	초기 격리 (전 방향)	보호 활동(풍하측) 주간	보호 활동(풍하측) 야간	초기 격리 (전 방향)	보호 활동(풍하측) 주간	보호 활동(풍하측) 야간
	질소 머스터드(HN-2)	60m	0.3km	0.6km	300m	1.3km	2.1km
	질소 머스터드(HN-3)	30m	0.1km	0.1km	60m	0.3km	0.3km
	루이사이트(L)	30m	0.1km	0.3km	100m	0.5km	1.0km
	포스겐 옥심(CX)	60m	0.2km	1.1km	200m	1.2km	5.1km
	메틸디클로롤아르신 (MD)	300m	1.6km	4.3km	1.0km	11.0+km	11.0+km
	에틸디클로로아르신 (ED)	150m	2.0km	2.9km	1.0km	10.4km	11.0+km
	페닐디클로로아르신 (PD)	60m	0.4km	0.4km	300m	1.6km	1.6km
무력화 작용제	퀴뉴클리디닐 벤질레이트 (BZ)	60m	0.4km	1.7km	400m	2.2km	8.1km

2. 혈액작용제, 질식작용제, 최루작용제, 구토작용제

분류	화학작용제의 명칭	소규모 유출(2kg 이하) (소용기에서 또는 대용기에서의 소량 유출)			대규모 유출(2~25kg) (대용기에서 또는 많은 소량용기에서 유출)		
		초기 격리 (전 방향)	보호 활동(풍하측)		초기 격리 (전 방향)	보호 활동(풍하측)	
			주간	야간		주간	야간
혈액 작용제	시안화수소(AC)	60m	0.3km	1.0km	1,000m	3.7km	8.4km
	염화시안(CK)	800m	5.3km	11.0+km	1,000m	11.0+km	11.0+km
	아르신(SA)	300m	1.9km	5.7km	1,000m	8.9km	11.0+km
질식 작용제	포스겐(CG)	150m	0.8km	3.2km	1,000m	7.5km	11.0+km
	디포스겐(DP)	30m	0.2km	0.7km	200m	1.0km	2.4km
최루 작용제	클로로아세토페논 (CN)	30m	0.1km	0.2km	60m	0.3km	1.2km
	o-클로로벤질리덴 말로노니트릴 (CS)	30m	0.1km	0.6km	100m	0.4km	1.9km
	브로모벤질시아니드 (CA)	30m	0.1km	0.4km	100m	0.5km	2.6km
구토 작용제	아담사이트(DM)	30m	0.1km	0.3km	60m	0.3km	1.4km
	디페닐클로로아르신 (DA)	30m	0.2km	0.8km	300m	1.9km	7.5km
	디페닐시아노아르신 (DC)	30m	0.1km	0.6km	60m	0.4km	1.8km

* 여기서는 무기로 사용된 경우(when used as a weapon)를 상정한다.

2) 실제의 구역 설정(조닝)

(1) 오염구역(핫 존)

ERG에 의한 구역 설정(초기 격리와 보호 활동의 거리)는 오염구역이 될 가능성을 나타낸 것이지만, 실제 구역 설정에서는 오염구역이 좁으면 좁을수록 활동 동선이 짧아져 구출·구조가 유리하다. 풍향과 독가스의 비중, 야간의 역전층을 고려한 구역 설정이 필요하다. 건물 안에서 화학작용제가 살포되면 실외는 비오염구역이 될 가능성이 높고, 적어도 풍상측 건물 밖은 비오염구역이 된다. 또 공기보다 비중이 큰 화학작용제일 경우 1층이 재해 발생 현장이면 그 위층은 모두 비오염구역이다. 혈액작용제(시안화수소) 이외의 화학작용제는 모두 공기보다 비중이 크고 무겁다. 또한 화학작용제가 확산되지 않도록 공조기를 멈출 것인지, 농도를 낮추기 위해 환기량을 최대한 올릴 것인지에 대해서는 아직 논란의 여지가 있다. 각 층 피해 상황(피해자 인원, 중증도)의 파악이 어렵기 때문에 결론은 나지 않았다.

(2) 제염 구역(웜 존)

제염 구역은 소위 작업 구역이며 비오염구역이다. 미제염 환자가 있으면 레벨 C 보호장비를 착용해 대응해야 하므로 제염 구역을 준오염구역으로 취급한다.

(3) 실제 초기 격리, 구역 설정 범위

재해 발생 현장이 실외인 경우 일반적인 초기 격리는 주위 100m, 풍하측 2km를 위험 구역으로 한다. 구역 설정은 일단 화학작용제가 확정되면 ERG에 준거해 오염 상황에 따라서 위험 구역과 제염 구역의 범위를 변경한다.

재해 발생 현장이 실내인 경우 일반적인 초기 격리(건물 안 전체, 건물 주위 100m)를 한 후, 화학작용제가 확정되면 고층이나 건물 위 풍상측은 오염 상황에 따라서 위험 구역과 제염 구역의 범위를 변경한다. **그림 15**에 재해 발생 장소가 실외의 경우의 구역 설정 예를 나타내었다.

_오쿠무라 데쓰

그림 15 실내의 구역 설정(조닝)

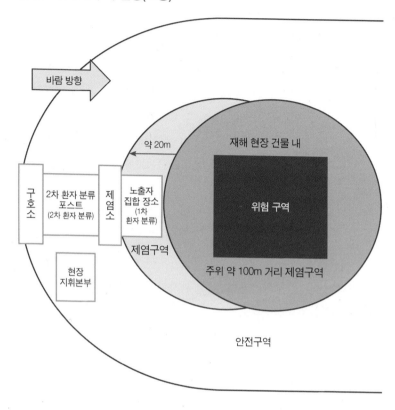

4. 개인보호장비(PPE: Personal Protective Equipment)[7) 8)]

1) 개인보호장비(레벨 A~레벨 D)

현장으로 진입하기 전, 판정된 정보에 따라 적절한 보호장비를 선택한다. 보호장비에는 레벨 A 부터 레벨 D 까지 있다(**그림 16**). 원인물질을 알 수 없는 경우 레벨 A 보호장비를 착용하고 최 고도의 안전성을 확보한다. 원인물질이 화학작용제로 판명된 경우는 최저 레벨 C 보호장비를 착용한다.

(1) 레벨 A

 가장 엄격한 보호장비로서 호흡은 자급식호흡기를 사용하며, 보호복은 자급식호흡기까지 전 부를 뒤덮는다.

그림 16 개인보호장비(PPE)[8]

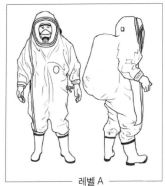
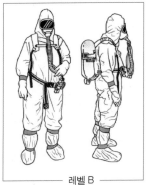
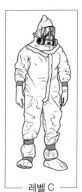

— 레벨 A —   — 레벨 B —   — 레벨 C —

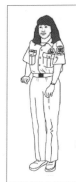

레벨 D (마스크, 장갑, 보안경 등을 착용한다)

(2) 레벨 B

호흡에 관해서는 레벨 A와 동일하지만 보호복 외부에 호흡기를 짊어지는 형태이다. 호흡 호스를 연장해 안전한 장소에서 끌어당겨 마스크에 연결하는 타입도 있다.

(3) 레벨 C

주로 이미 원인물질과 농도가 판명된 경우에 사용하며 호흡은 카트리지식 호흡기를 사용한다. 카트리지(흡수관)은 원인물질에 적합한 종류를 선택하는 것이 원칙이다.

(4) 레벨 D

화학보호복과 호흡용 보호구는 필요 없지만, 평상시의 작업에서 사용하는 마스크, 장갑, 보안경 등을 장착한다.

구역 설정에 따라서 다음과 같이 PPE를 착용한다.

• 위험 구역: 레벨 C 이상으로 대응한다. 단, 복합 작용제를 사용한 경우에 대비해 보호장비는 항상 만전이라고 생각하지 말고, 장착 시 이상이 있으면 즉시 현장에서 이탈한다.

• 경계구역: 제염과 응급처치 등으로 피해자와 접촉한 요원은 레벨 C, 설명 요원 등은 피해자와

접촉하지 않는다면 안전구역과 동일하게 레벨 D로 대응한다.

• 안전구역: 레벨 D로 대응한다.

2) 이스케이프 후드(방독용 후드 마스크)

이스케이프 후드는 간이 호흡 피난 보호구라고도 하며, 위험한 독가스가 있는 환경에서 일반 시민을 안전하게 대피시키기 위해 사용한다. 지난 국민보호훈련에서 심폐 정지 피해자에게 이스케이프 후드를 장착시킨 사례가 있었는데, 이것은 잘못된 것이다. 이스케이프 후드는 자가호흡이 있고 의식이 뚜렷하며 보행이 가능한 피해자, 즉 자율적으로 벗어날 수 있는 피해자가 사용하는 것이다. 국산품 및 수입품이 있으며, 국산품은 CFASDM 규격이 정해져 있다. CFASDM는 소방·위기관리용구연구협의회(Council of Fire Appliances Standard for Disaster Management)로, 일반재단법인 일본소방설비안전센터에 설치된 업계 단체다.

이스케이프 후드에는 소위 NBC 무기에 대응할 수 있는 것과 일산화탄소가스 등 화재 시 발생하는 독성 가스에도 대응할 수 있는 것이 있다. 보급 면에서는 일반 화재에도 적용할 수 있는 것이 가격이 비싸지만 범용성은 높다. 독가스 마스크와는 달리 기초적인 훈련 없이도 보다 간단·안전하게 장착할 수 있고, 어린이용도 판매된다. 방호원리는 피난용 여과식 호흡용 보호구와 피난용 급기식 호흡용 보호구로 분류된다. 역이나 집객 시설 등에서 이스케이프 후드를 비축해야 할 수량은 각각의 자치체나 사업자의 사고방식에 따른다. 유럽과 미국에는 수천 명 단위로 비축되어 있다고 알려졌다. 도쿄소방청은 수백 개 단위로 비축하고 있다.

3) 자급식호흡기(SCBA)와 방화복 착용으로, 위험 구역에서 활동은 가능한가?

사린 재해 발생 현장(위험 구역)에서 구조·구출 활동을 할 때에는 레벨 C의 PPE가 필요하지만, 유럽과 미국에서는 자급식 호흡기(SCBA)와 방화복으로 어디까지 활동할 수 있는지 검토하고 있다. SBCCOM(The U.S. Army Soldier and Biological Chemistry)에 의한 실증 실험 결과에서 얻어진 현장지휘관의 판단 기준을 **표 6**에 나타내었다. 사린에서는 재해 발생 후 10분 뒤 생존자가 2%(50명당 1명) 이상 존재하고, 방화복과 SCBA가 완전(양압의 면체로 호흡기와 눈이 보호된 상태)하다면, 위험 구역에서 30분까지 활동 가능하다. 다만 그때 대원의 50%에서 발한이나 탈진감이 1~18시간 내에 나타날 리스크가 있다.

한편 방화복은 수포작용제에는 효과가 전혀 없다. 머스터드의 현실적인 최대농도 $300mg/m^3$에서는 1분 이내에 활동을 중단하지 않으면 귀, 목, 가슴 밑, 회음부에 발적·자극이 나타나고, 9분간의 활동으로 수포나 짓무름을 일으킨다. 수포작용제에 대한 대책으로 방화복 안에 착용하는 보호 속옷 개발도 진행되고 있지만, 소방대원이 항상 이것을 착용하는 것은 휴대용 검지기를

표 6 현장지휘관의 판단 [9)]

① 신경작용제일 경우 생존자의 여부가 농도의 기준
② 진입 타이밍은 살포·확산 후 10분이 경과했는지의 여부
③ 재해 발생 후 생존자가 2%(50명당 1명)이며, 방화복과 SCBA의 장착이 완벽하면 현장 활동 가능 시간은 30분까지
④ 상기의 경우에도 대원의 50%에서 발한이나 탈진감이 1~18시간 내에 나타날 리스크 존재. 종료 후 제염을 실시할 것(가능하면 해독제는 활동 전 자기주사로 투여)
⑤ 생존자가 없을 경우 3분까지 가능. 생존자가 없다고 판단 시 즉시 현장을 이탈
⑥ 오일성 오염이나 머스터드 징후를 발견했을 시 소방원과 피해자 모두 즉시 현장을 이탈해 제염
⑦ 혈액작용제, 질식작용제, 최루작용제, 무력화작용제는 신경작용제보다 더욱 장시간 현장 활동이 가능

지니는 것 이상으로 무리가 있다. 기도로부터 흡입하지 않는 이상 죽음에 이르는 일은 없다.

기도에서 흡수되는 혈액작용제나 질식작용제는 SCBA로 호흡기를 보호할 수 있으므로, 원리적으로는 신경작용제보다 장시간 현장 활동이 가능하다.

현시점에서는 미국에도 SCBA와 방화복으로 현장 활동을 수행하는 매뉴얼은 없다. 그러나 작용제가 확정되면 혈액작용제나 질식작용제는 물론 사린에서도, 소방대가 위험 구역으로 진입해 자력 탈출이 가능한 피해자의 대피 유도와 일부 중증자의 구출·구조 매뉴얼이 마련되어야 한다는 인식을 하기 시작했다. 소방대가 SCBA를 장착해 구출·구조할 활동 여부는 현장지휘관의 판단에 따르는 것으로 알려졌다.

_요시오카 도시하루

5. 구출 · 구조

목숨을 구하기 위해서는 한시라도 빨리 노출 환경에서 피해자를 구출·구조함과 동시에, 가능한 한 빨리 의료 행위가 이루어져야 한다는 것에는 거론의 여지가 없다. 경찰, 소방, 자위대 등 현지 관계기관이 연대하고 소방 등 현지 관계기관이 연계해 구조에 임하는 것은 물론, 의료와 이들 실재 행동 기관이 평소 훈련에서 현지조정소를 중심으로 연계를 도모하는 것이 중요하다. 한정된 인원으로 가능한 한 많은 피해자를 단시간에 구조하기 위해서는 구조 방법에 대한 모색이 필요하다.

1) 이송 경로 설정과 이송용 기자재 준비

풍상측에 설정된 웜 존(제염, 응급처치 구역)까지의 최단거리를 이송 경로로 설정함과 동시에, 피해자를 위험한 장소에서 안전한 장소로 이송하고자 도쿄소방청이 개발한 숏픽업 방식을 실행할 지역을 결정한다.

(1) 재해 발생 시설 직원의 역할

소방, 경찰의 선착 부대에 그동안의 상황을 즉시 전달하고, 관내 방송을 활용해 자력 탈출이 가능한 피해자에게 대피 경로를 안내하여 대피를 재촉한다. 구출 경로는 훈련 등이나 대피 요령 작성 시 설정하며 검정을 반복한다. 사용하는 엘리베이터의 넓이는 들것을 탑재할 수 있는지 파악해 둔다.

폐쇄된 공간의 공조, 환기는 어떻게 할 것인가에 대해서는 두 가지 견해가 있다. 하나는 위험 요소를 격리하고자 환기를 정지한다는 견해로, 위험한 가스가 외부로 방출되는 것을 막고 피해 확대를 방지한다. 다른 하나는 적극적으로 환기해, 폐쇄된 공간의 위험한 가스 농도를 조금이라도 낮추어 공간 내 피해자를 구하자는 견해다. 단순히 어느 견해가 정답이라고 말할 수 없고, 주변 상황(인구밀집지 여부, 대피 종료 여부), 독물 상황(종류와 농도, 양), 폐쇄 공간의 피해자 상황(생존자 여부) 등 여러 가지 상황에 따르지만, 중요한 것은 일단 심사숙고해 판단을 내리면 방침을 반복하지 않는 것이다. 현지조정소의 지휘관이 시설 직원에게 직접 지시를 내려야 한다.

엘리베이터를 이용할 수 있으면, 대피나 이송에 사용하지 않을 수 없다. 특히 들것으로만 이송 가능한 보행 불가능자의 이송을 할 수 있는 엘리베이터가 있는지 사전에 조사해 두어야 한다.

이스케이프 후드는 스스로 탈출이 가능한 피해자가 자율적으로 장착하는 호흡 보호구다. 유럽과 미국에는 수천 개 단위로 비축되어 있고, 위험 구역 이동 시 배포된다. 일본은 개인 구입이 최근 가능하게 되었지만, 현지 관계기관에 의한 비축이 필요하며, 역을 포함한 집객 시설에도 배치되어야 할 것이다. 다량 피해자에 대해서는 대응이 어렵지만 시정촌의 청사 등에서는 **그림 17**과 같이 유사 시 간판이 휠체어나 들것으로 빠르게 변신하여, 일대일 이송이 가능하도록 궁리한 곳도 있다.

(2) 구출·구조 시 현지 관계기관의 역할

1분 1초라도 얼마나 빨리 피해자를 위험한 환경에서 대피시킬 수 있는 여부가 승부처다. 이 관점에서 도쿄소방청이 추진하는 숏픽업 방식이 있다. 숏픽업 방식은 화학작용제가 존재하는 재해 현장(위험 구역)에서 스스로 탈출할 수 없는 피해자가 있을 경우, 긴급하게 화학작용제 농도가 보다 낮은 신선한 공기가 많은 환경으로 일시적으로 이동(숏픽업)시키는 것이다. 즉, 조금이라도 안전한 장소로 이동시켜 악화 방지를 도모하는 방법이다. 시안가스 이외의 화학작용제는 공기보다 비중이 크고, 풍상측, 높은 곳(지하철역의 경우, 1층 위 계단 등)에 숏픽업 구역을 설정할

그림 17 이송용 기자재 간판의 활용

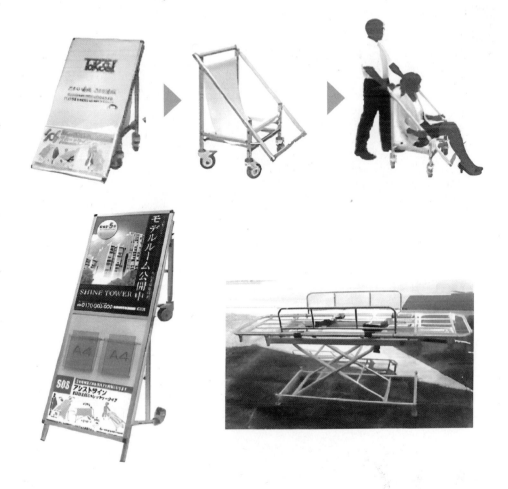

수 있으면 구조가 필요한 사람에 대한 영향을 상당히 줄일 수 있을 것으로 생각되어 현재 전국 소방본부에 보급하고 있다. 스키드 들것은 이송은 물론 숏픽업에도 효과를 발휘할 수 있다. 이 것은 혼자서 끌어당겨 이송할 수 있도록 고안해 제작된 것으로, 아직 경찰이나 소방에는 배치되 지 않았지만 훈련을 통해 사용 경험을 축적해야 할 것이다.

2) 국민보호 공동 훈련

그림 18a는 후쿠시마에서 실시된 국민보호 공동 실제 훈련의 구출·구조 활동 모습이다. 지하 철역 구내의 사린 살포를 상정한 훈련으로, 지하 2층의 좁은 역사 내에서는 레벨 A 보호장비를 착용한 구급대원이 전출이송법으로 피해자를 계단 밑과 엘리베이터 앞까지 일시적으로 이송(숏 픽업)하고, 화학작용제가 확정되어 레벨 C 보호장비를 착용해 위험 구역으로 진입하여 숏픽업

그림 18 국민보호 공동 실제 훈련의 구출·구조 활동

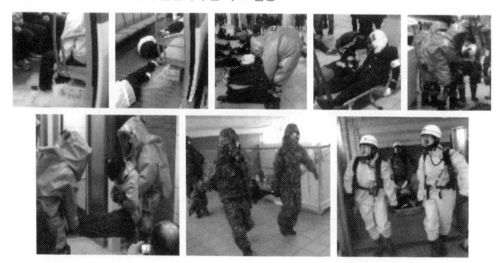

18a. 후쿠시마현

지하 2층의 좁은 구내에서 레벨 A 보호장비를 착용한 구급대원이 전진이송법으로 피해자를 계단 아래까지 이송, 구급대원이 숏픽업 방식으로 이송한 피해자를 경찰 및 자위대가 지상까지 이송하는 등, 이처럼 구출·구조 훈련은 현지 관계기관이 연계해 실시되었다. 또 일부 피해자는 이스케이프 후드도 착용했다. 이스케이프 후드가 활용된 최초의 훈련으로 높이 평가할 수 있다. 화학작용제가 확정되어 레벨 C의 보호장비 착용으로 위험 구역까지 진입하고, 엘리베이터를 이용해 이송하는 등 유연하게 대응한 것도 높이 평가할 수 있다.

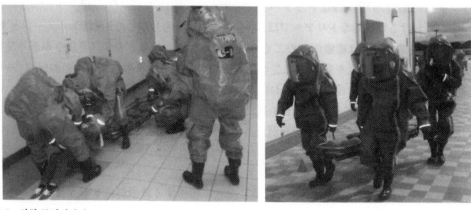

18b. 위험 구역에서의 구출 장면으로, 4명이 1명을 들것으로 이송 중이다.

방식으로 이송한 피해자를 경찰 및 자위대가 엘리베이터를 이용해 지상까지 이송했다. 또, 일부 자발호흡이 있는 피해자는 이스케이프 후드도 착용했다. 현지 관계기관이 연계하여 구출·구조를 유연하게 실시한 것은 높이 평가받아야 한다.

한편 검지·구역 설정, 습식제염 시스템을 갖추는 데 시간을 낭비하고, 재해 발생 후 수십 분이 경과하고 나서야 활동 가능 시간이 짧은 레벨 A 보호장비로 무장한 특수부대가 위험 구역에서 환자 분류 구역까지 긴 구출로로 들것을 사용해 4명이 1명을 구조하는 훈련이 지금도 일부에서 진행하고 있어(그림 18b) 비판을 받는 실정이다.

구출·구조를 가능한 한 빨리하기 위해서는 이송로를 짧게 해야 하는데, 이를 위해서는 위험 구역을 작게 하고 PPE는 활동 시간이 길고 움직이기 쉬운 레벨 C로 착용하며, 화학작용제를 확정하고 이송을 위한 기자재 궁리를 연구하는 것과 함께, 가장 효과적인 방법으로서 구출·구조에 많은 인원을 보내는 것이 중요하다. 이 관점에서 앞에서 기술한 것과 같이 SCBA와 방화복을 착용한 소방대가 위험 구역에서 활동할 수 있으면, 소방대의 투입으로 구출 업무는 일거에 진전된다. 또한 자력으로 탈출이 가능한 피해자에게는 피해자 수에 따라 전담 구조대원을 복수 배치하여 패닉에 빠지지 않도록 유도한다. 대피로에 계단이나 좁은 곳이 있으면 한꺼번에 많은 인원이 대피하면 넘어져서 외상성 질식에 의한 희생자가 출현한다.

_요시오카 도시하루

6. 환자 분류: 다량 환자 발생 시 환자 분류

1) SALT법(Sort-Assess-Life Saving Interventions-Treatment and/or Transport)
재해 대응에는 일반적으로 START법이 널리 사용되었으나, 이는 외상을 가정한 환자 분류법이기 때문에 화학재해에는 적합하지 않다는 의견이 뿌리 깊다. 화학테러 재해 시에는 SALT법(그림 19)이 권장된다.

SALT법의 특징은 환자 분류와 동시에 구명 처치를 하는 것이므로, 생사에 깊은 관계가 있는 ① 과출혈 저지, ② 기도확보, ③ 기흉 탈기, ④ 해독제 투여의 네 가지 처치를 우선적으로 시행하는 것이다. 특히 사지의 대혈관에서의 동맥성 출혈은 몇 분밖에 여유가 없고, C-A-T®(Combat Application Tourniquet) 등의 지혈대로 지혈해야 한다. 기도확보, 기흉의 탈기도 중요하다. 하나 더, 화학테러의 경우 중요한 것은 해독제 투여다. 특히 사린은 기도분비가 많아지고 기관연축이 일어나므로 아트로핀을 투여하지 않으면 통상의 구명 처치가 곤란하다.

_오쿠무라 데쓰

그림 19 SALT법

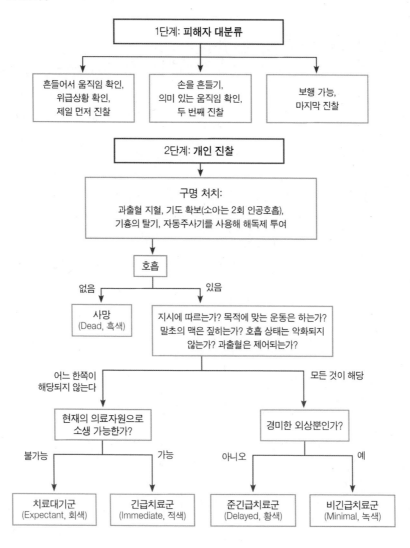

2) 사린 테러 시 현실적인 환자 분류

사린 테러 시 현실적인 환자 분류는 긴급도의 관점에서 분류한 5단계 환자 분류로 한다(**표 7**). 다량 환자 발생 시, 축동 만 나타난 극히 경증환자는 의료 대상으로 하지 않고, 가능한 한 재해 현장에서 멀리 벗어나, 의료기관의 혼란을 피한다(극히 경증환자를 포함한 무증상 피해자에 대한 대응은 9절 '대피 유도'를 참조). 재해 발생 현장에서 심폐소생으로 맥박이 재개된 증례는 물론, 피해 인원이 소수이면, 내원 시 심폐 정지 증례였음에도 목숨을 건진 도쿄 지하철 사린 사건의 교훈에서 알 수 있듯이, 의료 자원이 허락하는 한 생존의 가능성이 전혀 없는 증례 외에는 검은색 태그를 부착하지 않는다.

_요시오카 도시하루·오쿠무라 데쓰

표 7 사린 테러에서 5단계 환자 분류

최우선군 최중증(적 태그)	긴급치료군 중증(적 태그)	준 긴급치료군 중경증(황 태그)	비 긴급치료군 경증(녹 태그)	치료대상 외 경증, 증상 없음(백 태그)
심폐소생에서 심장맥박이 재개할 가능성이 있다	경련, 호흡장애, 의식장애, 마비	축동, 콧물, 구역질· 구토, 발한, 눈물흘림, 근육경축, 호흡곤란	축동, 콧물	축동

3) 환자 분류 카드에서 IC 태그로 [10] [11]

화학테러의 환자 분류는, 중증도 판정과 동시에 생사에 관계되는 구명 처치를 시행할 수 있는 SALT법을 도입해야 한다. 일본중독정보센터는 2000년 오키나와 정상회의 이후 화학테러에서 5단계 환자 분류를 권장해 왔다. 일본이 보급하는 환자 분류 카드는 4단계만 있고, 또 종이로 된 환자 분류 카드는 전달할 수 있는 정보량이 한정되며, 게다가 비록 훈련이었지만 분산수용결과는 물론 피해자 인원 등 전체 파악이 매우 어려웠다는 치명적 결점 탓이 있어, 실시간 파악은 거의 불가능했기 때문이다. 환자 분류 카드 대신 IC 태그와 스마트폰 이용에 의한 다량 환자 관리 시스템을 도입하면 카드로 파악할 수 없는 피해자 전체를 실시간으로 쉽게 파악할 수 있다. 또 이 시스템을 광역재해구급의료정보시스템(EMIS, Emergency Medical Information System)에 연동하면 시설이나 부대를 넘어서 전국의 피해자 전체를 파악할 수 있다.

이 시스템은 오사카부립 급성기·종합의료센터(현 오사카급성기·종합의료센터)가 도쿄일렉트로닉시스템주식회사(현 토시바일렉트로닉시스템주식회사)와 협력해 개발한 것이다. **그림 20**은 재해 발생 현장에서 피해지 인근의 병원, 후방 병원, 항공이송거점임시의료시설(SCU, Staging Care Unit), 또 권역 외 SCU, 권역 외 재해거점병원 간의 환자 정보 흐름을 나타낸다. 의료 이송 진료

그림 20 집단재해 시 환자정보와 흐름

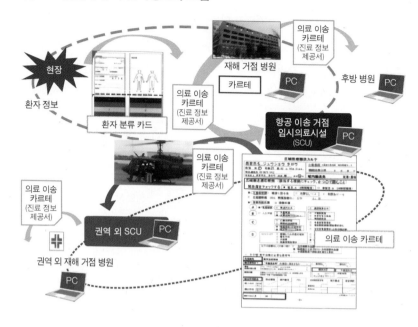

그림 21 다량 환자 관리 시스템의 환자 분류 화면과 서버 화면

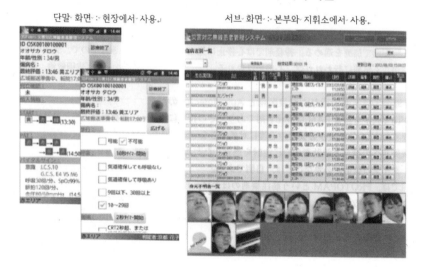

기록카드의 환자 분류 카드나 진료 정보 제공서로서 내용에 대해서는 일본재해의학회 등에서 이미 합의된 사항이 있다.

시스템의 기본 구성은 피해자에 부여된 비접촉식 IC 카드[페리카(FeliCa) 카드]와 이 IC 카드를 읽고 쓸 수 있는 스마트폰이다. 그림 21에 나타낸 것과 같이 바이털 사인 등을 입력하고 보행이나

그림 22 다량 환자 관리 시스템의 화학테러 대응 계획

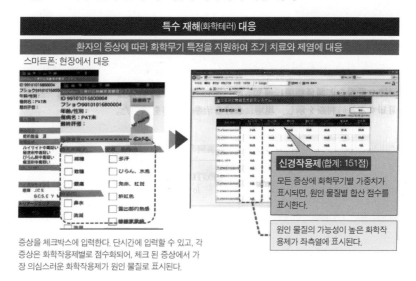

증상을 체크박스에 입력한다. 단시간에 입력할 수 있고, 각 증상은 화학작용제별로 점수화되어, 체크 된 증상에서 가장 의심스러운 화학작용제가 원인 물질로 표시된다.

호흡 상태를 체크박스에서 확인하는 것만으로 자동적으로 환자 분류를 할 수 있다. 스마트폰의 카메라 기능을 이용하면 성명 미상의 중증환자도 사진으로 가족이 조회할 수 있어 신원확인에 유용하다. 페리카 카드에 기입하는 것은 용량 제한이 있지만, 서버에 등록하면 보다 상세한 내용까지 기입 가능하다. 병원에서 사용되는 전자 진료기록카드나 이미 구축되어 있는 EMIS와 정보를 공유할 수 있으며, 종이 환자 분류지에 입력하는 수고를 줄일 수 있다는 것도 큰 이점이다. 어플리케이션 개발로 시스템을 진화시킬 수 있는 것이 이 환자관리시스템만의 이점이지만, **그림 22** 처럼 화학테러에 대해서는 임상증상을 입력하는 체크박스가 준비되어 있고, 또 그 임상증상은 화학작용제 별로 점수화되어 체크된 임상증상으로부터 가장 의심스러운 화학작용제가 원인물질로 표시된다. 정상회의 등 요인 경호에서는 이 결과가 현장분석 결과와 일치하면 진단을 확정하고, 웜존에서 해독제 투여와 제염 방법을 결정한다.

또, 스마트폰의 GPS 기능을 이용하면 광역자연재해의 환자 지도는 물론 감염증 지도나 재해 약자의 지도 작성도 용이할 것이다. 생활보호 수급자의 의료정보를 관리해 복수의 의료기관에 소요되는 낭비를 줄이는 것 등도 가능하다. 이 시스템의 본래 개발 목적은 재해 시 실시간으로 개개인의 환자 정보와 지역 전체의 환자 정보를 파악하는 것이었으나, 널리 사용되는 신용카드나 진찰권에 의료정보를 기록할 수 있는 IC 칩을 탑재하면 평상시의 의료에서도 휴대율이 상승하고 지역적으로 견고한 방재, 재해 감소 기능 강화로 이어질 것이라 생각된다.

_요시오카 도시하루

7. 응급처치 · 구명 처치

1) 1차 환자 분류 영역에서 구명 처치(DDABCE 접근)

사린 노출에 의한 심폐 정지 병례의 구명 처치는, 소위 심폐소생술의 기본 처치에는 해독제 투여 및 제염과 더불어 DDABCE(Decontamination, Drug, Airway, Breathing, Circulation, Exposure and Environmental control) 접근법으로 대처한다. 최초의 D는 제염, 다음의 D는 약제이며, 신경 작용제는 아트로핀, PAM의 해독제 투여와 디아제팜 등의 항경련약이 주요 약제다. 환자의 긴급도·중증도에 따라 약제 투여와 제염 중 어느 쪽 D가 우선시되는지보다는, 가능한 한 빨리, 동시에 실시해야 한다. 이어서 기도확보, 호흡·순환 보조, 심장마사지, 심전도 장착, 제세동으로 치료를 진행한다. 신경작용제에서는 심장정지에 앞서 호흡정지가 먼저 나타나므로, 기도확보와 호흡보조를 매우 빨리 실행하면 심장마비는 피할 수 있다.

2) 해독제 · 길항제 투여: 근주제제와 자동주사기 개발

일본에서 구입할 수 있는 PAM은 정맥 주사용 제제며, PAM 투여에는 루트 확보 등 전후 처치를 포함하면 20분 정도가 소요되므로 신속하게 대처할 수 없다. 사린 테러에 의한 집단재해 시, 재해 발생 현장에서 피해자에 대한 투여와 구조자의 셀프주사를 상정할 때 근주제제, 그것도 자동주사기(Auto-Injector) 타입의 제제가 필요한 것은 자명한 일이다.

미국에서는 프로토팜(PROTOPAM)이라는 근주제제와 자동주사기 제제가 승인되었다. 표 8은 이들 3개 제제에 대해 비교한 것을 나타낸다. 일본의 PAM은 정맥 주사용의 요오드화물 제제이며, 미국은 염화물 제제가 있다. 요오드화물과 염화물의 분자량부터 차이가 있으며 일본의 PAM은 프랄리독심량이 미국제의 2/3정도로, 동일한 효과를 얻기 위해서는 1.5배 양의 요오드화물이 필요하다. 즉, 현재 첨부 문서에 있는 첫 회 투여량은 미국 기준으로 중경증 이하에 대한 투여량이다. 따라서 500mg이 아닌 600mg의 근주제제의 개발이 필요하다.

후생노동성은 올림픽·패럴림픽 도쿄 대회 개최를 앞두고 해외에서 신경작용제의 해독제로 사용하는 자동주사기 제제(아트로핀 및 옥심제)를 의사나 간호 담당 직원이 출입할 수 없는 오염 구역 등에서 사용할 때의 위법성과 관련해, 사용 요건, 구체적인 사용 절차와 사용 강습 등 필요한 환경 정비를 검토하고 보고서로 정리했다. 이 보고서를 화학재해·테러 시 현장 대응자의 해독제 자동주사기 사용과 관련된 의료법상의 해석과 함께 소방 및 경찰 등 관계기관에 통보했다 (2019년 11월 29일). 이것으로 일정한 조건하에 위법성을 조각한다는 판단을 보여 치료 현장에 대한 이해를 나타냈다.

또 유럽과 미국에서는 오피오이드에 의한 테러가 우려되고 있으며, 오피오이드의 길항제인

표 8 프랄리독심 제제의 비교(일본과 미국)

제제명	PAM 정맥 주사 500mg	PROTOPAM Chloride for Injection	PRALIDOXIME CHLORIDE INJECTION/ DuoDoteTM Auto-Injector
형태	액제	파우더	액제
용기	앰플	20mL Single-Dose Vial	Auto-Injector 자기주사제
유효성분	프랄리독심	프랄리독심	
	요오드화물	염화물	
분자량	264.06	172.61	
플랄리옥심 량	1	1.53	
유효성분량	1 앰플 20mL 중 500mg(25mg/mL)	1 앰플 중 1,000mL (USP 주사용수 20mL에 용해한다)	1병 2mL 중 600mg
투여경로	정맥 주사	근육 주사, 정맥 주사	근육 주사
첫 회 투여량 조제액	1~2g 생리식염수 100mL로 조제	근육 주사: 600mg/2mL × 3회 정맥 주사: 1~2g, 10~20mg/mL 로 조제	Severe: 600mg/2mL × 3회 Mild: 600mg/2mL × 1회

날록손의 고용량 근주제제 도입이 진행되고 있다. 또한 날록손의 경비투여제도 판매된다.

_요시오카 도시하루· 엔도 요코

3) 최중증 증례의 제염

최중증 증례는 핫 존에서 펄스옥시미터로도 맥박을 감지할 수 없고, 자극에 대해 무반응, 경련, 과출혈을 일으킨 사람을 말한다. 즉, 제염보다는 구명 처치가 우선시되는 피해자다.

인체에 부착된 화학작용제의 제거와 중화를 위해 제염 패드나 제염 로션이 개발되어 있다. RSDL®(Reaction Skin Decontamination Lotion)에 의한 닦아내기 제염은 사린, 타분, 소만 등의 신경작용제와 머스터드의 중화에 유효하다. 탈의와 RSDL®에 의한 닦아내기 제염을 실시하면 습식제염의 설비도 불필요하고, 들것에 탄 상태에서 간단하게 제염할 수 있다.[12] 심폐소생(CPR)이 필요한 중증자나 와상 등의 합병 손상이 있는 환자, 재해 약자나 소수의 요원에는 들것 위에서 치료와 제염을 동시에 실시할 수 있는 닦아내기 제염을 고려한다(제염에 대해서는 나중에 서술한다).

4) 서바이블 카드(감별진단과 현장 응급처치)

서바이블 카드는 갑자기 습격을 받는 전쟁터에 파견된 군대의 실천 교육을 위해 작성된 것으로,

군대가 상시 휴대하고 있는 비품 내에서 어떻게 진단, 응급 처치를 해야 하는지를 기재한 방비 기록이다. 표 9는 미군의 서바이벌 카드를 일부 개편한 것으로서 임상증상이나 발병 시간과 함께 제염 및 검지법을 정리한 것이다.

_요시오카 도시하루

표 9 서바이블 카드(감별진단과 현장 응급처치)

화학작용제 종류	증상	발증 시간	특이적 응급처치(야외)	피부제염	검지기/검지지
1. 신경작용제					
사린, 타분, 소만, VX	축동, 콧물, 눈물 흘림, 구역질 구토, 발한, 근육연축, 경련, 호흡장애, 의식장애	증기: 초 단위 액체: 분~시간 단위	황산아트로핀, PAM 1~3회 중증은 디아제팜	다량의 물 RDSL® 닦아내기제염	LCD3.3 검지기 자위대 임의검지기 → 황색(사린, 타분, 소만) 자위대 임의검지지 → 검은 빛을 띤 녹색(VX)
2. 수포작용제					
머스터드, 루이사이트, 포스겐 옥심	홍반, 수포 눈 자극 기침, 호흡곤란	시간 단위 (루이사이트, 포스겐 옥심: 접촉 시 동등)	없음 (루이사이트: BAL 근육 주사)	다량의 물 RDSL® 닦아내기제염	LCD3.3 검지기자위대 임의검지지 → 적색
3. 혈액작용제					
시안화수소, 염화시안	의식장애 경련, 호흡정지	초 단위	하이드록소코발라민 투여 또는 아질산아밀, 티오황산나트륨 투여	탈의	LCD3.3 검지기
4. 질식작용제					
포스겐, 염소, 클로로피크린	기침, 호흡곤란 눈 자극, 눈물흘림, 피부 자극	초~분 단위 폐부종: 시간 단위	없음	탈의	LCD3.3 검지기
5. 최루작용제					
CS, CN, CR, CA, OC	눈 작열감, 눈물 흘림, 기침, 숨 막힘, 피부 작열감	초 단위	없음	탈의/눈 세척	없음
6. 구토작용제					
아담사이트, 디페닐클로로아르신, 디페닐시아노아르신	재채기, 기침, 콧물 (감기와 비슷), 극심한 두통, 구토	분 단위	없음	탈의	없음

8. 제염

1) 제염의 종류와 특징, 준비 장비와 도구

제염은, 피부 등 인체, 의류 및 신발 등에 부착된 화학작용제를 제거하기 위해 실시한다. 제염에는 건식 및 습식제염, 효과가 빠른 피부제염 로션을 이용하는 닦아내기 제염이 있다. 각각 제염의 특징을 근거로 하여 화학작용제의 종류, 피해자의 중증도, 제염 대상사 인원, 지해 상황 등을 고려하고, 제염 방법을 조합하여 피해자에 대한 최적의 제염을 선택한다. 제염은 시간과의 싸움이므로, 제염을 기다리는 동안 검은색 태그를 부착하게 되는 어리석음을 피해야 한다.

(1) 건식제염(탈의와 닦아내기)

건식제염은 물을 사용하지 않는 제염이며 탈의와 닦아내기를 포함한다. 탈의는 의복에 부착된 액적이 피부에 닿는 것을 방지한다. C14로 표시한 화학작용제를 의복에 묻히고 그 흡수를 추적해 보면 탈의 효과는 시간에 따라 급격히 떨어진다. 최대 제염 효과는 5분 이내에 탈의하는 것이다. 프라이버시 보호나 보온의 필요성을 고려하여 건식제염을 위해 제염 텐트를 운영하는 것보다는, 기존의 건물이나 창고, 사설 마이크로버스 대여, 또는 소방차의 이용 등 여러 형태로 궁리하면 탈의를 보다 빨리 시작할 수 있다. 탈의의 포인트는 의복의 표면이 몸에 닿지 않도록 옷을 앞에서 찢거나 앞단추를 풀고 벗는 것이다. 경중환자에게는 제염 이유를 설명하고, 스스로 옷을 둥글게 말아서 벗도록 한다. 닦아내기는 노출 부위를 타올, 손수건 등으로 닦아내는 방법이며, 나중에 기술하는 '제염제에 의한 닦아내는 제염'과는 구별된다.

(2) 습식제염

습식제염은, 피부나 모발 등, 신체에 부착된 액적을 제거하기 위해 실시한다. 오일성 오염은 비누나 다량의 물로 제염한다. 습식제염을 하기 위해서는 물뿐만 아니라, 제염 텐트 등 설비가 필요하며, 1인용 샤워를 구비한 간이 텐트형 시스템부터 전용 들것을 사용해 누운 상태로 제염이 가능한 시스템까지 다양한 형태가 있다. **그림 23**은 소방청이 6개 대도시에 배치한 대형 습식제염 시스템 탑재차량으로, 앞으로 펼치면 내부는 보행 가능자를 위한 제염 레인과 들것에 1시간당 200명을 제염할 수 있다. 단, 출동 후 설치하는 데 30분 정도 소요되고, 넓은 면적과 다량의 물이 필요하다. 한편, 일부 소수 병원에만 있지만 응급외래로 연결되는 통로 등에 온수 샤워를 설치한 병원도 있다. 이 같은 상설형의 습식제염시스템이 있으면, 설치하는 데 시간이 걸리지 않고 폐수처리도 거의 해결되었으며, 화학테러 발생 시 즉시 대응할 수 있으므로 유용하다.

또한 제염에 사용한 오염수의 폐기는, 미국에서는 인명을 위해서라면 어떠한 조치를 취해도 좋으며 하수구에 흘려보내는 것도 용인된다.[14]

그림 23 소방청의 대형 습식제염 시스템

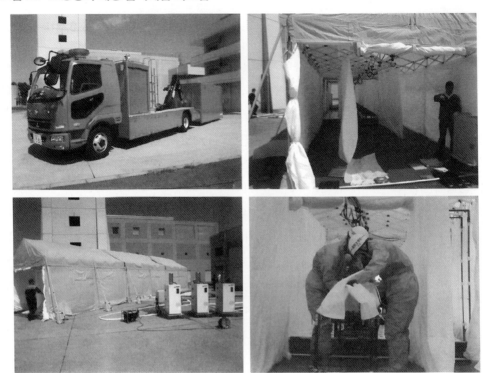

(3) 제염제의 의한 닦아내기 제염

제염제를 이용하는 닦아내기 제염의 경우 과거에는 자가제조한 표백분이나 차아염소산나트륨을 사용했지만 피부 자극의 문제가 있었다. 현재는 전용 제염 패드나 제염 로션이 개발되어 효과가 빠른 피부제염 로션 RSDL®(Reaction Skin Decontamination Lotion), HEYL SD®-1이 대표적이다. RSDL®은 사린, 타분, 소만, VX 등 신경작용제와 머스터드의 중화에 유효하며 미국, 호주, 캐나다, EU에서는 의료용 자재로 인정되었다. 일본에서도 2019년 9월 현재 '의약품, 의료기기 등의 품질, 유효성 및 안전성의 확보 등에 관한 법률'(의약품의료기기등법)의 승인 수속이 진행되고 있다. HEYL SD®-1은, 최근 독일에서 개발된 것으로 화학작용제뿐만 아니라 리신, 탄저균포자, 마이코박테리아, 바이러스, 진균포자도 순식간에 불활성화할 수 있다.

제제제에 의한 닦아내기 제염은 습식제염과 같은 설비도 필요 없고 오염수 폐기 문제도 없으며 들것에 탄 상태에서도 간단히 실시할 수 있다.[12)15)] 스펀지에 제염 로션 42mL를 묻힌 RSDL® 패드(그림 24)는, 항상 노출되어 있는 팔뚝과 손, 안면·두경부를 1장으로 닦아낼 수 있도록 조정되어 있다. 탈의와 노출부의 제염 로션으로 제염이 완료되므로, 구명 처치가 필요한 중증환자의

그림 24 속효성 피부제염 로션 RSDL®에 의한 닦아내기 제염

스펀지 타입, 500ml 스프레이 타입

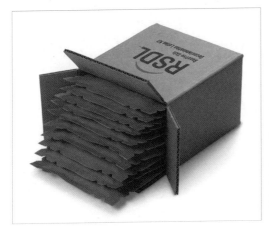

탈의 + 노출 부위 닦아내기
2분 이내 중화 완료

GA: 타분
GB 사린
GD: 소만
VX 신경작용제
HD 머스터드

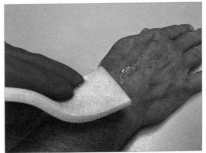

경우 처치와 제염을 들것 위에서 동시에 할 수 있는 닦아내기 제염이 가장 좋은 방법이라 할 수 있다. 또한 자세한 기술은 피하지만, 피해자가 너무 많은 경우에는 액체를 날려 보내는 강렬한 에어샤워를 이용하는 바람제염도 개발되어야 할 것이다.

2) 10의 법칙(제염의 효과)

제염은 시간과의 싸움이며, 초기 대응자가 수행할 수 있는 제염법을 매뉴얼화해야 한다. PRISM (Primary Response Incident Scene management)의 10의 법칙(그림 25)은, 소화대에 의한 제염 효과를 120편 이상의 연구논문을 토대로 모식화한 것이다.[12][14][16] 탈의는 90%의 제염이 달성되고, 노출 부위를 타올이나 물티슈 등으로 닦아내면 99%가 제염되며, 나머지 오염은 1% 정도다. 또 소방차 2대로 물을 주입해 샤워 커튼을 만들고, 이 물이 빠져나가면 제염은 거의 완성된다. 싱가포르에서는 이 방식으로 전체 소방차량을 응급제염 차량으로 사용할 수 있도록 개량했다. 또 서밋 등 사전 준비가 가능한 상황이면 PRISM에서 말하는 탈의(disrobe)와 더불어, 앞에서 서술한 RSDL®을 준비하면 제염 로션을 이용해 닦아내기(dry decon)를 실시할 수 있다. 제염 로션을 이용하면 습식제염 없이 거의 완전한 제염이 가능하다. 재차 강조하지만 전용 제염 차량의 도착, 특수부대에 의한 제염설비의 설치를 기다리는 동안 많은 피해자가 사망하는 사태는 꼭 피해야 한다.

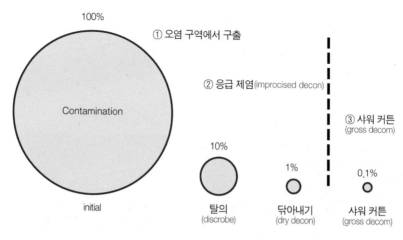

그림 25 PRISM 10의 법칙

100%

① 오염 구역에서 구출

② 응급 제염(improcised decon)

③ 샤워 커튼
(gross decom)

Contamination

10%

1%

0.1%

initial

탈의
(discrobe)

닦아내기
(dry decon)

샤워 커튼
(gross decom)

3) 화학작용제가 판명되었을 때의 제염

어떤 제염이 필요한 지에 대해서는 다소 이견은 있지만, 화학작용제가 기체인 경우는 빠르게 확산하므로 제염은 대체로 필요 없다. 따라서 실제의 제염은 피부 등 인체에 부착된 액적과 의복이나 신발에 부착된 액적을 제거하기 위한 목적으로 실시된다. 재해 발생 시, 액체라도 휘발성이 높은 화학작용제 또한 시간의 경과와 함께 휘발되므로 제염이 필요 없다. 사린은 50분 정도 지나면 제염이 필요 없다고 하지만, 휘발성이 낮은 머스터드는 1,325분(약 1일)은 잔존하며, 피부장애의 정도는 머스터드의 작용 시간에 비례하므로 가능한 한 빨리 철저하게 제염을 해야 한다.[16]

화학작용제가 판명되었을 때, 피해자의 제염과 환경 중 제염의 필요성을 **표 10**에 나타내었다. 환경 중 24시간 이상 잔존하는 화학작용제를 지속성 화학작용제, 24시간 이내에 휘발하여 소실되는 화학작용제는 일시성 화학작용제로 분류할 수 있다. 액적으로 살포되는 수포작용제는 앞에서 기술한 것과 같이 피부장애가 작용 시간에 비례하여 심각해지므로, 가능한 한 빨리 건식제염을 실시한 후 노출 부위를 다량의 물로 습식제염하거나, 또는 제염 로션으로 닦아내기 제염을 실시한다. 수포작용제는 환경 제염도 필요하다. VX 이외의 신경작용제에 노출되었을 때는 액체방울이라도 탈의와 수건, 손수건 등으로 닦아내면 오염은 1% 정도 잔존하고, 시간의 경과와 함께 휘발·소실되므로 더 이상의 제염은 불필요하다. 예를 들면 도쿄 지하철 사린 사건과 같이, 재해 발생 장소가 차량 내이고, 피해 장소가 승강장이나 다른 차량의 환자라면 휘발된 사린가스에 의한 피해이며, 혈액작용제 및 질식작용제와 마찬가지로 제염은 거의 불필요하고, 겉옷만의 부분 탈의 또는 옷을 터는 정도로도 괜찮다. 또 재해 발생 장소에서 피해를 입은 경우도 경증 피해자라면 제염이 필요한 액적이 피부나 옷에 부착되었다고 보기 어렵고, 피부에서 흡수되지 않

표 10 화학작용제가 판명되었을 때의 제염

수포작용제
- 피해자 제염
  건식제염: 탈의, 닦아내기(타올 등)
  (신발, 바지, 상의 처리→ 제염 판초의, 신발 준비)
  습식제염, 또는 RSDL®(제염 로션)에 의한 닦아내기 제염
    → 습식제염보다 빠른 시간에 제염 완료(최중증 환자, 재해 약자)
- 환경 제염: 필요

신경작용제
- 응급 제염(타올 등에 의한 닦아내기)
  VX를 제외한 환경 제염 불필요

혈액 및 질식작용제
- 건식제염(옥외 구출 후)/환경 제염 불필요

최루작용제 및 무력화제
- 피해자 및 환경제염 불필요

는 신발 뒤쪽 등의 부착을 고려해 신발만 갈아 신으면 된다.

　방사성물질은 물리적으로 제거하지 않는 한 방사성물질 고유의 반감기만 소실된다. 따라서 환자를 수용할 때 양생용 기자재로 구급차나 의료기기, 외래처치실 등을 양생하지 않으면 그 후 사용할 수 없게 된다. 한편 지속성 화학작용제라도 시간이 경과하면 소실되므로 환기가 필요하지만, 특별한 양생은 필요하지 않다. 사린 살포를 상정한 훈련에서 자위대가 출동하면 거의 대부분 환경 제염을 실시한다. 이러한 훈련을 계속하면, 사린은 제염하지 않으면 그 장소에 잔존한다는 잘못된 메시지를 남기게 될지도 모른다. 화학작용제의 환경 제염은 VX, 수포작용제를 제외하고는 거의 불필요하다.

4) 구출 후 대응 절차

부상자가 많이 발생한 경우는 다음과 같은 요령으로 제염 인원을 필요 최소한으로 하고, 제염의 종류도 가능하면 간단한 방법으로 해야 할 것이다.

- 기체의 노출, 또는 무증상 피해자 → 제염 불필요
- 경증 피해자 → 부분 탈의(신발이나 겉옷 처리)
- 일시성 화학작용제(휘발성화학제)에 의한 중경증, 중증 피해자 → 건식제염(탈의와 타올 등으로 닦아내기)
- 지속성 화학작용제(비휘발성화학제)에 의한 중경증, 중증 피해자 → 건식제염과 제염제에 의한 노출 부위의 닦아내기 제염, 또는 → 건식제염 후, 습식제염

그림 26 구출 후 대응 절차

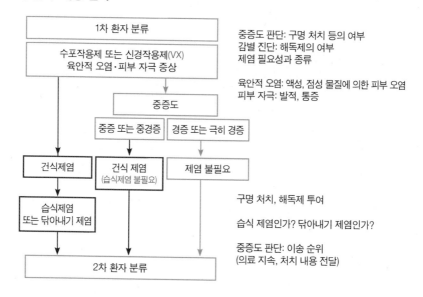

현실적인 구출 후 대응 절차를 **그림 26**에 나타내었다. 1차 환자 분류에서는 구명 처치와 제염의 어느 쪽을 우선해야 하는가의 판단이나 해독제의 필요 여부를 판단하는 감지와 임상증상를 통한 감별진단, 제염의 필요성과 그 방법을 결정한다.

화학작용제가 수포작용제나 신경작용제의 VX라고 판명된 경우는 건식제염 후 습식제염 또는 제염제에 의한 닦아내기 제염이 필요하다. 또 감지 전, 즉 화학작용제의 종류가 특정되지 않아도 육안적 오염이나 피부 자극 증상이 나타나면 수포작용제로 상정해 습식제염 또는 닦아내기 제염을 실시한다. 육안적 오염은 액체나 점성 물질에 의한 피부나 두피의 오염을 말하며, 때로는 발적이나 통증을 동반한다. 구명 처치(ABC)가 필요한 중증자나 외상 등의 합병 손상이 있는 환자, 장애자 등 소위 재해 약자는 들것에 탄 상태로 치료와 제염을 동시에 실시할 수 있는 닦아내기 제염이 유용하다.

수포작용제나 VX가 아닌 경우, 또는 육안적 오염이나 피부 자극 증상이 없는 경우 중경상 이상의 환자는 습식제염을 실시하고, 경상이나 경미한 경상 환자는 제염이 필요 없는 것으로 분류한다. 한랭지의 동절기로 두꺼운 코트 등을 걸쳐 입은 경우에는 부분 탈의도 용인할 수 있다. 부분 탈의 정도이면 속옷 준비도 필요 없으며, 어느 정도 프라이버시를 보호할 수 있다. 혈액작용제나 질식작용제 등의 기체는, 거의 제염은 필요 없고, 건식제염으로 충분하다.

제염 종료 후 2차 환자 분류에서는 중증도를 판단해 이송 순위와 이송 병원을 결정하지만, 이때 재해 발생 현장에서 실시된 의료를 확실하게 유지시키는 것이 중요하다.

피해자에 대한 대응을 원활하게 진행하는 데 있어 가장 중요한 것은 구조자와 피해자 사이의 양호한 커뮤니케이션이다. 그중에서도 100명을 초과하는 다수의 피해지 제염에 대해서는 사태의 특성과 대응을 빨리 공표하는 것, 피해자의 건강에 초점을 맞추어 구체적인 정보를 제공하는 것이 중요하며, 피해자의 불안에 대응할 수 없으면 재빠른 제염은 불가능하다. 따라서 현장에서 전달한 지시 등을 알기 쉽게 큰 글씨로 표시할 수 있는 안내판을 미리 준비해 두는 것도 필요하다. 특히 신경작용제는 시야가 어두워져 희미하게 보이기 때문에 큰 글씨로 표시하고, 또한 음성 안내(사전 준비)도 병용해야 한다. 단, 보호복을 착용한 상태에서 많은 인원에게 사태 상황과 제염의 의의 등을 설명하기에는 매우 힘들다. 이러한 관점에서 직접 피해자와 접촉하지 않는 병원 전 게이트 컨트롤 존이나, 재해 발생 현장에서도 핫 존 이외, 예를 들면 본래는 오염 환경이 되지 않는 웜 존에서 대응하는 홍보담당자는 풍상측에 위치하기 때문에 PPE 착용은 필수는 아니라고 판단된다. 물론 경비업무 관계자나 일반국민에 대한 평상시의 교육도 중요하며 커다란 과제다.

_요시오카 도시하루

9. 대피 유도

1) 초기 격리와 보호 활동의 거리(ERG에 준거)[6]

대피 유도에 관해서도 ERG의 초기 격리와 보호 활동의 거리에 준하여 생각한다. 단, 주변의 상황(인구밀도, 교통 상황 등)에 따라 실제의 운용은 달라진다. 게다가 원인물질이 밝혀지지 않은 시기부터 대피가 필요할 수도 있고, 경우에 따라서는 실내 대피도 선택지가 될 수 있다.

2) 대피소 내에서 갖추어야 할 기능과 일반재해에서 대피시설의 비교

화학테러 시에는 보행이 가능하고 의식이 뚜렷한 피해자의 경우 위험한 현장에서 직접 대피해 온다. 이러한 피해자의 수용 장소가 대피소가 된다. 국민보호법에 규정된 대피시설, 대피소는 화학테러 시 일시적인 대피가 필요한 경우에 재해 발생 현장 인근의 주민 안전을 확보하기 위한 장소인 '임시대피시설'이다. 초등학교나 공공체육관 등 미리 지정된 실내 대피시설의 95%는 자연재해 등으로 지정된 시설과 동일하지만, 그중에서 가장 안전한 장소를 대피시설로 선정하여 도도부현 지사가 재해 발생 몇 시간 이내에 설치하는 것이다(표 11). 따라서 무중상자가 많다고 생각되지만, 축동만 있는 경중환자가 대피소에 대피해 오는 경우도 상정된다. 화학테러 시 대피소의 의의는 다음과 같다.

표 11 일반재해에서 피난시설의 비교

피난시설	지정권자 (근거)	지정 목적	지정 절차 등	용도 (근거1)	용도 (근거2)
방재상의 대피장소	시정촌장 (지역 방재계획 등)	재해 대비	지정권자가 지역의 상황에 맞추어 제정	대피 (재해대책기본법)	구조 (재해구조법)
국민보호법에서 대피시설	도도부현지사(국 민보호법제148조)	무력 공격 사태 등 대비	지정권자가 지역의 상황에 맞추어 제정	대피 (국민보호법)	구원 (국민보호법)

(1) 사태의 특성과 대응을 조기에 공표할 것

대피 유도와 홍보는 병용되어야 한다. 원래 이것은 대피소에 피해자가 도착하기 전에 이루어져야 하지만, 보호복을 입은 상태에서 사람들에게 사태를 설명하는 것은 매우 힘들고 혼란 속에서 충분하지 못했던 정보 제공을 보완할 필요가 있다. 전술한 바와 같이, 병원에서의 게이트 콘트롤과 마찬가지로 대피소의 게이트 컨트롤에 보호장비는 불필요하다. 제염 항목에서도 같은 배려가 이루어져야 한다고 기술했지만 다음 사항을 고려해 가능한 한 구체적으로 정보를 제공한다.

① 사태의 특성과 대응을 가능한 한 빨리 공표할 것.

② 피해자의 건강에 초점을 맞추어 설명할 것.

③ 충분하고 구체적인 정보를 제공할 것.

④ 피해자의 불안을 고려할 것.

(2) 대피소 업무

화학테러 재해 시 사태의 상세하고 정중한 설명, 안부 정보 수집, 정신건강에 대한 배려, 급식 등이 이루어진다.

또, 피난소에 피해자가 포함되어 있는지 문진표로 확인한다. 피해자 확인은 「피난소 스크리닝 문진표(화학재해용)[避難所スクリーニソグ問診票(化学災害用)]」(일본중독정보센터)를 활용하면 된다 (그림 27). 일본중독정보센터 홈페이지(https://www.j-poison-ic.jp)의 '화학재해·화학테러(化学災害·化学テロ)'에서 다운로드할 수 있다.

그림 27 대피소 스크리닝 문진표(화학재해용)

대피소 스크리닝 문진표(화학재해용)

아래와 같은 증상이 있으신 분은 빨리, 대피소의 직원에게 말씀해 주시기 바랍니다.

□ 사물이 어둡게 보인다.
□ 눈이 아프다.
□ 눈이 침침하다.
□ 콧물이 나온다.
□ 침이 많이 나온다.
□ 두통.
□ 구역질, 구토.
□ 무력감.
□ 근육이 당기는 느낌이 든다.
□ 기침이 난다.
□ 복통.
□ 설사.
□ 피부가 빨갛게 되었다.
□ 피부에 물집이 생겼다.
□ 피부가 아프다.

당신은 이번에 어떤 상황에 있었습니까?

□ 쓰러져 있는 사람을 보았다.
□ 쓰러져 있는 사람과 접촉했다.
□ 수상한 액체를 만졌다.
□ 이상한 냄새를 맡았다.
□ 기타 상황.

본 정보는 개인명을 숨긴 후 일본중독정보센터에 연락주시면, 동 센터에서 이것을 평가하여 적당한 정보를 의료 현장에 제공합니다.

2012년 5월 개정판   일본중독정보센터

참고문헌

1) Madsen, James M. 2019.8.26(last updated). "Chemical terrorism: Rapid recognition and initial medical management".
https://www.uptodate.com/contents/chemical/-terrorism-rapid-recognition-and-initial-medical-management

2) Ciottone, Gregory R. 2018. "Toxidrome recognition in chemical-weapons attacks". *The New England Journal of Medicine*, Vol.378, pp.1611~1620.

3) Okumura T, Suzuki K and Fukuda A. et al. 1998. "The Tokyo subway sarin attack: Disaster management, Part 2: Hospital response." *Academic Emergency Medicine*, Vol.5, pp.618~624.

4) Okumura T, Takasu N and Ishimatsu S. et al., 1996. "Report on 640 victims of the Tokyo subway sarin attack." *Annals of Emergency Medicine*, Vol.28, pp.129~135.

5) 일본중독정보센터. 2017. 『화학테러·화학재해 대응체제: 개요(化学テロ·化学災害対応体制: 概要)』. 개정 4판.
https://www.J-poison-ic.jp/wordpress/wp-content/uploads/HP2017.pdf

6) PHMSA. 2016. *Emergency Response Guidebook 2016.*
https://phmsa.dot.gov/sites/phmsa.dot.gov/files/docs/ERG20416.pdf

7) U.S. HHS Public Health Service ATSDR. 2012. "Emergency Medical Service." *Managing Hazardous Materials Incidents*, Vol.1.
https://www.atsdr.cdc.gov/mhmi_v1_2_3.pdf

8) U.S. HHS Public Health Service ATSDR. "Hospital Emergency Departments." *Managing Hazardous Materials Incidents*, Vol.2.
https://www.atsdr.cdc.gov/mhmi_v1_2_3.pdf

9) U.S. Army SBCCOM. 2003.8. "Risk Assessment of Using Firefighter Protective Ensemble with Self-contained Breathing Apparatus for Rescue Operations During a Terrorist Chemical Agent Incident".
https:///www.hsdl.org/?view&did=441329

10) 마쓰다 히로키(松田宏樹)·나카모리 야스시(中森靖)·모리 도모요시(毛利智好) 외. 2011. 「스마트폰을 이용한 재해대응 무선환자관리시스템(Smart phoneを用いた災害対応無線患者管理システム)」. ≪일본구급의학회잡지≫, 22, p.382.

11) 마쓰다 히로키, 구보 노리아키(久保範明), 이나도메 나오키(稲留直樹) 외. 2015. 「세련된 재해의료 체제 구축을 위한 상병자 정보관리 시스템(洗練された災害医療スキーム構築のための傷病者情報管理システム)」. ≪일본구급의회지≫, 26, p.346.

12) 요시오카 도시하루. 2017. 「화학테러 대책의 현상과 과제: 화학테러로부터 생명을 지키기 위해서」. ≪자치체 위기관리연구≫, 19, pp.49~65.

13) Lerner L. 2013. *A true sense of security*. Argonne National Laboratory.
https://www.anl.gov/a-true-sense-of-security

14) U.S. Environmental Protection Agency(EPA). 2000. *First Responders' Environmental Liability Due to Mass decontamination Runoff.*
https://www.epa.gov/sites/production/files/2013_11/documents/onepage.pdf

15) U.S. Department of Health & Human Services. "Reactive skin decontamination lotion(RSDL): Medical countermeasures database".
https://chemm.nlm.nih.gov/countermeasure_RSDL.htm

16) Chilcott, Robert P. and R. Amlot(eds.). 2015. "Primary Response Incident Scene Management (PRISM) Guidance for Chemical Incidents, Volume 1: Strategic Guidance for Mass Casualty Disrobe and Decontamination." Biomedical Advanced Research Development Authority.

화학작용제 편

제2장 신경작용제 대응 매뉴얼
사린을 중심으로

02
신경작용제 대응 매뉴얼: 사린을 중심으로

1. 요점

- 신경작용제는 강한 아세틸콜린에스테라제(이하, AChE) 억제 작용을 하는 유기인 화합물이며, 흡입 노출, 피부 노출, 경구 섭취로 전신증상을 나타낸다.
- G제의 사린(GB), 소만(GD), 타분(GA)와 V제의 VX로 나눌 수 있다. 모두 액체이지만 휘발성은 다르며, 증기압이 높은 순서는 사린 > 소만 > 타분 > VX의 순이다. G제의 사린이나 소만은 증기나 에어로졸 흡입으로 중독된다. 타분은 사린이나 소만보다 흡입하기 어렵고, 피부 노출에 의한 위험성이 높다. V제의 VX는 휘발성이 매우 낮은 액체로, 경피 노출로 전신증상을 나타낸다. 또 환경 중에 잔류하기 쉽고 지속성이 있다.
- 흡입 반수 치사량(LCt$_{50}$)으로 표시되는 독성은, VX > 소만 > 사린 > 타분의 순이다.
- 임상증상은 다음과 같으며, 유기인계 살충제 중독에 준한다.
- (경증)축동 → 콧물 → 기관지경련 → 분비 항진 → 호흡장애 → 경련 → 호흡정지(중증)
- 도쿄 지하철 사린 사건에서 보다시피, 심폐 정지나 호흡정지로 이송된 중증환자라도 생명을 구한 사례가 있으며, 의료 자원이 허락하는 한 확실하게 생존 가능성이 없는 중증 이외에는 검은색 태그를 부착하지 않는다. 재해 발생 현장에서 심폐소생으로 심장박동이 재개된 증례나 내원 시 심폐 정지 증례라도, 대응이 가능한 상황이면 우선해 치료한다.
- 사망원인은 중추제어, 호흡근 마비, 기관지경련이나 분비물 과다 등에 의한 호흡정지와, 이에 따른 심장마비다. 중증 사례에서는 기도확보, 호흡 관리, 순환 관리가 중요하다.
- 특이적인 치료로서, 유기인계 살충제 중독과 마찬가지로 아트로핀이나 프랄리독심(PAM)을 투여한다. PAM은 인산화된 AChE 인산기를 제거해 AChE 활성을 회복시키지만, 소만은 인산기가 탈알킬화되는 시간이 몇 분 정도로 짧기 때문에, PAM은 노출 현장에서의 사용에만 적절할 것으

로 기대 효과가 한정된다.

• 2차 피해를 방지하기 위해 미제염 환자나 물품과 직접 접촉하는 대응자는 방호를 철저히 해야 한다(레벨 C 보호장비가 필요).

1) 의료기관에서의 대응 기본

① 오염이 의심되는 피해자와 접촉 시에는 반드시 개인보호장비(PPE)를 장착해 대응한다. 원내의 구역 구분에 따라 오염 관리를 철저히 하여 2차 피해를 예방한다.

② 화학작용제 치료에는 호흡·순환 유지, 철저한 대증치료가 중요하다.

③ 다음과 같이 DDABC(Decontamination, Drug, Airway, Breathing, Circulation)의 순서로 치료한다. 단, 환자의 급성도, 중증도에 따라서는 제염과 약제 투여는 가능한 한 빨리, 동시에 실시해야 한다. 우선적으로 치료해야 할 대표적인 상황은 무호흡을 포함한 심폐 정지, 호흡장애, 경련, 동맥성의 다량 출혈이다.

D: 제염(Decontamination)

기체 노출인 경우 건식제염(탈의, 신발 등 교환, 타올 등으로 닦아내기)을 실시한다. 사린, 소만, 타분의 피해자 대부분은 기체 노출이다. 액체 노출인 경우, 건식제염 후 노출 부위를 다량의 물과 비누로 세척한다. 습식제염이 불가능한 경우에는 제품화된 피부 제염제(RSDL, Reactive Skin Decontamination Lotion 등)를 구입할 수 있으면, 닦아내기 제염으로 대용할 수 있다.

D: 해독제 치료(Drug)

A: 기도확보, 유지(Airway)

B: 호흡 보조(Breathing)

C: 순환 관리(Circulation)

2. 역사적 배경

1) G제

사린(O-isopropyl methylphosphonofluoridate), 소만(O-pinacolyl methylphosphonofluoridate), 타분(O-ethyl N,N-dimethylphosphoramidocyanidate)은 독일에서 신경작용제로 개발된 2세대 독가스(1세대는 제1차 세계대전에서 제조·사용된 독가스)이며, 게르만 가스(German gas)의 첫 문자를 따서 G제로 불린다. 1936년에 타분, 1938년에 사린, 1944년에 소만이 합성되어, 개발 순서로 GA, GB,

GD라는 코드명으로 명명된다(또 GC가 누락되어 있는 것은 'CG: 포스겐'과 혼동하기 쉽고, 군대에서 GC는 '임균: gonococcus'를 나타내는 약자로 이미 사용 중이기 때문이다). 그 밖에 사린의 아날로그인 에틸사린(O-isopropyl ethylphosphonofluoridate, 코드명: GE), 시클로사린(cyclohexyl methylphosphonofluoridate, 코드명: GF), 구조적으로 G제와 V제 양쪽의 특징을 가진 GV[2-(Dimethylamino)ethyl N,N-dimethylphosphoramidofluoridate, GP]가 있다.

사린의 명칭은 나치에서 사린 개발에 관여한 슈라더(Schrader), 암브로스(Ambros), 루드리거(Rudriger), 린데(Linde)의 이름에서 따온 것이다. 소만은 독일 화학자 리하르트 쿤(Richard Kuhn)이 합성하여, 세 번째 G제로 개발된 독가스다. 타분의 명칭은 독일군 정식 무기로 채용되기 전 Le-100이라는 명칭으로 연구할 때, 한 독일 군인이 독성이 너무 강해 '이것은 터부(tabu)다'라고 평한 것에서 비롯되었다고 알려져 있다.

제1차 세계대전 시, 머스터드 가스로 부상을 입은 히틀러는 독가스 사용에 소극적이었고, 독일군은 신경작용제(다량으로 보유한 작용제는 타분)를 실전에 사용하지 않았다. 또, 동맹국의 일본에도 신경작용제의 제조 기술은 제공하지 않았다.

1988년 이란-이라크 전쟁 당시 하라브자 사건이 발생하여 이라크군이 이란군 및 자국 쿠르드인에 대해 독가스로 공격했는데, 이때 사린도 사용한 것으로 알려졌다. 시리아 내전에서는 2013년 시리아 수도 다마스쿠스 인근 구타에 사린을 탑재한 로켓이 발사되어 사상자가 났다(구타 화학 공격). 2017년 4월에는 아사드 정권이 반정부세력에 대해 사린을 사용했다고 한다(칸샤이쿤 화학무기 공격). 타분은 1983년 이란-이라크 전쟁에서 이란이 처음으로 사용했다.

1993~1995년에 걸쳐 옴진리교가 합성 사린을 사용해 이케다 대작 사린 습격 미수 사건, 다키모토 다로(滝本太郎) 변호사 사린 습격 사건, 마쓰모토 사린 사건, 도쿄 지하철 사린 사건을 일으켰다.

2) V제

V제의 VX[O-ethyl S-[2-(diisopropylamino)ethyl]methylphosphonothiolate]는 1952년 라나지트 고시(Ranajit Ghosh)가 영국 포턴 다운에 있는 정부 연구시설에서 개발했다. 3세대의 독가스다. 미국은 1959년 VX 생산 공장 건설, 1961년 생산 개시, 1969년 생산을 중단하기까지 수만 톤을 제조했다고 한다. 일본에서는 1994~1995년 옴진리교의 테러범들이 개인 테러를 위해 VX를 사용했다. 최근에는 2017년 2월 김정남을 암살한 수단이 VX인 것으로 알려졌다.

화학무기의 사용법은 통상의 포탄, 로켓탄에 충진해 항공기에서 에어로졸 형태로 살포하거나, 미사일의 화학 탄두에 탑재하기도 한다. 점도가 높아 용제(n-헥산 등)에 녹여 살포하기도 한다(옴진리교 테러범들은 주사기에 채워 넣어 개인에게 사용했다). V제에는 그 밖에 VE[O-ethyl S-[2-(diethylamino)ethyl]ethylphosphonothiate], VM[O-ethyl S-[2-(diethylamino)mthyl]ethylphosphonothiate], VG[아미톤, O,O-diethyl S-[2-(diehylamino)ethyl]phosphonothiate] 등이 있다.

3) 신경작용제에 관한 규제

국제적으로는, 1925년에 제네바 의정서[「질식성, 독성 또는 기타 가스 및 세균학적 전쟁수단의 전시사용 금지에 관한 의정서(Protocol for the Prohibition of the Use in War of Asphyxiating, Poisonous or other Gases, and of Bacteriological Methods of Warfare)」]가 작성되어(1928년 발효) 질식성 가스나 독성 가스가 전쟁에서 사용이 금지되었고, 일본도 1970년에 비준했다. 그 후 「화학무기의 개발·생산·비축·사용금지 및 폐기에 관한 협약」(화학무기 금지 조약, CWC, Chemical Weapons Convention)이 1993년 서명되어(1997년 발효) 사린, 소만, 타분, VX도 전시에서의 사용뿐만 아니라 개발, 생산, 저장이 금지되었다.

일본에서도 이에 보조를 맞추어 「화학무기의 금지 및 특정물질의 규제 등에 관한 법률(化学兵器の禁止及び特定物質の規制等に関する法律)」이 1995년 시행되어 사린·소만·타분·VX는 특정물질로 지정되었으며 제조, 소지, 양도 및 양수가 금지되었다. 또 옴진리교에 의한 마쓰모토 사린 사건, 도쿄 지하철 사린 사건으로 인해 「사린 등에 의한 인신 피해 방지에 관한 법률(サリン等による人身被害の防止に関する法律)」(1995년 4월 21일 법률 제78호)이 시행되어, 사린 및 법령으로 지정된 16물질(물질군)에 대한 소지나 생산 등이 금지되었다.

3. 물성

분류	사린	소만	타분	VX
코드명	GB	GD	GA	VX
CAS RN	107-44-8	96-64-0	77-81-6	50782-69-9
화학명	O-isopropyl methylphos phonofluoridate	O-pinacolyl methylphos phonofluoridate	O-ethyl N,N-dimethylph osphoramidocyanidate	O-Ethyl S-(2-diisopropyl aminoethyl) methylphos phonothioate
구조식				
분자량	140.09	182.17	162.13	267.37
성상	무색무취의 액체. 신경작용제 중에서 가장 휘발성이 높다.	무색/갈색이 감도는 액체. 휘발성이 있다. 약간의 과일 냄새, 캠퍼 냄새(장뇌 냄새)가 난다. 가연성은 있	무색/갈색이 감도는 액체. 휘발성이 낮다. 약간의 과일 냄새가 난다. 가열하면 발생하는 증기는 공기와	무색/호박색, 무취의 액체. 휘발성이 매우 낮고, 조건에 따라서는 환경오염이 1개월 이상 지속된다.

제2장 신경작용제 대응 매뉴얼: 사린을 중심으로 **611**

			으나, 폭발적으로 타지 않는다.	섞이면 폭발할 수 있고, 마찬가지로 용기가 가열되면 폭발할 가능성이 있다.	
밀도(25℃)	1.0887g/mL	1.0222g/mL	1.073g/mL	1.0083g/mL
끓는점	147℃	198℃	240℃	298℃
녹는점	-57℃	-42℃	-50℃	<-51℃
증기압(25℃)	381.30Pa	54.66Pa	9.33Pa	0.116Pa
상대증기밀도(공기 = 1)	4.86	6.3	5.6	9.2
용해성	극성용매, 비극성용매 모두 용해성이 있다.			
수용성(물에 대한 용해도)	1,000g/L(25℃)	21g/L(25℃)	98g/L(25℃)	30g/L(25℃)
지용성(n-옥탄올/물분배계수logKow)	0.30	1.78	0.38	2.09
반응성	산 또는 산성용액과 접촉하면 불화수소를 유리한다. 가열하면 분해되어 불화물이나 인 산화물의 자극성 품을 유리한다.	산 또는 산성용액과 접촉하면 불화수소를 유리한다. 가열하면 분해되어 불화물이나 인 산화물의 자극성 품을 유리한다.	물 또는 산과 접촉하면 시안화수소를 유리한다. 표백제에 의해 분해되어 염화시안이 발생한다. 가열하면 분해되어 시안과 인 산화물, 질소산화물의 자극성 품이 발생한다.	가열하면 분해되어 유기품(SOx, NOx)이 발생한다.

4. 독성

- 흡입 반수 치사량(LCt_{50}) 독성은 VX > 소만 > 사린 > 타분의 순이다.
- VX는 휘발성이 낮지만, 온도가 높으면 증기의 흡입 노출로 인해 사린보다 약 3배에 이르는 독성을 나타낼 것으로 추정된다. 지면이 VX $0.5{\sim}5mg/m^2$으로 오염되면 개인보호장비나 제염 없이는 매우 위험하다.
- 피부 노출에서는 VX가 한 방울(약 0.05mL), 소만·사린·타분은 1~10mL로 사망할 수 있다.

분류		사린	소만	타분	VX
사람 추정 치사량	흡입 반수 치사량 (LCt_{50})	100mg·분/m^3	50mg·분/m^3	400mg·분/m^3	10mg·분/m^3
	경피 반수 치사량 (LD_{50})	(액체) 1,700mg/70kg 사람	(액체) 350mg/70kg 사람	(액체) 1,000mg/70kg 사람	(액체) 6~10mg/70kg 사람
	경피최소치사량		18mg/kg	23mg/kg	0.086mg/kg
사람 중독량	흡입 반수 불능량 (ICt_{50})	75mg·분/m^3	75~300mg·분/m^3	300mg·분/m^3	50mg·분/m^3

Ct(노출량): 화학작용제의 농도 C(증기 또는 에어로졸의 농도, 단위는 통상 mg/m^3)와 노출 시간 t(분)의 곱이며, 일반적으로 1분당 노출량의 단위를 mg·분/m^3로 표기한다.

LCt_{50}: 통상 보호구를 착용하지 않는 집단이 일정한 분시환기량(1분간 환기량) 및 노출 시간 동안 화학작용제의 증기나 에어로졸에 흡입 노출되었을 때 50%가 사망하는 화학작용제의 노출량(Ct)을 뜻한다.

ICt_{50}: 노출된 집단의 50%를 무력화하는 노출량을 뜻한다.

참고: 규제값, 허용농도 등

- 급성 노출 가이드라인 농도(AEGL: Acute Expose Guideline Level)

대기 중으로 방출된 화학물질의 임계농도. 이 농도를 초과하면 일반 인구 집단의 건강에 영향을 미칠 수 있다.

사린(Final: 설정치)

노출 시간	10분	30분	60분	4시간	8시간
AEGL 1 (불쾌감, 자극 등의 영향, 단, 일과성, 가역적)	0.0012ppm [0.0069mg/m³]	0.00068ppm [0.0040mg/m³]	0.00048ppm [0.0028mg/m³]	0.00024ppm [0.0014mg/m³]	0.00017ppm [0.0010mg/m³]
AEGL 2 (불가역적, 위중, 장기적인 건강 영향)	0.015ppm [0.0087mg/m³]	0.0085ppm [0.050mg/m³]	0.0060ppm [0.035mg/m³]	0.0029ppm [0.017mg/m³]	0.0022ppm [0.013mg/m³]
AEGL 3 (생명을 위협하는 영향이나 사망)	0.064ppm [0.38mg/m³]	0.032ppm [0.19mg/m³]	0.022ppm [0.13mg/m³]	0.012ppm [0.070mg/m³]	0.0087ppm [0.051mg/m³]

소만(Final: 설정치)

노출 시간	10분	30분	60분	4시간	8시간
AEGL 1	0.00046ppm [0.0035mg/m³]	0.00026ppm [0.0020mg/m³]	0.00018ppm [0.0014mg/m³]	0.000091ppm [0.00070mg/m³]	0.000065ppm [0.00050mg/m³]
AEGL 2	0.0057ppm [0.044mg/m³]	0.0033ppm [0.025mg/m³]	0.0022ppm [0.018mg/m³]	0.0012ppm [0.0085mg/m³]	0.00085ppm [0.0065mg/m³]
AEGL 3	0.049ppm [0.38mg/m³]	0.025ppm [0.19mg/m³]	0.017ppm [0.13mg/m³]	0.0091ppm [0.070mg/m³]	0.0066ppm [0.051mg/m³]

타분(Final: 설정치)

노출 시간	10분	30분	60분	4시간	8시간
AEGL 1	0.0010ppm [0.0069mg/m^3]	0.00060ppm [0.0040mg/m^3]	0.00042ppm [0.0028mg/m^3]	0.00021ppm [0.0014mg/m^3]	0.00015ppm [0.0010mg/m^3]
AEGL 2	0.013ppm [0.087mg/m^3]	0.0075ppm [0.050mg/m^3]	0.0053ppm [0.035mg/m^3]	0.0026ppm [0.017mg/m^3]	0.0020ppm [0.013mg/m^3]
AEGL 3	0.11ppm [0.76mg/m^3]	0.057ppm [0.38mg/m^3]	0.039ppm [0.26mg/m^3]	0.021ppm [0.14mg/m^3]	0.015ppm [0.10mg/m^3]

VX(Final: 설정치)

노출 시간	10분	30분	60분	4시간	8시간
AEGL 1	0.000052ppm [0.00057mg/m^3]	0.000030ppm [0.00033mg/m^3]	0.000016ppm [0.00017mg/m^3]	0.0000091ppm [0.00010mg/m^3]	0.0000065ppm [0.000071mg/m^3]
AEGL 2	0.00065ppm [0.0072mg/m^3]	0.00038ppm [0.0042mg/m^3]	0.00027ppm [0.0029mg/m^3]	0.00014ppm [0.0015mg/m^3]	0.000095ppm [0.0010mg/m^3]
AEGL 3	0.0027ppm [0.029mg/m^3]	0.0014ppm [0.015mg/m^3]	0.00091ppm [0.010mg/m^3]	0.00048ppm [0.0052mg/m^3]	0.00035ppm [0.0038mg/m^3]

5. 체내동태

【흡수】

• 모든 신경작용제는 폐, 피부, 결막에서 빠르게 흡수된다. 경구 섭취 시에는 소화관에서도 흡수된다.

• VX는 피부에서 매우 잘 흡수된다. VX의 피부 투과성은 부위에 따라 크게 차이가 난다. 사람의 피부 투과성에 관한 조사에서 손바닥은 5배 정도, 손목 10배 이상, 두피와 이마·뺨은 100배 내외 흡수가 나타났고, 가장 높았던 음낭은 350배였다[Marrs T. T. et al., *Chemical Warfare Agents: Toxicology and treatment*, 2nd ed(New Jersey: John Wiley&Sons, 2007)].

【분포】

• 사린: 생쥐에 80μg 정맥 주사한 후 뇌, 간장, 신장, 혈장에서 사린이 검출되었다.

• 소만: 생쥐에 정맥 주사한 후 뇌 전체에 균일하게 분포했지만, 시상하부가 비교적 고농도였다. 동물실험에서 소만은 생쥐의 채내에 명확히 축적을 보이고, 계속해서 유리된다.

• 타분: 생쥐에 정맥 주사한 후 뇌의 시상하부에 고농도로 분포했다.

【대사】

• 소만, 타분, VX: 대사 속도는 느리고 간장에 축적된다.

【배출】

• 사린: 생쥐 실험에서 대부분이 신장에서 배출되었다. 15분 후 뇌, 간장, 혈장, 신장에서 사린의 농도는 초기 농도의 80% 정도로 감소했다.

• 소만: 생쥐에 정맥 주사한 후 약 50%가 피나코릴포스폰산(PMPA)으로 유리되고, 이 대사물의 소실반감기는 1시간 이내였다.

6. 중독 발현 메커니즘

【AChE 억제 작용】

• 신경작용제 속 인산기가 AChE의 에스테르 분해 분위에 결합해 AChE를 인산화하여, AChE 활성을 억제한다. 그 결과 신경전달 과정에서 생겨난 아세틸콜린이 잘 분해되지 않고, 축적된 아세틸콜린에 의해 신경수용체가 부교감신경(절근, 절후섬유), 교감신경(절근섬유), 중추신경계, 신경근 결합부에서 과잉 자극되어 중독 증상을 일으킨다.

• 시간 경과와 함께, AChE와 결합한 인산기는 자연적으로 떨어져 나가 AChE의 활성이 회복(자연 회복) 된다.

• 해독제로 사용되는 PAM은 인산화된 AChE의 인산기를 제거하여 AChE의 활성을 회복시키지만, 시간 경과와 함께 인산기의 알킬기 한 개가 떨어지며 탈알킬화가 일어나면 PAM은 인산기를 제거할 수 없게 된다. 인산화된 AChE의 50%가 탈알킬화되는 시간은 소만이 약 2분, 사린이 약 5시간, 타분·VX는 40시간 이상 걸린다.

7. 증상

작용이 매우 빨라 흡입 노출, 피부 노출, 경구 노출에 의해 전신증상이 나타난다. 때로는 눈 노출로도 전신증상이 나타난다고 알려져 있다. 또 오염된 물체(폭발물, 총탄 파편 등)에 의한 노출도 상정 가능하다. 피부 노출인 경우 증상 발현은 수십 시간(18시간 정도) 지연될 수도 있다.

• 다양한 콜린작용성 징후가 나타난다. 신경작용제는 유기인계 살충제에 비해, 축동이 현저하게 나타나는 것이 특징적이며, 반드시 발생한다.

축동, 시각장애(침침함, 흐릿함), 권태, 무기력, 구역질, 복통, 설사, 근경축, 발한, 콧물 과다, 눈물흘림, 침흘림, 기도분비물, 기관지경련, 호흡곤란, 의식소실, 경련, 이완성 마비, 요실금, 무호흡을 일으킨다.

- 흡입 노출: 저농도의 경우 몇 초~몇 분 안에 축동, 시각장애, 콧물 과다, 호흡곤란이 나타난다. 고농도에서는 1~2분 만에 의식을 소실하고, 그 후 경련, 이완성 마비, 무호흡이 온다. 축동, 눈물흘림, 침흘림, 콧물 과다, 기도분비물 과다, 발한, 근섬유속성연축, 요실금 등이 발생한다.

- 피부 노출: 소량인 경우 노출 부위에만 근섬유속성연축, 발한이 나타날 수 있다.
  다량인 경우는 구역질, 구토, 설사, 소화기 증상, 전신 발한, 권태감이 나타날 수 있다. 매우 다량 또는 치사량에 가까운 양은 10~30분 무증상 뒤에 갑자기 의식소실, 경련, 이완성 마비, 무호흡을 일으킨다.

- 증상은 화살표 방향으로 진행할수록 중증이다.
  (경상) 축동 → 콧물 → 기관지경련 → 분비 항진 → 호흡장애 → 경련 → 호흡정지 (중증)

- 심폐 정지나 호흡정지로 이송된 중증환자라도 완쾌되어 퇴원한 사례가 있다.
  성루카국제병원의 사린 중독환자 진료 보고에 의하면, 심폐 정지 상태로 이송된 3례 중 1례는 심장박동이 재개되지 않고 사망했지만, 1례는 심장박동 재개 후 28일 만에 사망, 다른 1례는 심장박동 재개 후 6일 만에 완치되어 퇴원했다. 또, 전신경련과 의식장애가 나타나서 무호흡 상태로 이송된 2례에서는 3일 및 4일 만에 완치되어 퇴원했다.

- 진단: 소방이나 경찰의 검지 결과와 임상증상에 모순이 없는지 확인이 필요하다.
  신경작용제 중독에 대한 특이적인 진단법은 없다. 현실적으로는 축동, 분비항진, 근섬유속성연축, 허탈 등의 임상증상과 혈중 콜린에스테라제 값의 저하가 신경작용제를 포함한 유기인제 중독을 추정하는 근거가 된다.
  노출이 불확실한 경우 신체에 묻은 잔여 약제 분석, 콧물이나 혈액의 분해물(사린의 경우, 메틸포스폰산모노이소프로필) 검출이 진단에 유용하다.

▌ 부위별 증상

1) 신경계

- 콜린작용성 증후.
  무스카린 유사 증상: 부교감신경반응의 항진에 의한, 축동, 시력장애(조절 장애), 침흘림 및 기도분비 항진(침흘림, 콧물, 눈물흘림), 기관지 수축, 서맥, 소화관연동 항진(설사, 복통, 구역질, 구토), 요실금이 나타난다.

니코틴 유사 증상: 신경근 접합부 과잉 자극에 의해 근섬유속성연축, 근력저하, 호흡 마비가 나타난다. 교감신경반응 항진에 의해 산동, 발한, 빈맥, 고혈압이 발현한다.

- 중추신경 증상: 중추신경계에서 아세틸콜린작용에 의해 초조, 두통, 흥분, 실조, 졸림, 방향감 각장애, 혼수, 경련. 불면, 악몽 등이 중증 사례에서 두드러지게 나타난다.

2) 호흡기계

- 기침, 재채기, 호흡곤란, 흉부 압박감, 천명, 빈호흡, 기도분비물 과다, 폐부종이 나타난다.
- 심각한 경우 무스카린 작용에 의한 기도분비의 증가와 기관지 수축, 호흡촉박과 더불어 니코틴 작용에 의한 말초성 호흡근 마비, 중추신경작용으로 호흡중추 제어가 발현한다.
- 호흡정지: 단, 심폐소생술에 반응하여 회복할 가능성이 있다.

3) 순환기계

- 무스카린 유사 증상으로 서맥, 니코틴 유사 증상으로 빈맥, 고혈압, 중증 사례에서는 혈압 저하, 순환허탈.

심전도 이상: 성루카국제병원의 사린 중독환자 진료 보고에 의하면, 입원환자 중 심전도 검사를 시행한 54례 중 24례(42.9%)에서 비교적 경미한 심전도 변화가 나타났으나, 진단이나 중증도 판단에 유용한 특징적 변화는 얻을 수 없었다.

    내역 부정맥 11례(동빈맥, 동서맥, 1도 방실블록, 완전우측다리블록, 좌축 편위, 우축 편위).

           심근장애 11례(좌심실 비대, 우심실 비대 의심, 비특이적 T파 변화, 좌심방 부하).

           기타 5례(QT 간격 단축, 시계 방향 회전, 사지 유도 저전위).

- 심폐 정지: 단, 심폐소생술에 반응하여 회복할 가능성이 있다.

4) 소화기계

- 침흘림 증가, 구역질, 구토, 설사, 변실금이 나타난다.

5) 비뇨기계

- 빈뇨, 요실금이 나타난다.

6) 기타

- 눈: 축동, 통증, 복시, 박명시, 눈물흘림이 나타난다.
- 자각증상: 시야 흐림, 시력 저하, 시야협착, 가까운 곳을 볼 때의 안통, 통증, 보려 해도 집중이

안됨, 이물감이 나타난다.

- 타각증상: 축동, 시력 저하, 충혈(주로 모세관충혈, 결막충혈), 시야협착, 얕은 안구앞방, 미만성 표층각막증, 망막전도(ERG)의 변화(a파 지연과 반응의 저하, b파 증강), 조절력 변화, 눈꺼풀 경련이 나타난다.
- 피부: 발한이 나타난다.

8. 확인이 필요한 검사

콜린에스테라제 값(가능하면 AChE 값)을 측정한다.

- 노출 확인, 치료에 대한 반응 확인에 유용하다. 경증 중독에서는 상관성이 낮지만, 50% 이상의 저하가 나타나는 경우 일반적으로 중증 중독이다.
- AChE 값(적혈구 ChE 값): 경증 중독에서는 상관성이 낮지만, 베이스라인의 30% 이하로 저하한 환자의 50%에서 전신증상이 나타난다.
- 부티릴 ChE 값(혈장 또는 혈청): 성루카국제병원의 사린 중독환자의 진료 보고에 의하면 중증 사례에서 현저한 저하가 나타났으며, 사린에 노출된 후 재빨리 채혈·측정할 수 있으면, 노출 상황을 나타내는 마커로서 유효하다고 알려져 있다.
중경증이나 경증 사례에서는 증상과의 연관성이 높지 않았으나 임상증상이 명확했으며, 사건 발생 후 짧은 시간(30분~1시간)에 ChE가 측정된 것은 활성치가 현저히 저하했음을 나타냈다. 단, 사건 발생 당일 입원 환자에서 ChE 활성값(정상값 100~250 U/L)이 100U/L였던 25례 중 다음 날 아침에도 100U/L 이하인 환자는 9례이며, 간 기능이 정상인 경우 혈장 ChE 활성은 재빠르게 회복한다고 판단된다. 노출 후 재빨리 채혈·측정하는 것이 필요하다.
흉부 X선 검사, 동맥 혈액 가스, 심전도 모니터링이 요구된다.

9. 오염 관리

▮ 현장에서의 환자 제염

- 공기가 신선한 장소로 이송한다.
- 2차 피해를 방지하기 위해 개인보호장비(PPE)를 착용한다.

- 액적의 부착이나 VX로 판명된 경우는 건식제염(탈의, 신발 등 교환, 타올 등에 의한 닦아내기) 후, 노출부의 피부나 모발은 비누를 이용한 습식제염, 또는 제염제에 의한 닦아내기 제염을 실시한다.
- 미국의 제염 가이드라인 PRISM(Primary Response Incident Scene Management)의 2019년 현재 최신판(제2판)에서는 제염 필요성 판단에 도움을 주는 도구로 ASPIRE(Algorithm Suggesting Proportionate Incident Response Engagement)를 제안했고, 사린에서는 노출 후 50분, 소만은 152분, 타분은 763분, VX는 1,336분 경과하면 제염을 실시할 의무는 없다고 했다.
- 참고: 환경 중 오염의 지속성(오염구역의 제염).

분류	사린	소만	타분	VX
환경오염의 지속성	비지속성	비지속성	비지속성	지속성
지면 오염의 지속시간				
기온 10℃, 비·약풍	1/4~1시간			1~12시간
기온 15℃, 맑음·미풍	1/4~4시간			3~21일
기온 -10℃, 맑음·무풍·적설	1~2일			1~16주
토양오염의 지속성	토양 중 소실까지의 시간 90% 5일		옥외토양표면 증발까지의 시간: 50% 1.71시간, 90% 4.66시간	
수중 오염의 지속성 반감기	25℃ pH4.0-6.5 237시간 pH 7.0 75시간 pH 8.0 7.5시간 pH 9.0 0.8시간		25℃ 175분 20℃ 267분 15℃ 475분 99.9% 분해: 해수 45시간, 증류수 22시간	
대기 중 반감기	10일		4.8시간	

10. 환자 분류

신경작용제에서는 긴급도의 관점에서 분류한 앞의 5단계로 환자 분류를 한다.

최우선군 최중증 (적 태그)	긴급치료군 중증 (적 태그)	준 긴급치료군 중경증(황 태그)	비 긴급치료군 경증(녹 태그)	치료대상 외 경증, 증상 없음(백 태그)
심폐소생술을 하면 심장맥박이 재개할 가능성이 있다	중경증 증상과 함께 경련, 호흡장애, 의식장애, 마비	축동, 콧물, 구역질·구토, 발한, 눈물흘림, 근육경축, 호흡곤란	축동, 콧물	축동

- 의료 자원이 허락하는 한, 명백한 생존 가능성이 없는 증례 이외에는 검은색 태그를 붙이지 않는다. 재해 발생 현장에서 심폐소생술로 심장박동이 재개된 증례나 내원 시 심폐 정지 증례라도 대응이 가능한 상태라면, 최우선 의료 대상으로 한다.
- 다수 환자 발생 시, 축동 증세만 있는 경미한 경증 환자는 의료 대상으로 삼지 않고 가능한 한 재해 현장에서 떨어지게 하여, 의료기관의 혼란을 피하도록 한다.

11. 치료

▍개요

【제염】
- 피부 노출 시: 비누와 다량의 물로 세정한다. 오염된 의복과 신발은 주의해 벗겨서 이중 비닐 봉투에 넣어 밀봉하고 유해 폐기물로 처리한다.
- 눈 노출 시: 다량의 미지근한 물 또는 생리식염수로 15~30분 눈을 씻는다.

【해독제·길항제】
- 농약의 유기인계 중독과 같이 아트로핀이나 PAM, 디아제팜을 투여한다.
- 경증은 아트로핀만 투여, 중경증은 아트로핀과 PAM을 투여, 중증에는 아트로핀과 PAM, 디아제팜을 투여한다.
- 아트로핀은 무스카린 유사 증상에 대한 길항제이며 기도분비물 과다, 기관지 수축, 뚜렷한 서맥이 확인된 경우에 사용한다.
- PAM은 AChE의 활성을 회복시키는 해독제이며, 가능한 한 조기에 투여한다. 사린과 VX에는 효과가 있으며, 타분과 소만에 대해서는 효과가 떨어진다. 소만은 인산화 AChE가 탈알킬화할 때까지의 시간이 몇 분으로 짧고, PAM의 효과를 기대할 수 있는 것은 현장에서의 사용에 한정된다.
- 디아제팜은 경련을 제어하는 데 대증적으로 사용된다.

【호흡·순환 관리】
- 사망원인은 중추제어, 호흡근 마비, 기관지경련이나 분비물 과다 등에 의한 호흡정지와 이에 따른 심장마비다. 중증 사례에서는 기도확보, 호흡 관리, 순환 관리가 중요하다.
- 기관지 삽입 시 미다졸람 또는 프로포폴을 사용할 수가 있지만, 신경근 차단제 석사메토니움은 호흡근 마비를 지연시키므로 사용을 피한다.

【대증치료】

- 경련 컨트롤: 디아제팜을 투여한다. 난치성·재발성이 있는 경우 페노바르비탈 또는 페니토인 등의 항경련제를 사용한다.
- 기관지경련: 아트로핀 투여로 불충분하면, 교감신경 자극제나 기관지 확장제를 사용한다.
- 부정맥 대책: 심전도 모니터링, 일반적인 부정맥 치료를 실시한다.
- 폐부종의 출현을 감시한다.

【관찰 기간】

- 흡입 노출은 증상 발현이 빨라서, 대부분의 경우 의료기관에 도착할 때면 심각한 상태다. 축동 이외의 증상이 소실할 때까지 입원·경과관찰을 한다. 축동은 때때로 몇 주 동안 지속될 수 있다.
- 피부 노출인 경우 증상 발현까지는 때때로 수십 시간 걸리므로 적어도 수십 시간은 경과를 관찰한다.

▌상세

- 전신증상이 출현하지 않는지 주의 깊게 관찰한다. 호흡부전의 확인과 대응을 한다.

1) 기본적 처치: 제염

- 공기가 신선한 장소로 이송한다.
- 대응자는 2차 피해를 방지하기 위해 개인보호장비(PPE)를 착용한다.
- 액적의 부착이 의심되는 경우 신발을 포함한 모든 의류를 탈의하고, 피부나 모발을 즉시 비누와 다량의 물로 세정한다. 확실히 증기에만 노출된 경우는 겉옷과 신발을 벗고, 노출부의 피부와 모발을 즉시 비누와 다량의 물로 세정한다. 습식제염이 불가능한 경우에는 제품화된 피부 제염제(RSDL, Reactive Skin Decontamination Lotion 등) 구입이 가능하면 닦아내기 제염으로 대용할 수 있다.
- 이전에는 차아염소산염 100~500ppm(0.01~0.05%)액을 사용한 제염이 권장되었으나, 농도 조절에 실수가 있을 수 있고, 피부가 거칠어질 수 있기 때문에(생체 방어로서의 피부 장벽의 파탄을 의미), 최근에는 권장하지 않는다.
- 오염된 의복과 신발은 주의해 벗겨서 이중 비닐봉투에 넣어 밀봉하고 유해 폐기물로 처리한다.
- 혈액이나 소변의 검체, 구토물이나 흡입한 위 내용물, 환자의 몸에 남아 있는 폭탄 등의 이물질, 제염 폐액 등은 확정 진단뿐만 아니라 검사 시에도 중요하므로, 가능한 한 검체의 확보와 보존에 힘쓴다.

2) 특이적 처치

(1) 아트로핀황산염

- 주로 신경작용제의 무스카린 유사 증상의 치료에 유효하고, 니코틴 유사 증상(근육·횡격막의 탈력, 근섬유속경축)이나 중추신경 증상(혼수, 경련 등)에는 효과가 없다.

- 투여량: 확립된 양은 없다.

- 일본 국내 제제(아트로핀황산염 주 0.5mg「다나베(タナベ)」)의 첨부 문서에 있는 용법·용량 유기인계 살충제 중독의 경우 증상에 따라 다음과 같이 사용한다.

  ① 경증: 아트로핀황산염수화물 0.5~1mg(1~2관)을 피하주사 또는 0.5~1mg을 경구 투여

  ② 중경증: 1~2mg(2~4관)을 피하·근육·정맥 내에 주사. 이후 필요에 따라서 20~30분마다 반복해 주사

  ③ 중증: 첫 회에 2~4mg(4~8관)을 정맥 내에 주사. 이후 증상에 따라서 아트로핀 포화 징후가 나타날 때까지 반복해 주사

- 참고: 해외에서 권장하는 투여량(의료기관)

연령	첫 회 투여 경증~중경증	첫 회 투여 중증	추가 투여	문헌
성인	2mg 근육 주사·정맥 주사	6mg 정맥 주사	기도분비물이 최소화되고, 피부 건조 및 환기가 적절해질 때까지 5~10분마다 투여	1)
소아	0.02~0.08mg/kg			
0~2세	0.05mg/kg 근육 주사 0.02mg/kg 정맥 주사	0.1mg/kg 0.02mg/kg	5~10분으로 결과를 얻을 수 없는 경우, 2mg(소아는 0.05~0.1mg) 투여 호흡곤란, 환기상태가 개선되고, 기도분비물이 최소화될 때까지, 5~10분마다 투여	2)
2~10세	1mg 근육 주사	2mg 근육 주사		
10세 이상	2mg 근육 주사	4mg 근육 주사		
성인	2~4mg 근육 주사	6mg 근육 주사		
고령자	1mg 근육 주사	2mg 근육 주사		

* Sidell F. R. et al. "Chemical warfare agents: II. nerve agents." *Annals of Emergency Medicine*, Vol. 28(1996), pp. 1992: 865~871.

** Medical Management Guidelines for Nerve Agents: Tabun(GA) ; Sarin(GB) ; Soman(GD) ; and VX. https://www.atsdr.cdc.gov/MMG/MMG.asp?id=523&tid=93

- 참고: 미군이 사용하는 자기주사제제 아트로핀(AtroPen®)은 아트로핀황산염을 2mg/병 함유한다.

- 참고: 스코폴라민 병용

  미국에서는 스코폴라민을 병용하도록 권장한다. 아트로핀보다 중추신경계에 대한 작용이 강

해 신경작용제에 의한 경련의 예방을 기대할 수 있다.

(2) 프랄리독심(PAM)

- AChE의 활성을 회복시키는 해독제다. 가능한 한 조기에 투여한다. 눈 증상, 콧물 과다만 있는 경증에는 투여하지 않는다.
- 유기인 중독의 치료약으로 범용되어 왔으나 용법·용량에 관해서는 다양한 논의가 있으며, 아직 합의에는 이르지 못했다.
- 프랄리독심은 염화물과 요오드화물의 제제가 있으며, 프랄리독심의 양은 프랄리독심염화물일 경우 프랄리독심요오드화물 = 1.53 : 1이다. 미국의 제제는 염화물, 일본의 제제는 요오드화물이며, 프랄리독심 투여량을 계산할 때 이를 주의해야 한다.
- 일본 국내 제제(PAM 정맥 주사 500mg)의 첨부 문서에 있는 용법·용량
  ① 프랄리독심요오드화물: 성인 1회 1g을 정맥 내에 서서히 주사한다. 또, 연령·증상에 따라 적절히 증감한다.
  ② 첫 회 투여: 1~2g(소아 20~40mg/kg)을 생리식염수 100mL에 용해해 15~30분 동안 점적 정맥 주사 또는 5분에 걸쳐 서서히 정맥 주사한다. PAM 투여 초기에는 호흡 관리를 충분히 실시한다.
  ③ 연속 투여: 투여 후 1시간 경과해도 충분한 효과를 얻지 못할 경우, 재차 첫 회와 똑같이 투여한다. 그래도 근력저하가 남아 있으면 신중하게 추가 투여를 한다. 1시간당 0.5g의 점적 정맥 주사로 1일 12g까지 투여할 수 있다.
- 참고: 해외에서 권장하는 투여량(의료기관)

  Medical Management Guidelines for Nerve Agents.

  https://www.atsdr.cdc.gov/MMG/MMG.asp?id=523&tid=93
- 프랄리독심염화물: 15mg/kg(체중 70kg의 경우 1g, 소아도 같은 양)을 천천히 정맥 주사한다.
- 고령자나 허약체질의 경우는 5~10mg/kg을 천천히 정맥 주사한다.
- 참고: 미국에서 승인된 자동주사기 제제 DuoDote®

  미군은 1인당 세 병을 휴대하고, 자기 및 동료의 치료에 동시 사용하도록 한다.

  1킷트에 프랄리독심염화물 600mg(2mL, 프랄리독심 476.8mg), 아트로핀황산염 2.1mg(0.7mL 중) 함유한다. 성인의 경우 중증은 1병 600mg(2mL)을 정맥 주사하고 15분간 관찰한 후 중증 증상이 발현하지 않는 경우 추가 투여는 불필요하며, 즉시 의료기관의 진찰을 받는다. 초기 투여 후 중증의 증상이 출현한 경우는, 즉시 600mg을 2회 정맥 주사하고 즉시 의료기관의 진찰을 받는다. 또, 10세 이만의 소아에게는 과량 투여가 되기 때문에 사용하지 않는다.
- 일본에서는 올림픽·패럴림픽 도쿄대회 개최를 앞두고, 의사·간호사가 진입할 수 없는 오염구

역에서 소방이나 경찰 등, 현지 관계기관의 현장 대응자가 자동주사기 제제(아트로핀 및 옥심제)를 사용하는 것이 검토되었다. 그 결과 사용 조건, 구체적인 사용 절차, 사용을 위한 연습 등 필요한 환경 정비가 이루어졌다. 이것으로 재해 발생 현장에서 재빠르게 피해자에게 해독제를 투여할 수 있게 되었다.

- 참고: 고용량 연속 투여

  비교적 중증의 유기인 중독에서 간헐적 투여와 비교할 때, 아트로핀의 필요량이 적고 인공호흡 관리의 시간도 짧은 조사결과가 보고되었다.

  첫 회 투여: 2g(프랄리독심염화물 또는 요오드화물)을 1회 투여한다.

  연속 투여: 계속해 48시간에 걸쳐 1시간당 1g을 지속 점적, 그 후 인공호흡기를 이탈할 때까지 4시간마다 1g을 투여한다.

(3) 기타 옥심제

- AChE의 활성을 회복시키는 옥심제에는 일본 국내에서 사용할 수 있는 PAM 제제 이외에 오비독심, HI-6, HLö-7 등이 있고, 해외에서는 오비독심이나 HI-6이 임상치료에 사용된다.
- 오비독심은 PAM보다 저독성이며 유효한 대체약이 될 가능성은 있으나, 임상실험 사례는 적다. 동물실험에서 사린, VX, 타분에 유효성이 높고 소만에는 유효성이 낮다. 벨기에, 네덜란드, 독일 등 유럽에서는 PAM 보다 더 사용된다.
- HI-6은 신경작용제에 대해서 PAM이나 오비독심보다 효과가 있는 옥심제이며, 캐나다군은 2010년에 아트로핀과 조합한 HI-6의 자동주사기를 도입했다. 사린, 소만, VX에 유효성이 높고, 소만에는 유효성이 낮다. OPCW는 HI-6디메탄설폰산염·아트로핀·디아제팜의 자동주사기 제제에 관해서, HI-6디메탄설폰산염에 관한 사람의 인용성 데이터가 부족하여 현시점에서는 추천하지 않는다(OPCW Scientific Advisory Board: SAB-22/WP.2/Rev.1, 10 June 2015).
- HLö-7은 최신 옥심제 중 하나이며, 개 및 원숭이를 대상으로 한 동물실험에 따르면 보다 넓은 범위의 신경작용제에 유효하다고 알려져 있다.

3) 대증치료

(1) 산소 투여

- 기도확보, 산소 투여, 인공호흡 등을 일반 구명 처치에 준해 실시한다.

(2) 경련 대응

- 디아제팜 등으로 컨트롤한다.
- 일본 국내 제제(호리존 주사액 10mg)의 첨부 문서에 있는 용법·용량.

  질환의 종류, 증상 정도, 연령 및 체중 등을 고려하여 사용한다. 성인은, 첫 회 2mL(디아제팜

10mg)를 근육 내 또는 정맥 내로 천천히 주사한다. 이후 필요에 따라서 3~4시간마다 주사한다. 또 정맥 주사의 경우에는, 되도록 굵은 동맥을 선택해 천천히(2분 이상) 주사한다.

- 참고: 해외에서 권장하는 투여량(의료기관).
  Medical Management Guidelines for Nerve Agents.
  https://www.atsdr.cdc.gov/MMG/MMG.asp?id=523&tid=93
- 경련에 대응해 성인 5mg, 5세 이상은 1mg, 0~5세는 0.2~0.5mg을 정맥 주사한다.
- 참고: 미군은 경련 억제용으로 디아제팜(10mg) 자동주사기 1개를 휴대하고, 아트로핀 투여 후 사용하도록 한다.
- 디아제팜은 경련이 발생한 병례에만 사용하고, 경련이 없는 병례에는 사용하지 않는다. 난치성·재발성이 있는 경우 페노바르비탈 또는 페니토인 등 항경련제를 사용한다.

(3) 폐부종 감시

- 24~72시간 후에 폐부종이 출현할 수가 있다. 동맥혈 가스 모니터링 등 호흡부전의 발생에 유의한다.

(4) 기관지경련 대책

- 아트로핀 투여로 불충분하면 교감신경 자극제나 테오필린 등의 기관지 확장제를 사용한다.

(5) 부정맥 대책

- 심전도 모니터링, 일반적인 부정맥 치료를 실시한다.

(6) 눈 증상 대응

- 모양체 충혈: 트로피카마이드·염산페닐레프린염 점안액을 점안한다.
- 결막 충혈: 불화메톨론 점안액을 점안한다.

(7) 축동 증례에 대한 대응

- 산동제로, 트로피카마이드·염산페닐레프린염 점안액(검사용 산동제), 염산시클로펜톨에이트염 점안액(부교감신경제어 산동제)을 점안한다. 또는 치료가 필요 없다. 아트로핀 점안액도 좋지만 효과가 길고, 컨트롤하기가 어렵다.

(8) 금기 약제

- 석사메토니움(suxamethonium), 기타 콜린 작동약: 신경근 차단제인 석사메토니움은 사용 시 호흡근 마비를 지연시키므로 피한다(신경작용제의 콜린에스테라제 억제 작용에 의해 석사메토니움의 분해가 억제된다).

1) 지연성 말초신경 장애

- 마쓰모토 사린 사건의 보고서에 의하면, 중증자는 뇌파 이상(epileptic discharge), 부정맥 등이 비교적 장시간(1~2개월 정도)에 걸쳐 지연되었지만, 후유증의 잔존은 확인되지 않았다. 유기인 중독으로 보고된 지연성 말초신경 장애는 타각적으로는 확인할 수 없었으나(신경전달속도 등의 검사에서도 뚜렷한 이상은 없었다), 자각적 저림을 3개월간 호소한 환자가 10% 미만 정도 있었다.

2) 증상 재발 · 중간기 증후군(intermediate syndrome)

- 도쿄 지하철 사린 사건에서 성루카국제병원의 사린 중독 환자의 진료 보고에 의하면, 입원자 110명 중 중증 5례(내원 시, 심폐 정지 상태 3례, 의식장애·경련·호흡정지 2례) 가운데 2례가 사망, 3례가 3~6일 만에 완쾌되어 퇴원했다. 중증 사례와 경증 사례 모두 유기인 중독으로 보고된 증상 재발이나 중간기 증후군 등이 의심되는 경과는 없었다.

3) 신경 증상 등

- 도쿄 지하철 사린 사건에서 성루카국제병원의 사린 중독 환자 진료 보고에 의하면 집중력저하 등의 부정수소(不定愁訴)적 호소가 많고, 초조·불안은 입원 환자의 12% 정도에서 나타났으나 퇴원 시에는 18%로 증가했다. 악몽, 불면, 섬광기억, 우울증 경향 등 심적외상후스트레스증후군(PTSD)의 발병으로 의심되는 증례도 있었다. 또 두통, 복통, 어깨나 손 통증 등 신체적 장애를 동반하는 예는 정신과 외래에서 대응했다.
- 도쿄 지하철 사린 사건으로 치료를 받은 38명을 대상으로 한 2000~2001년의 조사에서는 사린 노출자의 해마 체적이 유의적으로 감소했다.
- 미군은 인지기능저하를 우려해 사린 노출 병사는 1주일 동안 업무에서 배제시킨다.

4) 기타

- 미국에서는 걸프전쟁 증후군의 원인 중 하나로 낮은 수준의 신경작용제 노출이 의심되었지만, 결론은 나오지 않았다.
- '지하철 사린 사건 피해자 모임(地下鉄サリン事件被害者の会)'이 독자적으로 수행한 자료에 따르면 정신적·신체적인 영향이 남는다는 예비조사의 결과가 있지만, 국가 주도의 후유증 조사는 사건 발생 10년 후 경찰청 설문조사 이래 실시되지 않았다. 국제적으로도 장기 영향의 피해 조사가 요구된다.

제3장 수포작용제 대응 매뉴얼

머스터드류, 루이사이트류, 할로겐화 옥심

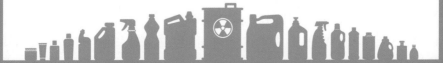

03

수포작용제 대응 매뉴얼:

머스터드류, 루이사이트류, 할로겐화 옥심

1. 요점

- 수포작용제(Vesicant, 또는 Blister agent)는 피부·눈 및 호흡기에 작용하고, 접촉 부위에 수포나 미란을 형성하는 화학작용제다. 흡입으로 호흡기를 손상시켜 치사에 이르는 살상력을 가지지만, 살상보다는 전투 능력 상실을 목적으로 사용된다.

- 피부병변은 같은 정도의 열상보다 치료하기 어렵고, 암으로 변하거나 후유증(가려움증, 색소침착증, 홍반성 구진 등)이 보고되었으며, 장기간에 걸쳐 건강에 영향을 끼친다. 사망률은 낮지만, 많은 피해자들의 건강에 장기간 해를 끼치는 점에서 사회에 주는 충격은 크다.

- 화학구조나 작용에서 머스터드류, 루이사이트류, 할로겐화 옥심 세 종류로 분류된다. 머스터드류에는 황 머스터드(머스터드 가스), 질소 머스터드(HN-1, HN-2, HN-3 등)가 있다. 루이사이트류(루이사이트 1 등)는 유기비소 화합물이다. 머스터드류와 루이사이트류는 오염이 지속적이고, 특히 머스터드류는 장시간 잔존하기 때문에 사용된 장소, 시설, 물품은 제염될 때까지 출입이나 사용이 제한되는 것도 목적의 하나다.

- 노출 후 장애가 발생하기까지의 시간은 수포작용제 종류에 따라 다르다. 노출 직후 루이사이트류는 접촉 부위에 동통과 수포가 나타나고, 할로겐화 옥심은 수포를 동반하지 않는 동통이 출현한다. 한편 머스터드류는 접촉 시 바로 통증을 일으키지 않고, 동통과 수포가 지연되어 나타난다. 루이사이트류와 할로겐화 옥심은 통증을 동반하므로 자연히 제염 등의 방어 행위를 취하지만, 접촉 시 통증을 수반하지 않는 머스터드류는 반응이 늦어, 보다 중증화되기 쉽다. 또 루이사이트류와는 달리 머스터드류의 피부병변은 수포 주위에 홍반을 수반하지만, 피부 소견만으로는 실제 감별이 불가능하다. 이에 더해 수포 안의 액에는 미란 작용은 없지만,

루이사이트류의 경우에는 비소를 함유한다.

- 수포작용제 대응에서 중요한 것은 신속히, 충분하게 제염을 하는 것, 특이적 해독제(BAL: British Anti-Lewisite)가 있는 루이사이트류를 감별하는 것이다. 치료는 호흡·순환 관리, 감염관리와 피부 및 눈 장애에 대한 대증치료가 중심이 된다. 2차 피해를 방지하기 위해 미제염 환자나 물품과 직접 접촉하는 대응자는 방호를 게을리 해서는 안 된다(레벨 C 보호장비가 필요).

1) 대표적인 물질의 특징

(1) 마스터드 가스, 질소 머스터드(HN1, HN-2, HN-3)

모두 오일성 액체이며 머스터드 가스는 겨자, 또는 마늘과 비슷한 특유의 악취가 난다. 노출 경로는 눈 점막, 피부, 기도가 많고, 음식물이 오염된 경우는 경구 섭취에 의해 중독될 수 있다. 피해자의 예후는 노출된 후부터 제염까지의 시간에 큰 영향을 받는다. 증상은 지연되어 나타나므로 그사이 노출을 알아채지 못해 중증화되기 쉽다. 특이적 해독제는 없고, 대증치료가 중심이 된다.

(2) 루이사이트

자극성 있는 과일 냄새가 나며 갈색에서 흑색(순정품은 무색)의 오일성 액체다. 머스터드류보다 피부에 잘 흡수되나 독성은 거의 같다. 머스터드류와는 달리 노출 직후부터 증상이 나타난다. 특이적 해독제(BAL)가 있는 유일한 수포작용제로, 제염 후 즉시 BAL 연고를 도포하거나 BAL 점안액을 점안함으로써 수포 작용 경감을 기대할 수 있다. 흡수되면 비소 중독의 위험성이 있으며, 중증인 경우는 BAL 근육 주사를 고려한다.

(3) 할로겐화 옥심

백색의 결정성 분말로, 불쾌하고 강한 자극 냄새가 난다. 군용품의 순도에서는 황색에서 갈색의 액체다. 노출 직후 통증이 나타나고 빠르게 조직을 괴사시킨다. 다른 화학작용제에 비해 빠르게 의복이나 고무에 침투한다. 부틸고무조차도 침투한다고 알려져 있으며, 재해 현장에서의 현실적인 대응은 통상 화학보호장비로 대응하고, 피부의 자극 증상이 나타날 것 같으면 즉시 장갑과 부츠를 교환한다. 특이적 해독제는 없고, 대증치료가 중심이 된다.

2) 의료기관에서의 대응 기본

① 오염이 의심되는 피해자와 접촉할 경우 반드시 개인보호장비(PPE)를 장착해 대응한다. 원내의 구역 구분에 따라 오염 관리를 철저히 하여 2차 피해를 예방한다.

② 화학작용제의 치료에는 호흡·순환 유지, 철저한 대증치료가 중요하다.

③ 다음와 같이 DDABC(Decontamination, Drug, Airway, Breathing, Circulation)의 순서로 치료

를 진행한다. 단, 환자의 급성도·중증도에 따라서는 제염과 약제 투여를 가능한 한 빨리, 동시에 실시해야 한다. 우선적으로 치료해야 할 대표적인 상황은 무호흡을 포함한 심폐 정지, 호흡장애, 경련, 동맥성의 다량 출혈이다.

D: 제염(Decontamination)

액체 노출의 경우 건식제염(탈의, 신발 등 교환, 타올 등으로 닦아내기) 후 노출 부위를 다량의 물과 비누로 세척한다. 습식제염이 불가능한 경우에는, 제품화된 피부 제염제(RSDL: Reactive Skin Decontamination Lotion 등)의 구입이 가능하면, 닦아내기 제염으로 대용할 수 있다.

D: 해독제 치료(Drug)

A: 기도확보, 유지(Airway)

B: 호흡 보조(Breathing)

C: 순환 관리(Circulation)

2. 역사적 배경

1) 머스터드류

머스터드류는 모두 2-클로로에틸기를 가지고, 황 원자가 결합한 황 머스터드류와 질소 원자가 결합한 질소 머스터드류가 있다. 무기로 생산된 머스터드류의 대부분은 황 머스터드류다.

(1) 황 머스터드류

머스터드 가스[bis(2-Chloroethyl)sulfide, 코드명: HD] 이외에 세스키 머스터드[1,2-bis(2-Chloroethyl thio)ethane, 코드명: Q]와 O-머스터드[bis(2-Chloroethylthioethyl)ether, 코드명: T]가 있으며, 일반적으로 황 머스터드라고 하면 머스터드 가스를 가리킨다. 머스터드 가스에는 정제 머스터드(코드명: HD)와 정제되지 않은 조제 머스터드(코드명: H)가 있고, 조제 머스터드는 20~30%의 불순물(대부분 황)을 함유한다.

머스터드 가스는 1859년 독일의 니만이 합성했다. 제1차 세계대전 당시 이프르 전투에서 독일군이 처음 사용했기에 이페리트(Yperite)라고 명명하기도 한다. 제2차 세계대전에서는 실전에 사용되지 않았지만, 1943년 독일군이 침몰시킨 미해군 수송선 'SS 존 하비 호'에는 다량의 머스터드 폭탄이 실려 있었고, 누출된 황 머스터드가 운송선에서 흘러나온 기름과 섞여, 구조된 연합군 병사들은 다량의 황 머스터드에 노출되었다. 또 제2차 세계대전 중 다량으로 제조·저장된 머스터드가 해양에 폐기되어 어부 등이 노출되는 사고가 발생했다.

구 일본 육군은 1931년 '기 1호(きぃ一号) 갑(甲)·을(乙)', 1936년 '기 1호 병(丙)'이란 명칭으로 히로시마현 오쿠노시마에서 무기로 다량 생산했다. 한편 구 일본해군은 '3호 특약(三号特薬) 갑(甲)'이란 명칭으로 사가미 해군공창에서 제조했다. 2002년 사가미 해군공창 흔적지의 공사현장에서 지반 절삭 공사 중 오래된 맥주병 몇 개가 깨진 채 발견되었고, 다음 날 6명에게서 수포와 발적이 나타났다. 그중 5명은 인두 증상의 완화와 재발이 계속되었고, 또 1명은 발병 후 8개월 뒤에도 피부 흉터부에 동통이 남아 있었다.

1984년 이란·이라크 전쟁에서 이란군이 사용했고, 또 2015년 8월에는 ISIS(Islamic State of Iraq and Syria)가 이라크에서 사용한 것으로 의심받았다. 현재, 미국에서는 제조되지 않지만 몇 개국은 다량으로 보유 중이며, 사고 또는 의도적 사용에 의한 위험성이 우려된다. 알킬화작용제로서 생물 실험에 사용될 수가 있다.

(2) 질소 머스터드류(HN-1, HN-2, HN-3)

1935년 황 머스터드의 황을 질소로 치환해도 수포작용제로서 작용하는 것이 발견되어, 질소 머스터드류가 합성되었다. 질소 머스터드류에는 HN-1, HN-2, HN-3이 있고, 모두 실전에서는 사용되지 않았다. HN-1은 본래 사마귀를 제거할 목적으로 만들어졌지만, 나중에 화학작용제로서의 잠재력이 발견되었다. HN-2, HN-3은 화학작용제로 만들어졌고, HN-2의 아민옥사이드는 일본 최초의 항종양제(알킬화제, 상품명: 나이트로민)로 이용되었다. HN-3은 질소 머스터드 중에서도 가장 안정된 물질이다.

2) 루이사이트류

루이사이트는 구토작용제인 아담사이트(DM) 등과 화학적으로 같은 유기비소 화합물이다. 3가의 비소와 결합한 클로로비닐기 수에 따라 1~3의 세 종류가 있다. 일반적으로는 클로로비닐기가 1개 붙어 있는 루이사이트 1(2-chlorovinyldichloroarsine, 코드명: L)이 피부에 대한 독성이 가장 강하며, 루이사이트라고 명명된다. 효과가 빠르기 때문에 지연성의 머스터드와 조합해 머스터드-루이사이트로 사용되기도 한다.

제1차 세계대전 당시 독일에서도 개발되었지만, 1918년 미군의 루이스(Winford Lee Lewis) 대장이 합성법을 확립했기 때문에 '루이사이트'로 명명되었다. 구 일본 육군은 1931년 '기 2호(きぃ二号)'란 명칭을 붙여 무기로서 채용했다. 또 머스터드에 루이사이트를 1 : 1의 비율로 혼합해 화학 탄두에 충진했다. 이 조합은 당시 소련을 가상 적군으로 삼은 구 일본 육군이 한랭지에 사용할 것을 상정해, 머스터드 단독은 얼어버리니 루이사이트를 응고점 강하제로 혼합한 것이다. 한편, 구 일본해군은 '3호 특약을(三号特薬乙)'로 이를 명칭했다.

3) 할로겐화 옥심

포스겐 옥심(Phosgene oxime, 코드명: CX)은 디클로로포름 옥심을 말하며, 할로겐화 옥심 중에서 가장 독성이 강하고, 강한 부식성을 가지며, 머스터드 가스보다도 피부에 자극성이 높다. 디요오드클로로포름 옥심, 디브롬포름옥심, 모노클로로포름 옥심 등이 있다.

포스겐 옥심은 1929년에 독일에서 합성되었다. 소련과 독일은 제2차 세계대전 전에 무기로서 개발했을 가능성이 있다. 미국도 제2차 세계대전 전에 포스겐 옥심을 연구했지만, 효과의 미비와 불안정성 때문에 화학무기로서는 개발하지 않았다. 실제로 전쟁에서 사용한 적이 없기 때문에 인체에 대한 작용은 불분명한 점이 많고, 동물실험에 의한 효과를 통해 추측할 뿐이다.

4) 수포작용제에 관한 규제

국제적으로는 1925년에 「질식성, 독성 또는 기타 가스 및 세균학적 전쟁수단의 전시사용 금지에 관한 의정서」(제네바 의정서)가 작성되어(1928년 발효) 질식성 가스나 독성 가스가 전쟁에서 사용이 금지되었고, 일본도 1970년에 비준했다.

그 후 「화학무기의 개발·생산·비축·사용금지 및 폐기에 관한 협약」이 1993년에 서명되어 (1997년 발효) 화학무기는 전시에서의 사용뿐만 아니라 개발, 생산, 저장도 금지되었다. 일본에서도 보조를 맞추어 「화학무기의 금지 및 특정물질의 규제 등에 관한 법률」이 1995년에 시행되었고, 사린·소만·타분·VX는 특정물질로 지정되며 제조·소지·양도 및 양수가 금지되었다. 다만 할로겐화 옥심은 대상에서 제외된다.

3. 물성

분류	황 머스터드류 (Sulfur mustards)	질소 머스터드류 (Nitrogen mustardes)	루이사이트류 (Lewisites)	할로겐화 옥심 (Halogenated cximes)
대표적 물질명	머스터드 가스 (Mustard gas)	HN-1, HN-2, HN-3	루이사이트 1 (Lewisite)	포스겐 옥심 (Phosgene oxime)
코드명	H(조제 머스터드) HD(정제 머스터드)	HN-1, HN-2, HN-3	L	CX
CAS RN	505-60-2	HN-1: 538-07-8 HN-2: 51-75-2 HN-3: 555-77-1	541-25-3	1794-86-1
화학명	bis(2-Chloroethyl)sulfide	HN-1: bis(2-chloroethyl) ethylamine HN-2: bis(2-chloroethyl) methylamine HN-3: tris(2-chloroethyl) amine	2-Chlorovinyl dichloroarsine	Dichloroformoxime

구조식	Cl-CH₂-CH₂-S-CH₂-CH₂-Cl	HN-1 CH₃CH₂-N(CH₂CH₂Cl)(CH₂CH₂Cl) HN-2 CH₃-N(CH₂CH₂Cl)(CH₂CH₂Cl) HN-3 ClCH₂CH₂-N(CH₂CH₂Cl)(CH₂CH₂Cl)	ClCH=HC-As(Cl)(Cl)	(Cl)(Cl)C=NOH
분자량	159.08	HN-1: 170.08 HN-2: 156.07 HN-3: 204.53	207.32	113.93
성상	무색의 오일성 액체. 조제 머스터드(H)는 불순물이 함유된 것이 많고, 황색/암갈색을 띠고, 초콜릿 스프레드 형태로 표현되며 겨자 또는 마늘과 비슷한 특유의 악취를 가진다. 정제 머스터드(HD)의 악취는 적다.	오일성 액체. HN-1: 약간의 생선 냄새, 무색/담황색 HN-2: 저농도는 약간의 비누냄새, 고농도는 과일냄새. 짙은 호박색/황색 HN-3: 약간의 버터 아몬드 냄새. 무색/담황색	갈색/흑색의 오일성 액체. 순정품은 무색. 자극적인 과일 냄새또는 젤라늄 냄새, 서양 고추냉이 냄새가 난다.	백색의 결정성 분말. 불쾌하고 강한 자극 냄새. 군용품의 순도에서는, 황색/갈색의 액체
밀도 (25℃)	1.24~1.27g/mL(20℃)	HN-1: 1.09g/mL(25℃) HN-2: 1.12g/mL(25℃) HN-3: 1.24g/mL(25℃)	1.89g/mL(25℃)	데이터 없음
끓는점	217.5℃	HN-1: 194℃ HN-2: 75℃ HN-3: 256℃	190℃	128℃
녹는점	14.5℃	HN-1: -34℃ HN-2: -65~-60℃ HN-3: -3.7℃	-13℃	녹는점: 39~40℃ (실온에서 액체)
증기압	14.7Pa(25℃)	HN-1: 33.33Pa(25℃) HN-2: 56.93Pa(25℃) HN-3: 1.45Pa(25℃)	77.3Pa(25℃)	1.49kPa(25℃, 고체) 1.73kPa(40℃, 액체)
상대증기밀도(공기 = 1)	5.4	HN-1: 5.9 HN-2: 5.4 HN-3: 7.1	7.1	< 3.9
용해성	물에 불용성. 유지, 가솔린, 등유, 아세톤, 알코올에 잘 녹는다.	물에 불용성. 대부분의 유기용매에 잘 녹는다.	물에 불용성. 무기산에 불용, 유기용매에 가용(에틸에테르, 에틸알코올에 10% 이상 녹는다)	물에 잘 녹는다. 많은 유기용매(알코올, 에테르, 벤젠)에 녹는다.
수용성(물에 대한 용해도)	609mg/L(25℃)	HN-1: 160mg/L(25℃) HN-3: 160mg/L(25℃)	500mg/L (온도 표기 없음)	70%
지용성	2.14	HN-1: 2.02	데이터 없음	0.73

(n-옥탄올/물분배계수 logKow)		HN-2: 0.91 HN-3: 2.27		
반응성	물에서 서서히 가수분해되어, 산소와 티오디글리콜을 생성한다. 강한 산화제, 예를 들면 염소산나트륨에 의해 빠르게 산화되어, 수포작용을 하지 않는 황산화물이 된다. 산과 접촉, 가열에 의해 분해되고, 유독한 황산화물, 염화수소 품이 발생된다.	HN-3: 알칼리 조건에서, 24시간 내에 90~95%가 분해된다. 가열하면 분해되고, 유독한 염화물, 질소산화물을 생성한다.	수분에서 빠르게 가수분해된다. 가열하면 분해되고, 염화수소와 비소의 유독품이 발생된다.	알칼리 수용액에서 빠르게 가수분해된다. 많은 금속과 접촉하면 분해되어, 대부분의 금속을 부식시킨다.

4. 독성

- 머스터드 가스, 질소 머스터드와 루이사이트의 흡입독성 및 경피독성은 비슷한 정도며, 포스겐 옥심의 흡입독성은 머스터드류나 루이사이트에 비해 약간 낮다.
- 머스터드 가스는 발암성이 있고, 질소 머스터드(HN-2)도 발암성이 있을 수 있다.

	분류	머스터드 가스 (H, HD)	질소 머스터드류 (HN-1, HN-2, HN-3)	루이사이트 (L)	포스겐 옥심 (CX)
사람 추정 치사량	흡입 반수 치사량 (LCt_{50})	1,500mg·분/m^3	HN-3: 1,500mg·분/m^3	1,500mg·분/m^3	3,200mg·분/m^3
	경피 반수 치사량 (LD_{50})	20mg/kg	HN-3: 20mg/kg	20mg/kg	25mg/kg
사람 중독량	증기 노출 반수 불능량(눈 장애) (ICt_{50})	200mg·분/m^3	HN-1, HN-3: 200mg·분/m^3 HN-2: 100mg·분/m^3	< 300mg·분/m^3	< 300mg·분/m^3

참고: 규제값, 허용농도 등

- 급성 노출 가이드라인 농도(AEGL: Acute Expose Guideline Level).
  대기 중으로 방출된 화학물질의 임계농도. 이 농도를 초과하면 일반 인구 집단의 건강에 영향을 미칠 수 있다.

머스터드 가스(Final: 설정치)

노출 시간	10분	30분	60분	4시간	8시간
AEGL 1 (불쾌감, 자극 등의 영향, 단, 일과성, 가역적)	0.060ppm [0.40mg/m³]	0.020ppm [0.13mg/m³]	0.010ppm [0.067mg/m³]	0.0030ppm [0.017mg/m³]	0.0010ppm [0.0083mg/m³]
AEGL 2 (불가역적, 위중, 장기적인 건강 영향)	0.090ppm [0.60mg/m³]	0.030ppm [0.20mg/m³]	0.020ppm [0.10mg/m³]	0.0040ppm [0.025mg/m³]	0.0020ppm [0.013mg/m³]
AEGL 3 (생명을 위협하는 영향이나 사망)	0.59ppm [3.9mg/m³]	0.41ppm [2.7mg/m³]	0.32ppm [2.1mg/m³]	0.080ppm [0.53mg/m³]	0.040ppm [0.27mg/m³]

질소 머스터드(HN-1, HN-2, HN-3)(Interim: 잠정치 2007.11.1)

노출 시간	10분	30분	60분	4시간	8시간
AEGL 1	NR	NR	NR	NR	NR
AEGL 2	0.13mg/m³	0.044mg/m³	0.022mg/m³	0.0056mg/m³	0.0028mg/m³
AEGL 3	2.2mg/m³	0.74mg/m³	0.37mg/m³	0.093mg/m³	0.047mg/m³

NR: 데이터 부족으로 권장농도 설정 불가.

루이사이트: 루이사이트 1 생성물의 부산물인 루이사이트 2(CAS 40334-69-8)와 루이사이트 3(CAS 40334-70-1)의 혼합물(Final: 설정치)

노출 시간	10분	30분	60분	4시간	8시간
AEGL 1	NR	NR	NR	NR	NR
AEGL 2	1.3mg/m³	0.47mg/m³	0.25mg/m³	0.070mg/m³	0.037mg/m³
AEGL 3	3.9mg/m³	1.4mg/m³	0.74mg/m³	0.21mg/m³	0.11mg/m³

NR: 데이터 부족으로 권장농도 설정 불가.

포스겐 옥심(Interim: 잠정치 2010.8.27)

노출 시간	10분	30분	60분	4시간	8시간
AEGL 1	0.17mg/m³	0.056mg/m³	0.028mg/m³	0.0069mg/m³	0.0035mg/m³
AEGL 2	0.50mg/m³	0.17mg/m³	0.083mg/m³	0.021mg/m³	0.010mg/m³
AEGL 3	36mg/m³	25mg/m³	13mg/m³	3.1mg/m³	1.6mg/m³

5. 체내동태

【흡수】

• 모든 수포작용제는 폐, 피부, 결막에서 흡수된다. 경구 섭취하면 소화관에서도 흡수된다.

【분포】

• 머스터드 가스: 주로 지방조직에 분포한다. 부검 예에서 조직 내 농도는 높은 순서대로 지방 >
피부(피하지방 포함) > 뇌 > 신장 > 근육 > 간장 > 골수 > 췌장 > 폐의 순이다. 분포용량(시궁

쥐)은 74.4L/kg이다.

● 루이사이트: 동물실험(토끼)에서 피하 투여한 경우 비소의 분포용량은 수 L/kg으로 크고, 특히 간장, 폐, 신장의 조직 농도가 높으며 혈중의 7배 이상이었다.

【배출】

● 머스터드 가스: 주로 대사물의 티오디클리콜로 소변을 통해 배출된다. 티오디클리콜의 소변 중 반감기(사람)는 1.18일이며, 노출 12일 후 소변에서 검출된 사례가 있다.

● 루이사이트: 토끼 실험에서 피하 투여한 경우 비소의 혈중 반감기는 55~75시간, 혈중 클리어런스는 120mL/hr/kg이었다. BAL를 12시간에 걸쳐 다량 투여하면 뇌, 간장의 비소 농도가 65~89% 저하하고, BAL에 의해 비소 배출이 촉진되었다. 비소는 사람의 경우 주로 소변으로 배출되지만 분변, 땀, 모유, 모발, 폐에서도 배출된다.

6. 중독 발현 메커니즘

1) 머스터드 가스, 질소 머스터드

● 접촉 부위에서 조직을 손상시켜 수포가 발생함과 동시에 세포분열이 활발한 세포(기저세포, 점막상피, 골수간세포 등)에 장애작용을 일으키며, 체내에 흡수된 골수 제어와 중추신경독성, 소화기독성과 가벼운 콜린작용을 유발한다. 또, 유전자를 손상시켜 발암성을 지닌다.

● 생체 내에서의 반응성이 높고, 단백질이나 DNA 등의 생체고분자가 가진 SH기나 NH₂기를 신속하게 알킬화해 독성을 발현한다고 알려져 있다. 알킬화가 일어나는 시간은 노출 후 3~5분으로 빠르고, 동통이나 수포가 발증하기까지의 잠복 시간은 알킬화만으로는 설명이 불가능하며, 충분히 밝혀지지 않았다.

2) 루이사이트

● 접촉 부위에서 조직을 손상시켜 수포가 발생함과 동시에, 체내에 흡수된 비소에 의해 모세혈관의 투과성이 항진되어 다량 노출 시 폐부종, 탈수, 순환혈액량의 감소, 장기 울혈 등의 전신 증상을 일으킨다. 머스터드 가스보다 휘발하기 쉽고, 보다 광범위하게 영향을 끼친다.

● 작용 메커니즘은 아직 밝혀지지 않았지만, 3가의 비소가 효소나 단백질의 SH기에 결합해 SH기를 포함하는 많은 효소와 글루타티온의 기능을 손상시켜, 세포사 등 조직 상해를 유발한다. 특히 표피의 기능과 형태 기능에 관여하는 피루브산 대사계가 장애를 받아 피부병변을 발생시킨다.

3) 포스겐 옥심

- 머스터드 가스보다도 피부에 자극성이 강하고, 접촉으로 부식성의 피부·조직 장애를 일으킨다.
- 작용 메커니즘은 아직 밝혀지지 않았지만, 포스겐 옥심이 SH기 및 NH_2기와 반응함으로써 직접 작용한 것이거나, 분해생성물인 염소에 의한 괴사작용, 또는 카르복실기에 기인하는 작용으로 조직에 손상을 일어났을 가능성이 있다고 여겨진다.

7. 증상

눈 점막, 피부, 기도 노출을 통해 접촉 부위에 수포를 발생시켜 조직 장애를 일으키며, 동시에 머스터드류(머스터드 가스, 질소 머스터드류), 루이사이트는 체내에 흡수되어 전신증상을 일으킨다. 음식물이 수포작용제에 오염된 경우 경구 섭취로 중독이 된다. 또, 오염된 물체(폭발물, 총탄의 파편 등)에 의한 노출도 생각할 수 있다.

- 눈, 피부, 호흡기 등의 접촉 부위에 작용해 동통, 각막염, 결막염, 피부 홍반, 수포가 나타난다(포스겐 옥심은 수포를 형성하지 않는다). 기도가 장애를 받아 사망할 가능성이 있다. 루이사이트와 포스겐 옥심은 노출 직후 증상이 출현하지만, 머스터드류는 동통이나 수포가 지연되어 출현한다.
- 다량 노출: 머스터드류는 홍분, 경련, 불면 등의 중추신경 증상, 골수 제어에 의한 범혈구 감소 등 전신증상이 나타날 수 있다. 루이사이트는 흡수된 비소에 의한 전신증상으로서 심한 구토·설사, 폐부종, 탈수, 순환혈액량의 감소(루이사이트 쇼크), 장기의 우혈 등이 나타난다.
- 피부 노출: 증기나 액체에 노출되면 접촉 부위에 동통, 홍반이 생기고, 그 후 수포가 형성되어 괴사한다. 루이사이트나 포스겐 옥심은 노출 직후(수 초~수 분 이내)에 통증이나 피부 자극 증상이 출현하지만, 머스터드류는 몇 시간~23시간 정도 지연되기 때문에 노출되었는지 알아차리지 못할 수 있다. 증기 노출에 의한 피부증상은 액체 노출보다 다소 지연되어 나타난다.
- 흡입 노출: 기도 점막을 강하게 자극해 비강의 작열감, 코피, 부비강의 동통, 인두염, 기침, 호흡곤란을 일으킨다. 괴사한 조직파편에 의한 물리적 질식이나 고농도 노출인 경우 폐부종도 일으킨다.
- 머스터드 가스 노출에 의한 증상의 빈도와 사인: 이란군인 94명의 데이터를 통해 증상의 출현 빈도를 살펴보면, 결막염(94%), 피부발적(86%), 기침(86%), 색소 침착(82%), 시야 흐림(80%), 눈부심(72%), 수포(69%), 호흡곤란(45%)이었다.

사인은 면역 부전에 의한 감염증이 합병하는 호흡부전이 많다(노출 후 5~10일). 제1차 세계대전

시 머스터드 노출에 의한 사망률은 2~3%였으며, 이란·이라크 전쟁에서는 3~4%로 보고되었다.

- 진단: 소방이나 경찰의 검지 결과와 임상증상에 모순이 없는지 확인이 필요하다.

  수포작용제 중독에 대한 특이적인 진단법은 없다. 현실적으로는 눈이나 피부 자극 증상, 안통, 눈물흘림, 눈꺼풀 발적·부종, 피부장애(홍반, 미란, 수포, 괴사), 콧물, 재채기, 쉰소리, 건성기침, 숨참, 호흡곤란 등의 임상증상이 수포작용제 노출을 추정하는 근거가 된다.

  노출이 불확실한 경우 신체에 부착된 잔여 약제의 분석, 머스터드 가스의 경우 소변 내 분해물(티오글리콜) 검출, 루이사이트의 경우 모발·소변·혈액 및 위 내용물에 대한 비소농도 측정이 진단에 유용하다.

- 수포작용제 감별진단

  머스터드류(머스터드 가스, 질소 머스터드류): 노출 몇 시간 뒤에 통증이나 수포가 나타날 때까지 증상이 없다.

  루이사이트: 노출 직후부터 통증이나 수포가 나타난다. 루이사이트는 머스터드류와 달리 수포 주위의 홍반이 적지만, 감별진단에는 유용하지 않다.

  포스겐 옥심: 노출 직후에 통증이 출현하지만, 수포는 나타나지 않는다.

【부위별 증상】

(1) 피부

- 격심한 통증, 홍반이 출현한 후 통증을 수반한 수포가 생기고(포스겐 옥신은 생기지 않는다) 부식성의 화학 손상과 함께 괴사를 일으킨다.
- 증기 노출의 경우 보통 1~2도, 액체 노출의 경우 2도의 화학 손상을 일으킨다. 같은 정도의 열상보다 치료하기 어렵고, 노출 후 4~6개월 경과해도 치유되지 않을 수 있다.

(2) 눈

- 눈물흘림, 가려움·작열감·이물감, 발적, 결막·눈꺼풀 부종, 동통, 눈꺼풀 경련을 일으킨다. 심각한 경우 각막 손상을 일으키며 실명할 수도 있다.
- 머스터드류, 루이사이트류는 축동을 일으킨다.

(3) 호흡기계

- 콧물, 코피, 재채기, 부비강 동통, 쉰소리, 기침, 호흡곤란을 일으킨다. 괴사한 조직파편에 의한 물리적 질식도 일어날 수 있다. 호흡기 증상이 일찍부터 나타나는 사례는 중증이다.
- 노출량에 따라 상기도에서 하기도 심부로 장애가 진행한다. 다량 노출인 경우 폐부종을 일으킬 가능성도 있다. 발증은 노출 후 24~72시간 지연될 수도 있다.
- 머스터드류는 경증이면 1~2주의 치료로 완치되지만, 기침은 1개월 이상 계속될 수도 있다. 노출 후 3~5일경부터, 2차성 세균 감염이 합병하기 쉽다. 중증인 경우는 무기폐에 2차 감염으

로 기관지폐렴의 합병증이 나타나고, 발열, 객담 증가, 저산소혈증이 출현한다.

(4) 순환기계

• 머스터드류는 방실 차단 등의 부정맥이나 심정지를 일으킬 수 있다. 루이사이트는 혈관투과성 항진에 의해 다량의 체액이나 전해질이 누출되어 순환혈액량 감소를 초래하고, 심각한 경우는 쇼크를 일으킨다.

(5) 신경계

• 머스터드류는 불면, 우울, 근력저하, 두통, 현기증, 권태감, 기면, 경련, 혼수상태를 일으킬 가능성이 있다.

(6) 소화기계

• 고농도의 증기 노출이나 피부 노출, 오염된 음식물의 섭취나 타액의 연하 등으로 구역질, 구토, 설사가 나타난다.

(7) 혈액

• 골수 제어: 머스터드류는, 고농도 노출($1,000$mg·분/m^3 이상)에 의해 골수 제어가 나타난다. 골수나 림프조직의 형성부전을 바탕으로 범혈구감소증이나 림프구 감소증을 일으킨다. 백혈구 증대 후 3~5일 후부터 백혈구가 감소하고, 약 10일 후 최저치가 된다. 백혈구 수 $500/mm^3$ 이하는 예후 불량이다. 혈소판 감소성 자반병이 될 수도 있다. 적혈구 감소는 드물다.

• 용혈성 빈혈: 루이사이트류에 의한 사람의 증례 보고는 없지만, 비소중독을 일으킬 수 있다. 동물실험에서 루이사이트 쇼크를 일으킨 경우에 진성 또는 용혈성 빈혈이 보고되었다.

8. 확인이 필요한 검사

• 혈액 생화학검사, 혈산.
• 동맥혈 가스 분석, 흉부 X 선 검사, 폐기능 검사.
• 심전도 검사.
• 비소농도(루이사이트의 경우 분변, 모발 등).

9. 오염 관리

■ 현장에서의 환자 제염

- 공기가 신선한 장소로 이송한다.
- 2차 피해를 방지하기 위해 개인보호장비(PPE)를 착용한다.
- 건식제염(탈의, 신발 등 교환, 타올 등에 의한 닦아내기) 후 노출부의 피부나 모발은 비누를 이용한 습식제염, 또는 제염제를 통한 닦아내기 제염을 실시한다.
- 참고: 환경 중 오염의 지속성(오염구역의 제염)

분류	머스터드류	루이사이트	포스겐 옥심
환경오염의 지속성	지속성	지속성	비지속성
토양오염의 지속성	2주~3년	몇 일	2시간

10. 환자 분류

- 머스터드 가스 노출 시의 치료 우선도: 중증일수록 심각한 증상이 빨리 출현하지만, 12시간 정도 지연될 수도 있다. 출현 증상뿐만 아니라 출현 시간도 고려해 전신 상태를 평가한다[Agency for Toxic Substances and Disease Registry(ATSDR): Medical Management Guideline for Blister Agents: Sulfur Mustard Agent H or HD. https://www.atsdr.cdc.gov/MMG/MMG.asp?id=924&tid=191].

최우선군 (중증도: 적 태그)	노출 후 4시간 이내, 하기도 증상(호흡곤란), 액체의 노출에 의한 신체 표면적의 50% 이상에 미치는 피부병변을 확인
긴급군 (중증: 적 태그)	노출 4~12시간 후, 하기도 증상(호흡곤란)을 확인
준 긴급군 (중경증: 황 태그)	노출 후 4시간 이상 경과, 눈 증상(매우 강한 통증, 시력장애), 액체 노출애 의한 신체 표면적의 2~50%에 미치는 광범위한 피부 증상(홍반, 수포), 증기 노출의 경우는, 신체 표면의 화학 손상을 확인 노출 후 12시간 이상 경과, 하기도 증상(가래를 동반하는 기침, 호흡곤란)을 확인
비 긴급군 (경증: 녹 태그)	노출 후 4시간 이상 경과, 시력장애가 없는 가벼운 눈 증상(눈 자극, 가벼운 결막염) 구강·비강 주위나 음부를 제외한 중요하지 않은 영역에서 신체 표면적의 2% 미만의 피부병변(홍반, 수포), 가벼운 상기도 자극 증상(기침, 목 통증)을 확인
치료대상 외 (매우 경증·증상없음: 백 태그)	무증상

11. 치료

【개요】

- 신속한 제염이 필요하며 특이적 해독제(BAL: British Anti-Lewisite)가 있는 루이사이트를 감별하는 것이 중요하다.
- 루이사이트를 제외한 수포작용제는 특이적인 치료제가 없고, 대증치료(호흡·순환 관리, 감염관리, 골수 제어 대응)가 중심이 된다.

【제염】

- 노출 후 조기에 제염하는 것이 조직 장애를 경감하는 유일한 방법이며, 조직 장애를 일으키기 전에 신속하게 제염하는 것이 중요하다.
- 피부 노출, 흡입 시 공기가 신선한 장소로 이송한다. 액적의 경우 즉시 신발을 포함한 모든 의류를 탈의하고, 피부나 모발을 즉시 비누와 다량의 물로 세정한다. 확실히 증기에만 노출된 경우는 겉옷과 신발을 벗고, 노출부의 피부와 모발을 즉시 비누와 다량의 물로 세정한다(세정할 물이 부족하면, 오염을 확대시킬 뿐이다).
- 눈 노출 시 곧바로 다량의 물로 15분 이상 눈을 씻는다.
- 오염된 의복과 신발은 이중 비닐봉투에 넣어 밀봉하고, 유해 폐기물로 처리한다.

【해독제·길항제】

- 루이사이트의 경우 BAL 연고를 도포한다. BAL 점안액의 점안이 수포작용을 경감시키지만 일본 국내에서는 시판되지 않는다. 중증인 경우 BAL 근육 주사를 고려한다.

【호흡·순환 관리】

- 중증인 경우 기도장애에 의한 호흡부전, 루이사이트는 혈관투과성 항진에 의한 순환혈액량 감소성 쇼크를 초래하므로, 기도확보와 호흡 관리, 순환 관리가 중요하다.

【대증치료】

- 피부장애 부위의 국소 치료는 열상에 준하여 실시한다. 일반적으로 열상보다 체액 손실은 적으므로 과잉 수액은 하지 않도록 주의한다.
- 머스터드류는 경련 대책 이외에, 특히 감염관리를 포함한 골수 제어 대응이 필요하다.

【관찰 기간】

- 증상이 있는 환자는 대부분의 증상이 개선될 때까지 경과를 관찰한다. 증상이 없는 환자도 머스터드류는 잠복 시간이 있기에, 적어도 8시간은 경과관찰이 필요하다.

【상세】

- 호흡장애, 피부병변(부위, 면적), 눈 장애를 평가함과 동시에 전신증상이 출현하지 않는지 주의

깊게 관찰하여 대증치료를 실시한다.

1) 기본적 처치: 제염

- 공기가 신선한 장소로 이송한다.
- 대응자는 2차 피해를 방지하기 위해 개인보호장비(PPE)를 착용한다.
- 액적의 부착이 의심되는 경우 신발을 포함한 모든 의류를 탈의하고, 피부나 모발을 즉시 비누와 다량의 물로 세정한다. 확실히 증기에만 노출된 경우는 겉옷과 신발을 벗고, 노출부의 피부와 모발을 즉시 비누와 다량의 물로 세정한다. 습식제염이 불가능한 경우에는, 제품화된 피부 제염제(RSDL: Reactive Skin Decontamination Lotion 등) 구입이 가능하면 닦아내기 제염으로 대용할 수 있다.
- 눈 노출 시 곧바로 다량의 물로 15분 이상 눈을 씻는다.
- 경구 섭취 시 구토는 금기다. 머스터드류에서 치명적인 증상이 예상되는 경우 소화관 천공이나 출혈에 주의하여, 빨리 부드러운 경비위관을 조심스럽게 삽입해 위 내용물을 흡입하는 것을 고려한다.
- 오염된 의복과 신발은 이중 비닐봉투에 넣어 밀봉하고, 유해 폐기물로 처리한다.
- 혈액이나 소변 검체, 구토물이나 흡입한 위 내용물, 환자의 몸에 남아 있는 폭탄 등 이물질, 제염 폐액 등은 확정 진단뿐만 아니라 검사 시에도 중요하므로, 가능한 한 검체의 확보와 보존에 힘쓴다.

2) 특이적 처치

루이사이트의 경우(04-4장 수포작용제 3 '루이사이트(L)' 738쪽 참조),

- BAL 연고의 도포: 일본 및 해외에서 제조되지 않지만, 루이사이트 피부 노출의 경우 제염 후 즉시(15분 이내) 사용하면 수포 작용 경감에 효과적이다. 수포가 발현한 후에도 효과는 기대할 수 있다.
- BAL 투여(근육 주사): 전신증상을 경감하는 킬레이트제다. 부작용이 있기 때문에 쇼크의 징후나 중대한 폐 장애가 나타난 환자만 적용한다.
  일본 국내 제제(펄 근육 주사 100mg) 용법·용량은 첨부 문서 참조

3) 대증치료

(1) 호흡 관리와 폐부종 감시

- 동맥혈 가스를 모니터링하는 등으로 호흡부전 발생에 유의하며 기도삽관, 산소 투여, 인공호

흡 등을 일반 구명 처치에 준하여 실시한다.

(2) 순환 관리

• 심각한 구토·설사에 의한 탈수 대응과, 중증인 경우 쇼크 대책이 필요하다.

(3) 부정맥 대책

• 심전도 모니터링, 일반적인 부정맥 치료를 한다.

(4) 골수 제어 대응

• 감염관리를 한다.
• G-CSF 제제(과립형 콜로니 형성 자극인자 제제) 투여, 중증인 경우 혈액간세포이식을 고려한다.

(5) 피부 치료

• 열상에 준하여 치료한다.
• 피부 결손이 광범위하면 피부이식이 필요하다. 피부 노출 범위가 넓으면 열상 치료 전문병원으로 이송이 필요하다.

(6) 눈 증상 대응

• 결막염에 대응해 인공눈물 점안, 항생물질 연고, 스테로이드 연고(노출 후 24시간 이내에 사용하면 효과가 있다는 의견이 있다)를 도포한다.
• 안통에는 마약성 진통제 전신 투여가 필요할 수 있다. 국소 마비제 사용은 각막 손상을 악화시킬 우려가 있어, 초진 검사(세극등 및 시력검사 포함)에만 사용한다.
• 눈부심, 눈꺼풀 경련의 경우 1% 아트로핀황산염 점안액을 점안(1일 수 회)한다. 눈부심이 강한 경우는, 어두운 방에 있거나 선글라스를 사용한다. 안대는 압박으로 인해 눈꺼풀을 유착할 수 있으므로 사용하지 않는다.
• 각막혼탁의 경우 각막이식이 필요하다.

12. 예후·후유증

• 피부병변은 같은 정도의 열상보다 치료하기 어렵고, 암으로 변하거나 후유증이 나타난 사례가 많다.
• 머스터드 가스는 기관지 장애에 의한 기침, 가래, 호흡곤란이나 폐암(편성 상피암, 미분화된 암이 많다), 염색체 이상, 눈 궤양이나 각막염이 40년에 걸쳐 재발한 후유증도 보고되었다.

화학작용제 편

제4장 화학무기 대응 매뉴얼

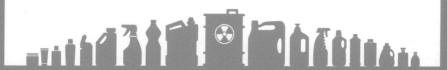

04-1
신경작용제 1 | 사린(GB)

개 요

사린은 1938년 독일에서 합성되었고, 신경작용제의 독가스로서 개발된 유기인 화합물이다. 무색무취의 액체이나 신경작용제 중에서도 가장 휘발성이 높다. 강한 아세틸콜린에스테라제(이하 AChE) 억제제로 작용하여, 신경 말단에서 신경 전달 물질인 아세틸콜린의 과잉 자극 증상(무스카린 유사 증상, 니코틴 유사 증상, 중추신경 증상)을 일으킨다.

작용이 매우 강하고, 흡입 노출, 피부 노출, 경구 섭취로 전신증상이 나타난다. 증상은 축동 → 콧물 → 기관지경련 → 분비항진 → 호흡장애 → 경련 → 호흡정지로, 화살표 방향으로 진행될수록 중증이다. 특이적인 해독제로 아트로핀, 프랄리독심(PAM) 등의 옥심제가 알려져 있다. 2차 피해를 방지하기 위해 미제염 환자나 물품과 직접 접촉하는 대응자는 방호를 게을리 해서는 안 된다(레벨 C 보호장비가 필요).

배 경

사린의 명칭은 사린 개발에 관여한 슈라더(Schrader), 암브로스(Ambros), 루드리거(Rudriger), 린데(Linde)의 이름에서 따온 것이다. US 코드는 GB다. 제1차 세계대전 당시 머스터드 가스로 부상을 입은 히틀러는 독가스 사용에는 소극적이었고, 독일군은 사린을 실전에 사용하지 않았다. 또, 동맹국인 일본에 대해서도 신경작용제의 제조 기술은 제공하지 않았다.

1988년 이란-이라크 전쟁 당시 발생한 하라브자 사건에서 이라크군이 이란군 및 자국 쿠르드인에 대해 독가스 공격을 실시, 사린도 사용한 것으로 알려졌다. 1993년에는 옴진리교가 사린 합성에 성공해 이케다 대작 사린 습격 미수 사건, 다키모토 다로 변호사 사린 습격 사건, 마쓰모토 사린 사건, 도쿄 지하철 사린 사건을 일으켰다. 시리아 내전에서는 2013년 시리아 수도 다마스쿠스 인근 구타로 사린을 탑재한 로켓이 발사되어 사상자가 발생했다(구타 화학 공격). 2017년 4월에는 아사드 정권이 반정부 세력에 사린을 사용했다고 한다(칸샤이쿤 화학무기 공격).

또한 사린은 1997년에 발효된 「화학무기 금지 조약」의 표 1에 독성물질로 지정되어 있다. 일본 국내에서는 「화학무기의 금지 및 특정물질의 규제 등에 관한 법률」에서, 특정 물질로 지정되어, 제조, 소지, 양도 및 양수가 금지되었다. 또, 옴진리교에 의한 마쓰모토 사린 사건, 도쿄 지하철 사린 사건 발생으로, 「사린 등에 의한 인신 피해 방지에 관한 법률」(1995년 4월 21일 법률 제78호)이 시행되어, 소지나 생산 등이 금지되었다.

1. 물성

사린(Sarin)의 CAS 등록번호는 107-44-8이다.

【성상】 순수한 사린은 상온에서 무색무취의 액체로 휘발성이 높다.

【구조식】

$$CH_3-\underset{\underset{F}{|}}{\overset{\overset{O}{\|}}{P}}-O-\underset{\underset{CH_3}{|}}{\overset{\overset{CH_3}{|}}{CH}}$$

O-이소프로필 메틸포스포노플루오리데이트

【분자량】 140.09

【밀도】 1.0887g/mL(25℃)

【끓는점】 147℃

【녹는점】 -57℃

【증기압】 381.30Pa(25℃)

【상대증기밀도】 4.86(공기 = 1)

【용해성】

• 물 1L에 1,000g이 용해된다(25℃).

• 참고: 신경작용제는 일반적으로 물에 대한 용해성이 중간 정도이며, 지용성이 높다.

【반응성】

• 물에서 가수분해되고, 그 속도는 pH와 온도에 의존한다.

• 산 또는 산성용액과 접촉하면 불화수소를 유리한다.

• 가열하면 분해되어 불화물이나 인산화물의 자극성 품을 유리한다.

【안정성】

• VX를 제외한 신경작용제는 환경에서 비교적 빨리 분해된다.

• 신경작용제를 포함한 모든 유기인제는 물속에서 가수분해되며, 일반적으로 가수분해물은 모체 화합물보다 독성이 낮다.

【환경오염의 지속시간】

VX를 제외한 신경작용제는 몇 시간 이내에 휘발 및 분산되므로, 환경에서는 통상 비지속성이라 알려져 있다.

• 특히 사린은 증기압이 높고 휘발성이 높아서(물과 동일) 환경에서는 비지속성이다.

• 지면 오염에 의해 예상되는 유해 작용의 지속시간은 다음과 같다.

　기온 10℃, 비·약풍　　　　1/4~1시간

| 기온 15℃, 맑음·미풍 | 1/4~4시간 |
| 기온 −10℃, 맑음·무풍·적설 | 1~2일 |

2. 독성, 중독 발현 메커니즘, 체내동태

1) 독성

매우 빠르게 콜린에스테라제 억제 작용이 나타난다. 신경작용제는 독성이 강하며, 동물실험에 따르면 mg 이하의 양으로도 치사성이 있다. 흡입 반수 치사량(LCt_{50})으로 표시되는 독성은 VX > 소만 > 사린 > 타분의 순이다.

- 액체이지만 신경작용제 중에서 가장 휘발성이 높다.
- 작용이 매우 빠르고 흡입 노출, 피부 노출, 경구 섭취에 의해 전신증상이 나타난다.
- 피부 노출에서는 1~10mL로 사망할 수 있다.
- 산 또는 산성용액과 접촉하면 불화수소를 유리한다. 또, 가열하면 자극성의 퓸(불화물, 인산화물)을 유리해 폐부종을 일으킨다.

【사람 중독량】

- 흡입 반수 불능량(ICt_{50}): 75mg·분/m^3

【사람 추정 치사량】

- 흡입 반수 치사량(LCt_{50}): 100mg·분/m^3
- 경피 최소 치사량(LD_{50}): (액체) 1,700mg/70kg(사람)

참고: 규제값, 허용농도 등

- 급성 노출 가인드라인 농도(AEGL: Acute Expose Guideline Level) 사린(Final: 설정치)

대기 중으로 방출된 화학물질의 임계농도. 이 농도를 초과하면 일반 인구 집단의 건강에 영향을 미칠 수 있다.

노출 시간	10분	30분	60분	4시간	8시간
AEGL 1 (불쾌감, 자극 등의 영향, 단, 일과성, 가역적)	0.0012ppm [0.0069mg/m^3]	0.00068ppm [0.0040mg/m^3]	0.00048ppm [0.0028mg/m^3]	0.00024ppm [0.0014mg/m^3]	0.00017ppm [0.0010mg/m^3]
AEGL 2 (불가역적, 위중, 장기적인 건강 영향)	0.015ppm [0.0087mg/m^3]	0.0085ppm [0.050mg/m^3]	0.0060ppm [0.035mg/m^3]	0.0029ppm [0.017mg/m^3]	0.0022ppm [0.013mg/m^3]
AEGL 3 (생명을 위협하는 영향이나 사망)	0.064ppm [0.38mg/m^3]	0.032ppm [0.19mg/m^3]	0.022ppm [0.13mg/m^3]	0.012ppm [0.070mg/m^3]	0.0087ppm [0.051mg/m^3]

2) 중독 발현 메커니즘

【아세틸콜린에스테라제(AChE) 억제 작용】

- 신경작용제 속 인산기가 AChE의 에스테르 분해 분위에 결합해 AChE를 인산화하여 AChE 활성을 억제한다. 그 결과 신경전달 과정에서 생겨난 아세틸콜린은 잘 분해되지 않고, 축적된 아세틸콜린에 의해 신경수용체가 부교감신경(절근, 절후섬유), 교감신경(절근섬유), 중추신경계, 신경근 결합부에서 과잉 자극되어 중독 증상을 일으킨다.
- 사린, 타분은 소만에 비해 AChE 억제 작용은 약하다(생쥐 실험 시).
- 해독제로 사용되는 PAM은 인산화된 AChE의 인산기를 제거함으로써 AChE 활성을 회복시키지만, 시간 경과와 함께 인산기의 알킬기 1개가 떨어져 나가 탈알킬화가 일어나면 PAM은 인산기를 제거할 수 없게 된다. 인산화된 AChE의 50%가 탈알킬화되는 시간은 소만은 약 2분, 사린은 약 5시간, 타분·VX는 40시간 이상 걸린다.
- 사린은 산 또는 산성용액과 접촉하면 불화수소를 발생시키고 불화수소 중독을 일으킬 가능성이 있다.

3) 체내동태

【흡수】

- 흡입, 피부, 결막, 소화관에서 흡수된다.

【분포】

- 생쥐에 $80\mu g$ 정맥 주사한 후 뇌, 간장, 신장, 혈장에서 사린이 검출되었다.

【배출】

- 생쥐 실험에서 대부분이 신장을 통해 배출되었다. 15분 후 뇌, 간장, 혈장, 신장에서 사린의 농도는 초기 농도의 80% 정도로 감소했다.

3. 중독 증상

1) 개요

작용이 매우 빨라 흡입 노출, 피부 노출, 경구 노출에 의한 전신증상이 나타난다. 때로는 눈 노출을 통해서도 전신증상이 나타난다고 알려져 있다. 또 오염된 물체(폭발물, 총탄 파편 등)에 의한 노출도 상정 가능하다. 피부 노출인 경우 증상 발현은 수십 시간(18시간 정도) 지연될 수도 있다.

- 다양한 콜린작용성 징후가 나타난다. 신경작용제는 유기인계 살충제에 비해서 축동이 현저하

게 나타나는 것이 특징적이며, 반드시 발생한다.

축동, 시각장애(침침함, 흐릿함), 권태, 무기력, 구역질, 복통, 설사, 근경축, 발한, 콧물 과다, 눈물흘림, 침흘림, 기도분비물, 기관지경련, 호흡곤란, 의식소실, 경련, 이완성 마비, 요실금, 무호흡을 일으킨다.

- 흡입 노출: 저농도인 경우 몇 초~몇 분 안에 축동, 시각장애, 콧물 과다, 호흡곤란이 나타난다. 고농도에서는 1~2분 만에 의식을 소실한 후 경련, 이완성 마비, 무호흡이 온다. 축동, 눈물흘림, 침흘림, 콧물 과다, 기도분비물 과다, 발한, 근섬유속성연축, 요실금 등이 발생한다.
- 피부 노출: 소량인 경우 노출 부위에만 근섬유속성연축, 발한이 나타날 수 있다. 다량인 경우 구역질, 구토, 설사 소화기 증상, 전신 발한, 권태감이 나타날 수 있다. 매우 다량 또는 치사량에 가까운 양은 10~30분 무증상 뒤에 갑자기 의식소실, 경련, 이완성 마비, 무호흡을 일으킨다.
- 사린에 의해 보고된 증상: 증상은 화살표 방향으로 진행할수록 중증이다.

  (경상) 축동 → 콧물 → 기관지경련 → 분비 항진 → 호흡장애 → 경련 → 호흡정지 (중증)
- 일반적으로 눈 증상만 있는 경우 경증, 호흡장애나 경련, 호흡정지인 경우는 중증이다. 그 외의 증상은 중경증으로 알려져 있다.
- 진단: 소방이나 경찰의 검지 결과와 임상증상에 모순이 없는지 확인이 필요하다.

  신경작용제 중독에 대한 특이적인 진단법은 없다. 현실적으로는 축동, 분비항진, 근섬유속성연축, 허탈 등의 임상증상과 혈중 콜린에스테라제 값 저하가 신경작용제를 포함한 유기인제 중독을 추정하는 근거가 된다.

  노출이 불확실한 경우는 신체에 부착된 잔여 약제 분석, 콧물이나 혈액의 분해물(사린의 경우 메틸포스폰산모노이소프로필)의 검출이 진단에 유용하다.

2) 부위별 증상

(1) 신경계

- 무스카린 유사 증상: 축동, 기도분비 과다, 콧물, 눈물흘림, 요실금, 복통, 구토, 서맥, 기관지경련, 침흘림, 발한, 설사, 혈압 저하가 발생한다.
- 니코틴 유사 증상: 근섬유속성연축, 근력저하, 순환허탈, 빈맥, 혈압 상승, 연축, 호흡마비가 발생한다.
- 중추신경 증상: 불안, 흥분, 졸림, 악몽, 중추신경계 제어, 혼란, 망상, 두통, 혼수, 경련이 발생한다.

(2) 호흡기계

- 기침, 재채기, 호흡곤란, 흉부 압박감, 천명, 빈호흡, 기도분비물 과다, 폐부종. 심각한 경우 호흡장애, 호흡정지가 발생한다.

(3) 순환기계

- 무스카린 유사 증상으로 서맥, 니코틴 유사 증상으로 빈맥, 고혈압, 중증 사례에서는 혈압 저하와 순환허탈이 발생한다.
- 심전도 이상: 성루카국제병원의 사린 중독환자 진료 보고에 의하면, 입원환자 중 심전도 검사를 시행한 54례 중 24례(42.9%)에서 비교적 경미한 심전도 변화가 나타났으나, 진단이나 중증도 판단에 유용한 특징적 변화는 얻을 수 없었다.
- 심폐 정지: 소생에 반응해 회복할 가능성이 있다. 성루카국제병원의 사린 중독환자 진료 보고에 의하면, 심폐 정지 상태로 이송된 3례 중 1례는 심장박동이 재개되지 않고 사망했지만, 1례는 심장박동 재개 후, 28일 만에 사망, 다른 1례는 심장박동 재개 후 6일 만에 완치되어 퇴원했다.

(4) 소화기계

- 구역질, 구토, 설사, 변실금이 발생한다.

(5) 비뇨기계

- 빈뇨, 요실금이 발생한다.

(6) 기타

- 눈: 축동, 안통, 복시, 박명시, 눈물흘림이 발생한다.
- 자각증상: 시야 흐림, 가까운 곳을 볼 때 안통, 보려고 해도 집중력이 없다는 등의 증상과 시력 저하 및 시야협착, 안증, 이물감이 발생한다.
- 타각증상: 축동, 시력 저하, 충혈(주로 모세관충혈, 결막충혈), 시야협착 증세를 보이며, 안구앞방이 얕아진다. 미만성 표층각막증, 망막전도(ERG)의 변화(a파 지연과 반응의 저하, b파 증강), 조절력 변화, 눈꺼풀 경련이 발생한다.
- 이비인두: 재채기, 콧물, 타액 과다, 후두통이 발생한다.
- 피부: 발한이 발생한다.
- 임신 시 작용: 성루카국제병원의 사린 중독환자 진료 보고에 의하면, 4례의 임신 여성이 시야협착, 두통, 구역질, 구토를 주로 호소하여 입원했지만, 아트로핀 투여로 2일 만에 퇴원했다. 노출 당시 임신 36주였던 여성은 23일 후 무사히 출산했다.
- 검사소견: 혈장·적혈구 ChE 값 저하가 발생한다.
- 경증 중독에서는 상관성은 낮지만, 30% 이하로 저하한 환자의 50%에서 전신증상이 나타났다.

3) 예후

- 마쓰모토 사린 사건 보고서에 의하면, 중증자에게는 뇌파 이상(epileptic discharge), 부정맥 등이 비교적 장시간(1~2개월 정도) 지연되었지만, 후유증이 남아 있다는 것은 확인되지 않았다. 유기인 중독으로 보고된 지연성 말초신경 장애는 타각적으로는 확인할 수 없었지만(신경전달 속도 등의 검사에서도 뚜렷한 이상은 없었다), 자각적 저림을 3개월간 호소한 환자가 10% 미만 정도 있었다.

- 도쿄 지하철 사린 사건의 성루카국제병원 사린 중독 환자 진료 보고에 의하면, 입원자 110명 중 중증 5례(내원 시, 심폐 정지 상태 3례, 의식장애·경련·호흡정지 2례) 가운데 2례 사망, 3례가 3~6일 만에 완쾌되어 퇴원했다. 중증 사례와 경증 사례 모두 유기인 중독으로 보고된 증상 재발이나 중간기 증후군 등이 의심되는 경과는 없었다.

  신경 증상 등으로 집중력이 없다 등의 부정수소(不定愁訴)적 호소가 많고, 초조·불안은 입원 환자의 12% 정도에서 나타났으나 퇴원 시에는 18%로 증가했다. 악몽, 불면, 섬광기억, 우울증 경향 등, 심적외상후스트레스증후군(PTSD)의 발병으로 의심되는 증례도 있었다. 또 두통, 복통, 어깨나 손 통증 등 신체적 장애를 동반하는 예는 정신과 외래에서 대응했다.

- 도쿄 지하철 사린 사건으로 치료를 받은 38명을 대상으로 한 2000~2001년의 조사에서는 사린 노출자의 해마 체적이 유의적으로 감소했다.

- 미국에서는 걸프전쟁 증후군의 원인의 하나로 낮은 수준의 신경작용제 노출이 의심되었지만 결론은 나오지 않았다.

- '지하철 사린 사건 피해자 모임'이 독자적으로 수행한 자료에 따르면 정신적·신체적인 영향이 남는다는 예비조사의 결과도가 있지만, 국가 주도의 후유증 조사는 사건 발생 10년 후 경찰청 설문조사 이래 실시되지 않았다. 국제적으로도 장기 영향의 피해 조사가 요구된다.

4. 치료

1) 개요

- 경증은 아트로핀만 투여, 중경증은 아트로핀과 PAM을 투여, 중증에는 아트로핀과 PAM·디아제팜을 투여한다.

  아트로핀은 무스카린 유사 증상을 컨트롤하는 데 유효하다. 디아제팜은 중추신경 증상의 제어에 대증적으로 사용할 수 있다.

  PAM은 AChE의 활성을 회복시키는 해독제이며, 사린과 VX에는 효과가 있으나 타분과 소만에는 효과가 떨어진다. PAM은 혈액뇌관문을 통과하기 어렵기 때문에 중추신경계에 직접 작용하며 나타나는 효과는 기대할 수 없다.

• 호흡·순환 관리: 사망원인은 중추제어, 호흡근 마비, 기관지경련이나 분비물 과다 등에 의한 호흡정지와 이에 따른 심장마비다. 중증 증례에는 기도확보, 호흡 관리, 순환 관리가 중요하다. 기관지 삽입 시 미다졸람 또는 프로포폴을 사용할 수 있지만, 신경근 차단제 석사메토니움 사용은 호흡근 마비를 지연시키므로 피한다.

• 관찰 기간: 흡입 노출은 증상 발현이 빨라서 대부분의 경우 의료기관 도착 때면 심각한 상태다. 축동 이외의 증상이 소실할 때까지 입원·경과관찰을 실시한다. 축동은 때때로 몇 주 동안 지속될 수 있다.

피부 노출인 경우 증상 발현까지는 때때로 수십 시간 걸리므로 적어도 수십 시간은 경과를 관찰한다.

• 기타: 오염된 의복과 신발은 주의해 벗겨서 이중 비닐봉투에 넣어 밀봉하고 유해 폐기물로 처리한다.

혈액이나 소변 검체, 구토물이나 흡입한 위 내용물, 환자의 몸에 남아 있는 폭탄 등 이물질, 제염 폐액 등은 확정 진단뿐만 아니라 검사 시에도 중요하므로, 가능한 한 검체의 확보와 보존에 힘쓴다.

2) 상세

(1) 흡입의 경우

• 전신증상이 출현하지 않는지 주의 깊게 관찰한다.

• 호흡부전을 확인하고 대응한다.

① 기본적 처지

(a) 제염

○ 공기가 신선한 장소로 이송한다.

○ 대응자는 2차 피해를 방지하기 위해 개인보호장비(PPE)를 착용한다.

○ 액적의 부착이 의심되는 경우, 신발을 포함한 모든 의류를 탈의하고 피부나 모발을 즉시 비누와 다량의 물로 세정한다. 확실히 증기에만 노출된 경우는 겉옷과 신발을 벗고, 노출부의 피부와 모발을 즉시 비누와 다량의 물로 세정한다. 습식제염이 불가능한 경우 제품화된 피부 제염제(RSDL: Reactive Skin Decontamination Lotion 등) 구입이 가능하면 닦아내기 제염으로 대용할 수 있다.

○ 이전에는 차아염소산염 100~500ppm(0.01~0.05%) 액을 사용한 제염이 권장되었으나 농

도 조절에 실수가 있을 수 있고, 피부가 거칠어질 수 있기 때문에(생체 방어로서의 피부 장벽의 파탄을 의미) 최근에는 권장하지 않는다.

○ 오염된 의복과 신발은 주의해 벗겨서 이중 비닐봉투에 넣어 밀봉하고 유해 폐기물로 처리한다.

(b) 호흡부전이 나타나지 않았는지 확인한다.

(c) 전신증상이 출현하지 않는지 주의 깊게 관찰한다.

② 대중치료

(a) 호흡 관리: 기도확보, 산소 투여, 인공호흡 등을 일반의 구명 처치에 준하여 실시한다.

(b) 경련 대응: 디아제팜 등의 항경련제로 컨트롤한다.

난치성·재발성이 있는 경우 페노바르비탈, 페니토인 등의 항경련제를 사용한다.

디아제팜은 경련이 발생한 병례에만 사용하고, 경련이 없는 병례에는 사용하지 않는다.

주의: 디아제팜 제제 중 효능·효과에 '유기인 중독에서 경련의 제어'가 있는 제제는 2019년 현재, 다음 두 제품뿐이다(모두 1 앰플 10mg).

○ 호리존 주사액 10mg

○ 디아제팜 주사액 10mg(타이요)

(c) 폐부종 감시: 24~72시간 후에 폐부종이 출현할 수 있다.

○ 동맥혈 가스 모니터링 등 호흡부전의 발생에 유의한다.

(d) 기관지 연축 대책

○ 아트로핀 투여로 불충분하면, 교감신경 자극제나 테오필린 등 기관지 확장제를 사용한다.

(e) 부정맥 대책: 심전도 모니터링, 일반적인 부정맥 치료를 실시한다.

(f) 축동 증례에 대한 대응

○ 트로피카마이드·염산페닐레프린염 점안액 또는 염산시클로펜톨에이트염 점안액을 점안한다. 치료가 필요 없는 경우도 있다.

(g) 금기 약제: 석사메토니움(suxamethonium), 기타 콜린 작동약

○ 신경근 차단제 석사메토니움은 콜린에스테라제 억제 작용에 의해 석사메토니움 분해가 억제되어 호흡근 마비를 지연시키므로 사용을 피한다.

③ 특이적 처치(해독제·길항제 투여)

(a) 아트로핀황산염

○ 주로 신경작용제의 무스카린 유사 증상 치료에 유효하고, 니코틴 유사 증상(근육·횡격막의 탈력, 근섬유속경축)이나 중추신경 증상(혼수, 경련 등)에는 효과가 없다.

○ 투여량: 확립된 량은 없다.

○ 일본 국내 제제(아트로핀황산염 주 0.5mg「다나베」)의 첨부 문서에 있는 용법·용량

유기인계 살충제 중독의 경우 증상에 따라 다음과 같이 사용한다.

▸ 아트로핀황산염수화물로서, 경증: 0.5~1mg(1~2관) 피하주사 또는 0.5~1mg 경구 투여

▸ 중경증: 1~2mg(2~4관) 피하·근육·정맥 내에 주사. 필요에 따라 이후 20~30분마다 반복

주사

▸ 중증: 첫 회 2~4mg(4~8관) 정맥 내 주사. 이후 증상에 따라 아트로핀 포화 징후가 나타날

때까지 반복 주사

○ 맥박수는 70/분 이상의 유지가 기준이다. 맥박은 다른 요인의 영향을 받으므로 눈물흘림

의 소실, 피부 건조, 기도 내 분비물 저하를 이용해야 한다는 의견도 있다.

○ 참고: 미군이 사용하는 자기주사제제 AtroPen®은 아트로핀황산염을 2mg/병 함유한다.

○ 참고: 스코폴라민을 병용한다.

미국에서는 스코폴라민 병용을 권장한다. 아트로핀보다 중추신경계에 대한 작용이 강해

신경작용제로 인한 경련의 예방을 기대할 수 있다.

(b) 옥심제: AChE의 활성을 회복시키는 가능한 한 조기에 투여한다. 눈 증상, 콧물 과다만 있

는 경중에는 투여하지 않는다.

— PAM요오드화물

○ 유기인 중독의 치료약으로 범용되어 왔으나, 용법·용량에 관해서는 다양한 논의가 있으

며, 아직 합의 형성에는 이르지 못했다.

○ 일본 국내 제제(PAM 정맥 주사 500mg)의 첨부 문서에 있는 용법·용량

▸ 프랄리독심요오드화물: 성인 1회 1g을 정맥 내에 서서히 주사한다. 또, 연령·증상에 따라

적절히 증감한다.

▸ 첫 회 투여: 1~2g(소아 20~40mg/kg)을 생리식염수 100mL에 용해해 15~30분 동안 점적

정맥 주사 또는 5분에 걸쳐 서서히 정맥 주사한다. PAM 투여 초기에는 호흡 관리를 충분

히 실시한다.

▸ 연속 투여: 투여 후 1시간을 경과해도 충분한 효과를 얻지 못할 경우, 재차 첫 회와 똑같이

투여한다. 그래도 근력저하가 남아 있으면 신중하게 추가 투여를 한다. 1시간당 0.5g의

점적 정맥 주사로 1일 12g까지 투여할 수 있다.

— PAM염화물(일본 국내 제제 없음)

○ 미군은 자기치료·전우치료의 목적으로 아트로핀(2mg), PAM염화물(600mg) 자동주사기를

각각 세 병 휴대하고, 자기 및 동료의 치료에 동시 사용(근육 주사)하도록 한다. 더불어 경련

에 대응해 디아제팜(10mg) 자동주사기 1개를 휴대한다. 현재는 600mg PAM과 2.1mg 아트

로핀을 1회 동시에 투여할 수 있는 제제(DuoDote®)로 대체되고 있다.

(2) 피부 노출의 경우

① 기본적 처지

(a) 제염

○ 공기가 신선한 장소로 이송한다.

○ 대응자는 2차 피해를 방지하기 위해 개인보호장비(PPE)를 착용한다.

○ 액적의 부착이 의심되는 경우, 신발을 포함한 모든 의류를 탈의하고, 피부나 모발을 즉시 비누와 다량의 물로 세정한다. 확실히 증기에만 노출된 경우는 겉옷과 신발을 벗고, 노출부의 피부와 모발을 즉시 비누와 다량의 물로 세정한다. 습식제염이 불가능한 경우 제품화된 피부 제염제(RSDL: Reactive Skin Decontamination Lotion 등) 구입이 가능하면 닦아내기 제염으로 대용할 수 있다.

○ 이전에는 차아염소산염 100~500ppm(0.01~0.05%) 액을 사용한 제염이 권장되었으나, 농도 조절에 실수가 있을 수 있고 피부가 거칠어질 수 있기 때문에(생체 방어로서의 피부 장벽의 파탄을 의미), 최근에는 권장하지 않는다.

○ 오염된 의복과 신발은 주의해 벗겨서 이중 비닐봉투에 넣어 밀봉하고 유해 폐기물로 처리한다.

(b) 증상이 있는 환자는 모든 증상이 개선될 때까지 경과를 관찰한다.

② 대증치료

(a) 경련 대책, 폐부종 치료를 시행한다. 필요에 따라 흡입한 경우에 준하여 치료한다.

③ 특이적 처치

(a) 아트로핀, PAM을 비롯한 옥심제 투여 등을 시행한다. 흡입한 경우에 준하여 치료한다.

(3) 눈 노출의 경우

① 기본적 처치

(a) 제염: 즉시 다량의 물로 15분 이상 눈을 씻는다.

○ 눈 세척 후 동통, 부종, 눈물흘림, 눈부심 등의 증상이 남아 있는 경우, 안과 진찰이 필요하다.

(b) 눈에 들어가 전신증상이 나타날 수 있으므로 주의 깊게 관찰한다.

② 대증치료

(a) 대부분의 경우 눈 치료는 필요하지 않다. 통증이나 어두움 등을 호소하지 않으면 대광반사가 돌아올 때까지 경과를 관찰한다.

(b) 축동: 눈의 직접 노출에 의한 축동은 아트로핀의 피하·근육·정맥 내 투여에 반응하지 않는다.

○ 안통(모양체)을 수반하는 경우 산동제의 점안이 유효하다. 트로피카마이드·염산페닐레

프린염 점안액 또는 염산시클로펜톨에이트염 점안액을 점안한다. 아트로핀 점안액도 좋지만 효과가 길고, 컨트롤하기가 어렵다.

  (b) 충혈.

    ○ 모양체 충혈: 트로피카마이드·염산페닐레프린염 점안액을 점안한다.

    ○ 결막 충혈: 불화메톨론 점안액을 점안한다.

  (c) 미만성 표층 각막증.

    ○ 항생제 눈 연고: 콘드로이틴황산에스테르나트륨 점안액을 점안한다.

  (d) 기타: 흡입한 경우에 준하여 치료한다.

(4) 경구의 경우

  ① 기본적 처지

    (a) 구토: 구토는 금기다.

    (b) 위세척: 기도확보, 경련 대책을 세운 후 실시한다.

    (c) 활성탄·설사약 투여

  ② 대증치료

    (a) 경련 대책과 폐부종 치료를 시행한다. 필요에 따라 흡입한 경우에 준하여 치료한다.

  ③ 특이적 처치

    (a) 아트로핀, PAM을 비롯한 옥심제 투여 등을 시행한다. 흡입한 경우에 준하여 치료한다.

04-1
신경작용제 2 | 소만(GD)

개 요

소만은 사린, 타분, VX와 같이 신경작용제로 분류하는 화학작용제다. 무색에서 갈색을 띠는 액체이며 휘발성이 있다. 약간의 과일 냄새, 캠퍼 냄새가 난다. 강한 아세틸콜린에스테라제(이하 AChE) 억제 작용을 하고, 신경말단의 신경전달물질인 아세틸콜린에 영향을 미쳐 과잉 자극 증상(무스카린 유사 증상, 니코틴 유사 증상, 중추신경 증상)이 나타난다.

　작용이 매우 강하며 흡입 노출, 피부 노출, 경구 섭취로 전신증상이 나타난다. 증상은 축동 → 콧물 → 기관지경련 → 분비항진 → 호흡장애 → 경련 → 호흡정지로, 화살표 방향으로 진행될수록 중증이다. 특이적인 해독제로 아트로핀황산염이나 프라리독심(PAM) 등의 옥심제가 알려져 있다. 소만의 최대 특징은 결합한 AChE의 인산기에 대한 탈알킬화가 몇 분 안에 일어나기 때문에, PAM의 효과를 기대할 수 있는 것은 노출 현장에서의 사용에 한정된다는 것이다. 2차 피해를 방지하기 위해 미제염 환자나 물품과 직접 접촉하는 대응자는 방호를 게을리 해서 안 된다(레벨 C 보호장비가 필요).

배 경

1944년 독일의 화학자 리하르트 쿤이 살충제를 탐색하던 중에 합성했다. 3번째의 G제로서, 개발은 제2차 세계대전 완료까지 별로 진행되지 않았다. US 코드는 GD이다. 또한, 소만은 1997년에 발효된 「화학무기 금지 조약」의 표 1에 독성물질로 지정되어 있다. 일본 국내에서는 「화학무기의 금지 및 특정물질의 규제 등에 관한 법률」에서 특정 물질로 지정되어, 제조·소지·양도 및 양수가 금지되었다.

1. 물성

소만(Soman)의 CAS 등록번호는 96-64-0이다.

【성상】

• 무색에서 갈색을 띠는 액체로, 약간의 과일 냄새가 난다. 가연성이지만 폭발적으로 타지는 않는다. 휘발성이 있다(사린에 비해 증기압은 낮다).

【구조식】

$$CH_3-\underset{\underset{F}{|}}{\overset{\overset{O}{||}}{P}}-O-\underset{\underset{CH_3}{|}}{CH}-\underset{\underset{CH_3}{|}}{\overset{\overset{CH_3}{|}}{C}}-CH_3$$

O-피나콜릴 메틸포스포노플루오리데이트

【분자량】 182.17

【밀도】 1.0222g/mL(25℃)

【끓는점】 198℃

【녹는점】 -42℃

【증기압】 54.66Pa(25℃)

【상대증기밀도】 6.3(공기 = 1)

【용해성】

• 물 1L에 21g이 녹는다(25℃).

• (참고) 신경작용제는 일반적으로 물에 대한 용해성은 중간 정도이며, 지용성이 높다.

【반응성】

• 산 또는 산성용액과 접촉하면 불화수소를 유리한다.

• 가열하면 분해되어, 불화물이나 인 산화물의 자극성 품을 유리한다.

【안정성】

• VX를 제외한 신경작용제는 환경에서 비교적 빨리 분해된다.

• 신경작용제를 포함한 모든 유기인제는 물속에서 가수분해되며, 일반적으로 가수분해물은 모체 화합물보다 독성이 낮다.

【환경오염의 지속시간】

• VX를 제외한 신경작용제는 몇 시간 내에, 휘발 및 분산되므로, 환경에서는 통상 비지속성으로 알려져 있다.

2. 독성, 중독 발현 메커니즘, 체내동태

1) 독성

매우 빠르게 콜린에스테라제 억제 작용이 나타난다. 신경작용제는 독성이 강하며, 동물실험에 따르면 mg 이하의 양으로도 치명적이다. 흡입 반수 치사량(LCt_{50})으로 표시되는 독성은 VX > 소만 > 사린 > 타분의 순이다.

- 소만은 VX보다는 독성이 낮지만 사린, 타분보다는 독성이 강하다.
- 피부, 눈에 침투 시 나타나는 작용이 강하다. 피부 노출에서는 1~10mL로 사망할 수 있다.
- 산 또는 산성용액과 접촉하면 불화수소를 유리한다. 또, 가열하면 자극성의 퓸(불화물, 인산화물)을 유리해 폐부종을 일으킨다.

【사람 중독량】

- 흡입 반수 불능량(ICt_{50}): 75~300mg·분/m^3[사린(75mg·분/m^3)과 타분(300mg·분/m^3)의 중간]

【사람 추정 치사량】

- 흡입 반수 치사량(LCt_{50}): 50mg·분/m^3
- 경피 최소 치사량(LD$_{50}$): (액체) 350mg/70kg(사람)

참고: 규제값, 허용농도 등

- 급성 노출 가이드라인 농도(AEGL: Acute Expose Guideline Level)(Final: 설정치)

대기 중으로 방출된 화학물질의 임계농도. 이 농도를 초과하면 일반 인구 집단의 건강에 영향을 미칠 수 있다.

노출 시간	10분	30분	60분	4시간	8시간
AEGL 1 (불쾌감, 자극 등의 영향, 단, 일과성, 가역적)	0.00046ppm [0.0035mg/m^3]	0.00026ppm [0.0020mg/m^3]	0.00018ppm [0.0014mg/m^3]	0.000091ppm [0.00070mg/m^3]	0.000065ppm [0.00050mg/m^3]
AEGL 2 (불가역적, 위중, 장기적인 건강 영향)	0.0057ppm [0.044mg/m^3]	0.0033ppm [0.025mg/m^3]	0.0022ppm [0.018mg/m^3]	0.0012ppm [0.0085mg/m^3]	0.000085ppm [0.0065mg/m^3]
AEGL 3 (생명을 위협하는 영향이나 사망)	0.049ppm [0.38mg/m^3]	0.025ppm [0.19mg/m^3]	0.017ppm [0.13mg/m^3]	0.091ppm [0.070mg/m^3]	0.0066ppm [0.051mg/m^3]

2) 중독 발현 메커니즘

【에세틸콜린에스테라제(AChE) 억제 작용】

- 신경작용제 속 인산기가 AChE의 에스테르 분해 분위에 결합해 AChE를 인산화하여 AChE 활성을 억제한다. 그 결과 신경전달 과정에서 생겨난 아세틸콜린이 잘 분해되지 않고, 축적된 아세틸콜린에 의해 신경수용체가 부교감신경(절근, 절후섬유), 교감신경(절근섬유), 중추신경계, 신경근 결합부에서 과잉 자극되어 중독 증상을 일으킨다.
- 해독제로 사용되는 PAM은 인산화된 AChE의 인산기를 제거함으로써 AChE의 활성을 회복시키지만, 시간 경과와 함께 인산기의 알킬기 1개가 떨어져 나가 탈알킬화가 되면, PAM은 인산기를 제거할 수 없게 된다. 인산화된 AChE의 50%가 탈알킬화되는 시간은 소만이 약 2분, 사린이 약 5시간, 타분·VX는 40시간 이상 걸린다.
- 소만은 산 또는 산성용액과 접촉하면 불화수소를 발생하고, 불화수소 중독을 일으킬 가능성이 있다.

3) 체내동태

【흡수】

- 폐, 피부, 결막에서 빠르게 흡수된다.
- 경구 섭취 시에는 소화관에서도 흡수된다.

【분포】

- 생쥐에 정맥 주사한 후 뇌 전체에 균일하게 분포했고, 시상하부가 약간 고농도였다.
- 동물실험에서 소만은 생쥐의 채내에 명확히 축적을 보이고, 계속해서 유리된다.

【대사】

- 간장에서 대사 속도는 빠르며 축적된다.

【배출】

- 생쥐에 정맥 주사한 후 약 50%가 1분 이내에 유리된 피나코릴메틸설폰산(PAPM)이 된다. 이 대사물의 소실반감기는 1시간 이내였다.

3. 중독 증상

신경작용제 공통의 증상을 보인다[상세한 것은 04-1장 신경작용제 1 '사린(GB)' 646쪽 참조].

4. 치료

신경작용제 공통의 치료 방침이 된다(상세한 것은 04-1장 신경작용제 1 '사린(GB)' 646쪽 참조). 단, 소만은 탈알킬화가 빠르기 때문에, PAM 등의 옥심제의 효과를 기대할 수 있는 것은 노출 현장에서 사용할 때로 한정된다.

04-1

신경작용제 3 | 타분(GA)

개 요

타분은 사린, 소만, VX와 같이 신경작용제로 분류되는 화학작용제다. 무색에서 갈색을 띠는 액체이며, 약간의 과일 냄새가 난다. 강한 아세틸콜린에스테라제(이하 AChE) 억제 작용을 가지고, 신경말단의 신경전달물질인 아세틸콜린에 영향을 미쳐의 과잉 자극 증상(무스카린 유사 증상, 니코틴 유사 증상, 중추신경 증상)이 나타난다.

작용이 매우 강하고 흡입 노출, 피부 노출, 경구 섭취로 전신증상이 나타난다. 증상은 축동 → 콧물 → 기관지경련 → 분비항진 → 호흡장애 → 경련 → 호흡정지로, 화살표 방향으로 진행될수록 중증이다. 치료는 중증의 유기인계 중독에 준하여, 아트로핀황산염이나 프랄리독심(PAM)을 투여한다. 2차 피해를 방지하기 위해 미제염 환자나 물품과 직접 접촉하는 대응자는 방호를 게을리 해서는 안 된다(레벨 C 보호장비가 필요).

배 경

1936년 독일에서 개발된 신경가스(nerve agent)로, 2세대의 독가스다(1세대는 제1차 세계대전에서 제조·사용된 독가스). '타분'의 명칭은, 타분이 독일군의 정식 무기로 채용되기 이전 Le-100이라는 명칭으로 연구하던 당시, 효과를 검토하는 회의에 출석한 독일 군인이 독성 강도에 대해 "이것은 터부(tabu)다"라고 평한 것에서 비롯되었다고 알려져 있다. US 코드는 GA이다. 제2차 세계대전 중 독일군은 1만 톤 이상의 타분을 제조했지만 실전에는 사용하지 않았고, 전후 연합군에 의해 그 존재가 드러났다. 이란·이라크 전쟁에서 1983년 이란이 처음으로 타분을 사용했다. 또한 타분은 1997년에 발효된 「화학무기 금지 조약」의 표 1에 독성물질로 지정되어 있다. 일본 국내에서는 「화무기의 금지 및 특정물질의 규제 등에 관한 법률」에서 특정 물질로 지정되어, 제조·소지·양도 및 양수가 금지되었다.

1. 물성

타분(Tabun)의 CAS 등록번호는 77-81-6이다.

【성상】

무색에서 갈색을 띠는 액체, 증기는 무색이다. 증기압은 낮고, 휘발되기 어렵다. 약간의 과일 냄새가 난다.

【구조식】

$$CH_3CH_2-O-\underset{\underset{CN}{|}}{\overset{\overset{O}{\|}}{P}}-\underset{\underset{CH_3}{}}{\overset{\overset{CH_3}{}}{N}}$$

O-에틸 N,N-디메틸포스포라미도시아니데이트

【분자량】 162.13

【밀도】 1.073g/mL(25℃)

【끓는점】 240℃

【녹는점】 -50℃

【증기압】 9.33Pa(25℃)

【상대증기밀도】 5.6(공기 = 1)

【용해성】

• 물 1L에 98g이 녹는다(25℃).

　(참고) 신경작용제는 일반적으로 물에 대한 용해성은 중간 정도이며, 지용성이 높다.

【반응성】

• 산 또는 산성용액과 접촉하면 시안화수소를 유리한다.

• 표백제(표백문)에 의해 분해되어 염화시안을 발생한다.

• 가열하면 분해되어 시안이나 인 산화물, 질소산화물의 자극성 퓸을 유리한다.

【안정성】

• VX를 제외한 신경작용제는 환경에서 비교적 빨리 분해된다.

• 신경작용제를 포함한 모든 유기인제는 물속에서 가수분해되며, 일반적으로 가수분해물은 모체 화합물보다 독성이 낮다.

【환경오염의 지속시간】

VX를 제외한 신경작용제는 몇 시간 내에 휘발 및 분산되므로, 환경에서는 통상 비지속성으로 알려져 있다.

• 타분은 수중 또는 습한 토양에서 빨리 분해한다.

　수중 반감기: 25℃: 175분, 20℃: 267분, 15℃: 475분

　99.9% 분해되는 데 필요한 시간은 해수 중 45시간, 증류수 중 22시간이다.

• 타분은 토양표면에 적용하는 야외실험에서 1.71시간이면 적용량의 50%가, 4.66시간에는

90%가 대기 중으로 증발했다.

• 대기 중에는 증기 형태로 존재하고, 수산기라디칼 작용으로 빛에 의해 분해된다. 대기 중 추정반감기는 4.8시간이다.

2. 독성, 중독 발현 메커니즘, 체내동태

1) 독성

매우 빠르게 콜린에스테라제 억제 작용이 나타난다. 신경작용제는 독성이 강하며, 동물실험에 따르면 mg 이하의 양으로도 치명적이다. 흡입 반수 치사량(LCt_{50})으로 표시되는 독성은 VX > 소만 > 사린 > 타분의 순이다.

• 증기는 피부에 쉽게 침투하지 않지만 액체는 매우 빨리 침투한다. 피부 노출에서는 1~10mL로 사망할 수 있다.

• 물 또는 산과 접촉하면 시안화수소를 유리한다. 표백제(표백분)에 의해 분해되어 염화시안이 발생한다. 또, 가열하면 분해되어 자극성의 퓸(시안, 인 산화물, 질소산화물)을 발생시키고, 폐부종을 일으킨다.

【사람 중독량】

• 흡입 반수 불능량(ICt_{50}): 300mg·분/m^3

【사람 추정 치사량】

• 흡입 반수 치사량(LCt_{50}): 400mg·분/m^3

• 경피 최소 치사량(LD_{50}): (액체) 1,000mg/70kg(사람)

참고: 규제값, 허용농도 등

• 급성 노출 가이드라인 농도(AEGL: Acute Expose Guideline Level)(Final: 설정치)

대기 중으로 방출된 화학물질의 임계농도. 이 농도를 초과하면 일반 인구 집단의 건강에 영향을 미칠 수 있다.

노출 시간	10분	30분	60분	4시간	8시간
AEGL 1 (불쾌감, 자극 등의 영향, 단, 일과성·가역적)	0.0010ppm [0.0069mg/m^3]	0.00060ppm [0.0040mg/m^3]	0.00042ppm [0.0028mg/m^3]	0.00021ppm [0.0014mg/m^3]	0.00015ppm [0.0010mg/m^3]
AEGL 2 (불가역적, 위중, 장기적인 건강 영향)	0.013ppm [0.087mg/m^3]	0.0075ppm [0.050mg/m^3]	0.0053ppm [0.035mg/m^3]	0.0026ppm [0.017mg/m^3]	0.0020ppm [0.013mg/m^3]
AEGL 3 (생명을 위협하는 영향이나 사망)	0.11ppm [0.76mg/m^3]	0.057ppm [0.38mg/m^3]	0.039ppm [0.26mg/m^3]	0.021ppm [0.14mg/m^3]	0.015ppm [0.10mg/m^3]

2) 중독 발현 메커니즘

【에세틸콜린에스테라제(AChE) 억제 작용】

- 신경작용제의 인산기가 AChE의 에스테르 분해 분위에 결합해 AChE를 인산화함으로써 AChE의 활성을 억제한다. 그 결과 신경전달 과정에서 생겨난 아세틸콜린이 잘 분해되지 않고, 축적된 아세틸콜린에 의해 신경수용체가 부교감신경(절근, 절후섬유), 교감신경(절근유), 중추신경계, 신경근 결합부에서 과잉 자극되어 중독 증상을 일으킨다.
- 타분, 사린은 소만에 비해 AChE 억제작용이 약하다(생쥐 실험 시).
- 해독제로 사용되는 PAM은 인산화된 AChE의 인산기를 제거함으로써 AChE 활성을 회복시키지만, 시간 경과와 함께 인산기의 알킬기 1개가 떨어져 나가 탈알킬화가 되면, PAM은 인산기를 제거할 수 없게 된다. 인산화된 AChE의 50%가 탈알킬화되는 시간은 소만이 약 2분, 사린이 약 5시간, 타분·VX는 40시간 이상 걸린다.
- 타분은 산 또는 산성용액과 접촉하면 시안화수소를, 표백제와 접촉하면 염화시안을 발생시키고, 시안화수소 중독과 염화시안 중독을 일으킬 가능성이 있다.

3) 체내동태

【흡수】

- 폐, 피부, 결막에서 빠르게 흡수된다.
- 경구 섭취 시에는 소화관에서도 흡수된다.

【분포】

- 생쥐에 정맥 주사한 후 뇌의 시상하부에 고농도로 분포했다.

【대사】

- 간장에서 대사 속도는 빠르며 축적된다.

3. 중독 증상

신경작용제 공통의 증상을 보인다(상세한 것은 04-1장 신경작용제 1 '사린(GB)' 646쪽 참조).

4. 치료

신경작용제 공통의 치료 방침이 된다(상세한 것은 04-1장 신경작용제 1 '사린(GB)' 646쪽 참조).

04-1
신경작용제 4 | VX

개 요

VX는 사린, 소만, 타분과 같이 신경작용제로 분류되는 화학작용제이며, 신경작용제 중에서도 독성이 가장 강하다. 무색에서 호박색, 무취의 오일성 액체이며, 휘발되기 어렵다. 다른 신경작용제보다도 환경오염이 지속적이며, 살포 후에도 며칠간은 계속 방출하는 능력이 있으므로, 전쟁터에서 효율적으로 배치해 최대의 효과를 볼 수 있으며, 적에게는 많은 피해를 입히는(terrain denial)' 군사 화학물질이다. 강한 아세틸콜린에스테라제(이하 AChE) 억제 작용을 하고, 신경말단의 신경전달물질인 아세틸콜린에 영향을 미쳐 과잉 자극 증상(무스카린 유사 증상, 니코틴 유사 증상, 중추신경 증상)이 나타난다.

작용이 매우 강하며 흡입 노출, 피부 노출, 경구 섭취로 전신증상이 나타난다. 증상은 축동→콧물→기관지경련→분비항진→호흡장애→경련→호흡정지로, 화살표 방향으로 진행될수록 중증이다. 치료는 중증의 유기인계 중독에 준하여, 아트로핀황산염이나, 프랄리독심(PAM)을 투여한다. 2차 피해를 방지하기 위해 미제염 환자나 물품과 직접 접촉하는 대응자는 방호를 게을리 해서는 안 된다(레벨 C 보호장비가 필요).

배 경

1952년 라나지트 고시(Ranajit Ghosh)에 의해 발견되어, 영국의 포턴 다운에 있는 정부 연구시설에서 개발된 3세대 독가스다. 미국에서는 1959년 VX 생산 공장 건설, 1961년 생산 개시, 1969년 생산 중단되기 전까지 수만 톤이 생산되었다고 한다. 일본에서는 1994~1995년 옴진리교의 범행범들이 개인 테러를 위해 VX를 사용했다. 최근에는 2017년 2월 김정남을 암살한 수단이 VX인 것으로 알려졌다.

또한 VX는 1997년에 발효된 「화학무기 금지 조약」의 표 1에, 독성물질로 지정되어 있다. 일본 국내에서는 「화학무기의 금지 및 특정물질의 제제 등에 관한 법률」에서, 특정물질로 지정되어, 제조·소지·양도 및 양수가 금지되었다.

1. 물성

VX CAS 등록번호는 50782-69-9이다.

【성상】 무색에서 호박색, 무취의 오일성 액체(20℃)로, 휘발성은 매우 낮다.

【구조식】

$$CH_3CH_2 - O - \overset{\overset{O}{\|}}{\underset{\underset{CH_3}{|}}{P}} - S - CH_2CH_2 - N \overset{CH(CH_3)_2}{\underset{CH(CH_3)_2}{}}$$

O- 에틸 S-(2- 디이소프로필 아미노에틸) 메틸포스 포노티오에이트

【분자량】 67.37

【밀도】 1.0083g/mL(25℃)

【끓는점】 298℃

【녹는점】 < -51℃

【증기압】 0.116Pa(25℃)

【상대증기밀도】 9.2(공기 = 1)

【용해성】

• 물 1L에 30g이 녹는다(25℃).

  (참고) 신경작용제는 일반적으로 물에 대한 용해성은 중간 정도이며, 지용성이 높다.

【반응성】

• 가열하면 분해되어, 유독 퓸(SOx, NOx)을 발생한다.

【환경오염의 지속시간】

• VX는 휘발성이 낮고, 살포 후에도 유독가스를 며칠간은 계속 방출하는 능력 및 지속성이 있다. 조건에 따라서는 환경오염이 몇 주 이상 지속된다.

• V제는 특히 알칼리 용액에서 사린보다 가수분해에 대한 저항성이 강하다.

• 지면 오염에 의해 예상되는 유해 작용의 지속시간은 다음과 같다.

기온 10℃ , 비·약풍   1~12시간

기온 15℃ , 맑음·미풍   3~21일

기온 -10℃ , 맑음·무풍·적설   1~16주

2. 독성, 중독 발현 메커니즘, 체내동태

1) 독성

매우 빠르게 콜린에스테라제 억제 작용이 나타난다. 신경작용제는 독성이 강하며, 동물실험에 따르면 mg 이하의 양으로도 치명적이다. 흡입 반수 치사량(LCt_{50})으로 표시되는 독성은 VX >

소만 > 사린 > 타분의 순이다.

- 화학무기 중에서 독성이 가장 높다.
- 피부에서 매우 잘 흡수되어 한 방울(약 0.05mL)로도 사망할 수 있으며, 사린보다 약 100배의 독성을 가진다.
- VX는 휘발성이 낮지만, 온도가 높으면 증기의 흡입 노출로 인해 사린의 약 3배에 이르는 독성을 나타내는 것으로 추정된다.
- 다른 신경가스보다도 독가스의 작용이 길고 오래 지속된다.

【사람 중독량】

- 흡입 반수 불능량(ICt$_{50}$): 50mg·분/m^3
- 지면이 VX 0.5~5mg/m^{3}으로 오염되면 개인보호장비나 제염 없이는 매우 위험하다.

【사람 추정 치사량】

- 흡입 반수 치사량(LCt$_{50}$): 10mg·분/m^3
- 경피 최소 치사량(LD$_{50}$): (액체) 6~10mg/70kg(사람)

참고: 규제값, 허용농도 등

- 급성 노출 가이드라인 농도(AEGL: Acute Expose Guideline Level)(Final: 설정치)
  대기 중으로 방출된 화학물질의 임계농도. 이 농도를 초과하면 일반 인구 집단의 건강에 영향을 미칠 수 있다.

노출 시간	10분	30분	60분	4시간	8시간
AEGL 1 (불쾌감, 자극 등의 영향, 단, 일과성, 가역적)	0.000052ppm [0.00057mg/m^3]	0.000030ppm [0.00033mg/m^3]	0.000016ppm [0.00017mg/m^3]	0.0000091ppm [0.00010mg/m^3]	0.0000065ppm [0.000071mg/m^3]
AEGL 2 (불가역적, 위중, 장기적인 건강 영향)	0.00065ppm [0.0072mg/m^3]	0.00038ppm [0.0042mg/m^3]	0.00027ppm [0.0029mg/m^3]	0.00014ppm [0.0015mg/m^3]	0.000095ppm [0.0010mg/m^3]
AEGL 3 (생명을 위협하는 영향이나 사망)	0.0027ppm [0.029mg/m^3]	0.0014ppm [0.015mg/m^3]	0.00091ppm [0.010mg/m^3]	0.00048ppm [0.0052mg/m^3]	0.00035ppm [0.0038mg/m^3]

2) 중독 발현 메커니즘

【에세틸콜린에스테라제(AChE) 억제 작용】

- 신경작용제 속 인산기가 AChE의 에스테르 분해 분위에 결합해 AChE를 인산화하여 AChE 활성을 억제한다. 그 결과 신경전달 과정에서 생겨난 아세틸콜린이 잘 분해되지 않고, 축적된 아세틸콜린에 의해 신경수용체가 부교감신경(절근, 절후섬유), 교감신경(절근섬유), 중추신경계, 신경근 결합부에서 과잉 자극되어 중독 증상을 일으킨다.
- VX의 AChE 억제 작용은 사린보다 강하다.

- 해독제로 사용되는 PAM은 인산화된 AChE의 인산기를 제거함으로써 AChE 활성을 회복시키지만, 시간 경과와 함께 인산기의 알킬기 1개가 떨어져 나가 탈알킬화가 되면, PAM은 인산기를 제거할 수 없게 된다. 인산화된 AChE의 50%가 탈알킬화되는 시간은 소만이 약 2분, 사린이 약 5시간, 타분·VX은 40시간 이상 걸린다.
- 대부분 휘발하지 않기 때문에 흡입 노출보다는 피부 노출로 중독을 일으킨다.

3) 체내동태

【흡수】

- 피부에서 매우 잘 흡수된다. VX의 피부 투과성은 부위에 따라 크게 차이가 난다. 사람의 피부 투과성에 관한 조사에서는 손바닥이 5배 정도, 손목 10배 이상, 두피와 이마·뺨은 100배 내외 흡수가 나타났고, 가장 높았던 것은 음낭이 350배였다[T. T. Marrs et al., *Chemical Warfare Agents: Toxicology and treatment*, 2nd ed(New Jersey: John Wiley&Sons, 2007)].
- 폐·결막에서 빠르게 흡수된다. 경구 섭취 시에는 소화관에서도 흡수된다.

【대사】

- 간장에서 대사 속도는 느리며 축적된다.

3. 중독 증상

1) 개요

작용이 매우 빨라 피부 노출, 경구 섭취, 흡입 노출에 의해 전신증상이 나타난다. 때로는 눈 노출을 통해서도 전신증상이 나타난다고 알려져 있다.

- 다양한 콜린작용성 징후가 나타난다. 신경작용제는 유기인계 살충제에 비해 축동이 현저하게 나타나는 것이 특징적이며, 반드시 발생한다.
  축동, 시각장애(침침함, 흐릿함), 권태, 무기력, 구역질, 복통, 설사, 근경축, 발한, 콧물 과다, 눈물흘림, 침흘림, 기도분비물, 기관지경련, 호흡곤란, 의식소실, 경련, 이완성 마비, 요실금, 무호흡을 일으킨다.
- 피부 노출: 피부에서 매우 잘 흡수되며, 소량인 경우 노출 부위에만 근섬유속성연축, 발한이 나타날 수 있다. 다량인 경우는 구역질, 구토, 설사 소화기 증상, 전신 발한, 권태감이 나타날 수 있다. 매우 다량 또는 치사량에 가까운 양은 10~30분 무증상 뒤에 갑자기 의식소실, 경련, 이완성 마비, 무호흡을 일으킨다.

- 흡입 노출: 저농도인 경우 몇 초~몇 분 안에 축동, 시각장애, 콧물 과다, 호흡곤란이 나타난다. 고농도에서는 1~2분 만에 의식을 소실하고, 그 후 경련, 이완성 마비, 무호흡이 온다. 축동, 눈물흘림, 침흘림, 콧물 과다, 기도분비물 과다, 발한, 근섬유속성연축, 요실금 등이 발생한다.
- 중증인 경우 의식장애가 출현하여 급속히 악화된다. 의식장애의 회복과정 중 흥분, 혼잣말, 환각 등의 정신 증상이 나타난다. 이 의식장애가 7일간 계속될 수가 있다. 이러한 의식장애나 정신 증상은 서서히 회복하고, 합병증이 없어져야 완전히 회복된다.
- 진단: VX에 노출되어도 피부의 국소증상 등 명확한 노출의 흔적이 없어 진단이 지연될 가능성이 있다.
  ① 갑자기 의식장애가 나타난 경우 뇌혈관장애 등의 감별이 필요하다.
  ② 혈장·적혈구 콜린에스테라제 저하, 중증인 경우는 저하가 현저하다.
  ③ 혈액, 의복, 흙이나 물 등의 일본 환경에서 VX 또는 그 대사물(메틸포스폰산에틸 또는 메틸포스폰산)의 검출이 진단에 유용하다.

2) 부위별 증상

(1) 신경계

- 무스카린 유사 증상: 축동, 기도분비 과다, 콧물, 눈물흘림, 요실금, 복통, 구토, 서맥, 기관지경련, 침흘림, 발한, 설사, 혈압 저하
- 니코틴 유사 증상: 근섬유속성연축, 근력저하, 순환허탈, 빈맥, 혈압 상승, 연축, 호흡마비
- 중추신경 증상: 불안, 흥분, 졸림, 악몽, 중추신경계 제어, 혼란, 망상, 두통, 혼수, 경련

(2) 호흡기계

- 기도분비물 과다, 기관지연축, 흉부 압박감, 호흡곤란, 호흡부전, 흡인성 폐렴

(3) 순환기계

- 서맥, 혈압 저하, 부정맥, 심근염, 빈맥, 혈압 상승

(4) 소화기계

- 구역질, 구토, 설사, 복통, 눈물흐림, 변실금

(5) 비뇨기계

- 빈뇨, 뇨량 감소, 단백뇨

(6) 기타

- 눈: 축동(현저), 복시, 눈물흘림, 외안근간대성경련(사시 또는 안진경련), 눈부심(때로는 몇 개월간 계속될 수 있다), 만성 시력 저하
- 산·염기평형: 대사성 산성혈액산중

- 코: 재채기, 콧물
- 목: 침흘림 증가
- 피부: 발한, 경피 노출의 경우 피부염
- 골격근: 근육 무력·피로, 근섬유속성연축, 근마비
- 내분비: 고혈당
- 정신 증상: 정신 장애, 여러 가지 인격·행동 이상. 만성 노출의 경우 사고 이상, 건망증, 언어 장애, 우울증
- 임신 시 작용: 데이터 없음
- 검사소견: 혈장·적혈구 ChE 값 저하
- 경증 중독에서는 상관성은 낮지만, 30% 이하로 저하한 환자 중 50%에 전신증상 발현

3) 예후(사례)

- 1994년 12월 오사카시 요도가와구에서 발생한 회사원 VX 살해 사건은, 실행법이 피해자가 자택에서 나온 후 뒤따라가 길거리에서 VX를 후두부에 주사기로 분사하려고 했으나, 실수로 바늘을 붙인 채 주사했다. 피해자는 "아프다"라고 소리를 지르며 범인을 뒤쫓았지만 곧 신음하면서 경련을 일으키며 길바닥에 쓰러졌고, 행인이 110번에 통보, 즉시 병원에 이송되었지만 뇌사상태가 되어 10일 후 사망했다.
- 2017년 2월 말레이시아 공항에서 발생한, 북한의 김정남으로 여겨지는 인물이 VX에 의해 암살된 사건에서는 노출 후 그대로 보행하여 공항 내 클리닉에서 직접 진료를 받았으나 갑자기 상태가 돌변해, 기관삽관·아트로핀을 첫 회 투여를 받았지만 의사가 동승하지 않은 구급차로 이송 중에 심폐 정지 상태가 된 것으로 알려졌다.

4. 치료

1) 개요

- VX는 피부에서 쉽게 흡수되므로 오염 부위는 신속하게 제염한다.
- 아트로핀은 무스카린 유사 증상을 컨트롤하는 데 유효하다. 디아제팜은 중추신경 증상의 제어에 대증적으로 사용할 수 있다.
- PAM: 탈알킬화가 천천히 일어나는 VX에는 유효성이 높다.
  인산화된 AChE의 50%가 탈알킬화되는 시간은 VX·타분이 40시간 이상, 사린 약 5시간, 소만

약 2분이다. 동물실험에서 노출 후 48시간까지 PAM이 효소활성에 유효하다는 것이 나타났다.

- 호흡·순환 관리: 기관지 삽입 시 미다졸람 또는 프로포폴을 사용할 수 있지만, 신경근 차단제 석사메토니움은 호흡근 마비를 지연시키므로 사용을 피한다(신경작용제의 콜린에스테라제 억제 작용으로 석사메토니움의 분해가 억제된다).

   충분한 수액을 공급한다.

- 관찰 기간: 축동 이외의 증상이 소실할 때까지 입원·경과관찰을 실시한다.

   축동은 때때로 몇 주 동안 지속될 수 있다.

- 기타: 오염된 의복과 신발은 주의해 벗겨서 이중 비닐봉투에 넣어 밀봉하고 유해 폐기물로 처리한다.

   혈액이나 소변 검체, 구토물이나 흡입한 위 내용물, 환자의 몸에 남아 있는 폭탄 등 이물질, 제염 폐액 등은 확정 진단뿐만 아니라 검사 시에도 중요하므로, 가능한 한 검체의 확보와 보존에 힘쓴다.

2) 상세
(1) 흡입의 경우
① 기본적 처지
(a) 제염

   ○ 공기가 신선한 장소로 이송한다.

   ○ 대응자는 2차 피해를 방지하기 위해 개인보호장비(PPE)를 착용한다.

   ○ 액적의 부착이 의심되는 경우, 신발을 포함한 모든 의류를 탈의하고 피부나 모발을 즉시 비누와 다량의 물로 세정한다. 확실히 증기에만 노출된 경우는 겉옷과 신발을 벗고, 노출부의 피부와 모발을 즉시 비누와 다량의 물로 세정한다. 습식제염이 불가능한 경우에는 제품화된 피부 제염제(RSDL: Reactive Skin Decontamination Lotion 등)를 구입할 수 있으면 닦아내기 제염으로 대응할 수 있다.

   ○ 이전에는 차아염소산염 100~500ppm(0.01~0.05%) 액을 사용한 제염이 권장되었으나 농도 조절에 실수가 있을 수 있고, 피부가 거칠어질 수 있기 때문에(생체 방어로서의 피부 장벽의 파탄을 의미) 최근에는 권장하지 않는다.

   ○ 오염된 의복과 신발은 주의해 벗겨서 이중 비닐봉투에 넣어 밀봉하고 유해 폐기물로 처리한다.

(b) 호흡부전이 나타나지 않았는지 확인한다.
(c) 전신증상이 출현하지 않는지 주의 깊게 관찰한다.

② 대증치료

(a) 호흡 관리: 기도확보, 산소 투여, 인공호흡 등을 일반 구명 처치에 준하여 실시한다.

(b) 경련 대응: 디아제팜 등의 항경련제로 컨트롤한다.

난치성·재발성이 있는 경우 페노바르비탈, 페니토인 등의 항경련제를 사용한다.

디아제팜은 경련이 발생한 병례에만 사용하고, 경련이 없는 병례에는 사용하지 않는다.

주의: 디아제팜 제제 중, 효능·효과에 '유기인 중독에서 경련의 제어'가 있는 제제는, 2019년

현재, 다음 두 제품만 있다(모두 1 앰플 10mg).

○ 호리존 주사액 10mg

○ 디아제팜 주사액 10mg[타이요(タイヨー)]

(c) 폐부종 감시: 24~72시간 후에 폐부종이 출현할 수가 있다.

○ 동맥혈 가스 모니터링을 하는 등 호흡부전의 발생에 유의한다.

(d) 기관지 연축 대책

○ 아트로핀 투여로 불충분하면 교감신경 자극제나 테오필린 등의 기관지 확장제를 사용한다.

(e) 부정맥 대책: 심전도 모니터링, 일반적인 부정맥 치료를 실시한다.

(f) 축동 증례에 대한 대응

○ 트로피카마이드·염산페닐레프린염 점안액 또는 염산시클로펜톨에이트염 점안액을 점안

한다. 치료가 필요 없는 경우도 있다.

(g) 정신 증상: 할로펠리돌을 사용하기도 한다.

(h) 금기 약제: 석사메토니움(suxamethonium), 기타 콜린 작동약

○ 신경근 차단제 석사메토니움은, 콜린에스테라제 억제 작용에 의해 분해가 억제되어 호흡

근 마비를 지연시키므로 사용을 피한다.

③ 특이적 처치(해독제·길항제 투여)

(a) 아트로핀황산염

○ 주로 신경작용제의 무스카린 유사 증상의 치료에 유효하고, 니코틴 유사 증상(근육·횡격

막의 탈력, 근섬유속경축)이나 중추신경 증상(혼수, 경련 등)에는 효과가 없다.

○ 투여량: 확립된 량은 없다.

○ 일본 국내 제제(아트로핀황산염 주 0.5mg「다나베」)의 첨부 문서에 있는 용법·용량에서 유

기인계 살충제 중독의 경우에는, 증상에 따라 다음과 같이 사용한다.

▶ 아트로핀황산염수화물로서, 경증: 0.5~1mg(1~2관)을 피하주사 또는 0.5~1mg을 경구

투여

▶ 중경증: 1~2mg(2~4관)을 피하·근육 내·정맥 내에 주사. 필요에 따라 이후 20~30분마다

반복 주사

  ▶ 중증: 첫 회, 2~4mg(4~8관)을 정맥 내에 주사. 이후 증상에 따라 아트로핀 포화 징후가 나타날 때까지 반복 주사

○ 맥박수는 70/분 이상 유지가 기준이다. 맥박은 다른 요인의 영향을 받으므로 눈물흘림의 소실, 피부의 건조, 기도 내 분비물의 저하를 이용해야 한다는 의견도 있다.

○ 참고: 미군이 사용하는 자기주사제제 AtroPen®은 아트로핀황산염을 2mg/병 함유한다.

○ 참고: 스코폴라민 병용

미국에서는 스코폴라민의 병용을 권장한다. 아트로핀보다 중추신경계에 대한 작용이 강해 신경작용제에 의한 경련의 예방을 기대할 수 있다.

(b) 옥심제: AChE의 활성을 회복시킬 목적으로 가능한 한 조기에 투여한다. 눈 증상, 콧물 과 다만 있는 경증에는 투여하지 않는다.

PAM요오드화물

○ 유기인 중독의 치료약으로 범용되어 왔으나 용법·용량에 관해서는 다양한 논의가 있으며, 아직 합의하지는 못했다.

○ 일본 국내 제제(PAM 정맥 주사 500mg)의 첨부 문서에 있는 용법·용량

  ▶ 프랄리독심요오드화물: 성인 1회 1g을 정맥 내에 서서히 주사한다. 또, 연령·증상에 따라 적절히 증감한다.

  ▶ 첫 회 투여: 1~2g(소아 20~40mg/kg)을 생리식염수 100mL에 용해해 15~30분에 걸쳐 점적 정맥 주사 또는 5분에 걸쳐 서서히 정맥 주사한다. PAM 투여 초기에는 호흡 관리를 충분히 실시한다.

  ▶ 연속 투여: 투여 후 1시간 경과해도 충분한 효과를 얻지 못할 경우, 재차 첫 회와 똑같이 투여한다. 그래도 근력저하가 남아 있으면 신중하게 추가 투여한다. 1시간당 0.5g의 점적 정맥 주사로 1일 12g까지 투여할 수 있다.

PAM염화물(일본 국내 제제 없음)

○ 미군은 자기치료·전우치료의 목적으로, 아트로핀(2mg), PAM염화물(600mg)의 자동주사기를 각자 세 병을 휴대하고, 자기 및 동료의 치료에 동시 사용(근육 주사)하도록 한다. 더불어 경련에 대응하기 위해 디아제팜(10mg) 자동주사기 1개를 휴대한다. 현재는 600mg PAM과 2.1mg 아트로핀을 1회 동시에 투여할 수 있는 제제(DuoDote®)로 대체되고 있다.

(2) 피부 노출의 경우

① 기본적 처지

(a) 제염

○ 공기가 신선한 장소로 이송한다.

○ 대응자는 2차 피해를 방지하기 위해 개인보호장비(PPE)를 착용한다.

○ 액적의 부착이 의심되는 경우, 신발을 포함한 모든 의류를 탈의하고, 피부나 모발을 즉시 비누와 다량의 물로 세정한다. 확실히 증기에만 노출된 경우는 겉옷과 신발을 벗고, 노출부의 피부와 모발을 즉시 비누와 다량의 물로 세정한다. 습식제염이 불가능한 경우 제품화된 피부 제염제(RSDL: Reactive Skin Decontamination Lotion 등)의 구입이 가능하면 닦아내기 제염으로 대용할 수 있다.

○ 이전에는 차아염소산염 100~500ppm(0.01~0.05%) 액을 사용한 제염이 권장되었으나, 농도 조절에 실수가 있을 수 있고, 피부가 거칠어질 수 있기 때문에(생체 방어로서의 피부 장벽의 파탄을 의미) 최근에는 권장하지 않는다.

○ 오염된 의복과 신발은 주의해 벗겨서 이중 비닐봉투에 넣어 밀봉하고 유해 폐기물로 처리한다.

(b) 증상이 있는 환자는 모든 증상이 개선될 때까지 경과를 관찰한다.

② 대증치료

• 경련 대책, 폐부종의 치료를 실시한다. 필요에 따라 흡입한 경우에 준하여 치료한다.

③ 특이적 처치

• 아트로핀, PAM아트로핀, PAM을 비롯한 옥심제 투여 등을 시행한다. 흡입한 경우에 준하여 치료한다.

(3) 눈 노출의 경우

① 기본적 처지

(a) 제염: 즉시 다량의 물로 15분 이상 눈을 씻는다.

○ 눈 세척 후 동통, 부종, 눈물흘림, 눈부심 등의 증상이 남아 있는 경우 안과 진찰이 필요하다.

(b) 눈에 들어가면 전신증상이 나타날 수 있으므로, 주의 깊게 관찰한다.

② 대증치료

• 대부분의 경우 눈의 치료는 필요하지 않다. 통증이나 어두움 등을 호소하지 않으면 대광반사가 돌아올 때까지 경과를 관찰한다.

(a) 축동: 눈의 직접 노출에 의한 축동은, 아트로핀의 피하, 근육 내, 정맥 내 투여에 반응하지 않는다.

○ 안통(모양체)을 수반하는 경우, 산동제의 점안이 유효하다. 트로피카마이드·염산페닐레프린염 점안액 또는 염산시클로펜톨·에이트염 점안액을 점안한다. 아트로핀 점안액도 좋지만, 효과가 길고 컨트롤하기 어렵다.

(b) 기타: 필요에 따라 흡입한 경우에 준하여 치료한다.

(4) 경구의 경우

① 기본적 처지

(a) 구토: 구토는 금기다.

(b) 위세척: 기도확보, 경련 대책을 세운 후 실시한다.

(c) 활성탄·설사약을 투여한다.

② 대증치료

(a) 경련 대책, 폐부종 치료를 시행한다. 필요에 따라 흡입한 경우에 준하여 치료한다.

③ 특이적 처치

(a) 아트로핀, PAM아트로핀, PAM을 비롯한 옥심제 투여 등을 시행한다. 흡입한 경우에 준하여 치료한다.

04-2
혈액작용제 1 | 시안화수소(AC)

개 요

시안화수소는 혈액작용제로 분류된다. 무색으로 은은한 비타아몬드(감복숭아) 냄새가 나는 매우 휘발하기 쉬운 가연성 액체 또는 기체다. 수용액은 약산성이며, 시안화수소산으로 불린다.

시안화수소는 사이토크롬 산화효소와 결합해 세포의 효소작용을 억제한다. 특히 흡입 노출에 의해 전신 증상이 나타나지만 피부 노출, 경구 섭취에 의해서도 중독 증상을 일으킨다. 작용이 빠른 것이 특징이며, 다량으로 흡입하면 갑자기 의식을 상실하며 호흡정지로 급사한다. 중증인 경우는 신속히 해독제를 투여하는 것이 생명을 구하는 열쇠가 된다. 하이드록소코발라민을 최우선으로 선택하고, 사용할 수 없는 경우 티오황산나트륨의 단독 사용을 권장한다. 2차 피해를 방지하기 위해 미제염 환자나 물품과 직접 접촉하는 대응자는 방호를 게을리 해서는 안 된다(레벨 C 보호장비가 필요).

배 경

기체, 액제, 수용액 모두 습관적으로 청산으로 불리며, 이 말은 감청에서 유래한다. 기체의 시안화수소는 청산가스라고 하며 액체는 액화청산이라 한다. 공기보다 가볍고 휘발성이 높아서 야외에서는 빨리 휘산되어 치사농도에 도달하기 어렵기 때문에 화학무기로는 그다지 유용하지 않다. 화학무기로서의 이 결점을 극복하기 위해 공기보다 무거운 염화시안이 제조되었다.

제1차 세계대전 중의 1916년 연합군(프랑스, 영국)이 독일군에게 소규모로 사용했다. 구 일본 육군은 1937년 '치야 1호(ちゃ一号)'로 제식화, 그 후 대전차 무기로서 액화청산 270g 들이 병 '1식 슈토간칸(一式手投丸缶)'(꼬마탄이라고도 불렀다)을 제조했다. 전차에 부딪혀 깨지면 장갑차 틈새로 스며들게 하여 군인을 중독시키는 것이 목적이었다. 한편 구 일본해군은 '4호 특약(四号特薬)'으로 호칭했다. 최근 사례로는 이란·이라크전쟁에서 이라크군이 이란군에게 시안화수소를 사용했다고 한다. 또, 1988년 3월 18일, 이라크 북동부의 하라자브시(당시는 이란군이 점령)에서, 이라크군이 크루트족을 대상으로 사용했다고 지적되었다.

무기로서가 아닌 폐쇄 공간에서 사용한 사례로서, 제2차 세계대전 당시 나치의 강제수용소에서 유대인을 살해하기 위해 독가스로 사용했다. 미국 일부 주에서는 가스 실형에 시안화수소를 이용했지만, 2019년 현재는 사용하지 않는다. 집행 후의 가스실은 벽면에 부착된 청산가스 성분을 제거하기 위해 여러 번의 세정 작업이 필요했다. 이 작업은 방호 조치, 위험수당, 각종 소모품 등의 부담이 크며, 현재 미국에서 가장 비용이 많이 드는 사형 방법으로 알려져 있다. 1995년 5월 신주쿠역 지하상가에서 옴진리교 신자가 시안화나트륨과 황산을 혼합해 시안화수소를 발생시키려고 했으나, 미수에 그쳤다. 상정되는 사용 방법으로서는 폐쇄된 실내에서 사용하든지, 또는 실외에서 살포하는 것이다. 농업 테러로 농작물을 오염시킬 가능성은 낮다고 할 수 있다.

또한 시안화수소는 1997년에 발효된 「화학무기 금지 조약」의 표 3에 독성화학물질로 지정되어 있다. 일본 국내에서는 「화학무기의 금지 및 특정물질의 제제 등에 관한 법률」에서 제2종 지정물질로 지정되어, 30t을 초과한 제조나 수출입에 대해서는 신고가 필요하다.

1. 물성

시안화수소(Hydrogen cyanaide)의 CAS 등록번호는 74-90-8이다.

【성상】

• 가연성의 액체 또는 기체다. 시안화수소산은 시안화수소의 수용액으로, 푸른빛을 띠는 액체다. 은은한 비타아몬드(감복숭아) 냄새 또는 복숭아 씨앗 냄새가 나지만, 절반 정도가 이 냄새를 느끼지 못한다고 한다.

【구조식】

$H-C \equiv N$ 메탄니트릴

【분자량】 27.03

【비중】 액체: 0.69(물 = 1)

【끓는점】 26℃

【녹는점】 -13℃

【증기압】 82.6kPa(25℃)

【상대증기밀도】 0.94(공기 = 1)

【인화점】 -18℃

【용해성】

• 물에 잘 녹는다. 알코올, 에테르에도 녹는다.

【반응성】

• 가연성의 기체이며, 폭발하한계는 5.6~40.0vol%(공기 중)이다. 특히 알칼리와 반응해서 폭발한다. 열이나 화염에 노출되면 폭발할 위험이 높아진다.

- 물, 증기, 산 또는 산성 흄과 반응하거나, 또는 가열 분해에 의해 유독 흄(CN)이 발생한다. 열, 화염 및 산화제와 접촉하면 화재의 위험성이 있다.

【환경오염의 지속시간】

- 기본적으로 공기보다 가벼운 기체로서 빠르게 확산되므로, 지속성은 매우 낮다.

2. 독성, 중독 발현 메커니즘, 체내동태

1) 독성

- 시안화수소는 작용이 빠른 것이 특징이며, 고농도 노출에서는 호흡부전으로 급사한다.
- 축적성은 낮아서 한번 의식이 돌아오면 빨리 회복된다.

【사람 중독량】

- 공기 중 농도와 사람의 생리적 영향[R. Hartung 지음, 쓰가와 아키코 옮김, "33장:시안화물, 니트릴", 『화학물질 독성핸드북』 4권(도쿄: 丸善出版, 2000), pp.338~359].

18~36ppm	몇 시간 후 경미한 증상
45~54ppm	0.5~1시간 내성(즉시 또는 지연의 영향 없음)
110~135ppm	0.5~1시간 이후 급사, 생명 위험
135ppm	30분 후 치사
181ppm	10분 후 치사
270ppm	급사

【사람 추정 치사량】

- 흡입 반수 치사량(LCt_{50}): 2,500~5,000mg·분/m^3
- 경피 최소 치사량(LD_{50}): (액체) 100mg/kg

【자극성】

- 기도에 가벼운 자극성이 있으며, 피부나 눈에 액체가 닿았을 경우에도 자극성이 있다.

참고: 규제값, 허용농도 등

- 일본산업위생학회 권고 허용농도(2018년도): 5ppm(이와 별도로 피부 흡수 가능성이 있다)
- 급성 노출 가인드라인 농도(AEGL: Acute Expose Guideline Level)(Final: 설정치)
  대기 중으로 방출된 화학물질의 임계농도. 이 농도를 초과하면 일반 인구 집단의 건강에 영향을 미칠 수 있다.

노출 시간	10분	30분	60분	4시간	8시간
AEGL 1 (불쾌감, 자극 등의 영향, 단, 일과성, 가역적)	2.5ppm	2.5ppm	2.0ppm	1.3ppm	1.0ppm
AEGL 2 (불가역적, 위중, 장기적인 건강 영향)	17ppm	10ppm	7.1ppm	3.5ppm	2.5ppm
AEGL 3 (생명을 위협하는 영향이나 사망)	27ppm	21ppm	15ppm	8.6ppm	6.6ppm

2) 중독 발현 메커니즘

【세포 호흡 억제 작용】

- 시안(CN^-)은 3가 철이온(Fe^{3+})과 높은 친화성을 가지며, 미토콘드리아의 사이토크롬 산화효소의 철이온과 결합해 사이토크롬 산화효소를 억제한다. 그 결과 세포 호흡에 장애가 생겨 에너지 생성이 정지된다. 효소는 조직으로 운반되지만, 조직이 이것을 사용할 수 없게 된다. 이것 때문에 화학적 질식이라고 불린다.
- 효소에 감수성이 높은 장기(중추신경, 호흡기, 심근)가 빨리 영향을 받아 혈액의 산소화능 저하, 심박출량 저하가 생기고, 세포 호흡의 장애와 더불어 저산소혈증도 일어난다. 또, 혐기성 대사의 진행으로 고젖산혈증을 수반하는 산성혈액증이 일어난다.

3) 체내동태

【흡수】

- 화학무기는 기도를 겨냥하여 사용하지만, 다량에서는 피부에서도 흡수되어 작용을 미친다.

【대사】

- 시안화수소는 간장에서 황의 존재로 인하여 미토콘드리아의 효소인 로다나이제에 의해 대사됨으로써, 독성이 낮은 티오시안산염이 된다.

【배출】

- 티오시안염산은 주로 소변을 통해 배출된다. 일부는 시안화수소로 폐에서 배출된다.

3. 중독 증상

1) 개요

중증도는 노출량(농도 × 시간)과 상관이 있다.

- 다량으로 흡입하면 갑자기 의식을 소실해, 호흡정지로 곧 사망한다. 시안은 호흡중추를 직접 자극하기 때문에, 고농도 노출에서는 흡입 직후 호흡수, 호흡량이 함께 증가한다. 30초 이내에 의식소실, 경련, 몇 분 안에 호흡정지, 심정지에 이른다.

- 중소량인 경우, 병적인 상태가 1시간 이상 계속될 수 있다. 혈관 확장 때문에 노출 후부터 전신에 온감이 출현·지속되며, 홍반이 나타난다. 이어서 구역질, 구토, 때로는 두통을 초래한다. 더욱이 흉부 압박감을 수반하는 호흡곤란이 나타나고, 마지막으로 의식을 소실하여 경련이 출현한다.

- 저농도 노출에서는 호흡수·환기량의 증가, 현기증, 구역질, 구토, 두통이 나타난다. 노출이 계속되면 호흡곤란, 무기력을 수반한다.

- 세포가 산소를 이용할 수 없게 되어 정맥혈 산소농도가 상승하고, 피부는 선홍색을 띤다. 이것 때문에 청색증을 육안으로 확인하는 것이 곤란하다. 혐기성 대사에 의한 대사성 산성혈액증(젖산값 상승, 음이온 갭 확대)이 나타난다.

- 진단: 노출 후 몇 분 이내에 사망자가 나오면 시안화수소 또는 신경작용제 가스가 원인일 수 있다. 노출 후 몇 초 이내에 경련을 일으키고, 몇 분 이내에 사망해 청색증이나 기타 증상을 확인할 수 없는 경우 시안화수소의 가능성이 높다. 환자의 호흡으로 비타아몬드의 냄새를 감지하는 것은 어렵다.

2) 부위별 증상

(1) 순환기계

- 초기에는 빈맥, 혈압 상승, 그리고 나서 서맥, 혈압 저하. 중증인 경우 방실 차단, 이어서 심정지에 이르는 경우도 있다. ST-T 이상도 나타난다.

(2) 호흡기계

- 초기에는 호흡수·환기량의 증가, 이어서 호흡 제어, 무호흡으로 진행한다.
- 비심인성 폐부종이 출현할 수도 있다.
- 보통 청색증은 나타나지 않는다.

(3) 신경계

- 초기에는 두통, 두중감, 현기증, 중추신경 자극(불안, 흥분, 투쟁행위), 이어서 혼수, 경련, 마비.

중증인 경우에는 처음부터 혼수, 경련이 나타난다.

(4) 비뇨기계

• 다뇨, 노붕증(尿崩症)은 예후 불량을 암시한다.

(5) 기타

• 산염기평형: 대사성 산성혈액증(젖산값 상승, 음이온 갭 확대)은 반드시 발병한다.

• 눈: 심한 노출에서는 일반적으로 산동이 나타난다. 안저검사에서 망막의 동맥과 정맥이 같은 정도의 적색을 나타낸다.

• 피부 노출: 심각한 전신 화학 손상이 나타난 보고도 있다.

• 검사소견

정맥혈 산소분압 또는 산소포화도: 시안 중독에서는 혈중 산소농도가 증가한다.

전혈 시안 농도: $0.5\sim1.0\mu g/mL$에서는 가벼운 작용을 한다. $2.5\mu g/mL$ 이상에서는 혼수, 경련이 발생하며 사망할 수 있다.

4. 치료

1) 개요

• 호흡·순환 관리를 최우선으로 한다. 초진 시에 경련을 한 환자, 또는 발작 직후의 환자, 호흡에 이상이 나타난 환자를 최우선으로 하고, 맥이 촉진되면 해독제(하이드록소코발라민을 최우선으로 선택)를 투여한다. 순환 동태가 좋아지면 목숨을 살릴 수 있다. 의식은 없지만 호흡이 있는 환자는 경과관찰로 회복할 가능성이 높다.

• 특히 흡입에 의한 중독은 발병이 빠르므로, 의료종사자와의 접촉 시 보행 또는 대화가 가능하면 치료의 필요성은 대부분 없다.

• 관찰 기간

증상이나 검사치에 이상이 없어도, 적어도 6시간은 의료기관에서 경과를 관찰한다.

특정 증상이 있는 경우 집중치료실에 입원시킨다. 중증환자(혼수, 경련, 쇼크, 대사성 산성혈액증, 부정맥 등) 및 해독제를 투여한 환자는 모든 증상이 개선될 때까지, 또는 적어도 24시간은 입원시켜 집중치료 관리를 실시한다.

신속하게 치료가 개시된 경우 보통 빠르게 회복되지만, 약간 지연되어 중추신경 증상이 출현할 수가 있으므로 몇 주간~몇 달간은 경과관찰한다.

2) 상세

(1) 기본적 처지

　① 제염

　　(a) 환자를 공기가 신선한 장소로 이송한다. 대응자는 2차 피해를 방지하기 위해 개인보호장비 (PPE)를 착용한다.

　　(b) 오염된 의복과 신발은 주의해 벗겨서 이중 비닐봉투에 넣어 밀봉하고 유해 폐기물로 처리한다.

　　(c) 기체에 노출된 경우 습식제염의 필요성은 낮지만, 가능하면 피부를 비누와 물로 충분히 씻는다. 눈은 온수로 10분 이상 세척한다.

　② 산소 투여

　　(a) 시안화수소의 노출이 의심되면 즉시 100% 산소 투여를 시작한다.

　　(b) 호흡부전의 유무를 확인한다. 노출 경로에 관계없이 심폐 정지라도 구강 인공호흡은 결코 실시해서는 안 된다.

(2) 대증치료

　① 호흡 관리: 100% 산소 투여를 실시한다. 필요에 따라 기관을 삽관해 기도를 확보한다. 기관지경련이 일어났을 때에는 β차단제를 흡인시킨다.

　② 산성혈액증 대책: 탄산수소나트륨을 투여한다.

　③ 경련 대응: 디아제팜 등을 투여한다.

　④ 부정맥 대책: 심전도 검사, 항부정맥약 투여 등을 시행한다.

　⑤ 혈압 저하 대책: 도파민, 노르아드레날린을 투여한다.

　⑥ 배출 촉진: 혈액투석, 혈액협착 등은 유효성이 확립되어 있지 않다.

(3) 특이적 처치(해독제·길항제 투여)

　하이드록소코발라민을 최우선으로 선택하고, 사용할 수 없는 경우 티오황산나트륨의 단독 사용이 권장된다. 아질산염 치료는 메타헤모글로빈혈증을 일으키고, 더욱이 산소운반능을 저하시키므로 주의가 필요하다. 또, 바이탈사인의 악화가 나타나면 해독제 투여가 반드시 필요하지는 않다.

　① 하이드록소코발라민

　　(a) 작용 메커니즘: 하이드록소코발라민 분자의 3가 코발트이온에 결합된 수산화이온(OH^-)이 시안이온(CN^-)과 치환하며, 독성이 없는 시아노코발라민이 형성됨으로써 소변으로 배출된다. 하이드록소코발라민은 혈액뇌관문을 통과하므로, 직접 중추신경계에 효과를 나타낸다.

　　(b) 약제명: 시아노키트® 주사용 5g 키트

　　(c) 용법·용량: 하이드록소코발라민 5g(1바이얼)을 첨부의 일본약국방생리식염액 200mL에 녹

여 필요량만큼 투여한다.

첫 회 투여: 성인에게는 보통 하이드록소코발라민 5g을 일본약국방생리식염액 200mL에 녹여 15분에 걸쳐 점적 정맥 주사, 소아의 경우 하이드록소코발라민 70mg/kg을 15분 이상에 걸쳐 점적 정맥 주사한다. 단, 1바이얼(하이드록소코발라민 5g)을 초과하지 않는다. 증상에 따라 1회 추가 투여할 수 있다.

(d) 사용상의 주의: 투여 후 피부나 혈청, 소변, 점막에 빨간색으로 착색될 수 있다. 이 착색으로 혈액검사, 소변 검사의 데이터에 영향을 끼친다. 이 영향은 2~3일 계속된다.

(d) 티오황산나트륨 병용 시 주의점: WHO의 IPCS(International Programme on Chemical Safety)가 작성한 「여러 해독제에 대한 IPCS/EC 평가(IPCS/EC Evaluation of Antidotes Series)」 자료에 따르면, 중증환자에게 하이드록소코발라민과 티오황산나트륨을 동시 투여한다고 기재되어 있지는 않지만, 동시 투여는 피해야 하며 함께 투여해야 할 경우 같은 정맥으로 투여하지 않아야 한다. 하이드록소코발라민과 티오황산나트륨을 혼합하면 티오황산-코발라민 화합물을 형성해 하이드록소코발라민이 유리 시안과 결합할 수 없게 되어, 해독작용이 저하된다.

② 티오황산나트륨

(a) 하이드록소코발라민을 사용할 수 없는 경우 티오황산타트륨 단독 사용이 권장된다.

(b) 작용 메커니즘: 미토콘드리아 내 로다네제에 의해, 시안이온과 반응하여 독성이 약하고 소변으로 배출하기 쉬운 티오시안산염(SCN)을 생성한다.

(c) 약제명: 데토키솔® 정맥 주사액 2g

(d) 용법·용량: 하이드록소코발라민 5g(1바이얼)을 첨부의 일본약국방생리식염액 200mL에 녹여 필요량만큼 투여한다.

첫 회 투여: 성인은 보통 1회 12.5~25g을 정맥 주사(증감)하며, 일반적으로 10% 티오황산나트륨 125mL을 10분간 정맥 주사한다. 연령, 증상에 따라 적절히 증감한다.

③ 아질산화합물(아질산아밀 흡입, 아질산나트륨 정맥 주사)

(a) 작용 메커니즘: 아질산나트륨을 투여하여, 메트헤모글로빈을 만듦으로써 사이토크롬 산화효소의 철이온(Fe^{3+})과 결합한 시안이온(CN^-)이 유리되고, 메트헤모글로빈의 철이온과 결합해 시아노메트헤모글로빈이 되어 사이토크롬 산화효소를 보호한다.

(b) 아질산아밀 흡입: 아질산아밀(AFP)
용법·용량: 자발호흡이 있는 경우 1회 1관(0.25mL)을 피복을 제거하지 않고 그대로 파쇄하며, 내용물을 피복에 스며들게 하여 콧구멍에 대고 흡입시킨다.

(c) 아질산나트륨 정맥 주사: 일본에는 의약품으로 시판하는 제제는 없다.
용법·용량: 성인의 경우 첫 회 3% 용액 10mL를 3분간 정맥 주사한다. 소아의 경우 아질산나트륨을 10mg/kg(3% 용액으로 0.33mL/kg)을 3분간 정맥 주사한다.

사용상 주의: 부작용으로 청색증, 메트헤모글로빈혈증, 용혈성 빈혈, 혈압 저하, 호흡곤란, 빈맥, 경련 등의 보고가 있다.

04-2
혈액작용제 2 | 염화시안(CK)

개 요

염화시안은 시안화수소와 같이 혈액작용제로 분류된다. 무색으로 휘발성이 높은 액체 또는 기체이며, 수분이나 산과 반응해 시안화수소, 염화수소, 염소 등을 생성한다.

시안화수소와 마찬가지로 사이토크롬 산화효소와 결합해 세포의 효소작용을 억제한다. 작용이 빠른 것이 특징이며, 다량으로 흡입하면 갑자기 의식을 상실해 호흡정지로 급사한다. 중증인 경우 신속히 해독제를 투여하는 것이 생명을 구하는 열쇠가 된다. 하이드록소코발라민을 최우선으로 선택하고, 사용할 수 없는 경우 티오황산나트륨 단독 사용을 권장한다. 또한 시안화수소와 달리 증기는 저농도에서도 눈·코·목 자극, 기침과 복부압박감이 출현한다. 2차 피해를 방지하기 위해 미제염 환자나 물품과 직접 접촉하는 대응자는 방호를 게을리 해서는 안 된다(레벨 C 보호장비가 필요).

배 경

시안화수소의 수소(H)를 염소(Cl)로 치환해 공기보다 무겁고 발화하기 어렵게 만들어, 화학무기로 사용하기 쉽도록 개량한 것이다. 제1차 세계대전 중 1916년 연합군(프랑스, 영국)이 독일군에게 소규모로 사용했다. 이란·이라크전쟁에서 이라크가 사용했다고 한다.

염화시안은 1997년에 발효된 「화학무기 금지 조약」의 표 3에 독성화학물질로 지정되어 있다. 일본 국내에서는 「화학무기의 금지 및 특정물질의 제제 등에 관한 법률」에서 제2종 지정물질로 지정되어 30t을 초과한 제조나 수출입에 대해서는 신고가 필요하다.

1. 물성

염화시안(Cyanogen chloride)의 CAS 등록번호는 506-77-4이다.

【성상】

• 상온에서 무색이며 휘발성이 높은 액체 또는 기체로, 페르시아만 지역과 같은 온대지역에서 사용하면 가스가 되고, 저온 지역에서 사용하면 에어로졸 모양의 안개가 된다. 시안화수소산은

시안화수소의 수용액으로 푸른빛을 띠는 액체다. 시안화수소보다 비중은 크며, 불연성이다.

【구조식】

Cl―C≡N   시안화염소

【분자량】 61.5

【비중】 1.218(4℃, 물 = 1)

【끓는점】 13.8℃

【녹는점】 -6℃

【증기압】 1.987kPa(21.1℃)

【상대증기밀도】 2.16(공기 = 1)

【인화점】 불가연성

【용해성】

• 물에 약간 녹는다. 알코올, 에테르에 녹는다.

【반응성】

• 물, 수증기와 천천히 반응해 염화수소가 발생한다.

• 가열하면 분해되어 시안화수소, 염산, 질소염화물이 발생한다.

2. 독성, 중독 발현 메커니즘, 체내동태

1) 독성

• 시안화수소와는 달리 증기는 매우 저농도에서도 눈, 코, 기도 점막에 강한 자극성을 띤다.

• 흡입독성은 시안화수소의 1/2 이하다.

【사람 중독량】

• 공기 중 염화시안의 영향(사람)[R. Hartung 지음, 쓰가와 아키코 옮김, "33장:시안화물, 니트릴", 『화학 물질 독성핸드북』 4권(도쿄: 丸善出版, 2000), pp.338~359].

1ppm(0.0025mg/L)	최저자극 농도(10분 노출)
2ppm(0.005mg/L)	10분 노출을 견디지 못한다(노출 시 위험)
20ppm(0.05mg/L)	1분 노출을 견디지 못한다(노출 시 위험)
48ppm(0.12mg/L)	30분 후 치사
159ppm(0.4mg/L)	10분 후 치사

【사람 추정 치사량】

- 흡입 반수 치사량(LCt50): 11,000mg·분/m^3

【기타 독성】

- 자극성: 저농도에서도 눈, 코, 기도 점막에 강한 자극성을 띤다.
- 눈 자극성(사람): > 10mg/m^3에 즉각 눈 자극, 눈물흘림이 일어나고, 100mg·2분/m^3에 강한 자극성이 나타난다.

참고: 규제값, 허용농도 등

- 일본산업위생학회 권고 허용농도(2018년도): 미설정
- ACGIH 권고에 의한 TLV(Threshold limit Values: 허용농도)

  STEL(Short Term Exposure Limit: 단시간노출한계치): 0.3ppm
- 급성 노출 가인드라인 농도(AEGL: Acute Expose Guideline Level): 미설정

2) 중독 발현 메커니즘

(1) 눈·상기도·폐의 자극 작용

- 유리된 염화수소에 의한 직접적인 자극 작용으로, 기관지에 강한 염증, 폐에 출혈·부종을 일으킨다.

(2) 세포 호흡 억제 작용

- 시안(CN^-)은 3가 철이온(Fe^{3+})과 높은 친화성을 가지며, 미토콘드리아의 사이토크롬 산화효소의 철이온과 결합해 사이토크롬 산화효소를 억제한다. 그 결과 세포 호흡에 장애가 생겨 에너지 생성이 정지된다. 효소는 조직으로 운반되지만, 조직이 이것을 사용할 수 없게 된다. 이것 때문에 화학적 질식이라고 불린다.
- 효소에 감수성이 높은 장기(중추신경, 호흡기, 심근)가 빨리 영향을 받아, 혈액의 산소화능 저하, 심박출량의 저하가 생기고, 세포 호흡 장애와 더불어 저산소혈증도 일어난다. 또, 혐기성 대사의 진행으로 고젖산혈증을 수반하는 산성혈액증이 일어난다.

3) 체내동태

【흡수】

- 폐에서 빠르게 흡수된다.
- 화학무기로서는 호흡을 거냥한 목적으로 사용되지만, 다량인 경우 피부에서도 흡수되어 작용을 미친다.

【대사】

• 염화시안은 헤모글로빈 및 글로타티온과 반응해 시안이온을 생성하고, 간장에서는 황과 반응하여 미토콘드리아의 효소인 로다나이제에 의해 대사됨으로써 독성이 낮은 티오시안산염이 된다.

【배출】

• 티오시안염산은 주로 소변으로 배출된다.

• 흡수된 염화시안의 일부는 시안화수소로 폐에서 배출된다.

3. 중독 증상

1) 개요

• 시안화물로서의 증상은 시안화수소에 준한다(20장 '시안화수소·시안화합물' 303쪽 참조).

• 시안화수소와 달리 10mg/m^3 이상의 농도에서 즉각 눈 자극, 눈물흘림이 발생한다. 흡입하면 코·목 자극, 기침, 흉부 압박감이 생긴다. 전신증상이 가라앉은 후에 폐부종이 나타날 수 있다.

• 액체를 경구 섭취한 경우 흡입 시와 대조적으로 작용 출현이 늦다. 잠복기를 거쳐 현기증, 구역질, 구토, 무기력, 호흡수 증가(이후 감소), 의식소실, 경련, 무호흡이 되어 사망한다.

2) 부위별 증상

(1) 호흡기계

시안화수소(20장 '시안화수소·시안화합물' 303쪽 참조)의 증상 이외 다음과 같은 증상을 들 수 있다.

• 호흡기 자극 증상으로서 기침, 호흡곤란, 폐렴, 폐부종, 폐출혈의 가능성이 있다.

• 전신증상이 가라앉은 후 폐부종이 나타날 수 있다. 다량의 포말상각염을 수반하는 지속성 기침, 수포음, 심각한 호흡곤란, 현저한 청색증이 나타난다.

(2) 기타

• 눈: 눈 자극, 눈물흘림, 액체가 눈에 들어가면, 화학 손상

• 코: 코 자극

• 피부: 액체가 피부에 부착하면 화학 손상

4. 치료

자극 증상 대응을 포함해 시안화수소에 준하여 시행한다(20장 '시안화수소·시안화합물' 303쪽 참조).

04-2
혈액작용제 3 | 아르신(SA)

개 요

아르신(비화수소, 수소화비소)은 시안화수소나 염화시안과 같이 혈액작용제로 분류된다. 무색이며 점막 자극 작용이 없는 기체다. 0.5ppm 이상의 농도에서 약간의 마늘 냄새가 나고, 그보다 낮은 농도 (0.05ppm)에서 독성을 나타낸다. 마늘 냄새는 불순물 속 텔루르에 의한 것이라고도 한다.

혈액작용제이지만 시안과는 작용 메커니즘이 다르고, 용혈을 일으켜 말초 조직에 산소 공급을 저하시키는, 소위 용혈독이다. 심각한 용혈과 신장에 대한 직접 작용으로 급성 신부전이 생긴다. 보통 비자극성 때문에 얼굴색이나 상태도 비교적 좋고, 증상은 지연되어(노출 정도에 따라 2~24시간 후) 발현하지만, 심각한 중독일 경우 노출 후 30~60분 이내에 증상이 발현한다. 아르신 중독의 주요 특징은 복통, 헤모글로빈뇨, 황달이며, 다수의 피해자에서 이러한 증상이 나타나면 아르신 중독을 의심한다. 빈혈에는 수혈, 중증의 용혈에는 교환수혈, 신부전에는 혈액투석을 실시한다. 또 아르신은 비소화합물에 의해 발생하지만 아르신과 기타 비소화합물은 출현 증상이 달라, 용혈에는 킬레이트제 투여는 효과가 없다. 2차 피해를 방지하기 위해 미제염 환자나 물품과 직접 접촉하는 대응자는 방호를 게을리 해서는 안 된다(레벨 C 보호장비가 필요).

배 경

화학작용제로 연구되어 왔으나 제조가 어렵고 가연성도 높기 때문에, 실제로 지금까지 전쟁에서 사용된 적은 없다

아르신은 비소화합물과 산 간의 반응, 비소화합물의 가수분해로도 발생한다. 비소화합물을 경구 섭취한 환자의 위세척 시 위산과 반응해 발생하기도 한다.

또한 아르신은 1997년에 발효된 「화학무기 금지 조약」의 대상은 아니고, 일본 국내의 「화학무기의 금지 및 특정물질의 규제 등에 관한 법률」에서도 특정 물질이나 지정물질에 지정되어 있지 않다.

---

1. 물성

아르신(Arsine)의 CAS 등록번호는 7784-42-1이다.

【성상】

• 무색으로, 점막 자극 작용이 없는 기체다.

【구조식】

$$H = As \underset{\displaystyle H}{\overset{\displaystyle H}{}}$$

비화수소(수소화비소)

【분자량】 77.9

【비중】 3.484g/L

【끓는점】 -62℃

【녹는점】 -116℃

【증기압】 1.043kPa(20℃)

【상대증기밀도】 2.7(공기 = 1)

【인화점】

• 매우 가연성이 높다. 열이나 화염으로 인한 폭발 위험성이 있다.

【용해성】

• 물, 알칼리, 에틸알코올에 조금 녹는다.

【반응성】

• 빛에 의해 급속히 분해된다.

【환경오염의 지속시간】

• 가스 형태며 지속성은 낮다.

2. 독성, 중독 발현 메커니즘, 체내동태

0.05ppm 이상에서 독성을 나타낸다. 가스 자체는 자극성이 없고, 냄새는 중독량보다 높은 농도에서만 느낄 수 있기 때문에 냄새로 피해를 막을 수 없다.

1) 독성

【사람 중독량】

• 공기 중 농도와 사람의 생리적 영향[M. J. Ellenhorn et al., "Chapter 67: Metals and Related Cpmpounds," Medical Toxicology(2nd ed)(Pennsylvana: Williams&Wilkins, 1997), p.1540].

25~50ppm	: 30분의 흡입으로 용혈로 사망
100ppm	: 30분 이내의 흡입으로 용혈로 사망
150ppm	: 즉시 사망

참고: 규제값, 허용농도 등

- 일본산업위생학회 권고 허용농도(2018년도): 허용농도 0.01ppm, 최대허용농도 0.1ppm
- 급성 노출 가이드라인 농도(AEGL: Acute Expose Guideline Level)(Final: 설정치)

  대기 중으로 방출된 화학물질의 임계농도. 이 농도를 초과하면 일반 인구 집단의 건강에 영향을 미칠 수 있다.

노출 시간	10분	30분	60분	4시간	8시간
AEGL 1 (불쾌감, 자극 등의 영향, 단, 일과성, 가역적)	NR	NR	NR	NR	NR
AEGL 2(불가역적, 위중, 장기적인 건강 영향)	0.30ppm	0.21ppm	0.17ppm	0.040ppm	0.020ppm
AEGL 3(생명을 위협하는 영향이나 사망)	0.91ppm	0.63ppm	0.50ppm	0.13ppm	0.060ppm

NR: AEGL 2의 값이 악취 역치를 밑돌기 때문에 권장농도 설정 불가.

2) 중독 발현 메커니즘

- 용혈: 발현 메커니즘은 명확하지 않으나, 적혈구 안에서 아르신과 설프하이드릴기(-SH)의 결합에 의한 글루타치온 고갈, 헴철 산화에 의한 하인츠 소체의 증가 등이 일어나, 적혈구에 장애를 일으켜 용혈을 유발하는 것으로 알려져 있다.
- 신장 손상: 용혈에 의해 방출된 헤모글로빈이 헤모글로빈-비소 복합체로서 네프론에 침착한다.
- 전도 장애: 용혈에 의한 고칼륨 혈중과 심근조직에 대한 직접 독성이 있을 수 있다.
- 점막 조직에 대한 자극 작용은 없다.

3) 체내동태

【흡수】

- 흡입으로 잘 흡수된다.
- 피부에 의한 흡수는 거의 없지만, 점막에는 매우 많이 흡수된다.

【분포】

- 비소는 간장, 신장, 심장, 폐, 근육 이외에 모발, 손톱, 피부 등 체내에 폭넓게 분포한다.

【대사】

- 자세한 대사 경로는 불분명하다.

- 장시간에 걸쳐 약간량의 비소가 소변, 분변, 모발, 손톱으로 배출된다.
- 트리메틸아르신으로 호흡을 통해 소량 배출된다.

3. 중독 증상

1) 개요
아르신 중독의 주요 특징은 복통, 헤모글로빈뇨, 황달이다.
- 가스는 비자극성 때문에 초기에는 얼굴색이나 상태도 비교적 좋고, 증상은 지연되어(노출 정도에 따라 2~24시간 후) 발현되지만, 심각한 중독에서는 노출 후 30~60분 이내에 증상이 발현한다.
- 초기 증상은 전신성 근력저하, 두통, 오한, 갈증, 복통, 호흡으로 마늘 냄새, 결막의 변색으로, 식욕부진, 구역질, 구토 등의 위장 증상이 나타난다.
- 심각한 경우 4~6시간 후에 용혈(암적색의 혈뇨)이 나타나고, 24~48시간 후에는 용혈 이외에도 간장 장애로 인한 황달, 간비 종대, 급성신부전에 의한 소변량 감소, 고칼륨 혈증, 심전도 이상을 초래한다. 3일째까지 빈뇨, 무뇨, 심부전, 폐부종이 나타날 수 있다. 심근장애, 호흡장애가 아르신 중독의 원인이 된다는 증례 보고도 있다.
- 지연성 증상으로, 중추신경 증상, 말초신경 장애, 피부의 색소 침착, 손톱 세로선이 나타난다.

2) 부위별 증상
(1) 순환기계
- 저혈압, 부정맥, 심전도 이상(T파 상승, wide QRS 등)

(2) 호흡기계
- 날숨의 마늘 냄새, 호흡곤란, 빈호흡
- 고농도 노출인 경우 마찰음, 급성폐렴, 폐부종, ARDS 등

(3) 신경계
- 두통, 권태감, 착란, 현기증, 감각 이상
- 고농도 노출: 며칠 후 뇌병(불안, 기억력 소실, 격정, 방향감각 상실), 2~3주 후 말초신경 증상(손발 저림, 근육 쇠약, 눈부심)

  아르신 노출 1~6개월 후 운동신경, 감각신경 이상과 함께 폴리뉴로파치, 정신 증상이 나타난 증례 보고도 있다.

(4) 소화기계

• 구역질, 구토, 식욕부진, 복통

(5) 기타

• 간 기능: 황달(24~48시간 후, 심각한 용혈인 경우), 간 종대

• 비뇨기계: 헤모글로빈뇨나 혈뇨(4~6시간 후), 핍뇨, 무뇨, 용혈에 따른 급성신부전

• 혈액: 용혈(보통, 4~6시간 후 나타난다), 고칼륨혈증

• 피부: 색소 침착(특유의 청동색이 아르신 중독의 특징이다)

• 근육: 전신 근력저하, 근육경련, 떨림

• 기타: 갈증, 오한, 결막 변색(빨간색, 오렌지색, 녹색 등)

• 검사치의 이상

　혈중 비소 농도: 200μg/dL 이상(기준치: 3μg/dL 이하)인 경우 중증으로 판단하지만, 일반적으로 혈중 비소 농도와 증상과는 상관없다.

4. 치료

1) 개요

• 중대한 흡입 노출은 용혈이나 급성신부전의 위험이 있고, 증상이 지연해 출현할 가능성도 있으므로, 적어도 24~48시간의 경과관찰과 대증치료를 실시한다.

• 용혈의 치료와 신장 손상 방지가 포인트이다.

• 관찰 기간

　증상이 지연하여(2~24시간 후) 출현하므로 충분히 주의해 경과를 관찰한다.

　용혈 소견이 있으면 72시간은 신부전의 징후가 나타나지 않는지 관찰할 필요가 있다.

　무증상인 경우 용혈 출현에 주의해 4~6시간 정도 경과를 관찰하고, 증상이 없으면 지연되어 출현하는 소변의 변색, 기타 증상에 충분히 주의한 후, 유사 증상 시 재진하는 것으로 귀가할 수 있다.

2) 상세

(1) 기본적 처지

　① 제염

　　(a) 환자를 공기가 신선한 장소로 이송한다. 대응자는 2차 피해를 방지하기 위해 개인보호장비

(PPE)를 착용한다.

(b) 오염된 의복과 신발은 주의해 벗겨서 이중 비닐봉투에 넣어 밀봉하고 유해 폐기물로 처리한다.

(c) 기체에 노출된 경우 습식제염의 필요성은 낮지만, 가능하면 피부를 비누와 물로 충분히 씻는다. 눈은 온수로 10분 이상 세척한다.

② 산소 투여

(a) 아르신의 노출이 의심되면 즉시 100% 산소를 투여한다.

(b) 호흡부전의 유무를 확인한다. 노출 경로와 관계없이, 심폐 정지 상태라도 구강 인공호흡은 절대 해서는 안 된다.

(2) 대증치료

① 호흡 관리: 100% 산소를 투여한다. 필요에 따라서 기관을 삽관해 기도를 확보한다. 기관지경련이 일어났을 때에는 β차단제를 흡인시킨다.

② 수액: 고칼륨혈증(용혈, 구토에 의한)에 유의한다. 용혈이 발생한 환자는 소변의 알칼리화를 유도함과 동시에, 소변량을 2mL/hr/kg으로 유지한다. 알칼리뇨를 유지시켜 헤모글로빈과 아르신화합물의 신뇨세관의 침착을 방지한다.

③ 합토글로빈 제제의 투여: 용혈에 수반하는 신장 손상을 제어할 수 있다. 합토글로빈 제제는 혈액제제이며, 위험과 이점을 감안하여 사용 여부를 판단한다.

(3) 특이적 처치(해독제 · 길항제 투여)

① 교환수혈

(a) 중증의 용혈에는 교환수혈을 한다.

(b) 혈장 유리의 헤모글로빈이 1.5g/dL 이상이면 고려한다.

(c) 초기이면, 적혈구에 유입된 비소를 제거하는 데 효과적이다.

② 혈액투석

(a) 신부전이 있는 경우 비소의 배출을 촉진하기 위해 투석을 한다.

③ BAL이나 기타 킬레이트 요법

(a) 킬레이트 요법은 용혈에는 효과가 없고, 아르신 흡입에는 일반적으로 권장하지 않는다.

04-3
질식작용제 1 | 염소(CL)

개 요

강한 자극성이 있는 녹색을 띤 노란색 기체로서 클로로피크린, 포스겐, 디포스겐과 같이 질식작용제로 분류된다. 점막 자극 작용이 강하고, 특히 흡입 노출에 의해 호흡기를 자극하여 호흡기 증상이 출현한다. 염소는 수용성이 그다지 높지 않기 때문에 상기도, 하기도 모두 영향을 끼친다. 공기보다 무거워서 낮은 곳이나 폐쇄 공간에서는 위험성이 높아진다.

소량 노출은 천식, 쉰소리, 기침, 호흡곤란, 숨 막힘, 흉부 작열감, 질식감이 나타나고, 다량 노출은 일반적으로 폐부종이 출현한다. 특이적 해독제·길항제는 없기 때문에 치료는 호흡 관리, 폐부종 대책, 감염 대책이 중심이 된다. 2차 피해를 방지하기 위해 미제염 환자나 물품과 직접 접촉하는 대응자는 방호를 게을리 해서는 안 된다(레벨 C 보호장비가 필요).

배 경

제1차 세계대전에서 본격적으로 사용되었다. 1915년 4월 22일 독일군이 이프르 전투에서 연합군에게 염소 가스 공격을 개시하고, 그 후 대규모로 사용했다. 이것은 인류 역사 최초의 대규모 독가스 공격이다.

최근에는 화학무기보다 위험한 산업화학물질로 인식되며, 공업계에 폭넓게 존재하는 염소가 테러리스트에 사용되고 있는 것이 우려된다. 미국국토안전보장성의 시나리오에서는, 대도시에서 염소 가스 테러에 의해 17,000명의 사망자와 10만 명의 부상자가 발생하는 것이 상정되어 있다.

또한 염소는 1997년에 발효된 「화학무기 금지 조약」의 대상은 아니고, 일본 국내의 「화학무기의 금지 및 특정물질의 규제 등에 관한 법률」에서도 특정 물질이나 지정물질에 지정되어 있지 않다.

1. 물성

염소(Chlorine)의 CAS 등록번호는 7782-50-5이다.

【성상】

• 상온에서 기체 상태로 존재한다. 녹색에 가까운 노란색을 띠며 강한 자극 냄새가 난다. 7기압

이상에서 등황색의 액체로 되고, 보관·운송에는 내압 봄베를 사용한다.

【구조식】

Cl—Cl

【분자량】 70.9

【끓는점】 -34℃

【녹는점】 -101℃

【증기압】 673kPa(20℃)

【상대증기밀도】 2.5(공기 = 1). 공기보다 무겁고, 낮은 곳으로 흘러간다.

【용해성】

• 물에 용해되어 염산 및 차아염소산이 된다. 물에 대한 용해도는 0.7g/100mL(20℃)이다.

【반응성】

• 부식성: 매우 강하다. 특히 수분이 있으면 대부분 금속은 부식된다. 수분이 없을 때는 고온, 가압 조건에서 반응한다.

【환경오염의 지속시간】

• 염소는 매우 빨리 확산하므로 환경 중 잔류성은 없다.

2. 독성, 중독 발현 메커니즘, 체내동태

1) 독성

질식작용제의 흡입 독성이 높은 순서는 포스겐·디포스겐 > 클로로피크린 > 염소의 순이다.

【사람 중독량】

• 흡입 반수 불능량(ICt$_{50}$): 1,800mg·분/m^3

• 염소 농도와 임상증상 간의 관계[M. J. Ellenhorn et al., *Medical Toxicology: Diagnosis and Treatment of Human Poisoning*(New York: Elsevier Science, 1988)]

0.2~3.5ppm	악취 인식(내성이 생길 수도 있다)
1~3ppm	가벼운 점막 자극, 1시간 정도는 견딜 수 있음
5~15ppm	중간 정도의 상기도 자극
30ppm	급격한 흉통, 구토, 호흡곤란, 기침
40~60ppm	폐렴 및 급성 폐손상
430ppm	30분 이내의 노출은 치명적

| 1,000ppm | 몇 분의 노출로 치명적 |

- 소아는 기도의 직경이 작으므로 성인보다도 감수성이 높다. 그러므로 체중당 분시환기량이 크고, 대피 시간도 걸리기 때문에 중증화되기 쉽다.

【사람 추정 치사량】

- 흡입 반수 치사량(LCt$_{50}$): 19,000mg·분/m^3

참고: 규제값, 허용농도 등

- 일본산업위생학회 권고 허용농도(2018년도): 최대허용농도 0.5ppm
- 급성노출 가이드라인 농도(AEGL: Acute Expose Guideline Level)(Final: 설정치)

  대기 중으로 방출된 화학물질의 임계농도. 이 농도를 초과하면 일반 인구 집단의 건강에 영향을 미칠 수 있다.

노출 시간	10분	30분	60분	4시간	8시간
AEGL 1 (불쾌감, 자극 등의 영향, 단, 일과성, 가역적)	0.50ppm	0.50ppm	0.50ppm	0.50ppm	0.50ppm
AEGL 2(불가역적, 위중, 장기적인 건강 영향)	2.8ppm	2.8ppm	2.0ppm	1.0ppm	0.71ppm
AEGL 3(생명을 위협하는 영향이나 사망)	50ppm	28ppm	20ppm	10ppm	7.1ppm

2) 중독 발현 메커니즘

조직에 대한 직접 작용으로 조직 손상이 일어난다(특히 호흡기).

- 염소 자체의 강한 산화 작용, 생체의 수분과 반응해 생성되는 염산이나 차아염소산, 활성산소 등의 자극·부식 작용으로 조직에 강한 장애를 일으킨다.
- 수용성은 그다지 높지 않고, 기체로서 폐포까지 도달하므로 상기도 모두 장애를 일으킨다.

3) 체내동태

- 보통 피부·점막에서의 흡수 독성은 문제가 되지 않는다.

3. 중독 증상

1) 개요

- 눈·코·구강 작열감, 눈물흘림, 콧물, 구역질, 구토, 두통, 현기증, 실신, 피부염이 발생한다. 기침, 호흡곤란, 흉부 압박감, 저산소혈증, 기관지경련, 폐부종 등이 발현할 수도 있다. 인두 경련을 일으켜 일시 호흡정지에 이를 수도 있다.

• 호흡기 증상은 노출 직후~몇 시간 안에 발현한다. 기도 자극이 강한 경우 노출 후 24시간 내에 폐부종 등 급성 폐손상이 발병할 가능성이 있고, 발증은 24~72시간 지연될 수도 있다.

2) 부위별 증상

(1) 호흡기계

• 소량 노출: 천식, 쉰 소리, 기침, 호흡곤란, 숨 막힘, 흉부 작열감, 질식감이 일어난다.
• 다량 노출: 폐부종, 인두 경련, 인두 부종에 의한 저산소혈증, 청색증, 호흡정지가 일어난다. 고농도에서는 실신, 즉사도 일어날 수 있다.

(2) 순환기계

• 다량 노출에서는 순환허탈, 부정맥 등의 순환부전에 의해 24시간 내에 사망할 수가 있다.

(3) 신경계

• 두통
• 흥분·불안: 호흡장애가 있는 환자에서 출현할 수가 있다.
• 중추신경 제어: 심각한 폐 장애가 발생한 환자에게는 중추신경 제어(졸음~혼수)를 일으킬 수 있다.

(4) 소화기계

• 침흘림, 구역질, 구토 증상이 있다.

(5) 기타

• 산염기평형: 다량 노출에서는 저산소혈증에 이어 대사성 산성혈액증이 나타난다.
• 피부: 발한, 홍반, 동통, 자극감, 수포 형성, 고농도에서는 화학 손상, 얼굴에 염소 자극이 생길 수 있다. 가압 액화 염소는 피부에서 동상을 일으킨다.
• 눈: 자극감, 작열감, 결막염
• 코: 자극감, 작열감
• 혈액: 백혈구 증다증은 염소 노출과 상관성을 보인다.
• 예후: 소량 노출은 폐에 잔존하는 이상 증상은 거의 없지만, 중소량~다량 노출에서는 가끔 후유증으로 장기적 폐기능 저하(RADS: reactive airway dysfunction syndrome, 반응성 기도환자 증후군)가 잔존한다. 흡연력이 있고, RADS에 걸린 환자는 위험도가 높다. 저산소혈증이 계속될 경우 치사율이 높다.

4. 치료

1) 개요

- 염소에 노출되어도 피부나 눈의 자극 증상이 전혀 없으면, 제염 없이 직접 안전구역(콜드 존)으로 유도해야 한다. 그 외의 피해자는 일반적으로 다량의 물로 3~5분 제염한다.
- 코, 목, 눈, 기도 점막에 약간의 작열감이나 가벼운 기침만 있는 환자는 노출 장소를 벗어나는 것만으로도, 보통 치료할 필요는 없어진다. 보다 강한 증상(흉부 압박감, 호흡곤란, 심한 기침, 불안 등)이 나타난 경우 산소 투여, 기타 보조 치료를 한다. 나중에 장기간에 걸쳐 호흡장애가 출현할 수 있으므로 입원시켜 6~24시간 정도 경과를 관찰하는 것을 권장한다.
- 특이적 해독제·길항제는 없다. 기본 처치를 한 후 대증치료를 한다. 진행하는 폐부종을 방지하기 위해 수액 제한이나 이뇨제 사용을 고려한다.
- 관찰 기간: 노출 후 24시간의 경과에서 결과가 양호하면 퇴원해도 좋다.

2) 상세

(1) 흡입의 경우

① 기본적 처치

(a) 제염

- ○ 환자를 공기가 신선한 장소로 이송한다. 대응자는 2차 피해를 방지하기 위해 개인보호장비(PPE)를 착용한다.
- ○ 오염된 의복과 신발은 주의해 벗겨서 이중 비닐봉투에 넣어 밀봉하고 유해 폐기물로 처리한다.
- ○ 염소에 노출되어도 피부나 눈의 자극 증상이 전혀 없으면, 제염 없이 직접 안전구역에 유도해야 한다. 그 외의 피해자는 일반적으로 다량의 물로 3~5분 제염한다.

(b) 산소 투여

- ○ 염소의 노출이 의심되면 즉시 100% 산소를 투여한다.
- ○ 호흡부전의 유무를 확인한다. 노출 경로에 관계없이 심폐 정지라도 구강 인공호흡은 절대 해서는 안 된다.

② 대증치료

(a) 호흡 관리

- ○ 기침이나 호흡곤란이 있는 환자는 필요에 따라서 기도확보, 산소 투여, 인공호흡 등을 실시한다.

○ 산소 투여: 최초에 가습한 100% 산소를 단시간에 투여하고, 그 후 산소 농도를 조절한다. 5% 탄산수소나트륨으로 가습한 산소로 호흡기 증상이 극적으로 개선되었다는 증례 보고가 있지만, 유효성·안정성은 확인되지 않았다.

○ 흉부 X선 검사: 기도 자극이 있는 경우 흉부 X선 검사를 시행한다.

○ 호흡 기능 검사: 호흡기 증상은 노출 직후~몇 시간 안에 발현할 수 있으므로, 기도 자극이 강한 경우 24시간 정도 호흡 기능을 모니터링한다.

(2) 눈 노출

① 기본 처치

(a) 다량의 미지근한 물로 15분 이상 눈을 씻는다.

② 대증치료

(a) 눈 세척 후에도 자극감이나 동통, 복통, 눈물흘림, 눈부심 등이 남아 있는 경우 안과 진찰이 필요하다. 각막 자극이 있는 경우, 각막 장애를 플루오레세인 염색법으로 검사하여 치료한다.

(3) 피부 노출

① 기본 처치

(a) 부착 부위를 비누와 물로 충분히 씻는다.

② 대증치료

(a) 세척 후에도 자극감이나 통증이 남아 있는 경우 열상에 준하여 치료한다.

04-3

질식작용제 2 | 클로로피크린(PS)

개 요

클로로피크린은 염소, 포스겐, 디포스겐과 마찬가지로 질식작용제로 분류된다. 무색의 오일성 자극성 액체이며, 강렬한 자극 냄새가 있고 쉽게 기화한다. 공기의 5.7배의 무게로, 지면을 기어다니듯 부드럽게 퍼진다.

　점막 자극 작용이 강하고, 특히 흡입 노출에 의해 호흡기를 자극하여 호흡기 증상이 출현한다. 안통, 눈물흘림, 인두통, 기침, 콧물, 구역질, 구토, 두통이 일반적으로 나타난다. 중증에서는 흉통, 호흡곤란, 천식, 천식 발작, 인두 경련, 기관지폐렴, 폐부종이 출현할 수 있다. 특이적 해독제·길항제는 없기 때문에, 치료는 호흡 관리, 폐부종 대책, 감염 대책이 중심이 된다. 2차 피해를 방지하기 위해 미제염 환자나 물품과 직접 접촉하는 대응자는 방호를 게을리 해서는 안 된다(레벨 C 보호장비가 필요).

배 경

제1차 세계대전에서, 1916년 이후 독일군과 연합군이 모두 클로로피크린을 화학무기(최루가스)로 사용했다. 1989년 4월에는, 당시 소련에 속했던 그루지야공화국의 민족데모에 치안부대가 출동하여 클로로피크린을 사용했다.

　일반적인 용도는, 1918년 훈증제로 유용하다는 것이 판명되어 일본에서도 2019년 현재 클로루피크린이란 명칭으로 농약 등록되어 있다. 농약으로의 사용에 따른 사고가 일어나는 것 외에, 1988년에는 폭력조직이 기타큐슈시의 입욕 시설에 클로로피크린을 투척하여, 손님 약 150명이 중독 증상을 일으킨 사고가 있었다. 또 2008년에는, 쿠마모토현의 응급센터에서 클로로피크린을 자살기도로 복용한 환자가 구토하여, 환자 및 직원 50명 이상이 중독 증상을 일으켰다. 클로로피크린공업회는 사고의 미연 방지, 긴급 대응의 보급에 힘쓰고 있으며, 홈페이지(http://www.chloropicrin.jp/)에 각종 자료를 게재하고 있다.

　또한 클로로피크린은 1997년에 발효된 「화학무기 금지 조약」의 표 3에 독성화학물질로 지정되어 있다. 일본 국내에서는 「화학무기의 금지 및 특정물질의 규제 등에 관한 법률」에서 제2종 지정물질로 지정되어 30t을 초과한 제조나 수출입에 대해서는 신고가 필요하다.

클로로피크린(Chloropicrin)의 CAS 등록번호는 76-06-2이다.

【성상】

• 무색, 오일성의 자극성 액체이며, 찌르는 듯한 자극적인 냄새가 난다.

【구조식】

$$Cl-\underset{\underset{Cl}{|}}{\overset{\overset{Cl}{|}}{C}}-NO_2$$

트리클로로나이트로메탄

【분자량】 164.4

【비중】 1.7(물 = 1)

【끓는점】 112℃

【녹는점】 -64℃

【증기압】 2.7kPa(20℃)

【상대증기밀도】 5.7(공기 = 1)

【용해성】

• 에틸알코올, 벤젠, 이황화탄소에 잘 녹으며, 에틸에테르에는 약간 녹고 물에는 잘 녹지 않는다.

【반응성】

• 산에 안정, 알칼리에는 불안정, 기화 가스는 인화성이 있고 폭발성은 없다.

• 가열하면 분해되어 유독 퓸의 염화수소, 질소 화합물을 발생한다. 물에서는 분해되지 않는다.

• 특히 커다란 액체용기에 담긴 경우 화기·충격으로 폭발할 위험성이 있다.

• 광 분해되어 유독 퓸(염화수소, 질소 화합물 등)을 발생시킨다.

• 햇볕에 의해 분해되면 포스겐이 생성된다.

【환경오염의 지속시간】

• 환경에서는 비교적 안정적이고 천천히 휘발된다.

• 토양 추정 반감기: (충적토, 홍적토) 4일, (화산재토) 5일

1) 독성

질식작용제의 흡입 독성이 높은 순서는 포스겐·디포스겐 > 클로로피크린 > 염소다.

【사람 중독량】

- 클로로피크린 농도와 임상증상과의 관계[M. J. Ellenhorn et al., "Chapter 68: Pesticides," *Ellenhorn's Medical Toxicology: Diagnosis and Treatment of Human Poisoning*(Baltimore: Williams&Wilkins, 1997), p.1658].

0.3~0.37ppm	눈 통증을 수반하는 눈 자극을 일으킬 가능성이 있다.
4ppm	몇 초간의 노출로, 자극 작용에 의해 움직일 수 없게 된다.
15ppm	1분 이상은 견딜 수 없다.

【사람 추정 치사량】

- 119ppm·30분, 또는 297.6ppm·10분의 흡입만으로 치명적이다.

참고: 규제값, 허용농도 등

- 일본산업위생학회 권고 허용농도(2018년도): 0.1ppm(0.67mg·분/m^3)
- 급성노출 가이드라인 농도(AEGL: Acute Expose Guideline Level)(Interim: 잠정치 2008.05.16)

  대기 중으로 방출된 화학물질의 임계농도. 이 농도를 초과하면 일반 인구 집단의 건강에 영향을 미칠 수 있다.

노출 시간	10분	30분	60분	4시간	8시간
AFGL 1 (불쾌감, 자극 등의 영향, 단, 일과성, 가역적)	0.050ppm	0.050ppm	0.050ppm	0.050ppm	0.050ppm
AEGL 2(불가역적, 위중, 장기적인 건강 영향)	0.15ppm	0.15ppm	0.15ppm	0.15ppm	0.15ppm
AEGL 3(생명을 위협하는 영향이나 사망)	2.0ppm	2.0ppm	1.4ppm	0.79ppm	0.58ppm

후각 역치: 1.1ppm

2) 중독 발현 메커니즘

활성화 할로겐기를 가진 알칼리화제로, SH기와 강하게 결합한다.

(1) 국소작용

- 피부·점막에 강한 자극·부식 작용이 있다.
- 지각신경말단에서 SH기 함유 산소를 억제하고, 동통·눈물흘림을 일으킨다.
- 물에 잘 녹지 않기에, 흡입한 경우 상기도보다는 기관지·세기관지를 장애한다.

(2) 흡수된 클로로피크린에 의한 전신 작용
- 헤모글로빈의 SH기와 반응해 산소운반능을 억제한다.
- 골격근, 특히 늑간근에 대한 직접 작용으로 횡문근융해를 일으킬 가능성이 있다.
(3) 포스겐 생성
- 햇볕에 의해 분해되어 독성이 보다 강한 포스겐(CCl_2O)이 생성될 가능성이 있다.

3) 체내동태
【흡수】
- 흡입으로 잘 흡수된다. 소화관에는 약간 흡수된다.

3. 중독 증상

1) 개요
- 노출 직후 안통, 눈물흘림, 결막 충혈 등의 국소자극 증상이 출현한다. 흡입하면 인두통, 기침, 콧물, 눈물흘림, 구역질, 구토, 두통이 일반적으로 나타난다. 중증에서는 흉통, 호흡곤란, 천명, 천식 발작, 후두경련, 기관지폐렴, 폐부종이 출현할 수 있다. 또 혈압 저하, 졸림 상태, 경련, 간·신장 기능 장애 등이 나타나기도 한다.
- 눈 노출 시, 눈물흘림, 안통을 일으킨다. 심각한 각막 손상을 일으킬 수 있다.
- 피부에 부착하면 수포, 미란, 화학 손상 등을 일으킬 수 있다.
- 경구 섭취한 경우 구역질, 구토, 설사를 동반하는 심각한 위장염, 복통을 일으킨다.

2) 부위별 증상
(1) 호흡기계
- 기침, 객담, 인두통, 복통, 호흡곤란, 천명, 천식 발작, 후두경련, 기관지폐렴, 폐부종, 폐색성 세기관지염을 일으킨다.
(2) 순환기계
- 저혈압이 발생한다.
(3) 신경계
- 두통, 현기증, 기민, 졸림, 운동 실조, 섬유속성연축, 근부전마비, 간질경련, 섬망이 나타난다.

(4) 소화기계

- 구역질, 구토, 상복부 불쾌감, 복통, 설사, 위장염, 식도협착, 식도미란·출혈성궤양, 위궤양, 타액분비항진을 일으킨다.

(5) 기타

- 간 장애(AST, ALT의 가벼운 상승)가 나타난다.
- 비뇨기계: 신장 손상을 일으킨다.
- 피부: 자극, 동통, 화학 손상(1~2도), 접촉 부위의 수포, 미란, 피부염을 일으킨다.
- 눈: 눈물흘림, 안통, 복시, 망막 박리를 수반하는 화학 손상, 눈 경련, 산동, 부종, 결막염을 일으키고, 시력장애가 발생할 수 있다.
- 혈액: 저단백혈증, 빈혈이 나타난다.
- 코: 콧물, 재채기가 나온다.
- 산염기평형: 대사성 산성혈액증을 일으킨다.

4. 치료

1) 개요

- 특이적 해독제·길항제는 없다. 기본 처치를 실시한 후 호흡·순환 관리, 대증치료를 한다.
- 경과관찰: 기침 등의 가벼운 호흡기 자극 증상 이외의 모든 증상이 소실될 때까지 경과를 관찰한다. 지연되어 폐색성세기관지염이나 2차성기도감염을 일으킬 수 있으므로, 주의해 관찰한다.

2) 상세

(1) 흡입의 경우

① 기본적 처치

(a) 제염

○ 환자를 공기가 신선한 장소로 이송한다. 대응자는 2차 피해를 방지하기 위해 개인보호장비(PPE)를 착용한다.

○ 오염된 의복과 신발은 주의해 벗겨서 이중 비닐봉투에 넣어 밀봉하고 유해 폐기물로 처리한다.

○ 기체에 노출된 경우 습식제염 필요성은 낮지만, 클로로피크린의 경우는 오일성 물질의 액

적 부착을 고려해 피부를 비누와 물로 충분히 씻는다. 눈은 온수로 10분 이상 씻는다.

(b) 산소 투여

○ 클로로피크린의 노출이 의심되면 즉시 100% 산소를 투여한다.

○ 호흡부전의 유무를 확인한다. 노출 경로에 관계없이 심폐 정지라도 구강 인공호흡은 결코 실시해서는 안 된다.

② 대증치료

(a) 호흡 관리

○ 기침이나 호흡곤란이 있는 환자는 필요에 따라 기도확보, 산소 투여, 인공호흡 등을 실시한다.

○ 다량 흡입이나 호흡기 증상이 있는 경우 흉부 X선 검사를 시행한다.

○ 지연되어 폐색성세기관지염이나 2차성 기도감염을 일으킬 수 있으므로 주의해 관찰한다.

(2) 눈 노출

① 기본 처치

(a) 즉시 다량의 미지근한 물로 15분 이상 눈을 씻는다. 눈을 비비지 않는다.

② 대증치료

(a) 강한 눈 자극, 각막 손상을 일으킬 가능성이 있으므로, 눈 세척 후 빨리 안과 검진을 받는 것이 바람직하다.

(b) 자극이 계속될 경우 안과용 스테로이드제 또는 국소마취제가 함유된 눈 연고가 필요할 수 있다.

(3) 피부 노출

① 기본 처치

(a) 부착 부위를 비누와 물로 충분히 씻는다. 피부에서 얼마나 빨리 제거하는지가 매우 중요하다.

② 대증치료

(a) 자극감, 동통이 남아 있는 경우 의사의 검진이 필요하다. 피부의 화학 손상이 있는 경우에는 열상에 준하여 치료한다.

(4) 경구 노출

① 기본 처치

(a) 구토

○ 토하게 해서는 안 된다(식도·소화관에 자극·화학 손상을 일으킬 수 있다).

(b) 희석

○ 우유 또는 물로 희석하는 경우 구토의 위험을 높이므로 주의해야 한다. 식도 천공이 의심

되는 경우는 금기다.

(c) 위세척

○ 출혈·천공의 가능성이 있으므로, 유효성에 대해서는 충분한 검토가 필요하다. 실시할 경우 기도확보, 경련 대책, 2차 피해 대책을 세운 후 주의 깊게 실시한다.

② 대증치료

(a) 경련 대책

○ 디아제팜 정맥 주사를 한다.

(b) 저혈압 대책

○ 수액, 승압제, 스테로이드제 등으로 대응한다.

(c) 대사성 산성혈액증

○ 탄산수소나트륨 보정을 통해 보정한다.

(d) 궤양 방지

○ H_2 차단제, 제산제 등을 사용한다.

04-3
질식작용제 3 | 포스겐(CG)

개 요

포스겐은 염소, 클로로피크린, 디포스겐과 마찬가지로 질식작용제로 분류된다. 무색에 목초 또는 건초 냄새가 나는 기체이며, 가압 또는 냉각하면 무색에서 담황색의 액체가 된다. 점막 자극 작용이 강하고, 특히, 흡입 노출에 의해 호흡기(주로 하기도)를 자극해 호흡기 증상이 출현한다. 공기보다 무겁고, 특히 낮은 장소에서는 위험성이 높아진다.

  기침, 숨 막힘, 호흡곤란, 흉부 압박감, 복통이 일반적으로 나타난다. 폐부종이 출현하는 것이 특징이며, 고농도 노출에서는 급격히 출현하지만, 저농도 노출에서는 8~24시간, 때로는 72시간까지 지연될 수도 있다. 특이적 해독제·길항제는 없기 때문에, 치료는 호흡 관리, 폐부종 대책, 감염 대책이 중심이 된다. 2차 피해를 방지하기 위해 미제염 환자나 물품과 직접 접촉하는 대응자는 방호를 게을리 해서는 안 된다(레벨 C 보호장비가 필요).

배 경

1915년 독일군이 염소와 포스겐의 혼합가스를 처음으로 사용했고, 그 후 독일군 및 연합군이 포스겐을 사용했다. 제1차 세계대전에서 화학무기에 의한 사망자의 약 80%가 포스겐에 의한 것이라고 알려져 있다. 구 일본 육군은 1931년 '아오 1호(あお 一号)'로서 무기로 채용하여, 히로시마현 오노시마에서 제조했다. 1985년 2월 베트남군이 타이·캄보디아 국경에서 사용한 로켓탄에서도 포스겐이 검출되었다. 1994년 9월에는 옴진리교 신자 4명이 여성 언론인을 포스겐으로 공격했다.

  포스겐은 이염화카르보닐이라고도 하며, 폴리카보네이트나 폴리우레탄 등의 원료가 되는 매우 중요한 유해 산업화학물질 중 하나다. 1997년에 발효된 「화학무기 금지 조약」의 표 3에 독성화학물질로 지정되어 있다. 일본 국내에서는 「화학무기의 금지 및 특정물질의 제제 등에 관한 법률」에서 제2종 지정물질로 지정되어, 30t을 초과한 제조나 수출입에 대해서는 신고가 필요하다. 2008년 5월 무허가로 포스겐을 제조해 화학무기 금지법 위반(제조 신고 무) 의심으로 경제산업성이 기업을 고발한 사례가 있다.

1. 물성

포스겐(Phosgene)의 CAS 등록번호는 75-44-5이다.

【성상】

● 상온에서 무색의 기체, 가압 또는 냉각하면 무색에서 담황색의 액체가 된다. 목초와 비슷한 냄새가 나며 저농도에서는 곰팡이·건초 냄새, 고농도에서는 자극적인 냄새, 실온에서는 부패한 과일 냄새가 난다.

【구조식】

$$O=C\begin{smallmatrix} Cl \\ \\ Cl \end{smallmatrix}$$ 염화카르보닐

【분자량】 98.9

【비중】 1.4(물 = 1)

【끓는점】 8℃

【녹는점】 -128℃

【증기압】 161.6kPa(20℃)

【상대증기밀도】 3.4(공기 = 1)

【용해성】

● 벤젠, 톨루엔에 잘 녹고 사염화탄소, 아세트산에는 약 20% 용해된다.

【반응성】

● 수분과 반응하면 염산과 이산화탄소로 가수분해된다. 습한 공기에서는 더 천천히 분해된다.

● 열에 의해 일산화탄소와 염소로 분해된다.

【환경오염의 지속시간】

● 지면 오염에 의해 예상되는 유해 작용의 지속시간

기온 10℃, 비·약풍	몇 분
기온 15℃, 맑음·미풍	몇 분
기온 -10℃, 맑음·무풍·적설	15분~1시간

● 토양: 가스상 포스겐은 수분 함량 11%의 토양에 강하게 흡착된다.

　비교적 건조한 토양에는 강하게 흡착되지만, 수분 함량이 높은 토양에서는 휘발하여 이산화탄소와 염산으로 가수분해될 수 있다.

● 수중: 수중에서 유리되면 급속히 휘발하여 상실된다. 동시에 천천히 이산화탄소와 염산으로

가수분해된다.

- 공기: 공기 중에서는 잘 분해되지 않고 광분해되지 않으며, 하이드록시라디칼이나 오존과 같은 반응기와는 반응하지 않는다.

2. 독성, 중독 발현 메커니즘, 체내동태

1) 독성

질식작용제의 흡입 독성이 높은 순서는 포스겐·디포스겐 > 클로로피크린 > 염소이다.

【사람 중독량】

- 흡입 반수 불능량(ICt_{50}): 1,600mg·분/m^3
- 포스겐 농도와 임상증상과의 관계[W. F. Diller, "Pathogenesis of phosgene poisoning," *Toxicol Ind Health*, 1985 Vol.1 No.2(1985), pp.7~15]

  > 1ppm　　　　일부 사람에서 빠르고 얕은 호흡을 동반하는 일시적인 미주신경 반사를 일으킬 가능성이 있다.

  >3ppm　　　　눈이나 상기도에 중간 정도의 자극을 일으킨다.

  ≧ 30ppm·분　기관지까지 도달해 폐부종을 일으킨다(지연되어 나타날 수 있다).

- 포스겐의 악취 역치는 0.5ppm이지만, 후각피로가 생기면 1.5ppm으로 상승할 가능성이 있어 냄새를 통한 노출 여부 확인은 어렵다.
- 염소나 클로로피크린에 비해 상기도나 눈의 자극이 적고, 노출 시간이 길어지기 쉽다.
- 소아는 기도의 직경이 작으므로 성인보다도 감수성이 높다. 그러므로 체중당 분시환기량이 크고 대피 시간도 지연되기 때문에 중증화되기 쉽다.

【사람 추정 치사량】

- 흡입 반수 치사량(LCt_{50}): 3,200mg·분/m^3

참고: 규제값, 허용농도 등

- 일본산업위생학회 권고 허용농도(2018년도): 0.1ppm
- 급성노출 가이드라인 농도(AEGL: Acute Expose Guideline Level)(Final: 설정치)

  대기 중으로 방출된 화학물질의 임계농도. 이 농도를 초과하면 일반 인구 집단의 건강에 영향을 미칠 수 있다.

노출 시간	10분	30분	60분	4시간	8시간
AEGL 1 (불쾌감, 자극 등의 영향, 단, 일과성, 가역적)	NR	NR	NR	NR	NR
AEGL 2(불가역적, 심각, 장기적인 건강 영향)	0.60ppm	0.60ppm	0.30ppm	0.080ppm	0.040ppm
AEGL 3(생명을 위협하는 영향이나 사망)	3.6ppm	1.5ppm	0.75ppm	0.20ppm	0.090ppm

NR: 데이터 불충분으로 권장농도 설정 불가.

2) 중독 발현 메커니즘

조직에 대한 직접 작용으로 조직 손상을 일으킨다(특히 호흡기).

- 호흡기(주로 하기도) 자극 작용: 상기도에서는 잘 분해되지 않고, 자극은 적다.

  세기관지나 폐포에 도달하여 수분과 접촉하면, 가수분해되어 염산이 발생하고, 폐부종, 기관지폐렴, 드물게 폐농양을 일으킨다. 폐모세혈관의 투과성이 항진해 순환혈장량의 30~50%가 폐포 내에서 누출되고, '육상익사(陸上溺死)'의 상태가 되어 혈액농축, 순환장애, 조직저산소를 초래한다.
- 피부·눈 자극 작용: 액화 포스겐이 피부에 부착되면 화학 손상, 눈에 들어가면 각막혼탁을 일으킬 수 있다.

3) 체내동태

【흡수】

- 가스는 기도조직에 침투해 폐에서 약간 흡수된다.

【대사】

- 흡입하면 세기관지, 폐포 등에 침입한 후 수분과 접촉해 서서히 분해되어 염산과 이산화탄소가 발생한다.

3. 중독 증상

1) 개요

일반적으로 노출 직후 몇 시간~24시간에 기침, 숨 가쁨, 호흡곤란, 흉부 압박감, 흉통 등이 출현한다. 초기 증상의 발현은 농도에 의존하고, 지연성의 폐부종 중증도는 농도와 노출 시간의 곱인 총흡입량에 의존한다.

- 매우 적은 소량 노출인 경우 몇 시간~24시간 후에 격렬하게 운동하면 가벼운 숨 막힘이 나타나고, 뒤이어 아주 작은 운동만으로도 숨이 차는 수가 있다.

- 다량 노출은 몇 시간 안에 심한 기침, 호흡곤란, 객담을 동반하는 폐부종이 나타날 수 있다.
- 매우 다량 노출인 경우 드물게 몇 분 안에 후두경련이 나타나고 사망할 수 있다.

2) 부위별 증상

(1) 호흡기계

- \> 3ppm에서는 기침, 숨참, 호흡곤란, 흉부 압박감, 복통 등이 일반적으로 나타난다. < 3ppm 에서는 상기도 자극은 나타나지 않지만, 지연성의 폐부종이 나타날 수 있다.
- 흉부 X선 검사 시 양측의 간질성 음영과 청진상 양측에서 마찰음이 청취된다.
- 빈호흡: 얕은 빈호흡이 나타날 수 있지만 농도와는 무관하며 일관성이 없다.
- 폐부종: 고농도 노출 1~2시간, 중간 정도 노출 4~6시간, 저농도 노출에서는 8~12시간 이내에 흉부 X선 검사에서 폐부종이 확인될 수 있다. 증상 발현이 72시간까지 지연될 수도 있다.
- 만성 폐기종, 만성 기관지염, 기관지 확장증, 폐섬유증을 초래한다.

(2) 순환기계

- 저혈압, 빈맥, 심부전이 출현한다(폐부종의 합병증으로 나타날 수 있다).

(3) 신경계

- 불안, 방향감각 상실, 혼수, 경련이 나타난다.

(4) 소화기계

- (고농도 노출) 구역질, 구토가 나타난다.

(5) 기타

- 비뇨기계: 알부민뇨, 무뇨, 혈뇨를 동반하는 신장 손상이 일어날 수 있다.
- 눈: (가스) > 3ppm: 따끔거림, 눈물흘림(일반적), 결막충혈, 눈꺼풀 경련이 나타난다.
    < 3ppm: 눈 자극 작용은 없다.
  (액체) 눈에 들어가면 강한 자극 작용, 각막혼탁, 천공을 일으킨다.
- 코: > 3ppm: 비강에서 작열감이 나타난다.
    < 3ppm: 비강의 점막 자극 증상은 없지만, 지연되어 강한 작용이 나타날 수 있다.
- 목: 인두부종, 인두개·성대 부종이 나타난다.
    < 3ppm: 인두자극, 인두·구강 내 발적, 흉부 압박감이 나타난다.
- 피부: 액화가스가 피부에 부착하면, 심한 피부 자극, 피부손상, 동상을 일으킨다.
- 혈액: 혈액농축이 출현하며, 모세혈관에서 혈자의 누출에 따라 일어난다. 저산소혈증, 다혈증 이 나타난다.
- 산염기평형: 호흡성 산성혈액증, 호흡성 알칼리성혈액증, 대사성 산성혈액증이 나타난다.

- 예후: 회복 후 후유증은 남지 않지만, 드물게 폐기종, 만성기관지염, 기관지 확장증, 폐섬유증이 남을 수 있다. 장기적인 폐기능 장애로서 반응성기도환자증후군(RADS, reactive airway dysfunction syndrome)을 초래한다는 것이 알려져 있다.

4. 치료

1) 개요

- 기체 포스겐에 노출되어도 피부나 눈에 자극 증상이 없는 환자는 제염 없이 직접 안전구역(콜드존)에 유도해야 한다. 그 외의 피해자나 액적에 오염된 환자는, 일반적으로 다량의 물로 3~5분 제염한다.
- 특이적 해독제·길항제는 없다. 기본 처치를 한 후 호흡·순환 관리, 대증치료를 한다.
- 경과관찰: 노출이 의심되는 경우, 적어도 24시간은 경과를 관찰한다.
  예후를 좌우하는 중요한 인자는 폐부종과 2차 오염으로, 2차 오염을 일으키지 않고 48시간 이상 경과하면 이후에는 개선된다. 단, 폐부종의 발증은 72시간까지 지연될 수 있으므로 주의 깊게 관찰한다.
- 보락(Jonathan Borak)과 딜러(Werner F. Diller)가 제안한 포스겐 흡입 환자의 트리아지[J. Borak and F. Diller Werner, *Journal of Occupational and Environmental Medicine*, Vol.43(2001), pp.110~119].
- 150ppm/min 이상을 흡입한(무증상이라도) 경우와 폐부종이 나타난 경우는 즉시 치료한다.
- 25~150ppm/min을 흡입한 경우, 또는 농도가 불확실한 경우는 8시간 경과를 관찰하고 흉부 X선 검사에서 폐부종의 소견이 없으며 기타 증상도 회복하면 퇴원 가능하다.
- 25ppm/min 이하의 흡입으로 증상이 있는 경우 증상이 회복하면 퇴원 가능하다.
- 농도가 불확실하고 흉부 X선을 검사할 수 없는 경우 증상이 없더라도 24시간 경과를 관찰한다.

2) 상세

(1) 흡입의 경우

① 기본적 처치

(a) 제염

○ 환자를 공기가 신선한 장소로 이송한다. 대응자는 2차 피해를 방지하기 위해 개인보호장비(PPE)를 착용한다.

○ 오염된 의복과 신발은 주의해 벗겨서 이중 비닐봉투에 넣어 밀봉하고 유해 폐기물로 처

리한다.

　　○ 기체 포스겐에 노출되어도 피부나 눈에 자극 증상이 없는 환자는 제염 없이 직접 안전구역(콜드존)에 유도해야 한다. 그 외의 피해자나, 액적에 오염된 환자는 일반적으로 다량의 물로 3~5분 제염한다.

　(b) 산소 투여

　　○ 호흡부전이 나타나지 않았는지 확인한다. 누운 자세에서 호흡이 힘들면, 앉은 자세로 한다.

　　○ 포스겐의 노출이 의심되면 즉시 100% 산소를 투여한다.

　　○ 호흡부전의 유무를 확인한다. 노출 경로에 관계없이 심폐 정지라도 구강 인공호흡은 결코 실시해서는 안 된다.

　(c) 보온, 엄격한 운동 제한과 안정

　　○ 약간의 운동이라도 임상적 잠복기를 짧게 하여, 호흡기 증상을 악화시킨다. 유증상자가 운동하면 급격하게 악화될 수 있으므로 엄격한 운동제한을 강하게 권장한다.

② 대증치료

　(a) 호흡 관리

　　○ 기침이나 호흡곤란이 있는 환자는 동맥로를 확보하고, 필요에 따라서 기도확보, 산소 투여, 인공호흡 등을 실시한다.

　　○ 소아에서 호흡성 천명(stridor)이 심해질 것 같으면, 아드레날린 흡입을 고려한다.

　(b) 폐부종 대책

　　○ 동맥혈가스를 모니터링하는 등 호흡부전의 발생에 주의한다.

　　○ 호흡부전이 진행하는 경우 인공호흡(지속적 양압호흡)이 필요하다.

(2) 눈 노출

　① 기본 처치

　　(a) 다량의 미지근한 물로 15분 이상 눈을 씻는다.

　② 대증치료

　　(a) 자극감이나 동통, 복통, 눈물흘림, 눈부심 등이 남아 있는 경우 안과 진찰이 필요하다.

(3) 피부 노출

　① 기본 처치

　　(a) 부착 부위를 비누와 물로 충분히 씻는다.

　② 대증치료

　　(a) 세척 후에도 자극감이나 통증이 남아 있는 경우 의사 검진이 필요하다. 상기 흡입의 경우에 준하여 치료한다.

04-3
질식작용제 4 | 디포스겐(DP)

개 요

디포스겐은 염소, 클로로피크린, 포스겐과 마찬가지로 질식작용제로 분류된다. 상온에서 무색의 액체이며, 포스겐과 비슷한 갓 베어낸 건초 냄새가 난다. 알칼리물질이나 수분과의 반응, 열상 등에 의해서 분해되어 포스겐이 발생되고, 중독 작용을 나타낸다. 점막 자극 작용이 강하고, 특히 흡입 노출에 의해 호흡기(주로 하기도)를 자극해 호흡기 증상이 출현한다. 공기보다 무겁고, 특히 낮은 장소에서는 위험성이 높아진다.

기침, 숨 막힘, 호흡곤란, 흉부 압박감, 복통이 일반적으로 나타난다. 폐부종이 출현하는 것이 특징이며, 고농도 노출에서는 급격히 출현하지만 저농도 노출에서는 8~24시간, 때로는 72시간까지 지연될 수도 있다. 특이적 해독제·길항제는 없기 때문에 치료는 호흡 관리, 폐부종 대책, 감염 대책이 중심이 된다. 2차 피해를 방지하기 위해 미제염 환자나 물품과 직접 접촉하는 대응자는 방호를 게을리 해서는 안 된다(레벨 C 보호장비가 필요).

배 경

제1차 세계대전 중 독일군은 화학무기(질식가스)로 처음에 염소를 사용했지만, 염소용 방독마스크가 개발되었기 때문에 당시의 가스마스크가 막을 수 없는 독가스로서 포스겐으로 선환했나. 디포스겐은 포스겐 대응의 가스마스크 필터를 파괴하기 위해 클로로포름를 첨가하여 합성한 것으로, 처음 포스겐이 사용된 지 몇 달 후에 화학무기로 개발되었다. 전쟁터에서는 1916년에 처음 사용되었다.

또한 디포스겐은 1997년에 발효된 「화학무기 금지 조약」의 대상은 아니고, 일본 국내의 「화학무기의 금지 및 특정물질의 규제 등에 관한 법률」에서도, 특정 물질이나 지정물질에 지정되어 있지 않다.

1. 물성

디포스겐(Diphosgene)의 CAS 등록번호는 503-38-8이다.

【성상】

• 상온에서 무색의 액체이며, 포스겐과 비슷한 갓 베어낸 건초 냄새, 자극 냄새가 난다.

【구조식】

클로로포름산 트리클로로메틸

【분자량】 197.83

【밀도】 1.6g/cm^3

【끓는점】 128℃ (760mmHg), 상온에서 액체

【녹는점】 -57℃

【증기압】 1.3kPa(20℃)

【상대증기밀도】 6.83(공기 = 1)

【용해성】

• 물에 불용, 알코올에 약간 녹는다. 에테르에 매우 잘 녹는다.

【반응성】

• 실온에서 안정적이다.

• 가열(약 300℃)하면 분해되어, 포스겐·염소를 포함하는 유독의 부식성 품이 발생한다.

• 다공성 물질, 활성탄, 알칼리성 물질, 온수 등에 분해되어 포스겐을 생성한다. 물에서 분해된다.

2. 독성, 중독 발현 메커니즘, 체내동태

1) 독성

• 분해되어 포스겐을 생성한다.

• 질식작용제의 흡입 독성이 높은 순서는 포스겐·디포스겐 > 클로로피크린 > 염소이다.

• 흡입, 경구 섭취 모두 매우 독성이 강하고, 조직에 강한 자극성이 있다.

【사람 중독량】

• 흡입 반수 불능량(ICt$_{50}$): (포스겐으로서) 1,600mg·분/m^3

【사람 추정 치사량】

• 흡입 반수 치사량(LCt$_{50}$): (포스겐으로서) 3,200mg·분/m^3

2) 중독 발현 메커니즘

- 분해되어 포스겐을 생성하고 중독 작용을 나타낸다.

3) 체내동태

- 분해되어 포스겐을 생성한다.

3. 중독 증상

- 다량 노출에서는 보통 폐부종이 출현한다.
- 눈 자극, 상기도 자극, 노출 부위에 화학 손상을 일으킨다. 포스겐보다 눈물흘림이 강하며, 눈 자극은 노출이 없어진 후에도 잠시 지속된다.
- 자세한 것은 04-3장 질식작용제 3 '포스겐(CG)' 710쪽 참조

4. 치료

- 특이적 해독제·길항제는 없다. 기본 처치를 한 후, 호흡·순환 관리, 대증치료를 한다.
- 자세한 것은 04-3장 질식작용제 3 '포스겐(CG)' 710쪽 참조

04-4
수포작용제 1 | 머스터드 가스(H, HD)

개 요

머스터드 가스는 황 원자를 함유하는 황 머스터드(설퍼 머스터드)류의 대표적인 물질로, 질소 원자를 함유하는 질소 머스터드나 루이사이트와 마찬가지로 수포작용제로 분류된다. 정제 머스터드(코드명: HD)와 정제되지 않은 조제 머스터드(코드명: H)가 있고, 조제 머스터드는 20~30%의 불순물(대부분 황)을 함유한다. 겨자 또는 마늘과 비슷한 특유의 악취를 가진다.

　피부, 눈 및 호흡기에 작용하고, 접촉 부위에 수포가 생긴다. 눈 점막, 피부, 흡입 노출, 경구 섭취에 의해 접촉 부위의 동통, 각막염이나 결막염, 피부 홍반, 수포가 나타나고, 기도가 장애를 받으면 사망할 수도 있다. 동통이나 수포는 노출 직후에 출현하는 루이사이트와 달리 지연되어 나타나므로, 증상이 나타날 때까지 노출을 알아채지 못하고 대응이 늦어져 중증화되기 쉽다. 다량 노출에서는 흥분, 경련, 불면 등의 중추신경 증상, 골수 제어에 의한 범혈구감소 등 전신증상이 나타날 가능성이 있다. 장기 예후 조사에서 합병증이 많이 보고되었고 발암성도 있다.

　조직 장애를 일으키기 전에 신속하게 제염하는 것이 중요하다. 특이적인 해독제는 없고 대증치료가 중심이 된다. 2차 피해를 방지하기 위해 미제염 환자나 물품과 직접 접촉하는 대응자는 방호를 게을리 해서는 안 된다(레벨 C 보호장비가 필요).

배 경

무기로서 생산되는 머스터드류의 대부분은 황 머스터드류이다. 일반적으로 황 머스터드라고 하면 머스터드 가스를 가리키며, 그 밖에 세스키 머스터드[1,2-bis(2-Chloroethylthio) ethane, 코드명: Q]와 O-머스터드[bis(2-Chloroethylthioethyl)ether, 코드명: T]가 있다.

　머스터드 가스는, 1859년 독일의 니만이 합성했다. 제1차 세계대전 당시 이프르 전투에서 독일군이 처음 사용했다고 하여, 이페리트(Yperite)라고 명명하기도 한다. 제2차 세계대전에서는 실전에 사용되지 않았지만, 1943년 독일군이 침몰시킨 미해군운송선 'SS 존 하비(SS John Harvey)'에는 다량의 머스터드 폭탄이 실려 있었고, 누출된 머스터드가 운송선에서 흘러나온 기름과 섞여, 구조된 연합군 병사들은 다량의 머스터드에 노출되었다. 또 제2차 세계대전 중 다량으로 제조·저장된 머스터드가 해양에 폐기되어, 어부 등이 노출되는 사고가 발생했다.

구 일본 육군은, 1931년 「기 1호 갑·을」, 1936년 「기 1호 병」의 명칭으로, 히로시마현 오쿠노시마에서 무기로 다량 생산했다. 한편, 구 일본해군은, 「3호 특약 갑」의 명칭으로, 사가미 해군공창에서 제조했다. 2002년, 사가미 해군공창 흔적지의 공사현장에서, 지반 절삭 공사 중, 오래된 맥주병 몇 개가 깨어진 채 발견되었고, 다음 날, 6명에서 수포와 발적이 나타났다. 그중 5명은 인두 증상의 완화와 재발이 계속되었고, 또 1명은 발병 후 8개월 후에도 피부 흉터부에 동통이 남아 있었다.

1984년, 이란·이라크 전쟁에서 이란군이 사용했고, 또 2015년 8월에는 ISIS가 이라크에서 사용한 것으로 의심받았다. 현재, 미국에서는 제조되고 있지 않지만, 몇 개국은 다량으로 보유하고 있고, 사고 또는 의도적 사용에 의한 위험성이 우려된다. 알킬화 작용제로서 생물 실험에 사용될 수가 있다.

또한, 머스터드 가스는, 1997년에 발효된 「화학무기 금지 조약」의 표 1에, 독성물질로 지정되어 있다. 일본 국내에서는 「화학무기의 금지 및 특정물질의 제제 등에 관한 법률」에서, 특정물질로 지정되어, 제조, 소지, 양도 및 양수가 금지되었다.

1. 물성

머스터드 가스(Mustard gas) CAS 등록번호: 505-60-2

【성상】
- 정제 머스터드(HD)는 무색의 오일성 액체이며, 악취는 적다. 조제 머스터드(H)는 불순물을 함유하고 초콜릿 스프레드 형태로 표현되는 황색에서 암갈색을 띠는 액체이며, 겨자 또는 마늘과 비슷한 특유의 악취를 가진다. 인체뿐만 아니라 고무, 가죽, 나무 등에도 투과성이 높다.

【구조식】

$Cl-CH_2-CH_2-S-CH_2-CH_2-Cl$ 비스(2-클로로에틸)설파이드

【분자량】 159.08

【밀도】 1.24~1.27g/mL(20℃)

【끓는점】 217.5℃

【녹는점】 14.5℃

【증기압】 14.7Pa(25℃)

【상대증기밀도】 5.4(공기 = 1)

【용해성】
- 난용성으로, 물 1L에 609mg이 녹는다(25℃).
- 유지, 가솔린, 등유, 아세톤, 알코올에 잘 녹는다.

【반응성】

• 물에서 서서히 가수분해되어 염산과 티오글리콜을 생성한다.

• 강한 산화제, 예를 들면 염소산나트륨에 의해 빠르게 산화되어 수포 작용이 없는 설폭사이드 가 된다.

• 산과의 접촉, 가열에 의해 분해되어 유독한 황산화물, 염화수소의 품이 발생한다.

【환경오염의 지속시간】

　환경에서는 지속성이 있으며, 땅속에 다량으로 묻었을 경우 몇 십 년도 잔존할 가능성이 있다.

• 대기 중에서는 증기가 광화학적으로 분해되어 반감기는 2일로 추정된다.

• 지면 오염에 의해 예상되는 유해 작용의 지속시간은 다음과 같다.

기온 25℃	30~50시간
기온 15℃ , 맑음·미풍	2~7일
기온 10℃ , 비·약풍	12~48시간
기온 0℃	50~92일
기온 -10℃ , 맑음·무풍·적설	2~8주

• 토양 상층 10cm에 71ppm으로 균일하게 존재하면 소실까지 1.8년이 소요된다고 추정된다.

• 물에 난용이기 때문에, 물에서의 분해속도는 용해의 정도(머스터드 표면적, 유속, 온도 등에 따라 다르다)에 영향을 받는다. 수온이 14.5℃ 이하이면 고체가 되며, 용해는 몇 개월~몇 년도 걸린다. 용해 후는 급속히 가수분해되어 반감기는 25℃에서 4~8분 정도다. 염수에서는 가수분해가 지연되고, 바닷물에서 용해된 머스터드의 분해 반감기는 15분(25℃)~175분(5℃)이다.

2. 독성, 중독 발현 메커니즘, 체내동태

1) 독성

• 피부 노출은 약 10μg에서도 수포가 생길 수 있다.

• 악취를 조금 감지하는 농도라도 1시간 노출하면 결막염이 생긴다.

• 산과 접촉하거나 가열하거나 하면 분해되어 유독한 황산화물, 염화수소 품을 유리해 중독을 일으킬 수도 있다.

【노출량과 중독 증상】

노출 부위	노출량(mg·분/m^3)	증상 발현 시간	임상증상
피부	> 200	4~8시간	홍반, 소양, 지각과민
	1,000~2,000	3~6시간	홍반, 수포 형성
	10,000	1~3시간	홍반
눈	< 12	몇 시간~며칠	발적
	50~100	4~12시간	결막염, 이물감, 눈물흘림, 눈부심
	200	3~12시간	각막혼탁(궤양), 눈꺼풀 부종, 눈부심
호흡기	33~70	12시간~2일	코 점막 자극
	133~600	4~6시간	상기도: 인두통, 콧물, 쉰소리 하기도: 기침, 발열
	1,000~1,500	4~6시간	기도부종, 폐렴, ARDS

자료: W. J. Smith et al.), *Archives of Dermatological Research*, Vol.127(1991), pp.1207~1213.

【사람 중독량】

• 눈: 반수 불능량(ICt$_{50}$): 200mg·분/m^3(증기 노출에 의한 눈 장애)

【사람 추정 치사량】

• 경피 반수 치사량(LD$_{50}$): 20mg/kg

• 흡입 반수 치사량(LCt$_{50}$): 1,700mg·분/m^3

• 경구 반수 치사량(LD$_{50}$): 0.7mg/kg

참고: 규제값, 허용농도 등

• 급성노출 가이드라인 농도(AEGL: Acute Expose Guideline Level)(Final: 설정치)

대기 중으로 방출된 화학물질의 임계농도. 이 농도를 초과하면 일반 인구 집단의 건강에 영향을 미칠 수 있다.

노출 시간	10분	30분	60분	4시간	8시간
AEGL 1 (불쾌감, 자극 등의 영향, 단, 일과성, 가역적)	0.060ppm [0.40mg/m^3]	0.020ppm [0.13mg/m^3]	0.010ppm [0.067mg/m^3]	0.0030ppm [0.017mg/m^3]	0.0010ppm [0.0083mg/m^3]
AEGL 2 (불가역적, 위중, 장기적인 건강 영향)	0.090ppm [0.60mg/m^3]	0.030ppm [0.20mg/m^3]	0.020ppm [0.10mg/m^3]	0.0040ppm [0.0025mg/m^3]	0.0020ppm [0.0013mg/m^3]
AEGL 3 (생명을 위협하는 영향이나 사망)	0.59ppm [3.9mg/m^3]	0.41ppm [2.7mg/m^3]	0.32ppm [2.1mg/m^3]	0.080ppm [0.53mg/m^3]	0.040ppm [0.27mg/m^3]

• 악취 역치: 0.015mg/m^3

중독 농도에서는 악취를 감지할 수 있지만, 훈련을 받지 않으면 알아차리지 못할 수도 있다.

【발암성】

• IARC에 의한 발암성 분류: 그룹 1(2012년 사람에 대한 발암성과 관련된 충분한 증거가 나왔다), 제1차 세계대전기의 노출자나 제2차 세계대전 중 공장에서 노출된 근로자에게서 폐암 발생율 증가가 확인되었다.

2) 중독 발현 메커니즘

(1) 수포 작용

접촉 부위에 조직 장애를 일으킨다.

• 피부가 주요 표적으로, 상피와 진피 사이의 세포를 장애하여 수포를 형성한다. 기도, 눈에서 미란이 발생하지만, 수포는 형성하지 않는다.

• 생체와 반응한 머스터드는 몇 분 후면 접촉 부위나 수포 중의 체액에서 검출되지 않으며, 수포 중의 액체는 미란 작용이 없다.

(2) 세포분열이 왕성한 세포, 조직(기저세포, 점막상피, 골수간세포 등)의 장애작용

• 골수 제어와 중추신경 독성, 소화관 독성, 가벼운 콜린작용이 나타난다.

• 유전자 손상에 의한 발암성이 있다.

• 작용 메커니즘에 대해서는, 생체 내에서 반응이 높고 세포 레벨에서 단백질이나 핵산 등의 생체고분자의 SH기나 NH_2기를 알킬화해 독성이 발현하는 것으로 알려져 있지만, 알킬화가 노출 후 3~5분으로 빠르게 일어나는 데 반해, 동통이나 수포가 발병할 때까지 잠복 시간이 있으며 알킬화만으로는 설명이 불가능하여 충분히 밝혀지지 않았다.

(3) 기타

• 산과 접촉하거나 가열하면 분해되어 유독한 황산화물, 염화수소 퓸을 유리해 중독을 일으킬 수도 있다.

3) 체내동태

【흡수】

• 흡입, 피부, 결막, 소화관에서 흡수된다.

• 피부 노출량의 20%는 피부에서 흡수된다.

【분포】

• 주로 지방조직에 분포한다. 부검 사례에서 조직 내 농도는 지방 > 피부(피하지방 포함) > 뇌 > 근육 > 간장 > 골수 > 췌장 > 폐의 순으로 높았다.

• 분포용량(시궁쥐): 74.4L/kg

【배출】

• 주로 대사물의 티오글리콜로서 소변을 통해 배출된다. 티오글리콜의 소변 중 반감기(사람)는 1.18일이며, 노출 12일 후에도 소변에서 검출된 사례가 있다.

3. 중독 증상

1) 개요

접촉 시에는 통증이 생기지 않지만 눈 점막, 피부, 흡입, 경구 섭취 모든 경로에서, 접촉 부위에 조직 장애와 전신증상이 지연되어 나타난다. 증상이 출현할 때까지 알아차리지 못해 대응이 늦어질 수 있다. 따라서 노출 직후 통증이 나타나는 루이사이트나 포스겐 옥심보다 중증화되기 쉽다.

• 눈, 피부, 호흡기 등의 접촉 부위의 동통 이외 각막염이나 결막염, 피부 홍반과 수포가 나타난다. 흡입하면 기도가 장애받아 사망할 가능성이 있다. 다량 노출은 흥분, 경련, 불면 등의 중추신경 증상, 골수 제어에 의한 범혈구 감소 등의 전신증상이 나타날 가능성이 있다.

• 피부 노출 시: 가스 또는 액체에 노출되면 보통 소양성 발진이 4~8시간 이내에 나타나고, 그 후 2~18시간 후에 수포가 형성되어 괴사한다. 피부에 대한 작용은 고온다습 환경에서 증강되어 겨드랑이나 사타구니에 증상이 나타나기 쉽다. 증상의 발현은 24시간까지 지연될 수도 있어 증상이 나타날 때까지 알아차리지 못할 수 있다.

• 눈 점막 노출 시: 눈은 가장 민감한 표적 상기이며, 노출되면 극심한 결막통, 종창, 눈물흘림, 눈꺼풀 경련, 눈부심을 일으킨다. 이러한 증상은 보통 1시간 이상 나타나지 않지만, 각막 자극 증상은 몇 분 후부터 나타날 수 있다.

• 흡입 노출 시: 노출 후 몇 시간 안에 상기도·하기도에서 용량 의존성의 염증이 나타나고, 며칠에 걸쳐서 진행한다. 비강의 작열감, 코막힘, 콧피, 부비강 통증, 인두염, 미각 및 후각 상실, 기침, 천명, 호흡곤란 외 괴사한 조직 조각에 의한 기도폐색(물리적 질식)도 나타날 수 있다.

• 전신증상: 치사량을 초과하는 노출에서는 중추신경계의 흥분, 경련, 중증의 기도장애가 나타나 조기에 사망한다.

• 이란군인 94명 데이터에 의한 증상의 출현 빈도는, 결막염(94%), 피부발적(86%), 기침(86%), 색소침착(82%), 시야 흐림(80%), 눈부심(72%), 수포(69%), 호흡곤란(45%)이었다.

• 사인: 호흡부전 또는 골수 제어에 의한 감염증이 합병하는 호흡부전이 많다(노출 후 5~10일). 제1차 세계대전 시 머스터드 노출에 의한 사망률은 2~3%였으며, 이란·이라크 전쟁에서는

3~4%로 보고되었다. 조기 사망의 원인은 대부분 호흡부전에 의한 것이다.

- 진단: 소방이나 경찰의 검지 결과와 임상증상에 모순이 없는지 확인이 필요하다.

  수포작용제 중독에 대한 특이적인 진단법은 없다. 현실적으로는 눈이나 피부 자극 증상, 안통, 눈물흘림, 눈꺼풀 발적·부종, 피부장애(홍반, 미란, 수포, 괴사), 콧물, 재채기, 쉰소리, 건성기침, 숨참, 호흡곤란 등의 임상증상이 수포작용제 노출을 추정하는 근거가 된다.

  노출이 불확실한 경우 신체에 부착된 잔여 약제의 분석, 머스터드 가스의 경우는 소변의 분해물(티오글리콜) 검출이 진단에 유용하다.

2) 부위별 증상

(1) 피부

- 증기 노출은 보통 1~2도, 액체 노출은 3도의 화학 손상이 발생한다. 회음부, 겨드랑이, 경부 등, 따뜻하고, 습기가 차는 부위의 피부는 장애를 받기 쉽다.

- 처음에 홍반이 출현하며, 홍반부위는 지각과민, 가벼운 작열감, 부종을 동반한다. 표피하층의 액상화 괴사가 진행하여, 삼출액이 저류하여 수포를 형성하다. 수포 내 삼출액은 24시간 후에는 응고되어, 배출를 방해하고 치유를 지연시킨다.

- 조직학적 변화는 노출 후 3~6시간에서 시작되고, 기저의 유극세포(케라티노사이트)의 핵농축, 기저세포의 변성, 세포 내·외 공포(空胞)형성, 기저세포층의 괴사, 표피의 박리로 진행된다. 두드러기가 생기고, 색소침착, 낙설을 남긴다.

- 이란·이라크 전쟁에서 노출된 소아에서는, 성인보다 피부장애가 나타나는 시간이 빨랐고, 증상도 더 중증이었다.

- 피부 손상의 평가

- 경증: 노출 후 2~24시간 안에 홍반이 나타난다.

- 중증: 노출 후 2~24시간 안에 홍반과 수포가 나타난다.

(2) 눈

- 보통 30분~3시간(24시간 이내)에서 심한 결막염, 종창, 눈물흘림, 눈꺼풀 경련, 눈부심 등이나타난다.

- 각막 문지럼이나 궤양 등의 각막장애가 나타난 경우 그 정도에 따라 이물감, 자극, 눈물흘림, 눈부심, 흐린 시야, 눈꺼풀 경련, 눈꺼풀 부종 등의 증상이 몇 개월에 걸쳐서 완쾌, 재발을 되풀이한다. 중증에서는 실명에 이른다. 궤양이나 변질된 장애 부위의 각막염이 40년에 걸쳐서 재발할 수 있다.

- 머스터드의 콜린작용에 의해 축동을 초래한다.

• 눈 손상의 평가

경증: 노출 후 4~12시간 안에 눈물흘림, 소양감, 작열감, 이물질감이 나타난다.

중경증: 노출 후 3~6시간 안에 경증의 증상과 함께, 발적, 눈꺼풀 종창, 동통이 나타난다.

중증: 노출 후 1~2시간 안에 현저한 눈꺼풀 종창, 무거운 동통, 각막장애가 나타난다.

(3) 호흡기계

• 콧물, 코피, 재채기, 쉰소리, 건성기침, 호흡곤란, 기침을 일으킨다. 장애는 노출량에 따라서 상기도에서 하기도 심부까지 진행한다. 인두염의 증상이 1~2일 계속되어 기관지염으로 이동한다.

• 호흡기 손상의 평가

경증: 노출 후 6~24시간 안에 콧물, 재채기, 코피, 쉰소리, 건성기침이 나타난다. 증상 1~2주에서 치유되지만, 기침은 1개월 이상 계속될 수도 있다.

중증: 노출 후 2~6시간 안에 심한 기침, 경증~중증의 호흡곤란이 나타난다. 폐부종, 무기폐에 2차 감염으로 기관지폐렴이 합병증으로 나타나고, 발열 및 객담의 증가와 함께 저산소혈증이 출현한다. 폐부종으로 사망할 수도 있다.

(4) 순환기계

• 심실 블록 등의 부정맥이나 심정지가 나타날 수 있다.

(5) 신경계

• 불면, 우울, 근력저하, 두통, 현기증, 권태감, 졸림, 경련, 혼수 증상이 발생한다.

(6) 소화기계

• 고농도 노출(1,000mg·분/m^3 이상), 또는 오연된 음식물의 섭취나 타액의 연하로 인해 위장장애가 발생한다. 경구 섭취한 경우 구역질, 구토, 소화관 출혈, 설사, 복통, 소화관 전체에 부종이 일어나고, 천공도 발생할 수 있다. 일과성 트랜스아밀라제, LDH의 상승이 나타날 수 있다.

• 구역질, 구토는 일반적인 증상이며, 노출 후 몇 시간 이내에 첫 번째 병변이 밝혀질 무렵에 나타나고, 일과성으로 중증은 아니다. 며칠 후에 나타나는 구역질, 구토는 아마도 머스터드의 세포장애 작용에 의한 소화관 점막 손상에 기인한 것이다.

(7) 혈액

• 고농도 노출(1,000mg·분/m^3 이상)에 의해 골수 제어가 발생한다. 고농도 노출에 의한 암화 및 골수 제어 등의 이유로 radiation mimetic(방사선과 유사한) 라고 표현된다.

• 골수나 림프조직의 형성부전으로 인한 범혈구감소증이나 림프구감소성을 일으킨다. 백혈구 증대 후, 3~5일 후부터 백혈구가 감소하고, 약 10일 후에는 최저치가 된다. 백혈구 수 500mm^3 이하는 예후 불량이다. 혈소판감소성자반병이 될 수 있다. 적혈구 감소는 드물다.

3) 예후

(1) 이란의 머스터드 피해자 보고

장기 예후 조사: 이란·이라크전쟁에서 노출 16~20년 후의 퇴역군인 40명(평균연령 43.8±9.8세)에 대한 조사에서 다음과 같은 합병증이 나타났다[Mahdi Balali-Mood et al., *Fundamental & Clinical Pharmacology*, Vol.19(2005), pp.713~721].

- 피부: 35명에서 발현. 소양감 65%, 색소침착증 55%, 홍반성구진 42.5%, 피부건조 40%, 다발성 체리상 혈관종 37.5%, 위축 27.5%, 색소탈실증 25%, 작열감 20%, 탈모 10%, 습집 7.5%, 비후성 반흔 2.5%

- 눈: 35명이 자각증상 호소. 소양감 42.5%, 작열감 37.5%, 분 부심 30%, 눈물흘림 27.5%, 독해곤란 10%, 충혈 10%, 안통 2.5%, 이물질감 2.5%. 또 검진소견으로, 만성결막염이 17.5%, 각막녹 주위 색소침착 17.5%, 혈관 15%, 각막벽후감소 15%, 각막녹허혈 12.5%, 각막혼탁 10%, 각막출혈신생 7.5%, 각막상피성결함 5%

- 호흡기계: 40명 전원. 기침 100%, 가래 100%, 호흡곤란 85%, 객혈 60%, 천명 95%, 악설음 50%, 협착음 10%, 경중의 저산소혈증 67.5%. 중경중의 저산소혈증 27.5%

- 신경계: 40명 전원. 발현율은, 운동신경 장애가 왼쪽 경골신경 37.5%, 오른쪽 경골신경 35%, 왼쪽 비골신경 12.5%, 오른쪽 비골신경 20%. 감각신경 장애는 왼쪽 경골신경 75%, 오른쪽 비골신경 72.5%였다.

- 면역: WBC, RBC, 적혈구용적, IgM, 보체 C3 수치 상승. 단구와 CD3+ 림프구(성숙T 림프구 총수)의 비율(%) 현저한 증가, CD16+56 양성세포(NK세포)의 비율(%)의 현저한 저하. WBC 수치 상승은 만성 기관지 감염증에 의한 것으로, 적혈구 수 증가와 적혈구용적 수치의 상승은 기관지 장애에 의한 2차적으로 야기된 만성 저산소증에 의한 것으로 생각된다.

(2) 기타 정보

- 머스터드 생산 공장 근로자의 폐암(편평상피암, 미분화암이 다수) 발생이나, 혈액검사에서 염색체 이상이 많이 나타났다.

- 2002년, 사가미 해군공장 흔적지에서 지반 절삭 공사 중 오래된 맥주병 몇 개가 깨어진 채 발견된 사고에서, 병 속의 액체에서 머스터드 가스, 루이사이트, 클로로아세토페논이 검출되었다. 절삭 작업자 6명 중 5명은 1주일에서 1개월에 걸쳐서 인두 증상이 계속되었고, 그 후 인두통, 인두 발적이 완화와 재발이 계속되었다. 또 1명은 발병 후 8개월 후에도 피부 흉터부에 동통이 남아 있었고, 피부병변의 염색체 이상이 확인되었다.

4. 치료

1) 개요

현재 머스터드 노출 환자에 대한 명확한 치료 프로토콜은 없다.

- 노출 후 빨리(1~2분 이내가 바람직하다) 제염하는 것이 조직 장애를 경감하는 유일한 방법이며, 조직 장애를 일으키기 전에 신속하게 제염하는 것이 중요하다. 다량의 물로 비누를 사용해 세정한다(세정할 물이 부족하면, 오염을 확대시킬 뿐이다).

- 특이적인 치료제는 없고, 대증치료(호흡·순환 관리, 감염관리, 골수 제어 대응)가 중심이 된다.

- 치유까지는 장시간이 소요되며, 다른 비슷한 정도의 물리적, 화학적 손상보다 중증화하기 쉽고 감염되기 쉬우므로 감염관리가 중요하다. 열상보다 체액의 손실이 적으므로 과잉 수액을 하지 않도록 주의한다.

- 혈액정화법에 의한 머스터드 가스 제거는 이론적인 근거가 부족하고, 백혈구 감소증 등의 면역기능이 저하한 환자는 출혈이나 2차 감염의 위험이 있으므로 적용해서는 안 된다.

- 머스터드 가스 노출 시의 치료 우선도: 중증일수록 심각한 증상이 빨리 출현하지만, 12시간 정도 지연될 수도 있다. 출현 증상뿐만 아니라, 출현 시간도 고려해 전신 상태를 평가한다[Agency for Toxic Substances and Disease Registry(ATSDR): Medical Management Guideline for Blister Agents: Sulfur Mustard Agent H or HD. https://www.atsdr.cdc.gov/MMG/MMG.asp?id=924&tid=191].

최우선군 (중증도: 적 태그)	• 노출 후 4시간 이내. 하기도 증상(호흡곤란), 액체의 노출에 의한 신체 표면적의 50% 이상에 미치는 피부병변을 확인
긴급군 (중증: 적 태그)	• 노출 4~12시간 후, 하기도 증상(호흡곤란)을 확인
준 긴급군 (중경증: 황 태그)	• 노출 후 4시간 이상 경과, 눈 증상(매우 강한 통증, 시력장애), 액체 노출애 의한 신체 표면적의 2~50%에 미치는 광범위한 피부 증상(홍반, 수포), 증기 노출의 경우는, 신체 표면의 화학 손상을 확인 • 노출 후 12시간 이상 경과, 하기도 증상(가래를 동반하는 기침, 호흡곤란)을 확인
비 긴급군 (경증: 녹 태그)	• 노출 후 4시간 이상 경과, 시력장애가 없는 가벼운 눈 증상(눈 자극, 가벼운 결막염). 구강·비강 주위나 음부를 제외한 영역에서 신체 표면적의 2% 미만의 피부병변(홍반, 수포). 가벼운 상기도 자극 증상(기침, 목 통증)을 확인
치료대상 외 (매우 경증·증상 없음: 백 태그)	• 무증상

• 기타

① 오염된 의복과 신발은 주의해 벗겨서 이중 비닐봉투에 넣어 밀봉하고 유해 폐기물로 처리한다.

② 혈액이나 소변 검체, 구토물이나 흡입한 위 내용물, 환자의 몸에 남아 있는 폭탄 등 이물질, 제염 폐액 등은 확정 진단뿐만 아니라 검사 시에도 중요하므로, 가능한 한 검체의 확보와 보존에 힘쓴다.

③ 노출 부위나 수포 안의 체액에 접촉해도 장애가 발생하지 않는다(머스터드는 생체와 반응하면 몇 분 이내에 활성을 소실하기 때문).

2) 상세

(1) 피부 노출의 경우

① 기본적 처지

(a) 제염

○ 공기가 신선한 장소로 이송한다.

○ 대응자는 2차 피해를 방지하기 위해 개인보호장비(PPE)를 착용한다.

○ 액적의 부착이 의심되는 경우 신발을 포함한 모든 의류를 탈의하고, 피부나 모발을 즉시 비누와 다량의 물로 세정한다. 확실히 증기에만 노출된 경우는 겉옷과 신발을 벗고, 노출부의 피부와 모발을 즉시 비누와 다량의 물로 세정한다. 습식제염이 불가능한 경우에는 제품화된 피부 제염제(RSDL: Reactive Skin Decontamination Lotion 등) 구입이 가능하면 닦아내기 제염으로 대용할 수 있다.

○ 이전에는 차아염소산염 100~500ppm(0.01~0.05%) 액을 사용한 제염이 권장되었으나, 농도 조절에 실수가 있을 수 있고 피부가 거칠어질 수 있기 때문에(생체 방어로서의 피부 장벽의 파탄을 의미) 최근에는 권장하지 않는다.

○ 오염된 의복과 신발은 주의해 벗겨서 이중 비닐봉투에 넣어 밀봉하고 유해 폐기물로 처리한다.

(b) 경과관찰

○ 증상이 있는 환자는 모든 증상이 개선될 때까지 경과를 관찰한다. 증상이 없는 환자도 잠복기간을 고려해 적어도 8시간은 경과관찰이 필요하다.

② 대증치료

(a) 열상에 준하여 치료한다. 열상보다 체액의 손실은 적으므로 과잉수액은 하지 않도록 한다.

(b) 수포 피막은 가능한 한 보존한다. 수포 피막이 찢어진 경우 생리식염수로 세정하고 도포한

다. 수포 안의 액체는 미란 작용을 하지 않는다.

(2) 눈 노출

① 기본적 처지

(a) 제염: 즉시 다량의 물로 15분 이상 눈을 씻는다.

② 대증치료

(a) 결막염: 항생제 연고, 스테로이드 연고(노출 후 24시간 이내에 사용하면 효과가 있다는 의견 있음)를 도포한다. 시판의 점안액(인공눈물)도 자극과 결막염을 경감한다.

(b) 안통: 통증이 강하므로 마약성 진통제의 전신 투여가 필요할 수 있다. 국소 마취제 사용은 각막 손상을 악화시킬 우려가 있으므로, 초진 시의 검사(세극등 및 시력검사 포함)에 한정된다.

(c) 눈부심·눈꺼풀 경련: 1% 아트로핀황산염 점안액을 점안(1일 수 회)하며, 눈부심이 강한 경우는 어두운 방에 있거나 선글라스를 사용한다. 안대는 압박으로 인해 눈꺼풀을 유착할 수 있으므로 사용하지 않는다.

(d) 각막혼탁: 각막이식이 요구된다.

(3) 흡입의 경우

① 기본적 처지

(a) 제염: 피부 노출의 경우에 준한다.

(b) 호흡부전 확인

(c) 전신증상 확인: 전신증상이 출현하지 않는지 주의 깊게 관찰한다.

② 대증치료

(a) 필요에 따라 전신 관리(호흡·순환기능 관리)를 실시한다. 호흡기 증상이 조기에 나타난 증례는 중증이므로 기관삽관·호흡 관리가 필요하다.

(b) 화학성 폐렴에 대한 2차 오염 대책, 골수 제어 대책(G-CSF, 혈액간세포 이식)이 필요하다.

(c) 스테로이드제 투여는 폐 병변의 진행을 제어한다.

(4) 경구의 경우

① 기본적 처지

(a) 구토: 구토는 금기다.

(b) 위 내용물 흡입·세척

○ 경구 섭취 후 30분 이내로 치명적인 증상이 예상되는 경우 접촉 시간 단축에 의한 조직 장애 경감, 흡입에 의한 전신증상 방지를 목적으로 조기에 시행하는 것을 고려한다. 경련 대책을 세운 후 소화관 천공이나 출혈에 주의해 부드러운 경비위관을 주의 깊게 삽입하여 위 내용물을 흡입한다.

(c) 활성탄·설사약 투여

　　○ 유효성은 불확실하지만, 치명적인 증상이 예상되는 경우에는 고려한다.

② 대증치료

(a) 흡입한 경우에 준하여 필요에 따라 전신 관리(호흡·순환기능 관리)를 실시한다.

04-4

수포작용제 2 | 질소 머스터드(HN-1, HN-2, HN-3)

개 요

질소 머스터드(나이트로젠 머스터드)는 황 머스터드(설퍼 머스터드)류의 황 원자를 질소원자로 치환한 물질로, 황 머스터드나 루이사이트와 마찬가지로 수포작용제로 분류된다.

피부·눈 및 호흡기에 작용하고, 접촉 부위에 수포가 생긴다. 눈 점막, 피부, 흡입 노출, 경구 섭취에 의해 접촉 부위의 동통, 각막염이나 결막염, 피부 홍반, 수포가 나타나고, 기도가 장애받으면 사망할 수도 있다. 동통이나 수포는 노출 직후에 출현하는 루이사이트와 달리 지연되어 나타나므로, 증상이 나타날 때까지 노출을 알아채지 못하고 대응이 늦어져 중증화되기 쉽다. 다량 노출에서는 골수 제어에 의한 범혈구 감소 등의 전신증상이 나타날 가능성이 있으며, 발암성도 있다.

조직 장애를 일으키기 전에 신속하게 제염하는 것이 중요하다. 특이적인 해독제는 없고 대증치료가 중심이 된다. 2차 피해를 방지하기 위해 미제염 환자나 물품과 직접 접촉하는 대응자는 방호를 게을리 해서는 안 된다(레벨 C 보호장비가 필요).

배 경

1935년 황 머스터드의 황을 질소로 치환해도 수포작용제로 작용하는 것이 발견되어 질소 머스터드류(나이트로겐 머스터드류)가 합성되었다. 질소 머스터드류에는 HN-1, HN-2, HN-3이 있고, 모두 실전에서는 사용되지 않았다. HN-1은 본래 사마귀를 제거할 목적으로 만들어졌지만, 나중에 화학작용제로서의 잠재력이 인식되었다. HN-2, HN-3은 화학작용제로 만들어졌고, HN-2의 아민옥사이드는 일본 최초의 항종양제(알킬화제, 상품명: 나이트로민)로 이용되었다. HN-3은 질소 머스터드 중에서도 가장 안정적인 물질이다.

또한 머스터드 가스는 1997년에 발효된 「화학무기 금지 조약」의 표 1에 독성물질로 지정되어 있다. 일본 국내에서는 「화학무기의 금지 및 특정물질의 제제 등에 관한 법률」에서 특정물질로 지정되어 제조, 소지, 양도 및 양수가 금지되었다.

질소 머스터드(Nitrogen mustard)의 CAS 등록번호는 HN-1: 538-07-8, HN-2: 51-75-2, HN-3: 555-71-1이다.

【성상】

• HN-1: 미미한 비린내, 곰팡이 냄새가 나는 무색에서 담황색의 오일성 액체

• HN-2: 저농도에서는 미미한 비누 냄새, 고농도에서 과일 냄새. 맑은 호박색에서 황색의 오일성 액체

• HN-3: 미미한 버터 아몬드 냄새가 나는 무색에서 담황색의 오일성 액체

【구조식】

HN-1

$$CH_3CH_2-N \begin{matrix} CH_2CH_2Cl \\ \\ CH_2CH_2Cl \end{matrix}$$ 비스(2-클로로에틸)에틸아민

HN-2

$$CH_3-N \begin{matrix} CH_2CH_2Cl \\ \\ CH_2CH_2Cl \end{matrix}$$ 비스(2-클로로에틸)메틸아민

HN-3

$$ClCH_2CH_2-N \begin{matrix} CH_2CH_2Cl \\ \\ CH_2CH_2Cl \end{matrix}$$ 트리스(2-클로로에틸)아민

【분자량】 HN-1: 170.08, HN-2: 156.07, HN-3: 204.53

【밀도】 HN-1: 1.09g/mL, HN-2: 1.12g/mL, HN-3: 1.24g/mL(20℃)

【끓는점】 HN-1: 194℃, HN-2: 75℃, HN-3: 256℃

【녹는점】 HN-1: -34℃, HN-2: -65~60℃, HN-3: -3.7℃

【증기압】 HN-1: 33.33Pa, HN-2: 56.93Pa, HN-3: 1.45Pa(25℃)

【상대증기밀도】 HN-1: 5.9, HN-2: 5.4, HN-3: 7.1(공기 = 1)

【용해성】

• 모두 물에 난용, 대부분의 유기용매에 녹는다.

【반응성】

• HN-3: 알칼리에서 24시간 이내에 90~95%가 분해된다.

• 가열하면 분해되어 유독한 염화물, 질소 화합물을 생성한다.

【환경오염의 지속시간】

환경에서는 머스터드 가스와 동일하게 지속성이 있다.

• 대기 중에서는 분해되기 전에 며칠 간 잔류할 가능성이 있다.

• 물속이나 습한 토양 속에서는 빠르게 분해되어 소량만 증발하는 것으로 알려져 있다.

2. 독성, 중독 발현 메커니즘, 체내동태

1) 독성

【사람 중독량】

• 눈: 반수 불능량(ICt_{50}): HN-1, HN-3: 200mg·분/m^3, HN-2: 100mg·분/m^3(증기 노출에 의한 눈 장애)

【사람 추정 치사량】

• 경피 반수 치사량(LD_{50}): HN-3: 20mg/kg

• 흡입 반수 치사량(LCt_{50}): HN-1, HN-3: 1,500mg·분/m^3, HN-2: 3,000mg·분/m^3

참고: 규제값, 허용농도 등

• 급성 노출 가이드라인 농도(AEGL: Acute Expose Guideline Level)(Final: 설정치)

대기 중으로 방출된 화학물질의 임계농도. 이 농도를 초과하면 일반 인구 집단의 건강에 영향을 미칠 수 있다.

질소 머스터드는 나이트로젠 머스터드(Nitrogen mustards, HN-1, HN-2, HN-3)로 설정된다.

노출 시간	10분	30분	60분	4시간	8시간
AEGL 1 (불쾌감, 자극 등의 영향, 단, 일과성, 가역적)	NR	NR	NR	NR	NR
AEGL 2(불가역적, 위중, 장기적인 건강 영향)	0.13mg/m^3	0.044mg/m^3	0.022mg/m^3	0.0056mg/m^3	0.0028mg/m^3
AEGL 3(생명을 위협하는 영향이나 사망)	2.2mg/m^3	0.74mg/m^3	0.37mg/m^3	0.093mg/m^3	0.047mg/m^3

NR: 데이터 불충분으로 권장농도 설정 불가.

【발암성】

IARC에 의한 발암성 분류: HN-2: 2A(1987년 사례에 따르면, 사람에 대한 발암성의 근거는 충분히 높다)

2) 중독 발현 메커니즘

(1) 피부 수포 작용

- 머스터드 가스와 마찬가지로 접촉 부위에 조직 장애를 일으킨다.

(2) 세포분열이 왕성한 세포, 조직(기저세포, 점막상피, 골수간세포 등)의 장애작용

- 골수 제어와 중추신경 독성, 소화관 독성, 가벼운 콜린작용
- 유전자 손상에 의한 발암성
- 머스터드 가스와 비슷한 작용을 한다고 여겨지나 작용 메커니즘은 명확하지 않다. 머스터드 가스와 마찬가지로 알킬화제이며 생체 내에서 반응성이 높고, 세포 레벨에서 단백질이나 핵산 등의 생체고분자의 SH기나 NH_2기를 알킬화해 독성이 발현하는 것으로 알려져 있다.

(3) 기타

- 가열하면 분해되어 유독한 염화물, 질소산화물을 생성해 중독을 일으킬 수도 있다.

3) 체내동태

【흡수】

- 흡입, 피부, 결막, 소화관에서 흡수된다.

3. 중독 증상

1) 개요

머스터드 가스와 마찬가지로, 눈 점막, 피부, 흡입(기도), 경구 섭취 모든 경로에서 접촉 부위에 조직 장애와 전신증상이 지연되어 나타난다. 증상이 출현할 때까지 알아차리지 못해 대응이 늦어질 수 있다. 따라서 노출 직후에 통증이 나타나는 루이사이트나 포스겐 옥심보다 중증화되기 쉽다.

- 눈, 피부, 호흡기 등의 접촉 부위의 동통 이외 각막염이나 결막염, 피부 홍반과 수포가 나타난다. 흡입하면 기도가 장애를 받아 사망할 가능성이 있다. 다량 노출은 골수 제어에 의한 감염증의 합병 등의 전신증상이 나타날 가능성이 있다.
- 피부 노출 시: 가스 또는 액체에 노출되면 홍반과 수포형성을 일으킨다. 보통 발진이 몇 시간 이내에 나타나고 그 후 6~12시간 이내에 수포가 형성된다. 다량 노출(장시간 노출이나 고농도 레벨의 접촉)은 2~3도의 화학 손상을 일으킬 가능성이 있다.
- 눈 점막 노출 시: 극심한 결막통, 종창, 눈물흘림, 눈꺼풀 경련, 눈부심을 일으킨다. 머스터드

가스에 비해 장애 출현 시간은 빠르고, 보다 중증인 경향이 있다.

- 흡입 노출 시: 기도 점막의 염증이 노출 후 몇 시간 안에서 나타나고, 며칠에 걸쳐서 진행한다. 비강과 부비강의 동통, 불쾌감, 인두염, 호흡곤란이 나타날 수 있다.

2) 부위별 증상

(1) 피부

- 홍반, 가려움, 자극, 수포 형성, 화학 손상, 탈모가 나타난다.

(2) 눈

- 극심한 결막 통증, 종창, 눈물흘림, 눈꺼풀 경련, 분 부심, 결막염, 각막 손상이 발생한다. 중증은 실명할 수도 있다.

(3) 호흡기계

- 흡입으로 기침, 쉰소리, 호흡곤란, 수포음, 기관지폐렴이 발생한다. 다량 노출은 폐부종(발증은 노출 후 24~72시간 지연될 수 있다)을 일으킬 가능성이 있다.
- 기도상피의 괴사에 의해 국소기도폐색을 일으켜 사망할 가능성이 있다.

(4) 신경계

- 경련이 동물실험에서 보고되었다.

(5) 소화기계

- 경구 섭취에 의해 식도, 소화관의 화학 손상이 발생하여 혈변을 일으킬 수 있다. 경피나 흡입 노출에 의해서도 구역질이나 구토가 나타날 가능성이 있고, 흡수되면 세포분열을 제어하여 혈변 및 소화관의 장애를 일으킬 수 있다.

(6) 혈액

- 골수 제어

(7) 기타

- 정자 형성 장애, 월경 이상

4. 치료

머스터드 가스에 준한다[04-4장 수포작용제 '머스터드 가스(조제 머스터드: H, 정제 머스터드: HD)' 720쪽 참조].

04-4

수포작용제 3 | 루이사이트(L)

개 요

루이사이트(Lewisite)는 머스터드 가스나 질소 머스터드와 마찬가지로 수포작용제로 분류되지만, 화학적으로는 구토작용제인 아담사이트(코드명: DM) 등과 동일한 유기비소 화합물이다. 3가 비소에 결합한 클로로비닐기의 수에 따라 1~3의 세 종류가 있다. 클로로비닐기가 1개 붙은 루이사이트 1이 피부에 대한 독성이 가장 강하고, 일반적으로 루이사이트라고 한다. 갈색에서 흑색(순수한 것은 무색)의 오일성 액체로, 자극성이 있는 과일 냄새가 난다. 머스터드 가스보다 휘발되기 쉽고, 보다 광범위하게 영향을 미친다. 효과가 빠르기 때문에 지연성의 머스터드와 조합하여 머스터드-루이사이트로 사용되는 경우가 있다.

접촉 부위에서 조직을 손상시켜 수포가 생기고, 체내에 흡수된 비소가 전신 작용을 일으킨다. 머스터드와 달리 작용이 빠르고 눈 점막, 피부, 흡입 노출 및 경구 섭취에 의해 노출 직후 접촉 부위에 통증, 홍반, 수포가 출현한다. 대증치료가 중심이 되지만, 필요에 따라서 특이적 해독제(BAL: British Anti-Lewisite)를 투여한다. 2차 피해를 방지하기 위해 미제염 환자나 물품과 직접 접촉하는 대응자는 방호를 게을리 해서는 안 된다(레벨 C 보호장비가 필요).

배 경

제1차 세계대전 전 독일에서도 개발되었지만, 1918년 미군의 루이스 대장이 합성법을 확립했기 때문에 '루이사이트'로 명명되었다. 구 일본 육군은 1931년 '기 2호'의 명칭으로 무기로서 채용했다. 또, 머스터드에 루이사이트를 1: 1의 비율로 혼합하여 화학 탄두에 충진했다. 이 조합은 당시 소련을 가상 적군으로 삼은 구 일본 육군이 한랭지에 사용할 것을 상정한 것으로, 머스터드 단독은 얼어버리므로 루이사이트를 응고점강하제로서 혼합한 것이다. 한편 구 일본해군은 「3호 특약 을(乙)」이라고 명명했다.

또한 루이사이트는 1997년에 발효된 「화학무기 금지 조약」의 표 1에 독성물질로 지정되어 있다. 일본 국내에서는 「화학무기의 금지 및 특정물질의 제제 등에 관한 법률」에서 특정물질로 지정되어 제조, 소지, 양도 및 양수가 금지되었다.

1. 물성

루이사이트(L)의 CAS 등록번호는 541-25-3이다.

【성상】
- 갈색에서 흑색의 오일성 액체다. 순수한 물질은 무색이다. 자극성이 있는 과일 냄새 또는 제라늄 냄새, 겨자무 냄새가 난다. 머스터드 가스보다 휘발되기 쉽다.

【구조식】

$$ClCH = HC - As \diagup^{Cl}_{\diagdown Cl}$$ 디클로로(2-클로로비닐)아르신

【분자량】 207.32

【밀도】 1.89g/cm^3(25℃)

【끓는점】 190℃

【녹는점】 -13℃

【증기압】 77.3Pa(25℃)

【상대증기밀도】 7.1(공기 = 1)

【용해성】
- 물, 무기산에 불용, 유기용매에 잘 녹는다. 물 1L에 500mg이 녹는다.

【반응성】
- 수분에서는 빠르게 가수분해된다. 습도가 높은 경우는 증기를 유효농도로 유지하는 것이 어렵다.
- 가열하면 분해되어 염화수소와 비소의 유독 퓸이 발생한다.

【환경오염의 지속시간】

환경에서는 지속성이 있지만, 머스터드 가스보다 증기압이 높아 잔존하기 어렵다.
- 증기는 광화학적으로 분해되고, 며칠간 잔류 가능성이 있다. 반감기는 1.2~1.4일로 추정된다.
- 토양 표면에 존재하는 루이사이트는 빠르게 증발한다. 토양 중의 수분과 반응하면 빠르게 가수분해된다.

2. 독성, 중독 발현 메커니즘, 체내동태

1) 독성

- 경피 독성은 머스터드와 거의 동일하지만, 부식성과 눈에 들어갔을 때의 동통은 머스터드 가스보다 강하다.
- 눈 점막 노출은 0.001mL에서도 천공이나 실명을 일으킬 수 있다.
- 피부 노출에서는 0.5mL만으로도 흡수되어 전신증상을 나타내고, 2mL에서는 사망할 수 있다.

【사람 중독량】

- 눈: 반수 불능량(ICt_{50}): < 300mg·분/m^3(증기 노출에 의한 눈 장애)

【사람 추정 치사량】

- 경피 반수 치사량(LD_{50}): 20mg/kg
- 흡입 반수 치사량(LCt_{50}): 1,500mg·분/m^3

참고: 규제값, 허용농도 등

- 급성노출 가이드라인 농도(AEGL: Acute Expose Guideline Level)(Final: 설정치)

  대기 중으로 방출된 화학물질의 임계농도. 이 농도를 초과하면 일반 인구 집단의 건강에 영향을 미칠 수 있다.

  루이사이트: 루이사이트 1 생성물의 부산물인 루이사이트 2(CAS 40334-69-8)와 루이사이트 3 (CAS 40334-70-1)의 혼합물에 대한 수치

노출 시간	10분	30분	60분	4시간	8시간
AEGL 1 (불쾌감, 자극 등의 영향, 단, 일과성, 가역적)	NR	NR	NR	NR	NR
AEGL 2(불가역적, 위중, 장기적인 건강 영향)	1.3mg/m^3	0.47mg/m^3	0.25mg/m^3	0.070mg/m^3	0.037mg/m^3
AEGL 3(생명을 위협하는 영향이나 사망)	3.9mg/m^3	1.4mg/m^3	0.74mg/m^3	0.21mg/m^3	0.11mg/m^3

NR: 데이터 불충분으로 권장농도 설정 불가.

- 악취 역치: 20mg·분/m^3

2) 중독 발현 메커니즘

- 접촉 부위에서 조직을 손상시켜 수포가 생기고, 체내에 흡수된 비소에 의해 모세혈관의 투과성이 항진되어 다량 노출은 폐부종, 탈수, 순환혈액량의 감소, 장기의 울혈 등의 전신증상을 일으킨다.
- 악취를 감지하는 농도 이하에서도 눈이나 점막을 자극한다. 머스터드 가스보다 휘발하기 쉽고, 보다 넓은 범위에 영향을 끼친다.

- 수포 안의 액체에는 수포 작용은 없지만 비소를 0.8~1.3mg/mL 함유한다.
- 작용 메커니즘은 아직 밝혀지지 않았지만, 3가의 비소가 효소나 단백질의 SH기에 결합해 SH기를 포함하는 많은 효소와 글루타티온의 기능을 손상시켜, 세포사에서부터 조직 상해를 발생시킨다. 특히, 표피의 기능과 형태 기능에 관여하는 피루브산 대사계의 장애에 의해 피부병변을 발생시킨다.

3) 체내동태

【흡수】

- 흡입, 피부(3~5분 이내), 눈에서 흡수된다.

【분포】

- 루이사이트를 피하 투여한 동물실험(토끼)에서 비소의 분포용량은 크고, 특히 간장·폐·신장의 조직 농도가 높아 혈중의 7배 이상이었다.

【배출】

- 루이사이트를 피하 투여한 토끼 실험에서 비소의 혈중 반감기는 55~75시간, 혈중 클리어런스는 120mL/hr/kg이었다. BAL를 12시간에 걸쳐 다량 투여하면, 뇌·간장의 비소 농도는 65~89% 저하하고, BAL에 의해 비소의 배출이 촉진되었다.
- 비소는 사람의 경우 주로 소변을 통해 배출되지만 분변, 땀, 모유, 모발, 폐에서도 배출된다.

3. 중독 증상

1) 개요

머스터드와는 달리 작용이 빠르고, 피부, 눈 점막, 흡입 노출의 직후에 증상(접촉 부위의 통증, 홍반, 스포 등)이 나타나고, 연이어 흡수된 비소에 의해 전신증상이 나타난다. 음식물의 오염으로 경구 노출의 가능성도 있다.

- 피부 노출 시: 가스 또는 액체에 노출되면, 몇 초~몇 분 이내에 접촉 부위에 통증, 15~60분에서 홍반, 몇 시간 이내에 수포가 나타난다. 가려움이나 자극 증상은 24시간 계속되고, 48~72시간 후에 경감된다. 화학 손상이 광범위하고 깊은 경우에는 조직이 괴사되며 부스럼이 형성된다.
- 눈 점막 노출 시: 증기 노출에 의해 동통, 눈꺼풀 경련, 결막·눈꺼풀 부종이 생긴다. 고농도 노출은 각막 손상이나 홍채염을 일으킬 가능성이 있다. 액체가 눈에 들어가면 천공이나 실명 등 보다 심각한 손상을 일으킨다.

- 흡입 노출 시: 기도 점막을 매우 강하게 자극한다. 비강의 작열감, 코피, 부비강의 동통, 인두염, 기침, 호흡곤란을 일으킨다. 고농도 노출은 폐부종도 일으킬 수 있다.
- 흡수된 비소에 의한 전신증상: 경구 섭취나 흡입 노출에 의해 구역질, 구토를 일으킬 수 있다. 다량 노출은 모세혈관 투과성을 항진해 혈압 저하를 일으킨다. 즉 '루이사이트 쇼크'나 간 괴사, 신장 손상을 일으킨다.
- 일반적으로 시력장애 없이 안통·눈물흘림만 나타나는 눈 손상, 작은 범위에 한정된 피부병변, 기침이나 인두통 등 가벼운 상기도 증상만 나타난 경우는 경증이며, 가래를 동반하는 기침과 호흡곤란·괴사 등의 하기도 증상, 액체 노출에 의한 체표면적의 50% 이상에 피부장애(홍반, 미란, 수포, 괴사)가 나타난 경우는 중증이다.
- 진단: 소방이나 경찰의 검지 결과와 임상증상에 모순이 없는지 확인이 필요하다.
  루이사이트 중독에 대한 특이적인 진단법은 없다. 현실적으로는 눈이나 피부 자극 증상, 안통, 눈물흘림, 눈꺼풀 발적·부종, 피부장애(홍반, 미란, 수포, 괴사), 콧물, 재채기, 쉰소리, 건성기침, 숨참, 호흡곤란 등의 임상증상이 수포작용제 노출을 추정하는 근거가 된다.
  노출이 불확실한 경우 신체에 부착된 잔여 약제 분석, 루이사이트의 경우는 모발, 혈액, 위내용물의 비소농도 측정이 진단에 유용하다.

2) 부위별 증상

(1) 피부

- 액체나 증기에 노출되면 몇 초~몇 분 이내로 접촉 부위에 '찌르는 듯한, 타는 듯한'으로 표현될 정도로 격심한 자극과 통증을 일으킨다. 액체 노출에서는 15~30분 이내에 홍반, 몇 시간이내에 통증을 동반하는 수포가 나타나고, 수포 발증은 12시간 이상 지연될 수도 있다. 증기노출에 의한 피부 증상의 발증은 액체 노출보다 조금 늦다.
- 루이사이트에 의한 수포는 홍반 영역의 중심에서 작은 수포로 시작되고, 염증 영역 전체로 확대된다.
- 가려움이나 자극 증상은 수포의 유무에 관계없이 24시간 지속되고, 48~72시간 후에 경감된다.
- 화학 손상 부위가 넓고 깊은 경우 조직이 괴사되고, 부스럼이 형성된다. 노출 5분 후에는 부식성의 화학 손상과 동일하게 괴사한 상피가 회색으로 변한다.
- 머스터드 노출과의 차이점은, 염증의 발증이 빠르고, 치유도 빠르며, 2차 감염이나 색소침착이 일반적이지 않다는 것이다.

(2) 눈

- 증기 노출에 의해 찌르는 듯한, 타는 듯한 통증과 눈물흘림, 눈꺼풀 경련, 결막·눈꺼풀의 부종

이 일어나고, 1시간 이내에 눈을 뜰 수 없을 정도로 부어오를 수도 있다.

- 고용량 노출에 의해 각막 손상이나 홍채염을 일으킬 가능성이 있다.
- 액체가 눈에 들어가면 천공이나 실명 등의 심각한 손상을 일으킨다.
- 조기에 축동이 나타날 수 있다.

(3) 호흡기계

- 머스터드 노출과 동일한 증상이 나타난다. 기도 점막을 매우 강하게 자극한다. 비강의 작열감, 인두염, 코피, 부비강의 동통, 거품 또는 혈성담을 동반하는 경직 기침, 호흡곤란, 흉통을 초래한다.
- 괴사한 조직 파편에 의한 물리적 질식도 일어날 수 있다.

(4) 순환기계

- 흡수된 비소에 의한 전신증상으로, 혈관투과성 항진에 의한 다량의 체액·전해질이 누출되고, 순환혈액량의 감소를 초래한다. 혈관확장 작용도 일어나며 심각한 경우는 쇼크(루이사이트 쇼크)를 일으킨다.

(5) 신경계

- 무기력, 불안이 나타난다.

(6) 소화기계

- 구역질, 구토, 설사를 일으킨다.

(7) 기타

- 간 장애: 국소 간 괴사, 담관 점막 괴사가 발생한다.
- 비뇨기계: 신장 손상이 발생한다.
- 혈액: 용혈성 빈혈은 루이사이트에서의 보고가 없지만, 비소 중독에서는 일어난다. 동물실험에서 루이사이트 쇼크를 일으킨 경우에 진성 또는 용혈성 빈혈이 보고되었다.
- 체온 저하가 나타난다.

3) 예후

- 피부병변은 머스터드 가스보다 치료하기 쉽고, 같은 정도의 열상보다는 치료하기 어렵다.
- Bowen병(표피 편평 상피암)을 유발한다고 알려져 있다.
- 호흡기 증상이나 눈 증상은 만성화될 수 있다. 눈 장애는 중증인 경우 치유까지 약 6주 걸리기도 한다.

4. 치료

1) 개요

- 증상이 출현한 환자는 모든 증상이 완전히 회복될 때까지 적절한 시설에서 치료한다.
- 다음에 해당하는 경우 전신 관리(호흡·순환기능 관리, 쇼크 상태에 대한 대응, 비소 중독에 대한 BAL 근육 주사 등)가 필요하다.
- 호흡곤란이나 거품 가래를 동반하는 기침이 출현하고, 폐부종의 징후가 보이는 경우 치료가 필요하다.
- 액체 루이사이트에 의한 손상면적이 손바닥 크기 이상으로, 15분 이내에 세정하지 않은 경우 치료가 필요하다.
- 액체 루이사이트에 체표의 5% 이상이 노출되고, 30분 이내에 급격한 피부장애나 홍반이 나타난 경우 치료가 필요하다.
- 노출 후 30~60분 이내에 내원한 환자로, 통증이나 자극 증상이 없는 경우 귀가시켜도 좋으나 18~24시간은 관찰하고, 증상이 나타난 경우는 진찰할 필요가 있다. 일반적으로 노출에서 증상 출현까지의 시간이 짧을수록 증상이 진행되어 중증화될 가능성이 높아진다.
- 기타: 오염된 의복과 신발은 주의해 벗겨서 이중 비닐봉투에 넣어 밀봉하고 유해 폐기물로 처리한다.

  혈액이나 소변 검체, 구토물이나 흡입한 위 내용물, 환자의 몸에 남아 있는 폭탄 등 이물질, 제염 폐액 등은 확정 진단뿐만 아니라 검사 시에도 중요하므로 가능한 한 검체의 확보와 보존에 힘쓴다.

2) 상세

(1) 피부 노출의 경우

  ① 기본적 처지

    (a) 제염

      ○ 공기가 신선한 장소로 이송한다.

      ○ 대응자는 2차 피해를 방지하기 위해 개인보호장비(PPE)를 착용한다.

      ○ 액적의 부착이 의심되는 경우, 신발을 포함한 모든 의류를 탈의하고, 피부나 모발을 즉시 비누와 다량의 물로 세정한다. 확실히 증기에만 노출된 경우는 겉옷과 신발을 벗고, 노출부의 피부와 모발을 즉시 비누와 다량의 물로 세정한다. 습식제염이 불가능한 경우 제품화된 피부 제염제(RSDL: Reactive Skin Decontamination Lotion 등) 구입이 가능하면, 닦아

내기 제염으로 대용할 수 있다.

○ 이전에는 차아염소산염 100~500ppm(0.01~0.05%) 액을 사용한 제염이 권장되었으나, 농도 조절에 실수가 있을 수 있고 피부가 거칠어질 수 있기 때문에(생체 방어로서의 피부 장벽의 파탄을 의미) 최근에는 권장하지 않는다.

○ 오염된 의복과 신발은 주의해 벗겨서 이중 비닐봉투에 넣어 밀봉하고 유해 폐기물로 처리한다.

② 대증치료

(a) 열상에 준하여 치료한다. 체액 보충은 열상이 아니므로 필수는 아니다. 환자의 상태에 따라서 판단한다.

(a) 보통의 열상보다 치유에 시간이 걸리며, 몇 개월 걸릴 수도 있다. 피부 노출 범위가 넓은 경우 열상 치료 시설로 이송이 필요하다.

③ 특이적 처치(해독제·길항제 투여)

(a) BAL 연고 도포

○ 일본 및 해외에서는 제조되지 않지만, 노출 후 즉시(15분 이내) 바르면 미란의 경감에 효과적이다. 수포가 나타난 후에도 효과를 볼 수 있다.

○ 손가락으로 바르고 5분간 방치 후 물로 씻는다. 도포 후 자극감, 가려움, 구진이 나타날 수가 있으나, 1시간 정도면 소실하며 일시적이다.

(참고) 10% BAL 연고의 조제 예

▶ 처방(전량 500g).

2,3-디메르캅토-1-프로판올 50g(시약 일급 25g/병 × 2병)

유동파라핀 25mL, 일본약국방주사용수 100mL, 정제 라놀린 300g

▶ 제법(퓸 후드에서 작업한다)

(i) 2,3-디메르캅토-1-프로판올과 유동파라핀을 막자사발에 넣고, 막자로 잘 혼합한다.

(ii) 정제 라놀린에 주사용수를 서서히 가하며 저어주면 유백색의 크림상이 된다.

(iii) (i) 혼합물에 (ii)를 조금씩 가해 잘 혼합한 후, 나머지 (ii)를 서서히 가하여 균일하게 한다.

▶ 저장: 밀폐용기(불쾌한 냄새), 냉음소에 보존.

(b) BAL 투여(근육 주사)

○ 루이사이트에 의한 전신 작용을 경감하는 킬레이트제다. 부작용이 있으므로, 쇼크의 징후나 심각한 간 장애가 나타난 환자에 적용한다.

○ 제품명: 펄® 근육 주사 100mg

(2) 눈 노출

① 기본적 처지

(a) 제염

○ 즉시 다량의 물 또는 생리식염수로 적어도 15분 이상 눈을 씻는다. 실명 등의 조직 장애를 회복하기 위해서는 노출 후 1~2분 이내에 제염할 필요가 있다.

○ 눈 세척 후에 동통, 종창, 눈물흘림, 눈부심 등의 증상이 남는 경우, 안과 진찰이 필요하다.

② 대증치료

(a) 필요에 따라서 산동약(아트로핀), 항생제의 국소 적용

(b) 동통은 진통제를 전신 투여해 관리할 필요가 있고, 진통제의 이점은 초진 검사(세극등 및 시력 검사 포함)에 한정된다. 중증인 경우 모르핀 투여가 필요할 수도 있다.

(c) 스테로이드의 점안(노출 후 24시간 이내 사용에 한정)이 염증을 경감할 가능성이 있다는 견해도 있다.

③ 특이적 처치

(a) BAL 점안액(식물 오일 중 5~10%): 일본 및 해외에서는 제조되지 않지만, 즉시(노출 후 2~5분이에) 점안하면 루이사이트 작용을 경감할 수 있다.

(b) 필요에 따라서 피부 노출의 경우와 준하여 치료한다.

(3) 흡입의 경우

① 기본적 처지

(a) 제염: 피부 노출의 경우에 준한다.

(b) 호흡부전의 확인

(c) 전신증상의 확인: 전신증상이 출현하지 않는지 주의 깊게 관찰한다.

② 대증치료

(a) 필요에 따라 전신 관리(호흡·순환기능 관리, 쇼크 상태에 대한 대응)를 실시한다.

③ 특이적 처치

(a) 필요에 따라서 피부 노출의 경우에 준하여 치료한다.

(4) 경구의 경우

① 기본적 처지

(a) 구토: 구토는 금기다.

(b) 희석: 호흡곤란이 보이지 않는 경우 우유 또는 물 120~240mL(15mL/kg 이하)로 희석한다. 구토의 위험이 높으므로 주의 깊게 실시하며, 식도 천공이 의심되는 경우 희석 또한 금기다.

② 대증치료

  (a) 필요에 따라 전신 관리(호흡·순화기능 관리, 쇼크 상태에 대한 대응)를 실시한다.

③ 특이적 처치

  (a) 필요에 따라서 피부 노출의 경우에 준하여 치료한다.

04-4

수포작용제 4 | 포스겐 옥심(CX)

개 요

포스겐 옥심은 머스터드 가스류나 루이사이트와 마찬가지로 수포작용제(Vesicant, 또는 Blister agent)로 분류되지만 수포(blister)는 형성하지 않으며, 어티컨트(urticant, 따끔따끔한), 네틀 에이전트(nettle agent, 쐐기풀)라고도 한다. 백색의 결정성 분말로 불쾌하고 강한 자극 냄새가 나며, 군용품의 순도에서는 황색에서 갈색의 액체이다.

머스터드 가스보다 피부에 자극성이 높고 강한 부식성으로 빠르게 조직을 괴사시킨다. 노출 직후에 '쐐기풀에 찔린 것 같은' 통증이 나타나고, 홍반·팽진·두드러기가 발생한다. 수포가 생기지 않기 때문에, 수포를 일으키는 루이사이트나 노출 직후에는 거의 증상이 없는 머스터드류와 감별할 수 있다. 증기 흡입으로 호흡기 점막은 강한 자극을 받는다. 특이적 해독제는 없고 대증치료가 중심이 된다.

다른 독가스보다 빠르게 의복이나 고무에 침투한다. 부틸고무조차도 침투한다고 알려져 있으며, 재해 현장에서의 현실적인 대응은 통상의 화학보호장비로 대응하고, 피부의 자극 증상이 나타날 것 같으면 즉시 장갑과 부츠를 교환한다. 2차 피해를 방지하기 위해 미제염 환자나 물품과 직접 접촉하는 대응자는 방호를 게을리 해서는 안 된다(레벨 C 보호장비가 필요).

배 경

포스겐 옥심은 1929년에 독일에서 합성되어, 소련과 독일은 제2차 세계대전 전에 무기로서 개발했을 가능성이 있다. 미국도 제2차 세계대전 전에 포스겐 옥심 연구를 했지만 효과의 결여와 불안정성 때문에 화학무기로서는 개발하지 않았다. 실제로 전쟁에서 사용한 적이 없기 때문에 인체에 대한 작용은 불분명한 점이 많고, 동물실험에 의한 효과로부터 추측할 뿐이다.

다른 화학제품보다 재빨리 의복이나 고무에 침투하는 점, 심각하고 장기간에 걸친 장애가 급속히 발현될 가능성이 있는 점이 특징이다. 다른 작용제와 조합하여 사용하면, 포스겐 옥심에 의해 일어나는 급속한 피부 손상으로 다른 작용제의 영향을 받기 쉬워지고, 방독마스크 착용 전에 포스겐 옥심에 의한 통증으로 착용한 방독마스크를 벗을 수밖에 없는 점 등이 무기로 더 효과적이다. 또한 포스겐 옥심은, 1997년에 발효된 '화학무기 금지 조약'에는 지정되어 있지 않다.

1. 물성

포스겐 옥심(Phosgene oxime)의 CAS 등록번호는 1794-86-1이다.

【성상】

• 불쾌한 자극 냄새가 나는 백색의 결정성 분말로, 실온에서 액체화할 수 있다. 군용품의 순도
에서는 황색에서 갈색의 액체다. 고체 상태라도 증기압이 높아서 증기를 발생한다.

【구조식】

$$\begin{array}{c} Cl \\ \diagdown \\ \quad C{=}NOH \\ \diagup \\ Cl \end{array} \qquad 디클로로포름 옥심$$

【분자량】 113.93

【밀도】 데이터 없음

【끓는점】 128℃

【녹는점】 39~40℃ (실온에서 액체화할 수 있다)

【증기압】 1.49kPa(25℃, 고체), 1.73kPa(40℃, 액체)

【상대증기밀도】 < 3.9(공기 = 1)

【용해성】

• 물에 잘 녹는다(70%). 대부분의 유기용매(알코올, 에테르, 벤젠)에 녹는다.

【반응성】

• 알칼리 수용액에서 빠르게 가수분해된다. 금속과 접촉하면 분해되어, 대부분의 금속을 부식
시킨다.

【환경오염의 지속시간】

• 토양에서 분해되는 데 며칠~몇 주 걸리는 루이사이트와는 달리 환경에서는 비지속성이다. 토
양에서 2시간 만에 분해된다.

2. 독성, 중독 발현 메커니즘, 체내동태

1) 독성

저농도에서도 점막(눈, 상기도)에 강한 자극성이 있으며, 피부에 대해서는 고농도에서 괴사를 일
으킨다.

【사람 중독량】

- 눈: 반수 불능량(ICt$_{50}$)(증기 노출에 의한 눈 장애): 〈 300mg·분/m^3

【사람 추정 치사량】

- 경피 반수 치사량(LD$_{50}$): 25mg/kg

- 흡입 반수 치사량(LCt$_{50}$): 3,200mg·분/m^3

참고: 규제값, 허용농도 등

- 급성노출 가이드라인 농도(AEGL: Acute Expose Guideline Level, Interim: 잠정치 2010.8.27)

  대기 중으로 방출된 화학물질의 임계농도. 이 농도를 초과하면 일반 인구 집단의 건강에 영향을 미칠 수 있다.

노출 시간	10분	30분	60분	4시간	8시간
AEGL 1 (불쾌감, 자극 등의 영향, 단, 일과성, 가역적)	0.17mg/m^3	0.056mg/m^3	0.028mg/m^3	0.0069mg/m^3	0.0035mg/m^3
AEGL 2(불가역적, 위중, 장기적인 건강 영향)	0.50mg/m^3	0.17mg/m^3	0.083mg/m^3	0.021mg/m^3	0.010mg/m^3
AEGL 3(생명을 위협하는 영향이나 사망)	36mg/m^3	25mg/m^3	13mg/m^3	3.1mg/m^3	1.6mg/m^3

2) 중독 발현 메커니즘

접촉으로 부식성의 피부·조직 장애를 일으킨다.

- 머스터드 가스보다도 피부에 자극성이 강하고, 접촉 부위를 빠르게 부식해 피부·조직 장애를 일으킨다.

- 작용 메커니즘은 아직 밝혀지지 않았지만, 포스겐 옥심이 SH기 및 NH$_2$기와 반응함으로써 직접 작용, 분해생성물인 염소의 괴사작용, 카르복실기에 기인하는 작용으로, 조직의 손상을 일으킬 가능성이 있다고 알려져 있다.

3) 체내동태

【흡수】

- 피부에서 몇 초 이내에 완전히 흡수된다.

3. 중독 증상

1) 개요

- 작용이 빠르고 눈 점막, 피부, 흡입 노출, 경구 섭취에 의해 접촉 부위의 조직 장애를 빠르게

일으킨다.

- 노출 직후에 통증이 나타나고, 빠르게 조직 괴사를 일으킨다. 수포는 나타나지 않지만 피부 (홍반, 괴사가 특징적), 눈(결막염은 반드시 발증), 호흡기가 영향을 받고, 다른 작용제보다 심각한 조직 장애를 일으킨다.
- 피부병변은 두드러기와 같이 강산에 의한 손상과 유사하며 치유되는 데 1~6개월이 소요된다.

2) 부위별 증상

(1) 피부

접촉으로, 강산과 유산한 피부병변을 일으킨다.

- 통증, 홍반, 소양성 팽진이 나타난다. 수포는 나타나지 않는다.
- 접촉 부위는 몇 초 이내에 통증이 생기고 30초 이내에 백색으로 변하며, 그 주위는 강한 통증을 동반하는 홍반이 되고, 15분 이내에 두드러기가 생긴다. 24시간 후에는 백색으로 변한 부분이 갈색으로 변하고 낙설, 괴사, 화농성 삼출액 등이 발생한다. 그 후 부스럼이 생기고 약 3주에 부스럼은 떨어진다.
- 노출 후 4~6개월 경과해도 치유가 완전히 되지 않을 수 있다. 가려움과 통증은 피부장애가 치유될 때까지 지속될 가능성이 있다.

(2) 눈

- 통증, 결막염, 각막염이 나타난다. 접촉으로 영구적인 각막장애가 일어나고, 실명에 이를 가능성이 있다.

(3) 호흡기계

- 흡입으로 상기도 자극 증상이 나타난다.
- 흡입한 경우 이외에, 피부가 다량 노출된 경우는 몇 시간 안에 폐부종이 나타날 가능성이 있다. 폐부종에 이어 괴사성 세기관지염에서 폐혈전증에 이를 수도 있다.

(4) 소화기계

- 경구 섭취로 출혈성 염증이 발생할 수 있다.

4. 치료

1) 개요

- 특이적 치료제는 없고, 신속한 제염이 장애를 경감하는 유일한 방법이다. 현실적으로는 노출

후 몇 초 이내에 제염하는 것이 바람직하다.

- 포스겐 옥심은 다른 작용제에 비해 증기압이 높아서, 피부나 의복이 포스겐 옥심 분말이나 물방울에 오염된 경우, 직접 접촉하거나 기화한 것을 흡입해 2차 오염이 일어날 가능성이 있어 오염 관리를 철저히 한다.
- 열상의 치료에 준한다. 호흡·순환기능의 유지 관리에 힘쓴다.
- 노출 후 12시간 이상 경과하여 가벼운 결막염이 나타난 경우 심각한 장애로 진행될 가능성은 낮으므로, 안과 진찰에서 문제가 없으면 증상이 악화되었을 때 진찰받을 수 있도록 하고 귀가시켜도 좋다.
- 기타: 오염된 의복과 신발은 주의해 벗겨서 이중 비닐봉투에 넣어 밀봉하고 유해 폐기물로 처리한다.

혈액이나 소변 검체, 구토물이나 흡입한 위 내용물, 환자의 몸에 남아 있는 폭탄 등 이물질, 제염 폐액 등은 확정 진단뿐만 아니라 검사 시에도 중요하므로, 가능한 한 검체의 확보와 보존에 힘쓴다.

2) 상세
(1) 피부 노출의 경우
① 기본적 처지
(a) 제염
- 공기가 신선한 장소로 이송한다.
- 대응자는 2차 피해를 방지하기 위해 개인보호장비(PPE)를 착용한다.
- 액적의 부착이 의심되는 경우, 신발을 포함한 모든 의류를 탈의하고, 피부나 모발을 즉시 비누와 다량의 물로 세정한다. 확실히 증기에만 노출된 경우는 겉옷과 신발을 벗고, 노출부의 피부와 모발을 즉시 비누와 다량의 물로 세정한다. 습식제염이 불가능한 경우 제품화된 피부 제염제(RSDL: Reactive Skin Decontamination Lotion 등) 구입이 가능하면 닦아내기 제염으로 대응할 수 있다.
- 오염된 의복과 신발은 주의해 벗겨서 이중 비닐봉투에 넣어 밀봉하고 유해 폐기물로 처리한다.

② 대증치료
(a) 열상에 준하여 치료한다. 필요에 따라 전신 관리(호흡·순환기능 관리, 폐부종 대책)를 실시한다.
(b) 피부 결손이 광범위하면 피부이식이 필요하다. 피부 노출 범위가 넓으면 열상치료병원의 이송이 필요하다.

(2) 눈 노출

① 기본적 처지

(a) 즉시 다량의 물 또는 생리식염수로 적어도 15분 이상 눈을 씻는다. 실명 등의 조직 장애를 회복하기 위해서는 노출 후 1~2분 이내에 제염할 필요가 있다.

(b) 눈 세척 후에 동통, 종창, 눈물흘림, 눈부심 등의 증상이 남는 경우, 안과 진찰이 필요하다.

② 대증치료

(a) 필요에 따라서 아트로핀황산염 등의 산동약, 항생제 눈 연고, 바세린 등으로 치료한다.

(b) 안통: 국소 마취제의 사용은 각막 손상을 악화시킬 우려가 있으므로 초진 검사(세극등 및 시력 검사 포함)에만 사용한다. 통증이 심한 경우 진통제의 전신 투여를 고려한다.

(c) 눈부심이 강한 경우 어두운 방에 있거나 선글라스를 사용한다.

(3) 흡입의 경우

① 기본적 처지

(a) 제염: 피부 노출의 경우에 준한다.

(b) 호흡부전의 확인

(c) 전신증상의 확인: 전신증상이 출현하지 않는지 주의 깊게 관찰한다.

② 대증치료

(a) 필요에 따라 전신 관리(호흡·순환기능 관리, 폐부종 대책)를 실시한다.

(4) 경구의 경우

① 기본적 처지

(a) 구도: 구토는 금기다.

(b) 희석: 호흡곤란이 보이지 않는 경우 우유 또는 물 120~240mL(15mL/kg 이하)로 희석한다. 구토의 위험이 높으므로 주의 깊게 실시하며, 식도 천공이 의심되는 경우 희석은 금기다.

② 대증치료

(a) 필요에 따라 전신 관리(호흡·순환기능 관리)를 실시한다.

(b) 구역질, 구토는 토사제로 대응한다.

04-5
최루작용제 1 | 클로로아세토페논(CN)

개 요

클로로아세토페논(CN)은 *o*-클로로벤질리딘말로노니트릴(CS), 디벤조옥사제핀(CR), 브로모벤질시아나이드(CA)와 마찬가지로, 비치사성의 화학작용제로서 최루작용제에 분류된다. 무색 또는 황색에서 갈색의 결정성 고체로 자극적인 냄새가 나고, 낮은 농도의 증기는 사과꽃 냄새와 비슷하다. 수용액 상태에서는 안정적이다.

노출 직후부터 눈 작열감, 동통, 눈물흘림이 나타난다. 보통 작용은 일과성이기 때문에, 노출 장소를 벗어나는 것만으로도 치료는 필요 없어지지만, 폐쇄 공간에서 노출되면 기관지경련, 기관지폐렴, 폐부종 등이 나타나고, 사망할 가능성도 있다. 특이적 해독제·길항제는 없고 치료는 대증치료가 중심이 된다.

배 경

클로로아세토페논은 1871년 독일의 그라베(Carl Graebe)가 처음 합성했고, 제1차 세계대전 말기 1918년에 미국이 독가스(최루작용제)로서 개발했다. *o*-클로로벤질리딘말로노니트릴이 개발되기 전까지 주요한 최루작용제였으며, 구 일본 육군에서도 1931년 '미도리자이 2호(みどり剤 二号)'('미도리자이 1호는 브롬화벤질)로 제식화해 히로시마현 오쿠노시마에서 제조·저장했다. 또 구 일본해군에서는 '1호 특약(一号特薬)'으로 명명했다. 베트남 전쟁에서 미군·남베트남 정부가 사용했다. 클로로아세토페논을 더욱 강화할 목적으로 CNB(클로로아세토페논을 사염화탄소와 벤젠에 용해한 물질), CNS(클로로아세토페논, 클로로피크린을 클로로포름에 용해한 물질)가 만들어졌지만, 보다 효과적이며 또 독성이 낮은 *o*-클로로벤질리딘말로노니트릴으로 대체되었다.

폭주진압용 또는 호신용 스프레이로 1970년 전후 일본에서도 경찰기동대가 데모 진압을 위해 사용했다. 용해해 충진한 제품이 일본에 수입되는 것이 확인되었다. 호신용으로 사용되는 제품은 TW® 시리즈, 메이즈® 등이 알려져 있고 립스틱형, 펜형, 라이터형, 경찰봉 등 다양한 형태가 있으며, 용기에 'CN'으로 표시되어 있는 것도 있다.

1. 물성

클로로아세토페논(Chloroacetophenone)의 CAS 등록번호는 532-27-4이다.

【성상】

- 무색의 결정, 황색에서 갈색의 고체
- 날카로운 자극성의 강렬한 꽃냄새가 난다. 낮은 농도의 증기는 사과꽃 냄새와 비슷하다.

【구조식】

2-클로로아세토페논

【분자량】 154.6

【밀도】 $1.3 g/cm^3$

【끓는점】 244~245℃

【녹는점】 54~59℃

【증기압】 0.7kPa(20℃)

【상대증기밀도】 5.3(공기 = 1)

【인화점】 118℃, 가연성

【용해성】

- 물에 대한 용해도는 1.64g/100mL(25℃)이다. 알코올, 에테르, 벤젠에 잘 녹는다. 아세톤, 이황화탄소에 녹는다.

【반응성】

- 안정적이어서 물에 끓여도 가수분해되지 않는다.
- 따뜻한 탄산나트륨 용액에 가수분해되어, 독성이 없는 물질 페닐-2-프로판올($C_6H_5COCH_2OH$)이 발생된다.
- 연소하면 분해되어 염화수소를 함유하는 유독한 부식성의 퓸이 발생된다.
- 호신용 스프레이

  유형: 립스틱형, 펜형, 라이터형, 경찰봉 등 다양한 형태가 있다.

  용량: 휴대용은 20~75mL의 소형 제품이 많고, 사무실·점포용은 400mL, 520g의 대형 제품도 있다.

  표시: 용기에 'CN'으로 표시되어 있는 것도 있으나, 일본에서는 표시 기준이 정해져 있지 않다.

1) 독성

최루 작용이 높은 순은 CR > CS > CN > CA, 흡입 독성이 높은 순은 CN·CA > CS > CR이다.

- 독성은 농도, 입자 크기, 노출 시간에 의존한다.

- 자극 작용은 습도가 높을수록 강하다.

- 악취 역치: $0.1mg/m^3$(약한 냄새: $0.1020mg/m^3$, 강한 냄새: $0.15mg/m^3$)

【사람 중독량】

- 흡입 반수 불능량(ICt_{50}): $20{\sim}50mg\cdot분/m^3$

- 자극 작용: $> 0.15{\sim}0.4mg\cdot분/m^3$

- 최루 작용: $> 0.3{\sim}0.4mg\cdot분/m^3$

- 군사용 유효농도: $>$ 약 $10mg\cdot분/m^3$

【사람 추정 치사량】

- 흡입 반수 치사량(LCt_{50}): $8,500{\sim}25,000mg\cdot분/m^3$

참고: 규제값, 허용농도 등

- 일본산업위생학회 권고 허용농도(2018년도): 미설정

- ACCIH 권고 TLV(Threshold Limit Values: 허용농도)

  TWA(Time Weighted Average: 시간가중평균값): 0.05ppm

- 급성 노출 가이드라인 농도(AEGL: Acute Expose Guideline Level): 미설정

2) 중독 발현 메커니즘

- 활성화된 할로겐기를 가진 알킬화제로, SH기나 구핵성 관능기와 강하게 결합하는 성질이 있고, 눈 점막이나 코 점막의 지각신경말단에서 SH 함유 효소를 억제한다. 그 결과 동통, 눈물흘림, 콧물, 재채기 등을 일으킨다.

- 억제된 효소 활성은 빠르게 부활하므로 보통 작용은 일과성이지만, 장시간 또는 고농도 노출은 폐부종 등 심각한 작용을 일으킬 수 있다.

- 클로로아세토페논의 다량 노출에서는 피부·점막과 접촉 시에 유리된 염소원자가 염산으로 환원되어 국소의 자극이나 손상의 원인이 된다.

3) 체내동태

【흡수】

- 국소에서 흡수되어 자극 증상을 나타낸다.

3. 중독 증상

1) 개요

- 눈물흘림은 매우 빠르고 나타나고, 노출 후 즉시 눈 작열감, 동통, 눈물흘림 등이 나타난다. 이 증상은 보통 30분 정도에서 개선되지만 눈꺼풀 경련이나 발적, 종창이 1~2일간 나타나는 경우도 있다.
- 고농도에서는 망막 박리를 수반하는 화학 손상을 일으킬 수 있다.
- 눈 증상과 더불어 코 자극감, 콧물, 기침, 재채기, 흉부 압박감, 혀·입술 작열감, 금속 맛, 눈물 흐림, 구역질, 구토, 성문 경련 등이 나타나는 경우가 많다. 이러한 증상은 노출 후 몇 주째 계속될 수 있다.
- 폐쇄 공간에서 노출되면 기관지경련, 기관지폐렴, 폐부종 등이 출현하고, 매우 드물게 사망할 수도 있다. 증상은 8~48시간 정도 잠복기를 거쳐, 지연되어 나타난다.
- 피부에 부착되면 작열감, 홍반, 피부염이 일반적으로 나타나며, 고농도에서는 화학 손상을 일으킬 수 있다.

2) 부위별 증상

(1) 호흡기계

- 인두통·기침·재채기 및 흉부 압박감: 노출 직후부터 나타나는 것이 특징적이며, 몇 주 동안 지속될 수 있다.
- 성문 경련: 노출 직후부터 일어나며 1~2일 지연되어 출현하는 경우도 있다.
- 후두기관지염·기관지경련·기관지폐렴·폐부종: 폐쇄 공간에서 노출된 후, 24시간(경우에 따라서는 48시간) 정도 지연되어 나타날 수 있다.

(2) 순환기계

- 공포증이나 동통에 의한 빈맥, 혈압 상승이 출현한다.

(3) 신경계

- 공포증이나 동통에 의한 흥분, 실신이 발생한다.

(4) 소화기계

- 혀·구강 작열감, 금속 맛, 구역질, 구토, 침흘림이 나타난다.
- 경구 섭취한 경우 상복부 불쾌감, 위장염, 식도 및 소화관의 자극 또는 화학 손상이 나타날 수 있다.

(5) 눈

- 작열감, 동통, 눈물흘림, 복시, 심각한 결막염, 눈꺼풀 경련, 발적, 종창, 망막 박리를 수반하는 화학 손상, 각막혼탁이 발생한다. 다량 노출은 영구적 혼탁, 실명의 가능성도 있다.

(6) 피부

- 작열감과 자극감, 홍반, 수포, 피부염, 화학 손상이 발생한다.
- 특히 피부가 습하면 증상이 강하게 나타난다.

(7) 기타

- 코: 자극감(찌릿찌릿함), 코피, 콧물을 일으킨다.
- 비뇨기계: 최루작용제 제조 공장에서 폭발 사고로 사망한 근로자에서 신장 손상이 나타난 증례보고가 있다.
- 면역: 과민반응을 일으킨다.
- 혈액: 백혈구수가 증가하고, 며칠간 지속될 수 있다.

4. 치료

1) 개요

- 특이적 해독제·길항제는 없으며, 치료는 대증치료가 중심이 된다.
- 기침 등의 가벼운 호흡기 증상만 나타난 환자는 노출 장소를 벗어나는 것만으로 충분하며, 치료는 필요 없다. 특정 증상이 나타난 경우는 산소 투여, 기타 보조 치료를 실시한다.
- 경과관찰

  보통 약 30분 정도면 개선되지만, 증상이 계속되면 1~2일은 관찰한다.

  고농도 노출인 경우 몇 주간 경과관찰이 필요할 수도 있다.

2) 상세

(1) 흡입 노출

① 기본적 처지

(a) 제염

○ 공기가 신선한 장소로 이송한다. 대응자는 적절한 개인보호장비(PPE)를 착용한다.

○ 오염된 의복과 신발은 주의해 벗겨서 이중 비닐봉투에 넣어 밀봉하고 유해 폐기물로 처리한다.

○ 피부는 비누와 물로 충분히 씻고, 눈은 물로 15분 이상 씻는다.

② 대증치료

(a) 호흡곤란, 후두경련이 있는 경우 기도삽관, 산소 투여, 인공호흡이 필요할 경우도 있다.

(2) 눈 노출

① 기본적 처지

(a) 즉시 다량의 흐르는 물 또는 생리식염수(실온)로 적어도 15분 이상 눈을 씻는다.

(b) 눈은 비비지 않는다.

② 대증치료

(a) 자극감, 동통, 눈물흘림, 눈부심이 계속되면 안과 검진이 필요하다.

(b) 망막 박리의 유무는 플루오레세인 염색 등으로 확인한다.

(c) 항생물질이나 스테로이드제 점안, 진통제 투여, 산동제가 필요할 수도 있다.

(3) 피부 노출

① 기본적 처지

(a) 피부에서 약제를 재빨리 제거하는 것이 매우 중요하다.

(b) 오염된 의복을 벗기고, 즉시 자극성이 적은 비누와 다량의 흐르는 물로 충분히 씻는다(물이 부족하면 자극을 증대시킨다). 또는 탄산수소나트륨 희석액으로 세정한다(차아염소산 용액은 피부의 손상을 악화시키므로 사용하지 않는다).

(c) 오염된 의복과 신발은 이중 비닐봉투에 넣어 밀봉해 유해 폐기물로 처리한다.

② 대증치료

(a) 수포가 발생한 경우 생리식염수로 세정한다.

(b) 항생물질이나 스테로이드제 도포, 항히스타민제를 경구 투여한다.

(4) 경구 섭취

① 기본적 처지

(a) 구토: 실시하지 않는다(소화관을 자극해 손상이 일어날 수 있다).

(b) 위세척: 섭취한 조기의 경우 주의 깊게 실시한다.

(c) 활성탄·설사약 투여.

② 대증치료

(a) 소화관의 자극 증상, 화학 손상은 주의 깊게 관찰한다. 필요하면 내시경검사를 한다.

04-5
최루작용제 2 | o-클로로벤질리딘말로노니트릴(CS)

개 요

o-클로로벤질리딘말로노니트릴(CS)은 클로로아세토페논(CN), 디벤조옥사제핀(CR), 브로모벤질시아나이드(CA)와 마찬가지로 비치사성의 화학작용제로서 최루작용제로 분류된다. 후추 같은 냄새가 나는 백색의 결정성 고체이며, 분말 스프레이나 용제에 녹인 스프레이가 있다. 눈물흘림은 클로로아세토페논의 약 10배로 클로로아세토페논보다 빨리, 게다가 저농도에서 증상이 나타난다.

노출 직후부터 눈 작열감, 동통, 눈물흘림이 나타난다. 보통 작용은 일과성이기 때문에 노출 장소를 벗어나는 것만으로도 치료는 필요 없어지지만, 폐쇄 공간에서 노출되면 기관지경련, 기관지폐렴, 폐부종 등이 나타나고, 사망한 증례 보고도 있다. 구조 안에 시안을 포함하지만 체내에서 유리되는 시안화합물에 의한 중독은 일어나지 않는다. 특이적 해독제·길항제는 없고, 치료는 대증치료가 중심이 된다.

배 경

o-클로로벤질리딘말로노니트릴은 1928년 영국의 콜슨(Ben Corson)과 스토턴(Roger Stoughton)이 합성했는데, 두 사람의 머리글자를 따서 명명되었다. 클로로아세토페논보다 효과가 크며, 또 독성이 낮아 1960년대까지 최루작용제로서 세계적으로 사용되었고, 특히 베트남에서 미군·남베트남 정부가 다량으로 사용했다.

2019년, 홍콩 경찰은 시위대를 향하여 최루작용제를 사용해 건강 장해가 사회문제화되었다. 경찰이 사용하는 최루작용제에는 CS가 포함되었다고 한다(Chan E. Ying Yang et al., "Use of tear gas for crowd control in Hong Kong," *The Lancet*, Vol.394(2019), 1517~1518).

1. 물성

o-클로로벤질리딘말로노니트릴(o-Chlorobenzylidenemalononitrile)의 CAS 등록번호는 2698-41-1이다.

【성상】

- 백색의 결정성 고체, 후추 같은 냄새가 난다.

【구조식】

o-클로로벤질리딘말로노니트릴

【분자량】 188.6

【끓는점】 310~315℃

【녹는점】 93~96℃

【증기압】 0.0045kPa(20℃)

【상대증기밀도】 6.5(공기 = 1)

【안정성】

- 비교적 빨리 가수분해된다(반감기: 15분, 25℃).
- 가열하면 분해되어 염화수소, 질소산화물, 시안화수소를 함유하는 유독한 부식성 품이 발생한다.

【용해성】

- 물에 대한 용해도 0.1~0.5g/100mL(20℃).
- 아세톤, 디옥살산, 디클로로메탄, 아세트산에틸, 벤젠에 녹는다.

【환경오염 지속시간】

- 토양에 분말을 살포한 경우 몇 주 동안 활성이 잔존한다.

2. 독성, 중독 발현 메커니즘, 체내동태

1) 독성

최루 작용이 높은 순은 CR > CS > CN > CA, 흡입 독성이 높은 순은 CN·CA > CS > CR이다.

- CS의 눈물흘림은 CN의 약 10배로 CN보다 빨리, 게다가 저농도에서 증상이 나타난다.
- 독성은 농도, 입자 크기, 노출 시간에 의존한다.
- 자극 작용은 습도가 높을수록 강하다.

【사람 중독량】

- 흡입 반수 불능량(ICt_{50}): 10mg·분/m^3

- 최루 작용: > 0.004mg·분/m^3
- 군사용 유효농도: > 약 1mg/m^3

【사람 추정 치사량】

- 흡입 반수 치사량(LCt$_{50}$): 25,000~150,000mg·분/m^3
- 경구 반수 치사량(LD$_{50}$): 약 200mg/kg 또는 14g/사람

참고: 규제값, 허용농도 등

- 일본산업위생학회 권고 허용농도(2018년도): 미설정
- ACCIH 권고 TLV(Threshold Limit Values: 허용농도)

  STEL(Short Term Exposure Limit: 단시간 노출 한계량): 0.05ppm(이것과는 별개로 피부 흡수 가능성이 있다)

- 급성 노출 가이드라인 농도(AEGL: Acute Expose Guideline Level): 미설정

  대기 중으로 방출된 화학물질의 임계농도. 이 농도를 초과하면 일반 인구 집단의 건강에 영향을 미칠 수 있다.

노출 시간	10분	30분	60분	4시간	8시간
AEGL 1 (불쾌감, 자극 등의 영향, 단, 일과성, 가역적)	NR	NR	NR	NR	NR
AEGL 2(불가역적, 위중, 장기적인 건강 영향)	0.083mg/m^3	0.083mg/m^3	0.083mg/m^3	0.083mg/m^3	0.083mg/m^3
AEGL 3(생명을 위협하는 영향이나 사망)	140mg/m^3	29mg/m^3	11mg/m^3	1.5mg/m^3	1.5mg/m^3

NR: 데이터 불충분으로 권장농도 설정 불가.

2) 중독 발현 메커니즘

- 활성화된 할로겐기를 가진 알킬화제로, SH기나 구핵성 관능기와 강하게 결합하는 성질이 있고, 눈 점막이나 코 점막의 지각신경말단에서 SH 함유 효소를 억제한다. 그 결과 동통, 눈물흘림, 콧물, 재채기 등을 일으킨다.
- 억제된 효소 활성은 빠르게 부활하므로 보통 작용은 일과성이지만, 장시간 또는 고농도 노출은 폐부종 등 심각한 작용을 일으킬 수 있다.
- 다량 노출은 피부·점막과 접촉 시에 유리된 염소 원자가 염산으로 환원되어 국소의 자극이나 손상의 원인이 된다.
- 체내에서 시안화물이 다량으로 유리하지 않으므로 시안화물에 의한 중독은 실제로 발생하지 않는다.

3) 체내동태

【흡수】

• 국소에서 흡수되어, 자극 증상을 나타낸다.

【대사】

• 간장에서 대사되어, o-클로로벤조알데하이드와 말로노나이트릴이 된다. o-클로로벤조알데하이드는 o-클로로안식향산과 o-클로로마뇨산으로 대사된다. 말로노나이트릴은 티오시안산염과 시안화물로 대사된다.

【배출】

• 소변을 통해 o-클로로마뇨산(주로), o-클로로안식향산(소량)이 배출된다.

3. 중독 증상

1) 개요

• 눈물흘림은 매우 빠르게 나타나고, 노출 후 즉시 눈 작열감, 동통, 눈물흘림 등이 나타난다. 이 증상은 보통 30분 정도에서 개선되지만, 눈꺼풀 경련이나 발적, 종창이 1~2일간 나타나는 경우도 있다.

• 고농도에서는 망막 박리를 수반하는 화학 손상을 일으킬 수 있다.

• 눈 증상과 더불어 코 자극감, 콧물, 기침, 재채기, 흉부 압박감, 혀·입술 작열감, 금속 맛, 눈물흘림, 구역질, 구토, 성문 경련 등이 나타나는 것이 많다. 이러한 증상은 노출 후 몇 주째 계속될 수 있다.

• 폐쇄 공간에서 노출되면 기관지경련, 기관지폐렴, 폐부종 등이 출현하고, 매우 드물게 사망할 수도 있다. 증상은 8~48시간 정도 잠복기를 거쳐 지연되어 나타난다.

• 피부에 부착되면 작열감, 홍반, 피부염이 일반적으로 나타나며, 고농도에서는 화학 손상을 일으킬 수 있다.

• 90 사례의 증례 분석에서 피부 증상 61%, 눈 증상 57%. 호흡기 증상 40%, 소화기 증상 13%, 신경계 증상 7%가 보고되었다. 증상의 지속기간은 다음과 같다[Y. Dimitroglou et al., *International Journal of Environmental Research and Public Health*, Vol. 12(2015), pp. 1397~1411].

눈·호흡기 증상: 몇 분~몇 시간

흉부 압박감: 1일

RADS(reactive airways dysfunction syndrome): 몇 개월~몇 년

2) 부위별 증상

(1) 호흡기계

- 인두통·기침·재채기 및 흉부 압박감: 노출 직후부터 나타나는 것이 특징적이며, 몇 주 동안 지속될 수 있다.
- 성문 경련: 노출 직후부터 일어나며, 1~2일 지연되어 출현하는 경우도 있다.
- 후두기관지염·기관지경련·기관지폐렴·폐부종: 폐쇄 공간에서 노출된 후 24시간(경우에 따라서는 48시간) 정도 지연되어 나타날 수 있다.
- 천식 환자, 만성 기관지 환자에서는 노출되면 증상이 악화한다.

(2) 순환기계

- 공포증이나 동통에 의한 빈맥, 혈압 상승이 발생난다.
- 울혈성 심부전: 성인에서 고농도의 CS 노출 후에 보고된 사례가 있다.

(3) 신경계

- 공포증이나 동통에 의한 흥분, 실신이 발생난다.
- 두통: CS 에어로졸에 노출된 4명 중 3명이 두통을 호소하고, 그중 2명은 24시간 지속되었다.

(4) 소화기계

- 혀·구강 작열감, 금속 맛, 구역질, 구토, 침흘림이 나타난다.
- 경구 섭취한 경우 상복부 불쾌감, 위장염, 복부 경련, 설사를 일으킨다.

(5) 눈

- 작열감, 동통, 눈물흘림, 일과성 안압 상승, 복시, 심각한 결막염, 눈꺼풀 경련, 발적, 종창, 망막 박리를 수반하는 화학 손상을 일으킨다.

(6) 피부

- 작열감과 자극감, 홍반, 수포, 피부염, 화학 손상을 일으킨다.
- 특히 피부가 습하면 증상이 강하게 나타난다.

(7) 기타

- 코: 자극감(찌릿찌릿함), 코피, 콧물을 일으킨다.
- 간장: 중증 중독 증례 보고에서 간장 장애의 보고가 있다.
- 비뇨기계: 최루작용제 제조 공장에서 폭발 사고로 사망한 근로자에서 신장 손상이 나타난 증례보고가 있다.
- 면역: 과민반응을 일으킨다.

4. 치료

1) 개요

- 특이적 해독제·길항제는 없으며, 치료는 대증치료가 중심이 된다.
- 기침 등의 가벼운 호흡기 증상만 나타난 환자는 노출 장소를 벗어나는 것만으로 충분하며, 치료는 필요 없다. 특정 증상이 나타난 경우는 산소 투여, 기타 보조 치료를 한다.

2) 상세

- CN에 준한다[04-5장 최루작용제 1 '클로로아세토페논(CN)' 754쪽 참조].

04-5
최루작용제 3 | 디벤조옥사제핀(CR)

개 요

디벤조옥사제핀(CR)은 클로로아세토페논(CN), o-클로로벤질리딘말로노니트릴(CS), 브로모벤질시아나이드(CA)와 마찬가지로 비치사성의 화학작용제로서 최루작용제로 분류된다. 담황색의 고체이며, 화학적으로 안정적이고 물에서도 자극 작용이 유지된다. 클로로아세토페논, o-클로로벤질리딘말로노니트릴과 같은 작용을 가지지만 호흡기에 대한 작용은 거의 없다. 휘발성이 낮아서 환경에서 잔존하기 쉽다.

노출 직후부터 눈 작열감, 동통, 눈물흘림이 나타난다. 보통 작용은 일과성이기 때문에 노출 장소를 벗어나는 것만으로도 치료는 필요 없다. 특이적 해독제·길항제는 없고, 치료는 대증치료가 중심이 된다.

배 경

1962년에 합성된 최루작용제이며, o-클로로벤질리딘말로노니트릴보다 독성이 낮아서 폭주진압용으로 주목을 받았으나, 실제로는 그다지 사용되지 않는다.

1. 물성

디벤조옥사제핀(Dibenzoxazepine)의 CAS 등록번호는 257-07-8이다.

【성상】

• 담황색의 고체다.

【구조식】

디벤조옥사제핀

【분자량】 195.23

【녹는점】 72℃

【증기압】 5.9×10^{-5}mmHg(20℃)

【용해성】 3.5×10^{-4}mol/L(20℃)

【반응성】

• 화학적으로 안정(물에서도 자극 작용이 유지)

• 가열하면 분해되어, 유독한 질소산화물의 퓸을 발생한다.

【환경오염 지속시간】

• 환경에서 잔존한다.

2. 독성, 중독 발현 메커니즘, 체내동태

1) 독성

최루 작용이 높은 순은 CR > CS > CN > CA, 흡입 독성이 높은 순은 CN·CA > CS > CR이다.

• 눈물흘림이 가장 강력하고, 작용은 피부·눈에 한정되며 기도에 대한 작용은 거의 없다.

• 독성은 가장 낮다.

• 독성은 농도, 입자 크기, 노출 시간에 의존한다.

• 자극 작용은 습도가 높을수록 강하다.

【사람 중독량】

• 최루 작용: > 0.002mg·분/m^3

【사람 추정 치사량】

• 흡입 반수 치사량(LCt_{50}): > 100,000mg·분/m^3

참고: 규제값, 허용농도 등

• 일본산업위생학회 권고 허용농도(2018년도): 미설정

• 급성 노출 가이드라인 농도(AEGL: Acute Expose Guideline Level): 미설정

2) 중독 발현 메커니즘

• 피부·점막 자극 작용: 피부·점막의 지각신경말단 수용체와 국소적으로 반응해 노출 부위에서 동통·눈물흘림을 일으킨다.

3) 체내동태

【흡수】

• 데이터 없음(눈물흘림은 매우 빨리 출현한다)

3. 중독 증상

1) 개요

• 노출 후 즉시 눈 작열감, 동통, 눈물흘림 등이 나타난다. 이 증상은 보통 30분 정도에서 개선되지만, 액이 눈에 들어가면 눈꺼풀 경련이나 발적, 종창이 3~6시간 지속될 수 있다.

• 액이 코에 들어가면 자극성, 콧물, 입에 들어가면 혀·구강 작열감, 침흘림, 구역질, 구토 등이 전부 일과성으로 나타난다.

• 피부에 부착되면 작열감, 홍반, 홍반이 일과성으로 나타나며, CN, CS에서 나타나는 피부염이나 화학 손상은 일어나기 어렵다.

2) 부위별 증상

(1) 호흡기계

• 인두통·기침·재채기 및 흉부 압박감: 노출 직후부터 나타나는 것이 특징적이며, 몇 주 동안 지속될 수 있다.

• 성문 경련: 노출 직후부터 일어나며, 1~2일 지연되어 출현하는 경우도 있다.

(2) 순환기계

• 공포증이나 동통에 의한 빈맥, 혈압 상승이 나타난다.

(3) 신경계

• 공포증이나 동통에 의한 흥분, 실신이 나타난다.

(4) 소화기계

• 혀·구강 작열감, 금속 맛, 구역질, 구토, 침흘림이 나타난다.

• 경구 섭취한 경우 상복부 불쾌감, 위장염, 복부 경련, 설사을 일으킨다.

(5) 눈

• 작열감, 동통, 눈물흘림, 혈압 상승, 눈꺼풀 경련, 발적, 종창을 일으킨다.

(6) 피부

• 작열감과 자극감, 홍반이 나타난다. CN, CS에서 나타나는 피부염이나 화학상은 일어나기 어렵다.

• 일과성, 특히 피부가 습하면 증상이 강하게 나타난다.

(7) 기타

• 코: 자극감(찌릿찌릿함), 코피, 콧물을 일으킨다.

• 비뇨기계: 최루작용제 제조 공장에서 폭발 사고로 사망한 근로자에서 신장 손상이 나타난 증례보고가 있다.

• 면역: 과민반응을 일으킨다.

4. 치료

1) 개요

• 특이적 해독제·길항제는 없으며, 치료는 대증치료가 중심이 된다.

• 기침 등의 가벼운 호흡기 증상만 나타난 환자는, 노출 장소를 벗어나는 것만으로 충분하며, 치료는 필요 없다. 특정 증상이 나타난 경우는 산소 투여, 기타 보조 치료를 한다.

2) 상세

• CN에 준한다[04-5장 최루작용제 1 '클로로아세토페논(CN)' 754쪽 참조].

04-5

최루작용제 4 | 브로모벤질시아나이드(CA)

개 요

브로모벤질시아나이드(CA)은 클로로아세토페논(CN), o-클로로벤질리딘말로노니트릴(CS), 디벤조옥사제핀(CR)과 마찬가지로, 비치사성의 화학작용제로서 최루작용제로 분류된다. 황색을 띠는 결정성 고체이며 시큼한 과일 냄새가 난다.

노출 직후부터 눈 작열감, 동통, 눈물흘림이 나타난다. 보통 작용은 일과성이기 때문에 노출 장소를 벗어나는 것만으로도 치료는 필요 없어지지만, 폐쇄 공간에서 노출되면 기관지경련, 기관지폐렴, 폐부종 등이 나타나고, 사망한 증례 보고도 있다. 구조 안에 시안을 포함하지만, 체내에서 유리되는 시안화합물에 의한 중독은 일어나지 않는다. 특이적 해독제·길항제는 없고, 치료는 대증치료가 중심이 된다.

배 경

브로모벤질시아나이드는 1881년에 라이머(Karl Reimer)가 합성했으며, 1914년에 순수한 물질로 분리되었다. 제1차 세계대전 중, 프랑스군이 '카미테(camite)'이라는 이름으로 처음 독가스로써 사용했지만, 수포작용제나 신경작용제에 비해 치사성은 낮고, 최루작용제로 폭주진압용으로 사용하기에는 독성이 높아서 사용하지 않게 되었다. 현재는 사용하지 않고 최루작용제로서의 중요성은 낮다.

1. 물성

브로모벤질시아나이드(Bromobenzyl cyanide)의 CAS 등록번호는 5798-79-8이다.

【성상】

• 황색을 띠는 결정성 고체, 시큼한 과일 냄새가 난다.

【구조식】

α-브로모벤질시아나이드

【분자량】 196.05

【끓는점】 132~134℃

【녹는점】 29℃

【증기압】 1.2×10^{-2} mmHg(20℃)

【상대증기밀도】 6.8(공기 = 1)

【용해성】

• 물에는 거의 녹지 않는다. 알코올, 에테르, 클로로포름, 아세톤 등의 유기용매에 녹는다. 포스겐, 클로로피크린 등에도 녹는다.

【반응성】

• 물 및 습기에 아주 서서히 분해된다.

• 공기와 접촉해도 약간 분해되는 정도로 비교적 안정적이다. 장시간 저장하면 서서히 분해되어 홍색을 띤다.

• 150℃ 이상 가열하면 빠르게 분해되어 브롬화수소, 질소산화물, 시안화수소를 함유하는 유독한 부식성 품이 발생한다.

【환경오염 지속시간】

• 보통 개방지에서 3일, 땅속으로 침투한 경우는 15~30일 잔존한다.

2. 독성, 중독 발현 메커니즘, 체내동태

1) 독성

눈물흘림이 높은 순은 CR > CS > CN > CA, 흡입 독성이 높은 순은 CN·CA > CS > CR이다.

• 독성은 농도, 입자 크기, 노출 시간에 의존한다.

• 악취 역치(최소검출농도): 0.09mg/m^3

【사람 중독량】

• 눈 자극 작용: > 0.15mg·분/m^3

• 최루 작용: > 0.3~0.5mg·분/m^3

【사람 추정 치사량】

• 흡입 반수 치사량(LCt$_{50}$): 11,000mg·분/m^3

참고: 규제값, 허용농도 등

• 일본산업위생학회 권고 허용농도(2018년도): 미설정

- 급성노출 가이드라인 농도(AEGL: Acute Expose Guideline Level): 미설정

2) 중독 발현 메커니즘
- 활성화된 할로겐기를 지닌 알킬화제로, SH기나 구핵성 관능기와 강하게 결합하는 성질이 있고, 눈 점막이나 코 점막의 지각신경말단에서 SH 함유 효소를 억제한다. 그 결과 동통, 눈물흘림, 콧물, 재채기 등을 일으킨다.
- 억제된 효소 활성은 빠르게 부활하므로 보통 작용은 일과성이지만, 장시간 또는 고농도 노출은 폐부종 등 심각한 작용을 일으킬 수 있다.
- 체내에서 시안화물이 다량으로 유리되지 않으므로, 시안화물에 의한 중독은 실제로 발생하지 않는다.

3) 체내동태
【흡수】
- 데이터 없음(눈물흘림은 매우 빨리 출현한다)
【대사】
- 시안화물을 다량으로 유리하지 않는다.

3. 중독 증상

1) 개요
- 노출 후 즉시 눈 작열감, 동통, 눈물흘림 등이 나타난다. 이 증상은 보통 30분 정도에서 개선되지만, 눈꺼풀 경련이나 발적, 종창은 1~2일 지속될 수 있다.
- 고농도에서는 망막 박리를 수반하는 화학 손상을 일으킬 수 있다.
- 눈 증상과 더불어 코 자극감, 콧물, 기침, 재채기, 흉부 압박감, 혀·입술 작열감, 금속 맛, 눈물흘림, 구역질, 구토, 성문 경련 등이 나타나는 것이 많다. 이러한 증상은 노출 후, 몇 주째 계속될 수 있다.
- 폐쇄 공간에서 노출되면 기관지경련, 기관지폐렴, 폐부종 등이 출현하고, 매우 드물게 사망할 수도 있다.
- 피부에 부착되면 작열감, 홍반, 피부염이 일반적으로 나타나며, 고농도에서는 화학 손상을 일으킬 수 있다.

2) 상세

● CN에 준한다[04-5장 최루작용제 1 '클로로아세토페논(CN)' 754쪽 참조].

4. 치료

1) 개요

● 특이적 해독제·길항제는 없으며, 치료는 대증치료가 중심이 된다.

● 기침 등의 가벼운 호흡기 증상만 나타난 환자는 노출 장소를 벗어나는 것만으로 충분하며, 치료는 필요 없다. 특정 증상이 나타난 경우는 산소 투여, 기타 보조 치료를 한다.

2) 상세

● CN에 준한다[04-5장 최루작용제 1 '클로로아세토페논(CN)' 754쪽 참조].

04-5
최루작용제 5 | 캡사이신(OC)

개 요

캡사이신(OC ; Oleoresin capsicum)은 고추의 매운 성분(결정성 알칼로이드)이다. 고추 추출물은 타는 듯
한 맛이 있고, 최루작용제로 분류된다.

노출 직후부터 눈 작열감, 동통, 눈물흘림이 나타난다. 보통 작용은 일과성이기 때문에 노출 장소를 벗어
나는 것만으로도 치료는 필요 없어지지만, 폐쇄 공간에서 노출되면 기관지경련, 기관지폐렴, 폐부종 등이
나타나고, 사망할 가능성도 있다. 특이적 해독제·길항제는 없고, 치료는 대증치료가 중심이 된다.

배 경

17세기 중국에서 고추를 태워 전쟁에 사용했다는 기록이 있지만, 근대 이후에는 1973년 미국연방수사국
(FBI)이 호신용으로 사용한 것이 최초. 1990년대 초부터 100명 이상이 캡사이신에 노출된 후 사망했다
는 국제앰네스티(Amnesty International) 보고, 1993년 이후 캡사이신을 사용해 체포하는 과정에서 70명
의 사망자가 나왔다는 보고가 있다. 한편 체포 과정에서 사망한 대부분의 사례는, 캡사이신의 직접 작용에
의한 것인지 의문이 있고, 다른 원인이 있다는 의견도 있다. 어느 쪽이든 캡사이신과 긴강장애에 관한 대규
모의 전향적 코호트 연구가 필요하다.

폭주진압용 또는 호신용 스프레이로 사용되고, 개나 곰의 방어용으로도 사용된다. 캡사이신 5~13%를
용제(아세톤, 아세트산에틸, 메틸알코올)에 녹여 충진한 제품이 일본에 수입되고 있는 것이 확인되었다. 페
퍼 메이스, 퍼스트 디펜스, MK® 시리즈, 가디언® 등이 알려져 있고, 립스틱형, 펜형, 라이터형, 경찰봉 등
다양한 형태가 있으며, 용기에 'OC'으로 표시되어 있는 것도 있다.

1. 물성

캡사이신(Capsaicin)의 CAS 등록번호는 404-86-4이다.

【성상】
• 타는 듯한 맛이 난다.

【구조식】

CH₃O 구조식 이미지

$$CH_3O$$

HO─(벤젠고리)─$CH_2NHC(CH_2)_4CH=CHCHCH_3$

O (카르보닐), CH_3

(E)-N-[(4-하이드록시-3-메톡시페닐)-메틸]-8-메틸-6-노난아미드

【분자량】 305.42

【끓는점】 210~220℃

【녹는점】 65℃

【용해성】

• 차가운 물에는 거의 녹지 않는다. 알코올, 에테르, 벤젠, 클로로포름에 잘 녹는다.

• 이황화탄소, 진한 염산에 약간 녹는다. 석유에테르에 녹는다.

2. 독성, 중독 발현 메커니즘, 체내동태

1) 독성

• 피부 자극 감수성은 개인차가 크고, 표피 각질층의 두께에 의존한다.

【사람 중독량】

• 코 점막에 75μg을 바르면 작열감, 재채기, 코에서 장점액 분비가 생긴다.

• 10^{-4}mol/L(30.5mg/L) 미만의 농도에서 혀에 작열감이 나타난다.

참고: 규제값, 허용농도 등

• 일본산업위생학회 권고 허용농도(2018년도): 미설정

• 급성노출 가이드라인 농도(AEGL: Acute Expose Guideline Level): 미설정

• 치료량: 성인, 연동운동 촉진으로 약 60mg

• 많은 열대 국가의 성인들은 식품으로 약 3g/일 섭취한다.

2) 중독 발현 메커니즘

강한 피부·점막 자극 작용이 있다.

• 캡사이신의 바닐기가 신체의 감각신경말단에 존재하는 바닐로이드 수용체 TRPV1에 결합해, 신경세포가 탈분극하고 활동전위를 발생시킴으로 작열감을 일으킨다.

• TRPV1이 활성화하면 세포 내 Ca^{2+} 농도의 상승으로, 칼시토닌 유전자 관련 펩티드(CGRP)나

서브스턴스P, 뉴로키닌 A·B 등의 신경 펩티드가 방출되어, 기도평활근의 수축에 의한 기관지 경련이나 혈관 팽창에 의한 혈압 저하가 일어난다.

3) 체내동태

【흡수】

- 동물실험(시궁쥐)에서, 공장(空腸)을 통해 비능동 운송으로 흡수되고 85%가 3시간 이내에 흡수되었다.

【대사】

- 주로 간장의 시토크롬 P450에서 가수분해된다.

3. 중독 증상

1) 개요

- 피부·점막 자극 작용이 있고 눈, 코, 폐, 피부에 작열감이 발생한다.
- 경구 섭취하면 작열감이 구강 내, 식도, 위, 장 등 소화관 전체에 미치고, 배설 시에는 항문의 작열감도 있다. 설사를 할 수도 있다.
- 캡사이신 스프레이 흡입 후 심각한 폐손상 및 사망한 사례가 있다.

2) 부위별 증상

(1) 호흡기계

- 흡입으로, 작열감, 기침, 숨 막힘, 천식, 호흡곤란, 기관지경련, 폐부종이 출현할 수 있다.

(2) 순환기계

- 혈압 변동[동물실험(시궁쥐, 주사)에서 나타났다]이 나타난다.

(3) 신경계

- 동통 자극 역치의 증대: 다양한 화학적 동통 자극을 느끼기 어렵다.

(4) 소화기계

- 구역질, 구토, 설사, 항문 작열감을 일으킨다.

(5) 눈

- 작열감, 동통, 눈물흘림, 동통, 결막염, 홍반, 망막 박리가 나타난다.
- 경찰이 사용한 캡사이신 스프레이에 노출된 응급 진료자 18명에서 눈 작열감 45명(56%), 결막

충혈 36명(44%), 홍반 32명(40%), 눈물흘림 13명(16%), 망막 박리 7명(9%)이 나타났다[W. A. Watson et al., *Annals of Pharmacotherapy*, Vol.30(1996), pp.733~735].

(6) 피부

- 작열감, 동통, 홍반이 일시적으로 나타나지만, 수포는 발생하지 않는다.
- 증세가 만성이며, 장기간 노출에서는 수포·피진이 나타난다. 고추 가공 근로자에서 나타나는 손의 피부염증은 대부분 타는 듯한 감각과 가벼운 홍반만 발생하고, 열상은 나타나지 않는다.

4. 치료

1) 개요

- 특이적 해독제·길항제는 없으며, 호흡·순환 관리 등의 대증치료를 실시한다.
- 기침 등의 가벼운 호흡기 증상만 나타난 환자는 노출 장소를 벗어나는 것만으로 충분하며 치료는 필요 없다. 특정 증상이 나타난 경우 산소 투여, 기타 보조 치료를 실시한다.
- 경과관찰: 피부 노출이 심한 경우 동통은 장시간 지속될 수 있다. 증상이 계속되면 1~2일은 관찰한다.

2) 상세

(1) 흡입 노출

① 기본적 처지

(a) 제염

○ 공기가 신선한 장소로 이송한다. 대응자는 적절한 개인보호장비(PPE)를 착용한다.

○ 오염된 의복과 신발은 주의해 벗겨서 이중 비닐봉투에 넣어 밀봉하고 유해 폐기물로 처리한다.

○ 피부는 비누와 물로 충분히 씻고, 눈은 물로 15분 이상 씻는다.

○ 분말을 다량으로 흡입하여 중증인 경우는 기도삽관을 하여 세정과 흡입을 한다.

② 대증치료

(a) 필요에 따라 기도확보, 산소 투여 등을 시행한다.

(b) 전신증상 출현에 대해서는 주의 깊게 관찰하여, 필요에 따라 대증치료를 실시한다.

(2) 눈 노출

① 기본적 처지

  (a) 즉시 흐르는 물로 15분 이상 눈을 씻는다. 눈은 비비지 않는다.

② 대증치료

  (a) 자극감, 동통, 종창, 눈물흘림, 눈부심이 계속되면 안과 검진이 필요하다.

  (b) 동통 조절을 위한 국소마취제가 필요한 경우도 있다.

(3) 피부 노출

① 기본적 처지

  (a) 캡사이신은 냉수보다 온수에 녹기 쉬우므로, 자극이 적은 비누와 온수로 노출 부위를 여러 번 씻는다.

  (b) 캡사이신은 알코올에도 잘 녹으므로, 충분히 세정이 안 될 경우 손상이 적은 피부에는 소량의 알코올을 사용해도 좋다.

② 대증치료

  (a) 냉수 침적: 차가운 수돗물에 담그면 동통은 빠르게 경감되지만, 효과는 오래가지 않다.

  (b) 식초 세정·침적(5% 아세트산수용액): 피부(특히 손)의 자극이 해소된다.

  (c) 손을 30분 이상 담근다. 중증인 경우는 몇 시간 정도의 침적이 필요하다.

  (d) 식물 오일 침적: 냉수 침적보다도 동통의 경감이 오래 지속된다.

  (e) 국소 마취약: 리도카인 젤리가 효과 있다는 보고가 있다.

(4) 경구 섭취

① 기본적 치지

  (a) 구토: 보통 불필요하다(캡사이신의 자극성에 의해 구토나 설사를 일으킬 수 있기 때문).

  (b) 활성탄 투여: 단, 유효성은 불분명하다.

  (c) 설사약 투여: 불필요하다(캡사이신이 연동운동을 일으키기 때문).

② 대증치료

  (a) 필요에 따라 대증치료를 실시한다.

04-5

최루작용제 6 | 머스터드 오일(겨자 오일)

개 요

머스터드 오일은 이소티오시안산아릴을 함유하는 무색에서 담황색의 액체로, 물에 잘 녹지 않고 강한 자극성의 머스터드 냄새가 난다. 점막의 강한 자극에 의해 눈물흘림이나 콧물, 천식성 기침, 피부염, 피부 수포를 일으킨다. 특이적 해독제·길항제는 없고, 치료는 대증치료가 중심이 된다.

배 경

최루 스프레이나 금고의 자동 최루 분사 장치에 사용된다. 가연성이 강해 호신용 최루작용제로는 적합하지 않고, 미국에나 유럽 여러 국가에서는 사용하지 않는다. 의약품의 유도 자극약이나 발적약, 살균제, 살충제, 개 및 고양이 기피제로 사용된다.

---

1. 물성

이소티오시안산아릴(Allyl isothiocyanate)의 CAS 등록번호는 57-06-7이다.

【성상】

• 무색에서 담황색의 오일성 액체다. 매우 날카로운 자극성의 냄새가 난다.

【구조식】

$S=C=NCH_2CH=CH_2$ 2-프로페닐이소티오시아네이트

【분자량】 99.2

【비중】 1.0126g/cm^3(20℃)

【끓는점】 148~154℃

【녹는점】 -80℃

【증기압】 0.493kPa(20℃)

【인화점】 46℃

【용해성】

• 물에 대한 용해도는 2,000mg/L(20℃)로 알코올, 에테르, 이산화황에 녹는다.

【반응성】

• 가열, 연소, 산과의 접촉에 의해 분해되어 질소산화물, 황산화물을 함유한 유독 퓸이 발생한다. 강력한 산화제와 반응한다.

• 인화점 46℃ 이상에서는 증기 또는 공기의 폭발성 혼합기체가 생길 수 있다.

2. 독성, 중독 발현 메커니즘, 체내동태

1) 독성

• 사람 중독량·치사량: 데이터 없음

• 이소티오시안산아릴 경구 LDt_{50}(시궁쥐): 112mg/kg

참고: 규제값, 허용농도 등

• 일본산업위생학회 권고 허용농도(2018년도): 미설정

• 급성 노출 가이드라인 농도(AEGL: Acute Expose Guideline Level): 미설정

2) 중독 발현 메커니즘

피부·점막 자극 작용이 있다.

• 점막을 자극하거나, 습진성 또는 작은 수포성 피진이 생긴다.

3) 체내동태

• 경피 흡수의 가능성이 있다.

3. 중독 증상

1) 개요

• 노출된 피부·점막에 대한 강한 자극으로 눈물흘림, 콧물, 천식성 기침, 피부염, 피부 수포를 일으킨다.

2) 부위별 증상

(1) 호흡기계

- 기침, 인두통, 작열감을 일으킨다.

(2) 눈

- 발적, 통증, 눈물흐림을 일으킨다.
- 데이터 부족으로 독성평가는 되어 있지 않지만, "증기는 시력장애를 수반하는 각막염을 일으킬 가능성이 있다"라는 정보가 있다.

(3) 피부

- 발적, 통증, 피부염, 수포를 일으킨다.

4. 치료

1) 개요

- 특이적 해독제·길항제는 없으며, 호흡·순환 관리 등의 대증치료를 실시한다.
- 기침 등의 가벼운 호흡기 증상만 나타난 환자는 노출 장소를 벗어나는 것만으로 충분하며, 치료는 필요 없다. 특정 증상이 나타난 경우 산소 투여, 기타 보조 치료를 한다.
- 경과관찰: 증상이 계속되면 다른 최루작용제와 동일하게 1~2일은 관찰한다.

2) 상세

- 캡사이신에 준한다[04-5장 최루작용제 5 '캡사이신(OC)' 775쪽 참조].

04-6

구토작용제(재채기제) 1 | 아담사이트(DM)

개 요

아담사이트(DM)은 디페닐클로로아르신(DA), 디페닐시아노아르신(DC)와 마찬가지로, 구토(재채기제) 작용제로 분류된다. 순수한 물질은 상온에서 무취의 녹색을 띠는 황색 결정으로, 대부분 휘발되지 않는다. 보통 에어로졸의 미립자 상태로 공중에 살포하며, 살포 시 무색무취다.

흡입하면 상기도를 강하게 자극해 노출 직후부터 눈·코·인두의 점막 자극, 재채기, 기침, 구역질, 구토 등이 출현한다. 작용은 최루작용제와 유사하지만 독성은 최루작용제보다 강하다. 구조에 비소를 포함하는 유기비소 화합물이지만, 보통 전신성 비소 중독은 발생하지 않는다. 특이적 해독제·길항제는 없고, 치료는 대증치료가 중심이 된다.

배 경

아담사이트를 처음 합성한 나라는 독일이라고 한다. 1918년 미국 일리노이대학의 애덤스(Roger Adams)가 제조법을 완성했고, 그의 이름을 따서 아담사이트라 명명했다. 구토작용제는 폭주진압용으로 사용하기 위한 목적과 화학전쟁 시 방독마스크를 벗게 하는 목적이 있으며, 흡입하면 3시간은 활동하기 힘들다. 베트남 전쟁에서 사용된 아담사이트와 최루가스의 혼합물(미국의 소위 DM-CN)은 특히 구토 작용이 강하고, 치사성이 있다.

또한 아담사이트는 1997년에 발효된 「화학무기 금지 조약」의 대상은 아니고, 일본 국내의 「화학무기의 금지 및 특정물질의 규제 등에 관한 법률」에서도 특정 물질이나 지정물질에 지정되어 있지 않다.

1. 물성

아담사이트(Adamsite)의 CAS 등록번호는 578-94-9이다.

【성상】

• 순수한 물질은 냄새가 없고 녹색을 띠는 황색 결정이다. 살포 시 무색무취이지만, 연기가 농축되면 녹색을 띠는 황색을 나타낸다.

【구조식】

디페닐아미노클로로아르신

【분자량】277.59

【밀도】1.65g/cm^3(20℃)

【끓는점】410℃

【녹는점】195℃

【증기압】2 × 10^{-13}mmHg(20℃)

【상대증기밀도】9.6(공기 = 1)

【용해성】

• 물에는 거의 녹지 않는다[0.006g/물100g(실온)].

• 벤젠, 크실렌, 사염화탄소에 약간 녹는다.

• 유기용매에서는 아세톤이 가장 잘 녹는다(13.03g/100g, 15℃).

【반응성】

• 실온에서 물이 존재하면 매우 천천히 가수분해된다. 가열하면 가수분해되어 진한 등홍색의 물질이 발생한다.

2. 독성, 중독 발현 메커니즘, 체내동태

1) 독성

• 작용은 최루작용제와 유사하지만 독성은 최루작용제보다 강하다.

• 유기비소 화합물이지만 미립자 흡입으로 전신성 비소 중독은 발생하지 않는다. 단, 환경 중의 비소 오염과 폐기한 무기 등의 관련으로 문제가 된 사례도 있다.

【사람 중독량】

• 눈 자극 작용(TC$_{50}$): 0.5mg/m^3(1분간 노출시, 50%의 사람이 자극을 느끼는 최저농도)

• 흡입 반수 불능량(ICt$_{50}$): 22~150mg·분/m^3, 8mg/m^3·60분간 노출

【사람 추정 치사량】

• 흡입 반수 치사량(LCt$_{50}$): 11,000mg·분/m^3

• 650mg/m^3·30분, 또는 3,000mg/m^3·10분의 흡입은 치명적이다.

참고: 규제값, 허용농도 등

- 일본산업위생학회 권고 허용농도(2018년도): 미설정
- 급성노출 가이드라인 농도(AEGL: Acute Expose Guideline Level, Interim: 잠정치 2007.11.01)

  대기 중으로 방출된 화학물질의 임계농도. 이 농도를 초과하면 일반 인구 집단의 건강에 영향을 미칠 수 있다.

노출 시간	10분	30분	60분	4시간	8시간
AEGL 1 (불쾌감, 자극 등의 영향, 단, 일과성, 가역적)	$0.20mg/m^3$	$0.041mg/m^3$	$0.016mg/m^3$	$0.0022mg/m^3$	$0.00083mg/m^3$
AEGL 2(불가역적, 위중, 장기적인 건강 영향)	$9.7mg/m^3$	$6.8mg/m^3$	$2.6mg/m^3$	$0.36mg/m^3$	$0.14mg/m^3$
AEGL 3(생명을 위협하는 영향이나 사망)	$21mg/m^3$	$17mg/m^3$	$6.4mg/m^3$	$0.91mg/m^3$	$0.34mg/m^3$

2) 중독 발현 메커니즘

- 눈·점막 자극 작용: 눈·코·인후 점막의 지각신경말단에서 SH 함유 효소를 억제해 동통, 눈물흘림, 재채기, 기침 등을 일으킨다.

3) 체내동태

- 데이터 없음(점막 자극 작용의 발현은 매우 빠르게 일어난다).

3. 중독 증상

1) 개요

노출 직후부터 자극 증상이 출현한다.

- 눈 통증, 눈물흘림, 코·부비강 동통, 콧물, 코막힘, 목이 타는 듯한 느낌, 극심한 재채기, 기침이 나타난다. 이어서 극심한 두통, 흉통, 흉부 압박감이 출현하고, 구역질, 구토를 일으킨다. 고농도에서는, 호흡곤란, 현기증, 비틀거림, 항우울, 전신권태감도 나타난다.
- 가벼운 경우는 30분 정도, 보통 1~2시간 정도 지나면 해소되지만 전신증상은 노출 후 몇 시간 계속될 수 있다.
- 오염된 음식을 경구 섭취하면 구역질, 구토, 설사(혈성), 무기력, 현기증이 일어난다.
- 공포심, 불안감, 불신감 등 다양한 감정이 분출되어, 집단히스테리 상태가 된다.

2) 부위별 증상

(1) 호흡기계

- 목이 타는 듯한 느낌, 기침, 흉통, 흉부 압박감, 호흡곤란이 나타난다.
- 폐쇄 공간에서 고농도로 노출되면 폐부종을 포함한 심각한 폐손상을 일으키고, 드물게 사망할 수도 있다.

(2) 신경계

- 두통(전두부의 심한 통증), 현기증, 비틀거림, 하지 무력감, 전신 떨림, 증상이 진행되면 항우울증이 나타날 수도 있다.

(3) 소화기계

- 침흘림, 구역질, 구토, 복통, 설사를 일으킨다.

(4) 기타

- 눈: 타는 듯한 감각, 눈물흘림이 나타난다. 폐쇄 공간에서 고농도로 노출되면 각막 괴사를 일으킬 수 있다.
- 피부: 야외에서는 고농도가 되지 않기 때문에, 보통 피부에 대한 작용은 거의 없다. 고농도에서는 타는 듯한 감각, 홍반, 동통, 수포 형성, 국소성 종창을 일으킨다.
- 코: 코·부비강의 동통, 콧물(감기성), 코막힘, 재채기가 나타난다.
- 기타: 오한(감기성), 귀·턱·치아 통증, 신체 통증을 일으킨다.
- 검사: 아담사이트는 분해산물 측정이 어려워서 혈중, 소변의 유기비소를 측정하는 것은 진단을 확정하는 데 유의미하다.

4. 치료

1) 개요

- 보통 증상은 20분~2시간 정도에서 소실된다. 의학적 처치가 필요한 것은 피해자의 1% 미만이다.
- 특이적 해독제·길항제는 없다. 대증치료를 실시한다.
- 경과관찰: 회복에는 1~2일 소요될 수 있다.
  천식 등 폐질환의 과거력이 있는 환자는 증상이 악화될 가능성이 있으므로, 관찰이 필요하다.

2) 상세

(1) 흡입 노출

① 기본적 처지

(a) 공기가 신선한 장소로 이송한다. 대응자는 적절한 개인보호장비(PPE)를 착용한다.

(b) 오염된 의복과 신발은 주의해 벗겨서 이중 비닐봉투에 넣어 밀봉하고 유해 폐기물로 처리한다.

(c) 피부는 비누와 물로 충분히 씻고, 눈은 물로 15분 이상 씻는다.

② 대증치료

(a) 호흡곤란, 후두경련이 있는 경우 기도삽관, 산소 투여, 인공호흡이 필요한 경우도 있다.

(b) 구토: 제토제를 투여한다.

(c) 두통: 진통제를 투여한다.

(d) 폐부종 대책을 실시한다.

(2) 눈 노출

① 기본적 처지

(a) 즉시 흐르는 물로 눈을 씻는다. 눈은 비비지 않는다.

② 대증치료

(a) 눈 세척 후에도 자극감이 지속되면 안과 검진이 필요하다.

(b) 안과용 스테로이드제 또는 국소마취제의 눈연고가 필요할 수도 있다.

(3) 피부 노출

① 기본적 처지

(a) 오염된 의복을 벗기고, 피부 자극이 있으면 비누와 다량의 물로 씻는다.

② 대증치료

(a) 자극감, 동통이 남아 있는 경우 의사의 검진이 필요하다. 피부의 화학 손상은 열상에 준하여 치료한다.

04-6
구토작용제(재채기제) 2 | 디페닐클로로아르신(DA)

개 요

디페닐클로로아르신(DA)은 아담사이트(DM), 디페닐시아노아르신(DC)와 마찬가지로 구토(재채기제) 작용제로 분류된다. 보통 에어로졸의 미립자 상태로 공중에 살포한다. 디페닐클로로아르신의 작용 속도는 매우 빨라서, 1분간 노출된 후 2~3분 이내에 효과가 발현한다.

흡입하면 상기도를 강하게 자극해 눈·코·인두의 점막 자극, 재채기, 기침, 구역질, 구토 등이 출현한다. 작용은 최루작용제와 유사하지만 독성은 최루작용제보다 강하다. 구조에 비소를 포함하는 유기비소 화합물이지만 보통 전신성 비소 중독은 발생하지 않는다. 특이적 해독제·길항제는 없고, 치료는 대증치료가 중심이 된다.

배 경

디페닐클로로아르신은 구토작용제 중에서 가장 빨리(1917년) 독일군이 사용했다. 독일군은 디페닐시아노아르신과 동일하게 청십자(Blue Cross Agent)라고 불렀다. 또, 당시 방독마스크에 사용된 활성탄을 통과했기 때문에, 그 효과로 병사들에게 방독마스크를 벗게 하여, 치사 효과를 노린 포스겐 등의 치사성 화학작용제를 사용해 죽음에 이르도록 한 것으로 알려져 있으며, '마스크 브레이커'로 가스 공격하기 전에 사용했다. 디페닐클로로아르신 단독으로는 폭주진압용으로 1930년대까지 사용했다. 또 구 일본 육군은 디페닐시아노아르신과 함께 '아카자이(あか剤)'라고 호칭했지만, 디페닐클로로아르신을 채용한 기록은 없다. 다른 이름으로 클라크 1(Clark 1)이 있다.

---

1. 물성

디페닐클로로아르신(Diphenylchloroarsine)의 CAS 등록번호는 712-48-1이다.

【성상】
• 순수한 물질은 무색무취의 결정이다.

【구조식】

디페닐클로로아르신

【분자량】 264.6

【비중】 $1.39g/cm^3$(물 = 1, 50℃)

【끓는점】 383℃ (분해온도: 300~350℃)

【녹는점】 39~44℃

【증기압】 0.0036mmHg(45℃ 계산치)

【상대증기밀도】 9.16(공기 = 1 계산치)

【용해성】 0.2g/100mL(물에 난용)

【반응성】

• 상온에서 안정적이지만 물이 존재하면 쉽게 가수분해된다.

• 가열하면 가수분해되어 염소, 페닐비소산 등의 유독한 품을 발생한다.

2. 독성, 중독 발현 메커니즘, 체내동태

1) 독성

• 작용은 최루작용제와 유사하지만 독성은 최루작용제보다 강하다.

• 유기비소 화합물이지만 미립자 흡입으로 전신성 비소 중독은 발생하지 않는다. 단, 환경 중의 비소 오염과 폐기한 무기 등의 관련으로 문제가 된 사례도 있다.

【사람 중독량】

• 흡입 반수 불능량(ICt$_{50}$): 12mg·분/m^3

【사람 추정 치사량】

• 흡입 반수 치사량(LCt$_{50}$): 15,000mg·분/m^3

참고: 규제값, 허용농도 등

• 일본산업위생학회 권고 허용농도(2018년도): 미설정

• 급성노출 가이드라인 농도(AEGL: Acute Expose Guideline Level)(Interim: 잠정치 2007.11.01) 대기 중으로 방출된 화학물질의 임계농도. 이 농도를 초과하면 일반 인구 집단의 건강에 영향을 미칠 수 있다.

노출 시간	10분	30분	60분	4시간	8시간
AEGL 1 (불괘감, 자극 등의 영향, 단, 일과성, 가역적)	NR	NR	NR	NR	NR
AEGL 2(불가역적, 위중, 장기적인 건강 영향)	$1.1mg/m^3$	$0.79mg/m^3$	$0.39mg/m^3$	$0.098mg/m^3$	$0.049mg/m^3$
AEGL 3(생명을 위협하는 영향이나 사망)	$3.4mg/m^3$	$2.4mg/m^3$	$1.2mg/m^3$	$0.30mg/m^3$	$0.15mg/m^3$

NR: 데이터 불충분으로 권장농도 설정 불가.

2) 중독 발현 메커니즘

• 눈·점막 자극 작용: 눈·코·인후 점막의 지각신경말단에서 SH 함유효소를 억제해 동통, 눈물 흘림, 재채기, 기침 등을 일으킨다.

3) 체내동태

【흡수】

• 데이터 없음(점막 자극 작용의 발현은 매우 빠르게 일어난다)

【대사】

• 체내에서 디페닐아르신산으로 분해된다.

3. 중독 증상

1) 개요

작용 속도는 매우 빨라서, 고농도인 경우 30초도 견딜 수 없다.

• 눈 통증, 눈물흘림, 코·부비강 동통, 콧물, 코막힘, 목이 타는 듯한 느낌, 극심한 재채기, 기침이 나타난다. 이어서 극심한 두통, 흉통, 흉부 압박감이 출현하고, 구역질, 구토를 일으킨다. 고농도 노출에서는 호흡곤란, 현기증, 비틀거림, 항우울, 전신 권태감도 나타난다.

• 증상은 노출 후에도 약 30분은 지속된다. 고농도인 경우 몇 시간 계속될 수 있다.

2) 부위별 증상

아담사이트에 준한다[04-6장 구토작용제(재채기제) 1 '아담사이트(DM)' 783쪽 참조].

4. 치료

아담사이트에 준한다[04-6장 구토작용제(재채기제) 1 '아담사이트(DM)' 783쪽 참조].

【검사】

- 디페닐클로로아르신은 체내에서 디페닐아르신산으로 분해되므로, 혈액·소변 시료를 노출 후 2시간 이내에 확보할 수 있으면 가스크로마토그래피-질량분석법(GC/MS)으로 정량할 수 있다.

_나카무라 가쓰미(中村勝美)

04-6
구토작용제(재채기제) 3 | 디페닐시아노아르신(DC)

개 요

디페닐시아노아르신(DC)은 아담사이트(DM), 디페닐클로로아르신(DA)와 마찬가지로 구토(재채기제) 작용제로 분류된다. 디페닐클로로아르신의 구토작용과 시안화합물의 치사작용을 조합하기 위해 개발되었고, 독성은 디페닐클로로아르신보다도 강하다. 미립자로 작용하고, 그 효과가 매우 빠르고 격렬하며, 농도가 낮은 경우에도 효과가 빨라 일시적으로 전투 불능상태로 만들지만 일정 시간이 경과하면 회복하므로, 치사 효과는 기대할 수 없다.

흡입하면 상기도를 강하게 자극해 눈·코·인두의 점막 자극, 재채기, 기침, 구역질, 구토 등이 출현한다. 작용은 최루작용제와 유사하지만 독성은 최루작용제보다 강하다. 구조에 비소를 포함하는 유기비소 화합물이지만 보통 전신성 비소 중독은 발생하지 않는다. 특이적 해독제·길항제는 없고, 치료는 대증치료가 중심이 된다.

배 경

1918년 독일군이 처음 사용했지만 치사작용에 대해서는 입증되지 않았다. 독일군은 디페닐클로로아르신과 동일하게 청십자(Blue Cross Agent)라고 불렀다. '마스크 브레이커'(약의 작용으로 구역질을 느끼게 하여 병사로 하여금 마스크를 벗게 함)로서 가스공격전에 사용했다. 구 일본 육군은 1931년 '아카자이'로서 제식화했다. 당시, 시험적으로 디페닐아르신을 경험한 연구자는 그 효과를 다음과 같이 표현했다. "아카 1호는 재채기제라서, 농도가 매우 낮은 경우에는 재채기도 나오지만, 우리들의 체험에서는 재채기 등은 나오지 않고 코, 목, 가슴을 쥐어뜯듯이 자극해 안절부절 못하는 경우가 많다. 이 상태가 20분 정도 계속되어 견딜 수 없다. 이 고통의 완화에 커피와 코냑이 효과가 있다고 하여, 이것들을 얻을 수 있는 것이 그나마 다행이었다." 이 체험담에서 작용 효과는 매우 빠르고 격렬하지만, 일정 시간이 경과하면 회복하는 상황을 이해할 수 있다. 다른 이름으로 클라크 2가 있다.

그 후 2003년 이바라키현 가미스시에서 디페닐시아노아르신의 분해산물이며 원료인, 디페닐아르신산에 의한 지하수 오염으로 유기비소 중독 사례가 발생했다.

1. 물성

디페닐시아노아르신(Diphenylcyanoarsine)의 CAS 등록번호는 23525-22-6이다.

【성상】

• 무색의 유리상 고체다. 마늘 냄새 또는 비타아몬드 냄새가 난다.

【구조식】

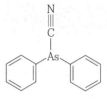

디페닐시아노아르신

【분자량】 255.1

【비중】 1.3338(물 = 1, 35℃)

【끓는점】 350℃ (300℃에서 약 25% 분해)

【녹는점】 31.5~35℃

【증기압】 0.0002mmHg(20℃)

【상대증기밀도】 8.8(공기 = 1)

【용해성】

• 물에 녹지 않으며 가수분해되기 어렵다. 클로로포름이나 기타 유기용매에 잘 녹는다.

【반응성】

• 상온에서 매우 안정적이다.

2. 독성, 중독 발현 메커니즘, 체내동태

1) 독성

• 독성은 디페닐클로로아르신(DA)보다 10배 강하다.

• 작용은 최루작용제와 유사하지만 독성은 최루작용제보다 강하다.

• 유기비소 화합물이지만 미립자 흡입으로 전신성 비소 중독은 발생하지 않는다. 단, 환경 중의 비소 오염과 폐기한 무기 등의 관련으로 문제가 된 사례도 있다.

【사람 중독량】

• 사람 흡입 최소 자극 농도: 0.25mg/m^3

- 흡입 반수 불능량(ICt$_{50}$): 30mg/m^3·30초, 20mg/m^3·5분

【사람 추정 치사량】

- 흡입 반수 치사량(LCt$_{50}$): 10,000mg·분/m^3

참고: 규제값, 허용농도 등

- 일본산업위생학회 권고 허용농도(2018년도): 미설정
- 급성노출 가이드라인 농도(AEGL: Acute Expose Guideline Level): 미설정

2) 중독 발현 메커니즘

- 눈·점막 자극 작용: 눈·코·인후 점막의 지각신경말단에서 SH 함유 효소를 억제해 동통, 눈물 흘림, 재채기, 기침 등을 일으킨다.
- 농도가 낮은 경우에도 효과가 빨라 일시적으로 전투 불능상태로 만들지만, 치사 효과는 기대할 수 없다.

3) 체내동태

【흡수】

- 데이터 없음(점막 자극 작용의 발현은 매우 빠르게 일어난다).

【대사】

- 체내에서 디페닐아르신산으로 분해된다.

3. 중독 증상

1) 개요

작용 속도는 매우 빨라서, 고농도인 경우 30초도 위험하다.

- 눈 통증, 눈물흘림, 코·부비강 동통, 콧물, 코막힘, 목이 타는 듯한 느낌, 극심한 재채기, 기침이 나타난다. 이어서 극심한 두통, 흉통, 흉부 압박감이 출현하고, 구역질·구토를 일으킨다. 고농도 노출에서는 호흡곤란, 현기증, 비틀거림, 항우울, 전신 권태감도 나타난다.
- 증상은 노출 후에도 약 30분은 지속된다. 고농도인 경우는 몇 시간 계속될 수 있다.

2) 부위별 증상

아담사이트에 준한다[04-6장 구토작용제(재채기제) 1 '아담사이트(DM)' 783쪽 참조].

4. 치료

아담사이트에 준한다[04-6장 구토작용제(재채기제) 1 '아담사이트(DM)' 783쪽 참조].

【검사】

• 디페닐시아노아르신은 체내에서 디페닐아르신산으로 분해되므로 혈액, 뇨 시료를 노출 후 2시간 이내에 확보할 수 있으면 가스크로마토그래피-질량분석법(GC/MS)으로 정량할 수 있다.

_나마무라 가쓰미

04-7

무력화작용제 | 퀴뉴클리디닐벤질레이트(BZ)

개 요

3-퀴뉴클리디닐벤질레이트(BZ)와 리세르그산 디에틸아미드(LSD)로 대표되는 무력화 작용제는 치사성은 낮지만 소량의 노출에서도 현저한 정신 장애를 초래해, 군인이 명령을 인식하거나 수행할 수 없게 하여 전투 불능에 빠지도록 하는 것을 목적으로 하는 물질이다.

   3-퀴뉴클리디닐벤질레이트는 강력한 항콜린작용을 한다. 고체이며 실내 또는 야외에서 살포할 때는 미세한 분말 또는 용매에 녹여서 에어로졸로 하여 살포한다. 물, 음료도 오염시킬 수 있다. 악취나 자극성은 없고, 증상의 발현이 30분~20시간 정도까지 지연되므로, 그때까지 알아차리지 못할 수도 있다. 특이적 해독제로 피소스티그민이 있다(일본에서는 미승인).

배 경

안정적인 물질이며 열을 발생시키는 탄약의 살포에도 적합하므로, 미군은 1960년부터 화학무기로서 보유하고 있었다. 그러나 증상 발현까지 시간이 걸리고, 노출에 의해 광폭성을 띠는 경우가 있는 것으로 나타나, 화학병기로서 역효과로 인해 1989년 10월에 폐기처리되었다. 이라크가 걸프전쟁 당시 다량으로 보유한 Agent 15는 3-퀴뉴클리디닐벤질레이트(BZ)와 유사 또는 동일한 물질로 인식되었다. 또, 1995년 7월, 보스니아·헤르체고비나 분쟁에서 사용된 것으로 알려져 있다.

   또한 3-퀴뉴클리디닐벤질레이트는 1997년에 발효된 「화학무기 금지 조약」의 표 2에 독성화학물질로 지정되어 있다. 일본 국내에서는 「화학무기의 금지 및 특정물질의 제제 등에 관한 법률」에서 제1종 지정물질로 지정되어, 1kg 이상 제조 등 또는 사용자는 경제산업대신에 신고해야 한다.

1. 물성

3-퀴뉴클리디닐벤질레이트(3-Quinuclidinyl benzilate)의 CAS 등록번호는 6581-06-2이다.

【성상】

• 무취의 백색 결정이다.

【구조식】

3-퀴뉴클리디닐벤질레이트

【분자량】 337.45

【비중】 데이터 없음

【끓는점】 320℃

【녹는점】 164~167℃

【증기압】 2.38×10^{-10}mmHg(25℃)

【상대증기밀도】 11.6(공기 = 1)

【인화점】 118℃, 가연성

【용해성】

• 물 1L에 200mg(25℃) 녹는다. 프로필렌글리콜, 디메틸설폭사이드에 잘 녹는다.

【반응성】

• 안정적인 물질이며, 열을 발생시키는 탄약 살포에도 적합하다.

• 가열하면 분해되어 질소산화물의 품이 발생한다. 금속과 반응해 가연성의 수소가스가 발생한다.

• 가연성이지만 폭발성은 낮다.

【환경오염의 지속시간】

• 반감기는 3~4주(습기를 머금은 공기 중)이다.

2. 독성, 중독 발현 메커니즘, 체내동태

1) 독성

중독량과 치사량의 차이는 크다.

【사람 중독량】

• 경구 반수 불능량(ID_{50}): 6.2μg/kg(참고: 유사한 작용 메커니즘을 가진 아트로핀: 140μg/kg)

• 흡입 반수 불능량(ICt_{50}): 110mg·분/m^3, 112mg·분/m^3

【사람 추정 치사량】

- 경구 반수 치사량(LD_{50}): 2~5mg/kg(예측치)
- 흡입 반수 치사량(LCt_{50}): 200,000mg·분/m^3

【기타 독성】

- 자극성: 없음.

참고: 규제값, 허용농도 등

- 일본산업위생학회 권고 허용농도(2018년도): 미설정
- ACCIH 권고 TLV(Threshold Limit Values: 허용농도)

  TWA(Time Weighted Average: 시간가중평균농도): 미설정
- 급성노출 가이드라인 농도(AEGL: Acute Expose Guideline Level)(Final: 설정치)

  대기 중으로 방출된 화학물질의 임계농도. 이 농도를 초과하면 일반 인구 집단의 건강에 영향
  을 미칠 수 있다.

노출 시간	10분	30분	60분	4시간	8시간
AEGL 1 (불쾌감, 자극 등의 영향, 단, 일과성, 가역적)	NR	NR	NR	NR	NR
AEGL 2(불가역적, 위중, 장기적인 건강 영향)	0.067mg/m^3	0.022mg/m^3	0.011mg/m^3	NR	NR
AEGL 3(생명을 위협하는 영향이나 사망)	1.2mg/m^3	0.41mg/m^3	0.21mg/m^3	NR	NR

  NR: 데이터 불충분으로 권장농도 설정 불가.

2) 중독 발현 메커니즘

【항콜린작용】

- 말초 콜린작용성 신경계의 무스카린 수용체에서 아세틸콜린과 길항해 부교감신경을 차단한다.
- 혈액뇌관문을 통과해 중추신경의 무스카린 수용체에서도 아세틸콜린과의 경합적 억제를 일
  으킨다.
- 3-퀴뉴클리디닐 벤질레이트의 중추신경계에 대한 작용은 아트로핀의 25배, 스코포라민의 약
  3배이며, 기억력·문제해결능력·주의력·이해력을 저하시킨다.
- 니코틴 수용체는 아세틸콜린의 작용을 차단하지 않는다.

3) 체내동태

【흡수】

- 경구, 흡입, 경피로 흡수된다.

  생체이용률: 경구 약 80%, 흡입 40~50%(1μ 입자), 경피 5~10%(프로필렌글리콜 용해액 도포).

【분포】

• 전신의 조직에 분포한다. 혈액뇌관문을 통과한다.

【대사】

• 주로 간장에서 대사된다고 추정한다.

【배출】

• 미변화체 및 대사물은 주로 소변으로 배출된다.

3. 중독 증상

1) 개요

• 소위 콜린 중독증후학이 나타나지만 신경 증상이 특징적이며, 현저한 신경장애(소량에서도 도취감에서 절망감까지의 감정 변화, 다량에서는 현저한 환각 등)를 초래한다.

• 증상 출현은 흡입 후 20시간 이내(평균 2시간), 피부 노출에서는 36시간 정도까지 지연될 수 있다. 노출량이 많으면 증상 출현이 빠르고 지속시간도 길어진다.

　　제1기(0~4시간): 산동, 갈증, 빈맥 등의 아트로핀 유사 증상, 가벼운 중추신경

　　제2기(4~20시간): 혼미 상태, 운동 실조, 발열

　　제3기(20~90시간): 망상 상태(시시각각으로 변한다)

　　제4기(회복기): 편집증, 깊은 수면, 각성, 기다·오르다 등의 배회, 방향 감각상실

• 정상인은 특별히 치료하지 않아도 보통 2~4일 만에 회복한다.

2) 부위별 증상

(1) 순환기계

• 빈맥(나중에 정상 또는 서맥이 될 수 있다), 부정맥(다량 노출 시)

(2) 호흡기계

• 심각한 경우 호흡 제어나 잘못 삼킴이 일어날 수 있다.

(3) 신경계

• 운동 실조, 방향 감각상실, 혼미, 현기증, 의식레벨 저하

• 무기력, 이해력·주의력·기억력 저하, 언어장애

(4) 소화기계

• 갈증·구토, 소화관 운동의 제어

(5) 기타

- 비뇨기계: 소변 정체
- 눈: 산동, 시력장애
- 피부: 피부 건조, 홍조
- 기타: 발열

4. 치료

1) 개요

- 해독제·길항제로 피소스티그민이 있지만 일본에서는 의약품으로 승인되지 않았다.
- 다량 노출이 아닌 이상 특별히 치료하지 않아도 보통 2~4일에서 회복한다.
- 신경장애 시의 행동에 의한 상해, 고열(특히 고온다습 환경에서 탈수 상태), 다량 노출에 의한 부정맥이나 전해질 이상을 동반하는 혼수 등에는 주의가 필요하다.
- 경증(가벼운 항콜린증상)인 경우는 경과관찰로 대응이 가능하지만, 악화될 가능성도 있으므로 며칠간은 의사의 관찰이 필요하다.

2) 상세

(1) 흡입 노출

① 기본적 처지

(a) 제염

○ 공기가 신선한 장소로 이송한다. 대응자는 적절한 개인보호장비(PPE)를 착용한다.

○ 오염된 의복과 신발은 주의해 벗겨서 이중 비닐봉투에 넣어 밀봉하고 유해 폐기물로 처리한다.

○ 피부는 비누와 물로 충분히 씻고, 눈은 물로 15분 이상 씻는다.

② 대증치료

(a) 호흡 관리

○ 기침이나 호흡곤란이 있는 환자는 필요에 따라 기도확보, 산소 투여, 인공호흡 등을 한다.

(b) 순환 관리

○ 혈압 저하에 대응해 카테콜아민을 사용한 순환 관리를 시행한다.

○ 부정맥에 대응해 항부정맥약의 적절한 사용이 요구된다.

(c) 경련 대책

(d) 발열 대책: 후두경련이 있는 경우 기도삽관, 산소 투여, 인공호흡이 필요한 경우도 있다.

③ 특이적 처치(해독제·길항제 투여)

• 피소스티그민: 일본에서는 의약품으로 승인되지 않았다.

작용 메커니즘: 아세틸콜린에스테라제를 억제해 아세틸콜린 농도를 상승시켜, 3-퀴뉴클리디닐벤질레이트에 길항한다. 제3급아민은 혈액뇌관문을 통과하므로 중추신경 증상도 개선된다.

참고: 필로카르핀, 네오스티그민 등 제4급아민은 혈액뇌관문을 통과하지 않으므로 중추신경 증상에는 효과가 없다.

(2) 경구 섭취

① 기본적 처치

(a) 구토

(b) 위세척

(c) 활성탄 투여

② 대증치료

(a) 필요에 따라서, 상기 흡입의 경우에 준하여 치료한다.

(3) 피부 노출

① 기본적 처치

(a) 즉시 부착 부위를 비누와 물로 충분히 씻는다.

② 대증치료

(a) 세정 후에도 자극감, 동통이 남아 있으면 의사의 진찰이 필요하다.

(b) 필요에 따라서, 상기 흡입의 경우에 준하여 치료한다.

(4) 눈 노출

① 기본적 처치

(a) 즉시 다량의 미지근한 물로 적어도 15분 이상 눈을 씻는다.

② 대증치료

(a) 눈 세척 후에도 자극감, 동통, 눈물흘림, 눈부심이 계속되면 안과 검진을 받는다.

(b) 필요에 따라서, 상기 흡입의 경우에 준하여 치료한다.

화학작용제 편

제5장 신규 화학작용제 대응 매뉴얼

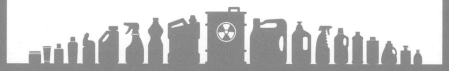

05-1
리신(WA)

개 요

피마자유(castor oil)의 원료로 연간 100만 톤 이상 생산되는 피마자 잎(Ricinus communis)에 함유되어 있는 독소다. 쉽고 저렴하게 생산할 수 있고, 독성이 높으며, 에어로졸로서 안정적이다. 생물작용제 중 하나지만 백신은 없다. 특이적 해독제·길항제가 없으므로 치료는 호흡 관리, 폐부종 대책, 감염 대책이 중심이 된다. 「화학무기의 개발·생산·비축·사용금지 및 폐기에 관한 협약」(화학무기 금지 조약, CWC: Chemical Weapons Convention)에는, 사린이나 VX 등과 함께 표 1에 규정되어 있다. 미국질병예방관리본부(CDC)의 생물테러대처리스트에는 카테고리 B로 분류되며, WHO가 2004년에 발표한 생물무기에 사용될 우려가 있는 감염병의 미생물 11종, 독소 6종 중 1종이다.

전 세계적으로 재배되는 피마자 열매에서 추출하며, 비교적 쉽게 많은 양의 독소를 얻을 수 있다. 독소는 단백복합체이며, 열이나 차아염소산염 용액에 약하다. 단백질이므로 항원성이 있고, 사람에게는 알레르기 반응을 일으킨다. 피마자 종자를 압착하면 피마자유를 얻을 수 있고, 찌꺼기에 리신이 남는다. 리신은 기름에 녹지 않기 때문에 피마자유 속에는 녹아들지 않는다. 찌꺼기는 비료로 사용되고 두더지 퇴치용 농약으로 제품화한 국가도 있다. 제2차 세계대전 중 미국에서는 생물무기로 개발했으며, 독성이 매우 높고 소만이나 VX와 동등한 독성을 지닌다(포스겐의 40배). 냄새가 없고 증상이 서서히 나타나므로 경계하기 어렵고 전쟁터에서 검출하기 어려운 등의 특징이 있다. 열이나 충격으로 활성이 상실되므로 무기화하기에는 문제가 있다.

1978년 런던 시내 버스정류장에서 불가리아 망명 작가 게오르기 마르코프(Georgi Markov)가 누군가에게 우산 끝에 박힌 무기로 허벅지 뒤쪽을 공격받았다. 몇 시간 뒤부터 고열이 나타났고, 26시간 뒤 혈성구토를 반복하다 부정맥·신부전이 같이 발병하면서 출혈성 쇼크로 11일 만에 사망했다. 부검 시에 허벅지 뒤쪽에서 직경 1.52mm의 금속구가 적출되었고 리신이 검출되었다. 2013년, 미국에서 버락 오바마 대통령 앞으로 보낸 편지 속에 리신이 들어 있는 것을 미국 비밀임무국에서 발견했다. 2015년, 일본에서도 별거 중인 남편의 소주에 리신을 섞어 살인을 계획한 아내가 살인미수 혐의로 체포되었다. 2018년 6월, 독일에서 맹독의 리신을 사용하여 생물무기의 제조를 계획한 혐의로 튀니지 국적의 남성이 체포되었다. 경찰 간부는, "독일은 최초로 생물무기를 사용한 공격에 아주 구체적인 준비가 되어 있었다"라고 논평했다. 6월12일, 경찰 특수부대가 쾰른에 있는 용의자의 아파트를 급습하여 발견한 '독극물'은 나중에 리신으로 판명되었다. 용의자는 이슬람 과격파 조직 'ISIS(Islamin State of Iraq and Syria)'가 내린 리신 폭탄 제조의 지시에 따른 것으로 보인다.

1. 물성

제조된 리신은 상온에서 고체이며 무미무취하다.

【분자량】 약 65,000(당단백질)

【용해성】 물에만 녹는다.

2. 독성, 중독 발현 메커니즘, 체내동태

1) 독성

• 독성은 체내 노출 경로에 따라 다르다. 흡입 노출은 경구 섭취보다 효과가 크다.

• 흡입 노출의 LD_{50}은 $3\sim5\mu g/kg$이지만, 경구 섭취는 20mg/kg이다.

• 피부 노출 시의 독성치는 알려져 있지 않다.

2) 중독 발현 메커니즘

• 독성은 에어로졸 흡입이나 경구 섭취로 단백동화를 방해하고, 직접 세포에 작용해 조직괴사를 일으킨다.

3) 체내동태

【흡수】

• 증상이 나타나기까지 몇 시간의 잠복기가 있다.

3. 중독 증상

• 에어로졸 흡입은 8시간의 잠복기 뒤에 숨 막힘, 흉부 압박감, 기침, 발열, 오한, 근육통을 초래한다. 36~72시간 내에 폐부종에 의한 호흡부전으로 사망한다.

• 리신을 경구 섭취한 환자는 구토, 설사, 복통, 쇼크를 일으킨다. 리신 독소의 합병증은 여러 장기부전과 파종성 혈관내 응고증후군(DIC)이 있다.

4. 치료

- 치료는 대증치료뿐이고 해독제는 없으며, 백신이나 예방법도 현재까지 개발되어 있지 않다.
- 경구 섭취 후 4시간 이내이면 구토도 효과가 있다. 구토·설사에 의한 탈수가 두드러지게 나타나므로 물과 전해질 보충이 중요하다. 소변 배설을 통한 배출은 거의 없고, 강제 이뇨는 배출 촉진에 효과가 없지만, 헤모글로빈 유리에 의한 신장 손상 방지에는 효과가 있다. 호흡부전에는 산소 투여를 하고, 필요하면 기관삽관·인공호흡으로 치료한다. 저혈압이나 쇼크는 수액을 포함한 전신 관리가 필요하다.

5. 오염 관리

- 리신에 오염되어도 피부를 제염하면 격리나 2차 오염에 대한 주의는 불필요하다. 차아염소산염은 리신을 변성시켜 무효화한다. 이전에는 차아염소산염의 차아염소산나트륨이 리신뿐만 아니라 폭넓게 화학 및 생물작용제의 제염제로서 권장되었지만, 손이 거칠어지고 해외에서는 농도 조절의 인위적 실수와 같은 사고도 발생하는 등에 따라, 인체에 대한 사용은 권장하지 않게 되었다. 따라서 인체의 피부제염은 다량의 물과 비누를 사용하는 것이 권장된다.

_하마다 마사히코

05-2
노비촉

개 요

러시아어로 '신참자'를 의미하며 1970~1980년대 구소련이 비밀리에 만든 신경작용제 그룹을 가리킨다. 그중 하나인 'A230'은 VX의 5~8배에 이르는 살상 능력을 지녀 몇 분 안에 사람을 죽음에 이르게 한다. 액체 나 고체로 유추된다. 몇몇 병기는 독성이 낮은 두 종류의 화학물질 상태로 보관되어 혼합 살상력을 높이는 바이너리 병기로 알려져 있다. 그중 하나는 러시아군이 화학무기를 사용할 수 있도록 허용했다고 한다. 이 정보는 망명 화학자 미르자야노프(Vil Mirzayanov)에 의해 밝혀졌다. 수백 가지의 파생 화합물이 있다고 하며 독성으로는 노비촉 5 및 7이 최강으로 여겨지나 그것이 어떤 구조식인지는 확실하지 않다. 덧붙여 미르자야노프의 책에 있는 구조식은, 일부가 의도적으로 조작되었다는 이야기도 있었지만, 실제로는 정확하다는 견해도 있다. 원래 북대서양조약기구의 표준 검지기에서 벗어나 개인보호장비를 투과하고, 또한 사용자는 안전하게 취급하는 것을 목표로 했던 것으로 알려졌다.

1992년 러시아가 조약에 서명하는 타이밍에 모스크바 주간지에 두 과학자의 수기가 투고되었다. 이것으로 구소련의 신규 화학작용제 개발이 1970~1990년대까지 계속되었다는 것이 드러났다. 이 무렵, 서방의 재정 지원에 의한 구소련의 화학무기 생산시설의 일반 산업용 전환이 진행되고 있었다. 미국은 일찍이 구소련·러시아의 노비촉과 관련된 정황을 포착한 것으로 보인다. 동맹국인 영국도 마찬가지다. 화학무기 금지 조약의 도표에는 해당 화합물 자체는 없었다. 따라서 신고, 사찰, 검증의 대상이 될 수 없다는 해석도 나왔다. 한편 화학무기 금지 조약은 그 총칙, 체결국의 일반적인 의무 중에서 이러한 물질의 제조, 사용 등을 금지하고 있으며, 이 관점으로 보면 규제되고 있다는 견해도 있었다. 영국 테레사 메이(Theresa May) 수상은 2018년 3월, 영국에서 발생한 러시아의 전 스파이 독살미수사건에 노비촉이 사용되었다고 발표했다. 런던 경시청은 동년 7월4일, 영국 남부 에임즈버리(Amesbury)에서 6월30일 의식불명으로 발견된 남녀가 신경작용제 '노비촉'에 노출되었다고 밝혔다. 나중에 여성은 사망했다.

1997년에 발효된 '화학무기 금지 조약'의 표 1에, 지금까지는 일련의 노비촉이라 불리는 화합물군도, 그 중간체도 갱신되지 않았다. 그러나 2019년 11월 체결국 회의에서 이러한 물질들도 새롭게 표 1의 리스트에 추가되었다.

1. 물성

상온에서 액체 또는 고체다. VX 이상으로 기화되기 어렵다.

【구조식】

• 일례로서 제시되는 것은 다음과 같다.

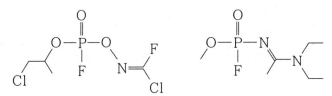

【분자량】 불명

【환경오염의 지속성】

• 습기에 약해 불안정하다고 알려져 있다. 따라서 환경오염의 지속시간은 길지 않을 것으로 추정되지만, 에임즈버리 남녀사건을 통해 보면 향수병 안에 보관된 상태라면 몇 개월은 지속될 것으로 보인다.

2. 독성, 중독 발현 메커니즘, 체내동태

1) 독성

【중독량】 불명

【치사량】

• 노비촉과 다른 화학작용제와의 독성 비교

명칭	반수 치사량(mg)	비고
타분(GA)	1,500	
사린(GB)	1,700	
소만(GD)	350	
황 머스터드(HD)	1,400	
VX	5	10mg이라는 문헌도 있다
노비촉	1 이하?	개발자의 저서에서 추정

수치는 각 문헌에 따라 다르므로, 여기에서는 미군 FM3-11을 주체로 기술한다.

액체에 피부가 노출된 경우(70kg 남성)를 상정한다.

【자극성】 불명

【발암성】 불명

2) 중독 발현 메커니즘

노비촉의 작용 메커니즘은 전반적으로 신경작용제와 동일할 것으로 생각된다. 즉, 조직의 아세틸콜린에스테라제(이하, AChE)를 제어해 아세틸콜린(이하, ACh)이 근육, 중추신경, 선(腺)에 작용하도록 한다. ACh는 시냅스 즉 접합부를 통해 신경을 자극시켜 작동하는 것이다. 종말기관을 자극하기 위해 신경 종말은 ACh를 시냅스로 방출시켜 근육을 수축시킨다. 근육은 ACh가 존재하는 한 수축을 지속한다. AChE가 ACh를 분해한다. 이 작용이 근육수축을 제어한다. 신경작용제가 조직의 AChE 작용을 억제하면, AChE는 콜린작용성 수용체부 위에서 ACh의 가수분해를 할 수 없게 된다. ACh가 시냅스 중 급속도로 과잉 상태가 되어 지속적인 자극 상태가 된다. 근육은 근섬유수축을 조절할 수 없게 되어 근섬유속성연축이 나타난다. 그 후 짧은 시간에 근육은 피폐해지고 수축을 멈추며 호흡근 마비 상태가 되어 사망한다.

근육 외에도 분비선을 자극하고, 또 눈에도 작용하여 발한과다, 콧물과다, 눈물흘림·축동 등 다양한 증상이 나타난다. 콜린작용성 수용체 부위를 가진 장기로는 평활근, 골격근, 중추신경계와 여러 외분비선이 있다. 무스카린은 콜린작용성 부위 중 몇 개를 자극하는데, 이들은 무스카린 작동 부위로 알려져 있다. 이러한 부위를 가진 장기로는 평활근, 교감신경근이 있다. 니코틴은 다른 콜린작용성 부위를 자극하여 콜린작용성 부위로 알려져 있지만 골격근이나 분비선에 존재한다. 중추신경계는 두 가지 형태의 수용체를 가지는데, 중추신경에서의 약리학적 작용이 복잡하여 모든 것이 밝혀지지 않았다. 아드로핀은 니코틴 부위보다는 무스카린 작동 부위에서 과잉의 ACh를 억제한다.

3. 중독 증상

액체 제제의 신경작용제와 거의 유사한 것으로 생각된다. 이것은 2018년 6월 영국의 한 남녀가 향수병에 든 노비촉을 만졌을 때의 상황으로도 말할 수 있다. 즉, 여성이 갑자기 좀비처럼 되었다는 것이다. 생존한 남자의 말에 의하면 "개봉되지 않은 향수병을 주워, 며칠 뒤 연인에게 선물했다. 그녀는 그 향수 브랜드를 알고 있었고, 바로 손목에 뿌리고 문질러 발랐다. 15분 후, 그녀의 상태가 급속히 악화되어 병원으로 이송되었다. 자신도 향수를 만졌으나 냄새가 전혀 나지 않아 미심쩍게 생각하여, 수돗물로 씻어버렸다. 얼마 되지 않아 자신도 상태가 악화되어, 의식을 잃었다. 8일 후 그녀는 사망했다"(BBC 뉴스)라고 말했다.

　일반적으로 신경작용제 액체 제제의 소량~중소량 노출은 국소 발한, 구역질, 구토, 허탈감이 나타나고, 다량 노출은 갑작스런 의식소실, 경련, 무호흡, 이완성 마비가 나타난다. 피부가 다량의 액체 제제에 노출되면 그 효과는 수분 이내에 일어난다. 보통은 1~30분의 무증상 시간이 있지만, 그 이후에는 급작스럽게 의식소실, 경련, 무호흡, 근육 이완 등이 차례로 발병한다. 노비촉의 경우도 이와 같을 것이라 추정된다.

　검사소견은 일반적안 신경작용제의 소견과 동일할 것으로 추정된다. 신경작용제에 의한 혈청 콜린에스테라제(이하, ChE) 활성은 억제된다. 이 ChE값 저하는 진단하는 데 유용하다. 신경작용제 노출 시 급성기에는 혈장 ChE 값보다 적혈구 ChE 값이 감수성이 더 높다. 그러나 약간의 노출에서는 적혈구 ChE 값이 정상일 수도, 저하될 수도 있으며, 국소증상의 중증도와 ChE 값의 상관관계는 인정되지 않는다. 마쓰모토 사린 사건에서도, 급성기의 눈, 코 증상을 호소한 환자의 대부분은 혈청 ChE값이 정상이었고, 초기 국소증상과 ChE 값은 반드시 상관관계가 있지는 않았다. 한편, 도쿄 지하철 사린 사건에서는 혈청 ChE 값과 증상에 대략적인 상관관계가 있었다. 일반적으로 중증환자는 적혈구 ChE 활성이 70~80%, 또는 그 이상으로 억제되어 있었다. 또, 적혈구 ChE 활성이 50%까지 저하하면 전신증상은 출현하지 않는다고 알려져 있다.

4. 치료

일반적으로 신경작용제에 노출된 환자라도 조기에 인공호흡이나 길항제 투여가 이루어졌다면 생존 가능성은 높다. 신경작용제 치료는 제염, 호흡 관리, 길항제 투여, 유지치료 등이 있으며, 환자 상황에 따라 치료법이 선택된다. 급성기에 가장 중요한 것은 기도확보/호흡 관리(다량 노출 시 30분~3시간), 분비물의 빈번한 흡인과 순환 관리다. 기도수축이나 분비물 때문에 기도 저항이 높아 환기는 어렵다. 아트로핀 작용에 의해 다량의 기도분비물의 점도가 높아지므로 환기운동을 억제한다. 그래서 기도분비불의 빈번한 흡인이 중요하다.

　2018년 3월 영국에서 러시아 전 스파이 독살 미수 사건 피해자 스크리팔(Sergei Skripal)과 딸 율리아(Yulia Skripal)의 경우를 봐도 마찬가지이다. 이 사건의 치료 핵심은 신속한 집중치료실 이송, 강력한 진정 처치를 통한 뇌손상 대책, 포톤다운 연구소 전문가의 조언이었다. 치료를 계속하면서 오피오이드 과잉섭취는 부인되었다. 유기인 중독 또는 신경작용제에 의한 중독에서 흔히 나타나는 증상이었다. 병원의 집중치료실 의사는 신경작용제로 인한 증상임을 깨달았을 때 두 사람이 살아나지 못할 것이라 생각했다고 말했다. 강력한 진정제로 뇌손상 예방도 시도했다. 퇴원 후 매스컴 회견에 등장한 딸 율리아의 기관절개 자국에서도 그것이 엿보였다. 스크리팔 부녀 치료팀은 AchE를 어떻게 활성화시킬지에 초점이 모였지만, 자연 회복을 기다릴 수밖에 없었다. 적혈구 AChE 활성은 적혈구의 신동대사율에 따라 1일 약 1%의 비율로 회복한다. 조직 및 혈청AChE 활성은 새로운 AChE의 합성에 의해 회복한다. 효소는 여러 가지 화학물질에 의해 재활성화된다. 이 물질이 PAM 등의 옥심제다. 그러나 시간이 경과해 신경작용제-효소 복합체가 탈알킬화(노화, 불가역적 결합)되면 옥심제는 효과가 없다.

5. 경과관찰

일반적으로, 신경제 다량 노출로 인한 심각한 증상 회복기에 집중력저하, 불면증 등의 증상이 4~6주 동안 지속될 수 있다. 이미 기술한 스크리팔 부녀의 경우도 마찬가지였던 것으로 추측된다. 또, 러시아 과학자는 노비촉이 불가역적인 신경손상을 일으켜 희생자들에게 영구적인 장애를 초래할 가능성이 있다고 했다. 1987년 모스크바의 연구소에서 개발에 관여한 과학자 1명이 노비촉에 우연히 노출되는 사고가 있었다. 의식이 회복되기까지 10일이 걸렸고, 보행 능력을 잃어 3개월 후 레닌그라드의 한 진료소에서 치료를 받았다. 팔 근력저하, 간경화에 이르는 폐렴, 간질, 고도의 우울증, 저하가 나타났다. 다시 직장에 복귀하지 못한 채 5년 만에 사망했다.

6. 오염 관리

스크리팔 부녀의 사건에서는 현장인 솔즈베리가 위험 지역이라고 판단되어 제염하고, 약 500여 명의 일반인에게 소유물을 세척하도록 권고가 내려졌다. 또 스크리팔 부녀는 야외 벤치에서 의식불명 상태로 발견됐으나, 이송된 솔즈베리 지역 병원 직원들은 원인을 알 수 없었으며, 경찰관 닉 베일리(Nick Bailey) 씨가 비슷한 상태로 이송되었을 때 비로소 이변을 알아차렸다. 병원 직원들의 2차 피해도 염려되었다. 마스크나 보호복 같은 어떠한 보호 장치도 없었다. 본래라면 액상의 신경작용제와 동일한 오염 관리가 필요했다.

_하마다 마사히코

05-3
펜타닐

개 요

미국질병예방관리센터(CDC)는 불법 약물로서의 펜타닐뿐만 아니라 테러 수단으로서 의도적으로 살포되는 펜타닐에 대해서도 우려를 나타내고, 그 대책을 규정한다. 동시에 불법 약물로 펜타닐이 남용된 현장에서 최초 응급 대응자가 조우한 경우와 관련해 작업상 노출에 대한 가이드라인을 규정하여 대응하고 있다. 이러한 노출 가능성이 있는 직업군은 소방, 경찰, 구급대원, 병원관계자 등이다.

속효성이 있는 합성 마약이며, 의식을 잃지 않으면서 진통 효과를 기대할 수 있다. 중추신경계에 작용해 호흡 기능을 억제한다. 따라서 펜타닐은 치사성이 있을 수도 있다. 모르핀의 80배, 헤로인의 100배 정도 강력하다고 한다. 사람의 기능을 할 수 없게 만드는 무력화 작용제로 사용할 가능성이 있다. 또, 냄새가 없다.

펜타닐 자체는 1960년 벨기에 팀이 모르핀계 약물과 구조가 다른 진통제로 합성한 것이며, 강력하고 속효성이 있는 오피오이드계 진통제로서 세계 각지에서 사용하게 되었다. 2002년 10월, 모스크바극장 점령 사건에서 러시아군 특수부대가 펜타닐계 약물을 사용했다고 한다. 이 사용으로 인질 127명이 사망했다[기타 가스가 흡입되었는지는 명확하지 않다. 영국국방과학연구소(DSTL)에 의한 영국인 생존자의 의복 분석에 따르면 카펜타닐과 레미펜타닐의 에어로졸, KOLOKOL-1이라고 하는 독가스라고도 한다. 모두 초고력가(超高力価)로, 특히 카펜타닐은 모르핀의 10,000배 이상의 효과를 가진다]. 이 사건에서 사망자가 많은 원인은 정보 제공이 적절하지 않았고, 출동한 구급대원이 필요한 해독제(날록손)를 준비하지 못했기 때문이라는 의견도 있다.

최근 미국에서 펜타닐 남용에 의한 사망자가 급증해 사회적으로 문제가 되었다. 그에 따라 경찰이나 소방 등의 초기 대응자가 현장에서 펜타닐에 노출될 가능성이 많아지며 적절한 대응이 과제가 되고 있다. 2016년에 사망한 미국의 유명한 가수 프린스, 2017년에 사망한 미국의 록 뮤지션 톰 페티(Tom Petty)의 사인도 진통제의 펜타닐, 즉 오피오이드의 과잉섭취에 의한 것이었다. 또, CDC 보고에 의하면 미국에서 약물의 과잉섭취로 인한 사망자는 매년 증가하는 중이다. 1999년 시점에서 10만 명당 6.1명이었던 사망률이 2016년에는 19.8명이었다. 이는 2015년 16.3명과 비교해도 21% 증가한 것이다. 참고로 오피오이드를 비롯한 약물의 과잉섭취에 의해 2016년 1년간 64,000명의 미국인이 목숨을 잃었다고 트럼프 대통령이 2018년 1월 말 국정연설에서 언급했다.

백색의 결정 또는 결정성 분말이다.

【구조식】

【분자량】 336.47

【녹는점】 85~87℃

【증기압】 4.43×10^{-9}mmHg(25℃)

【용해성】

• 메틸알코올, 에틸알코올에 매우 잘 녹고 아세트니트릴에 잘 녹는다. 0.1mol/L 염산 용액 및 0.01mol/L 황산 용액에 잘 녹지 않고, 물에는 거의 녹지 않는다.

【환경오염의 지속시간】

• 기본적인 성상은 결정 또는 결정성 분말이지만, 테러에서의 살포 수단을 생각하면 액체나 미세입자도 생각할 수 있다. 즉, 공기 중에 미세입자나 액체 스프레이(에어로졸)의 형태로 살포, 또는 물이나 음식물에 혼입, 농작물의 오염 등이 우려된다.

2. 독성, 중독 발현 메커니즘, 체내동태

1) 독성

• 사람에 대한 정확한 LD_{50}은 알려져 있지 않다.

참고: 시궁쥐, 3.1mg/kg, 원숭이 0.03mg/kg

2) 중독 발현 메커니즘

• 중추신경 제어에 이어 혼수, 호흡 제어에 관여한다.

급성 마약 중독의 증상은 사지, 중뇌, 뇌간, 척수에 존재하는 오피오이드 수용체와 과잉 투여된 마약 간의 특이적인 반응이다. 그러나 마약을 비정상적으로 다량 투여한 경우 오피오이드 수용체를 통하지 않고도 발작을 일으킨다고 알려져 있다.

μ 수용체(모르핀 등)　　　　　　다행감, 상척추 진통, 호흡 제어에 관여한다.

δ 수용체(N-알릴노르메타조신 등)　불쾌감, 환각, 망상, 호흡과 혈관운동의 자극에 관여한다.

κ 수용체(케토사이클라조신 등)　　척추 진통, 축동, 진정, 졸림, 호흡 제어 등에 관여한다.

• 금단 증상(만성)이 존재한다.

3) 체내동태

【흡수】

• 근육 주사에서는 30분 이내에 흡수된다.

【분포】

• 단백결합율: 80~86%

• 분포용량(Vd): 4L/kg

【대사】

• 간장에서 대사된다.

• 대사물: 데스프로피오닐 펜타닐(Despropionyl fentanyl), 노르펜타닐(norfentanyl)

【배출】

• 85% 이상이 소변을 통해 3~4일간 배출된다. 미변화체는 6%이다.

• 신장 클리어런스: 11.2mL/min/kg

• 반감기($t_{1/2}$): 2~4시간(친화합물)

3. 중독 증상

통각 소실은 정맥 주사나 링거 투여의 경우 몇 분 이내에 피크가 일어난다. 100μg의 처방으로, 무감각 시간은 30~60분간 계속된다. 피부 흡수는 몇 시간~며칠간 계속될 수도 있다. 들이마신 경우에는 두 단계의 흡수가 일어난다. 최소 2~3분에서 구강점막, 2시간 이상에서 소화관에서 흡수가 일어난다.

호흡 기능 저하가 일어난다. 펜타닐을 정맥 처방하면 신속하게 흉부근육의 근강직(wooden chest syndrome)이 일어나 정상적인 호흡이 억제된다는 것이 알려져 있다. 두개내압항진이나 근육 경화, 경련 등이 펜타닐 정맥 처방 시 발생한다고 보고되었다.

1) 경구 노출

축동(나중에 완화될 수도 있다), 의식 저하, 호흡 기능 저하, 혈중 산소농도 저하, 혈액의 산성화, 저혈압, 맥박 저하, 쇼크 증상, 위의 연동운동 저하, 소화력 저하, 폐부종, 의식상실, 그리고 죽음에 이른다.

2) 흡입 노출

경구 노출 항목 참조

3) 경피 노출

경구 노출의 항목에 준하지만, 피부 온도가 높을수록 흡수가 큰 경향이 있다.

4) 눈에 들어간 경우

통증이 나타날 수 있다.

4. 치료

길항제 투여와 호흡 관리가 중요하다. 길항제로 날록손(날칸) 0.4~2.0mg 투여가 오피오이드 과잉섭취에 대한 대응으로 권장된다.

- 날록손은 보통 정맥 투여하지만 자동주사기에 의한 근육 주사, 경비 투여도 한다. 특히, 다량의 피해자가 발생하는 테러와 같은 상황에서는 근육 주사를 반복하는 것은 효율이 나쁘므로, 고용량화나 경비 투여 제제의 속효성, 지속성을 높이는 약제 개발이 이루어지고 있다.
- 효과는 5~10분 후에 나타난다. 효과를 지속하기 위해 반복 처방을 해도 좋다.
- 날록손은, 흉곽 고축(wooden chest syndrome) 개선에도 효과적이다.

  참고: 일본 국내 제제와 미국 고용량 제제의 날록손 함량은 다르다. 또, 형태도 일본 국내는 앰플 제제만 있지만 미국은 흡입용 키트, 오토인젝션, 실린지 제제가 판매된다[표 '일본 국내 날록손 제제와 미국 고용량 제제의 비교(2019년 현재)', 817쪽 참조].

1) 경구 노출

신속하게 현장에서 대피시켜 기도를 확보하고 구토를 방지하며, 의사나 구급대원의 지시에 따라 날록손을 처방한다. 또 활성탄 현탄액(30g/240mL)을 20~100g 투여한다. 어린이(1~12세)는

25~50g으로 한다.

2) 흡입 노출

현장에서 벗어나 호흡과 맥박을 확인해 기도를 확보하고, 호흡곤란이나 얕고 짧은 호흡이 나타났을 때는 백밸브 마스크를 사용해 산소흡입을 시행한다. 호흡정지 시 인공호흡을 실시한다. 전신의 상황을 확인하면서 대증치료를 시행한다.

3) 경피 노출

그 후, 경구 노출에 준하여 처치한다.

입고 있는 모든 옷은 탈의하고, 피부나 모발을 즉시 비누와 물로 충분히 씻는다.

5. 경과관찰

- 호흡 기능 저하나 오피오이드의 기타 영향에 대해서는, 적어도 12~24시간의 경과관찰이 필요하다. 심장박동과 함께 저혈압이나 부정맥 감시도 필요하다.
- 폐부종이 나타나기 쉽고, 나타나면 그에 맞는 대응과 치료가 필요하다.

_하마다 마사히코

표 1 일본 국내 날록손 제제와 미국 고용량 제제의 비교(2019년 현재)

국가	일본	미국	미국	미국
제품명	날록손 염산염 정주 0.2mg 다이이찌산교	NARCAN- naloxone hydrochloride spray	EVZIO-naloxone hydrochloride injection	NALOXONE HYDROCHLORIDE INJ., USP(1 mg/mL)2mL SYR
회사	다이이찌산교 알프레사 파마	Adapt Pharma, Inc.	Kaleo, Inc.	INTERNATIONAL MEDICATION SYSTEMS, LTD.
농도	0.2mg/mL	4mg/0.1mL	2mg/0.4mL	1mg/mL
용량	1mL(0.2mg)/병	0.1mL(4mg)/	2mg/0.4mL	1mL(1mg)/실린지
적용	마약에 의한 호흡 제어 여 및 각성 지연을 개선	NARCAN Nasal Spray is indicated for the emergency treatment of known or suspected opioid overdose, as manifested by respirator y and/or central nervous system depression. NARCAN Nasal Spray is intended for immediate administration as emergency therapy in settings where opioids may be present.	EVZIO is an opioid antagonist indicated for the emergency treatment of known or suspected opioid overdose, as manifested by respirator y and/or central nervous system depression in adults and pediatric patients. EVZIO is intended for immediate administration as emergency therapy in settings where opioid may be present.	Naloxone hydrochloride injection is indicated for the complete or partial reversal of opioid depression, including respiratory depression.
용법·용량	날록손염화물을 성인 기준 1 회 0.2mg 을 정맥 주사한다. 효과가 불충분한 경우 2~3분 간격으로 0.2mg을 1~2회 추 가 투여한다. 또한, 환자의 상 태에 따라 적절히 증감한다.	Initial Dosing: The recommended initial dose of NARCAN Nasal Spray in adults and pediatric patients in one spray delivered by intranasal administration into one nostril. Repeat Dosing: If the desired response in not obtained after 2 or 3 minutes, administer an additional dose of NARCAN Nasal Spray using a new NARCAN Nasal Spray. If there is still no response and additional doses of NARCAN Nasal Spray every 2 to 3 minutes using a new NARCAN Nasal Spray with each dose until emergency medical assistance arrives.	Administer EVZIO to adult or pediatric patients into the anterolateral aspect of the thigh, through clothing if necessary. Administer additional doses of EVZIO, using a new auto-injector, if the patient dose not respond or responds and then relapses into respiratory depression. Additional doses of EVZIO may be given every 2 to 3 minutes until emergency medical assistance arrives.	An initial dose of 0.4mg to 2mg of naloxone hydrochloride may be administered intravenously. If the desired degree of counteraction and improvement in respiratory functions are obtained, it may be repeated at two-to-three-minute intervals. If no response is observed after 10mg of naloxone hydrochloride have been administered, the diagnosis of opioid-induced or partial opioid-induced toxicity should be questioned. Intramuscular or subcutaneous administration may be necessary if the intravenous route is not available.
가격	¥912/바이얼	$37.50/1병	불명(미확인)	불명(미확인)

총설 | 일본중독정보센터와 급성중독의 대응

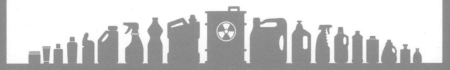

'중독110번'의 업무 내용을 소개하고,

일본의 중독 사고 발생 상황, 중독치료, 중독 사고 방지에 대한 개요를 정리했다.

1. 일본중독정보센터 '중독110번'

1) 일본중독정보센터

공익재단법인 일본중독정보센터(JPIC: Japan Poison Information Center)는 일본구급의학회가 설립의 중심이 되어 후생성건강정책국(현 후생노동성 의정국)의 지도 아래 1986년 7월 재단법인으로 허가받았고, 2012년 4월 공익재단법인으로 이행 인정된 기관이다.

일본중독정보센터가 실시하는 공익 목적의 사업은 화학물질 등으로 인한 급성중독 사고에 관련 정보와 자료를 수집·정비·해석하여 각종 자료 및 데이터베이스 등을 작성한 후 이것을 일반 국민, 의료 종사자 및 의료 단체 등에 정보로 제공하고, 일본의 중독 의료 발전과 공익에 널리 이바지하는 사업이다.

2) '중독110번'의 체제

일본중독정보센터가 운영하는 '중독110번'은 365일 24시간 체제로 화학물질 및 자연독의 급성 중독(1회의 다량 섭취 등에 따른 건강 피해)에 대해 긴급하게 정보를 제공하는 전화 상담 창구이다. 실제로 급성중독 환자가 발생했거나 또는 발생할 우려가 있는 긴급 시에만 대응한다.

표 1에 '중독110번'의 전화번호를 기재했다. 이바라키현 쓰쿠바시와 오사카부 미노오시 두 곳에 있고서, 전국 각지의 문의에 대응하고 있다. '중독110번'에는 일반 시민 전용 전화(정보 제공료 무료), 의료기관 전용 전화(1건 2,000엔), 찬조회원 전용 전화(유료, 연회비제) 등 3회선이 있다. 그 외 담배 오독 사고 전용의 자동 응답 전화(072-726-9922, 자동음성응답에 의한 정보 제공은 무료)와 화학무기 테러 전용 핫라인(소방, 경찰, 보건소에 각 1회선, 전화번호는 비공개)이 설치되어 있다.

'중독110번'의 상담원은 약사와 수의사이며, 임상중독학 전문의가 이를 지원하는 체제로 활동한다(사진1).

표 1   중독110번 전화번호

일반 시민 전용전화(정보 제공료 무료, 통화료만)	찬조회원 신청자료 청구처
오사카 072-727-2499(365일, 24시간) 쓰쿠바 029-852-9999(365일, 9~21시)	본부사무국 FAX: 029-856-3633 E-mail: head-jpic@j-poison-ic.o.jp
의료기관 전용전화(정보 제공료: 1건당 2,000엔)	
오사카 072-726-9923(365일, 24시간) 쓰쿠바 029-851-9999(365일, 9~21시)	
찬조회원 전용전화(연회비제)	
비공개(찬조회원: 의료기관, 행정, 기업 등)	

그림 1   중독110번 접수 풍경

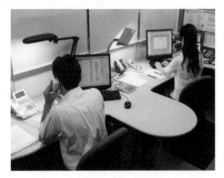 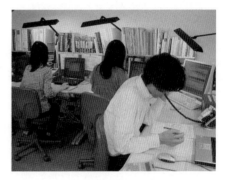

오사카 중독110번   쓰쿠바 중독110번

정보 제공 대상 물질은 담배, 화장품, 세제, 살충제 등 가정에서 사용되는 화학제품(가정용품), 의약품, 건강식품, 농약, 연료나 공업적으로 사용되는 화학약품, 황화수소 등의 유독가스, 뱀, 복어, 버섯, 유해식물 등의 자연독, 남용 약물, 사린으로 대표되는 화학무기까지 다양하다. 중독을 일으키지 않는 이물질(종이, 고무, 플라스틱, 유리, 파친코 구슬 등)이나 의약품의 부작용, 임신에 미치는 영향, 알레르기, 만성 중독, 세균성 식중독 등은 전화 상담의 대상이 아니다.

3) '중독110번'의 이용

'중독110번'에서는 제품 정보, 화학물질의 카테고리별 중독 정보, 치료 정보, 증례 정보, 문헌 정보 등을 정비·데이터화해, 중독정보 데이터베이스 시스템으로 보유하고 있다. 이러한 데이터를 바탕으로 정보를 제공하지만, 예를 들면 같은 물질, 동일한 섭취량이라도 시간 경과나 환자 상태, 의료 환경 등을 고려한 후 그 사안에 맞는 조언과 정보를 제공한다. 즉 전화로 의사소통을 하여 필요한 정보를 얻을 수 있는 것이 '중독110번'의 가장 큰 특징이다. 정보 제공의 절차는 다음과 같다.

(1) 중독 사고 상황 파악

　① 환자 나이, 성별, 체중, 과거 이력

　② 노출 가능성이 있는 모든 화학제품과 관련해 제품을 특정할 수 있는 정보

　　명칭(제품명, 회사명), 표시 성분, 용도, 형태나 성상, 사용 방법 등

　③ 상세한 사고 상황

　　노출 경로, 섭취량(노출량), 발생 시간, 시간 경과, 발생 상황(의도적인지의 여부), 환자의 상황(증상 출현

　　여부) 등

(2) 자료 검색

　① 제품 정보 검색, 독성 기인 성분 특정

　　함유 성분과 함량, 제품의 독성이나 성상·액성 등을 확인하고 중독 기인 성분을 특정한다.

　② 중독 정보의 확인

　　일본중독정보센터의 데이터베이스 및 일본 국내외 데이터베이스로 중독 정보를 확인한다.

(3) 중독 정보의 제공

　① 일반 시민·기타 기관(소방, 약국, 학교, 보육소, 고령자 시설 등)

　　응급처치 및 의료기관에서의 진찰 필요성에 관한 조언을 '즉시 검진', '경과관찰 후 검진' 두 가지로 제공한다.

　② 의료기관

　　급성중독을 일으키는 성분에 관한 독성, 체내동태, 중독 증상, 치료(해독제, 혈액 정화법, 간이 분석 등) 등 전

　　문적인 정보를 제공한다. 예를 들면, 환자의 임상증상을 파악하여 치료의 필요성을 판단하는 데 필요한 '화학

　　물질의 독성이나 중독 증상, 예후에 관한 정보', 호흡·순환의 안정을 도모하는 데 필요한 '금기 약제나 금기 처

　　치 등의 정보'. 해독제·길항제 투여를 고려할 경우에 필요한 '해독제·길항제의 작용 메커니즘, 사용 시작이나

　　중지 기준, 용법·용량 등의 정보'이다. 필요에 따라서 자료를 팩스로 송신할 수도 있다.

　'중독110번'에 문의 시 일본중독정보센터에서는 중독 사고 상황에 관한 정보를 먼저 확인하므로, 가능한 한 노출 가능성이 있는 화학제품의 정보(라벨이나 물질안전보건자료, 사진 등)를 확보한 다음 문의하는 것이 바람직하다.

4) 일본중독정보센터의 웹사이트

일본중독정보센터는 '중독110번'에서의 전화 상담 외에도 1997년 2월부터 인터넷을 통해 정보를 제공했으며, 22년간 290만 건의 액세스가 있었다. 2019년 5월 새롭게 리뉴얼한 웹사이트(https://www.j-poison-ic.jp)는 열람자의 소속에 따라 필요한 정보가 다름을 고려해 '일반', '의료종사자(JPIC 회원 외)', '의료종사자(JPIC 회원)', '기업(JPIC 회원)」으로 구분하여 열람할 수 있는 정보를 구분했다.

일반용은 중독 사고의 응급처치와 예방을 위한 지식, 발생 상황 확인 게임, DVD 동영상 교재 〈함께 방지하자! 가까운 중독 사고〉, 가정 내 중독 사고 방지 체크리스트 등 사고방지에 관한 알기 쉬운 정보를 중심으로 게재했다.

의료종사자용은 다음과 같은 데이터베이스를 공개했다. 일상적인 급성중독 사고와 대규모 화학재해·사고 등이 발생한 경우에 활용할 수 있는 정보와 자료도 있으며, 'NBC 테러 기타 대량 살상형 테러 대처 현지 관계기관 연대 모델'에서 소방 등 관계기관 관계자도 이용할 수 있다.

① 의사용 중독 정보 데이터베이스(상세판은 의료종사자 회원에게만 공개

중독 원인물질의 독성, 체내동태, 중독 증상, 치료 등에 관한 상세한 정보를 정리한 것이다. 해독제의 정보도 수록했다. 개요판과 상세판이 있으며, 상세판은 JPIC 회원에게만 공개한다.

② 초기 대응용 중독 정보 데이터베이스(개요판은 의료종사자 회원에게만 공개)

제품군·용도별 중독 정보다. 이 책의 '개요'에 해당하며, 2019년 현재 본 총서 제1권『생활화학제품의 급성중독 초기 대응 매뉴얼』의 내용을 공개했다. 또, 엣센스판과 개요판이 있으며, JPIC 회원용을 제외한 의료종사자용은, '개요'의 '제품', '문제가 되는 성분과 증상', 'JPIC 접수 상황' 부분을, 엣센스판으로 공개했다.

③ 화학무기·중독 대책 데이터베이스

신경작용제 사린과 수포작용제 머스터드를 비롯한 화학작용제 7 유형의 화학작용제 23 종류에 관하여 독성, 중독 증상, 치료 방법 및 방호·제염·폐기 방법 등과 같은 상세 정보를 포함하는 중독 정보 그리고 해독제 정보 등을 게재했다.

④ 중독 증례 데이터베이스(의료종사자 회원에게만 공개)

일본중독정보센터에서 독자적으로 수집한 2019년 12월 기준 증례 중 302 증례(가정용품 57건, 의약품 45건, 농약 61건, 자연독 67건, 공업용품 기타 63건에 관하여, 프리키워드 검색 또는 항목 검색(해당 물질 및 물질 분류), 노출 경로, 연령층별 증례, 전귀(轉歸), 발생 증상 및 증상 분류, 처치 방법을 할 수 있다.

이 외에도 중독 문헌 정보, 분석 시설 정보 등을 게재하고 있다.

중독환자에 대한 대응은 평소의 대비가 가장 중요하다. 의료종사자는 JPIC 회원으로 가입해 게재 정보를 최대한 이용해 주기 바란다. 또, 찬조회원 신청은 일본중독정보센터 본부사무국에서 접수하고 있다(신청은 029-856-3533, 홈페이지 접속 방법은 회원에게 직접 통지한다).

2. '중독110번' 접수 상황을 통해 본 급성중독 사고 발생 상황

'중독110번'에서 파악한 정보는 개인정보를 제외하고 모두 일본중독정보센터 접수 등록 데이터 베이스에 등록되며 축적된다. 설립 이래 30년간 130만 건이 넘는 접수 사례를 보유하고 있다.

또, 문의가 있었던 의료기관에 대해서는 사후「급성중독 증례 조사용지(急性中毒症例調査用紙)」를 이용해 추적 조사를 실시하고, 그 결과를 급성중독 증례 데이터로 등록한다.

이러한 데이터를 바탕으로 매년 통계 결과를「접수보고(受信報告)」로 발표한다. 또, 필요에 따라서 학회 보고나 계몽·교육 활동에 활용하거나, 중대 사고라면 후생노동성 및 소비자청에 보고하는 경우도 있다.

'중독110번'에서 파악한 사고는 일본에서 발생하고 있는 급성중독 사고 전체를 보면 어디까지나 빙산의 일각이다. 그러나 일본에는 급성중독에 대해서 경시적·전국적으로 또 무증상과 경증 사례를 포함해 모니터링하는 기관이 없기에, 사고의 발생 상황을 파악하기 위한 유일한 정보원이 '중독110번'의 데이터다.

2018년 '중독110번'에서 접수한 급성중독 문의는 31,493건이었다. **그림 1**에 지자체별 '중독110번' 접수 건수(인구 10만 명당)를 나타내었다. '중독110번'이 위치한 간토 및 긴키 지방에서의 문의 비율이 높지만, 전국에서 문의가 있음을 알 수 있다.

의료기관에서의 문의는 2,620건(8.3%)이며 일반 시민은 27,943건, 기타 기관(소방, 약국, 학교, 고령자 시설 등)은 930건(3.0%)의 문의가 있었다.

기인 물질은 가정용품 17,601건(55.9%), 의료용 의약품 7,299건(23.2%), 일반용 의약품 3,119건(9.9%), 농약용품 397건(1.3%), 자연독 1,042건(3.3%), 공업용품(등유 포함) 972건(3.1%), 식품·기타 1,063건(3.4%)이었다.

환자 연령별로는 1세 미만 6,282건(19.9%), 1~5세 16,976건(53.9%), 6~12세 1,289건(4.1%), 13~19세 550건(1.7%), 20~64세 3,907건(12.4%), 65세 이상 2,110건(6.7%), 불명 379건(1.2%)이었다. **그림 3**에 연령별·기인물질별 접수 상황을 나타내었다.

5세 이하의 소아는 잘못 삼킴·잘못 섭취 사고가 90% 이상을 차지한다. 가정용품(13,463건)에서는 화장품에 의한 사고가 가장 많고, 다음으로 담배 관련품, 세제·세정제, 문구, 건조제·선도유지제의 순으로 문의가 많았다. 의약품의 잘못 삼킴·잘못 섭취 등은 의료용 의약품 5,373건, 일반용의약품 24,149건, 연고제 등 외피용 약이나 시럽 형태 등의 시판 종합감기약의 문의가 많았다.

그림 2 지자체별 인구 10만 명당 접수 건수(2018년)

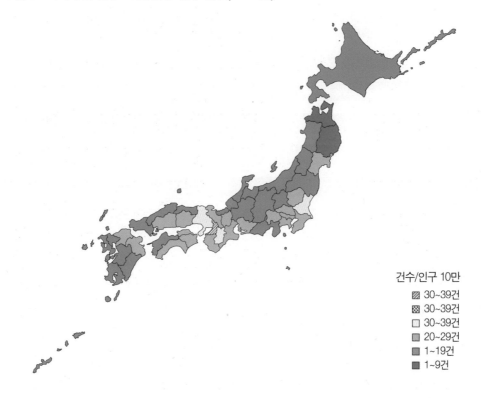

건수/인구 10만
- 30~39건
- 30~39건
- 30~39건
- 20~29건
- 1~19건
- 1~9건

    한편, 성인에서는 자살 기도, 산재, 잘못 사용에 의한 사고가 많다. 자살 기도에서는, 의료용 의약품의 중추신경계 약이 약 50%를 차지하고, 일반용 의약품의 중추신경 약, 가정용품의 세정제, 농약용품의 살충제의 순으로 문의가 많다.

    '중독110번' 접수 시, 이미 증상이 나타난 건수는 6,804건(21.60%)이었다. 그중에서도 농약용품 68.3%, 공업용품 47.0%, 자연독 32.3%의 문의에서 이미 증상이 출현했고, 긴급성이 높았다(그림 4).

그림 3 연령별 기인물질별 접수 상황(2018년)

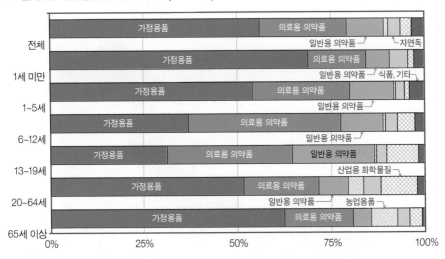

그림 4 기인물질별 접수 시까지의 증상 유무(2018년)

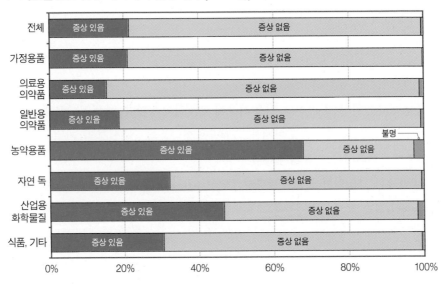

3. 급성중독의 치료

급성중독 사고가 발생한 경우의 응급처치와 의료기관에서 실시하는 중독 치료를 소개한다.

1) 프리호스티탈(병원 가기 전 케어, 응급처치)

(1) 잘못 삼킴·잘못 섭취의 경우

전에는 물 등을 마시게 하여 토하게 하는 것이 기본이었지만, 가정에서의 성공률은 30% 정도라는 보고와 토사물에 의해 질식되는 경우도 있으므로, 최근에는 가정 등 병원 가기 전의 케어로 토하게 하지 않고 경과를 관찰하거나 필요한 경우 의료기관에서 진료를 받도록 한다.

또, 토하게 해서는 안 되는 경우와 물 또는 우유를 마시게 해서는 안 되는 경우가 있으므로, 주의와 확인이 필요하다.

① 토하게 해서는 안 되는 경우

　(a) 의식이 없는, 또는 경련을 일으키고 있는 경우

　　토사물을 잘못 삼키면 화학성 폐렴을 일으킬 우려가 있기 때문이다.

　(b) 강산성·강알칼리성 등 자극이 강한 제품을 섭취한 경우

　　식도를 재차 통하면, 화학 손상이 심각해지기 때문이다.

　(c) 등유, 벤진, 유기용제를 함유하는 제품을 섭취한 경우

　　잘못 삼키면 화학성 폐렴을 일으킬 우려가 있기 때문이다.

　(d) 경련을 일으키는 성분을 함유한 제품을 섭취한 경우

　　토하게 하면 경련을 유발시킬 우려가 있기 때문이다.

② 우유를 마시게 해서는 안 되는 제품

　(a) 캠퍼, 나프탈렌, 파라디클로로벤젠

　　흡수를 촉진할 수 있기 때문이다.

③ 물도 우유도 마시게 해서는 안 되는 제품

　(a) 등유, 벤진, 유기용매를 함유한 제품

　　구토를 유발하고, 잘못 삼키면 화학성 폐렴이 생길 우려가 있기 때문이다.

　(b) 담뱃잎

　　니코틴이 물에 용해되어, 흡수를 촉진할 수 있기 때문이다.

(2) 흡입한 경우

• 공기가 신선한 장소로 이동하고 안정을 취한다.

(3) 눈 노출의 경우

• 눈을 비비지 않도록 주의해서 즉시 흐르는 물로 씻어낸다(노출 후 가능한 한 빨리 10분 이상 물로 씻는다).

(4) 피부에 부착한 경우

• 오염된 의류와 신발은 주의하여 벗기고, 피부는 다량의 물로 씻는다. 필요에 따라서 비누를 사용한다.

2) 의료기관에서 실시하는 치료

급성중독의 표준 치료에 대하여, 유럽과 미국에서는 1997년 AACT(American Academy of Clinical Toxicology)/EAPCCT(European Association Centers and Clinical Toxicology)가 급성중독에 대한 성명서(Position Statements)를 발표하고 소화관제염에 관한 식견과 기본 수술 기술에 대해 해설했다. 일본에서도 일본중독학회가 2001년에 검토를 시작하여, 추천하는 '급성중독의 표준 치료(急性中毒の標準治療)'를 작성해 서적과 홈페이지에서 공개하고 있다(http://jsct-web.umin.jp/shiryou/standardtreatment/).

급성중독에 대한 치료는 중독 원인이 되는 화학물질의 제거(소화관제염, 혈액 정화)와 해독제·길항제 투여, 전신 관리로 크게 구별할 수 있다. 소화관제염은 시간이 경과하면 효과를 기대할 수 없고, 혈액 정화와 해독제·길항제의 효과를 기대할 수 있는 화학물질도 한정되기 때문에 호흡·순환 관리 등 대증치료가 치료의 중심이 된다.

여기에서는 급성중독의 근본 치료인 소화관제염, 혈액 정화법 및 해독제·길항제에 대해서 간단히 소개한다.

(1) 위세척

위 내에 잔류하는 화학물질을 위관으로 회수하는 수단이다. 경구 섭취 후 시간이 경과하면 효과가 떨어지므로, 기본적으로 1시간 이내에 실시하는 것이 바람직하다. 단, 항콜린제 등 장관 연동을 억제하는 독물이나 위에서 덩어리가 되어 정체되는 경우 몇 시간이 경과하더라도 위세척을 고려한다. 위관을 환자의 위에 삽입하고, 세정액은 미지근한 물 또는 생리식염수(1회 주입량은 성인 200~300mL, 소아 10~20mL/kg)를 사용하여 좌측으로 누운 자세로 시행한다.

위세척은 다음의 세 가지 조건을 모두 충족하는 경우에 적용한다. ① 화학물질을 경구로 섭취하고, ② 다량 음독이 의심되거나 원인물질이 독성이 높은 물질이며, ③ 위 내에 많이 잔류하고 있다고 중이라고 추정될 때이다. 위세척을 엄금할 상황은 의식장애가 있고 기도삽관이 잘 되지 않은 경우(잘못 삼킬 우려가 있다), 석유제품이나 유기용제를 섭취한 경우(잘못 삼킬 우려가 있다), 강산·강알칼리와 같은 부식성 물질을 섭취한 경우(화학 손상이 심해질 우려가 있다) 등이다.

(2) 활성탄 및 설사약의 투여

활성탄은 여러 종류의 물질과 결합하는 흡착제이며, 그 자신은 소화관에서 흡수되지 않으므로 미흡수된 화학물질이 체내로 흡수되는 것을 감소시키는 효과가 있다. 또, 이미 혈액 중에 흡수되었어도 활성탄의 반복 투여로 배출이 촉진되는 화학물질도 있다. 보통 성인은 50~100g, 소아는 25~50g(1세 이하는 1g/kg)을 완화제와 함께 혼합하여 위관을 통해 위로 투여한다. 반복 투여의 경우 2회차 이후에는 첫 회량의 절반을 2~6시간마다 24~48시간 반복 투여하고, 완화제는 사용하지 않는다. 설사가 나오는 환자는 완화제 투여가 필요 없다.

　화학물질이 비이온형일수록 활성탄에 대한 흡착은 양호하며, 산성 물질은 pH가 낮을수록, 염기성 물질은 pH가 높을수록 흡착이 양호하다. 활성탄 투여가 효과 없는 물질은 강산·강알칼리, 알코올류, 철, 리튬, 비소, 칼륨, 요소, 붕산, 불화물, 브롬화물 등이다. 또 장관폐색, 소화관 천공, 내시경 검사를 시행하기 전에 투여해서는 안 된다.

(3) 장세척

장세척은 다량의 세정액을 상부 소화관에 투여해 전체 장관을 씻어내고, 미흡수 화학물질의 배출을 앞당기는 방법이다. 그러나 현재 장세척 적용은 미확립된 상태이며, 파라콰트 중독 등 효과적인 치료법이 없는 치명적 중독이나, 활성탄 효과를 볼 수 없어 흡수가 늦을 것으로 예상되는 화학물질의 과잉섭취 시에 고려되는 방법이다.

(4) 혈액 정화법

이미 체내에 흡수된 화학물질을 제거하는 방법으로 혈액투석, 혈액관류·혈액흡착, 혈액여과·지속적 혈액 여과·지속적 혈액 여과투석, 혈장교환·교환수혈 등이 있다. 급성중독에 대한 혈액 정화법은 중독 원인물질의 독성이 높고, 분포용적이 작고, 체외 순환에 의한 클리어런스가 내인성 클리어런스보다 높은 경우에 일정한 치료 효과가 있다고 한다.

　혈액투석은 분자량이 적고, 단백결합률이 낮고, 분포용적이 작은 화학물질에 효과가 있으며 메틸알코올, 에틸렌글리콜 등의 알코올류, 리튬 중독에 적용할 수 있다. 그 외 아닐린, 브로모발레릴 요소, 아스피린, 아세트아미노펜, 붕산 중독 등의 경우는 실시를 고려한다. 혈액흡착은 혈액투석과는 달리 분자량이나 단백결합률에는 거의 좌우되지 않고 농도 공배를 이용하지 않으므로, 혈중농도가 낮은 경우에도 화학물질을 제거할 수 있다. 테오필린 중독에 적용할 수 있으며 페노바르비탈, 카르바마제핀, 디기톡신, 파라콰트, 아마니타 독소중독 등의 경우에는 실시를 고려한다.

(5) 해독제·길항제

이미 흡수된 화학물질에 대한 특이적 치료는 해독제·길항제 투여다. 그러나 해독제·길항제에 효과가 있는 화학물질은 제한된다. **표 2**에 화학물질과 함께 대표적인 해독제·길항제의 예제를 나타내었다.

표 2 해독제·길항제 예

중독 원인물질	해독제·길항제	중독 원인물질	해독제·길항제
1. 시안화합물	1) 하이드록소코발라민	6. 구리, 수은, 납	페니실라민

	2) 아질산아밀
	   아질산나트륨(원내 제제)
	   티오황산나트륨
		7. 철	디페록사민메틸산염

		8. 아초산염 등 (메트헤모글로빈혈증)	메틸렌블루
	3) 에데트산디코발트(해외)	9. 유기인, 카바메이트	아트로핀황산염
2. 에틸렌글리콜, 메탄올	1) 호메피졸	10. 유기인	프랄리독심요오드화물 (PAM)
	2) 에탄올(적용 외)		
3. 불화수소	글루콘산칼슘 (원내 제제)	11. 쿠마린유도체	비타민 K 1
		12. 마약	날록손
4. 비소, 수은, 납	디메르카프롤(BAL)	13. 아세트아미노펜	아세틸시스테인
5. 탈륨	헥사시아노철(II) 산 철(III) 수화물 [불용성플루시아노블루]	14. 벤조디아제핀제	플루마제닐
		15. 다이곡신	다이곡신 항체(해외)

▌ 엮은이

공익재단법인 일본중독정보센터(JPIC)

일본중독정보센터는 1986년 설립되어 공익재단법인으로 운영되고 있다. 생활화학제품, 의약품, 산업용 화학물질 등에 의한 급성중독에 관한 자료를 수집하고 데이터베이스화하여 일반 국민과 의료관계 종사자에게 정보를 제공하고 있다. 풍부한 누적 데이터를 바탕으로 중독 사고 발생 시 효과적인 대응과 예방을 위한 자료를 체계적으로 제공하는 등 공공의 이익을 목적으로 운영되고 있다.

▌ 감수

총감수 | 요시오카 도시하루

공익재단법인 일본중독정보센터 대표이사(이사장)

모리노미야 의료대학 부학장

감수 | 시마즈 다케시

공익재단법인 일본중독정보센터 업무집행이사(전무이사)

오사카대학 대학원 의학계연구과 응급의학 교수

감수 | 미즈타니 다로

공익재단법인 일본중독정보센터 업무집행이사(상무이사)

지쿠세이시 의료감

감수 | 오쿠무라 데쓰

공익재단법인 일본중독정보센터 업무집행이사(메디컬 디렉터)

▌ 지은이 (가나다순)

구로가와 유리아	구로키 유미코
기모토 에미	다카노 히로노리
다케우치 아키코	무라카미 사치코
미세 마사시	야마나카 다이스케
엔도 요코	와타나베 아키코
요네타니 료	이마다 유코
이마벳푸 후미아키	이다 가오루
자이쓰 요시코	하타노 야요이

▌ 기획

화학사고·테러 건강영향조사 지원센터

'화학사고·테러 건강영향조사 지원센터'는 화학사고 및 테러 발생 후 피해지역 주민에 대한 즉각적이고 전문적인 건강영향조사를 실시하기 위해 권역별 5개 대학병원*에 구축된 환경부(화학물질안전원)의 협력기관이다. 센터는 또한 화학물질안전원**의 연구용역사업인 「화학사고·테러 건강영향조사 현장 적용성 평가 연구」(2022~)를 수행하고 있다.

* 권역별 5개 대학병원: 울산대학교병원(이지호 교수), 연세대학교원주병원(안연순 교수), 단국대학교병원(노상철 교수), 순천향대학교구미병원(윤성용 교수), 화순전남대학교병원(박원주 교수).

** 화학물질안전원은 화학사고를 예방·대응하는 환경부 소속 전문기관으로 환경부와 유역·지방환경청, 전국 7개 화학재난 합동방재센터를 지원하고 화학사고·테러 시 전문 인력과 장비, 위험 범위 예측평가, 과학적 대응기술과 정보를 제공하기 위해 설립된 기관이다.

▌ 옮긴이

최성용 이학박사

전(前) 순천향대학교 부속 구미병원 환경독성환경보건센터 사무국장
현(現) 환경보건센터 자문위원, 바이오헬스코리아(주) 대표

▌ 번역감수

이지호 의학박사

울산대학교병원 직업환경의학과 교수
울산광역시 환경보건센터장

윤성용 의학박사

순천향대학교 부속 구미병원 직업환경의학과 교수
환경부 환경독성환경보건센터장

한울아카데미 2358

농약·산업용 화학물질/화학작용제의 급성중독 초기 대응 매뉴얼

엮은이 공익재단법인 일본중독정보센터

총감수 요시오카 도시하루

감　수 시마즈 다케시·미즈타니 다로·오쿠무라 데쓰

지은이 구로가와 유리아·구로키 유미코·기모토 에미·다카노 히로노리·다케우치 아키코·무라카미 사치코·미세 마사시·야마나카 다이스케·엔도 요코·와타나베 아키코·요네타니 료·이마다 유코·이마넷푸 후미아키·이다 가오루·자이쓰 요시코·하타노 야요이

기　획 화학사고·테러 건강영향조사 지원센터

옮긴이 최성용

번역감수 이지호·윤성용

펴낸이 김종수 ｜ **펴낸곳** 한울엠플러스(주) ｜ **편집책임** 최진희 ｜ **편집** 이동규

초판 1쇄 인쇄 2024년 8월 20일

초판 1쇄 발행 2024년 9월 5일

주소 10881 경기도 파주시 광인사길 153 한울시소빌딩 3층

전화 031-955-0655 ｜ **팩스** 031-955-0656 ｜ **홈페이지** www.hanulmplus.kr

등록번호 제460-2015-000143호

Printed in Korea.
ISBN 978-89-460-7358-6 93510

* 책값은 겉표지에 표시되어 있습니다.